LES BACTÉRIES

ET LEUR ROLE DANS

L'ÉTIOLOGIE, L'ANATOMIE ET L'HISTOLOGIE PATHOLOGIQUES

DES MALADIES INFECTIEUSES

TOME SECOND

LES

BACTÉRIES

ET LEUR ROLE

DANS L'ÉTIOLOGIE, L'ANATOMIE ET L'HISTOLOGIE PATHOLOGIQUES

DES MALADIES INFECTIEUSES

PAR

A.-V. CORNIL
Professeur d'Anatomie pathologique
à la Faculté de médecine de Paris,
Membre de l'Académie de médecine.

V. BABES
Professeur à la Faculté de Médecine
et Directeur de l'Institut de pathologie
et de bactériologie de Bucarest.

TROISIÈME ÉDITION REFONDUE ET AUGMENTÉE

CONTENANT LES MÉTHODES SPÉCIALES DE LA BACTÉRIOLOGIE

385 figures en noir et en plusieurs couleurs intercalées dans le texte
et 12 planches hors texte

TOME SECOND

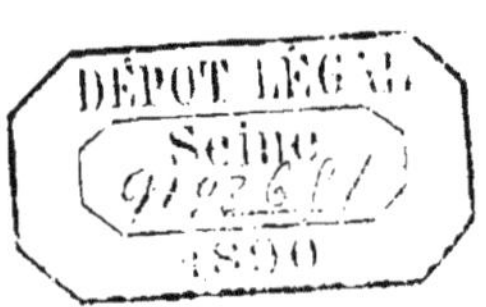

PARIS

ANCIENNE LIBRAIRIE GERMER BAILLIÈRE ET CIE

FÉLIX ALCAN, ÉDITEUR

108, BOULEVARD SAINT-GERMAIN, 108

1890

LES BACTÉRIES

ET LEUR ROLE DANS

L'ANATOMIE ET L'HISTOLOGIE PATHOLOGIQUES

DES MALADIES INFECTIEUSES

DEUXIÈME PARTIE

(*Suite*)

CHAPITRE II

PNEUMONIES. — PLEURÉSIES. — PÉRITONITES. — MÉNINGITES.

Ce chapitre comprend la pneumonie aiguë primitive ou lobaire, les broncho-pneumonies qui sont le plus ordinairement secondaires, et les inflammations de séreuses qui sont souvent de même nature que la pneumonie.

§ 1. — **Pneumonie aiguë, primitive, lobaire.**

Définition. — La pneumonie aiguë franche ou lobaire, fibrineuse, croupale, est une maladie générale infectieuse, fébrile, à marche cyclique, caractérisée anatomiquement par une inflammation très intense du poumon dans laquelle les alvéoles d'un ou de plusieurs lobes sont remplis d'un exsudat fibrineux. Souvent aussi le tissu conjonctif des cloisons interlobulaires, la plèvre et les bronches présentent la même exsudation.

Historique. — Avant la découverte de l'auscultation, les phénomènes locaux passant souvent inaperçus en clinique, les médecins avaient surtout été frappés de l'état général fébrile et donnaient à la pneumonie le nom de fièvre péripneumonique. Depuis la découverte de Laënnec, depuis les études anatomiques qui ont rangé la pneumonie dans les inflammations les plus aiguës, la majorité des médecins attachés à l'école organicienne rangeaient la pneumonie dans les pyrexies ou dans les inflammations simples. Cependant plusieurs des représentants de l'école de Montpellier, Cayol et Marrotte à Paris, Traube en Allemagne, la considéraient comme une maladie fébrile générale et non locale. Jurgensen[1], Mendelsohn, Purjez, etc., professèrent que la pneumonie appartient au groupe des maladies infectieuses dont l'inflammation pulmonaire est simplement la principale manifestation. Ces auteurs se basaient, pour soutenir cette opinion, sur les symptômes, sur la marche, sur le désaccord qui existe entre la fièvre et les lésions locales, sur l'impuissance où l'on est de produire expérimentalement une véritable pneumonie avec ses caractères anatomiques et cliniques par la section des nerfs pneumogastriques, pas plus que par les injections de substances irritantes ou par l'action du froid. Mais la véritable démonstration de la nature infectieuse de la pneumonie n'a été donnée que par la connaissance des micro-organismes spéciaux de cette maladie.

Klebs[2] a décrit dans l'exsudat et dans les crachats pneumoniques, aussi bien que dans le sang, des microcoques arrondis, très mobiles, qu'il a regardés comme des monadines isolées ou associées ou formant des bâtonnets. Il a fait avec ces exsudats des injections chez les animaux, mais il est douteux que Klebs ait vu réellement les véritables parasites de la pneumonie. Eberth[3] a observé dans les fausses membrames pleurales d'un pneumonique des microbes ronds, isolés ou en colonies. Koch[4] a le premier indiqué leur forme ovalaire. La question est entrée dans une nouvelle voie avec les travaux de Friedländer[5]. Dans

1. ZIEMSSEN, *Handbuch der speciellen Pathotogie und Therapie.*
2. *Beiträge zur Kenntniss der pathogenen Schizomyceten* (*Archiv für experim. Pathol.*, t. IV, 1877).
3. *Zur Kenntniss der mykotischen Process* (*Deutsches Archiv f. kl. Med.* 1881).
4. *Mittheilungen aus d. k. Gesundheitsamte*, t. I, 1881.
5. *Ueber die Schizomiceten bei acuter fibrin. Pneumonie* (*Virchow's Archiv*, t. LXXXVII, 1882).

huit autopsies de pneumonie franche, il constata la présence de bactéries ellipsoïdes, isolées ou accouplées deux par deux ou en chapelets. Plus tard Günther et Leyden[1] ont observé des micro-coques dans le suc du poumon pris chez un homme vivant à l'aide de la seringue de Pravaz. Marchiafava, Cambria et Griffini (cités par Salvioli et Zäslein) ont retrouvé les microcoques dans le sang des sujets atteints de pneumonie franche. Salvioli et Zäslein[2] (1883) ont cultivé la sérosité des vésicatoires de sujets atteints de pneumonie, dans des bouillons de veau et de bœuf liquides à la température de 37 à 39°. Ils ont trouvé des micro-coques mobiles qu'ils paraissent avoir inoculés avec succès à différents animaux.

Friedländer[3], dans une communication sur le même sujet,

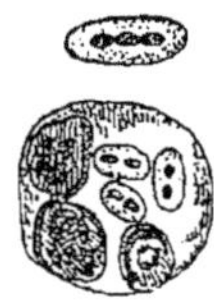

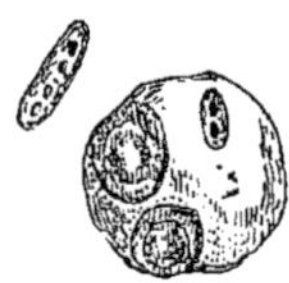

Fig. 216. — Dessin, d'après Friedländer, représentant les microbes et leurs capsules, les uns libres, les autres dans des cellules.

a donné l'histoire presque complète des micro-organismes qu'il regarde comme la cause de la pneumonie. Il les a cherchés et constamment trouvés dans cinquante cas de pneumonie, sauf dans un fait où la lésion remontait à plus de douze jours. Il a réussi, suivant le procédé Gram, à conserver la coloration des microcoques, tandis que la fibrine et les noyaux étaient à peine colorés. Il mettait les lamelles recouvertes de l'exsudat desséché et les coupes du poumon dans la solution de violet de gentiane additionnée d'huile d'aniline, puis pendant quelques minutes dans l'iodure de potassium iodé et décolorait par l'essence de girofle après les avoir passées pendant une minute dans l'alcool. Pour Friedländer, la caractéristique des microbes de la pneumonie gît surtout dans la présence d'une capsule qui

1. *Sitzungsberichte des Vereins fur innere Medicin*. Berlin, 20 novembre 1882.

2. *Ueber die Mikrokokken der crouposen Pneumonie* (*Centralblatt f. d. med. Wissenschaft*).

3. *Die Mikrokokken der Pneumonie* (*Fortschritte der Medicin*, 1883, n° 22 et n° 10, 1884).

avait été vue déjà par Günther[1]. Cette capsule, qui prend une couleur bleue ou un peu rouge par le violet de gentiane, est habituellement deux, trois ou quatre fois plus grande que le microcoque. Si le microcoque est isolé, la capsule prend sa forme et est arrondie. Si les microcoques sont associés par deux ou en chaînettes, la capsule revêt la forme ellipsoïde. Quelquefois, au lieu d'une chaîne de cocci, on a affaire à un bâtonnet et alors la capsule est plus allongée. On trouve même des capsules vides. Jamais les cocci de la pneumonie ne sont réunis en zooglœes et jamais non plus ils ne présentent de mouvements. La capsul de microsecoques est, d'après Friedländer, composée par de la mucine. Elle est soluble en effet dans l'eau et les alcalis, insoluble dans les acides.

Friedländer recommandait primitivement, pour voir les capsules, d'employer une solution de violet de gentiane dans la solution d'aniline. Après la coloration, on traite pendant une demi-minute par l'alcool. La capsule se décolore alors moins que la substance fondamentale voisine. On peut examiner la préparation dans l'eau distillée ou dans le baume de Canada après l'avoir desséchée. La rareté des capsules chez les schizomycètes et surtout dans les espèces qu'on observe chez l'homme le porta à considérer les capsules des microcoques de la pneumonie comme constituant leur caractéristique la plus nette. Elles existent toujours, suivant Friedländer, dans les pneumonies franches, mais non dans les autres espèces de pneumonie. Elles sont constantes dans les divers exsudats de la pleurésie et de la péricardite qui compliquent la pneumonie, et dans l'œdème du tissu conjonctif voisin ; mais elles manquent dans le sang. Chez les animaux à qui l'on injecte les exsudats de la pneumonie ou les cultures pures des microcoques, on rencontre les organismes entourés aussi d'une capsule.

Friedländer et Frobœnius ont obtenu des cultures pures de leurs microcoques de la pneumonie sur des milieux solides d'après la méthode de Koch, sur la gélatine peptone à la température de 15 à 20°. Ces cultures s'y développent rapidement. La forme caractéristique de la culture a été comparée par eux à celle d'un clou, c'est-à-dire que la surface de la piqûre sur la gélatine

1. *Loc. cit*

présente une croissance ronde, saillante, pendant qu'au-dessous de cette tête du clou la culture s'enfonce dans la gélatine (fig. 27, pl. V). L'enfoncement de la culture est la suite du mode d'inoculation sur la gélatine lorsqu'on la pique avec l'extrémité du fil de platine. Ces cultures ne liquéfient pas la gélatine et présentent toujours le même aspect. Les microcoques cultivés n'offrent pas de capsule; mais ils s'en entourent lorsqu'on les injecte chez les animaux ou lorsqu'on les place dans le bouillon chauffé. Sur la pomme de terre ils donnent une couche épaisse, jaunâtre, avec production de bulles de gaz.

Les expériences pratiquées avec les cultures pures, consistant dans les injections dans le poumon et les plèvres, n'ont pas donné à Friedländer de résultats positifs chez le lapin, mais elles ont réussi pleinement chez les souris et les cobayes. Il a obtenu ainsi des pneumonies et des pleurésies avec élévation de la température, et souvent la mort des animaux. Les exsudations contenaient des microbes capsulés.

Les lésions observées chez les animaux offraient à l'œil nu et au microscope tous les caractères anatomiques de la pneumonie aiguë fibrineuse lobaire en même temps que les microcoques spéciaux de la pneumonie humaine. L'inhalation des microbes pulvérisés donnait aussi une pneumonie aux souris. Le travail de Friedländer[1] paraissait tout à fait concluant.

Talamon[2], qui poursuivait des recherches sur la pneumonie dans le laboratoire de G. Sée depuis 1882, en a communiqué le résultat à la Société anatomique peu de temps après la publication de Friedländer. Talamon ne décrit pas de capsule à son microbe. Pour lui, c'est la forme du coccus qui est tout à fait caractéristique. Il est en effet elliptique, en grain de blé ou effilé en grain d'orge, d'où le nom de coccus lancéolé qu'il lui a donné. Il se rencontre dans l'exsudat pneumonique pris directement sur le vivant à l'aide de la seringue de Pravaz, aussi bien qu'après la mort. Une fois seulement il l'a rencontré dans le sang d'une malade au moment de l'agonie. Talamon a injecté, à plusieurs espèces animales, les micro-organismes cultivés dans des bouillons d'extrait de viande. Il a obtenu peu de chose

1. *Die Mikrokokken der Pneumonie* (*Fortschritte der Medicin*, 1883, nº 22 et nº 10, 1784).
2. Communication à la Société anatomique de Paris (30 novembre 1883).

chez les chiens et les cobayes; mais contrairement aux résultats de Friedländer, il a presque toujours déterminé chez les lapins des pleurésies ou péricardites fibrineuses et des pneumonies fibrineuses lobaires avec pleurésie, en injectant dans la plèvre et dans le poumon le sang des lapins contenant des cocci[1].

Le docteur Afanassiew a repris cette étude des microbes de la pneumonie et des expériences qui y sont relatives. Il a obtenu trois variétés de micro-organismes : 1° un grand micrococcus rond de 1μ,5 à 1μ,8; 2° un micrococcus petit et rond, ayant de 0μ,5 à 0μ,9 de diamètre; et 3° des microbes ovoïdes de 0μ,9 à 1μ de longueur. Comme les végétations de ces différents organismes sur la gélatine diffèrent par leur aspect à l'œil nu, on a pu les isoler et obtenir des cultures pures. Le dernier seul est caractéristique de la pneumonie. Par l'expérimentation, on ne réussit à produire des pneumonies qu'en se servant du troisième micro-organisme. Afanassiew l'a injecté dans le poumon, la plèvre, le tissu cellulaire et les veines des cobayes et des chiens. L'injection dans le poumon lui a donné des pneumonies et pleurésies fibrineuses; le sang des animaux pris à l'oreille contenait des microbes ovoïdes. L'injection sous-cutanée chez le cobaye déterminait la mort si la quantité de liquide dépassait 3 centimètres cubes. Une fois il a trouvé, à la suite de cette opération, une péritonite fibrineuse. L'injection de $0^{cc},1$ à $0^{cc},3$ du liquide de culture pratiquée dans la plèvre droite d'un cobaye donnait tantôt une pleurésie bilatérale, tantôt une hépatisation d'un lobe du poumon, soit à droite, soit à gauche. On peut donc conclure que les microbes doivent être incriminés à l'exclusion du traumatisme. L'injection dans la veine jugulaire donnait lieu tantôt à de la péritonite, tantôt à de la pleurésie. Les exsudats inflammatoires contenaient une grande quantité de microbes ovoïdes dans le liquide et dans les cellules lymphatiques. Il n'y avait ni œdème, ni inflammation du tissu cellulaire, ni abcès au niveau de la piqûre. Les chiens à qui Afanassiew injectait 1 centimètre cube et demi de culture diluée dans l'eau distillée stérilisée avaient de la fièvre le premier jour, mais ils allaient mieux le second et le troisième jour, en sorte qu'on aurait pu croire qu'ils n'avaient pas été atteints de pneumonie si on ne les eût

1. *Société de biologie*, séance du 21 mai 1884.

sacrifiés le second jour. Avec 2 centimètres cubes les symptômes de la pneumonie étaient très manifestes (60 respirations par minute, 41° de température centrale, submatité et souffle tubaire); mais au bout de 48 heures le chien commençait à se rétablir. En sacrifiant l'animal le second jour, on trouvait, à l'autopsie, une hépatisation très manifeste et des microbes en quantité dans l'exsudat pneumonique, dans le liquide pleural, etc. De ces expériences on peut conclure que la propriété pathogène des microbes de la pneumonie n'est pas également puissante chez tous les individus et qu'en général les animaux bien portants résistent efficacement et guérissent, pourvu qu'ils ne reçoivent pas une dose considérable du virus.

L'un de nous a publié (*Orvosi hetilap*, juin 1884), sur les mi-

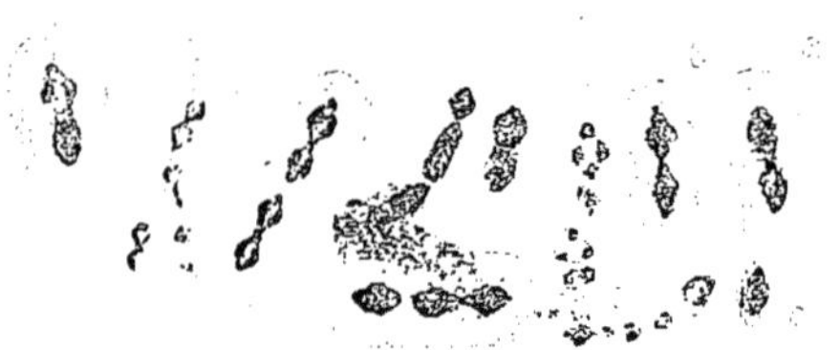

Fig. 217. — Diverses formes de cocci, diplococci et chaînettes, capsulés ou non, provenant de l'exsudat pneumonique et des maladies qui compliquent la pneumonie.

crobes trouvés dans la pneumonie aiguë, les résultats de ses recherches qui sont les suivants.

Dans 40 cas de pneumonies spontanées ou provenant d'une petite épidémie de maison, il constata toujours la présence des microbes, non seulement dans le poumon, mais aussi dans l'exsudat pleural. Les cocci sont même plus faciles à reconnaître dans les exsudations inflammatoires concomitantes de la plèvre, du péricarde, des méninges, du médiastin, de l'endocarde atteint d'une inflammation aiguë, du péritoine enflammé et même souvent dans les reins atteints d'une dégénérescence parenchymateuse, que dans le poumon même. D'autre part, la présence des microbes dans les poumons n'est pas aussi démonstrative que la constatation des microbes dans les organes qui ne communiquent pas avec l'air. Si on fait des coupes des séreuses enflammées, on trouve des microbes dans les couches superficielles de l'exsudat fibrineux en petits groupes et quelquefois sous forme de zooglœes rondes et serrées. Souvent les bactéries siègent dans les grandes cellules. La grandeur et la forme des cocci est très variable (fig. 217); souvent on trouve, à côté des microbes de la pneumonie, d'autres variétés de micro-organismes. Tantôt les pneumo-cocci correspondent à la forme décrite par Friedländer, c'est-à-dire qu'ils sont ovoïdes et entourés d'une capsule, tantôt les cocci sont plus petits ou plus grands, de 1μ de diamètre, formant des corpuscules ronds, libres ou entourés d'une capsule. La capsule offre parfois un double contour. Dans les cas anciens, on trouve souvent des capsules vides, ou bien des cocci qui se colorent faiblement par les couleurs d'aniline. Parfois les alvéoles sont remplis de pareils cocci qu'il est difficile de distinguer. Dans les pneumonies traumatiques ou toxi-

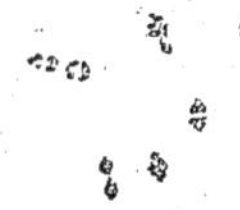

FIG. 218. — Diplococci provenant d'une pleurésie aiguë concomitante d'une pneumonie. *d*, diplococci.

ques, on trouve souvent des bactéries analogues, d'une forme un peu différente et généralement privées de capsules.

Dans d'autres cas, la forme des cocci isolés de la pneumonie peut être comparée à un fer de lance; dans les diplococci, les pointes des individus sont en contact, ces microbes ne sont pas capsulés ou bien leur capsule est plus mince et moins bien limitée que celle du microbe de Friedländer. Pour se convaincre de la réalité de cette forme, il faut les regarder avec un fort grossissement.

Cette forme en fer de lance n'est pas toujours bien prononcée, souvent les angles sont arrondis; souvent les cocci se divisent en deux parties triangulaires (fig. 217). Parfois ils sont plutôt carrés que rhomboédriques; ils se touchent toujours par leurs angles, tandis que les autres microbes carrés sont ordinairement unis par leurs faces. Si les cocci deviennent pâles, leurs angles seuls restent colorés; parfois on voit aux angles des gonflements ronds ou rhombiques (fig. 217). De ces parties colorées il semble partir comme un bourgeon. Parfois on trouve, auprès des cocci, des bâtonnets courts dont les extrémités sont gonflées et coniques. Les cocci restent colorés d'après la méthode de Gram, tandis que ceux de Friedländer se décolorent facilement par cette méthode.

Si l'on inocule les cocci dans les séreuses ou dans le poumon de certains animaux, ils meurent et on constate une inflammation souvent hémorrhagique des séreuses, accompagnée d'une pneumonie plus ou moins étendue. Les cobayes ne meurent pas toujours, tandis que la plupart des souris et surtout les lapins succombent. C'est surtout dans les séreuses qu'on trouve les di-

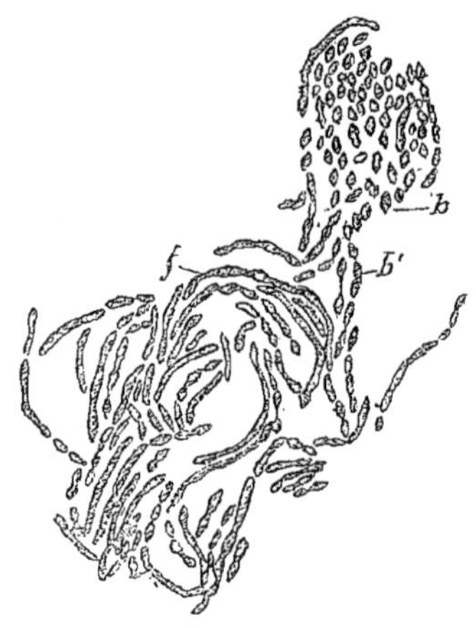

FIG. 219. — Forme des microbes de Friedländer étudiés sur des cultures dans la chambre humide.

b, cocci ; *f*, bâtonnets.

plococci disposés en amas et unis par une substance gélatineuse abondante. Ils y forment souvent des chapelets ou bien des bâtonnets avec des gonflements correspondant aux individus qui les composent.

Souvent on rencontre des chaînettes composées de petits bacilles, et des cocci plus ou moins rhomboédriques, de grandeur différente (fig. 217, *i*). Les chapelets et chaînettes sont plus droits, plus rigides, que les chaînettes du streptococcus. Parfois les cocci restent incolores par la méthode de Gram, à l'exception des points correspondant à leurs angles. Souvent il y avait des stries incolores dans l'axe vertical ou transversal des cocci (fig. 217, *c*).

On peut suivre le développement des microbes de Friedländer dans les séreuses des animaux ou bien en les étudiant dans la chambre humide avec une goutte de bouillon neutralisé (fig. 219). Après plusieurs semaines, on voit, au milieu de la culture, des cocci ovoïdes ou lancéolés comme ceux que nous avons décrits qui possèdent des mouvements peu prononcés; plus en dehors ils sont mêlés avec des bâtonnets caractérisés par leurs renflements et par leurs extrémités pointues. Dans la partie la plus périphérique on ne trouve souvent que des bacilles et des filaments composés de cocci et de bacilles. Ces filaments sont courbés et forment entre eux des paquets pelotonnés (fig. 219). Pour être sûr que la chambre humide contient une culture pure, il faut ensemencer une goutte de bouillon stérilisé mise sur la lamelle flambée d'avance, avec une culture caractéristique de plaque à gélatine. On doit répéter plusieurs fois cette expérience.

Pour l'ensemencement d'une pareille plaque, on touche avec un fil de platine la plèvre enflammée, on la plonge dans un tube à gélatine liquéfiée; à l'aide de cette dernière on fait un nouvel ensemencement dans un autre tube de gélatine liquéfiée. On verse les deux tubes avec les précautions décrites sur le fond de cristalloirs plats qu'on met dans la chambre humide de Koch. Après deux jours il se développe parfois des colonies, lentement dans la profondeur de la gélatine, et plus vite à sa surface : ces colonies forment des gouttes très proéminentes ou des globules saillants, comme déposés à la surface de la gélatine et d'une couleur blanche brillante.

Si on inocule avec ces colonies un tube à gélatine peptonisée, on obtient les cultures saillantes à la surface, décrites par Friedländer, qui ne liquéfient pas la gélatine (voy. t. I, pl. V, fig. 27). Cette dernière devient brune après quelques semaines. Dans une vieille culture conservée à 16°, on trouve presque uniquement des bacilles épais dont la partie périphérique correspond aux capsules, et dont l'axe central est formé de cocci et de petits bâtonnets. Tandis que la forme ovale, avec une capsule bien prononcée, était rare dans les cas examinés par nous, la forme lancéolée décrite en même temps par Talamon, Babes et A. Fränkel était la plus commune. Cette dernière possède des propriétés morphologiques et physiologiques bien différentes du microbe de Friedländer.

Certains des faits qui précèdent montrent que les microbes de Friedländer ne sont pas des micrococci, mais qu'ils appartiennent à une espèce particulière du groupe bactérium.

La capsule des microcoques de la pneumonie, considérée d'abord par Friedländer comme tout à fait caractéristique, n'a pas été retrouvée avec la même constance par tous les histologistes qui l'ont cherchée. On la rencontre principalement sur les préparations de lamelles où l'on a fait dessécher du liquide exsudatif du poumon ou de la plèvre, et on pourrait croire qu'il s'agit simplement d'une coagulation du liquide qui se rétracte autour des micro-organismes. Cependant ces capsules peuvent se montrer et être colorées autour des microcoques contenus dans les cellules lympathiques. Friedländer du reste a été moins affirmatif dans une communication postérieure (*Fortschritte*, 1884). Il pense que la présence des capsules[1] et la forme en clou des cultures ne sont pas caractéristiques et ne suffiraient pas pour assurer le diagnostic. Ce qui caractérise la pneumonie, c'est, suivant lui, l'ensemble des phénomènes observés, les capsules, la forme des cultures en clou, la non-liquéfaction de la gélatine dans la série de cultures toujours identiques et l'action des micro-organismes injectés chez les animaux. Dans ce dernier travail, Friedländer et Gram ont recueilli avec toutes les précautions nécessaires le sang de six malades atteints de pneumonie et l'ont cultivé. Ils n'ont eu de résultat positif qu'une seule fois.

Brieger[2] a cultivé le microbe de Friedländer sur une solution sucrée et il a vu se développer au bout de trois jours une fermentation avec beaucoup d'acide carbonique et d'acide acétique. Le parasite cultivé avec du sucre semble avoir épuisé par la fermentation ses propriétés pathogènes, car il ne tue plus les animaux. Mais si on l'inocule de nouveau sur la gélatine, il reprend son activité première et, injecté à des animaux, il reproduit la pneumonie.

1. Dans le n° 23 des *Fortschritte* du 1er décembre 1885, Friedländer donne le procédé suivant pour la coloration des capsules : il dessèche le liquide placé sur la lamelle et il la chauffe sur la lampe. Il trempe la lamelle dans l'acide acétique à 1 p. 100 pendant une ou plusieurs minutes. Il dessèche de nouveau en soufflant sur la lamelle. Puis il colore au violet de gentiane en solution dans l'huile d'aniline pendant quelques secondes.

2. *Zeitschrift für ph. Ch.*, t. VIII.

Étiologie. — Les recherches plus récentes de Fränkel, Sternberg, Weichselbaum, Babes, Netter, etc., ont établi que le microbe de Friedländer n'est pas en réalité l'organisme habituel qui cause la pneumonie, mais qu'on y trouve beaucoup plus souvent le microbe capsulé de la salive trouvé longtemps auparavant par Pasteur (*Streptococcus lanceolatus Pasteuri*).

Fränkel[1] a cultivé les microbes provenant de trois cas de pneumonie. Dans le premier, il a trouvé des cocci fusiformes. Il a observé, avec l'injection des cultures du premier fait chez les lapins, que ces animaux mouraient rapidement avec une tuméfaction de la rate, des exsudats pleurétiques et des noyaux inflammatoires des poumons. Il y avait des cocci capsulés dans le sang et dans les exsudats. Dans le second fait, les lapins ne sont pas morts. Dans le troisième, les lapins inoculés ont eu de la fièvre, mais ils ont guéri. Le sang des lapins inoculés avec des crachats de pneumonie contenait des cocci avec des capsules. La forme des micro-organismes était différente dans les trois cas. Les cultures n'ont présenté qu'une seule fois la forme de clou.

D'autre part, Sternberg[2] a vu que certains microbes de la salive sont capsulés et semblables à ceux de la pneumonie. Il est certain que la salive des individus sains contient souvent un microbe pathogène qui donne à la plupart des animaux, surtout aux souris et aux lapins, s'il est injecté dans les séreuses, une inflammation avec des pseudo-membranes. Babes a constaté qu'en inoculant des crachats tuberculeux dans les séreuses, les animaux mouraient parfois au bout de deux ou trois jours, et ils succombaient à une inflammation des séreuses causée, non par les bacilles de la tuberculose, mais bien par des bactéries capsulées des crachats. De même, si l'on injecte les produits de la diphthérie pharyngienne de l'homme, on détermine souvent chez les animaux des inflammations mortelles des séreuses dues à un microbe capsulé. Ces microbes se rapprochent de ceux qui ont été décrits par Pasteur (t. I, pages 162 et 287), Passet (t. I, page 408) et Kreibohm (page 163). D'après les recherches de Fränkel, on trouve souvent, dans la pneumonie aiguë, un microbe capsulé qui semble être analogue à celui de Pasteur. Comme tous les

1. *Fortschritte d. med.* Nov. 1884.
2. *Americ. Journal of med. Science*, juillet 1885.

observateurs, à l'exception de Friedländer, ont observé le microbe lancéolé qui tue les lapins, on doit admettre qu'il est plus fréquent et plus nécessaire pour la production de la pneumonie que celui de Friedländer. Cet auteur a vraisemblablement vu aussi le microbe lancéolé dans l'exsudat pneumonique, car dans ses premières communications il donne son microbe comme se colorant bien par la méthode de Gram; mais il n'a pas réussi à le cultiver. Il a été au contraire bien étudié par A. Fränkel (*Verhandl. d. III. Congress. f. inn. Mediz.* p. 17. Wiesbaden, 1884, *Deutsche med. Wochenschr*, 1885, n° 31 et 1883, n° 13). Nous avons déjà décrit sa forme et indiqué ses propriétés physiologiques. Il détermine, à la surface de l'agar-agar, de petits points transparents peu élevés, si ce n'est parfois à leur centre; il se développe aussi dans la profondeur de la strie sous forme de petits points grisâtres. Il est difficile de distinguer ces cultures de celles de certains streptococci, de sorte que nous l'avons ensemencé sur la gélatine, à une température de 20°, pour s'assurer de sa nature. Les cocci lancéolés ne se développent en effet qu'à une température supérieure à 20°, tandis que les streptococci montrent des globules bien prononcés, blanchâtres dans la profondeur.

Les colonies du microbe lancéolé examinées à un faible grossissement montrent un dessin granulé. Dans le bouillon, les microbes forment un précipité blanchâtre grenu. Ils ne croissent bien qu'à la température de 35 à 37°, et uniquement sur des substances très peu alcalines; ils produisent la coagulation du lait. Le bouillon neutralisé et l'agar-agar à 1 et demi p. 100, avec autant de peptone et de glycose et enfin un demi p. 100 de sel marin, sont, d'après Weichselbaum, les meilleures substances pour sa culture. Quelques jours après l'ensemencement, la culture tue les lapins comme nous l'avons vu, avec un œdème plus ou moins prononcé de la peau autour du lieu d'inoculation, avec des symptômes d'une septicémie, avec une tuméfaction de la rate, et comme l'un de nous l'a décrit, on détermine souvent, même après l'inoculation sous-cutanée, une pleurésie ou une péritonite fibrineuse. Par inoculation dans la plèvre ou dans le poumon, on obtient toujours — si le microbe est encore virulent — une pleurésie, et dans un certain nombre de cas une pneumonie qui présente habituellement les caractères de la pneumonie croupale lobaire. On trouve le microbe dans le sang et dans les organes des animaux, surtout dans l'exsudation des séreuses. Il ne se développe plus à une température de 42°,5. Une température de 40° environ produit en 4 ou 5 jours son atténuation. Si l'inoculation sous-cutanée ne tue pas le lapin, celui-ci est devenu réfractaire pour une autre inoculation virulente. De même plusieurs inoculations sous-dermiques du microbe atténué rendent les animaux réfractaires. Weichselbaum a trouvé le microbe lancéolé 81 fois sur 88 cas de pneumonie croupale, et Fränkel 12 fois sur 14. Il existait alors seul dans les exsudats de la pneumonie.

Weichselbaum dans son travail remarquable sur la pneumonie (*Wiener med. Jahrb.*, 1886, p. 483) a trouvé, de même que l'un de nous (*Orv. Hetil.*, 1884), le microbe lancéolé dans un grand nombre des lésions qui accompagnent la pneumonie, dans les exsudats pleurétiques et péricarditiques, dans les méningites et dans les phlegmons. Netter et Lauth ont rencontré, comme nous, le microbe lancéolé dans l'endocardite consécutive à la pneumonie (voyez le chapitre ENDOCARDITE). Nous-mêmes et Weichselbaum avons démontré que dans certaines méningites, endocardites et péritonites sans pneumonie on reconnaît ce microbe comme cause de la lésion. Foa et Bordoni-Uffreduzzi[1], Netter[2] ont montré que la méningite cérébro-spinale, que la méningite cérébrale aiguë avec ou sans pneumonie, reconnaissaient pour cause le microbe lancéolé. Les amygdales sont habituellement très enflammées dans la pneumonie et contiennent le même microbe (Cornil). Les otites moyennes, qu'elles accompagnent ou non la pneumonie, présentent habituellement le même organisme en quantité considérable dans le pus muco-fibrineux enfermé dans la caisse (Netter)[3]. Les bactéries viennent vraisemblablement alors du pharynx par la trompe.

Weichselbaum a décrit aussi un streptococcus de la pneumonie, mais comme ce dernier n'offre aucun caractère spécial, nous ne doutons pas qu'il s'agissait simplement du streptococcus du pus. Peut-être y avait-il aussi la bactérie lancéolée, dont la culture diffère très peu de celle du microbe lancéolé. La difficulté de distin-

1. *Sulla etiologia della meningite epidemica. Archivio per le Sc. med.* vol. XI, n° 19.

2. De la méningite due au pneumocoque avec ou sans pneumonie. *Archiv. génér. de méd.*, 1887.

3. *Annales des maladies de l'oreille et du larynx*, 1888.

guer et d'isoler les deux microbes, s'ils se trouvent ensemble, est si grande qu'on doit admettre leur complication lorsqu'au premier abord on croirait n'avoir affaire qu'au streptococcus. Aussi est-il peu probable que le staphylococcus aureus, rencontré par Weichselbaum dans la pneumonie, soit la cause de cette maladie. Nous avons vu (*les Bactéries*, seconde édition, 1886), de même que Bonome (*D. med. Wochenschr.*, 1886, 52), que le staphylococcus peut être l'une des causes de la gangrène pulmonaire, mais non de l'exsudat fibrineux pneumonique. Dans des examens plus récents, l'un de nous (Babes) a vu, que sur 22 cas de pneumonie, le poumon et les organes contenaient 19 fois le microbe de Fränkel. On le trouve habituellement dans les poumons, la plèvre, la rate, souvent dans les reins et le foie. Il est ordinairement accompagné d'autres microbes pathogènes, par exemple d'un streptococcus moins virulent que celui de l'érysipèle, et qui semble être plus anaérobie. Ses chaînettes sont plus courtes que celles de l'érysipèle et présentent souvent des globules plus grands et plus colorés à leurs extrémités. Un microbe semblable se trouve aussi dans un grand nombre de maladies septiques. Ce streptococcus ou bien le staphylococcus aureus étaient accompagnés d'autres microbes, surtout de bacilles saprogènes. On trouvait parfois, avec le microbe lancéolé, celui de Friedländer, ou bien un protée plus ou moins pathogène, ou bien un microbe septique proprement dit. C'est ainsi que Babes a vu une fois le microbe de la septicémie du lapin (*Septische Prozesse*, Leipzig, 1889); un microbe semblable, mais non pathogène, a été trouvé dernièrement par Mosler et Löffler (*Société méd. Greifswald,* 1889). Dans un autre cas[1] il y avait un microbe septique dans la muqueuse du pharynx et du larynx, dans le poumon, le foie et les reins d'un individu mort d'une pneumonie fibrineuse, avec des symptômes septiques, dans le service du Dr Stoicesco. L'autopsie faisait constater une pneumonie flasque du côté gauche et des noyaux pneumoniques et hémorrhagiques sous forme d'infarctus hémorrhagiques à droite. Dans les préparations microscopiques de ces infarctus pneumoniques, on notait l'existence d'une masse énorme de microbes dans la substance fibrineuse intra-alvéolaire. Parmi

1. Babes et Eremia, *Progr. med. roum.*, 1889.

ces microbes, les uns répondaient comme forme, comme grandeur et comme culture au microbe lancéolé de la pneumonie, les autres se présentaient comme de petits bâtonnets droits et uniformes d'un diamètre de 0μ, 2 se décolorant par la méthode de Gram. Les ensemencements sur différentes substances nutritives, avec le mucus du pharynx et du larynx, du poumon, du foie et des reins ont donné lieu en quelques jours au développement de cultures très caractéristiques. Sur gélatine, les colonies se présentent comme des plaques plates, blanchâtres, opaques, brillantes, un peu transparentes, dentelées, mal limitées. Par piqûre elles donnent une strie blanche, bien prononcée. La culture répand une forte odeur de sperme ou d'ozène. Sur l'agar-agar, on obtient une bande plate, blanchâtre, composée de colonies peu élevées, diffuses et confluentes, brunâtres à la lumière transparente, brillantes, avec des prolongements dentelés digités. Tandis que la gélatine ne se liquéfie pas sous l'influence de ce microbe, l'agar-agar diminue et au fond de l'éprouvette, le liquide de condensation augmente quelques jours après l'ensemencement en présentant un abondant précipité blanchâtre. Sur la pomme de terre, le développement est assez abondant sous forme d'une couche blanchâtre, transparente et humide. Sur le sérum de bœuf, on observe le long de la strie d'inoculation, une large bande composée de granulations fines, blanchâtres et transparentes, tandis que le fond du liquide reste clair. Sur le bouillon, le développement du bacille est aussi bien prononcé, même dans le vide, ou dans une atmosphère d'hydrogène.

La culture pure inoculée aux souris, aux cobayes et aux lapins, les tue, même après inoculation avec la pointe d'une aiguille, en 2 à 3 jours, avec des symptômes septiques. Tous les organes de ces animaux renferment en grand nombre le même microbe.

On doit attribuer à ce dernier les phénomènes septiques survenus dans cette pneumonie, les hémorrhagies et les métastases. Il s'agissait sans doute d'une association de différents microbes; car nous avons pu constater par l'examen histologique la présence du microbe lancéolé dans le poumon, et du streptococcus du pus dans la plèvre.

En face d'une aussi grande variété de microbes qui se trouvent dans les poumons et dans les autres organes internes chez les pneumoniques, on doit conserver une certaine réserve sur la vraie cause de la maladie.

Le travail qui a sans doute dans ces derniers temps contribué le plus à la solution de la question est celui de Gamaleia (*Ann. de l'Inst. Pasteur*, 1888, n° 8). Cet auteur a toujours constaté la présence du microbe lancéolé dans la pneumonie. La salive des pneumoniques tue toujours les souris dont les organes renferment alors le microbe lancéolé. Gamaleia croit que le microbe de Friedländer, lorsqu'on le trouve dans le poumon, a la propriété de détruire le microbe lancéolé sans être lui-même la cause de la pneumonie. En injectant le microbe lancéolé dans les veines du lapin, on peut facilement fortifier le virus qui alors tue le lapin en 5 à 12 heures. Le pigeon est tout à fait réfractaire à ce microbe ; puis viennent, suivant leur degré de sensibilité, le chien, le mouton, le rat, le lapin et la souris. Cette dernière est toujours tuée par l'injection du microbe qui se généralise dans le sang. Chez les animaux les moins susceptibles, on produit une pneumonie par l'inoculation dans le poumon, tandis que chez les animaux les plus susceptibles on détermine une maladie septique mortelle. L'homme appartient à la catégorie des animaux résistants. Moins un animal est résistant, moins il a de tendance à présenter de phénomènes inflammatoires locaux et plus est grande l'abondance des microbes dans le sang. Le microbe lancéolé, bien qu'il existe dans la salive des individus sains, dans plus de la moitié des sujets examinés, ne produit pas chez l'homme la pneumonie parce que des cellules phagocytes s'en emparent et l'empêchent de pénétrer dans les alvéoles pulmonaires. Même en introduisant le virus dans la trachée du mouton, le poumon reste sain. Mais en diminuant la résistance de l'organisme, par exemple en introduisant du tartre stibié dans la trachée, le microbe lancéolé introduit par la même voie détermine une pneumonie croupale. Les conclusions de l'auteur sont que, le microbe lancéolé « streptococcus lanceolatus Pasteuri » se trouve toujours dans la pneumonie fibrineuse de l'homme ; son influence pathogène est tenue en échec chez l'homme bien portant par l'activité des phagocytes pulmonaires.

Il est donc bien démontré, par le nombre considérable d'examens histologiques qui ont été faits de l'exsudat fibrineux de la pneumonie et de la pleurésie qui l'accompagne, par Friedländer,

Talamon, Afanassiew, par nous-mêmes, par tous les anatomo-pathologistes, et journellement par tous ceux qui veulent l'examiner, qu'on trouve toujours, dans la pneumonie aiguë, les microbes dont nous venons de donner l'histoire. De l'amphithéâtre et du laboratoire, ces données ont passé dans les salles des malades. Les cliniciens s'en sont emparés : Ziehl, Glies George, Matray, Mendelsohn, Lichtheim, Afanassiew, etc., ont cherché et trouvé les microcoques de la pneumonie dans les crachats, en isolant et examinant après coloration les petits filaments fibrineux qui s'y trouvent. Germain Sée a consacré à ces acquisitions nouvelles de la science une série de leçons dans lesquelles il en a adopté pleinement toutes les conséquences et déductions cliniques. L'histoire très complète de la pneumonie, envisagée au point de vue de son étiologie, de son anatomie pathologique et de ses symptômes, se trouve décrite dans son livre des maladies spécifiques du poumon[1]. Mais la compréhension nouvelle de la nature de la pneumonie est en général difficilement acceptée par les cliniciens purs. L'objection la plus valable qu'on adresse à la doctrine parasitaire de la pneumonie est qu'elle résulte très souvent, d'une façon très manifeste, de l'action du froid. Un homme en excellent état de santé s'expose à un vent froid très intense, rentre en frissonnant à son domicile et est pris dans la même soirée du point de côté, des frissons intenses et de la fièvre qui annoncent la pneumonie. Il est vrai qu'en interrogeant les malades, on apprend qu'ils souffraient depuis quelques jours de malaise, d'embarras gastrique; et que l'impression du froid suivi de frisson a pu simplement révéler le début d'une fièvre infectieuse dont ils possédaient déjà les germes. D'un autre côté, beaucoup de pneumonies débutent sans avoir été précédées d'un refroidissement. Le refroidissement est accusé comme la cause banale de beaucoup de maladies, et l'on ne peut pas produire de pneumonies chez les animaux par son action isolée. Il n'en est pas moins certain que l'action du froid dans la pneumonie est démontrée par l'observation. Reste à expliquer la façon dont il agit. Nous savons que les personnes les plus prédisposées à la pneumonie sont les vieillards des deux sexes et les individus affaiblis, mal

1. *Médecine clinique,* par le prof. G. Sée et Labadie-Lagrave. *Des maladies spécifiques (non tuberculeuses) du poumon.* Paris, 1885.

nourris, qui vivent en commun dans les asiles de la vieillesse, dans les prisons, dans certains hospices. Il est possible que l'action du froid détermine une dépression des forces, un affaiblissement qui met le malade dans des conditions où des micro-organismes végéteront plus facilement que sur un individu bien portant. Telle est l'hypothèse qu'il nous semble permis de présenter. Comme il est presque certain que la cause de la maladie est le microbe de la salive de Pasteur, qui se trouve assez souvent dans la bouche, et comme on trouve toujours le même microbe dans les crachats et la salive des personnes atteintes de pneumonie, on doit supposer que les personnes saines qui possèdent le microbe de Pasteur dans leur bouche sont prédisposées à la pneumonie ; que chez ces individus, les causes variées qui diminuent la résistance de l'organisme contre l'invasion des microbes, facilitent son entrée. De plus, on peut supposer que le microbe de la salive, qui s'atténue avec une grande facilité et qui devient alors un vaccin chez les animaux, pourra servir aussi à donner à l'homme une certaine immunité contre l'infection pneumonique. Netter a montré que le microbe lancéolé continue à vivre indéfiniment dans le mucus buccal de toute personne qui a été atteinte de pneumonie. Telle est pour lui la cause des récidives si communes de cette maladie. La première récidive se fait attendre habituellement assez longtemps, peut-être parce que le malade a été rendu jusqu'à un certain point réfractaire par la première atteinte ; mais la seconde invasion de la pneumonie et ses attaques successives sont rendues plus faciles par l'affaiblissement sénile. Le meilleur moyen de prévenir la pneumonie serait de désinfecter complètement la bouche et ses anfractuosités, les amygdales notamment.

On objecte que la pneumonie n'est pas contagieuse, qu'elle ne se transmet pas d'individu à individu comme il serait naturel de le supposer si l'on admettait sa cause parasitaire. Il est vrai que la contagion directe de la pneumonie n'est pas prouvée ; mais nous savons combien sont variés les degrés de contagion des maladies infectieuses dues à des micro-organismes, et nous ne sommes pas étonnés de sa non-contagiosité. Pour concevoir la production d'une maladie infectieuse, il faut tenir compte, non seulement des microbes, mais aussi du terrain où ils germent, et l'invasion de la pneumonie chez l'homme paraît tenir surtout aux mauvaises conditions individuelles des malades. Les organismes tout à fait sains ont une grande tendance à résister aux bactéries de la pneumonie, ainsi que le démontrent les expériences. Si la contagion directe est douteuse, il n'en est pas de même de l'apparition simultanée de la pneumonie chez plusieurs personnes vivant, soit dans un même appartement, soit dans une même maison, dans la salle d'un asile de vieillards, dans une caserne, dans une infirmerie. Dans cet ordre d'idées, les faits abondent. Il est naturel de supposer, comme l'a fait Mendelsohn[1], que la cause en est alors dans la malpropreté, dans l'infection des locaux où sont réunies plusieurs personnes. Emmerich[2] a même analysé la poussière des parquets d'une prison dans laquelle on avait observé 161 cas de pneumonie fibrineuse du mois de janvier au mois de juin, dont 46 décès. Il a fait des cultures sur la gélatine peptone avec la poussière, et il a trouvé des diplococci qu'il a obtenus en culture pure et qui ressemblaient à ceux de Friedländer. Il les a inoculés à des animaux et il a produit une pneumonie avec des diplocoques capsulés. Il a fait des inhalations à des animaux, qui sont morts aussi de pneumonie. Il a recherché sans résultat ces mêmes bactéries sur les planchers de plusieurs maisons où il n'y avait pas eu de malades atteints de pneumonie. A la suite de cette constatation, on a lavé et désinfecté les parquets de la prison, et la pneumonie ne s'est pas reproduite. Comme les microbes trouvés étaient probablement ceux de Friedländer, ces observations n'ont pas la valeur qu'on leur attribue.

S'il est des médecins comme le professeur Hardy[3] qui nient le rôle des micro-organismes dans la pneumonie aiguë franche, il en est d'autres qui distinguent diverses formes dans cette pneumonie aiguë. Ainsi Leichenstern et Liebermeister décrivent deux formes de la pneumonie aiguë fibrineuse, la première succédant à un refroidissement et non infectieuse, la seconde qu'ils nomment *pneumo-typhus*, pneumonie asthénique et infectieuse de sa nature, qui est spécifique et pourrait même remplacer la fièvre typhoïde suivant Langer[4]. Nous ne nous arrêterons

1. *Die infectiöse Natur der Pneumonie* (*Zeitschrift f. klin. Med.*, t. VII).
2. *Fortschritte der Medicin*, mars 1884.
3. Leçon publiée dans l'*Union médicale*, n° du 25 décembre 1884.
4. *Wien. med. Wochensch*, nos 26 et 27, 1883.

pas à discuter l'analogie de la pneumonie et de la fièvre typhoïde. Ces deux maladies n'ont de commun que les signes généraux des maladies infectieuses, et elles diffèrent absolument par leur marche, leurs lésions et les micro-organismes qu'on y rencontre.

Unité de la pneumonie. — La distinction entre les pneumonies franches considérées comme le résultat d'une inflammation simple et les pneumonies infectieuses semble au premier abord mieux fondée ; elle est adoptée par le professeur Hayem[1] ; nous devons l'examiner attentivement. Tout d'abord il est certain qu'on rencontre constamment les mêmes lésions du poumon et de la plèvre dans toutes les pneumonies aiguës franches aussi bien que dans celles qui pourraient mériter le nom d'infectieuses. Il est bien entendu que nous ne parlons ici que des pneumonies primitives, nous réservant d'examiner plus tard les pneumonies secondaires qui succèdent à la variole, à la fièvre typhoïde, à l'érysipèle, à la rougeole, qu'elles soient fibrineuses et lobaires, ou lobulaires et catarrhales. Les mêmes lésions caractérisent, disons-nous, toutes les pneumonies aiguës lobaires primitives, franches ou d'apparence infectieuse. Elles ne diffèrent au point de vue anatomique que par leur étendue et par les lésions qui les accompagnent.

Les premières, qui guérissent spontanément chez les jeunes sujets, s'étendent généralement à un seul lobe ; elles déterminent un exsudat fibrineux sur la plèvre, lorsque l'hépatisation arrive à la surface du poumon. Les secondes, plus graves, souvent mortelles, sont généralement plus étendues ; elles envahissent tout un poumon, par exemple (pneumonies massives de Grancher), en même temps que la plèvre qui se recouvre d'exsudats fibrineux ; elles s'étendent au poumon opposé en déterminant une hépatisation lobaire ou pseudo-lobaire et une pleurésie ; le péricarde est parfois enflammé lui-même et le tissu conjonctif du médiastin infiltré de sérosité ; quelquefois on observe une endocardite valvulaire, et dans ces mêmes faits la scène pathologique peut se terminer par une méningite aiguë, puriforme ou caractérisée par de l'œdème inflammatoire de la pie-mère et par des suppurations de la parotide ou de la sous-maxillaire[2]. Péri-

1. Congrès de l'Association scientifique de France tenu à Blois, août 1884.
2. Pour ce qui concerne les méningites qui compliquent la pneumonie, voy. l'art. consacré à la méningite.

cardite, méningite, endocardite, parotidite, sont alors absolument de la même nature que la pneumonie, et on y rencontre les mêmes micro-organismes caractéristiques par leur forme lancéolée et parfois par leurs capsules. De plus, on observe, exceptionnellement, il est vrai, mais d'une façon certaine, les mêmes microbes dans le rein, en même temps que de l'albuminurie et les lésions d'une néphrite aiguë. La rate est aussi ramollie et tuméfiée. Cet ensemble de phénomènes pathologiques et de constatations anatomiques démontre que les microcoques ont franchi, en grande quantité, les limites du lieu primitivement affecté et se sont répandus dans les séreuses, dans la circu-

Fig. 220.

A. Cocci trouvés dans un cas de méningite accompagnée de pneumonie (800 diamètres).
B. Exsudat obtenu par le raclage de la surface du poumon hépatisé ; *f*, fibrine ; *n*, cellule granuleuse ; *bc*, bactéries (800 diamètres).

lation générale des plasmas, et qu'ils s'éliminent par le rein. La différence entre ces pneumonies d'apparence infectieuse et la pneumonie franche qui guérit nous paraît tenir uniquement à la quantité des micro-organismes, à la réceptivité morbide du sujet qui en est envahi et, comme l'un de nous l'a prouvé (*Thèse de Gaster*, Bucarest), à la variabilité de l'espèce et de la virulence du micro-organisme capsulé et des microbes septiques qui lui sont associés.

Si l'on se reporte aux autopsies de pneumonie qu'on pourrait appeler aiguës simples ou franches, on voit qu'il existe presque toujours des troubles organiques du même ordre que ceux qu'on observe dans les maladies infectieuses, c'est-à-dire un peu d'albuminurie, coexistant avec un certain degré de néphrite aiguë légère, un état granuleux ou graisseux des cellules hépatiques, une tuméfaction assez fréquente de la rate. Nous croyons avec Jürgensen, Mendelssohn, Purjesz, Germain Sée, etc., qu'il n'existe, entre ces deux catégories d'observations, qu'une différence de degré, plus spécieuse que réelle, et qu'il s'agit d'une même maladie plus ou moins intense. Plusieurs affections d'origine bactérienne nous offrent des exemples du même genre. Ainsi la tuberculose est tantôt rapide et galopante, lorsque les lésions sont très étendues, tantôt lente dans son évolution et même curable quand elle est locale. On ne dira cependant pas que la phtisie aiguë est seule infectieuse tandis que la tuberculose locale ne l'est pas, car ces deux formes, bien que distinctes, sont sous la dépendance du même microbe. Leur mode d'évolution différent tient surtout à des conditions individuelles des malades et aux diverses bactéries qui s'associent au microbe de la tuberculose. Nous pensons en somme que la pneumonie est causée par des microbes et que les deux formes de pneumonie franche et infectieuse n'en forment qu'une admise par certains cliniciens, et que nous considérons toujours comme une maladie infectieuse.

Les épidémies de chambre et de maison dans lesquelles les cas varient en gravité parlent en faveur de cette unité. Telle est la relation suivante :

L'un de nous a observé, avec le professeur Koranyi[1], trois cas de pneumonie présentés par des individus logés dans la même chambre. Deux d'entre eux sont morts et le troisième a guéri. Chez les deux premiers, la pneumonie se développa rapidement, accompagnée d'ictère et d'asthénie, tandis que chez le troisième la pneumonie était simple et bénigne. Les crachats examinés montraient des diplocoques entourés de capsules très marquées. On recueillit de suite après la mort le liquide de la plèvre, du poumon et du péricarde pour servir à des cultures et à des expériences sur les animaux.

A l'autopsie du premier de ces malades, on reconnut une péripneumonie du lobe supérieur, une hépatisation grise avec des noyaux hémorrhagiques, une pleurésie fibrineuse, une péricardite et un phlegmon du médiastin postérieur. Dans tous les tissus enflammés on trouva des microbes capsulés situés le plus souvent dans les cellules. Mais la dimension des cocci était inégale, ceux de la péripneumonie, de la pleurésie et de la péricardite étaient plus volumineux et se coloraient plus facilement que ceux du lobe inférieur hépatisé, qui néanmoins étaient caractérisés par leur forme et leur capsule.

Les coupes du lobe supérieur atteint de péripneumonie montrent les cloisons interlobulaires très épaissies, atteignant jusqu'à 5 milimètres, remplies de cellules à leur périphérie (fig. 221, *li*), tandis que la partie centrale des cloisons est formée de cellules étoilées qui se trouvent au centre

1. Koranyi et Babes, *Orvosi hetilap*, nos 12, 14 (23 mars et 6 avril 1884).

de fibrilles rayonnantes de fibrine. Le centre des lobules contient des vaisseaux lymphatiques dilatés remplis de cellules rondes (V''), contenant quelquefois des diplococci, ou par des capillaires (V) dilatés et remplis de sang. Une zone de tissu enflammé unit les gros vaisseaux et les bronches. A la limite du tissu conjonctif des cloisons interlobulaires, commencent les lésions de la pneumonie qui portent sur les alvéoles pulmonaires. Ceux-ci

Fig. 221. — Péripneumonie aiguë chez l'homme.

ti, tissu interlobulaire enflammé comme dans le phlegmon; *v*, vaisseaux sanguins remplis de sang; *v''*, vaisseaux lymphatiques; *v'*, vaisseau du poumon entouré de tissu embryonnaire; *a*, tissu pulmonaire dont les alvéoles contiennent de la fibrine (Grossissement de 50 diamètres).

contiennent du sang, de grandes cellules pigmentées ou de la fibrine qui présente souvent l'état hyalin. La paroi des alvéoles et des infundibula montra quelquefois, par places, une dégénérescence sous la forme de croissants hyalins. Beaucoup de vaisseaux sont remplis de masses hyalines dans les parties où l'exsudat intra-alvéolaire contenait du sang. Dans le lobe inférieur, le tissu interstitiel est enflammé et rempli de cellules migratrices autour des vaisseaux, sans qu'il y ait de fibrine. Dans les alvéoles du lobe inférieur, il y avait des microbes pâles difficiles à reconnaître.

Le tissu du médiastin était infiltré de fibrine, les faisceaux conjonctifs étaient séparés par l'exsudat fibrineux contenant des cellules et des micro-coques.

On a injecté les liquides recueillis aussitôt après la mort à des grenouilles, des lapins et des cobayes. Les grenouilles n'ont pas été malades. Les mammifères injectés sont tous morts avec une fièvre intense (41°). L'inoculation était plus délétère quand elle avait lieu dans les séreuses. Une inoculation dans le bulbe de l'œil a donné une panophthalmie dans laquelle l'exsudat était rempli de micrococques capsulés.

Dans quelque point qu'on fît l'inoculation on faisait naître une inflammation des séreuses et une pneumonie. Dans un cas il y eut aussi des noyaux inflammatoires du foie. Les animaux mouraient de 24 à 48 heures après l'injection. Le même résultat était obtenu en inoculant des cultures. Après l'injection dans la plèvre, la surface hypérémique était couverte d'une couche sanguinolente contenant beaucoup de petites cellules devenues homogènes et pâles et des diplococci. Dans le poumon on observa diverses lésions. Les alvéoles étaient ou très dilatés ou plus petits par suite de l'extrême distension des vaisseaux pulmonaires. Ils apparaissaient remplis de sang ou d'un réseau fortement coloré par l'aniline ou de globes confluents de diverses grandeurs fortement colorés même après la méthode de Gram. Au début de la pneumonie, on observait aussi dans les alvéoles, chez les animaux, les croissants hyalins que nous avons signalés plus haut; dans le poumon même il y avait peu de microbes.

Les îlots superficiels du foie, observés chez les animaux, ont montré de petits amas où les cellules hépatiques étaient tantôt multipliées, tantôt pâles, comme détruites, granuleuses. La lésion la plus manifeste consistait en ce que les capillaires intra-glandulaires étaient dilatés, remplis de cellules lymphatiques ou de grains violacés de grandeur différente, plongés dans un réseau coloré par l'aniline.

Dans les exsudats observés chez les animaux (lapins, cobayes, souris), les micrococci formaient des amas dans lesquels les capsules se touchaient.

Le liquide des exsudats provenant de l'homme, des animaux ou des cultures, a été injecté dans le péritoine d'animaux et examiné deux ou trois heures après, pour étudier le premier stade du développement des micrococques. Les cultures faites sur la gélatine et sur l'agar-agar à une température de 30° environ ont montré des formes caractéristiques. Les micrococques cultivés sur la gélatine ne possédaient pas de capsules. Pour les observer on les colore à l'état frais avec du violet de méthyle, après quoi on peut les monter dans de la gélatine glycérinée.

On voit que, d'après la relation de cette petite épidémie de pneumonie localisée dans une chambre et ayant atteint trois personnes, deux sont mortes, l'une avec des lésions multiples du poumon, de la plèvre, du péricarde et du médiastin, tandis que la troisième a guéri. Il y avait dans le poumon de la première une péripneumonie, lésion qui s'observe assez rarement chez l'homme.

Dreschfeld[1] a donné la relation de diverses observations de pneumonies intermittentes, migratrices et infectieuses, qui sont souvent endémiques. Il décrit trois séries d'observations. Dans la première, le père, le

1. *Fortschritte d. Med.*, 1855, 15 juin.

fils ou le mari et la femme ont été atteints simultanément; dans la seconde, dix-sept habitants de la même rue ont été pris en même temps; dans la troisième, deux frères sont tombés malade, l'un d'une pneumonie, l'autre d'une méningite avec pleurésie et péricardite. De ces deux enfants, le dernier est mort. Les exsudats pathologiques montraient des cocci capsulés caractéristiques. Par les cultures il s'est assuré que les liquides contenaient en même temps que le pneumococcus un streptococcus.

Massalongo[1] a également publié la relation d'épidémies locales de pneumonie.

Artigalas (*les Bactéries pathogènes*, 1886) a aussi relaté plusieurs épidémies de maison, de chambre et de quartier.

Pneumonies traumatiques ou par plaies. — La pneumonie peut être causée par une infection qui part d'un traumatisme ou d'une plaie. On admet qu'en général le germe de la pneumonie aiguë primitive pénètre par les voies aériennes. Mais il n'est pas moins vrai qu'un traumatisme ou la section du pneumogastrique chez des animaux, peut déterminer une pneumonie. En étudiant avec soin la genèse de certaines pneumonies et surtout de celles qui montrent des symptômes septiques, l'un de nous a découvert plusieurs fois des foyers anciens d'infection, de gangrène ou des abcès dans différentes régions du corps. Ainsi, dans un cas observé à Bucarest dans le service de M. Stoicescu, il existait depuis un mois une adénite inguinale fistuleuse et gangreneuse de la région inguinale droite. La pleuropneumonie située à gauche fut accompagnée d'ictère, de somnolence, de délire, d'une fièvre continue élevée, de diarrhée, d'albuminurie et d'un état typhique. A l'autopsie on constata une pleuropneumonie croupale hémorrhagique, une néphrite aiguë parenchymateuse, un œdème inflammatoire du médiastin et un ulcère gangreneux dans la région inguinale et crurale droite pénétrant dans la gaine des gros vaisseaux cruraux. Dans certains alvéoles du poumon, il existait de l'exsudat fibrineux, des bacilles courts arrondis ou allongés et des microbes lancéolés de $0\mu,3$ à $0\mu,5$ de diamètre. Par l'inoculation à la souris, on produisit la mort de cet animal en trois jours et les organes contenaient les deux microbes précédents. Par inoculation sur des substances nutritives du suc gangreneux et du suc pneumonique, on obtint une culture pure du microbe qui se trouvait seul dans les organes abdominaux.

1. *Archives générales de médecine*, juillet 1885.

Ce microbe capsulé formant des diplobactéries d'un diamètre de 0μ,5 à 0μ,6, ressemble au microbe de Friedländer, mais il se présente le plus souvent sous forme de bâtonnets et de filaments courts et souvent gonflés; son développement sur la gélatine, la gelose et la pomme de terre ressemble à celui de Friedländer; seulement, la culture est encore plus saillante, jaune pâle et saprogène. Ce microbe n'est pas pathogène pour la souris, il produit parfois une pneumonie passagère par inoculation dans le poumon du chien et peu de réaction locale chez le lapin.

Dans une seconde observation, il y avait un abcès biliaire chronique du foie avec fistules de la paroi abdominale et du diaphragme et quelques végétations valvulaires récentes. A un moment donné il se déclara une pleurésie diaphragmatique et une pneumonie fibrineuses typiques envahissant tout le poumon droit. Le poumon contenait le microbe lancéolé de Pasteur et un streptococcus pathogène pour la souris; le même streptococcus se trouvait dans l'abcès du foie qui offrait encore un bacille court de 0μ,4 à 0μ,5 de diamètre, formant sur agar des colonies plates diffuses, brillantes, blanchâtres et saprogènes. Ces deux derniers microbes existaient aussi dans les végétations de l'endocarde.

Les couches lamelleuses d'une pachyméningite hémorrhagique trouvée dans le même fait, contenaient le staphylococcus aureus.

Nous pouvons conclure de ce qui précède que certaines pneumonies survenues après un traumatisme sont liées à l'entrée des microbes par d'autres voies que par les canaux aériens. Cependant il y avait aussi, dans les observations précédentes, des microbes lancéolés dans le poumon en même temps que d'autres microbes qui existaient aussi dans les plaies; les organes internes ne présentaient que des microbes pyogènes ou saprogènes. Ces derniers, qui se trouvaient sans aucun doute au niveau des plaies avant la production de la pneumonie, avaient probablement irrité le poumon, et c'est sur ce terrain ainsi préparé qu'avait germé le microbe lancéolé de la pneumonie.

Anatomie pathologique de la pneumonie aiguë. — Nous n'avons nullement l'intention d'exposer ici l'anatomie pathologique complète de la pneumonie aiguë qui est bien connue et à laquelle nous n'avons rien à ajouter. Nous renvoyons pour cette description aux traités classiques d'anatomie et d'histologie pathologiques (voyez en particulier le *Manuel d'histologie pathologique* de Cornil et Ranvier et le *Lehrbuch der allgemeinen und speciellen pathologischen Anatomie* de Ziegler ou de Orth).

La pneumonie fibrineuse commune consiste essentiellement dans l'exsudation, dans les alvéoles, les bronchioles terminales et les petites bronches, d'un plasma contenant des globules rouges et des globules blancs et dans lequel la fibrine se coagule sous forme fibrillaire. Au début du processus, le poumon est très congestionné et les vaisseaux capillaires des alvéoles fortement distendus; les cellules épithéliales des alvéoles deviennent granuleuses, se tuméfient et tombent en se mêlant au liquide exsudé. Les globules rouges sont très nombreux dans ce liquide. Plus tard prédominent au contraire les globules blancs et les grandes cellules souvent pigmentées situées au voisinage de la paroi des alvéoles. Ces éléments siègent au milieu de la fibrine coagulée. Toutes les cavités perméables à l'air sont remplies d'un exsudat semi-liquide, presque solide, qui, se moulant sur les cavités, constitue les petites granulations visibles à l'œil nu. Les petites bronches et les bronches de 1 à 3 millimètres de diamètre présentent des bouchons fibrineux qui ne les remplissent pas complètement. Les parois des infundibula présentent ordinairement une dégénérescence hyaline plus ou moins étendue. Dans la majorité des cas, le tissu conjonctif du poumon est atteint, tantôt d'un œdème simple ou inflammatoire, tantôt d'une exsudation fibrineuse dans le tissu interlobulaire qui s'accompagne de l'extravasation de cellules embryonnaires autour des vaisseaux. Cette distension de toutes les cavités du poumon lui donne un aspect turgide, tuméfié; l'absence d'air fait qu'il plonge au fond de l'eau, qu'il ne crépite plus, qu'il est en un mot hépatisé. Presque constamment la plèvre est couverte de couches plus ou moins épaisses de fibrine jaunâtre, imbibée de liquide louche, puriforme, dans tous les points où la pneumonie affleure à la surface pleurale, et souvent dans toute la plèvre du côté malade. Le poumon hépatisé, après ce stade de l'engouement et de l'hépatisation rouge, devient épais et incolore; l'hépatisation prend une teinte puriforme, on trouve à la surface de section une couche de pus. Le raclage enlève ce pus avec des grumeaux fibrineux.

Les micro-organismes sont examinés en étalant sur une lamelle un peu du liquide obtenu par le raclage de la surface de section du poumon ou de l'exsudat pleural. On peut les colorer à l'état frais par le violet de méthyle au moment où le liquide étalé sur la lamelle est à moitié desséché. On peut aussi, après la coloration par le violet de méthyle B, laisser les lamelles pendant quelques minutes dans la solution d'iodure de potassium iodé, puis les laver à l'eau distillée et les décolorer par l'alcool et l'essence de girofle. On les monte ensuite dans le baume. On observe ainsi des micro-organismes ovoïdes ou lancéolés, tantôt entourés de capsules, tantôt sans capsules. On y reconnaît cependant souvent plusieurs espèces de microbes. Les uns petits

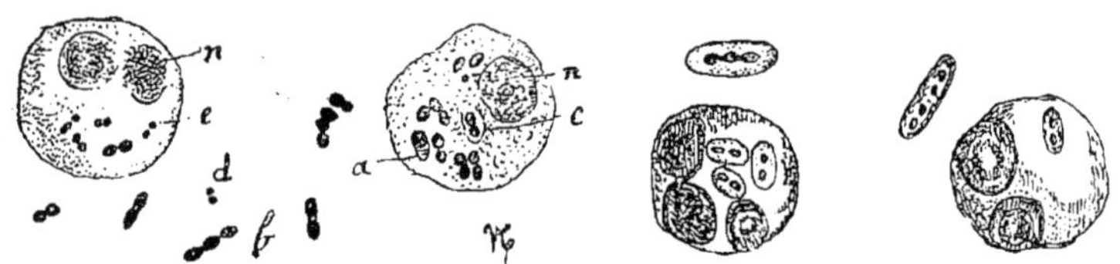

FIG. 222. — Micro-organismes de la pneumonie.

n, *n*, noyaux des cellules lymphatiques de l'exsudat : *b*, micrococci ovoïdes accouplés par deux ou par trois *a* micrococci ovoïdes dans les cellules ; *c*, micrococci qui paraissent encapsulés ; *c*, *d*, micrococci petits et ronds (obj. 12 de Verick, oc. 3). Les éléments de la droite de la figure sont empruntés à un dessin de Friedländer.

et ronds, associés souvent deux par deux, mesurant 0μ,3 à 0μ,5 ; les autres plus volumineux, ovoïdes ou lancéolés, ont de 1μ à 1μ,5 de longueur sur 0μ,5 à 1μ de largeur. Ce sont ces derniers qui sont le plus caractéristiques par leur forme, mais leur grandeur est loin d'être toujours identique ainsi qu'on le voit par les chiffres précédents et par la figure ci-dessus. Ces bactéries sont libres dans le liquide ou incluses dans les cellules lymphatiques. On en trouve plusieurs, de 4 à 12, par exemple, ou davantage dans une seule cellule.

Sur les coupes du poumon durci par l'alcool, les micro-organismes sont un peu plus petits. On réussit toujours à les voir en quantité colossale sur les coupes colorées par le violet de méthyle en solution dans l'eau d'aniline, traitées ensuite par le procédé de Gram ou de Weigert dans l'eau iodée pendant huit minutes. On porte ensuite directement ces coupes dans l'alcool faible, puis on déshydrate par l'alcool absolu et l'essence. Le procédé que nous avons indiqué (voyez page 79) d'après Friedländer, et dans lequel on traite les coupes colorées par une solution faible d'acide acétique, permet aussi de voir les microbes sur les coupes du poumon durci par l'alcool.

Dans la figure 220, B, nous avons représenté le raclage du poumon avec un grossissement de 1 500 diamètres environ. On y voit à côté de la fibrine des noyaux et des grandes cellules, des microbes capsulés presque rhomboédriques d'un diamètre un peu inégal.

Dans une autre pneumonie, dans le stade de l'hépatisation rouge, le liquide de la plèvre enflammé, pris sur le vivant, montrait diverses formes de microbes qui semblent être les divers

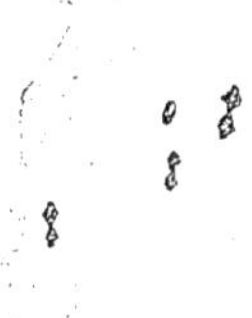

Fig. 223. — Une partie du tissu conjonctif interlobulaire enflammé dans la pneumonie. Au centre de ce dessin se trouve une cellule d'où part un réseau de fibrilles de fibrine qui renferme dans ses mailles des diplocoques lancéolés et capsulés caractéristiques.

stades du développement de la même espèce. Parfois, par la division des cocci rhomboédriques, il se produit des triangles; les cocci en fer de lance montrent des épaississements à leurs angles (fig. 217), tandis que d'autres microbes de la même figure (*a*, *b*, *d*, *e*, *h*, *l*, *k*) sont lancéolés ou plus ou moins arrondis (*d*). La figure 223 représente le tissu interlobulaire enflammé avec des microbes dans l'intérieur d'une cellule située au centre d'une masse fibrineuse. La figure 224 montre une coupe de la surface viscérale du péricarde; on voit en *bv* un bourgeon vasculaire et des noyaux de cellules situés aux points de croisement des fibres de fibrine. Dans des fentes situées entre les fibrilles de fibrine, on trouve des masses assez serrées de diplococci plus petits que dans le poumon enflammé; en un point ils forment une véritable zooglœe. Nous avons trouvé les mêmes bactéries dans le liquide péritonéal d'une péritonite latente compliquant la pneumonie.

Une autre forme anatomique de la pneumonie, qui est relativement rare, est la péripneumonie dont nous avons cité une observation à la page 23. Dans cette forme, qui a beaucoup d'analogie au point de vue anatomique avec la péripneumonie des bêtes à cornes (voyez t. I, chap. XII), on observe toujours une pleurésie très intense et un épaississement inflammatoire des cloisons interlobulaires. Rokitansky (*Lehrbuch der path. Anat.*, p. 72, t. III) l'a décrite sous le nom de péripneumonie disséquante. Weber (*Virchow's Archiv*, 1854) l'a vue dans certains faits de rougeole et de septicémie. Ziegler (*Lehrbuch der path. Anat.*, 3e édit., t. II, p. 483 et suiv.), qui la mentionne égale-

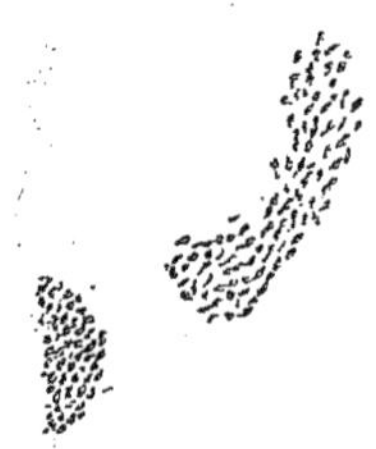

FIG. 224. — Pseudo-membrane attenant au péricarde viscéral dans un fait de péricardite compliquant une pneumonie aiguë.

bv, bourgeon vasculaire pénétrant dans la masse fibrineuse ; *m*, noyau d'une cellule embryonnaire ; *a*, zooglœe ronde formée de bactéries ; il existe une autre zooglœe allongée formée de cocci et diplococci ovoïdes au milieu de cette figure (400 diamètres).

ment, la regarde comme une lésion secondaire consécutive à la pleurésie et à la pyémie. La figure 221 représente ce qu'il y a de plus caractéristique dans cette forme de pneumonie, c'est-à-dire l'épaississement inflammatoire des cloisons interlobulaires. Dans la cloison dessinée verticalement qui occupe le centre de la figure 221, on voit une grande quantité de cellules et de filaments de fibrine épanchés entre les fibres du tissu préexistant. Les vaisseaux sanguins et lymphatiques sont surtout abondants à la limite de la cloison, au niveau des alvéoles. Ces derniers présentent un exsudat fibrineux avec des cellules rondes.

En étudiant un grand nombre de faits de pneumonie aiguë, l'un de nous a trouvé assez souvent une lésion phlegmoneuse du tissu interlobulaire, notamment chez un enfant de cinq ans qui mourut avec des symptômes d'une pneumonie asthénique dans une petite épidémie locale observée à l'hôpital de Saint-Roch à Buda-Pesth; dans ces faits, la pneumonie était souvent compliquée de péricardite, de péritonite, ou de méningite simple ou cérébro-spinale, une fois d'endocardite aiguë. Les reins étaient atteints d'une néphrite aiguë, avec des îlots inflammatoires.

Il semble, d'après ces faits, que la pneumonie aiguë se montre sous diverses formes, avec des complications variées, et comme dans la même épidémie on observe parfois des cas de

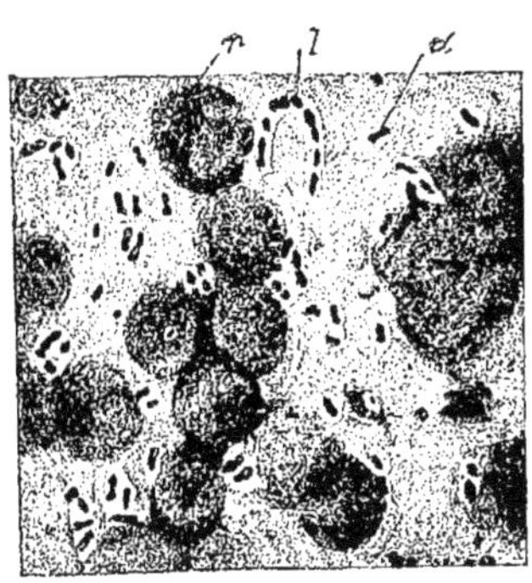

FIG. 225. — Microbes de la salive, analogues aux microbes de la pneumonie de Pasteur tirés du sang du lapin. Fränkel. Grossissement 1 000 (d'après Biondi).

méningite ou de péricardite sans pneumonie bien nette, on pourrait croire que ces dernières maladies sont aussi la conséquence d'une maladie virulente de la même nature que la pneumonie. En ce qui concerne la nature de ce virus, il est infiniment probable, d'après les recherches de Friedländer, Frobenius, Talamon, Babes, Fränkel, Afanassieff, qu'il s'agit surtout d'un diplococcus ovale ou lancéolé, tantôt encapsulé, tantôt libre, appartenant au groupe des bactéries qui peuvent se présenter aussi sous la forme de bacilles et de filaments. Il nous serait donc difficile d'admettre, avec Gamaleia, que ce soit un streptococcus.

Il est possible que la pneumonie soit causée par plusieurs variétés de microbes capsulés, de forme semblable, mais qui se distinguent par leurs propriétés pathogènes et par leur variété d'action sur les divers animaux. Le plus important de ces microbes se trouve à l'état normal dans la salive de l'homme, tandis qu'un autre ou tout au moins une bactérie analogue existe parfois dans le mucus nasal et surtout dans la sécrétion du coryza.

L'unité des pneumonies et leur relation avec la méningite et avec la péricardite causées par les mêmes organismes a été constatée par nous et par d'autres auteurs, Foa et Bordoni-Uffreduzzi, Weichselbaum, Netter, etc.[1]. Nous verrons que le microbe lancéolé se trouve aussi dans un grand nombre d'autres maladies, mais il nous semble être constant surtout dans la pneumonie. Les différents microbes du pus trouvés par nous en même temps que le microbe lancéolé dans beaucoup de pneumonies de l'homme entrent le plus souvent à sa suite dans le poumon.

On ne peut nier le rôle des bactéries du pus dans certaines observations de Weichselbaum et dans beaucoup d'autres analogues étudiées par nous, alors qu'elles existaient presque exclusivement en nombre considérable et qu'elles remplissaient pour ainsi dire le poumon. Il en est de même dans les deux faits de pneumonies où nous avons trouvé des foyers de suppuration antérieurs et dans le poumon, les mêmes microbes que dans ces plaies. Il nous paraît certain que l'entrée dans les poumons de quantités considérables de certains microbes pyogènes et saprogènes peut préparer le terrain pour la pneumonie fibrineuse. Cette opinion est encore appuyée par la constatation d'associations bactériennes dans les exsudations fibrineuses de la pneumonie et de la généralisation de ces microbes pyogènes et saprogènes dans les organes.

Nous ne pouvons finir ce chapitre important sans revenir sur le travail remarquable de Gamaleia, et sans chercher à le faire concorder avec l'observation des faits. Gamaleia ne tient aucun compte des associations bactériennes qui s'observent si souvent dans la pneumonie franche ; pour lui, la question de la pneumonie est résolue par la constatation du microbe lancéolé. Cependant nous avons vu et nous verrons encore que ce microbe est présent dans toute une série de maladies et surtout dans la plupart des lésions inflammatoires pulmonaires qui n'ont rien à faire avec la pneumonie aiguë. Il est encore douteux que l'in-

1. Plusieurs de ces auteurs paraissent n'avoir pas connu notre publication antérieure (*les Bactéries*, 1885).

jection intra-trachéale du tartre stibié chez le mouton, qui, d'après cet auteur, prédispose le poumon à l'action du microbe lancéolé, ait pour effet de détruire ou d'annihiler les macrophages bienfaisants. De nouvelles expériences sont aussi nécessaires avant d'affirmer que l'homme, chez qui la pneumonie est si fréquente, doit être classé parmi les espèces animales les plus résistantes à l'action du microbe lancéolé, tandis qu'au contraire les animaux qui meurent par une infection générale, sans présenter de pneumonie, sont regardés par Gameleia comme les plus vulnérables. L'expérience de l'injection intra-trachéale de tartre stibié chez le mouton ne paraît pas devoir être appliquée sans restriction à l'homme, car nous ne voyons pas communément les bronchites, l'inspiration des poussières, les causes d'affaiblissement du poumon provoquer la pneumonie aiguë.

Les choses ne semblent donc pas se passer chez l'homme simplement comme dans l'expérience du mouton.

Nous avons exposé plus haut dans quel sens nous pouvons admettre la prédisposition pour la pneumonie, mais nous sommes loin de pouvoir préciser les conditions de l'entrée des microbes capsulés dans les poumons. Enfin nous avons plusieurs fois cherché en vain le microbe lancéolé dans le suc pneumonique et quelquefois les souris inoculées avec le suc de la pneumonie restent bien portantes. Comme il existe en outre d'autres microbes dans la pneumonie, nous ne pouvons accepter sans réserve les résultats des recherches de Gamaleia. L'étiologie de la pneumonie nous paraît donc offrir encore bien des questions à résoudre.

§ 2. — Broncho-pneumonies.

Les broncho-pneumonies sont toujours secondaires, soit à la grippe, soit à une bronchite due à l'impression du froid, soit à une maladie générale infectieuse, diphthérie, coqueluche, rougeole, scarlatine, variole, érysipèle, fièvre typhoïde, etc. Pas plus que pour la pneumonie aiguë, nous n'en ferons l'anatomie pathologique complète, et nous nous contenterons de renvoyer aux monographies spéciales de Vulpian[1], Damas-

1. Vulpian, Thèse d'agrégation sur les pneumonies secondaires, 1860.

chino[1], Joffroy[2], Charcot[3], Balzer[4], G. Sée[5], et au *Manuel d'anatomie pathologique* de Cornil et de Ranvier, où tous ces travaux sont résumés. Leur mode de production est variable. Tantôt il s'agit d'une propagation de l'inflammation qui a débuté par les bronches et qui gagne les plus petits de ces canaux et ensuite le parenchyme pulmonaire; tantôt on a affaire à des broncho-pneumonies déterminées par des corps étrangers introduits dans les voies aériennes, comme par exemple des parcelles d'aliments et de boissons, de la salive qui coule par le larynx et la trachée lorsque la sensibilité du larynx est compromise. Les corps étrangers fermentescibles et putréfiés, les bactéries de la bouche qui les accompagnent, l'inflammation à tendance gangreneuse qui s'ensuit au niveau des terminaisons bronchiques, sont l'origine de désordres inflammatoires aussi graves qu'étendus. En troisième lieu, les bactéries venues de la plèvre peuvent entrer dans les voies lymphatiques du poumon et dans le tissu pulmonaire et produire des broncho-pneumonies, comme nous le verrons pour la rougeole. Enfin ces broncho-pneumonies résultent souvent du transport, par les vaisseaux, des micro-organismes en rapport avec l'une des maladies infectieuses qui les causent. Il se forme dans le poumon des foyers d'inflammation lobulaire qui sont en rapport avec le transport et l'arrêt de ces bactéries dans un territoire vasculaire du poumon. Ce sont en réalité des métastases sans qu'il y ait oblitération complète des vaisseaux ni suppuration. Cependant on trouve quelquefois, dans la fièvre typhoïde, par exemple, de véritables infarctus dans lesquels les vaisseaux sont tout à fait oblitérés et qui ont une tendance à se ramollir et même à se gangrener. Ces infarctus gangreneux s'accompagnent de pleurésie purulente ou putride, tandis que les nodules superficiels, sous-pleuraux, de broncho-pneumonie donnent simplement lieu à une exsudation fibrineuse de la plèvre et quelquefois à une pleurésie séro-fibrineuse avec un épanchement plus ou moins abondant.

1. Damaschino, *Des différentes formes de la pneumonie des enfants.* Thèse de doctorat, 1867.
2. Thèse d'agrégation, 1880.
3. Charcot, *Leçons cliniques sur les maladies des vieillards*, 1867; 2e édit. 1874.
4. Balzer, *De la broncho-pneumonie.* Thèse, 1878, et article du *Dictionn. encyclop. des sciences médicales.*
5. G. Sée, *les Maladies spécifiques (non tuberculeuses) du poumon*, 1885.

D'après ce qui précède, il est facile de comprendre qu'on retrouvera, en général, dans les broncho-pneumonies, les micro-organismes des différentes maladies qui les causent.

Nous indiquerons ces lésions en rapport avec la diphthérie, la rougeole, etc., à propos de celles-ci prises en particulier. Mais en même temps, on peut trouver dans les parties du poumon hépatisées et dans les nodules de la broncho-pneumonie les mêmes microbes que dans la pneumonie aiguë. Ainsi l'un de nous[1] a vu, dans la broncho-pneumonie pseudo-lobaire de la rougeole, de la fièvre typhoïde, et dans un cas de pneumonie survenue pendant le cours d'un érysipèle mortel, des diplocoques lancéolés parfaitement caractérisés appartenant à la pneumonie aiguë. Les cultures de ces bactéries prises dans des pneumonies consécutives à la rougeole, à la diphthérie et à la scarlatine faites par l'un de nous (Babes) et les expériences sur les animaux, ont montré qu'il s'agissait du microbe capsulé qui tue le lapin. Giacomo Lumbroso[2] et Massalongo[3] ont vu également des diplococci lancéolés dans la broncho-pneumonie de la rougeole, de la diphthérie, etc. Ces bactéries peuvent même se rencontrer dans l'exsudat fibrineux de la broncho-pneumonie sans qu'on puisse retrouver la trace des bactéries spéciales à la maladie infectieuse qui a déterminé l'inflammation pulmonaire.

Dans d'autres faits de pneumonie catarrhale, on trouve dans l'exsudat intra-alvéolaire un streptococcus qui est semblable, par sa forme et ses cultures, au streptococcus pyogenes. Il s'agit souvent d'une association de ce dernier avec le microbe lancéolé et d'autres microbes. (Voyez le chapitre consacré aux fièvres éruptives.)

Dans la *pneumonie consécutive à la section du nerf vague*, Jean Schou (*Fortschr. d. Med.*, 1885, n° 15) a constaté la présence d'un microbe elliptique, sous forme d'un bacille court et épais ou de diplococci mobiles qui se colorent par les couleurs simples, mais non par la méthode de Gram. Ils forment sur la gélatine des colonies rondes, grenues, de couleur foncée, dans lesquelles on voit des mouvements à un faible grossissement. La colonie est entourée d'une couronne de rayons. Quelques jours après, la gélatine se dissout et présente des grains blancs. Sur la pomme de terre, les

1. CORNIL, Société anatomique, 1884.
2. Société anatomique, 1884, et *Progrès médical*, n° du 11 octobre 1884.
3. MASSALONGO, *Pathologia della pneumonite acuta*. Grand in-8° de 486 pages, Vérone, 1889. Le livre de M. Massalongo constitue une pathologie complète de la pneumonie mise au courant de toutes les données étiologiques récentes.

colonies sont de couleur chamois et s'étendent rapidement. Sur le sérum du bœuf, les colonies se développent très lentement en liquéfiant un peu le sérum. L'injection dans la trachée, la plèvre, le poumon, aussi bien que l'inhalation des cultures donnent aux lapins une pneumonie mortelle. Ce microbe nous semble appartenir au groupe des protei. Dernièrement ce microbe a été trouvé aussi dans un cas de pneumonie spontanée.

Il nous paraît probable que la pneumonie consécutive à la section du nerf vague peut être produite aussi par les microbes de la pneumonie aiguë lobaire.

§ 3. — Pleurésies. — Péricardites. — Péritonites d'origine bactérienne.

Nous venons de voir que la pleurésie, caractérisée par une exsudation et des fausses membranes fibrineuses plus ou moins épaisses, était à peu près la règle dans la pneumonie et dans la broncho-pneumonie qui arrivent à affleurer à la surface de la plèvre. Les exsudats pleuraux contiennent les mêmes micro-organismes que ceux qu'on trouve dans les alvéoles pulmonaires.

La pleurésie fibrineuse de la pneumonie guérit d'habitude spontanément, mais il arrive quelquefois qu'elle persiste et devient purulente. Woillez[1], Reisz[2] en ont donné les caractères cliniques et anatomo-pathologiques. Netter[3] en a réuni un assez grand nombre de cas qu'il a analysés au point de vue des symptômes et de l'étiologie microbiennne. Cette variété de la pleurésie purulente donne assez fréquemment (26 fois sur 100) lieu à des vomiques par perforation du poumon. Parfois elle nécessite l'empyème, opération qui est alors suivie des résultats les plus satisfaisants, surtout si on les compare à la même opération faite pour les autres variétés de pleurésie purulente. La proportion des décès à la suite d'empyème métapneumonique est de 2,3 p. 100, et de 25 p. 100 dans les autres empyèmes. Cette pleurésie purulente consécutive à la pneumonie guérit par une ou deux ponctions simples.

Le liquide de cette pleurésie purulente ne renferme généralement aucun organisme du pus, mais seulement le microbe lancéolé; le microbe qui n'est pas producteur de pus dans le poumon devient donc facilement pyogène dans les séreuses. Il perd cette faculté pyogénique plus rapidement que les bactéries du

1. *Traité des maladies de l'appareil respiratoire*, 1872.
2. *Om Empyemet som intgang of pneumonie*, Copenhague, 1879.
3. *Société médicale des hôpitaux*, 11 janvier 1889.

pus; dans la plèvre comme dans le poumon, sa vitalité s'éteint dans une période relativement courte, et la guérison est de beaucoup plus facile à obtenir que celle des autres pleurésies purulentes. Netter a constaté aussi la fréquence relative de la pleurésie purulente à pneumocoques chez les enfants.

Les péricardites qui compliquent la pneumonie présentent aussi les mêmes micro-organismes.

Nous sommes moins bien renseignés sur ce qui touche les pleurésies simples survenues sous l'influence seule du froid, et sur la péricardite aiguë fibrineuse non infectieuse. L'existence de la pleurésie simple ainsi comprise, indépendante de la pneumonie, de la tuberculose et d'autres maladies bactériennes, n'est peut-être même pas bien établie. Bouchard a constaté la présence de micro-organismes dans un cas de pleurésie simple[1] et inspiré la thèse de Laussedat sur ce sujet (Paris, 1881). Dans deux pleurésies simples séro-fibrineuses que nous avons examinées à ce point de vue, le liquide de la plèvre ponctionnée n'a pas donné de culture sur la gélatine, ni sur l'agar-agar.

Il existe des épanchements qui paraissent d'abord appartenir à des pleurésies simples, dont la marche est lente, mais qui se résorbent finalement en laissant après elles des fausses membranes organisées, comme cela a lieu pour toute pleurésie, et qui n'en sont pas moins d'origine tuberculeuse. Gombault et Chauffard, en inoculant le liquide séreux d'un certain nombre de pleurésies à des animaux, leur ont souvent donné la tuberculose, alors que rien ne faisait soupçonner cette affection chez leurs malades, et sans qu'ils aient pu trouver de bacilles dans le liquide injecté. Lion et Gilbert ont obtenu des résultats presque toujours négatifs en essayant de cultiver le liquide des pleurésies simples et même de celles qu'ils soupçonnaient être tuberculeuses. Cependant on observe quelquefois des bacilles de la tuberculose dans le liquide pleural, ainsi que nous le verrons en étudiant la tuberculose.

Un fait expérimental simple rend bien compte de la production des pleurésies et des péritonites à la suite d'une plaie. Babes a le premier déterminé des inflammations des grandes séreuses en injectant sous la peau les bactéries capsulées de la pneumo-

1. Note sur l'existence d'une pleurésie primitive aiguë, infectieuse (*Société clinique*, 3 décembre 1880).

nie qui tuent les lapins. Il suffit souvent d'une minime injection sous-cutanée pour arriver à ce résultat.

Les pleurésies et péricardites sont souvent de nature septique ou consécutives à la pyémie. On y trouve alors presque constamment des micro-organismes. Telles sont les pleurésies qui succèdent aux infarctus, à la gangrène du poumon, aux broncho-pneumonies infectieuses ou gangreneuses, aux abcès du poumon, à la rupture d'une caverne, à l'infection purulente, à la lymphangite septico-pyémique, à une péritonite de même nature dont la propagation se fait vraisemblablement par les lymphatiques du diaphragme. La ponction thoracique pratiquée avec un trocart qui n'est pas rigoureusement aseptique, un pansement mal fait à la suite de l'opération, suffisent parfois pour

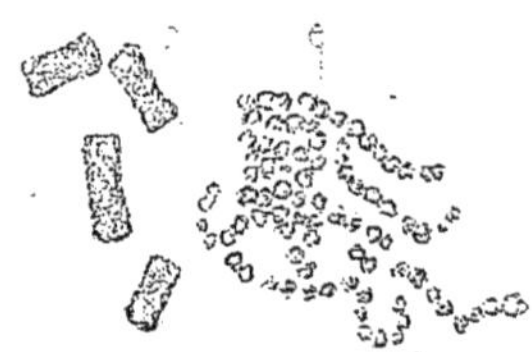

Fig. 226. — Organismes de la pleurésie purulente et de la pleurésie septique. (Grossissement de 1 500 diamètres environ.)

Les chaînettes *e* qui sont à la droite du dessin appartiennent aux streptococci de la pleurésie purulente. Les bâtonnets *r* qui sont à gauche proviennent d'une pleurésie gangreneuse.

transformer un épanchement séreux en épanchement purulent. Le liquide puriforme, obtenu par la première ponction d'une pleurésie purulente, contient toujours une quantité considérable de micro-organismes, en rapport plus ou moins évident avec la cause de la pleurésie. Ainsi, on trouve des organismes en chaînettes dans la pleurésie séreuse ou purulente après l'érysipèle, dans la pleurésie purulente qui succède à la pyémie, à la fièvre puerpérale, aux traumatismes, aux plaies pénétrantes, etc. (voyez la figure 226 *e*). La culture du liquide ponctionné sur l'agar-agar nous a donné deux fois l'aspect caractéristique du pus bleu. Les bacilles représentés en *r* ont été trouvés en culture pure dans le liquide d'une pleurésie consécutive à la gangrène pulmonaire. Nous avons vu déjà que Rosenbach a trouvé le *micrococcus pyogenes tenuis* dans plusieurs faits d'empyème.

Dans la péricardite, on observera les mêmes micro-organismes que sur l'endocarde valvulaire lorsque cette affection viendra compliquer l'endocardite ulcéreuse, lorsque le cœur sera le siège de petits foyers bactériens affleurant la séreuse ; on y trouvera des streptococci lorsque la péricardite succédera à un phlegmon des médiastins.

Les conditions de la production de la péritonite sont tout à fait semblables, à cette considération près, qu'il est plus facile de constater ici que la péritonite est constamment secondaire à une lésion qui prend son point de départ dans une inflammation des organes contenus dans la cavité abdominale ou bien dans la généralisation de certains microbes qui ont un effet spécial sur les séreuses, comme par exemple le staphylococcus aureus, le streptococcus ou le microbe lancéolé de Pasteur. Nous avons signalé des cas de ce genre en 1884 (Babes, *Orv. hetilap*), et dernièrement Weichselbaum relate des faits de péritonite et d'endométrite, causés par ce dernier microbe.

Mais ce sont surtout les opérations pratiquées dans le ventre, les lymphangites et phlébites utérines, les abcès du foie, etc., qui sont l'origine la plus commune de la péritonite. Les micro-organismes, observés alors, répondent à ceux que nous venons de décrire et l'on peut dire qu'il existe des microbes dans toute péritonite aiguë fibrineuse ou puriforme.

A ces causes de péritonite viennent s'ajouter les *perforations* de l'estomac, de l'intestin, de l'appendice iléo cæcal à la suite des ulcères cancéreux, de l'ulcère simple de l'estomac, des ulcérations de la fièvre typhoïde, de la dysentérie, de la typhlite, de la gangrène consécutive à l'étranglement intestinal, etc. Ces ulcérations laissent passer dans le péritoine des substances alimentaires, ou des liquides intestinaux qui contiennent les uns et les autres une grande quantité de bactéries et des matériaux propres à la putréfaction. Il en résulte des péritonites suraiguës, accompagnées de fermentation putride qui dégage des gaz extrêmement fétides dans la cavité péritonéale et qui causent une intoxication septique ou une véritable saprémie. C'est ainsi que l'un de nous a fait, dans le courant des mois de décembre 1884 et janvier 1885, à l'Hôtel-Dieu, trois autopsies de perforations de l'estomac et de l'intestin causées par un ulcère simple. Les deux ulcères simples siégeaient à la face postérieure de cet organe, près de la petite courbure, et s'accompagnaient de péritonite fibrino-purulente à odeur fétide.

Le premier fait se rapportait à un homme robuste, qui s'était trouvé mal dans la rue et qu'on avait porté le soir dans le service de Vulpian. Cet individu avait présenté un gonflement du ventre, de la fièvre, de l'agitation, du délire, et il était mort le lendemain de son entrée. A l'autopsie faite vingt-quatre heures après la mort, par une température assez froide, nous avons trouvé de l'emphysème du cou et de la paroi abdominale. Le ventre était tendu, météorisé, et il s'échappa du péritoine une grande quantité de gaz d'une odeur aigrelette et d'une fétidité repoussante. La cavité péritonéale était remplie d'un liquide roux, coloré par le vin, dans lequel on reconnaissait des fragments d'aliments, pépins de pommes, petits fragments de viande, pain ramolli, etc. Une perforation en boutonnière à lèvre minces, de 2 centimètres de longueur, siégeait au-dessous du foie, au niveau de la petite courbure de l'estomac et conduisait à un large ulcère simple, arrondi, profond, limité par les acini glandulaires du pancréas. Les intestins et le grand épiploon étaient agglutinés entre eux par des fausses membranes fibrineuses, semblables à du mastic, au-dessus desquelles il y avait un peu de pus. Le foie était couvert d'un pus épais mélangé à de la fibrine. Les deux plèvres contenaient un peu de liquide séreux et un exsudat fibrineux récent et mou. La pie-mère était épaissie et infiltrée d'une sérosité louche. Le sang du cœur et celui de tous les vaisseaux était en pleine décomposition putride et rempli de gaz fétides. L'examen du liquide fibrino-puriforme du péritoine et des plèvres, celui de la sérosité louche contenue dans la pie-mère, a montré de grands filaments, et des bacilles en quantité considérable dont la longueur variait de 5 à 15 μ et dont l'épaisseur était de 0μ,8 à 1μ,5. Comme la cavité stomacale avait vidé dans le péritoine la substance d'un repas non encore digéré, ni modifié par l'acide gastrique, il s'y trouvait assurément une grande quantité de bactéries provenant de la bouche : leptothrix, bacterium termo, etc., qui avaient dû se multiplier dans le péritoine en produisant une putréfaction des aliments, une péritonite avec du pus et de la fibrine, et un dégagement de gaz fétides en grande quantité. Vraisemblablement, ces gaz avaient pénétré dans le sang pendant la vie, et leur absorption, ainsi que le transport des micro-organismes, avait déterminé dans les plèvres et dans les méninges la pleurésie et la méningite qui avaient compliqué la péritonite, en même temps qu'on observait une intoxication générale avec des gaz fétides, une saprémie.

Un second malade appartenant au service de G. Sée, a succombé également à une péritonite causée par la perforation de l'estomac au niveau d'un ulcère simple siégeant à peu près au même point que le précédent. L'estomac n'était pas rempli d'aliments au moment de la mort, et l'odeur du contenu du péritoine était beaucoup moins fétide. Le liquide épanché dans cette cavité était teinté en jaune par la bile. Les intestins étaient agglutinés par de fausses membranes fibrineuses assez épaisses; le foie en était couvert ainsi que de pus épais. La plèvre gauche présentait, au niveau du diaphragme et sur le lobe inférieur du poumon gauche, une congestion intense et une exsudation fibrineuse molle et récente. Le sang n'était pas décomposé, liquéfié comme dans le fait précédent, et ne contenait pas de gaz. L'exsudat du péritoine et celui de la plèvre ont montré une grande quantité de bactéries allongées, filaments ou bacilles, de même que dans le cas précédent, et en même temps des filaments contenant des spores et de gros cocci. Il n'y avait pas de chaînettes comparables au streptococcus.

Dans le troisième fait, il s'agissait d'un abcès fétide de la fosse iliaque communiquant avec le cæcum et limité de toutes parts par des adhérences. Loin de cet abcès, dans le grand épiploon et à la surface du foie, il y avait deux petites collections purulentes de la grosseur d'une cerise et contenant un pus bien lié. Le liquide de ces deux abcès contenait les mêmes bactéries que l'abcès de la fosse iliaque, c'est-à-dire de grands bacilles semblables à ceux de l'intestin.

Ces trois observations présentent des exemples très nets de la facilité avec laquelle une suppuration septique d'une grande séreuse se transmet aux autres grandes séreuses, et elles établissent aussi le rôle des bactéries du tube digestif dans les inflammations aiguës septiques.

Nous rapprocherons de ces faits une observation de Netter (Société clinique, 1882), dans laquelle il existait un abcès du foie. Une ponction faite avec un trocart capillaire a ramené du pus dans lequel il existait de grands bacilles. On pensa alors que l'abcès hépatique résultait d'une lésion de l'intestin. Il y avait en effet, comme l'autopsie l'a démontré, une perforation de l'appendice iléo-cæcal[1].

Souvent nous avons constaté aussi des péritonites sans perforation des intestins, mais dans lesquelles les parois des intestins sont enflammées ou nécrosées dans toute leur épaisseur. On note également alors la présence de microbes des intestins dans la cavité péritonéale.

§ 4. — Méningite d'origine bactérienne.

L'inflammation des méninges porte le plus souvent sur la pie-mère (leptoméningite cérébrale et spinale), plus rarement sur la

1. Pavlowsky (*Virch. Arch.* 1889 sept.) décrit dans la péritonite par perforation du lapin un bacille des intestins court ovoïde, plus coloré à ses extrémités, formant des chapelets et des vraies spores et qui se développe bien sur les différentes substances nutritives en dégageant des gaz. Il est la cause de la péritonite par perforation du lapin. Laruelle (*la Cellule,* t. V, 1er fasc. 1889) conclut des autopsies et des expériences relatives à la péritonite par perforation de l'intestin qu'elle est due à deux facteurs : 1° L'action destructive de la bile et du liquide intestinal sur les cellules endothéliales du péritoine, qui prépare le terrain ; 2° à l'action directe du bacillus coli communis de Escherich. Ce bacille injecté seul dans le péritoine du chien et du lapin ne donne pas la péritonite, mais il a cet effet quand il est injecté en suspension dans de la bile ou dans le contenu de l'intestin préalablement stérilisés. Aux phénomènes d'inflammation suppurative se joignent alors des accidents septiques d'intoxication.

dure-mère qui est moins vascularisée et formée d'un tissu plus serré, plus résistant aux causes d'inflammation (pachyméningite).

Étiologie des méningites. — La méningite purulente, qui paraît toujours contenir des micro-organismes, est rarement spontanée; elle résulte le plus ordinairement, sinon constamment, d'une lésion traumatique ou d'une inflammation préexistante des os ou des organes et tissus qui pénètrent dans l'intérieur du crâne. Les méningites qui paraissent être spontanées sont habituellement dues, soit à une insolation, soit à une infection purulente consécutive à une suppuration siégeant dans une autre partie du corps. Le plus grand nombre des méningites purulentes est sans doute d'origine traumatique avec ou sans lésion des os du crâne, plaies, inflammations osseuses, carie ou nécrose, siégeant dans le rocher, dans les cavités et sinus naso-frontaux, dans la lame criblée de l'ethmoïde; la tuberculose elle-même donne parfois lieu à une suppuration, au milieu de laquelle les granulations caractéristiques très fines situées le long des vaisseaux, peuvent passer inaperçues. Dans d'autres faits, il s'agit d'un érysipèle de la face et du cuir chevelu, quelquefois même d'un eczéma, d'un noma, d'une phlébite de la face et des sinus consécutive à un anthrax de la lèvre, d'une ophthalmie profonde, d'une énucléation du globe de l'œil, d'une opération dans l'oreille ou le pharynx, etc. Beaucoup de méningites sont liées à une affection aiguë généralisée, à une pneumonie, à une pyémie, à une maladie septicémique.

Les méningites, considérées dans leurs rapports avec la pneumonie, ont été, dans ces derniers temps, l'objet de nombreux travaux. Signalées par Grisolle[1], elles ont servi de thème aux dissertations inaugurales de Verneuil[2] et de Surugue[3] inspirées par Vulpian, aux mémoires de Laveran[4], de H. Barth et Poulin[5], aux recherches d'Immermann et Heller[6], de Huguenin, de Firket[7], à la thèse de Salvi[8] et à de nombreuses présentations faites

1. *Traité de la pneumonie*, 1re édit. 1841, 2e édit. 1864.
2. Thèse de Paris, 1873.
3. Thèse de Paris, 1875.
4. Laveran, *Gazette hebdomadaire*, 1875, p. 723.
5. Barth et Poulin, *Gazette hebdomadaire*, 1879, p. 310.
6. Immermann et Heller, *Deutsches Archiv für klin. Medic.*, t. V.
7. Firket, *Annales de la Société de médecine de Liége*, 1880 et 1883.
8. Thèse de Paris, 1881.

à la Société anatomique. H. Barth[1] a exposé leur historique dans un article de l'*Union médicale* (1884). D'après Huguenin, la méningite serait due à une métastase pyémique causée par la phlébite des petites veines de la partie hépatisée du poumon. Mais, comme le fait remarquer H. Barth, on ne trouve pas d'autres foyers métastatiques dans les organes à la suite de la pneumonie. Nous croyons qu'il n'y a pas lieu de faire intervenir la phlébite en pareil cas, mais simplement le transport, par la circulation générale des microbes spéciaux à la pneumonie. Netter[2] a constaté la présence des microbes lancéolés dans le sang des méningitiques.

On pourrait supposer aussi que les microbes qui se rendent par les voies respiratoires au poumon, au lieu de pénétrer dans les bronches, sont restés dans les sinus frontaux et ont déterminé une méningite. Strümpell (*Arch. f. klin. Med.*, XXX), et Weigert croient aussi que, dans la méningite cérébro-spinale, il s'agit d'une inflammation primitive des parties supérieures des sinus annexés aux cavités nasales. Ziegler admet également que certaines méningites sont la conséquence des inflammations des cavités nasales. Cependant la disposition des lésions méningées, les métastases et les complications de la méningite cérébro-spinale ne sont pas toujours en rapport avec cette hypothèse. L'inflammation des cavités nasales pourrait bien être considérée dans certains cas aussi comme une complication de la maladie.

L'otite moyenne, souvent due aux pneumocoques, est aussi une des causes de la méningite. D'après Netter le liquide exsudé dans la caisse est alors muco-fibrineux, jaune, puriforme.

Insolation. — Il existe des faits d'insolation dont les symptômes ressemblent à la fois à ceux d'une méningite foudroyante et d'une maladie infectieuse. Ces accidents sont consécutifs à l'action combinée d'une température élevée et de grandes fatigues, et ils surviennent parfois en même temps chez plusieurs individus soumis à la même influence. L'un de nous a eu l'occasion d'en observer un certain nombre à Buda-Pesth pendant l'été. On note de la céphalalgie, une perte de connaissance, des convulsions, de la raideur des membres, des vomissements et

1. H. Barth, *Union médicale*, 20 décembre 1884.

2. La méningite due au pneumocoque avec ou sans pneumonie (*Archiv. gén. de méd.*, 1887).

de la diarrhée, et enfin un coma qui peut se terminer en quelques heures par la mort. Certains malades semblent atteints d'une méningite cérébro-spinale très intense, d'autres d'un choléra foudroyant. A l'autopsie, on trouve une hypérémie et un état trouble de la pie-mère, des ecchymoses, un épanchement liquide dans l'arachnoïde, de la congestion du cerveau et des viscères, quelquefois des ecchymoses à la surface de la plèvre et du péricarde; l'intestin congestionné renferme souvent une grande quantité de liquide analogue aux selles du choléra. Si la maladie marche plus lentement, on trouve, dans la pie-mère, des stries jaunâtres qui accompagnent les vaisseaux des méninges et accusent une inflammation plus localisée. Les poumons sont souvent splénisés. Les méninges ne contiennent pas de bactéries. La diarrhée séreuse renfermait, en outre des bactéries normales de l'intestin, des vibrions courbés, formant parfois des filaments ondulés, contenant de grandes spores.

Méningite aiguë. — La méningite aiguë spontanée est très rare, surtout si l'on excepte les cas dont l'étiologie n'est pas bien établie, ceux qu'on observe chez les enfants, où la cause traumatique peut rester cachée, et les méningites tuberculeuses masquées par une suppuration. Nous verrons dans le chapitre consacré à la tuberculose que dans ces cas il existe en effet une association bactérienne du microbe de la tuberculose avec le microbe lancéolé de Pasteur ou avec le streptococcus, ou avec le staphylococcus aureus, ou avec d'autres microbes. Le plus souvent la méningite aiguë, séreuse ou purulente, est la suite d'une maladie infectieuse.

Le siège de la méningite est variable. Consécutive à un traumatisme, elle répond à cette lésion. Celle qui succède aux altérations du rocher siège à la base. Toute méningite ancienne se généralise d'habitude sur une grande surface du cerveau, avec une certaine prédilection toutefois pour la base et les scissures de Sylvius, au niveau des pédoncules, sur le pont de Varole, etc.

Les voies de pénétration de l'inflammation sont, pour l'otite, les ouvertures naturelles du nerf auditif et du foramen; pour les affections de l'œil et de l'orbite, le nerf optique, les sinus caverneux; pour les affections du nez, la lame criblée de l'ethmoïde, les sinus frontaux et les fentes par où passent les vaisseaux, etc.

1° La lepto-méningite aiguë séreuse est caractérisée par une exsudation liquide dans le tissu cellulaire sous-arachnoïdien, un épanchement dans les ventricules et un ramollissement de la membrane de l'épendyme. Les plexus choroïdes sont congestionnés. Le liquide contenu dans les ventricules renferme de petits flocons muco-fibrineux. On l'observe chez les enfants au début des maladies infectieuses comme la pneumonie et la rougeole. Elle est mortelle ou bien elle guérit ou laisse à sa suite une affection chronique comme l'hydrocéphalie. Cette méningite séreuse des enfants est parfois liée à des lésions du crâne et de la face, ophthalmie, otite moyenne, noma, etc. Il existe alors des microbes dans le liquide arachnoïdien, des microcoques ronds en chaînettes serrées, par exemple, à la suite du noma. Dans la méningite consécutive à l'otite nous avons vu aussi de grands microbes ronds en chaînettes, tandis que, dans les parties nécrosées du cerveau devenues vertes, nous n'en avons pas rencontré. Le tissu conjonctif, dans ces méningites séreuses, montre une accumulation de cellules autour des vaisseaux.

Dans certains cas observés chez les enfants, on trouve des bactéries dans le liquide des ventricules. Ainsi dans la rougeole et la scarlatine, nous avons vu des micrococci et des diplococci dont les cellules sont pressées transversalement et aplaties les unes contre les autres et qui se trouvent ordinairement dans les cellules. Dernièrement Weichselbaum a trouvé des diplococci semblables sans avoir eu connaissance de notre communication. Il les décrit sous le nom de diplococcus intra-cellularis meningitidis (*Fortschritte d. Med.*, 1887, 18 et 19). Ce diplococcus rond, un peu aplati, se trouve seulement dans les cellules et surtout dans les cellules du pus; c'est peut-être le même qui a été décrit dans le poumon et l'exsudat pleural des rubéoliques. Il croît seulement à la température du corps, à la surface sur agar où il forme des colonies rondes, granulées avec des bords plissés. La culture vieille de six jours ne peut plus être ensemencée avec succès sur un autre tube. Il ne croît pas sur la pomme de terre et très peu dans le bouillon. Dans les cultures, le microbe a la même forme que dans les cellules. Il ne se colore pas suivant la méthode de Gram, mais bien avec le bleu de Löffler. Il est peu pathogène. Par l'inoculation sous-cutanée, on ne produit aucune lésion; seulement, en l'inoculant dans le péritoine des souris ou dans les méninges des chiens, on produit souvent des inflammations. Weichselbsaum a pu le retrouver dans l'exsudat, chez la souris, de même que dans un cas chez le chien. Nous pensons que les preuves sont insuffisantes pour assurer que ce microbe est la cause de la méningite ; peut-être, en effet, existe-t-il auprès de ce microbe, en réalité peu pathogène, une autre bactérie qui n'a pas été mise en évidence. On est d'autant plus fondé à faire cette restriction que sur plusieurs chiens inoculés sous la dure-mère et ayant eu une méningite, Weichselbaum n'a retrouvé son microbe qu'une fois.

La lepto-méningite purulente proprement dite, qui siège surtout à la convexité du cerveau, est caractérisée par une exsudation séro-fibrineuse et une accumulation de leucocytes autour des vaisseaux hypérémiés de la pie-mère. Ce pus épais mélangé de fibrine forme les stries jaunes observées à l'œil nu autour des vaisseaux; la pie-mère et l'arachnoïde sont séparées par une masse dense de pus opaque. Cette exsudation puriforme périvasculaire renferme une grande quantité de fibrine qui est formée de fibrilles devenues hyalines et disposées en réseau. Les vaisseaux sont souvent remplis d'un thrombus fibrineux ou hyalin. Leur membrane interne se confond avec leur contenu, dont elle est seulement séparée par des couches de cellules rondes. Les fibres du tissu sont dissociées et dégénérées.

L'inflammation se poursuit le long des vaisseaux dans le tissu cérébral, et l'on trouve, dans la substance du cerveau, de petits foyers de leucocytes; les petits foyers des circonvolutions cérébrales montrent parfois des cellules nerveuses tuméfiées et vacuolaires.

Dans les plexus choroïdes, on note une exsudation purulente ou fibrineuse. L'épendyme est ramolli par un œdème simple ou par un œdème inflammatoire. Dans tous les faits de méningite purulente aussi accusée, on observe constamment des microbes. Ainsi, chez les enfants atteints de gangrène de la bouche, par exemple, on trouve des chaînettes et des bactéries rondes qui siègent dans les liquides et exsudats de la surface de la pie-mère ou des ventricules. Dans la méningite consécutive à l'érysipèle, on voit les chaînettes caractéristiques de cette maladie.

La fièvre puerpérale est souvent l'origine de méningite généralisée, d'abcès au cerveau, de méningite circonscrite, présentant des chaînettes semblables à celles de la métrite puerpérale.

Dans la pyémie, dans les infections putrides ou gangreneuses, dans le rhumatisme aigu, la pleurésie, la fièvre typhoïde, le décubitus gangreneux, le phlegmon, on peut rencontrer, soit une lepto-méningite, soit une pachyméningite caractérisée par des ecchymoses, par une exsudation séreuse ou puriforme accompagnée de bactéries variables. La plus fréquente de ces bactéries observées par nous était le staphylococcus aureus.

Chez un malade atteint d'une otite bilatérale avec perforation du tympan, Leyden[1] a noté des maux de tête, des vomissements, de la contracture du cou et du coma. A l'autopsie il y avait une méningite cérébro-spinale très étendue, dont l'exsudat renfermait une quantité de grands microbes ovalaires et de diplococci. A l'état frais, ces bactéries possédaient un mouvement de tremblotement. Elles ressemblaient beaucoup à celles de la pneumonie, mais elles étaient un peu plus grosses.

Les méningites à pneumocoques publiées depuis sont très nombreuses.

2° En outre de ces méningites dont l'étiologie est bien établie, et dont les microbes sont en rapport avec une maladie primitive, il existe des méningites qu'on regarde comme spontanées, et qui sont endémiques ou épidémiques; telle est la *méningite cérébro-spinale.*

On peut distinguer différentes formes de cette maladie pendant la même épidémie. Telles sont la méningite abortive, bénigne, avec des symptômes peu prononcés et la méningite foudroyante, qui ressemble à une insolation, dans laquelle des individus bien portants tombent comme foudroyés. Le plus grand nombre se présente sous la forme d'une méningite aiguë ou subaiguë.

Cette méningite donne lieu à des épidémies locales; elle se caractérise par une exsudation séro-purulente à la surface et plus souvent à la base du cerveau ou au niveau du cervelet, dans la moelle, au niveau de la queue de cheval. Au début, l'exsudat est séreux; plus tard il y a du pus superficiel sur les méninges à la surface du cerveau et de la moelle. Si le malade succombe plus tardivement, on voit une infiltration plus épaisse des méninges avec des ecchymoses.

1. Leyden, *Cerebrospinal-Meningitis, Centralbl. f. kl. Med.* 1883, n° 10.

Si le malade meurt de méningite foudroyante, la lésion, très minime, ne peut être constatée qu'au microscope; elle consiste simplement dans la présence de cellules migratrices situées le long des vaisseaux. Les ventricules cérébraux sont remplis de liquide (hydrocéphalie interne). L'écorce cérébrale présente des cellules rondes de nouvelle formation, de petites infiltrations hémorrhagiques avec accumulation des cellules lymphatiques dans la gaine des petits vaisseaux. Les noyaux plus considérables sont formés par une agglomération des cellules dans la substance cérébrale elle-même, avec ramollissement de celle-ci et tendance à la production de petits abcès. Il y a toujours alors un peu d'encéphalite ou de myélite, et les individus, lorsque la maladie générale guérit, conservent parfois un petit abcès dans la substance cérébrale.

Il existe des méningites plus lentes, où les ventricules restent dilatés, où les membranes sont épaissies, si bien qu'on a affaire à une méningite chronique avec atrophie partielle du cerveau ou de la moelle.

L'étiologie de cette méningo-encéphalite fait penser à une maladie générale qui se fixe sur les méninges, mais qui serait

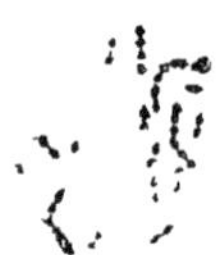

FIG. 227. — Cocci lancéolés en chainettes dans un cas de méningite avec pneumonie aiguë. Grossissement de 400 diamètres.

aussi généralisée à d'autres organes. Il y a, par exemple, des méningites cérébro-spinales liées, dès le début, à des arthrites aiguës avec du pus dans les articulations. Il est possible aussi qu'il existe des lésions du côté des articulations de la colonne vertébrale. A l'autopsie des individus qui succombent à cette maladie, les organes internes, le foie, les reins, offrent des lésions qui ressemblent à celles de la fièvre typhoïde. Très souvent on observe une hypérémie du poumon.

A l'examen des méninges, on trouve un très grand nombre de microbes, cocci ou diplococci en chaînettes. Ils sont tantôt ronds, tantôt lancéolés, comme ceux de la pneumonie. On rencontre aussi des amas de bactéries dans les glomérules du rein, qui présentent une dégénérescence parenchymateuse avec des hémorrhagies. Il existe quelquefois aussi dans les méninges de petits îlots superficiels jaunâtres avec accumulation de cellules migratrices entre lesquelles les vaisseaux sont remplis de microbes et de diplococci. C'est tout particulièrement au niveau de la queue de cheval que ces bactéries sont le plus nombreuses.

Dans l'arthrite qui complique la méningite cérébro-spinale, le liquide trouble ou plus épais qu'à l'état normal, parfois purulent, ne renferme pas toujours des microbes. Quand on a affaire à une arthrite purulente avec état rougeâtre, rosé, transparent des cartilages, accompagnée d'une hypérémie et d'une tuméfaction bourgeonnante de la synoviale, on trouve toujours un grand nombre de bactéries rondes et de zooglœes.

Ces méningites cérébro-spinales sont le plus souvent épidémiques, mais on observe des méningites cérébrales et cérébro-spinales, également sous forme d'épidémies locales, qui sont liées à une pneumonie aiguë ou qui constituent à elles seules toute la maladie. Ainsi, on a tantôt des méningites avec des pneumonies, tantôt des méningites sans pneumonie. C'est surtout en été qu'elles se montrent. Elles sont liées à l'habitation dans une maison, dans un quartier donné de la ville. Il arrive souvent qu'une méningite cérébro-spinale est larvée, qu'on ne voit que les symptômes de la pneumonie, tandis qu'à l'autopsie on rencontre, avec la pneumonie, les lésions de la méningite. Dans ces faits, les méninges offrent les mêmes microbes que l'exsudat de pneumonie, de nombreux diplococci en fer de lance, aussi bien dans la couche superficielle de la séreuse que sur les coupes de la pie-mère. Les microbes siègent surtout à la surface, où ils sont libres, ou bien ils sont placés dans des cellules plus grandes que les cellules migratrices ordinaires et ressemblant à de l'endothélium. On trouve aussi des bactéries, mais en moins grand nombre, dans les espaces sous-arachnoïdiens remplis de fibrine granuleuse. Nous avons obtenu des cultures pures de ces microbes qui ressemblent par leur forme et par leur action pathogène à ceux de la pneumonie qui tuent les lapins. Ces faits, rapportés déjà dans la première édition de cet ouvrage, ont été ignorés par Foa et Bordoni Uffreduzzi, qui ont trouvé plus tard les mêmes microbes dans un certain nombre de cas de méningite cérébro-spinale. Ils donnent à la bactérie lancéolée le nom de méningococcus, dénomination qui ne nous semble pas justifiée parce qu'il s'agit simplement du microbe lancéolé et capsulé qui tue les lapins.

Dans deux cas de méningite cérébro-spinale aiguë observés à Berlin par l'un de nous, il n'y avait aucun microbe isolable, tandis que dans un autre fait il y avait le micrococcus pyogenes aureus et un staphylococcus citreus ne liquéfiant pas la gélatine et n'étant pas pathogène. Dans une autre observation, il se trouvait un petit bacille court donnant des cultures grises sur l'agar-agar, ne liquéfiant pas la gélatine et sans effet pathogène sur les petits animaux de laboratoire.

Dans un autre cas il y avait des bacilles très fins, ressemblant au bacille de la tuberculose, donnant sur l'agar-agar une couche mince et mate, transparente. Inoculés dans les méninges du lapin ils ont déterminé une méningite qui tuait l'animal en deux ou trois jours.

Dans plusieurs faits, le microbe lancéolé était associé au staphylococcus aureus, au streptococcus pyogène ou à des bacilles saprogènes et peu pathogènes.

Une méningite tuberculeuse aiguë avec beaucoup de pus à la surface de la convexité du cerveau, nous a donné un bacille court et épais, arrondi à ses extrémités, de 0μ,7 à 0μ,8 d'épaisseur, en très grande quantité dans le pus; il a été cultivé sur la gélatine, l'agar-agar et le sérum sanguin. Il formait des couches grisâtres à surface lisse et pénétrant aussi dans la profondeur. Ce bacille n'était pas pathogène pour les souris et les cobayes. Les cultures sont devenues plus tard un peu jaunâtres sans liquéfier la gélatine. Dans une méningite simple, ce microbe existait aussi en grande quantité à la température du corps.

Il semble résulter de ce qui précède que les méningites, y compris la méningite cérébro-spinale, peuvent être dues à plusieurs espèces différentes et souvent associées de micro-organismes. Mais le microbe lancéolé de Pasteur en est l'agent le plus ordinaire.

CHAPITRE III

DIPHTHÉRIES

§ 1. — Diphthérie de l'homme.

Historique. — La spécificité de cette affection a été bien établie par Bretonneau et Trousseau.

On a cherché les caractères spécifiques de cette maladie dans les fausses membranes et on y a rencontré une grande quantité de micro-organismes. Aussi, les premières recherches faites dans ce sens ont-elles donné des résultats positifs. Laboulbène[1] avait trouvé des spores et des vibrioniens du genre bacterium et vibrio, mais sans leur attribuer d'importance. Tigri, Hallier, Max Jaffé, Demme, Letzerich[2], etc., ont observé divers schizomycètes. Ces travaux analysés par Homolle[3], pas plus que ceux de Duchamp[4], Cohn[5], Zahn[6] et Talamon[7], n'avaient pas fait avancer beaucoup la question de la diphthérie. Talamon avait considéré le microbe de la diphthérie comme formé de filaments, de bacilles ayant jusqu'à 15 et 40 μ de longueur, de spores et de mycélium à tubes cloisonnés de 2 à 4 ou 5 μ de largeur. L'un de

1. LABOULBÈNE, *Recherches cliniques et anatomiques sur les affections pseudo-membraneuses* (1861).

2. LETZERICH, *Ueber Diphtheritis*. Berlin, Hirschwald, 1872.

3. HOMOLLE, *Revue générale*, in *Revue des Sc. méd.* de Hayem, 1876.

4. DUCHAMP, *Thèse de Paris*, 1874.

5. COHN, analysé dans la *Revue* de Lanessan, n° du 25 mars 1880, d'après le recueil de Cohn intitulé *Beiträge für Biologie der Pflanzen*, t. II, Heft 3.

6. ZAHN, *Beiträge zur Pathologie u. Histologie der Diphtherie*. Leipsig, Vogel, 1878.

7. TALAMON, *Progrès médical*, 1881.

nous avait vu surtout des micrococques isolés et en zooglœes[1]; Formand[2] croyait que le parasite de la diphthérie n'est autre que le leptothrix buccalis. Œrtel[3] considère la fausse membrane comme un amas de micrococci et de bacterium termo. Œrtel a récemment prétendu que le bacille découvert par lui, en 1868, était le même que celui que Löffler a décrit plus tard seulement, ce qui n'est pas soutenable, en raison de l'épaisseur, cinq fois trop grande, qu'il attribue au bacille de Löffler.

Klebs[4] a donné une description plus exacte des micro-organismes de la diphthérie. Son microsporum diphthericum présente des bâtonnets et des microcoques. Les bâtonnets sont placés perpendiculairement et très serrés à la surface de la pseudo-membrane fibrineuse. On les voit, à la surface des coupes de la membrane durcie, ayant à peu près la longueur des cils vibratiles. Les microcoques sont petits, tantôt isolés, tantôt en groupes où ils sont serrés les uns contre les autres. Tels étaient pour Klebs les parasites de la diphthérie vraie; mais Klebs admettait en outre, avec Eppinger, que la diphthérie bénigne des amygdales reconnaît pour cause la présence des monadines. Dans cette forme, les pseudo-membranes sont blanchâtres et plus friables que dans la vraie diphthérie, les ganglions du cou ne sont pas tuméfiés et les symptômes généraux font défaut.

Hueter et Tommesi Crudali (1868) ont signalé la présence des microcoques dans le sang.

Les recherches plus récentes de Klebs et de Löffler ont apporté un contingent précieux à l'histoire bactériologique en même temps que le travail de Œrtel (*Pathogenese d. epid. Diphtherie* 1887) a donné des détails sur les lésions des cellules et des tissus dans cette maladie.

Définition et symptômes. — La diphthérie est une maladie infectieuse, épidémique ou endémique, caractérisée par une

1. Cornil, *Observations sur l'inflammation diphthéritique des amygdales* (*Archives de physiologie*, 1881, p. 372).

2. Formand, *Boston med. and surgical Journal*, 1880. *National board of heath reports*.

3. *Ziemssen's Handbuch*, t. II; *Archiv. f. experiment. Pathol.* t. II.

4. *Beiträge zur Kenntniss der Micrococcen*, 1873. — *Realencyclopedie der gesammt. Heilkunde.* — Voyez aussi, pour l'histoire générale de la diphtérie, l'article Sanné dans le *Dictionnaire encyclopédique des sciences médicales*.

infiltration fibrineuse suivie de mortification des parties superficielles et par l'existence de fausses membranes fibrineuses contenant beaucoup de bactéries, qui se développent sur la muqueuse du pharynx (amygdalite et pharyngite diphthérique), et du larynx (croup ou laryngite diphthérique des bronches, etc.). Les ganglions sont fréquemment envahis et les malades succombent souvent avec des phénomènes d'empoisonnement septique ou d'asphyxie, ou avec des accidents nerveux. L'intoxication générale de l'économie se traduit aussi par l'albumine,

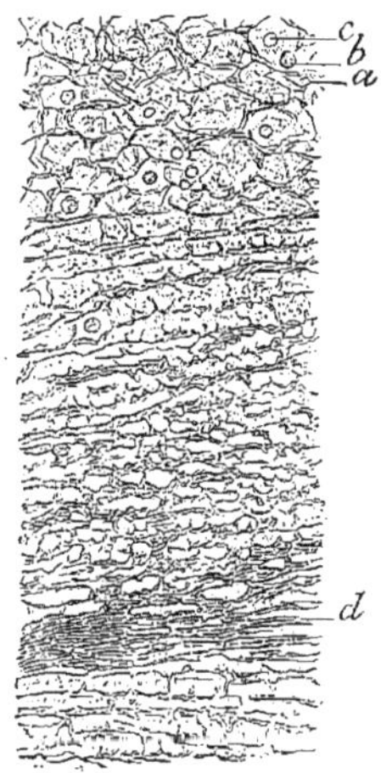

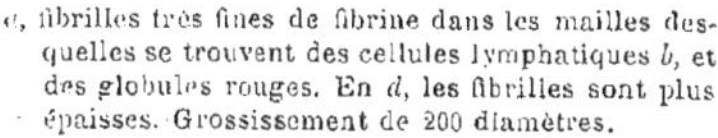

Fig. 228. — Section d'une fausse membrane diphthéritique.

a, fibrilles très fines de fibrine dans les mailles desquelles se trouvent des cellules lymphatiques *b*, et des globules rouges. En *d*, les fibrilles sont plus épaisses. Grossissement de 200 diamètres.

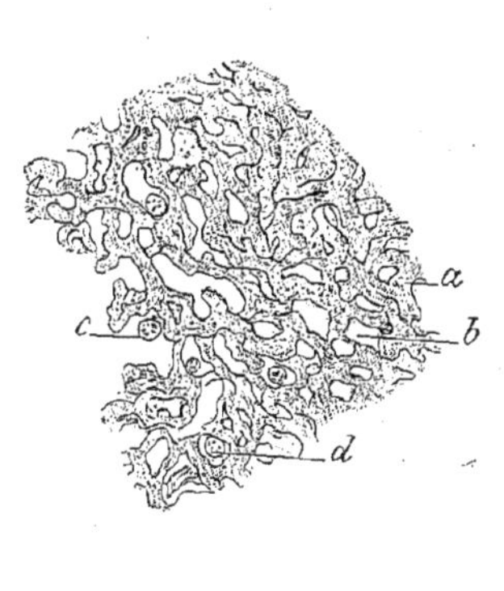

Fig. 229. — Section d'une fausse membrane diphthéritique.

a, fibrilles épaisses, hyalines, laissant entre elles de petits espaces *b* dans lesquels se trouvent de rares cellules lymphatiques. Grossissement de 200 diamètres.

par les broncho-pneumonies, par l'envahissement des fosses nasales, et même quelquefois par la diphthérie cutanée.

Bien que l'inoculabilité d'homme à homme ne soit pas démontrée, personne ne met en doute le caractère contagieux de la maladie, qui atteint si souvent les parents des enfants, les gardes-malades et les médecins. L'inoculation des fausses membranes sur le lapin, soit dans la cornée, soit sur la muqueuse vulvaire, donne des résultats positifs.

Les fausses membranes diphthéritiques débutent sur la muqueuse enflammée et tuméfiée du voile du palais, de la luette, des amygdales, etc., sous la forme de petites taches blanches qui s'épaississent et se réunissent pour former une couche plus ou moins épaisse, semi-transparente ou opaque, adhérente, qui se désagrège bientôt en même temps que de nouvelles couches pseudo-membraneuses se forment sous la première à la surface de la muqueuse enflammée. La fausse membrane est plus adhérente au chorion dans les muqueuses couvertes d'un épithélium stratifié épais, que sur les muqueuses à épithélium simple ou mince comme celui des voies aériennes.

Ces fausses membranes sont constituées, comme on le sait, par de la fibrine formant un réseau plus ou moins dense, et par des cellules, qui sont soit des cellules lymphatiques migratrices, soit des globules rouges, soit des cellules épithéliales modifiées. Ces éléments sont placés dans les mailles du réticulum fibrineux. Ils sont généralement mortifiés; leur noyau ne se colore plus par le picrocarmin et les cellules épithéliales sont transformées en des masses réfringentes à prolongements multiples ou ramifiés (dégénérescence fibrineuse de E. Wagner, nécrose de coagulation de Weigert). Souvent les travées de fibrine sont épaisses, très rapprochées les unes des autres, homogènes, réfringentes, et elles laissent entre elles de tout petits espaces à peine suffisants pour loger de loin en loin un globule rouge ou un globule blanc (fig. 228 et 229); d'autres fois, les espaces sont plus larges. Au-dessus de la fausse membrane qui fait corps avec le chorion, on ne retrouve plus l'épithélium, et la fausse membrane remplace le revêtement épithélial.

Étiologie, culture des bactéries de la diphthérie, et expérimentation avec les cultures pures. — L'examen histologique de la fausse membrane et des diverses manifestations de la diphthérie montre, soit des microcoques réunis en zooglœe, ou en chaînettes, ou isolés, souvent encapsulés, soit de petits bacilles isolés ou en amas. Ces bactéries sont toujours en plus grand nombre, dans les fausses membranes des muqueuses et dans la diphthérie cutanée, dans la partie la plus superficielle des membranes et du chorion. Ces examens avaient donné tous les renseignements qu'on pouvait leur demander, mais par eux seuls il était impossible de savoir exactement si les bacilles et les microcoques appartenaient à un seul genre, le *microsporon diphthericum* de

Klebs, ou si l'on avait affaire à plusieurs espèces distinctes ; on ne savait pas non plus quel était le rôle pathogène de ces bactéries, si l'une d'elles ou toutes pouvaient engendrer la maladie. Il fallait pour cela isoler et cultiver à l'état de pureté ces variétés de micro-organismes.

Löffler[1] est le premier qui ait tenté cette culture avec succès. Après avoir examiné beaucoup de coupes de muqueuses recouvertes de fausses membranes qu'il colorait par un séjour de plusieurs heures dans un bain de bleu de méthyle en solution dans de l'hydrate de potasse à 1 p. 1 000, puis qu'il décolorait dans une solution faible d'acide acétique, Löffler a vu qu'il y avait, dans ces coupes, des bacilles et des microcoques en chaînettes. Il a cru remarquer que lorsqu'on examine les fausses membranes à leur début, ce sont les bacilles qui dominent ; mais au bout de quelques jours, lorsqu'il s'est produit une mortification superficielle de la muqueuse, les bacilles sont beaucoup moins nombreux que les microcoques et ils peuvent même manquer complètement. Les chaînettes de microcoques existent seules dans la diphthérie profonde et gangreneuse. Pour Löffler, la diphthérie constitue un processus d'abord local et superficiel, puis plus profond et qui se généralise ensuite.

A. — Il a pu isoler des fragments d'organes ou de fausses membranes ne contenant que des chaînettes et les ensemencer sur la gélatine peptone en cultures successives, de façon à avoir des cultures pures.

L'inoculation, faite à des animaux avec ses cultures, donnait lieu à des inflammations parfois très intenses, mais sans qu'il y eût production de fausses membranes. Il en résulte que les micrococci en chaînettes ne produisent pas la diphthérie. D'un autre côté, ces microbes ronds n'existent pas toujours dans la diphthérie et ils se retrouvent dans d'autres maladies infectieuses. D'après nos recherches, ce microcoque appartient au groupe des streptocoques pyogènes. Ces bactéries inoculées dans les veines du lapin déterminent souvent une arthrite purulente du genou ou d'une autre articulation. Dans ces jointures on obtient uue culture pure du microbe.

B. — Löffler n'a pas réussi à obtenir la reproduction des ba-

1. *Mittheilungen des k. Gesundheitsamte*, t. II, Berlin, 1884.

cilles de la diphthérie dans la gélatine peptone : il a placé sans succès, sur cette substance, des fragments de fausses membranes dans lesquelles il s'était assuré qu'il y avait des bacilles. Il a cultivé les bacilles dans le sérum sanguin gélatinisé, mais non sans difficulté. C'est avec des fragments de fausses membranes du pharynx que la culture a été faite. Il s'y développe à la fois des bâtonnets et des chaînettes. Dans les cultures successives, les îlots formés par les agglomérations de bâtonnets étaient blancs, opaques, assez larges, tandis que les colonies des micrococci restaient petites et transparentes. Dès lors il devint facile de séparer et de cultiver isolément les colonies de bacilles. Après les avoir cultivées à l'état de pureté, Löffler a commencé les expériences sur les animaux. Il a pu obtenir aussi des colonies de micrococci et de bâtonnets en ensemençant des fragments du foie et de la rate ; mais les fausses membranes réussissent mieux que ces derniers organes.

Löffler est aussi parvenu à isoler et à cultiver à l'état de pureté des bâtonnets provenant du suc du poumon et des fausses membranes trachéales.

Les bâtonnets ainsi obtenus ne possèdent pas de mouvements ; ils se colorent vite et très bien avec le bleu de méthylène. Ils sont rectilignes ou incurvés à une de leurs extrémités. Leur longueur est la même que celle des bacilles de la tuberculose, mais ils sont plus épais. Les plus grands sont composés de plusieurs segments. A leurs extrémités, ils présentent un léger épaississement. Parfois les extrémités sont plus colorées, surtout si l'on a fait agir sur eux une solution iodée après leur coloration en bleu ; le bacille se décolore, tandis que ses extrémités restent teintes. A la température de 60°, ces bacilles sont détruits. On peut en induire que les extrémités colorées ne sont pas des spores, car celles-ci vivent à une température supérieure à 60.

Pour le développement normal des cultures, il est nécessaire d'avoir une température supérieure à 20°. Une culture conservée pendant sept semaines à la température de 37° était aussi fertile qu'une culture fraîche.

D'après Roux et Yersin (*Annales de l'Institut Pasteur*, 25 décembre 1888), les colonies poussent plus lentement sur la gélose que sur le sérum, mais elles prennent sur ce terrain un aspect caractéristique. Après avoir étalé avec un même fil de platine un fragment de pseudo-membrane sur la surface de la gelose de plusieurs tubes, on voit sur les derniers tubes ainsi ensemencés, chauffés à 33°, au bout de 30 à 48 heures, de petites taches blanches plus épaisses au centre, qui sont des colonies du bacille diphthéritique. Le bacille croit abondamment dans le bouillon de veau, légèrement alcalin, préparé avec une partie de viande pour deux parties d'eau. Au bout de quelques jours le bouillon est devenu acide; il est rempli de petits grumeaux qui se fixent sur la paroi des vases. A l'abri de l'air, dans le vide, le bacille se cultive facilement, moins énergiquement cependant qu'à l'air. Ces auteurs ont conservé pendant plus de six mois une culture faite dans le bouillon et enfermée dans des tubes scellés à la lampe. Semée après ce long temps, elle a donné un beau développement et s'est montrée très active sur le cobaye et le lapin.

Löffler rapporte qu'en cultivant à 22° son microbe sur la gélatine, il a vu se produire des bacilles sous une forme toute spéciale, en forme de bouteilles, ou de sphères. En ce qui concerne les spores, il n'a jamais réussi à constater leur existence. L'un de nous (Babes) en inoculant sur la gélatine des cultures faites sur le sérum et en les plaçant pendant plusieurs semaines à une température de 18° à 22° qui est la limite inférieure de leur germination, a obtenu dans deux cas des spores. La culture devient blanchâtre à sa surface et le long de la piqûre. En examinant à des périodes successives ces cultures, on voit d'abord les formes bizarres semblables à celles décrites par Löffler. Plus tard, une partie des tuméfactions qui siègent à l'extrémité ou au milieu du bâtonnet et qui se coloraient bien au bleu de méthyle, montre une portion centrale moins colorée. La nodosité, mal limitée d'abord, se limite ensuite et devient beaucoup plus volumineuse que le diamètre du bacille. Elle s'entoure d'une membrane épaisse colorée; elle devient brillante et montre, avec la double coloration, suivant le procédé de Bienstock, toutes les propriétés d'une spore. Ces spores, toujours allongées ou ovoïdes, de façon à donner la figure d'un court bacille, ont un diamètre un peu inégal, de 1µ environ d'épaisseur. On trouve encore le bacille tantôt à l'une de leurs extrémités, tantôt aux deux pôles de la spore. Ce bacille est pâli, très mince comme s'il s'agissait d'un flagellum ou de cils vibratiles mal limités à leur extrémité libre. Le tout ressemble parfois au cercomonas vaginalis. Parfois les spores sont libres et forment des amas ou des séries dans lesquelles elles sont accolées par leurs bords. Elles se colorent par la méthode de Bienstock et quelquefois par la coloration d'Ehrlich. Elles supportent la température de 100°. En les cultivant sur le sérum du sang, elles donnent des cultures analogues à celles de Löffler. Il faut néanmoins observer que la formation de ces spores n'a réussi que 2 fois sur 42; il est donc probable que dans les deux faits nous avons eu affaire à un bacille différent de celui de Löffler, possédant des spores et jouissant aussi de la faculté de produire des pseudo-membranes sur les muqueuses des animaux.

L'un de nous (Babes, *Zeitsch. f. Hygiene,* 1889, t. V) en étudiant la forme des bacilles de Löffler, a trouvé que ces micro-

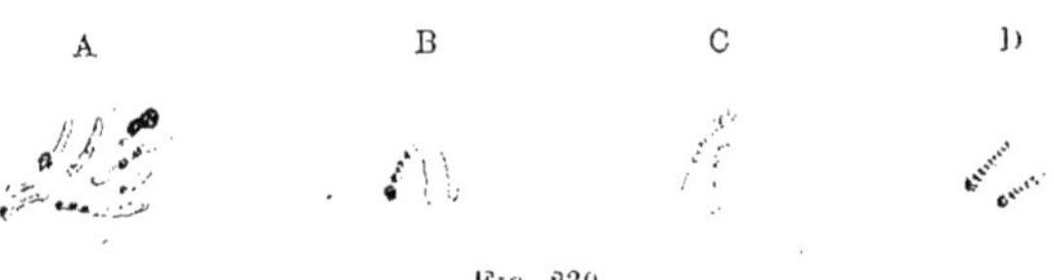

Fig. 230.

bes appartiennent au groupe des bacilles formant des crosses et des disques, comme certaines bactéries de la bouche, de la conjonctive et de la gangrène. Dans ces crosses, à leurs extrémités et leurs points de division, on voit des globules qui se colorent en violet foncé par la méthode de Löffler.

Les crosses semblent être composées, à un moment donné, d'une partie périphérique pâle et d'une partie chromatique. Ces parties chromatiques ont un rôle essentiel dans la multiplication des microbes en général. La figure 230 nous montre en A la forme des microbes de Löffler dans une culture fraîche, tandis que les lettres B, C et D permettent de suivre les modifications que subit le microbe au bout de plusieurs semaines.

Expériences pratiquées sur les animaux avec les bacilles. — Les expériences faites par Löffler sont nombreuses. En plaçant le liquide contenant des bacilles sur une muqueuse saine, on n'obtient aucun effet. Si la muqueuse est enflammée ou si elle présente une solution de continuité ou une plaie, il se développe, chez certains animaux, au lieu d'inoculation, un œdème, une fausse membrane ou une exsudation hémorrhagique.

Les souris et les rats résistent à cette inoculation. Les cobayes, au contraire, sont très sensibles, quel que soit le lieu inoculé. Les animaux meurent de deux à huit jours après, souvent avec des infiltrations hémorrhagiques autour de la piqûre, mais ordinairement on ne trouve nulle part les bacilles, qui ont disparu complètement.

De même, les petits oiseaux inoculés meurent le lendemain sans qu'on retrouve les bacilles. Löffler a inoculé les lapins sur la muqueuse de la conjonctive et des voies aériennes après la trachéotomie. Les inoculations de la cornée ont été aussi, chez le lapin, combinées avec celle d'un muscle. L'inoculation de la cornée donnait une exsudation fibrineuse, et l'animal mourait souvent. Mais parfois il survivait. Après l'inoculation trachéale il se développait toujours une diphthérie avec pseudo-membrane. Deux lapins dont la plaie trachéale était restée ouverte ont survécu. D'autres dont la plaie était fermée ont succombé à la dyspnée.

Les pigeons sont peu susceptibles; parfois cependant ils meurent après l'inoculation; quelques-uns ont présenté des plaques de nécrose. Chez tous ces animaux, même lorsqu'ils ont succombé, on trouve peu de bacilles, ou des bacilles en voie de dégénérescence, difficiles à colorer.

Il résulte des expériences de Löffler et des nôtres que les symptômes généraux de la diphthérie sont liés à l'existence d'un poison développé sous l'influence des bacilles; mais ces derniers ont souvent disparu au moment de la mort.

Le petit nombre d'animaux qui ont survécu n'ont pas présenté de paralysie diphthéritique : c'est surtout pour cette raison qu'il n'a pas voulu affirmer que son bacille était la cause de la diphthérie.

Roux et Yersin, qui semblent avoir opéré avec des cultures plus virulentes, ont observé des paralysies consécutives, non seulement à l'inoculation du microbe, mais aussi à l'intoxication obtenue par les bouillons de culture privés de bactéries vivantes.

Le premier exemple de paralysie diphthéritique expérimentale que Roux et Yersin ont observé leur a été donné par un pigeon inoculé dans le pharynx avec une culture pure du bacille.

Après avoir eu des fausses membranes, il paraissait guéri depuis trois semaines, lorsqu'il devint faible, au point de se tenir difficilement debout; lorsqu'on l'obligeait à marcher, il faisait à peine quelques pas, les pattes écartées, puis tombait en avant. Lorsqu'on le mettait sur le dos, il ne pouvait se relever et n'avait aucune force dans les ailes. Cet état dura une semaine, puis il survint une amélioration dans les mouvements des pattes, mais l'animal finit par mourir cinq semaines après l'inoculation. A l'autopsie, on constata une grande maigreur générale, sans aucune lésion des articulations ou du système nerveux qui pût expliquer les troubles moteurs.

Lorsque les lapins résistent aux accidents immédiats que provoque l'inoculation de la diphthérie dans la trachée, ils ont le plus généralement des symptômes paralytiques.

Un lapin inoculé dans la trachée après la trachéotomie présenta dès le second jour de la dyspnée, avec une respiration bruyante. Les symptômes s'amendèrent, mais, le sixième jour, on remarqua que le train postérieur était paralysé, il ne présentait plus ce mouvement de détente qui est si particulier, et l'animal ne s'avançait plus qu'à petits pas, très incomplets. Cette paralysie devint rapidement progressive et le lapin mourut. A l'autopsie, les ganglions du cou étaient gros et œdémateux, la trachée congestionnée ne présentait plus de fausses membranes, le poumon était œdématié.

Par l'injection intra-veineuse du bouillon de culture de leurs microbes chez le lapin, Roux et Yersin ont régulièrement tué cet animal. Avec 1 cc. de culture, la mort arrive en moins de trois jours ; elle est généralement précédée, pendant quelques jours, d'une paralysie qui s'étend à tout le corps. Cette paralysie est plus facile à observer lorsque la mort ne survient pas dans un délai si court. D'ordinaire, elle débute par le train postérieur, et elle est si rapidement progressive que souvent en un ou deux jours, elle envahit tout le corps, et l'animal meurt par arrêt de la respiration et du cœur.

Quelquefois la paralysie reste limitée, pendant un certain temps, aux pattes postérieures; elle débute par une faiblesse des muscles, qui donne à la démarche une allure particulière, puis elle devient plus complète et les mouvements du train antérieur sont seuls conservés. La mort survient sans convulsions, surprenant généralement l'animal dans l'attitude où il se trouve.

Un groupe de muscles peut être frappé tout d'abord ; ainsi, on voit des lapins dont les pattes de derrière sont écartées du corps, comme si l'action des adducteurs était supprimée. Quand ils marchent, leurs membres postérieurs ne se détendent plus, ils avancent l'un après l'autre sans les détacher du sol. Lorsque les pattes de devant sont atteintes à leur tour, l'allure devient rampante. Bien que la paraplégie soit le début le plus fréquent, la paralysie peut porter sur les muscles du cou, de façon que la tête ne puisse se soulever du sol et quelquefois aussi sur les muscles du larynx, ce qui amène la raucité de la voix.

A l'autopsie des lapins paralytiques, si la maladie n'a pas trop duré, on trouve de la congestion des ganglions et des divers organes et un état graisseux du foie. Quelquefois la consistance de la moelle épinière a paru diminuée.

Les pigeons guérissent de ces paralysies bien plus fréquemment que les lapins, chez lesquels elles sont presque toujours mortelles.

Roux et Yersin ont mis en évidence le poison diphthéritique qui existe dans les cultures. Dans ce but, ils ont filtré sur de la porcelaine une culture de sept jours dans le bouillon de veau ; le liquide obtenu, limpide et légèrement acide, ne contient aucun organisme vivant. Ce liquide, injecté à une forte dose, (35 centimètres cubes) dans la cavité péritonéale d'un cobaye ou dans les veines d'un lapin, tue ces animaux en cinq ou six jours. A l'autopsie, les ganglions des aisselles et des aines sont congestionnés, tous les vaisseaux sont dilatés, surtout ceux des reins et des capsules surrénales, l'urine est parfois sanglante ; il y a des ecchymoses le long des vaisseaux et les plèvres contiennent un épanchement séreux.

Les accidents qui suivent l'injection des produits diphthéritiques solubles sont plus ou moins marqués, suivant la dose du poison contenu dans la culture.

Dans les cultures plus anciennes que le septième jour, le poison diphthéritique est plus abondant, les effets de l'injection du liquide filtré sont plus rapides.

Ainsi, un lapin auquel on injecte 35 centimètres cubes du liquide préparé avec une culture de quarante-deux jours, ne paraît éprouver aucun malaise pendant les deux premières heures qui suivent l'opération. Plus tard, il devient inquiet; les muscles de son abdomen se relâchent; il se couche fréquemment, le ventre appliqué sur le sol de la cage, pour se relever bientôt; ses excréments sont mous et il a parfois une diarrhée profuse. La respiration est anxieuse, irrégulière. L'animal est faible, il tremble sur ses pattes, ne peut plus se mouvoir et meurt en cinq ou six heures, sans convulsions, après quelques hoquets.

Les liquides de culture du bacille de la diphthérie, très chargés en produits toxiques, mais privés de microbes, injectés chez les cobayes à la dose de 1/5e de centimètre cube à 2 centimètres cubes, produisent exactement les mêmes effets que l'inoculation du bacille de Löffler.

Pour que les cobayes résistent aux substances toxiques contenues dans les cultures, il faut leur en injecter des doses très petites. Des cobayes qui avaient reçu sous la peau 1/14e de centimètre cube de liquide filtré eurent de l'œdème et une nécrose assez étendue de la peau.

Les lapins meurent comme les cobayes à la suite d'injections sous la peau des produits diphthéritiques solubles. Avec des doses de 4 centimètres cubes, de 2 et même de 1 centimètre cube, la mort survient en 48 heures, en 60 et 80 heures, avec de l'œdème au point d'injection, de la dilatation des vaisseaux, des hémorrhagies et la dégénérescence du foie. Le pigeon succombe après l'introduction de moins de 1 centimètre cube dans le muscle pectoral.

Il suffit d'introduire 3 à 4 gouttes du même liquide sous la peau pour tuer en quelques heures les petits oiseaux.

Quant aux animaux, comme les souris et les rats qui ne deviennent pas malades, quand on leur inocule sous la peau des masses considérables du bacille de Klebs-Löffler, ils montrent aussi une remarquable résistance vis-à-vis du poison diphthéritique.

On a trouvé des bâtonnets semblables à ceux de la diphthérie sur la muqueuse buccale d'un enfant qui n'a pas eu le croup mais qui vivait dans une pièce où il y avait plusieurs malades atteints de diphthérie.

Chez l'homme, on peut dire que la diphthérie est précédée par un catarrhe pharyngien, ou une inflammation amygdalienne;

de même que chez les animaux, elle ne peut être inoculée que sur une muqueuse déjà lésée.

Löffler n'a pas pu découvrir de substance absolument désinfectante applicable à la destruction du virus diphthéritique.

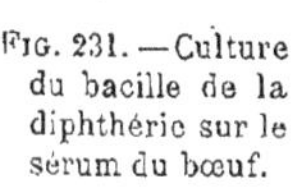

Fig. 231. — Culture du bacille de la diphthérie sur le sérum du bœuf.

Les recherches de l'un de nous[1], sur vingt-quatre cas de diphthérie, ont confirmé d'une façon générale les observations de Löffler. Voici les données nouvelles qui en résultent :

Dans tous les cas, sans exception, dans la laryngite croupale simple, dans la diphthérie ou dans ces maladies consécutives à la scarlatine et à la rougeole, il y avait des streptococci et des bacilles de Löffler. Dans les cultures faites avec les fausses membranes du pharynx, du larynx, etc., il se développait toujours plus de streptococci que de bacilles; mais ces derniers envahissent et couvrent les streptococci qui se développent plus lentement. Les bacilles finissent à la longue par être les seuls maîtres du terrain. En même temps que ces deux microbes, il y avait, comme bactérie pathogène, dans ces pseudo-membranes, une fois le staphylococcus aureus et quatre fois le microbe lancéolé capsulé ressemblant à celui de la pneumonie et mortel pour les lapins. Les cultures faites avec la rate et le foie n'ont donné aucun résultat[2].

Le bacille se trouvait encore dans la profondeur des amygdales sous la forme d'amas denses ou dans de petits abcès et quelquefois dans les ganglions cervicaux rétro-pharyngiens. Plus profondément, dans les ganglions bronchiques, on trouvait seulement le streptococcus. Dans le poumon on observe très rarement les bacilles, plus souvent les streptococcus, fréquemment aussi le microbe

1. Babes, *Société anatomique* et *Progrès médical*, 1886, 20 février.

2. Ce résultat négatif des cultures faites avec la rate et le foie est en désaccord avec ce qu'a trouvé Löffler. Nous devons dire que dans nos expériences nous nous étions placés dans les meilleures conditions, les inoculations étant faites à l'hôpital même, deux ou trois heures après la mort.

capsulé qui parfois se développe seul dans les cultures faites avec les pseudo-membranes de la plèvre enflammée. Dans deux cas, le poumon et la plèvre montraient exclusivement un bacille épais qui donnait des cultures analogues à un bacille fétide.

Pour ce qui concerne les inoculations, en outre de ce que Löffler a décrit, les souris mouraient parfois par inoculation du bacille, avec les mêmes symptômes que les autres animaux. Les jeunes lapins inoculés sous la peau succombaient aussi.

Dans la diphthérie de l'œil, chez l'homme, on rencontre les mêmes bactéries, streptococci et bacilles. Le bacille de Löffler, très virulent pour le cobaye et produisant des pseudo-membranes, fut trouvé une fois dans le poumon atteint de pneumonie croupale. Babes a constaté aussi la présence d'un bacille pathogène ressemblant beaucoup au microbe de Löffler dans deux cas d'amygdalite folliculaire avec un peu de fièvre, chez l'adulte.

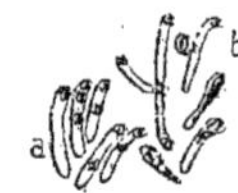

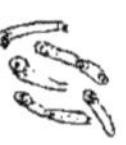

FIG. 232. — Microbes analogues aux bacilles de Löffler dans l'amygdalite aiguë avec des plaques blanches chez l'adulte.

Il semble que ces microbes se développent un peu mieux sur le sérum, en formant des cultures un peu plus abondantes. Leur action est la même que celle du microbe de Löffler, seulement les animaux (lapins et cobayes) en meurent plus rarement. Les bacilles semblent être un peu plus grands et plus longs que ceux de Löffler (fig. 232). Nous avions donc probablement affaire à une variété du même microbe.

Deux fois le bacille de la diphthérie a été trouvé dans des lésions du pharynx sans diphthérie. Dans un cas, il s'agissait de petits ulcères superficiels à base jaunâtre, bien limités, consécutifs à la rougeole et accompagnés d'angine. Il n'y avait pas de streptococci, mais bien un staphylococcus donnant des cultures jaunes. Dans la pneumonie qui compliquait cette lésion, il y avait uniquement des bactéries capsulées. Dans le second fait il s'agissait d'une dysentérie avec angine. Déjà Löffler avait constaté que les bacilles de la diphthérie possèdent une virulence inégale. L'un de nous (Babes, *Soc. anat.*, 1886) de même que

Fick (*Microorganismen im Conjunctivalsack,* 1888) et Hoffmann (*W. med. Wochensch.,* 38, 1888) avons trouvé des bacilles analogues aux bacilles de Löffler sur les muqueuses normales de la bouche et de la conjonctive, mais qui se développent mieux sur l'agar-agar que le bacille de Löffler. Ces bactéries pseudo-diphthéritiques ne sont pas virulentes.

Les travaux de Penzold, de même que ceux d'Œrtel sur le rôle des bactéries dans la diphthérie, ont peu de valeur, parce que ces auteurs n'ont pas fait de cultures d'après les indications exactes de Löffler et n'ont pas en conséquence isolé le bacille de cet auteur (Penzold, *Deutsch. Arch. f. klin. Med.*, 1888). Ils n'ont pas non plus contrôlé l'effet local et général de la culture pure des bacilles sur les animaux.

Anatomie pathologique. — Klebs a décrit l'anatomie pathologique des lésions qu'on trouve dans la diphthérie grave à l'ouverture des cadavres : l'infiltration des ganglions lymphatiques du cou par des schizomycètes et surtout par des bacilles, si bien qu'il ne reste avec eux que la charpente fibreuse des ganglions; les lésions du rein, qui consistent surtout, d'après lui, dans une néphrite diffuse et interstitielle caractérisée par de petites ecchymoses (néphrite hémorrhagique aiguë) et des lésions analogues du système nerveux central. Les lésions centrales et médullaires sont en rapport avec la prostration des forces et avec la paralysie des muscles périphériques. La paralysie du pharynx en est la première manifestation. Buhl et Œrtel ont signalé l'importance des petites hémorrhagies du système nerveux central. Klebs a constaté, de son côté, qu'il se produit des ecchymoses dans la substance nerveuse, suivant les sillons de séparation des circonvolutions; le sang peut s'étaler en couche mince à la surface des circonvolutions et il existe toujours des foyers d'apoplexie capillaire dans la substance grise et dans les parties voisines de la substance blanche. Les mêmes lésions s'observent aussi dans la moelle. Partout où l'on constate ces hémorrhagies, il y aurait, d'après Klebs, un dépôt abondant de bâtonnets en tout semblables à ceux qui se trouvent à la surface de la membrane diphthéritique. Ces bâtonnets sont agglomérés, disposés parallèlement à l'axe du vaisseau; ils siègent souvent dans la gaine périvasculaire. Klebs suppose que la diapédèse des globules rouges, qui cause ces ecchymoses, est due à une altération légère des parois causée par la présence des schizomycètes dans le sang. La diapédèse des globules blancs, dans les lésions cérébrales, est, suivant ces auteurs, secondaire et peu marquée. Cette description des lésions cérébrales par Klebs n'a pas été vérifiée.

Très rarement les faisceaux musculaires du cœur sont altérés et en dégénérescence granulo-graisseuse d'où il résulte un collapsus de cet organe. L'endocardite y est également rare.

Les lésions pulmonaires, très fréquentes, consistent dans l'atélectasie, la bronchite pseudo-membraneuse et les broncho-pneumonies. Buhl et Œrtel ont décrit, dans l'exsudat de la pneumonie diphthéritique, les mêmes micro-organismes que dans les fausses membranes.

Dans une autre communication [1], Klebs distingue deux formes de la diphthérie : la forme microsporine et la forme bacillaire. La première est celle que cet auteur a observée pendant qu'il était professeur d'anatomie pathologique à Prague, et d'après lui elle domine dans l'est de l'Europe. La seconde est celle qu'il observe dans sa nouvelle résidence en Suisse, et il pense qu'elle est prédominante dans l'ouest. Peut-être cette différence dans l'appréciation de la forme des bactéries de la diphthérie provient-elle surtout de ce que Klebs a eu son attention éveillée en dernier lieu sur la présence des bacilles. Pour lui, la forme microsporine siège surtout sur les amygdales, s'étend rarement sur le larynx et présente moins de gravité, tandis que la forme bacillaire gagne le larynx et la trachée et donne habituellement lieu à des symptômes de septicémie mortelle. Dans cette dernière les bacilles très petits, à peine aussi grands que ceux de la tuberculose, siègent surtout à la surface des fausses membranes et en moins grand nombre dans l'épaisseur de celle-ci, à la surface de la muqueuse enflammée. Nous avons vu avec Löffler que par une méthode de culture (sur un milieu où le bacille ne se développe pas) on n'obtient que des streptocoques, tandis que par une seconde méthode les bacilles se développent. On peut supposer que la différence des microbes obtenus par les cultures tient surtout à la méthode employée.

1. *Correspondenzblatt der Schweizer Aerzte*, n° 15.

Les expériences de Heubner ont montré que les microbes injectés dans le sang d'un animal avaient de la tendance à se fixer et à déterminer des fausses membranes dans le point d'une muqueuse qui avait été soumis à un traumatisme. Heubner posait pendant deux heures une ligature sur la vessie. La partie ligaturée est le siège d'une fausse membrane et d'une inflammation nécrosique quatre-vingt-huit heures après. Les produits de cette inflammation, inoculés aux animaux, ne donnent pas de résultat positif; mais si l'on fait, en même temps que la ligature vésicale, une injection de culture de charbon ou de diphthérie des amygdales, les vaisseaux de la partie mortifiée de la vessie se remplissent de bactéries. En inoculant à d'autres animaux les produits de l'inflammation pseudo-membraneuse, nécrosique, consécutive à l'injection des bactéries de la diphthérie, on produit cette maladie, de même qu'on reproduirait le charbon avec les fausses membranes de la partie malade, si après la ligature on avait inoculé le charbon.

Les premiers examens de diphthérie de la muqueuse pharyngienne que nous ayons faits nous ont montré seulement des microcoques[1]. Dans les cas de diphthérie du pharynx et des amygdales, observés à Budapest[2], avec propagation au larynx, à la trachée et aux bronches, avec des symptômes de septicémie ter-

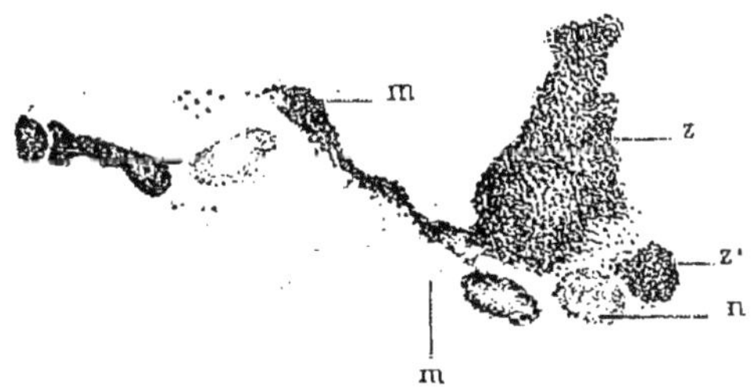

Fig. 233. — Pseudo-membrane diphthéritique desséchée et colorée au violet de méthyle 5 B.

n, noyaux; *z*, zooglœe formée par de petits microbes; *z'*, zooglœe formée de microbes plus gros (500 diamètres).

minés rapidement par la mort, ou de gangrène locale, les fausses membranes et la surface mortifiée des muqueuses étaient remplies de microbes.

Nous avons représenté, dans la figure 233, une pseudo-membrane diphthéritique contenant des microcoques. On y voit,

1. Cornil, *loc. cit.*, 1881 et thèse de Thomas. Paris, 1881.

2. Babes, Observations sur la diphthérie, etc. *Journal de l'anatomie* de Robin, janvier 1884.

auprès des grands noyaux *n*, des débris de noyaux, dans une masse fibrineuse, des microbes *z* et *z'* en zooglœe formés par des grains inégaux; les petits, entourés de substance intermédiaire, correspondent aux microcoques décrits dans la diphthérie par Klebs.

D'autres microbes isolés, *m*, couvrent les pseudo-membranes. Les bactéries sont ordinairement limitées aux lésions diphthéritiques proprement dites, rarement elles pénètrent, par places, le long des vaisseaux jusqu'aux cartilages.

L'un de nous a observé des faits de mortification diphthéritique avec des symptômes singuliers. Il s'était déclaré parmi les écoliers, dans le département de Bacs (Hongrie), une maladie très virulente qui ressemblait beaucoup à la diphthérie ordinaire. Elle commençait par une tuméfaction des amygdales, avec une hypérémie du pharynx; en même temps les malades avaient un peu de fièvre; quelques jours après, il se développait un pseudo-membrane jaune, grenue, adhérente, pénétrant dans les follicules des amygdales et dans les couches superficielles de la muqueuse, et enfin des ulcérations ou une mortification de la muqueuse à la place des pseudo-membranes. Dans le cours de cette maladie, qui durait plusieurs semaines, les malades n'avaient que rarement de la fièvre. En examinant les pseudo-membranes sur des préparations desséchées et colorées par la fuchsine, on trouvait constamment des masses énormes d'un bacille d'une longueur de 3μ environ et d'une épaisseur de 0,6 à 0μ,7, aminci à ses extrémités. Ses parties terminales étaient plus fortement colorées que les parties intermédiaires. Les mêmes bactéries formaient la masse jaunâtre qui couvrait les ulcérations consécutives. Les bacilles étaient plus nombreux dans l'acmé de la maladie. Les masses pseudo-membraneuses ressemblaient d'ailleurs tout à fait aux pseudo-membranes de la diphthérie ordinaire. Dans un autre cas, un enfant était affecté d'une inflammation aiguë du pharynx, avec tuméfaction des amygdales; celles-ci se couvrirent le second jour d'une pseudo-membrane opaque, lisse, sèche et très adhérente. Il existait en même temps une fièvre simple, sans caractère infectieux; quelques jours après, la pseudo-membrane s'éliminait avec une mortification superficielle de la muqueuse. Ces faits n'appartenaient pas à la diphthérie proprement dite.

Les fausses membranes de la diphthérie pharyngienne et laryngienne recouvrent constamment une muqueuse enflammée au plus haut degré. Lorsqu'elles siègent sur les amygdales, ces glandes deviennent volumineuses. On voit, sur une section faite suivant leur grand diamètre, que leur tissu est infiltré de sérosité, que leurs dépressions crypteuses présentent à leur surface interne un revêtement membraneux et qu'elles sont très congestionnées. Sur les coupes comprenant toute l'amygdale, on apprécie d'abord l'épaisseur de la fausse membrane dont les couches superposées de fibres et de lames de fibrine occupent la place du revêtement épithélial, et qui se continuent dans les

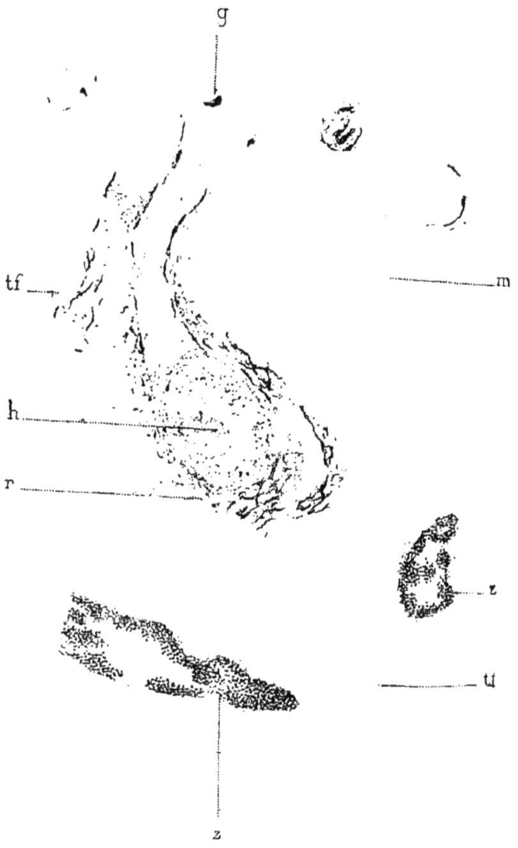

Fig. 234. — Coupe de la partie postérieure du larynx dans la diphthérie. L'épithélium et la couche superficielle sont remplacés par une pseudo-membrane renfermant des masses hyalines (*h*), et des parties superficielles des glandes muqueuses (*g*).

r, réseau brillant autour de la glande; *tf*, tissu fibreux devenu brillant et rigide. Les vaisseaux, dans la profondeur de la muqueuse, sont remplis de masses zooglœiques *z*, *z*.

cryptes amygdaliennes. La fausse membrane plus ou moins détachée par places et irrégulière à sa surface montre, dans sa couche superficielle, sur les coupes colorées au violet de méthyle B, puis traitées par la solution d'iodure de potassium iodé, décolorées et déshydratées, une grande quantité de micro-organismes, de micrococci et de petits bâtonnets; ces éléments existent aussi, mais en très petite quantité, dans les couches profondes de la pseudo-membrane qui renferme aussi des cellules lymphatiques, des globules sanguins et de grosses cellules déformées, hyalines, dépourvues de noyaux, mortifiées, provenant de l'épithélium. A sa partie profonde, au niveau du chorion de la muqueuse, la fausse membrane est appliquée directement et solidement sur la surface de ce dernier. Elle semble se confondre avec le chorion muqueux, si bien qu'il faut une certaine attention pour déterminer ce qui appartient à l'un et à l'autre. Le tissu conjonctif de la muqueuse est tantôt uni à la surface, tantôt irrégulier. Il est toujours profondément altéré, infiltré de cellules lymphatiques et de globules rouges; ses vaisseaux capillaires sont remplis de globules blancs, et cette inflammation, poussée à son maximum, se continue dans toute l'amygdale, aussi bien dans ses couches profondes que dans ses couches superficielles. Il existe parfois des accumulations de micrococci dans les vaisseaux capillaires de la couche superficielle de la muqueuse (voy. *z, z*, fig. 233). C'est par ce procédé qu'il se forme une véritable usure gangreneuse de la surface de la muqueuse; dans les cas moins graves connus sous le nom de pharyngite croupeuse ou pultacée, la muqueuse n'est pas altérée au-dessous de la fausse membrane. Le tissu réticulé qui constitue les follicules clos est augmenté de volume, et ses mailles sont remplies de cellules; le tissu périphérique aux follicules est également enflammé et épaissi.

Les lésions sont identiquement les mêmes dans le pharynx, où l'on constate aussi une hypertrophie inflammatoire des follicules lymphatiques si nombreux à la base de la langue et dans la paroi postérieure du pharynx.

En résumé, on constate dans la diphthérie une nécrose superficielle avec infiltration par une matière spéciale, la dégénérescence hyaline déjà constatée par Recklingshausen (*Virchow's Arch.*, *t.* LXXXIV), l'oblitération des vaisseaux par des substances hyalines, avec un réseau de fibrine ou bien avec des bactéries; on a sans doute souvent affaire à une compression des petits vaisseaux de la muqueuse. En même temps on observe ordinairement une infiltration de cellules polynucléaires et une prolifération des cellules fixes dans les parties non mortifiées.

Sur la trachée, les bronches et les segments du larynx qui possèdent un revêtement de cellules cylindriques, les fausses membranes sont généralement moins épaisses et moins adhérentes. Elles sont habituellement ramollies et réduites en détritus, ou même tout à fait absentes, vingt-quatre heures après la mort. Elles présentent les mêmes micro-organismes que les précédentes, et aussi des cellules épithéliales qui ont subi la mortification et présentent l'aspect hyalin dont nous avons déjà parlé. A la base de la fausse membrane, on trouve quelques cellules qui ont encore la forme cylindrique, qui sont disposées en palissade, mais qui n'adhèrent plus les unes aux autres, qui sont tuméfiées, hyalines, qui se colorent uniformément en jaune orangé par le picro-carmin, et dont les noyaux ne se teignent plus en rouge par le même réactif. Le tissu conjonctif de la muqueuse est très enflammé, tout à fait infiltré de cellules lymphatiques et très épaissi.

Les ganglions lymphatiques du cou, en rapport avec les parties malades, sont tuméfiés. Leur capsule est tendue; lorsqu'on les coupe, on voit qu'ils sont infiltrés d'un suc séreux louche, mais ils n'ont aucune tendance à la suppuration. Ils renferment les mêmes micro-organismes que les muqueuses, en quantité plus ou moins grande. On trouve quelquefois, dans les ganglions rétro-pharyngiens, de petits abcès qui résultent de la mortification et de la liquéfaction des follicules. Les abcès contiennent alors une masse énorme de bacilles de Löffler et leur paroi présente une couche continue de ces bacilles. En général on peut dire que ce sont surtout les ganglions lymphatiques et les tissus réticulés qui, dans la généralisation de la diphthérie, montrent des lésions de prolifération et de dégénérescence des cellules (Bizzozero) en même temps qu'une infiltration de cellules migratrices, surtout le long des vaisseaux.

Les reins sont presque constamment altérés dans la diphthérie grave. Leurs lésions, en rapport avec le passage de l'albumine dans les urines, se rapportent à la néphrite aiguë diffuse. Ces lésions sont des plus accusées (voyez la thèse de doctorat de Brault, 1880, et la *Pathologie des néphrites* de Cornil et Brault, 1884). Bien que Hueter, Tommasi Crudeli et Œrtel aient décrit des microcoques dans le rein des diphthéritiques, Fürbringer[1],

1. *Virchow's Archiv*, t. XCI, 1883.

dont le travail plus récent a été contrôlé par Weigert, n'a pas réussi à les mettre en évidence. Il faut ajouter à ces détails sur la diphthérie généralisée que les organes internes des lapins morts après l'inoculation d'une culture pure des bacilles de Löffler offrent, d'après les recherches de Roux et Yersin et les nôtres, les mêmes formes de nécrose et de dégénérescence, et la même prolifération du tissu réticulé, que celles qu'on observe dans les cas mortels de diphthérie de l'homme.

Diphthérie cutanée. — La diphthérie grave du pharynx et du larynx se termine quelquefois par des plaques de diphthérie cutanée qui siègent sur les points excoriés ou humides, au pourtour de la vulve, par exemple, chez les petites filles. Ces plaques pseudo-membraneuses de la peau offrent à l'œil nu beaucoup d'analogie avec les fausses membranes des muqueuses. Elles peuvent s'accompagner de gangrène.

L'un de nous[1] a fait plusieurs examens de la peau ainsi altérée sur des fragments très bien conservés. Lorsqu'on examine des coupes de la peau recouvertes d'une pseudo-membrane, on reconnaît, à un faible grossissement, que la fausse membrane est formée par les couches épidermiques modifiées. Cette fausse membrane est adhérente, par places, aux papilles, tandis qu'elle s'en détache en d'autres points; les papilles ont conservé leur forme et sont seulement plus ou moins œdématiées et infiltrées de cellules migratrices.

Sur les coupes minces colorées à la safranine ou au violet de méthyle B, déshydratées et montées dans le baume du Canada, les micro-organismes colorés forment, à la surface de la fausse membrane, une couche mince où leur disposition est tout à fait caractéristique. La figure 235 représente une coupe de la peau à un faible grossissement, et dans laquelle ils constituent une bordure colorée. Ils se montrent sous forme d'agglomérations zooglœiques, arrondies ou irrégulières, reliées les unes aux autres par une couche de microbes qui tapisse la surface de la fausse membrane. Cette bordure est composée de petits bâtonnets droits ou infléchis, ayant environ de 2 à 3 μ de longueur et $0\mu,2$ à $0\mu,3$ en épaisseur. Ils sont presque toujours réunis et

1. *Manuel d'histologie pathologique* de CORNIL et RANVIER, t. II, p. 783.

enchevêtrés de telle sorte, que la bordure colorée qu'ils forment a de 4 à 10 μ d'épaisseur. Les amas de bactéries qu'on voit de distance en distance dans cette couche sont plus volumineux, de 20 à 40 μ de diamètre. Ils sont formés de bâtonnets enchevêtrés et si rapprochés qu'ils paraissent au premier abord remplis de micrococci. On les voit en *b*, figure 236, dans une fente située entre les filaments de fibrine. Mais il est facile de

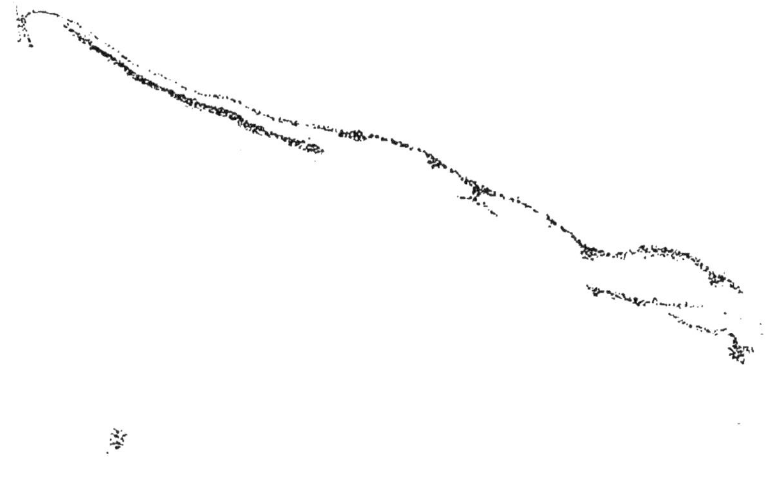

FIG. 235. — Coupe de la peau dans un cas de diphthérie de la vulve.

d, fausse membrane qui occupe la surface de l'épiderme ; *b*, bactéries superficielles *b'*, bactéries profondes (50 diamètres).

constater, avec un grossissement suffisant, qu'il s'agit bien de petits bacilles. L'épaisseur des fausses membranes est plus grande que celle de l'épiderme qu'elles remplacent. Leur substratum est formé par les fibrilles de fibrine, dans les mailles de laquelle sont situées des cellules épidermiques mortifiées, hyalines, des cellules migratrices et quelques globules rouges. Dans toute l'épaisseur de la fausse membrane, on rencontre quelques bacilles isolés ou des micrococci. A sa limite inférieure, du côté des papilles, on voit un plus grand nombre de bacilles. Lorsque la fausse membrane est accolée aux papilles, on trouve, à la limite de celle-ci, une assez grande quantité de ces micro-organismes. Dans les points où la fausse membrane est soulevée (*p*, fig. 235), la surface libre des papilles montre un certain nombre de bacilles, les uns isolés, les autres réunis en petits amas. Ces micro-organismes sont adhérents à la surface de la papille. On les voit aussi pénétrer en *f* dans le goulot d'un follicule pileux et on en retrouve dans la profondeur de ce follicule. Un plus petit nombre d'entre eux est situé dans le tissu conjonctif des papilles et beaucoup plus rarement dans le tissu du derme. Nous en avons vu aussi quelques-uns dans les vaisseaux dilatés des papilles. L'inflammation, caractérisée par la présence des cellules migratrices, est très manifeste dans les papilles.

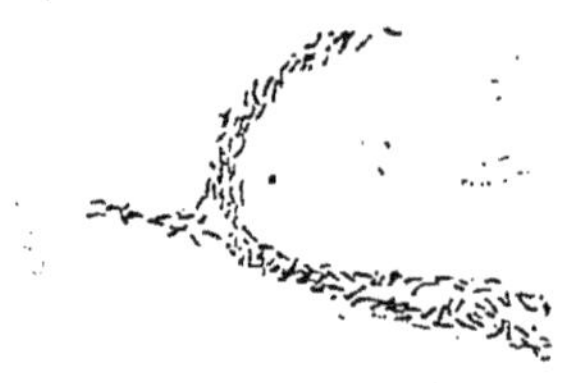

Fig. 236. — Coupe de la partie superficielle de la pseudo-membrane de la figure précédente montrant les bacilles *b* situés à sa surface dans une fente placée entre les fibres de fibrine (Grossissement de 400 diamètres).

Dans la diphthérie cutanée plus ancienne, la fausse membrane est inégale ou absente, et la couche papillaire est en voie de destruction ainsi que la surface du derme. Dans ces fausses membranes, on retrouve de la fibrine, des cellules migratrices et des bacilles; mais il y existe en même temps des micrococci isolés, accolés deux par deux ou en chaînettes. Ces microbes sont de volume variable; leurs chaînettes sont souvent composées de micro-organismes très volumineux, de 0µ,5 à 0µ,6. Il y a aussi, à la surface, des bâtonnets de la putréfaction. Le derme altéré, mis à nu, présente à sa surface et dans sa couche superficielle les bactéries précédentes. Il est enflammé et nécrosé superficiellement. Bien que la diphthérie vulvaire des enfants paraisse ressembler beaucoup par ses bacilles et par leur disposition à celle du pharynx, cependant on peut reconnaître par les cultures et l'examen bactériologique des différences essentielles.

L'un de nous (Babes), ayant cultivé à l'état de pureté des bacilles de la diphthérie vulvaire, a vu se développer sur le sérum de bœuf des plaques rondes, plates, brillantes, un peu opalescentes, légèrement saprogènes, formées de bacilles qui ressemblent un peu à ceux de Löffler. Seulement ils sont plus égaux, plus courts, plus rigides, ils possèdent des extrémités amincies, sans les crosses et les inégalités des bacilles de la diphthérie; ils sont entourés d'une zone pâle. Inoculés dans la conjonctive du lapin, ils y produisent une légère inflammation passagère sans qu'il y ait de pseudo-membranes caractéristiques. Ces bacilles se développent mal sur la gélatine, mieux sur l'agar-agar. Il existait en même temps qu'eux un streptococcus peu virulent.

Dans la *balano-postite croupale* des enfants, Babes a trouvé deux fois un bacille caractéristique. Dans toutes les cultures, ce bacille, qui vivait en masses énormes dans la pseudo-membrane, présentait les caractères suivants : sur le sérum de bœuf et sur l'agar-agar on constate des colonies profondes et superficielles, petites, rondes, transparentes, blanches au centre, isolées. Sur la gélatine, la culture ressemble à celle du bacille trouvé dans les larves des abeilles. A la surface il y a une petite rosette, blanchâtre, dentelée, et dans la profondeur les colonies ont quitté la strie de piqûre et elles se trouvent sous la forme d'arabesques isolées, blanches, loin de la strie et sans communication avec elle. Ces cultures sont constituées par des bacilles minces de 0μ,3, courts, uniformes, arrondis, parfois un peu épaissis à leurs extrémités; dans la gélatine, on trouve souvent des diplobactéries très courtes. Sur le sérum de bœuf, les bacilles sont un peu plus minces, rigides et ils offrent aux extrémités de petits globules plus foncés présentant une teinte rougeâtre par la coloration au bleu de méthylène de Löffler. Ces bacilles ne sont pathogènes qu'injectés en grande quantité; ils produisent, sur la conjonctive scarifiée, une inflammation passagère.

Darier[1] et Thaon[2] ont trouvé, dans la *broncho-pneumonie diphthéritique,* des micrococques et des bacilles; Darier a cultivé, dans ces pneumonies, trois espèces de micrococques, le staphylo-

1. *Broncho-pneumonie dans la diphthérie,* Thèse 1885, et Société de biologie, 7 novembre 1885.

2. *Des broncho-pneumonies infectieuses de l'enfance.* Société de biologie, 17 octobre 1885.

coccus pyogenes aureus, le staphylococcus pyogenes albus et le streptococcus pyogenes. Dans les quatre derniers faits qu'il a communiqués à la Société de biologie, il a vu trois fois le bacille diphthéritique. Il l'a cultivé sur le sérum gélatinisé et mieux sur le sérum peptonisé et sucré à la température de 37°.

Nous n'avons nous-mêmes rencontré le bacille de Löffler dans le poumon qu'une fois sur plus de 40 cas. Mais nous avons

Fig. 237. — Bacilles analogues aux microbes de Löffler, trouvés dans une observation d'ulcères syphilitiques de la bouche et du pharynx. Grossissement 1500.

A, coloration avec l'eau de Löffler. B avec le violet de méthyle B.

constaté la présence d'un bacille analogue au bacille de la diphthérie, moins pathogène toutefois et ne produisant pas une vraie diphthérie sur les animaux dans différentes maladies infectieuses, et en particulier dans la rate et le poumon d'un sujet mort avec des ulcères syphilitiques du pharynx. Dans trois cas de lèpre observés à Bucarest, on pouvait isoler, dans les organes, un microbe appartenant au groupe de ces bacilles. On doit leur assimiler le microbe trouvé dans la xerosis de la conjonctive. Il faut admettre, d'après ces constatations, qu'en outre du microbe pseudo-diphthéritique de Hoffmann qui comprend peut-être plusieurs variétés, il existe dans différentes maladies des microbes analogues qui peuvent très bien jouer un rôle pathogène.

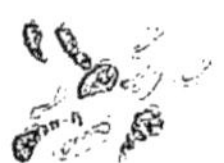

Fig. 238. — Microbe trouvé dans les divers organes dans trois cas de lèpre. Grossissement 1500 environ; coloration avec le bleu de Löffler.

Diphthérie secondaire. — Bien qu'il paraisse logique d'admettre *a priori* que les fausses membranes des muqueuses appartenant à la diphthérie spontanée, diffèrent de celles qui se développent sur les muqueuses enflammées dans certains faits de scarlatine, de rougeole, de variole et de fièvre typhoïde, cependant nous avons vu que les micro-organismes observés dans la diphthérie consécutive à la rougeole et à la scarlatine sont les mêmes que dans la diphthérie vraie[1]. Nous n'avons pas de données précises sur celles de la variole et de la fièvre typhoïde. Cette distinction des micro-organismes des fausses membranes dans les divers cas où l'on a affaire à des maladies infectieuses de nature différente, n'a pas encore été suffisamment faite.

Dans les diphthéries secondaires, les lésions sont en général très accentuées, les fausses membranes plus épaisses et la mortification de la muqueuse plus profonde que dans la diphthérie spontanée. La plupart des auteurs rapportent aussi à la diphthérie les inflammations pseudo-membraneuses qui se développent au pharynx et au larynx à la suite de la scarlatine et de la rougeole et qui ressemblent de tout point à la diphthérie primitive. Cette opinion paraît fondée non seulement sur l'identité des microbes, mais aussi sur ce fait que ces pharyngites ou laryngites pseudo-membraneuses prennent souvent naissance dans les hôpitaux d'enfants, par la contagion d'autres enfants atteints de diphthérie. La variole s'accompagne aussi d'une inflammation pseudo-membraneuse; mais celle-ci prend souvent son origine dans la confluence des pustules du pharynx et du larynx, et elle est assurément de nature varioleuse; nous la retrouverons à propos de la variole.

En étudiant les inflammations pseudo-membraneuses consécutives à la scarlatine et à la rougeole, nous avons trouvé beaucoup de bactéries dans les pseudo-membranes des muqueuses et dans les organes. La coupe de la muqueuse du larynx dessinée dans la figure 234 se rapporte à un fait de diphthérie consécutive à la rougeole. On y voit en *g* une glande muqueuse contenant un épithélium gonflé, en partie grenu ou hyalin et des masses hyalines dans son intérieur (*h*). La glande est entourée d'un réseau rigide, brillant (*r*). La surface de la muqueuse présente une substance grenue dans laquelle on trouve des masses arrondies, hyalines. On observe aussi dans cette couche des réseaux de fibrine rigides, très brillants, jaunâtres (*tf*). Cette couche superficielle représente la pseudo-membrane diphthéritique mal limitée qui s'est substituée à la partie superficielle de

1. BABES, Société anat. 26 janvier 1886. V. HOFFMANN, *W. med. Wochenschr.*, 1888, 38.

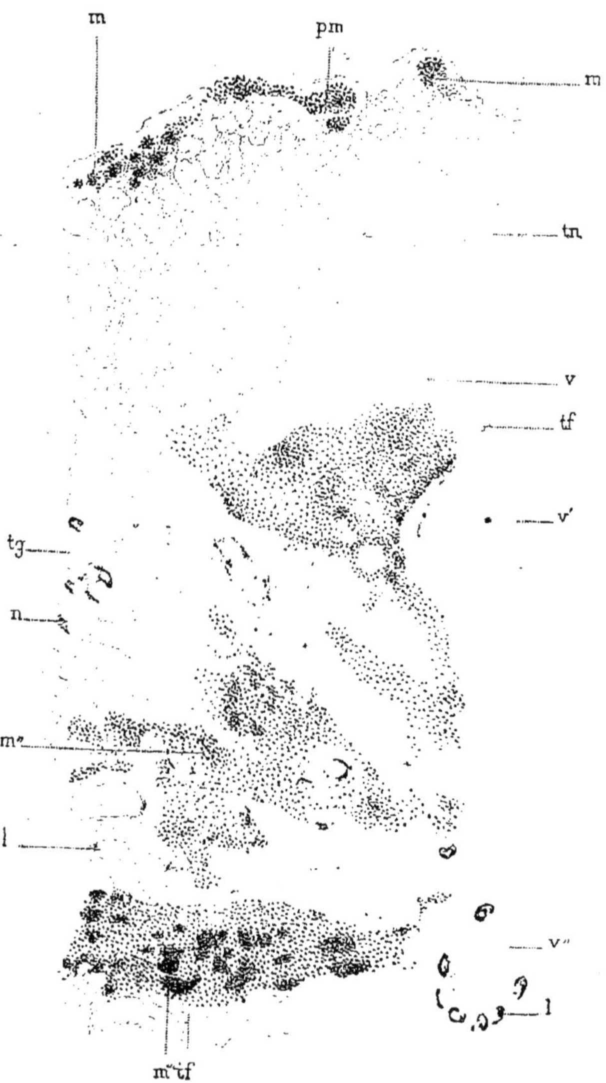

Fig. 239. — Coupe du larynx dans la diphthérie consécutive à la rougeole.

tn, pseudo-membrane présentant des masses homogènes arrondies et montrant des microbes *m*, *m'* ; *v*, vaisseau sanguin pénétrant dans la pseudo-membrane et rempli d'une masse hyaline ; *v'*, vaisseau sanguin rempli d'un réticulum grenu ; *tf*, tissu fibreux sous la pseudo-membrane ; *tg*, glande remplie et entourée de grandes cellules homogènes ; *m''*, microbes disséminés dans le tissu de la muqueuse ; *v''*, vaisseau sanguin du tissu sous-muqueux : *m'''*, microbes en grandes masses à la limite du tissu mortifié diphthéritique.

la muqueuse. Le tissu plus profond est formé par des fibres parallèles à la surface, contenant des vaisseaux sanguins dilatés remplis de masses zooglœiques formées de microbes ronds de 0μ,3 à 0μ,4 de diamètre (*z*,*z'*).

Dans d'autres observations de diphthérie consécutive à la rougeole ou à la scarlatine, la disposition des bactéries était différente. Ainsi, dans la figure 239, la couche pseudo-membraneuse est presque homogène. On voit, à sa surface, des bactéries rondes disséminées ou réunies en petits amas serrés *m*, *m'*. Plus profondément, la pseudo-membrane est formée de masses arrondies homogènes *tg*, entre lesquelles on peut distinguer un réseau grenu constitué par de fines fibrilles. On trouve aussi, dans ce fait, dans la masse diphthéritique assez épaisse, des tubes sécrétoires des glandes. A la limite inférieure, mal précisée de la pseudo-membrane, on observe des vaisseaux sanguins remplis d'une masse hyaline *v*. Dans la couche située au-dessous, on peut distinguer des fibres du tissu conjonctif épaissies, homogènes, qui se continuent avec le tissu de la pseudo-membrane. Entre ces fibres, il existe parfois des cellules migratrices; par places, ce tissu est remplacé par une masse grenue, remplie d'une quantité de microbes serrés ou disséminés. On y peut reconnaître des vaisseaux plus grands, *v'*, remplis et entourés d'une masse grenue réticulée. Au même niveau on rencontre encore des portions de glandes remplies de cellules devenues hyalines, grenues, jaunâtres et entourées de cellules plasmatiques, gonflées, hyalines, grenues ou remplies de granulations graisseuses. Encore plus profondément, on distingue des vaisseaux sanguins et lymphatiques, vides ou dilatés; puis vient une couche de tissu fibreux et, enfin, une couche bien limitée du côté de la profondeur, formée par une grande quantité de microbes disséminés ou en amas, bien colorés, surtout à la limite du tissu profond, homogènes, avec des extrémités arrondies, *b*. Il ne faut pas confondre la diphthérie consécutive à ces maladies avec la nécrose ou avec l'angine à tendance gangreneuse. Dans cette dernière on n'a pas trouvé le bacille de Löffler.

Nous avons relaté déjà, dans le chapitre consacré à l'atténuation des virus, les tentatives faites par l'un de nous, par Roux et Yersin pour trouver un procédé de vaccination préventive contre la diphthérie. Ces recherches n'ont jusqu'ici donné qu'un résultat incomplet. Nous avons aussi fait des essais pour trouver un moyen d'empêcher la germination des bacilles[1]. En lavant la surface du sérum de bœuf avec différentes substances antiseptiques faibles et en ensemençant ensuite le bacille de la diphthérie, nous avons trouvé que la plupart des antiseptiques connus, en solution faible, n'empêchent pas sa croissance. Tels sont le sublimé (1/50 000 à 1/10 000, l'acide phénique 1 : 100, etc.). L'acide lactique et l'acide citrique l'empêchaient à la dose de 1/10 et 3/100. En appliquant ces acides sur la conjonctive du lapin, avant et après l'inoculation du bacille, le résultat est moins net, parce que ces acides produisent une certaine irritation de la muqueuse. D'autres substances provoquent même une inflammation pseudo-membraneuse. Il existe cependant des substances peu irritantes qui empêchent le développement des bacilles sur la muqueuse du lapin ; tel est le sublimé à 1/4 000, l'alcool à 1/5; l'acide borique à 5/100, l'hydrate de chloral à 2/100, l'hypermanganate de potasse à 1/100.

Roux et Yersin (*Annales de l'institut Pasteur*, 25 juin 1889) ont continué leurs expériences sur l'action toxique des cultures stérilisées ; ils ont constaté que les cultures acides avaient un pouvoir toxique beaucoup moins considérable que les liquides alcalins ; les cultures à l'air dans du bouillon de veau alcalin deviennent acides dans les premiers jours, mais elles prennent plus tard une réaction alcaline. L'addition d'un acide (phénique, lactique, borique) diminue leur activité, mais sans toutefois les rendre inoffensives.

Le chien est sensible au poison diphthéritique aussi bien qu'à l'inoculation des cultures contenant les bacilles vivants. Sa mort est aussi précédée de symptômes paralytiques. Il en est de même du mouton.

Roux et Yersin ont cherché à isoler le poison diphthéritique. Ils ne sont pas parvenus à l'obtenir à l'état de pureté ; mais ils ont obtenu des résidus et des précipités d'une très grande activité en traitant par différents procédés chimiques les liquides ou il est en dissolution. Le précipité qui entraîne le plus facilement la substance active est le phosphate de chaux. Ils l'obtiennent en ajoutant goutte à goutte une solution de chlorure de

1. Babes et Érémia, *Spitalul* 1889 et *Conférences*, avr. 1889.

calcium au bouillon de culture stérilisé. Ces précipités humides recueillis et lavés sur un filtre, introduits sous la peau de cobayes et de lapins, agissent comme l'injection des microbes ou comme les cultures stérilisées.

Desséché dans le vide, le précipité agit moins vite que le précipité humide, mais ce phosphate de chaux sec, chargé du poison diphthéritique, conserve plus longtemps ses propriétés actives que le liquide filtré et que le poison humide. Il peut être conservé longtemps à l'air, être chauffé à 70°, sans que sa puissance toxique soit diminuée; chauffé à 100° au bain-marie pendant vingt minutes il tue encore les cobayes.

Le poison diphthéritique, si actif quand il est introduit sous la peau, peut être ingéré en grande quantité par les cobayes et les pigeons sans qu'ils en souffrent.

Roux et Yersin concluent que ce poison a beaucoup d'analogie avec les diastases ou les venins. Son action porte directement, suivant eux, sur les parois des vaisseaux capillaires, car il a pour effet de produire des œdèmes hémorrhagiques. On doit soigneusement distinguer cette action toxique indépendante des bactéries, de la virulence considérée comme l'aptitude d'un microbe à se développer dans l'organisme d'un animal vivant.

Dans cette maladie, les bacilles des fausses membranes y restent localisés, ne pénètrent ni dans le sang ni dans les organes, mais ils fabriquent un poison qui est absorbé peu à peu et détermine la mort; d'où la nécessité d'intervenir pour détruire les fausses membranes dès le début de leur formation.

Traitement antiseptique de la diphthérie (*Revue d'hygiène*, juillet 1889). MM. Chantemesse et Widal ont étudié dans notre laboratoire l'influence directe des antiseptiques sur le bacille de la diphthérie.

Le manuel opératoire a été le suivant :

Des fils stérilisés ont été immergés dans une culture de bacilles diphthériques virulents, puis desséchés à l'étuve. Ces fils étaient alors plongés pendant quelques secondes, une, deux et trois minutes, dans le liquide antiseptique à essayer. Au sortir de ce bain, on les plaçait soit dans l'eau distillée, stérilisée, soit dans de l'alcool à 95° pour les priver de la petite quantité de liquide antiseptique qu'ils auraient pu emmagasiner et entraîner avec eux. Ils étaient ensuite inoculés dans des tubes de bouillon pur et mis à l'étuve. Des fils témoins qui n'avaient pas été soumis à l'antiseptique subissaient les mêmes lavages avec l'eau stérilisée et l'alcool à 95°; ils donnaient de très belles cultures.

Les antiseptiques dont l'action pendant trois minutes ne leur a donné aucun résultat utile sont : l'eau de chaux, le tannin en solution aqueuse à 2 p. 100, l'acide phénique à 1 p. 100, l'acide borique à 4 p. 100, le sulfate de cuivre et le sulfate de zinc à un demi p. 100, l'eau naphtolée, l'eau salolée, l'acide salicylique en solution alcoolique à 5 p. 100, le perchlorure de fer en solution aqueuse à 1 p. 100, le bi-iodure de mercure à un et demi p. 1000, soit pur, soit additionné d'acide tartrique ou d'acide citrique.

Une substance plus efficace vis-à-vis du bacille diphthérique, c'est le liquide du docteur Soulez (de Romorantin). Il est composé de 5 grammes d'acide phénique pur, servant à dissoudre 20 grammes de camphre et additionné de 30 grammes d'huile d'olive. Ce mélange a une action efficace, il retarde la culture, mais il ne l'empêche pas, même après trois minutes de contact.

L'addition d'acide tartrique, qui a été préconisée, n'augmente pas le pouvoir antiseptique de ce mélange. Ce résultat découle de la présence d'huile d'olive dans le mélange. On sait, en effet, que les corps gras et les huiles servent très difficilement de milieu de stérilisation parce qu'ils ne mouillent pas les cellules.

Le mélange auquel les auteurs donnent la préférence est le suivant : 25 grammes de glycérine sont ajoutés à 5 grammes d'acide phénique pur et 20 grammes de camphre. Le liquide est agité, mis pendant dix minutes dans un bain-marie d'eau bouillante. On laisse refroidir. Par le repos, le mélange se divise en deux couches, une inférieure liquide, l'autre supérieure blanche, visqueuse formée par un glycérolé de phénol et de camphre. Des fils de soie chargés de virus diphthérique virulent sont plongés pendant vingt secondes dans ce glycérolé, lavés ensuite dans l'alcool à 95° et inoculés dans un tube de bouillon. Les tubes restent stériles. Il est bien entendu que l'alcool à 95° ne détruit pas le bacille de la diphthérie.

Le mélange est faiblement caustique, assez adhérent aux surfaces sur lesquelles on le place; on pourrait sans inconvénients en toucher les parois d'une gorge atteinte de diphthérie une fois ou deux fois par jour. Toutes les heures on ferait de grands lavages avec de l'eau naphtolée ou phéniquée. Cette application doit être précédée d'un nettoyage de la gorge avec un tampon de ouate assez dure pour enlever les fausses membranes. C'est sur la muqueuse mise à nu que l'antiseptique produira les meilleurs effets. Il n'est pas douteux que la cure d'un foyer atteint de diphthérie dépende non seulement de l'antiseptique, mais aussi des soins et de l'habileté du médecin qui fait le pansement. L'énergie qu'on apporte à enlever les fausses membranes, les grands lavages, le pansement local fréquent, même avec un antiseptique médiocre, constituent des éléments de succès auxquels on ne saurait donner une trop grande part.

§ 2. — Diphthérie spontanée des oiseaux.

Étiologie. — La diphthérie des oiseaux décrite par Rivolta, Friedberger, Zürn, paraît souvent résulter de la présence de grégarines ou mieux de flagellata qui ont été dernièrement décrites par Pfeiffer comme la cause de la diphthérie des pigeons. (*Zeitschr. f. Hygiene,* 1889, V.) L'un de nous, dans un travail en commun avec Puscariu et Marinescu, a trouvé ces flagellates qui, à l'état de repos ou de mort, sont à peine distincts des

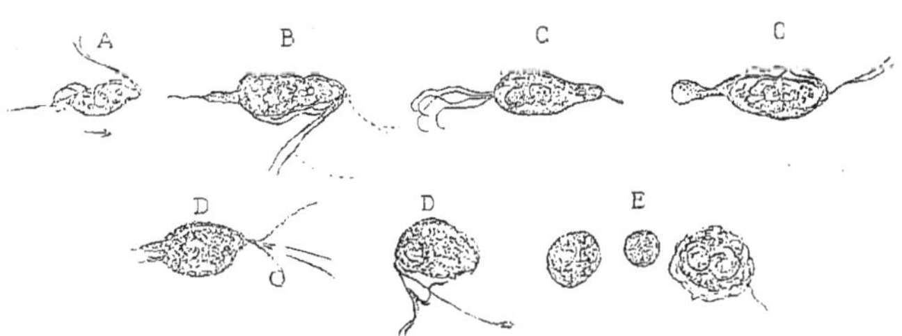

FIG. 240. — Différentes formes de flagellates de la diphthérie des oiseaux. Grossissement de 800 diamètres.

A, B, C, Ces éléments avec leurs flagelles un peu colorés par le violet de méthyle et dessinés à l'état vivant; D, les mêmes morts, desséchés et colorés; E, les mêmes sans flagelles et se rapprochant des leucocytes.

leucocytes (fig. 240, E); toutefois, ils ne se colorent pas par le picrocarminate et se montrent, après coloration avec le violet de méthyle, sous forme de corps ronds ou irréguliers, hyalins parfois avec des stries fines un peu colorées à leur surface. Dans nos observations, il y avait aussi, à côté des flagellates, des bacilles qui correspondent aux bacilles décrits par Löffler dans la diphthérie des oiseaux. En inoculant la pseudo-membrane pleine de flagellates à la conjonctive du lapin, on obtient une diphthérie typique qu'on peut facilement transmettre au lapin et aux oiseaux; cependant les pseudo-membranes de cette diphthérie ne renferment pas de flagellates, mais seulement les bacilles de Löffler, qu'on peut facilement isoler. Il est donc certain que ces flagellates qui ont une vie courte et qui meurent après une multiplication pendant quelques jours dans le bouillon à la température du corps, peuvent être combinés avec le bacille de la diphthérie des oiseaux de Löffler et que c'est ce dernier qui produit alors la diphthérie expérimentale chez le lapin, tandis que chez le pigeon, les pseudo-membranes caractéristiques se développent surtout 6 ou 8 jours après l'inoculation, en même temps qu'un nombre considérable des flagellates. La culture pure des bacilles produit aussi une diphthérie chez le lapin et le pigeon. D'après ces recherches, le rôle des flagellates devient problématique. Klebs a trouvé dans la diphthérie des oiseaux de grands bacilles, vingt fois plus longs que ceux de la diphthérie de l'homme. Löffler a constaté la présence de bacilles très voisins de ceux de la diphthérie humaine, et il les a cultivés. Quoi qu'on en ait dit, la diphthérie des oiseaux ne paraît nullement contagieuse pour l'homme.

Löffler a observé en 1881 une épidémie de diphthérie chez les pigeons. Les exsudats pseudo-membraneux contenaient des micrococci et des bâtonnets de grandeur variable. Dans les bronches il y en avait plus que dans la bouche. Ces bâtonnets étaient longs et étroits, arrondis à leurs extrémités et réunis en groupes. Les vaisseaux du foie présentaient des bâtonnets semblables. Il a inoculé, avec cette substance, des pigeons sur la muqueuse de la bouche et du pharynx, et il a fait des cultures avec les bacilles du foie sur la gélatine peptone. Avec les bacilles du foie, il a obtenu une seule espèce de bacilles dénués de mouvement. Il a inoculé à quatre pigeons les cultures pures des bâtonnets précédents, et il a toujours vu se développer une inflammation et une fausse membrane. Deux de ces pigeons ont guéri et les deux autres sont morts avec des phénomènes généraux. Les foyers de pneumonie observés chez ces animaux contenaient des bacilles semblables à ceux qu'on avait inoculés; il en était de même des foyers hépatiques.

Les cultures pures de bâtonnets, inoculés à la peau, produiduisent une inflammation avec nécrose ; sur la muqueuse buccale, une fausse membrane diphthéritique identique à la diphthérie spontanée des pigeons. Avec les cultures de ces bâtonnets, Löffler a pratiqué des inoculations au poulet. Il s'est formé de petits taches lenticulaires qui sont restées localisées, sans empoisonnement général. Aussi croit-il que la diphthérie du poulet n'est pas identique à celle du pigeon.

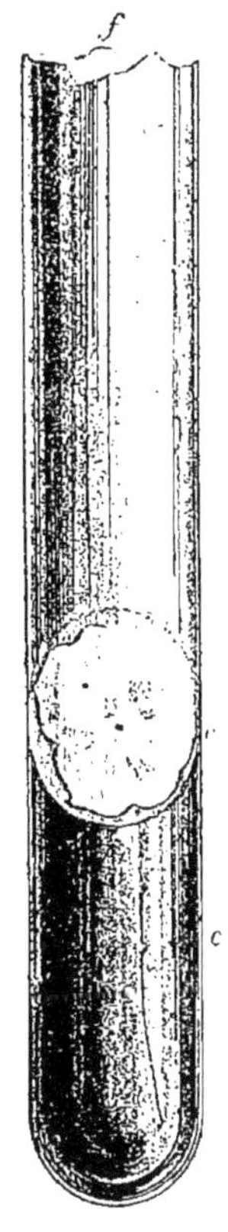

FIG. 241. — Culture du bacille de la diphthérie des pigeons.

c, partie superficielle; c', partie profonde.

Il a inoculé des cultures pures de bacilles dans le muscle pectoral de trois moineaux qui sont morts trois jours après. La partie inoculée s'est transformée en masses jaunes contenant un nombre incroyable de bacilles. Chez l'un de ces animaux il y avait des bâtonnets dans le sang, dans le foie et le poumon; les deux autres n'en présentaient pas.

Les expériences faites avec les cobayes, les souris et les chiens n'ont généralement donné aucune intoxication générale. Chez les cobayes, il s'est développé des ulcères à fond induré qui ont guéri au bout de quatorze jours. Les rats ont présenté une nécrose partielle, les chiens une rougeur légère au point inoculé.

Les lapins ont montré de la rougeur inflammatoire au point d'inoculation ; un des lapins est mort avec une péritonite fibrineuse et un gonflement de la rate, dans le sang de laquelle il y avait beaucoup de bâtonnets ; ce sang a donné lieu à des cultures pures. Sur les coupes de la rate, on trouvait des bâtonnets disposés en petits foyers comme ceux de la fièvre typhoïde ; le second lapin a guéri.

Quelques-unes des souris inoculées sont mortes; l'une d'elles, morte vers le septième jour, avait la rate gonflée et brune. Le foie était marbré de taches brunes et blanches. Il y avait des bacilles dans le sang du foie. Les taches blanches hépatiques étaient constituées par des travées de cellules hépatiques nécrosées dont les noyaux ne se coloraient plus.

Les capillaires de ces îlots blancs contenaient beaucoup de bacilles. Dans les pièces qui avaient séjourné dans l'alcool, les parties nécrosées présentaient des pertes de substance. Une seconde souris, inoculée avec le sang de la première, est morte au bout de sept jours avec les mêmes lésions. Pour s'assurer que les bâtonnets de la souris sont les mêmes que ceux du pigeon, Löffler a inoculé des bâtonnets de la souris sur la muqueuse buccale d'un pigeon. Trois jours après, la muqueuse buccale du pigeon a montré des plaques pseudo-membraneuses, et dix jours après un exsudat. La pseudo-membrane s'est détachée le quatorzième jour. A la suite de la mort arrivée spontanément, on a trouvé des bacilles dans le foie et le poumon. Une souris inoculée avec le foie de ce dernier pigeon est morte au bout de cinq jours.

Symptômes. — La diphthérie est une des maladies les plus communes et les plus meurtrières qui sévissent sur les animaux de basse-cour, les poules et les pigeons. Elle est éminemment contagieuse. Elle atteint également les moineaux, les faisans, les perdrix, etc., surtout quand ces oiseaux sont domestiqués. Ce sont les espèces étrangères les plus rares qui en sont le plus facilement atteintes, parce qu'elles ne sont pas acclimatées. Mégnin en a bien décrit les symptômes, et nous renvoyons à son livre[1] pour ce qui est de la pathologie de cette maladie. Elle commence chez les poulets par la muqueuse linguale et buccale (pépie). On voit, sur les bords de la langue, des plaques épaisses de couleur grise, jaunâtre, adhérentes, sèches, quelquefois croûteuses qui se propagent soit du côté des fosses nasales, soit du côté du larynx, qui peut être totalement envahi, ainsi que les poumons et les sacs aériens du péritoine. Lorsqu'on essaye de racler et de détacher la fausse membrane linguale chez le poulet (ce qui est le meilleur moyen de traitement), on éprouve une certaine résistance et on fait saigner la muqueuse. Chez le pigeon, la fausse membrane se détache assez facilement. Le pigeon présente souvent du catarrhe intestinal. Les muqueuses ne sont pas seules atteintes. La surface de la peau, et en même temps le derme, les glandes cutanées, les glandes annexes du tube digestif, le tissu conjonctif de l'orbite, sont le siège de pseudo-membranes ou d'une sécrétion fibrineuse opaque de couleur jaunâtre, pulpeuse, sèche qui forme de véritables tumeurs de la grosseur d'un petit pois ou davantage. La tumeur orbitaire,

1. Mégnin, *Maladies des oiseaux, causes, nature et traitement*, extrait de l'*Acclimatation*. Paris.

volumineuse, s'accompagne d'une exophthalmie; on est obligé de vider l'orbite pour tenter un traitement qui réussit souvent si, après le raclage des productions morbides, on emploie des lotions antiseptiques. La maladie évolue quelquefois assez lentement.

Anatomie pathologique. — A l'autopsie des oiseaux, on trouve souvent des lésions du foie, des îlots semi-transparents que l'on considérait en France comme des foyers de diphthérie, mais que nous avons[1] reconnus comme appartenant en réalité à la tuberculose.

Les lésions sont quelquefois très étendues, de telle sorte, par exemple, que, chez les pigeons, le tissu conjonctif du cou peut être tout à fait infiltré, épaissi et enflammé, et comprimer le larynx et la trachée dont les muqueuses sont couvertes de pseudo-membranes.

Il existe, en outre de ces lésions, une affection pseudo-membraneuse très caractérisée de la muqueuse intestinale des perdrix.

Nous avons examiné au microscope avec Mégnin plusieurs faits de la diphthérie de la langue, du larynx, de la peau, du poumon, des sacs aériens et de l'intestin provenant de poules de diverses races, de pigeons et de perdrix.

La diphthérie de la langue et du larynx, à son début, donne les préparations les plus démonstratives, parce que la fausse membrane est bien nette à l'œil nu et bien limitée sur les coupes qui comprennent à la fois la fausse membrane et la muqueuse sous-jacente; on voit d'abord, à la surface, la section de la pseudo-membrane avec ses couches épaisses de fibrine réticulée. Lorsque la préparation a été colorée au violet de méthyle B, puis passée dans la solution d'iodure de potassium iodé ou dans la solution de sublimé, colorée ensuite au picro-carmin et décolorée et déshydratée par l'alcool et l'essence de girofle, on obtient les bacilles colorés en bleu et le tissu en rouge. Les bacilles de la diphthérie sont très nombreux à la surface de la pseudo-membrane et dans sa couche superficielle. Ils ont à peu de chose près la même longueur et le même diamètre que ceux dont nous avons donné le dessin à propos de la diphthérie cutanée (fig. 235). Ils sont cependant plus lisses, plus uniformes que ceux de l'homme et ils ne présentent ordinairement pas de

1. Cornil et Mégnin, *Société de biologie*, novembre 1884.

renflements. Ils peuvent se cultiver à une température inférieure à 20°, ce qui n'a pas lieu pour ceux de l'homme. On n'a pas vu leurs spores et ces dernières ne se développent pas dans les mêmes conditions. Ils sont enchevêtrés les uns dans les autres, droits ou infléchis, très rapprochés par places. Ils sont plus rares ou absents dans la couche moyenne et inférieure de la fausse membrane. Il y a presque constamment avec eux des microcoques isolés. Le tissu conjonctif de la muqueuse, qui ne présente plus de cellules épithéliales à sa surface, adhère intimement à la pseudo-membrane et présente une infiltration inflammatoire de cellules rondes et de globules sanguins, et des vaisseaux distendus, souvent remplis de corpuscules blancs du sang.

La diphthérie cutanée des oiseaux est caractérisée par de petites tumeurs contenant une matière pultacée, dure, sèche, jaunâtre, caséeuse. Les coupes montrent une infiltration du tissu conjonctif par des cellules dont les noyaux se colorent par les matières colorantes à la périphérie de la lésion, mais non dans les parties mortifiées. Il existe, dans ce tissu, des fentes au milieu desquelles on trouve par places beaucoup de bacilles semblables aux précédents. On en observe aussi, mais plus rarement, dans le tissu conjonctif infiltré de cellules.

Dans les fausses membranes du poumon, on rencontre aussi les mêmes bacilles; mais nous y avons vu en même temps de grands bâtonnets ou filaments accidentellement venus par les voies aériennes. Les fausses membranes pulmonaires et celles qu'on trouve dans les sacs aériens de l'abdomen ont parfois une épaisseur relativement considérable; elles sont semi-transparentes, formées par des couches de fibrine compacte. Dans un cas où ces fausses membranes des sacs aériens de l'abdomen avaient acquis une épaisseur considérable, nous avons vu très peu de bacilles de la diphthérie, mais il y avait de gros bâtonnets. Dans la diphthérie causée par des flagellata, ces masses pseudo-membraneuses en renferment souvent une quantité considérable.

Les perdrix et les pigeons sont quelquefois atteints de diphthérie intestinale (Mégnin). La muqueuse intestinale est recouverte, sur une plus ou moins grande étendue, de pseudo-membranes épaisses et adhérentes; la couche superficielle de la muqueuse, dans la région des villosités et des glandes en tubes, est mortifiée, grise ; la couche conjonctive et la tunique musculaire sont épaissies, infiltrées de cellules lymphatiques et le siège d'hémorrhagies, d'ecchymoses siégeant au-dessous de la couche superficielle mortifiée. Nous avons dessiné dans la figure 242 les lésions de l'intestin. Cette figure représente, avec un faible grossissement, l'ensemble d'une coupe de l'intestin couvert d'une fausse membrane. On voit en *m* la coupe de la pseudo-membrane formée de faisceaux et de filaments rigides

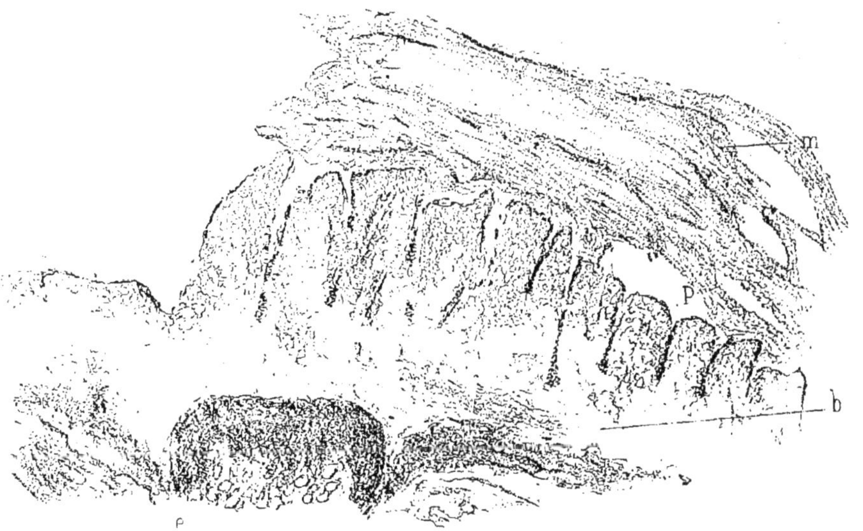

FIG. 242. — Coupe de l'intestin d'une perdrix au niveau d'une plaque diphthéritique.

m, fausse membrane épaisse qui recouvre l'intestin ; *p*, villosités intestinales auxquelles adhère partiellement la fausse membrane comme cela se voit en *b* ; *e*, tunique musculaire. La muqueuse tout entière est mortifiée : entre les villosités, on voit des fentes qui sont remplies, ainsi que les glandes en tube, de masses de bacilles colorés en bleu. Grossissement de 20 diamètres.

de fibrine réticulée. Cette fausse membrane adhère par sa base aux papilles de la muqueuse qui sont gonflées, irrégulières à leur extrémité et mortifiées. Les cellules épithéliales ont disparu, les cellules propres des villosités sont peu visibles et les noyaux des cellules ne se colorent plus par le carmin. La préparation était doublement colorée en violet, pour les bactéries, en rouge par le carmin pour le tissu. On voit, entre les papilles *p*, des fentes étroites qui ne sont autres que les glandes en tube de la muqueuse dont les cellules sont en partie détruites. Dans les fentes ou glandes de Lieberkühn altérées, on voit une quantité de bacilles si considérable qu'ils apparaissent colorés en violet bleu avec le très faible grossissement employé pour dessiner la figure 238. Au-dessous de cette couche, le tissu conjonctif mortifié de la muqueuse était le siège d'une hémorrhagie diffuse. La masse de globules rouges était très compacte, si bien que les noyaux de ces globules retenaient fortement la matière colorante violette et restaient par places colorés en violet.

En examinant ces mêmes coupes avec une lentille $\frac{1}{12}$ de Zeiss, on reconnaît quelques bacilles minces et courts dans la fausse membrane, mais en petit nombre et surtout à sa surface ou à sa limite inférieure, dans les interstices qui la séparent des villosités. Ces petits bacilles sont parfois mêlés à de grands bâtonnets provenant du mucus intestinal. Les bactéries qui siègent dans les glandes en tube ont toutes la forme et les dimensions des bacilles de la diphthérie. Elles sont très nombreuses, droites ou incurvées et agglomérées.

Comme la diphthérie des oiseaux constitue un processus parfois assez lent et de longue durée, il n'est pas étonnant qu'elle se complique de tuberculose, maladie assez commune chez les mêmes espèces animales, et il est de fait qu'on a souvent pris comme appartenant à la diphthérie des îlots semi-transparents ou des zones superficielles du foie qui doivent être rapportés à la tuberculose. L'examen histologique et bacillaire des coupes examinées après coloration ne permet pas de conserver le moindre doute. Si, en effet, on colore les coupes par le procédé de Ehrlich, les bacilles de la diphthérie se décolorent complètement et ne sont plus visibles, tandis que les bacilles de la tuberculose restent parfaitement colorés. Ces derniers sont en outre beaucoup plus nombreux que ceux de la diphthérie et tout autrement disposés. Ils siègent, ainsi que nous le verrons à propos de la tuberculose des oiseaux, dans des cellules volumineuses et ils sont plus longs, pourvus de spores, flexueux, etc.

§ 3. — Diphthérie du veau.

La diphthérie du veau, qui paraît assez commune en Allemagne, est tout à fait inconnue en France. Elle s'observe souvent d'une façon épidémique, commence par la muqueuse buccale, les joues, la langue, le voile du palais; elle se caractérise par une exsudation jaune pénétrant profondément dans la membrane muqueuse. Les fausses membranes ont une épaisseur assez grande qui peut atteindre un centimètre et demi. Souvent le larynx et les fosses nasales ont été affectés. Les symptômes généraux consistent dans une extrême fatigue avec écoulement de salive, jetage nasal, diarrhée, etc. La maladie, dont la durée est variable, se termine par la mort, en quatre ou six jours ou en quelques semaines.

A l'autopsie, on constate une diphthérie des voies respiratoires, une exsudation dans les alvéoles pulmonaires sous forme de nodules de pneumonie, une pleurésie fibrino-purulente et des fausses membranes de l'intestin.

Damman, qui a étudié cette diphthérie, a trouvé des micrococci et des bâtonnets dans les productions pseudo-membraneuses. Il a cru que les micrococci étaient l'agent contagieux de la diphthérie. Il a inoculé des lapins, qui sont morts le jour suivant. A l'autopsie, il a trouvé des hémorrhagies autour du point inoculé et beaucoup de micrococci. Ces résultats sont analogues à ceux que Tommasi Crudeli a obtenus en inoculant aux lapins la diphthérie de l'homme. Il est probable que ces lapins meurent de septicémie. Des individus employés aux soins des veaux malades ont gagné la diphthérie.

Löffler a observé sept cas de diphthérie du veau. Il n'a eu à sa disposition que des fausses membranes de la bouche. Il a coloré des coupes de la muqueuse avec du bleu de méthylène additionné de potasse. Sur ces préparations, la surface est fortement colorée en bleu. Au-dessous de cette première zone on a une large couche incolore, et profondément, à la limite des parties saines de la sous-muqueuse, une autre zone colorée en bleu.

La couche superficielle colorée est formée de bactéries variées au milieu desquelles les micrococci dominent. Il n'y en a pas dans la couche incolore, mais dans les parties colorées profondes, on trouve des bacilles unis en longs filaments ondulés. La longueur des bâtonnets est la moitié de celle des bacilles du charbon et cinq à six fois plus grande que leur épaisseur. La longueur des filaments ondulés est variable, mais généralement elle est considérable, et ils forment des touffes épaisses. Löffler est persuadé que ces bacilles sont la cause de la diphthérie du veau.

§ 4. — Diphthérie de l'intestin du lapin.

Ribbert (*Deutsch. med. Wochenschr.*, 1887, p. 141) a décrit, dans une épidémie de diphthérie de l'intestin des lapins, non seulement dans l'intestin, mais aussi dans les organes, des bacilles mobiles, d'une longueur de 3 à 4 μ, d'une épaisseur 1 μ à 1 μ, 4, arrondis, à leurs extrémités, formant aussi des filaments. Ils se développent surtout à la température du corps, mais aussi sur la gélatine en donnant des colonies transparentes, grisâtres, grenues, opalescentes; autour de la culture, il existe une zone dans laquelle la gélatine est trouble ; sur l'agar-agar, la culture est proéminente, brillante; sur les pommes de terre on obtient une couche blanchâtre et plate ; ces bacilles aérobies se colorent mal avec les couleurs simples d'aniline, mieux avec les couleurs anilinisées, et se décolorent après la méthode de Gram. En inoculant la culture dans la veine de l'oreille du lapin, l'animal meurt en 3 jours; les petits vaisseaux des organes sont remplis de bactéries. Après l'inoculation sous-cutanée, les ganglions lymphatiques voisins contiennent des masses de bactéries. En injectant une culture dans la bouche du lapin, il se développe des plaques de diphthérie sur l'intestin grêle.

D'après l'exposé précédent de ce que nous connaissons sur la diphthérie des animaux, on voit qu'on a affaire, pour chaque espèce animale, à des variations de siège et même de nature, car la diphthérie des veaux diffère complètement, par les caractères du micro-organisme décrit par Löffler, des parasites de la diphthérie des oiseaux. Ces derniers ont beaucoup d'analogie avec les bactéries de la diphthérie humaine, mais ne se conduisent point absolument de la même façon. La diphthérie du tissu conjonctif rétrobulbaire de l'orbite des poulets et celle de l'intestin de la perdrix n'ont pas d'analogue dans l'espèce humaine. D'une façon générale, la diphthérie des oiseaux est moins grave que celle de l'homme, et ne paraît pas être contagieuse pour lui, ce qui implique une différence marquée, comme espèce morbide.

Toutes ces variétés de diphthérie ont ceci de commun qu'elles affectent de préférence les jeunes sujets et qu'elles offrent chez eux une gravité plus grande que chez les individus âgés.

Pour ce qui est des organismes de la diphthérie humaine, les bacilles de Klebs et de Löffler et leurs produits chimiques sont les agents les plus importants de la production des fausses membranes et de l'intoxication générale de l'organisme dans la diphthérie vraie; mais nous ne nous dissimulons pas que les recherches bactériologiques relatives à cette maladie chez l'homme sont encore loin d'avoir dit leur dernier mot. En inoculant par une plaie la culture pure du bacille de Löffler, on donne aux animaux non seulement une pseudo-membrane, mais aussi les symptômes généraux, les lésions anatomiques des organes internes de la diphthérie et la paralysie. Il reste à savoir quel est le rôle du streptococcus qui accompagne constamment chez l'homme le bacille de Löffler. On pourrait peut-être supposer que le streptococcus joue chez l'homme le même rôle que la solution de continuité sans laquelle l'animal ne prendrait pas la diphthérie. Le streptococcus qui pénètre dans la profondeur des organes et qui se propage avec une grande facilité doit être aussi un facteur important dans la généralisation et dans la transmission de la maladie.

CHAPITRE IV

BLENNORRHAGIE

Historique. — Jousseaume[1] avait trouvé, dans le pus blennorrhagique, une algue constituée par de très longs filaments courbés qu'il avait appelés *genitalia.* Hallier[2] avait décrit des cocci contenus dans les globules blancs du pus et aussi dans les globules rouges des personnes atteintes de rhumatisme blennorrhagique. Il est douteux que Hallier ait réellement vu les parasites de la blennorrhagie. Salisbury (1873) avait vu aussi des filaments et des spores. Bouchard[3] a observé en 1878, dans le pus blennorrhagique, des microcoques légèrement effilés ayant l'apparence d'une virgule très courte, associés deux par deux ou en chaînettes. Il a constaté leur mobilité[4]. Ces premiers travaux appartiennent à la période de tâtonnements de la découverte du microbe[5] de la blennorrhagie qui a été trouvé par Neisser.

Définition. — La blennorrhagie virulente, maladie essentiellement contagieuse, consiste, comme on le sait, dans l'inflammation superficielle ou catarrhale de l'urèthre et des glandes annexes chez l'homme, transmise quelquefois aux vaisseaux lymphatiques dorsaux de la verge, et dans le catarrhe de la muqueuse uréthrale ou des membranes vulvaires et vaginales, chez la femme. Elle donne lieu parfois à une légère tuméfaction

1. *Des végétaux parasites de l'homme*, thèse de doct. Paris, 1862.
2. Hallier, *Zeitschrift für Parasitenkunde,* Iéna, 1859, t. I, p. 179.
3. *Des maladies par ralentissement de la nutrition*, Paris, 1882.
4. Bouchard, 2e addition à l'exposé de ses titres scientifiques, p. 11.
5. Nous n'employons pas le mot gonococcus parce que le mot gonorrhée est tiré des mots γόνος, semence, et ῥεω, couleur, ce qui signifie écoulement de sperme spermatorrhée.

des glandes lymphatiques ; elle peut se propager par les canaux déférents à l'épididyme chez l'homme, et même, quoique plus rarement, par l'utérus aux trompes chez la femme. Il est assez commun de voir survenir aussi, dans son cours, des inflammations des bourses séreuses et des gaines tendineuses, ou une véritable arthrite aiguë ou subaiguë d'une grande articulation comme le genou.

Étiologie. — La blennorrhagie virulente paraît être constamment sous la dépendance des micro-organismes arrondis (gonococci) découverts par Neisser[1]. L'exactitude de la description de Neisser a été vérifiée par tous ceux qui ont examiné le pus blennorrhagique par les procédés simples de la coloration des micro-organismes avec les couleurs d'aniline, car rien n'est plus facile que de les colorer avec le violet de méthyle ou la fuchsine sur des plaques où l'on a étalé et fait dessécher un peu de pus. Telles sont les publications de Welander, Watson-Cheyne, Bokaï, Haab, Aufrecht, Leistikow, Krause, Marchiafava, Petrone, Gamberini, Arning, Campana, Darier, Martineau, etc.[2]. Il est établi aujourd'hui que toutes les suppurations et les liquides inflammatoires formés sous l'influence de la blennorrhagie, tels que les suppurations des glandes de Bartholin, des follicules glandulaires de la vulve (Martineau), de la tunique vaginale dans l'épididymite (Horteloup et Julien), peut-être même les inflammations oculaires, les inflammations des gaines tendineuses et des synoviales articulaires, etc., contiennent généralement les mêmes micro-organismes.

Dans l'ophthalmie purulente des enfants nouveau-nés, on rencontre ordinairement le même microbe (Neisser). Krause[3], Crédé et Zweifel ont même prétendu que la conjonctivite des

1. NEISSER, *Ueber eine der Gonorrhoe eigenthümliche Micrococcen Form* (*Centralblatt f. d. Medic. Wissenschaft*, nº 28, 12 juillet 1879), — et *Die Micrococcen der Gonorrhoe* (*Deutsche med Wochenschrift*, 1882).

2. On pourra consulter, pour l'historique de la question, la revue de Bricon dans le *Progrès médical*, nºs 32 et 34, 1884. Plusieurs thèses ont été faites à Nancy et à Paris sur ce sujet, et en particulier celles de Weiss, *Le microbe du pus blennorrhagique* (Nancy, 1880) sous l'inspiration de Spielmann, de Jamin (thèse de Paris, 1883), d'Andret et de R. Mesnet (Paris, 1884). Le Dr de Pezzer a publié un mémoire sur le même sujet dans les *Annales des maladies génito-urinaires* (février et mars 1885).

3. KRAUSE, *Die Mikrokokken der Blennorrhoea neonatorum* (*Centralblatt f. d. prakt. Augenheilkunde*, mai 1882).

nouveau-nés est toujours due à la contagion par la mère au moment de l'accouchement. Cependant Sehling croit au contraire qu'il existe plusieurs variétés de ces conjonctivites dont l'une seulement est blennorrhagique. Kroner[1] de son côté a examiné, dans un grand nombre de conjonctivites infantiles, les microbes de l'œil comparés avec ceux de l'écoulement de la mère, et il n'a trouvé, à la fois, chez l'enfant et la mère, le microbe de la blennorrhagie que 63 fois sur 100. Il n'en est pas moins vrai que le lavage des yeux, à la naissance des enfants, avec des solutions antiseptiques, et en particulier avec le nitrate d'argent en très faible solution, a donné les meilleurs résultats et mis fin aux épidémies d'ophthalmie purulente si communes dans les maternités.

Ces micro-organismes, examinés à l'état frais, semblent être mobiles; ils sont exactement arrondis s'ils sont isolés; on les trouve souvent associés deux à deux ou par quatre, et alors ils sont aplatis les uns contre les autres. Ordinairement ils ne forment pas de chaînettes. Ils se disposent souvent en petits amas. Leur diamètre varie de 0µ,4 à 0µ,6. Nous avons rencontré souvent deux espèces de cocci dans le pus blennorrhagique, les uns plus volumineux qui siègent dans les cellules, les autres plus petits qui forment des amas arrondis et libres (voyez planche I). Ils se colorent très facilement par le bleu de méthylène, le violet de méthyle et la fuchsine, sur les lamelles où l'on a étalé et fait sécher le liquide de l'écoulement. Ils ne se colorent pas par la méthode de Gram. Bumm les a colorés avec le violet de méthyle dissous dans la toluidine; il enlevait le surplus de la couleur avec l'alcool. Lorsqu'on les examine après coloration, on s'assure qu'ils siègent à la fois dans le liquide, où ils sont libres, et à la surface, aussi bien que dans le protoplasma des globules de pus et dans les cellules épithéliales desquammées de la muqueuse.

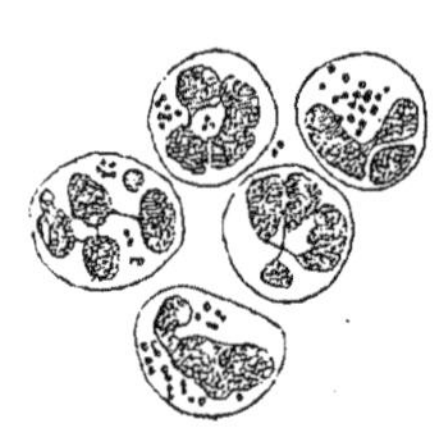

Fig. 243. — Cellules du pus blennorrhagique, vingt-quatre heures après le début de l'écoulement. Ces cellules montrent plusieurs formes de division de leurs noyaux, et, dans leur protoplasma, un nombre plus ou moins grand de microbes. — Grossissement de 600 diamètres.

Nous avons examiné le pus de la blennorrhagie dès son dé-

1. Kroner, 5e et 7e *Versamml. der Natur. f. u. Ærzte*, 1884.

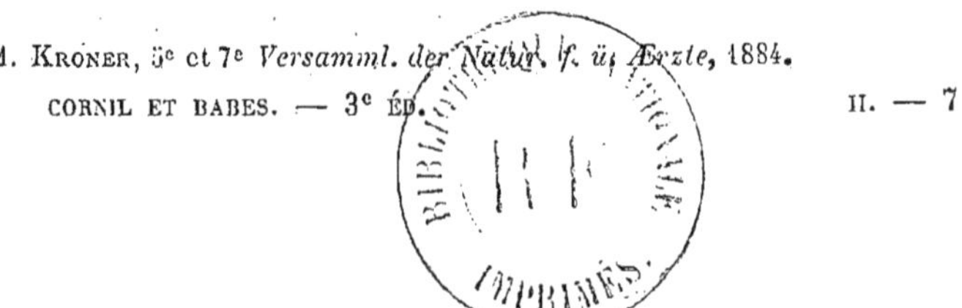

but, au premier et au second jour chez l'homme, et nous avons vu les microbes en quantité dans les cellules épithéliales et dans les globules de pus ou à leur surface (fig. 243). Il est possible que leur action, se portant d'abord sur les premières, en détermine la chute qui favorise ensuite la sortie des globules de pus, car l'action de ce micro-organisme paraît être locale d'abord sur la muqueuse où s'est fait le contact. La période d'incubation observée entre le contact infectant et l'époque de l'apparition de l'écoulement serait employée à la multiplication des micro-organismes, sans symptômes réactionnels, dans le revêtement épithélial de la muqueuse.

Le pus de la blennorrhagie de l'homme ne contient pas toujours d'autres organismes que des cocci; mais le pus des écoulements de la femme, recueilli à la vulve, à l'orifice de l'urèthre et dans le vagin, renferme en outre une quantité de grands bâtonnets ou filaments analogues au leptothrix buccalis, et des amas de grosses spores qui remplissent les cellules pavimenteuses et qui se trouvent à l'état normal à la surface de ces muqueuses. On y trouve aussi des bacilles et des filaments qui se colorent comme ceux du smegma.

L'examen direct du liquide des écoulements virulents nous a appris que les microcoques y étaient constants. Cela ne suffisait pas pour montrer le rôle des bactéries ; il fallait encore les isoler et les inoculer. Neisser, Leistikow, Krause, Löffler, prétendent avoir réussi à obtenir des cultures pures par les procédés de Koch. Constantin Paul[1] paraît être arrivé au même résultat avec les bouillons de Pasteur. Les inoculations entreprises avec ces cultures sur la muqueuse uréthrale et sur la conjonctive des animaux, des singes, des chiens, des lapins, des chats, des souris, etc., n'ont pas abouti. Bouchard a essayé aussi sans succès l'inoculation des cultures sur un malade dont l'œil était atteint de pannus. Cependant l'inoculation des cultures paraît avoir réussi chez l'homme entre les mains de Bokai et de Bockhart[2]. Ce dernier injecta dans l'urèthre d'un paralytique général presque moribond une seringue de Pravaz pleine d'une culture à la quatrième génération obtenue sur la gélatine. Il en résulta une blennorrhagie

1. Thèse de Chameron, Paris, 1884.

2. BOCKHART, *Beiträge zur Aetiologie und Path. des Harnröhrentrippers* (*Vierteljahrschrift für Dermatologie und Syphilis*, 1883, avec planches).

typique suivie d'une néphrite avec abcès multiples du rein droit. Le malade mourut dix jours après l'inoculation. Le rein gauche était normal. La muqueuse de l'urèthre était couverte de pus teinté de sang et les vaisseaux lymphatiques contenaient une grande quantité de micro-organismes. On retrouva ces éléments dans les abcès du rein. Dans la muqueuse enflammée, les cellules migratrices contenaient des cocci caractéristiques.

Pour être admise sans conteste, l'inoculation des cultures pures de gonococcus devait être tentée de nouveau avec succès. Welander[1] a réussi, il est vrai, avec des liquides de sécrétion blennorrhagique contenant des microcoques et il a échoué avec ces mêmes liquides stérilisés.

D'après ces recherches il était infiniment probable, sinon absolument certain, que la blennorrhagie est causée par un microbe particulier; cet organisme se rencontre toujours dans la blennorrhagie virulente, mais la preuve de la production de cette maladie avec des cultures du gonococcus n'était pas donnée encore d'une façon absolue.

Les travaux de Bumm[2] ont abouti à des résultats positifs; cet auteur a tenté d'abord la culture des bactéries prises dans l'uretère sur la gélatine peptone. Il a pu cultiver ainsi plusieurs espèces de bactéries ressemblant plus ou moins au microbe de Neisser. L'une de ces cultures, de couleur jaune citron, montrait des amas de microbes semblables au gonococcus. Une autre culture lui sembla avoir toutes les propriétés du staphylococcus aureus. Il a été plus heureux par l'inoculation du pus de la conjonctive sur du sérum de bœuf. Il obtint ainsi, vingt-quatre heures après l'inoculation, autour de la substance introduite, une bordure grisâtre, comme un petit voile et en l'inoculant de nouveau, il se développa une colonie identique composée d'îlots de microbes tout à fait semblables au gonococcus. Löffler avait obtenu le même résultat. Bumm, en inoculant une parcelle de cette culture pure dans l'urèthre d'une femme saine, a vu se développer le lendemain une légère tuméfaction avec rougeur de l'urèthre, et quelques jours après une blennorrhagie typique.

1. Quelques recherches sur les microbes pathogènes de la blennorrhagie (*Gazette médicale de Paris*, 7 juin 1884).

2. Bumm, *Der Mikro-Organismen der gonorrhoischen Schleimhaut-Erkrankungen*, Wiesbaden, 1885, avec 4 planches.

L'état aigu de cet écoulement dura trois semaines. Le liquide de la blennorrhagie renfermait toujours le gonococcus.

Bumm recommande, comme le meilleur milieu de culture, le sérum du sang de l'homme. On recueille le sang d'un placenta au moment où il est encore dans l'utérus. On lave la section du cordon avec le sublimé. A chaque contraction utérine il s'écoule un peu de sang, de telle sorte qu'on peut en recueillir 100 grammes dans un vase stérilisé. Le lendemain on a assez de sérum pur. On en met une couche à la surface d'un tube de sérum de bœuf, on stérilise de nouveau et on a une couche mince de sérum humain sur du sérum de bœuf.

La culture se développe de 33° à 37° comme une surface mince, transparente, brillante, avec des bords festonnés. Au bout de deux ou trois jours, la culture n'est plus apte à être inoculée et elle se dessèche.

La surface en est inégale, grenue, nuageuse, blanchâtre. Elle ne liquéfie pas le sérum. Après vingt-quatre heures on ensemence un autre tube avec le bord luisant de la première culture.

La culture pure a été inoculée deux fois dans l'urèthre de la femme avec le résultat le plus typique. Nous avons ainsi cultivé non seulement le microbe de la blennorrhagie, mais aussi celui de la vulvo-vaginite des enfants qui présente la même forme et la même localisation que la blennorrhagie de l'adulte. Ce dernier donne en effet parfois des cultures identiques à celles de Bumm. Cette constatation que nous avions publiée dans notre précédente édition (2e édit., 1886), a été vérifiée depuis par plusieurs auteurs.

Pour être absolument sûr du rôle spécifique du microbe de Neisser, dans la blennorrhagie de l'adulte et de l'enfant, il faudrait encore prouver que les autres microbes du pus sont impuissants à donner cette maladie. Il serait en même temps utile de préciser le rôle des microbes qui s'associent presque constamment au gonococcus. Nous avons constaté déjà en 1883 l'association du bacille de la tuberculose avec le microbe de Neisser. Bockhardt (*Monatsh. f. pr. Dermat.*) a montré que certaines complications de la blennorrhagie, les abcès péri-uréthraux, les bubons suppurés sont causés par le staphylococcus aureus. Weichselbaum a observé le streptococcus pyogenes dans une endocardite développée pendant une blennorrhagie.

La thérapeutique s'est tout naturellement emparée de cette

donnée nouvelle. Le nitrate d'argent paraît être un excellent agent de destruction du gonococcus. On a employé aussi avec succès le permanganate de potassium, le sulfate de quinine et le bichlorure de mercure.

Anatomie pathologique. — La blennorrhagie de l'homme se localise souvent à la région antérieure de l'urèthre, à la fosse naviculaire, plus rarement à la portion bulbeuse et à la région prostatique. Celle de la femme peut, à l'état subaigu, rester très longtemps localisée dans les glandes et follicules de la région vulvaire. Bumm, dans la 2e édition de son livre sur la *Gonorrhée,* constate que les microbes spécifiques ne sont pas localisés dans le vagin, ni sur la vulve. Ceux-ci viennent de l'urèthre ou de l'utérus. Il faut que la muqueuse sur laquelle poussent les gonococci possède de l'épithélium cylindrique.

La formation des cellules lymphatiques, la desquamation des cellules épithéliales, la présence des globules sanguins en plus ou moins grande quantité, la congestion vasculaire, etc., sont les mêmes sur la muqueuse uréthrale que sur toute muqueuse enflammée. D'après Bumm, les bactéries pénètrent entre les cellules d'épithélium jusqu'au corps papillaire de la muqueuse, après quoi on observe une migration de cellules lymphatiques. Les cellules sont dissociées par cette inflammation, et il en résulte une exsudation fibrineuse contenant des cellules lymphatiques et des microbes entre les cellules d'épithélium. Les mêmes lésions se trouvent dans la conjonctive (voyez fig. 244). La guérison arrive à la suite d'une migration plus grande de cellules rondes chargées de bactéries, de sorte qu'on peut dire que les bactéries pénètrent d'abord le revêtement épithélial et sont ensuite éliminées par les cellules lymphatiques. Bumm pense que le terrain sur lequel les bactéries se sont développées subit une modification chimique qui le rend inapte à la culture des gonococci, et que telle est la raison de la guérison. Lorsque l'inflammation est très intense, elle envahit plus ou moins le tissu conjonctif sous-muqueux et même le tissu érectile des corps spongieux. Il en résulte quelquefois une inflammation des vaisseaux lymphatiques de la région dorsale de la verge, caractérisée par des traînées et des cordons.

Lorsque le tissu conjonctif sous-muqueux, très enflammé, est infiltré de cellules lymphatiques, lorsque le corps spongieux est lui-même atteint, son tissu érectile ne peut plus se prêter à l'érection. Celle-ci, si fréquente et si douloureuse dans la blennorrhagie aiguë, donne alors lieu au gonflement des corps caverneux et du gland. Il en résulte ce qu'on appelle la blennorrhagie cordée, dans laquelle la corde est formée par l'urèthre, l'arc par les corps caverneux et le gland tuméfiés.

Le pus blennorrhagique possède des propriétés irritantes

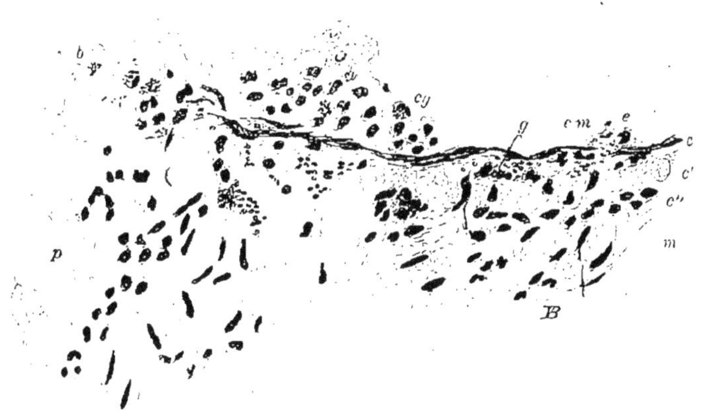

FIG. 244. — Coupe de la conjonctive dans une conjonctivite blennorrhagique chez un enfant.

c, couche superficielle de l'épithélium soulevé en e par des cellules migratrices cm et des microbes; c', couche muqueuse de l'épithélium parsemée de cellules migratrices et présentant des espaces arrondis remplis de microbes; p, pli conjonctival montrant une lésion plus avancée, et en particulier une dissociation des cellules épithéliales; c'', surface de la muqueuse couverte de cellules migratrices; m, muqueuse parcourue de vaisseaux dilatés.

spéciales en vertu desquelles il se développe souvent des végétations papillaires à la surface du prépuce. Lorsque la blennorrhagie est ancienne et qu'elle a duré plusieurs mois ou plusieurs années, le tissu conjonctif de la muqueuse est souvent épaissi par cette inflammation chronique.

Les rétrécissements de l'urèthre sont le plus ordinairement causés par l'organisation fibreuse du tissu conjonctif de la muqueuse uréthrale. Des végétations analogues aux bourgeons charnus, des trajets sinueux ou irréguliers du canal causés par ces végétations, tels sont les accidents de la blennorrhagie chronique. Des nodules fibreux durs, criant sous le scalpel, sont observés quelquefois autour de l'urèthre, à la base du gland ou au niveau de la fosse naviculaire; ils compriment le canal au point de constituer des rétrécissements qu'on ne peut vaincre que par l'uréthrotomie.

CHAPITRE V

TYPHUS

§ 1. — Fièvre typhoïde.

Historique. — Il n'entre pas dans notre pensée d'exposer ici l'histoire complète de la fièvre typhoïde au point de vue de son anatomie pathologique, de ses symptômes et de son étiologie. Nous renvoyons pour son anatomie pathologique au traité de Louis[1], à l'atlas de Cruveilhier, et pour son histologie pathologique au *Manuel d'histologie* de Cornil et Ranvier.

Nous n'entendons traiter ici que l'histoire des bactéries qui sont en rapport avec la fièvre typhoïde et leur rôle dans l'étiologie, la physiologie et l'anatomie pathologique de cette affection.

Recklinghausen[2] avait décrit en 1871 des masses de microbes siégeant dans les abcès consécutifs à la fièvre typhoïde ; Klein[3] avait trouvé diverses espèces de micro-organismes dans les lésions de cette maladie ; Socoloff[4] avait vu, dans l'intestin et dans les ganglions lymphatiques, des amas de microbes et de bacilles dans les espaces lymphatiques ; Brovicz (1875) est le premier qui ait vu bien nettement des bactéries allongées dans la rate ; Fischl[5] avait aussi trouvé des bactéries dans la rate, qui semblent se rapporter à celles qu'Eberth a déterminées plus tard,

1. Louis, *Recherches anatomiques, pathologiques et thérapeutiques sur la maladie connue sous le nom de fièvre typhoïde*, 2e édition, 1841.
2. Recklinghausen, *Wurtzburger Zt.* 10 juin 1871.
3. Klein, *Report of the med. off. of the Privy Council and Local Gov. board*, VI, 1874. *Centralblatt*, 1874, n° 692, reports 1876.
4. Socoloff, *Virchow's Archiv*, t. LXVI.
5. Fischl, *Prager med. Wochenschr.*, 1878.

car il les considère comme des micrococci souvent ovoïdes; Maurice Reynaud[1], Letzerich[2] ont vu des colonies de cocci; mais ce furent en réalité Eberth[3] et Klebs[4] qui ont donné la première description détaillée et exacte des bacilles qu'on observe dans la fièvre typhoïde. Les travaux de ces deux anatomo-pathologistes ont fait admettre l'existence de bacilles propres à la fièvre typhoïde. Ils ont été étudiés depuis par un grand nombre d'auteurs parmi lesquels nous citerons Meyer[5] et Friedländer[6].

Gaffky a isolé, par la culture, les micro-organismes de cette maladie et les a décrits dans un travail du laboratoire de Koch, inséré dans le second volume des *Mittheilungen des k. Gesundheitsamte*.

Définition. — La fièvre typhoïde (typhus abdominal, iléotyphus, dothiénentérie) est une maladie infectieuse, le plus souvent endémique, mais quelquefois aussi épidémique lorsqu'elle débute dans un pays, dans un village ou une ville qui en étaient jusque-là indemnes. Elle est caractérisée par une fièvre à type continu comme une septicémie, et par des lésions anatomiques, par des ulcérations des plaques de Peyer et des follicules clos de l'intestin, une tuméfaction des ganglions lymphatiques du mésentère et de la rate, par un catarrhe pulmonaire et des lésions parenchymateuses du rein et du foie.

Forme et siège des bacilles. — Eberth, pour étudier les bactéries de la fièvre typhoïde, faisait durcir dans l'alcool des morceaux de la rate, des ganglions lymphatiques et de l'intestin. Il traitait les coupes par l'acide acétique cristallisable avant toute coloration, et il les examinait au microscope à un grossissement de 100 à 200 diamètres. Il trouvait alors de petit amas de bactéries. Mais il n'en découvrait pas dans chaque coupe, et il avait classé les 12 faits de fièvre typhoïde où il avait rencontré des bacilles, suivent le nombre des îlots bactériens, de la façon suivante : dans un premier groupe de faits, où il y avait peu de bactéries, il ne trouvait qu'un ou deux îlots bactériens sur cinq ou six coupes examinées ; dans les cas moyens il y avait environ

1. Maurice Raynaud, Académie de médecine, 1880.
2. Letzerich, *Archiv f. experim. Path.*, XIV.
3. Eberth, *Virchow's Archiv*, t. LXXXIII, p. 486.
4. Klebs, *Handb. der path. Anat.*, fascicule VII et *Archiv f. exp. Path.* t. XII, p. 381.
5. Meyer, *Berliner inaug. Diss.*, 1881.
6. C. Friedlander, *Verhandl. d. Berliner phys. Gesellsch.*, 1881.

un îlot de bactéries par coupe ; lorsque ces bactéries étaient abondantes, chaque préparation contenait de deux à trois colonies. Dans un seul fait il a pu voir jusqu'à 25 colonies dans chaque coupe. Quelquefois un ganglion ne présente aucune colonie de bacilles, tandis qu'un ganglion voisin en contient beaucoup. Eberth a pu voir des bacilles colorés par l'hématoxyline ou par le violet de méthyle et le brun de Bismarck, mais la coloration lui a paru difficile à obtenir, et il préférait les coupes non colorées traitées par l'acide acétique. Les colonies, mal limitées, irrégulières et en réseau, avaient de 10 à 100 μ de diamètre.

Sur 23 autopsies de fièvre typhoïde examinées, Eberth a trouvé 12 fois seulement des bactéries ; les ganglions en présentaient toujours dans ces 12 faits ; la rate ne lui en a offert que 6 fois. Dans les ganglions lymphatiques, les micro-organismes siègent entre les cellules rondes en multiplication, au milieu du tissu réticulé, quelquefois même dans l'intérieur des vaisseaux. Dans la rate, ils sont libres entre les cellules de la pulpe splénique ; dans l'intestin, ils se rencontrent au milieu du tissu épaissi des plaques de Peyer.

Pour ce qui est de la forme des micro-organismes, on pourrait croire, dit Eberth, en examinant un des îlots qu'ils forment par leur agglomération, qu'il s'agit de cocci arrondis ; mais, dans les points où ils se laissent voir individuellement, on reconnaît que ce sont des bâtonnets ayant à peu près la dimension des bacilles minces qu'on trouve dans le sang putréfié, avec cette différence qu'ils sont ovoïdes, allongés, terminés par des extrémités arrondies, comme des aiguilles émoussées à leurs deux bouts. Il n'a jamais rencontré de cocci sphériques. Ces bacilles ont un contour fin ; leur substance est homogène et difficile à colorer. Ils diffèrent, par la difficulté de leur coloration, des bacilles du sang putréfié et de ceux qu'on trouve sur les parties mortifiées de l'intestin, car ces derniers sont au contraire très facilement et très fortement colorés par le violet de méthyle. D'après Eberth, les bactéries sont d'autant plus nombreuses qu'on examine les organes à une époque plus rapprochée du début de la fièvre typhoïde.

Nous avons représenté dans la planche I les bacilles de la fièvre typhoïde à un grossissement de 1000 diamètres ; la figure 245 les montre à un grossissement d'environ 1500. Leur grand diamètre mesure 2μ ; leur épaisseur est de 0μ,3 à 0μ,4 en moyenne. Leur extrémité est habituellement un peu plus colorée que leur partie centrale par les couleurs d'aniline. Parfois on voit au centre du bacille coloré un espace clair ou vacuolaire qui a été regardé comme caractéristique par Artaud (*Étude sur l'étiologie de la fièvre typhoïde*, Paris 1885). Chantemesse et Widal ont vu que cette vacuole était en rapport avec une dégénérescence du bacille, et qu'on pouvait la faire apparaître artificiellement en le cultivant sur un terrain peu nutritif, par exemple sur de la gélatine additionnée de $\frac{1}{20}$ d'acide phénique.

On arrive à les colorer avec la safranine, la fuchsine (Babes) ou avec le violet de méthyle. Koch et Gaffky se sont servis du bleu de méthylène en solution alcoolique forte. Les coupes doivent y rester vingt-quatre heures, à moins qu'on n'ait placé le bain colorant dans une étuve à 40°. Encore est-il que la coloration bleue des bacilles est peu durable.

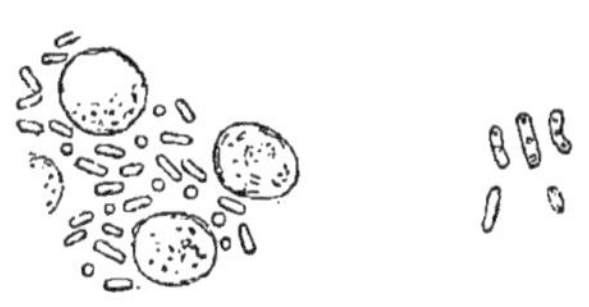

Fig. 245. — Bacilles de la fièvre typhoïde.

Nous avons indiqué à la page 83 la méthode de Kühne applicable aux coupes de la rate. Gram recommande, pour colorer ces bacilles, de mettre les coupes, après coloration, pendant une ou deux minutes dans la solution de sublimé à 1 p. 100 ; mais il est douteux que le dessin qu'il en donne dans la seconde édition du *Manuel de technique* de Friedländer se rapporte aux bacilles de la fièvre typhoïde, car les bactéries qu'il a dessinées sont au moins aussi volumineuses et aussi longues que celles du charbon.

D'après nos recherches[1], sur les coupes des plaques de Peyer observées au début de leur tuméfaction, on rencontre les bâtonnets courts à extrémités arrondies, que nous venons de décrire, dans les glandes en tubes ou dans le tissu conjonctif de la muqueuse, surtout autour des culs-de-sac des glandes en tubes. Dans ces plaques qui sont formées, comme on le sait, de cellules rondes analogues aux leucocytes et de grandes cellules en voie de multiplication, les bâtonnets représentés en *b* dans la figure 246 siègent surtout en dehors des cellules. Tandis qu'au début des lésions des plaques de Peyer, ces bacilles sont nom-

1. Babes, *Journal de l'anatomie*, janvier 1884. — Cornil, *Leçons orales de l'Hôtel-Dieu et de la Faculté de médecine*, 1884-85.

breux, ils deviennent ensuite plus rares et il survient d'autres bactéries à leur place. On sait en effet que les ulcérations des plaques sont précédées habituellement par une nécrose superficielle plus ou moins marquée, suivant qu'il s'agit des plaques dures ou des plaques molles décrites par Louis. Dans cette période de la nécrose des plaques, on y rencontre des bacilles

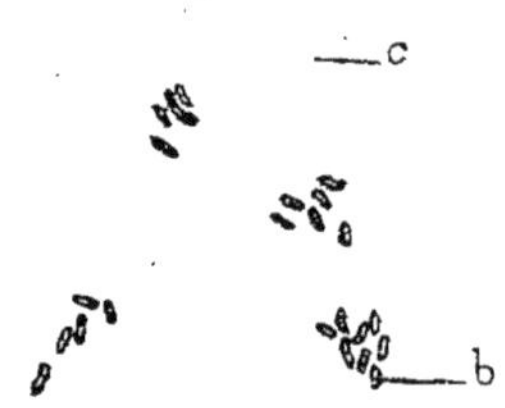

Fig. 246. — Coupe d'une plaque de Peyer (800 diamètres).

c, cellules hypertrophiées et granuleuses ; *b*, bacilles siégeant surtout entre les cellules.

allongés, minces, formant des agglomérations de filaments qui siègent souvent dans les vaisseaux sanguins ou dans les espaces lymphatiques de la muqueuse gangrenée.

A la surface de la partie superficielle mortifiée des plaques de Peyer, on voit souvent une couche épaisse formée de bactéries rondes, infiltrées dans le tissu mortifié ou réunies en zooglœes (fig. 247, *z*). Dans ces zooglœes, les microbes ayant de 0μ,4 à 0μ,5 de diamètre sont plus denses et plus fortement colorés du côté de la profondeur du séquestre que du côté de la surface. Auprès de ces bactéries, il y en a de plus petites formant des zooglœes bien limitées, avec beaucoup de substance gélatineuse intermédiaire *z'*. On peut conclure de la disposition des bactéries, qu'elles pénètrent par la surface et qu'elles envahissent successivement le tissu mortifié ; on distingue souvent une couche superficielle vitreuse, striée, parallèle à la surface *tr*, et dans la profondeur des follicules *f*, composés de petites cellules, des débris de noyaux et des vaisseaux dilatés *v*, contenant des micro-coques ou des bacilles. Une autre accumulation de microbes, qui ressemblent à ceux de la surface, existe souvent au-dessous du séquestre, à la surface du tissu embryonnaire qui forme la ligne de démarcation profonde de la partie mortifiée. Dans la profondeur des parois intestinales et surtout entre les couches muscu-

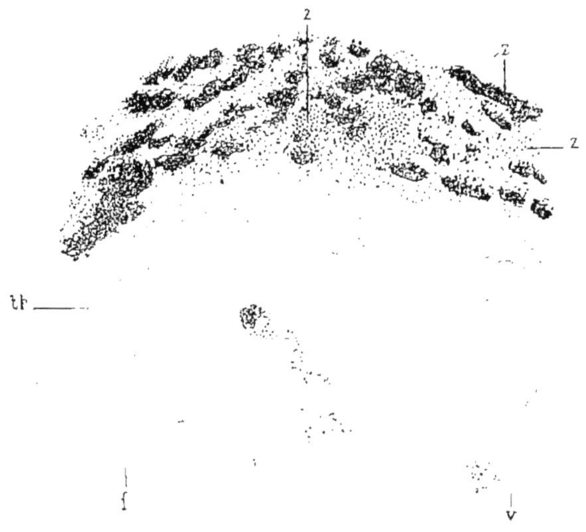

FIG. 247. — Coupe de la partie mortifiée superficielle d'une plaque de Peyer de l'intestin dans la fièvre typhoïde (Grossissement : 200 diamètres environ).

z, couche superficielle du tissu mortifié formée par des masses énormes de microbes disséminés ou en zooglœe plus fortement colorée du côté de la profondeur qu'à la surface; *z'*, une autre espèce de microbes en zooglœe avec beaucoup de substance gélatineuse intermédiaire; *tr*, travées de tissu fibreux pâle parallèles à la surface; *f*, follicules mortifiés. On peut suivre la pénétration des microbes dans les vaisseaux dilatés *v*.

laires de l'intestin, peut-être dans l'intérieur du plexus lymphatique, on constate souvent les bacilles de la fièvre typhoïde (W. Meyer).

Le sang, recueilli pendant la vie des malades, montre exceptionnellement des bacilles de la fièvre typhoïde situés entre les globules rouges; il y a aussi quelquefois des bacilles en voie de division. A côté de ces éléments, on rencontre de gros globes ronds, hyalins, qui se colorent fortement à leur périphérie par les couleurs d'aniline, tandis que leur centre reste habituellement incolore, et sur la signification desquels on n'est pas encore fixé. Il n'est pas probable qu'on puisse jamais faire le diagnostic par l'examen microscopique du sang, car les bactéries y sont très rares.

Les bacilles de l'intestin sont si nombreux, et ils se rencontrent parfois avec leurs diverses formes en si grand nombre à la surface des plaques de Peyer, qu'il est difficile de dire quels sont ceux qui appartiennent à la fièvre typhoïde. Mais on n'a plus ce même doute lorsqu'on examine les organes éloignés de l'intestin, tels que les glandes lymphatiques du mésentère, la rate, le foie et les reins.

Les ganglions lymphatiques du mésentère tuméfiés, infiltrés et d'aspect médullaire, offrent souvent, entre les grandes cellules hypertrophiées de la substance corticale, les mêmes globes colorés que nous venons de signaler dans le sang.

La figure 248 montre une coupe d'un ganglion dans lequel, au milieu des cellules tuméfiées *c,* qui sont situées sous la capsule *cp,* on voit des masses arrondies très fortement colorées par l'aniline, tantôt exactement sphériques *gl,* tantôt irrégulières et formées de blocs granuleux dissociés qui, avec un plus fort grossissement, se montrent composés de bacilles.

La rate, qui est constamment hypertrophiée dans la fièvre typhoïde, contient habituellement des bacilles qui ont été très bien décrits par Eberth. On peut s'assurer de leur présence dans cet organe en y prenant directement du sang pendant la vie par une ponction à l'aide de la seringue de Pravaz. Maragliano [1] a employé cette méthode de recherche dont le docteur Sciamma de Rome s'était servi déjà et qui paraît être sans danger, lorsque la canule de la seringue a été nettoyée et chauffée de façon à être bien stérilisée. Maragliano a vu ainsi, dans le sang de la rate, des bâtonnets à contours fins et très minces analogues à ceux décrits par Klebs et Eberth. Mais il a rencontré aussi à côté d'eux des bactéries rondes plus nombreuses. A la fin de la maladie, et pendant la convalescence, ces organismes disparaissent du sang de la rate. Il a essayé des cultures avec ce sang et il a obtenu le développement de bacilles de diverses grandeurs. Hein [2] a aussi recueilli, avec la seringue de Pravaz, du sang de la rate sur les malades atteints de la fièvre typhoïde, il a reconnu les bacilles caractéristiques, qu'il a réussi à cultiver. Ce procédé, qui n'est sans danger qu'entre les mains d'hommes habitués à l'emploi de l'antisepsie, ne fait pas toujours reconnaître les bacilles de la fièvre typhoïde par la recherche microscopique simple ; mais l'ensemencement du sang de la rate pris sur le vi-

1. *Centralblatt f. d. med. Wissensch.* octobre 1882.
2. *Centralblatt f. d. med. Wiss.*, 4 octobre 1884.

vant donne au contraire des résultats tout à fait sûrs et constants.

Fränkel et Simmonds (*Centralblatt f. klin. Medicin*, 31 octobre 1885) ont toujours trouvé les bacilles dans les cultures de la rate; mais ils ne les ont pas rencontrés à l'examen microscopique de rates placées dans l'alcool immédiatement après la mort. Si l'on conserve la rate quelques jours avant de la mettre dans l'alcool, les bacilles s'y multiplient de telle sorte qu'on peut alors les voir facilement sur les coupes. Ils n'ont point vu de bacilles dans le sang des malades. Chantemesse et Widal ont aussi cultivé le sang de la rate dans la fièvre typhoïde; ils n'ont trouvé de bacilles en abondance dans le sang que dans le placenta d'une femme enceinte ayant avorté pendant une dothiénentérie.

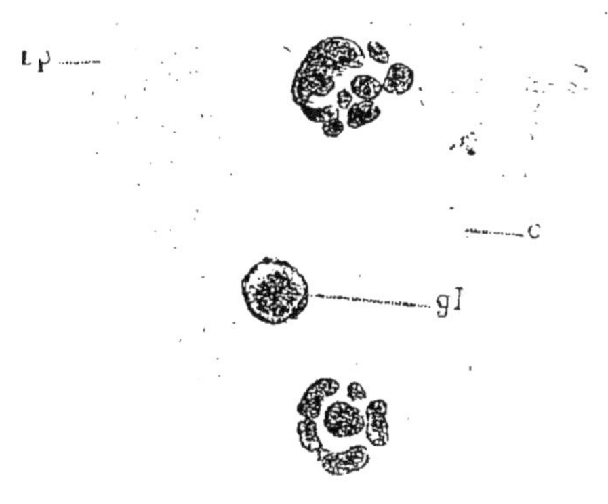

Fig. 248. — Coupe de la périphérie d'un ganglion lymphatique dans la fièvre typhoïde.

c, cellules lymphatiques tuméfiées; entre les cellules il y a des masses hyalines *gl*, formant des globes ou des amas de débris de globes hyalins (100 diamètres).

Gaffky[1], sur 22 rates de fièvre typhoïde dont il a examiné les coupes, a trouvé 20 fois des bacilles disposés en petits îlots ou colonies; cette disposition est aussi caractéristique que la forme des bactéries isolées.

Dans les préparations de la rate que nous avons faites (fig. 249), nous avons pu constater un état embryonnaire du tissu fibreux, une prolifération du tissu réticulé lymphatique *e* autour des ar-

1. *Mittheilungen aus der kais. Gesundheitsamte*, t. II.

tères *a*, une prolifération des cellules endothéliales des petites veines *v* qui se détachent de la paroi et dont le protoplasma granuleux contient parfois des globules rouges. Les cellules de la pulpe *c* sont tuméfiées et contiennent parfois des globules rouges. On trouve aussi beaucoup de globules rouges libres et de granules entre eux. Les foyers de bactéries siègent le plus souvent près de la surface de l'organe, dans les parties centrales de la pulpe correspondant aux lacunes très dilatées *b*. Autour du foyer bactérien, les cellules sont souvent en multiplication indirecte, *m*. Très fréquemment il existe, dans le tissu où siègent les bacilles, des parties nécrosées, dans lesquelles les cellules sont unies en même temps que leurs bords sont effacés ; entre les cellules, on voit des grains qui se colorent de la même façon que les bacilles. Nous ne doutons pas qu'il ne s'agisse là d'anciens foyers de bacilles *n*.

D'après Gaffky, le *foie* est, avec la rate, l'organe dans lequel on trouve le plus constamment les bacilles de la fièvre typhoïde, sous forme d'îlots ou foyers plus ou moins grands et plus ou moins nombreux. Le foie présente toujours dans la fièvre typhoïde des lésions qui consistent dans un état granulo-graisseux des cellules qui sont distendues et montrent souvent plusieurs noyaux. Il existe de plus, assez souvent, dans cet organe, de petits noyaux irréguliers qui ont été signalés autrefois par Friedreich et considérés par lui comme des néoplasmes lymphatiques. Il est possible que ces nodules soient en rapport avec des bactéries. Gaffky ne donne pas sur ce point une solution positive. Il a examiné les coupes de 13 foies de fièvre typhoïde, et dans tous les cas, sans exception, il a observé des colonies de bacilles.

Eberth n'avait pas trouvé ces bacilles dans le *rein* des malades atteints de fièvre typhoïde. Bouchard a constaté leur présence dans les urines et aussi dans les reins sous forme de bactéries en bâtonnets. Gaffky, sur sept cas examinés, a trouvé trois fois des bacilles. Nous les avons observés aussi dans les vaisseaux du rein ; mais on ne les a pas vus bien nettement dans l'intérieur des tubes urinifères. Il est cependant probable qu'ils passent dans la cavité de ces tubes pour être ensuite éliminés par les urines.

Les lésions du *larynx* et de la *trachée* ont été bien étudiées par Klebs et Eppinger[1] qui ont donné des dessins des ulcérations à

1. *Handbuch der path. Anatomie*, septième livraison, 1880.

divers degrés, qui surviennent chez les individus atteints des complications laryngées de la fièvre typhoïde (laryngo-typhus). Ces auteurs ont rapporté les inflammations laryngiennes observées du côté de la muqueuse et des cartilages du larynx, à la présence des

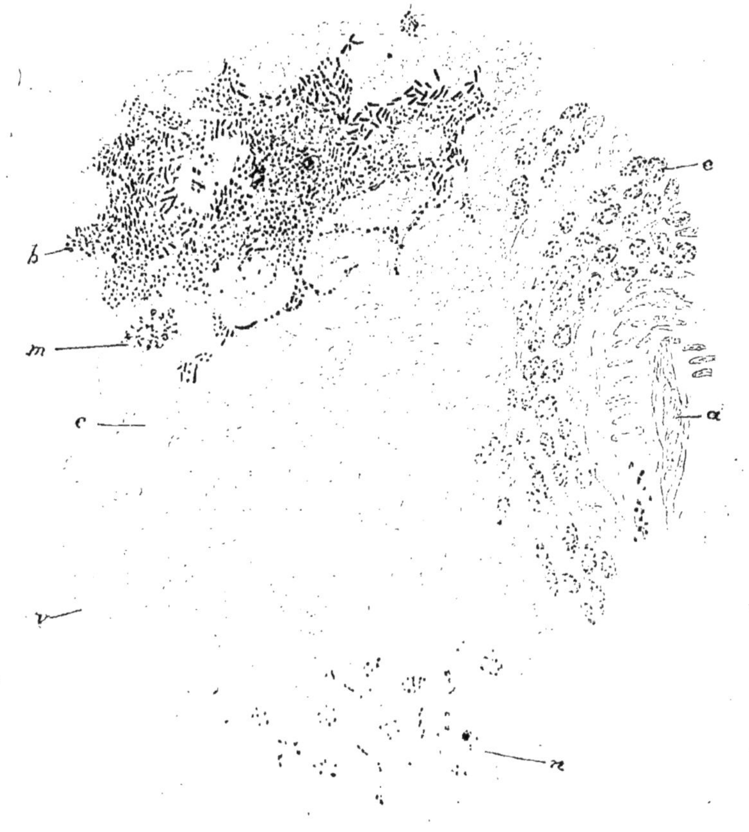

Fig. 249. — Coupe de la rate dans la première semaine de la fièvre typhoïde.

v, vaisseau dont les cellules endothéliales sont gonflées : *b*, bacilles en foyers dans les cellules de la pulpe splénique ; *c*, cellules de la pulpe contenant des globules rouges ; *e*, tissu réticulé qui entoure l'artère ; *m*, cellule en multiplication indirecte ; *a*, artère autour de laquelle on voit du tissu embryonnaire ; *n*, noyau nécrobiotique.

bacilles, et ils ont vu de plus que les altérations nécrosiques de la muqueuse et des cartilages étaient en rapport avec la présence de grandes zooglœes de microcoques ronds. Nous avons vérifié plusieurs fois leur description des ulcérations du laryngo-typhus.

Gaffky a examiné aussi plusieurs *poumons* atteints de congestion et de splénisation dans la fièvre typhoïde, et il a trouvé des bactéries de diverses espèces, dont quelques-unes peuvent passer pour des bacilles de cette maladie ; mais ils étaient isolés et non groupés en îlots, et comme dans les autres organes, dans l'intestin, dans les ganglions mésentériques, la rate, le foie et les reins, ces bactéries sont toujours groupées en petites colonies, il n'ose pas affirmer qu'il s'agisse réellement des bâtonnets de l'iléo-typhus. Il peut en effet pénétrer, dans les voies aériennes, diverses espèces de schizomycètes provenant de l'air extérieur, ou des aliments, ou de la salive, ou d'ulcérations laryngées.

Nous avons constaté, dans la pneumonie lobaire flasque des typhiques, auprès du bacille de Gaffky, le streptococcus du pus et le microbe lancéolé de Pasteur; dans la gangrène pulmonaire compliquant l'iléo-typhus, il existe une foule de bactéries, le leptothrix et les spirochætes de la bouche entre autres. Il est certain qu'on trouve constamment, soit dans le sang, soit dans les différentes lésions observées, des micro-organismes de diverses espèces.

Les lésions des plaques de Peyer, celles des ganglions, de la rate, du foie et du rein présentent, au début et pendant la période d'état de la fièvre typhoïde, une espèce prédominante et qui lui appartient en propre. Ce sont des bacilles de Klebs et Eberth, qui ont une forme spéciale et qui se groupent en petits amas caractéristiques.

Mais les ulcérations intestinales sont le siège, à un moment donné, de mortifications, qui s'accompagnent de la formation de zooglœes de microcoques à leur surface ; les bacilles qui existent à l'état normal dans le mucus intestinal tapissent aussi ces ulcérations et peuvent pénétrer dans l'intérieur du tissu de la muqueuse enflammée et ulcérée. Les vaisseaux lymphatiques qui partent de l'intestin charrient assurément parfois des microcoques, car on en a trouvé dans les ganglions mésentériques. Gaffky en a rencontré des foyers dans une de ses observations. Divers auteurs ont vu des microcoques dans le sang de la rate recueilli pendant la vie et dans le sang pris au bout du doigt. Enfin les pustules d'ecthyma, les inflammations pustuleuses et furonculeuses qui viennent si souvent en divers points, mais surtout sur la région du sacrum, pendant le cours de la fièvre typhoïde, contiennent toujours, soit dans la sérosité louche du début de ces éruptions, soit dans le pus lorsqu'il s'y est formé, des microcoques ronds, des diplocoques ou des chaînettes. Nous avons observé ces micro-organismes à la première piqûre faite au début de l'apparition de ces éruptions cutanées et constaté par les cultures qu'il s'agissait du staphylococcus aureus ou du streptococcus pyogenes. Anton et Futterer ont observé le staphylococcus aureus dans les oreillons qui compliquent la fièvre typhoïde (*Münchn, med. Wochenschr.* 1888, n° 19).

Il existe toujours une grande quantité de micro-organismes dans les eschares gangreneuses de la peau. Dans la figure 250, nous avons représenté la ligne de démarcation d'une partie mortifiée de la peau *s*, qui est formée par une substance pâle granuleuse. Dans la région qui est encore en connexion avec le tissu embryonnaire, à la limite de la nécrose, on trouve une grande masse de cellules migratrices et des cellules adipeuses *g*, qui se continuent dans le tissu sous-cutané. Dans ce dernier tissu, on voit un nombre considérable de microbes ronds ou en zooglœes *z*. Les zooglœes siègent surtout dans des vacuoles qui semblent être des cellules graisseuses, et parfois dans de petits vaisseaux ou fentes lymphatiques. Du côté de la profondeur, ces microbes sont bien limités *t*, *c*, tandis qu'ils pénètrent d'une manière diffuse dans le séquestre. A la surface de la perte de substance dont le séquestre est déjà séparé *z*, on trouve des cellules qui ressemblent beaucoup à celles que nous avons décrites autour du séquestre du choléra des poules. La couche profonde de ces éléments contient beaucoup de bactéries.

Les grands ulcères de décubitus donnent parfois lieu à une véritable septicémie ou pyémie, et on observe alors, à l'autopsie, de petits abcès ou îlots inflammatoires du rein et du foie, ou du poumon. Dans le liquide de ces abcès, on trouve les mêmes micro-organismes que ceux des pustules cutanées.

Brieger et Ehrlich [1] ont observé les bacilles de l'œdème malin dans un fait de fièvre typhoïde, dans les circonstances suivantes : à la suite d'injections sous-cutanées de musc, il se développa chez deux malades, au point où la piqûre avait été faite, un œdème gangreneux accompagné de la production de gaz sous-cutané. Dans le liquide de l'œdème, on trouvait les grands bacilles dont nous

1. Brieger et Ehrlich, *Œdème malin et fièvre typhoïde* (*Berliner Klinische Wochenschrift*, 1882, n° 44).

avons donné la description t. I, page 282. L'injection de ce liquide à des animaux leur donnait la maladie expérimentale connue sous le nom d'œdème malin de Koch ou septicémie de Pasteur.

Brieger a obtenu, par la culture pure de grandes quantités de bacilles de la fièvre typhoïde, un poison particulier, une pto-

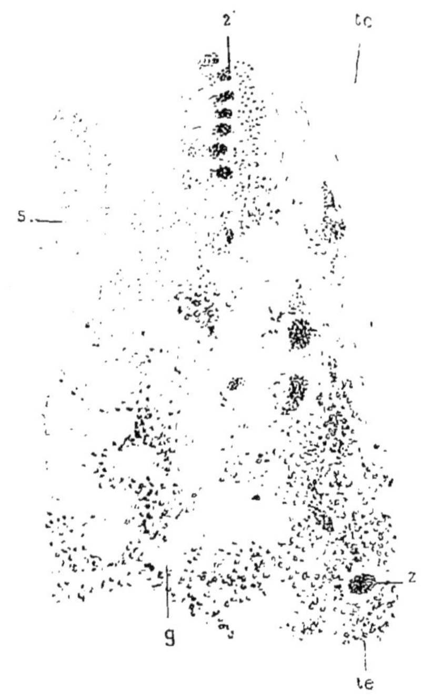

Fig. 250. — Mortification de la peau.

s, tissu mortifié; *g*, cellules graisseuses. A la limite du tissu mortifié, il existe une série de vacuoles allongées et, au-dessous d'elle, des amas de microbes. Entre la partie mortifiée et le tissu vivant, on voit un tissu embryonnaire contenant beaucoup de microbes, surtout dans les vacuoles qui correspondent aux cellules graisseuses; *tc*, tissu conjonctif (Grossissement de 100 diamètres).

maïne, ainsi que nous l'avons dit précédemment (t. I, p. 61).

Ainsi plusieurs formes différentes de bactéries peuvent se rencontrer dans les lésions multiples et de différente nature qu'on observe dans le cours de la fièvre typhoïde, les unes qui paraissent lui appartenir en propre, les autres qui se rapportent aux complications amenées par la nécrose et l'ulcération des plaques, c'est-à-dire la septicémie et la pyémie.

Culture des bacilles de la fièvre typhoïde. — Il restait à isoler, par les cultures, les bacilles de la fièvre typhoïde. De nombreuses tentatives ont été faites dans ce sens. Coze et Feltz[1] avaient essayé avec le sang des malades enfermé dans des ballons, et ils avaient trouvé au bout de trois mois de petites cellules ovoïdes isolées ou en séries. Birch-Hirschfeld[2] n'a pas mieux réussi en employant les liquides de cultures de Pasteur. Letzerich[3], en cultivant du sang sur une gélatine de viande de veau, ou de poisson, a obtenu des micrococques possédant un mouvement propre, qu'il a considérés comme la cause de la maladie. Klebs[4] a fait une solution de morceaux de glandes mésentériques et d'autres organes dans l'eau distillée. Ce liquide, qui contenait des bâtonnets et des spores, a été cultivé dans de la gélatine de poisson. Vingt-quatre heures après, la substance nutritive s'est troublée et il s'y est développé des bacilles et des spores. Klebs les a cultivés par sa méthode de cultures fractionnées et il en a injecté à des animaux ; mais il est difficile de savoir s'il a eu une culture pure. Brautlecht[5] croit avoir vu les bacilles de la fièvre typhoïde chez les lapins. Almquist[6], Maragliano[7] n'ont pas obtenu de résultats plus satisfaisants.

Gaffky a commencé ses expériences en octobre 1881. Voici comment il a opéré : Il a pris la rate dans un bon état de conservation, l'a lavée au sublimé, l'a sectionnée avec un couteau chauffé, et il a pris sur une seconde coupe, avec des aiguilles de platine stérilisées, du sang et de petits fragments qu'il a mis sur des verres de montre dans la gélatine peptone. Les verres ont été placés sous une cloche formant chambre humide à la température de 18 à 20 degrés. D'autres parties de la même rate, examinées au microscope, ont montré des groupes de bacilles d'Eberth. Vingt-quatre heures après, les plaques de gélatine offraient un aspect trouble et une couleur blanchâtre plus intense ; aux points inoculés, cette apparence était encore plus nette au bout de 48 heures, sans que la gélatine fût liquéfiée. A un faible grossissement, on voyait au microscope un grand nombre de colonies rondes, de

1. *Comptes rendus*, t. LXXXI, n° 27, 1879.
2. *Allgemeine Zeitschrift für Epidemiologie*, t. I, 1874.
3. *Virchow's Archiv*, t. LXVIII, 1876.
4. *Archiv f. experimentelle Pathogie u. Pharmak.*, t. XIII.
5. *Virchow's Archiv*, t. LXXXIV.
6. *Typhoïd feberns bakterie*, Stockholm, 1882.
7. *Loc. cit.*

coloration jaune brun. On a pris un peu de cette culture à la pointe d'une aiguille de platine, et on l'a mêlée à de l'eau distillée stérilisée pour l'examiner au microscope avec un fort grossissement. Les bactéries ainsi obtenues présentaient la même forme que celles de la rate. Cependant leur longueur était quelquefois de deux à quatre fois plus grande. Elles jouissaient, dans le liquide, d'un mouvement propre, nageaient tantôt lentement, tantôt un peu plus vite. Après coloration, on constatait la présence de bâtonnets placés souvent l'un au bout de l'autre. Quatre jours après l'inoculation sur la gélatine, la culture était arrivée à son maximum, après quoi elle restait sans accroissement.

Gaffky a répété les mêmes recherches sur douze autres autopsies pendant un an et demi. Dans dix de ces faits, il a toujours trouvé les mêmes formes bacillaires. Dans les deux autres observations où la rate n'était pas très fraîche, il a vu des colonies de micrococci et des bacilles qui ont liquéfié la gélatine, à l'inverse de ce qui se passait pour les bacilles de la fièvre typhoïde, dans les inoculations positives. Une rate, dans laquelle les bacilles, très peu nombreux, n'avaient été vus qu'une fois sur cinq coupes, lui a donné une inoculation positive sur la gélatine. Il a réussi à répéter ces cultures avec deux foies.

Gaffky fait remarquer que la forme de ces cultures diffère de celles qui étaient connues alors, en ce sens qu'on a affaire à des bactéries jouissant d'un mouvement propre et ne liquéfiant pas la gélatine. Il a essayé aussi de cultiver le bacille de cette maladie sur les pommes de terre. Il a employé pour cela des pommes de terre ayant séjourné une demi-heure dans une solution de sublimé, et coupées avec un couteau stérilisé, qu'il a ensemencées avec des cultures et placées sous des cloches de verre. Vingt-quatre heures après, on pouvait remarquer un changement très peu marqué à leur surface; mais au bout de 48 heures, toute la surface était recouverte d'une membrane mince et lisse, transparente, adhérente comme un vernis. Celle-ci, examinée au microscope, montrait des bacilles animés de mouvements propres. Ces bacilles se coloraient faiblement avec les couleurs d'aniline, comme cela a lieu pour tous ceux qui sont caractéristiques de la fièvre typhoïde[1]. Il semble que sur certaines espèces de pomme

1. Ces bacilles se colorent très bien avec le violet 6 B, et surtout avec la fuchsine anilinisée et alcalinisée de Löffler : 100 grammes d'eau anilinisée filtrée, 1 gramme

de terre la culture est moins caractéristique parce qu'elle forme des couches plus épaisses, molles, bien limitées, tandis que la surface devient brune autour de la culture (Fränkel et Simmonds). Il faut se demander si ces différences, de même que l'observation de plusieurs auteurs d'après lesquels la culture du bacille devient brun foncé dans la profondeur de la substance nutritive, ne reposent pas sur l'existence de deux variétés différentes quoique très voisines. Peut-être même ces deux variétés de microbes de la fièvre typhoïde auraient-elles des propriétés pathogènes un peu différentes.

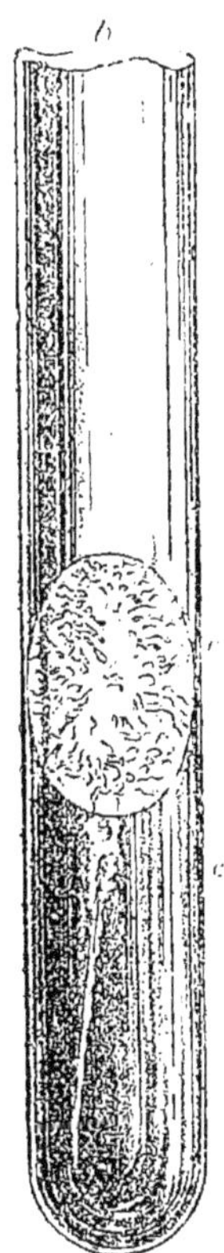

FIG. 251. — Culture pure du bacille de la fièvre typhoïde sur la gélatine.

c, surface mince, souvent réticulée de la culture; c', culture développée le long de la piqûre pratiquée dans la gélatine.

A la température de 37°, les bacilles, cultivés sur la pomme de terre, présentent dans leur intérieur, vers le troisième ou quatrième jour de leur culture, des corpuscules regardés par Gaffky comme des spores. Il ne se forme pas de spores à la température de 18°. Ces grains se présentent sous la forme de corpuscules brillants, ronds, occupant toute la longueur du bâtonnet ou seulement une de ses extrémités; si deux bacilles sont adhérents et liés l'un à l'autre, il n'existe de spores qu'à l'extrémité libre de chacun d'eux. De même que ces bacilles, les corpuscules ont peu d'affinité pour les matières colorantes de l'aniline; ils se distinguent par cette difficulté de coloration, par la réfringence et l'uniformité de leur grosseur. On peut les colorer par la fuchsine anilinisée chaude. Mais il est difficile de trouver le moment où il faut traiter les lamelles chauffées par le bleu de méthylène qui doit être employé en solution très faible. A 42°, les corpuscules peuvent encore se multiplier, mais avec moins d'énergie qu'aux températures comprises entre 38° et 40°; à 25°, on trouve aussi des corpuscules, mais en petit nombre; à 20°, il ne s'en produit plus.

En résumé, d'après le travail de Gaffky, qui paraît être très consciencieux, les bacilles de la fièvre typhoïde possèdent un

de solution à 1 p. 100 d'hydrate de soude, et 4-5 grammes de fuchsine ou de bleu de méthylène solide.

mouvement propre, se cultivent sur la gélatine sans la liquéfier et sur les pommes de terre, et se développent avec le plus d'activité, en donnant naissance à des spores et à des filaments, à la température de 38°.

Chantemesse et Widal ont cherché un moyen de cultiver les bacilles typhiques dans les parties où ils sont mélangés avec de nombreuses espèces différentes comme dans le mucus intestinal, l'eau potable, etc. Ils y sont parvenus en se servant d'une gélatine nutritive à laquelle ils ajoutent, pour chaque tube contenant 10 centimètres cubes de gélatine, quatre à cinq gouttes d'une solution d'acide phénique au vingtième. L'addition de cette faible solution d'acide phénique a pour objet d'empêcher le développement des microbes qui liquéfient rapidement la gélatine et qui sont presque seuls atteints. Sur les cultures ainsi obtenues, chaque colonie typhique se montre, au bout de deux ou trois

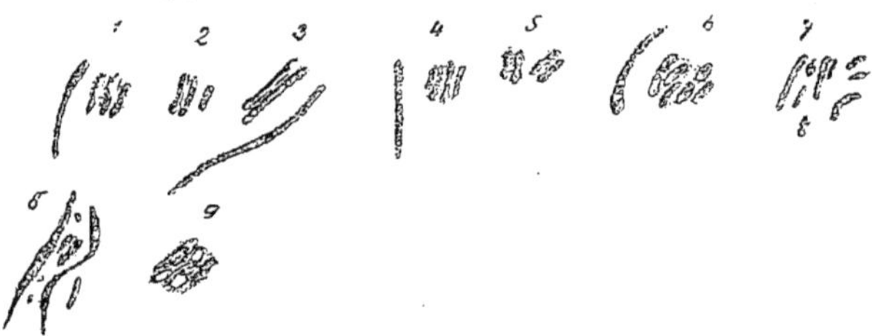

Fig. 252. — Bacilles de la fièvre typhoïde dans différentes substances nutritives colorés avec le violet de méthyle B ou le bleu de Löffler (Grossissement 1500 diamètres environ).

1, culture sur agar-agar d'un ganglion mésentérique deux jours après l'ensemencement; 2, de la rate; 3, de la rate sur pommes de terre; 4, colonie isolée d'un cristallisoir sur agar-agar, même cas, culture de deux jours; 5, même procédé, bouillon; 6, pommes de terre; 7, mêmes bacilles dans une coupe du foie; 8 et 9 cultures plus anciennes.

jours, nettement circulaire, mince, translucide, avec une apparence bleuâtre et nacrée qui persiste. Dans son accroissement ultérieur, la surface de la colonie, examinée à 40 diamètres, est sillonnée par des lignes qui vont du centre à la périphérie, elle semble éclater, se fragmenter, pendant que ses bords deviennent irréguliers. Ils ont constaté que le bacille typhique vit longtemps dans les selles; ils l'ont retrouvé dans des matières fécales conservées depuis quinze jours dans un tube stérilisé.

Pour compléter l'histoire de la fièvre typhoïde, étudiée au point de vue de son origine et de sa nature bactérienne, il ne manque donc plus qu'une preuve, celle qui serait tirée de l'inoculation chez les animaux. Cette preuve est d'autant plus nécessaire que les caractères des bactéries cultivées par Gaffky ne sont pas suffisamment prononcés pour les différencier facilement de toute autre bactérie accidentelle. Plusieurs auteurs ont annoncé qu'ils avaient produit par inoculation et injection la fièvre typhoïde chez le lapin et le cobaye, et même les altérations caractéristiques des plaques de Peyer chez ces deux espèces animales. Mais il faut se méfier beaucoup de ces assertions. Qu'une substance septique ou qu'un liquide contenant des bactéries donne une fièvre continue de deux ou trois jours terminée par la mort de l'animal, cela n'a rien qui doive nous étonner et c'est ce qui arrive après l'injection des liquides provenant des lésions de la fièvre typhoïde; mais il s'agit tout simplement d'une septicémie expérimentale. Quant aux lésions des plaques de Peyer chez les lapins et chez les cobayes, on produit une congestion de ces plaques, une tuméfaction et même une infiltration ecchymotique ou hémorrhagique, ou encore, quoique très rarement, une exulcération de la muqueuse, en leur injectant plusieurs espèces de bactéries, en sorte que cette tuméfaction dès plaques de Peyer n'est pas par elle-même caractéristique de la fièvre typhoïde. Elle se produit en même temps que la tuméfaction inflammatoire des ganglions lymphatiques. L'un de nous l'a déterminée, par exemple, dans les expériences faites en commun avec Berlioz pour étudier l'action des micro-organismes du jéquirity.

La grosse difficulté, qui stérilise, pour ainsi dire, les expériences sur les animaux qui servent habituellement de contrôle aux recherches de laboratoire, c'est que les espèces vulgaires, le cobaye, le lapin, les souris, le chien, etc., ne sont pas atteintes spontanément d'une maladie analogue à la fièvre typhoïde, bien qu'elles vivent dans les mêmes conditions de milieu que l'espèce humaine.

Fränkel et Simmonds ont annoncé, dans le *Centralblatt fur klin. Medicin* (31 oct. 1885), qu'ils avaient réussi, par l'injection de cultures de la fièvre typhoïde dans le péritoine des souris blanches, à donner une maladie qui ressemble à la fièvre typhoïde. Elle est caractérisée par la diarrhée. Beaucoup d'animaux meurent au bout de six heures ; quelques-uns survivent à l'opération. A l'autopsie, la rate, les ganglions mésentériques et les plaques de Peyer sont tuméfiés, hémorrhagiques ; les plaques de Peyer sont parfois nécrosées. On trouve ordinairement, dans les parties altérées, des bacilles caractéristiques. Les cobayes présentent aussi parfois la même maladie à la suite de l'inoculation. Alfonso di Vestea[1] a également obtenu des résultats par l'injection des cobayes et il a pu cultiver des bacilles qui avaient été pathogènes pour ces animaux.

Sirotinin (*Zeitschrift f. Hygiene,* 1886, III) déclare au contraire que les bacilles ne sont pas pathogènes pour les animaux. En leur injectant en effet une quantité considérable de culture dans le péritoine ou dans les veines, ils meurent très rapidement, mais le même effet se produit avec des cultures stérilisées ; la mort est donc causée par des ptomaïnes, la typhotoxine de Brieger. Les bacilles, quand ils sont injectés dans les veines, ne prolifèrent pas dans le sang. Beumer et Peiper (même recueil) sont arrivés au même résultat. Baumgarten et Wolffowicz vont plus loin ; ils affirment que les animaux sont réfractaires aux inoculations de bacilles typhiques.

Chantemesse et Widal (*Archives de physiologie*, 1887) ont au contraire conclu de leurs expériences que l'inoculation dans le péritoine des souris d'un centimètre cube de bacilles détermine une septicémie généralement mortelle en vingt-quatre heures. Par l'inoculation dans le tissu cellulaire, on obtient chez les mêmes animaux une septicémie qui ne les tue qu'en dix ou quinze jours. Les inoculations faites dans le péritoine des cobayes ne réussissent à causer la mort que dans la moitié des cas. La mort survient alors en un ou deux jours. Deux femelles de cobayes pleines, inoculées par le bacille typhique ont mis bas des fœtus morts. Le sang des fœtus contenait des bacilles typhiques. Les femelles ont guéri. A l'autopsie de tous les animaux, Chantemesse et Widal ont trouvé constamment des cultures pures dans les ganglions mésentériques, le foie, la rate, souvent dans les poumons, quelquefois dans le cerveau. Les inoculations aux lapins, dans le péritoine ou dans le sang de la veine apparente de l'oreille, ont donné lieu à de la fièvre, de la diarrhée, de l'amaigrissement rapide survenant au bout de quelques jours. Souvent l'animal guérit ; ces auteurs ont trouvé des lésions de l'intestin rappelant celles de la fièvre typhoïde et des bacilles vivant dans les organes.

L'inoculation dans le péritoine des souris avec des cultures récentes, stérilisées par une ébullition de quelques minutes, ne détermine qu'exceptionnellement la mort ; avec des cultures li-

1. *Richerche e Sperimenti sul bacille del tifo abd.* (*Il Morgagni,* 1885).

quides, exposées pendant quelques jours à l'étuve entre 42° et 45°, et qui possèdent de nombreux bacilles vivants, la mort n'est arrivée qu'une fois sur huit souris.

Les recherches de Chantemesse et Widal témoignent donc en faveur de la virulence des bacilles typhiques chez certains animaux ; leur inoculation donne une maladie infectieuse, une septicémie, mais dont les caractères ne reproduisent pas l'image fidèle de la fièvre typhoïde humaine. Ils ont pu vacciner les animaux contre cette scepticémie en employant les produits solubles et stérilisés de la culture du bacille typhique. Ils expliquent les résultats divers obtenus par les expérimentateurs par la variabilité de la virulence des microbes.

A. Fränkel, en inoculant des cochons d'Inde, a fait mourir onze de ces animaux sur treize au bout de deux ou trois jours. Kilcher est arrivé à des résultats également positifs sur le lapin.

Pour produire un effet pathogène avec de faibles doses, il est préférable d'employer des cultures jeunes ; mais, d'après les recherches de Babes, il serait ordinairement nécessaire d'arriver à des doses si élevées qu'on ne sait pas si les produits chimiques dus à la culture du bacille ne sont pas les seuls agents toxiques dans l'expérience.

Babes a déterminé la mort des animaux avec une quantité analogue de plusieurs microbes saprogènes de l'intestin dont les cultures ressemblent beaucoup à celles du bacille de Gaffky. Il a constaté aussi que les bacilles trouvés dans la fièvre typhoïde sont saprogènes. La différence principale entre les microbes observés dans la fièvre typhoïde et les autres microbes saprogènes, est que les premiers s'accroissent moins à la surface des substances nutritives. Babes (*Zeitschr. f. Hygiene*, 1888, V) et Buchner (*Centralbl. f. Bacteriol.*, 1888, IV) ont constaté que les corpuscules situés aux extrémités des bacilles ne sont pas de vraies spores, mais des organes chromatiques qui possèdent peut-être un rôle dans la multiplication des microbes, et qu'il existe, à côté de ces corpuscules, des vacuoles qui les assimilent aussi aux microbes saprogènes vivant dans l'intestin et dans les organes d'individus morts de différentes maladies.

Babes a constaté que les bacilles se développent d'une façon différente dans différents cas de fièvre typhoïde.

1° Dans deux observations sur quatre, il a isolé des différents organes un microbe caractérisé par sa culture sur la gélatine bien décrite par Chantemesse et Widal, et par sa couleur brune et son opacité dans les vieilles cultures ; la couleur brune se développe immédiatement sous la colonie superficielle et à la partie la plus profonde de la piqûre. Un centimètre cube de la culture fraîche, injecté dans le péritoine d'une souris, la tue en 18 à 20 heures. Sur l'agar, ce bacille donne de petites plaques plates blanchâtres, transparentes; le liquide de condensation est trouble et un peu brunâtre dans la profondeur. Sur l'agar glycériné, le développement est un peu plus abondant. Parfois on observe une sorte de lobulisation de la culture superficielle dont le centre est un peu saillant. Sur la pomme de terre, la culture, un peu brunâtre et brillante, est à peine visible et sans odeur.

Ces bacilles, mobiles, présentent des formes variables sur les différentes substances nutritives. Sur la gélatine ils sont courts, souvent arrondis, avec des corpuscules brillants ou de petites vésicules à leurs extrémités ; les bacilles courts sont souvent en couple, les bacilles plus longs, bien colorés, sont souvent un peu courbés ; leur diamètre ne dépasse pas 0μ, 4. Sur l'agar-agar, les bacilles présentent une espèce de zone comme une capsule, et des vésicules plus grandes à leurs extrémités. Sur la pomme de terre, ils sont souvent un peu plus gros, pâles, si bien qu'on croirait avoir affaire à des capsules vides ; d'autres microbes sont un peu gonflés à leurs extrémités qui contiennent les corpuscules brillants déjà décrits.

2° Dans l'une de ces deux observations, les organes renfermaient en outre un bacille un peu différent par ses cultures et par son innocuité. Sur la gélatine, il donne des plaques plus transparentes, plus limitées, plus uniformes que le précédent et qui ne deviennent brunes ni à la surface ni au fond de la piqûre. Il est un peu saprogène et pousse mieux profondément que superficiellement. Un centimètre cube de culture fraîche injecté dans le péritoine d'une souris restait inactif. Sur l'agar et la pomme de terre on ne constate pas de différence appréciable. Dans les vieilles cultures, la gélatine devient plus foncée et il s'y développe des touffes de cristaux.

Dans ses cultures sur gélatine, ce bacille mobile est plus gros que le précédent; il mesure 0μ,6 à 0μ,8 d'épaisseur. Les vacuoles et corpuscules réfringents sont bien visibles sur les bacilles venus sur la pomme de terre.

Ce bacille a été trouvé seul dans un autre cas de fièvre typhoïde dont les plaques de Peyer n'étaient pas ulcérées.

3° Le troisième microbe du même groupe, observé trois fois dans les organes internes, diffère peu du précédent. Peut-être est-ce le même, bien que plus actif. Sur la gélatine en plaques, il donne des colonies rondes sous le microscope, un peu brunâtres, grenues, à croissance limitée. La culture en strie offre une plaque mince, transparente à la surface, ayant parfois de la tendance à s'étendre et des colonies grenues bien prononcées suivant la piqûre. Elle ne devient pas brune. Sur l'agar-agar on voit de petites plaques blanchâtres, lisses, transparentes, avec un léger précipité dans le liquide de condensation dans la profondeur du tube. Elle est abondante et saprogène sur l'agar-agar glycériné où elle se présente sous la forme de plaques plus grandes, rondes, lisses, blanchâtres, élevées, avec une petite dépression centrale. Sur la pomme de terre, la surface devient un peu brunâtre et luisante, sans odeur. La forme des bacilles est la même que celle du bacille 2. Un centimètre cube injecté dans le péritoine des souris leur donne la mort en 10 à 20 heures avec une tuméfaction de la rate.

4° Dans un de ces faits de fièvre typhoïde, il existait un quatrième microbe qui ne se distinguait du précédent que par ses colonies irrégulières, plus brillantes, pourvues de prolongements en mèches de cheveux, lobulées lorsqu'on les examine à un faible grossissement. Il s'agit probablement du même microbe. Les bactéries en sont ovalaires, plus grandes que les précédentes, avec des vésicules de 0μ,8, un peu plus grosses que les bâtonnets. Sur l'agar-agar, les colonies sont plus abondantes avec une dépression centrale et un abondant précipité au fond du liquide de condensation. Les bacilles cultivés sur cette substance nutritive sont plus longs et montrent des vésicules ovales à leurs extrémités. Un centimètre cube de liquide de culture injecté dans le péritoine tue la souris en vingt heures. Par l'injection de la même quantité de culture dans la veine de l'oreille d'un lapin, on a tué cet animal en 18 heures avec des symptômes d'agitation suivie de paralysie, tandis que d'autres lapins traités de la même façon avec les trois autres microbes sont restés bien portants.

Les microbes des quatre variétés précédentes sont mobiles et se colorent mal par la méthode de Gram.

Il semble donc, d'après ces recherches, que l'analyse bactériologique de différents cas de fièvre typhoïde met en évidence plusieurs microbes appartenant à un même groupe, présentant d'une façon générale les caractères décrits par Gaffky, Chantemesse et Widal, mais offrant de légères différences au point de vue de leur culture, de leur forme et de leur action pathogène. Comme ces variations ne sont ni absolues ni constantes, il se peut que nous ayons eu simplement affaire à des différences passagères.

Les microbes des eaux potables, regardés comme la cause de la fièvre typhoïde, correspondent aux bacilles décrits en premier lieu.

Les bactéries qui liquéfient la gélatine n'ont pas empêché l'un de nous d'examiner les microbes de l'eau ; aussi ne recommandons-nous l'addition de l'acide phénique aux substances nutritives, d'après le procédé de Chantemesse et Widal qui peut modifier l'aspect des colonies et des bactéries, que lorsque l'eau à analyser contient un nombre exceptionnel de microbes liquéfiant la gélatine. Il nous semble résulter de ce qui précède que le microbe ou les microbes observés dans la rate et les organes des individus morts de fièvre typhoïde sont des bacilles saprogènes, ressemblant beaucoup à certains microbes des intestins. On trouve, en effet, parfois, dans l'intestin et dans les organes des personnes mortes de dysenterie ou de septicémie, des microbes qui sont tout à fait comparables à ceux décrits comme bacilles de la fièvre typhoïde (voyez les chapitres consacrés à la dysenterie et aux septicémies). Ces microbes forment avec les bacilles de Gaffky et de Chantemesse et Widal un groupe qui se distingue des bactéries saprogènes communes. Ces bactéries présentent en effet une croissance moindre, sont plus anaérobies, moins saprogènes ; elles donnent sur la pomme de terre des cultures moins apparentes et les individus sont plus petits que dans la majorité des saprogènes. Mais, ni leur action pathogène encore contestée, ni la disposition des corpuscules ou des vacuoles, ni la forme ou la couleur des colonies, ni leur mobilité ne constituent des caractères différentiels suffisants pour les en distinguer d'une façon absolue.

Nous avons vu déjà qu'en outre de ces bacilles, qui jouent sans doute le rôle essentiel dans la production de la dothiénentérie, on trouve, comme complication, toute la série des microbes des maladies par plaies qui entrent dans l'économie affaiblie par diverses voies et probablement aussi par les voies respiratoires.

§ 2. — Typhus exanthématique.

Dans une épidémie de typhus exanthématique qui a sévi à Prague en 1888 [1] le professeur Hlava a pratiqué 45 fois l'examen *post mortem* et examiné 10 fois le sang, l'urine et la peau des malades pendant leur vie. Les résultats qu'il a obtenus ne sont pas aussi satisfaisants que possible, mais ils n'en apportent pas moins des connaissances nouvelles sur l'étiologie d'une maladie qui n'avait pas encore été étudiée au point de vue bactériologique.

L'examen bactériologique du sang, du cœur et de la rate, des poumons et des autres organes a été fait soigneusement sur 33 cadavres; celui du sang, de l'urine et des croûtes a été pratiqué 10 fois sur les malades vivants. Hlava a trouvé les microbes suivants :

1° Un bacille en chaînettes auquel il donne le nom de streptobacillus, qui existait seul dans 20 des cadavres et dans 2 des individus vivants;

2° Le streptococcus pyogenes, dans 7 autopsies;

3° Le streptobacillus mélangé au streptococcus dans une autopsie;

4° Le staphylococcus pyogenes aureus seul dans une autopsie.

Dans 3 autopsies et chez 8 malades vivants la recherche des microbes a été négative.

C'est au streptobacillus que Hlava tend à attribuer la plus grande part étiologique dans le typhus exanthématique et il en donne les caractères complets.

C'est un coccus ovoïde ou un bacille très court double ou en chaînettes dont les individus terminaux se prolongent en bacilles assez longs, de 2 à 3 μ. La grandeur des individus est variable; les ovoïdes ont environ 0μ,9; les bacilles mesurent en général 1μ,8, sur 0μ,9, à 1μ,2 d'épaisseur; les plus longs atteignent de 2 à 3 μ de longueur sur 1μ,2 d'épaisseur.

Ils se développent rapidement dans le bouillon à la température du corps, sous forme de chaînettes, sans spores visibles. Ils ne donnent pas de culture dans la gélatine de 16° à 20°.

1. *Archives bohêmes de médecine*, août 1889.

Sur les plaques d'agar, les colonies profondes sont rondes ou ovalaires et opaques : les colonies superficielles sont rondes, dentelées, blanchâtres comme une petite écaille mince ; le centre est opaque tandis que les bords sont transparents. Le diamètre des plus grandes colonies n'est que de 2 millimètres. A un grossissement de 100 diamètres, elles sont granulées et présentent des fils très fins à leur bord. On obtient les mêmes cultures avec le sérum du sang humain. Rien sur la pomme de terre. Le bouillon fait avec de la viande de l'homme ou du veau, ensemencé, montre rapidement un précipité blanc au fond de l'éprouvette, le liquide restant limpide au-dessus.

Ces streptobacilles meurent au bout de huit jours dans le bouillon, de 12 à 14 jours dans l'agar.

Ils se colorent par toutes les couleurs d'aniline et par la méthode de Gram.

Ils sont pathogènes pour les petits cochons et non pour les lapins, cobayes, chiens, chats, souris et pigeons.

Ces streptobacilles diffèrent des microbes connus jusqu'ici.

L'injection du sang du typhus exanthématique aux lapins, cobayes, chats, n'est pas mortelle pour ces animaux ; ils présentent bien, pendant les premiers jours, une légère élévation de la température, mais elle tombe bientôt et ils se rétablissent. Cependant, deux lapins à qui on avait injecté le sang d'un malade dans le péritoine et dans les veines de l'oreille sont morts trois jours après, sans avoir de microbes dans leurs organes et par une intoxication plutôt que par une vraie maladie infectieuse.

L'injection du streptobacillus dans les poumons, la trachée, la veine auriculaire, le péritoine, le tissu cellulaire sous-cutané, donnent aux animaux, au cobaye, au lapin, au chien, au chat, aux pigeons, aux souris, une légère élévation de température ; mais ils restent vivants et, à leur autopsie, on ne retrouve pas le microbe.

L'injection du streptobacille aux petits cochons a été suivie d'un résultat dans deux cas :

a. Dans le premier, on avait fait une injection dans le poumon. La température, qui était de 38°,8 avant l'opération, est montée le second jour à 40°,2, le troisième à 40°,1, le quatrième à 40°,1, le cinquième à 40°,5, le sixième à 40°,5, le septième à 41°,2, le huitième à 41°,4, le neuvième à 40°, et elle est restée au-dessus de 39° jusqu'au seizième jour. Il était apparu de grandes taches rouges sur la peau vers le cinquième jour, taches qui avaient duré trois jours.

b. Le second petit cochon reçut le streptobacillus dans la veine auriculaire et offrit aussi une maladie fébrile, mais sans taches cutanées.

Ces deux animaux ne mangeaient plus et avaient maigri. On les tua et on vit à l'autopsie une tuméfaction de la rate et une dégénérescence des reins. Les streptobacilles n'existaient plus dans le sang ni dans la rate, mais seulement dans les reins du second malade et dans un foyer de broncho-pneumonie chez le premier, dans le poumon qui avait été le siège de l'injection.

Les cultures de Hlava perdirent leur virulence pendant les vacances et ne furent plus pathogènes pour les petits cochons. Les streptocoques qu'il avait isolés n'étaient pas pathogènes.

Dans les autopsies, Hlava n'a rencontré son streptobacille que dans le sang et non dans les organes (peau, rate, reins, foie, intestin, cerveau) qu'il a examinés par toutes les méthodes de coloration. Il l'a décelé cependant dans la rate par les cultures.

Les lésions histologiques de la peau consistent dans une hypérémie des vaisseaux capillaires, la pigmentation et l'infiltration cellulaire autour des vaisseaux; l'épiderme est peu altéré si ce n'est quand l'exanthème est papuleux; les cellules épidermiques présentent alors une dégénérescence vacuolaire et nécrotique suivie de desquamation.

Les poumons offrent les lésions de la congestion, de la splénisation, de la pneumonie catarrhale et fibrineuse.

Les reins sont atteints de dégénérescence parenchymateuse avancée, compliquée d'ecchymoses et quelquefois de néphrite interstitielle.

La dégénérescence parenchymateuse du foie est assez fréquente, les éléments cellulaires de la rate sont hyperplasiés sans tuméfaction des follicules spléniques. Le cerveau ne montre rien d'anormal.

En résumé, Hlava a trouvé 20 fois sur 33 cadavres, et 2 fois sur le vivant, dans le typhus exanthématique, un microbe bien caractérisé qu'il a nommé streptobacillus. Il se trouve dans le sang, non dans les organes; il détermine une maladie fébrile chez les petits cochons. Il est possible qu'il soit la cause de la maladie, mais on n'en a pas la preuve positive, car il se pourrait qu'il représentât simplement une infection secondaire analogue à celle que déterminent les streptocoques dans les maladies exanthématiques. Nous savons en effet que certaines fièvres éruptives présentent dès le début une infection mixte due à plusieurs microbes.

On doit se demander si le typhus exanthématique constitue une maladie bien caractérisée toujours semblable à elle-même. En l'absence d'une marche cyclique régulière et de lésions caractéristiques, on pourrait supposer que plusieurs agents pathogènes sont capables de la produire.

C'est ainsi qu'il existe en Roumanie, dans les contrées infestées de la malaria, une fièvre accompagnée d'ecchymoses que l'on rapporte au paludisme, mais qui pourrait tout aussi bien rentrer dans le cadre du typhus exanthématique. A l'autopsie, on constate des ecchymoses cutanées, une putréfaction très hâtive des cadavres, une tuméfaction avec couleur foncée de la rate. Mais il n'existe point de lésions des globules rouges ni de pigmentation comparables à ce qu'on observe dans la malaria.

Dans deux nécropsies, Babes a trouvé, dans tous les organes, en culture pure, une bactérie de 0 μ,4 de diamètre, en grain d'orge, présentant des extrémités effilées et mal colorées. Plus rarement on trouve des diplobactéries et de petits filaments un peu gonflés, mais jamais de chapelets. Ce microbe est mobile. Il se colore mal par la méthode de Gram. Aérobie, il se cultive sur l'agar-agar sous forme de petites plaques disséminées, blanchâtres, possédant une odeur spéciale; sur la gélatine, on voit à la surface de petites colonies confluentes, blanchâtres, transparentes, et, dans la profondeur des globules volumineux jaunâtres. Sur la pomme de terre il donne des colonies irrégulières, élevées, brunâtres, à bords plus minces et dentelés. Le liquide, au fond du tube, devient en quelques jours brun foncé. Ce microbe, très pathogène pour le lapin, la souris, le pigeon, détermine la mort de ces animaux en un ou deux jours avec des symptômes de septicémie. Chez le pigeon, la plaie d'inoculation présente une tumeur inflammatoire volumineuse.

§ 3. — Typhus à rechutes.

Historique. — Cette maladie ne s'observe pas à Paris; elle est très commune, au contraire, dans les pays dont les habitants souffrent de la faim et d'une mauvaise hygiène. On l'a observée surtout en Irlande, où le docteur Rutty (de Dublin) en a donné une bonne description dans la première moitié du siècle dernier. On la voit souvent dans le nord de l'Allemagne, où elle est endémique, en Russie, en Pologne et assez souvent dans plusieurs provinces de l'Autriche-Hongrie.

Otto Obermeier[1], assistant de Virchow, a trouvé et décrit le

1. *Centralblatt, d. med. Wiss.*, t. X et XI, 1873.

premier, en 1873, les *spirilles* que l'on voit en grande abondance dans le sang des malades pendant la durée de l'accès fébrile, et seulement pendant cet accès. Ils sont formés par de longs filaments spiralés jouissant de mouvements. Tous les observateurs ont ensuite constaté le même fait. Weigert les a montrés à Breslau en mars 1873.

Cohn[1], depuis, dans un excellent travail, les a décrits également; il a constaté qu'on les trouve, mais en petit nombre, un ou deux jours avant et après l'accès, et les a appelés *spirochætes;* leur forme les rapproche en effet du spirochæte que l'on rencontre dans le tartre de la base des dents. Ces spirochætes des dents ont été très bien décrits par R. Arndt (*Virchow's Arch.*, 1880). Ils diffèrent des spirilles par leur flexibilité et l'énergie de leurs mouvements.

Définition. — Le typhus à rechutes ou fièvre récurrente est une maladie fébrile, infectieuse, causée par un micro-organisme du sang; on trouve en effet, dans le sang des malades qui en sont atteints, des *spirilles* ou *spirochætes* caractéristiques.

Le typhus à rechutes se montre habituellement sous forme endémique, mais aussi parfois sous forme épidémique, car il est essentiellement contagieux; il se produit des épidémies locales, de faubourg, de maison, de famille.

Il nécessite donc un terrain spécial engendré par la misère, et un agent de contagion que nous allons étudier.

La fièvre récurrente est caractérisée par un accès de fièvre durant ordinairement six jours, qui est suivi d'une période apyrétique de six à dix jours, puis d'un nouvel accès fébrile de même durée, qui peut se reproduire une troisième et une quatrième fois avec les mêmes caractères, si le malade ne meurt pas auparavant. Le pronostic d'ailleurs est loin d'être constamment grave.

Étiologie. — Le spirochæte de la fièvre récurrente est un filament ondulé présentant huit à douze courbures d'égal rayon et des extrémités effilées. Ces deux caractères le distinguent, d'après Koch[2], du spirochæte d'Ehrenberg qui présente des séries de courbures interrompues par des courbures de plus grand rayon, et dont les extrémités ne sont pas effilées.

On n'avait pas vu tout d'abord ces spirilles sur les cadavres dans les autopsies de malades morts de fièvre récurrente. Mais

1. *Beiträge z. Biol. d. Pflanzen*, t. II.
2. *Ibid.*, p. 120.

Koch les a montrés et photographiés dans la rate, et plus tard Orth, Lübimoff les ont vus dans d'autres organes.

Le spirochæte d'Obermeier est très long ; il mesure de 1μ,5 jusqu'à 6 fois le diamètre d'un globule rouge, c'est-à-dire 36 à 40μ. Engel en a trouvé qui mesurent 26 fois la longueur d'un globule rouge. Leur nombre est très variable. Ils sont très nombreux pendant l'accès, si bien que dans certains cas une seule goutte de sang en renferme des masses innombrables. Dans l'intervalle des accès, on a décrit dans le sang de petits points brillants et ronds que certains auteurs ont considérés comme des débris de parties de spirochætes ou comme des spores de ces bactéries.

La forme des spirochætes est constante ; leurs courbures, leurs ondulations sont toujours les mêmes, mais leur longueur varie et ils sont souvent très longs. Ils se disposent quelquefois en anneau ou en 8 s'ils sont immobiles ; on observe seulement des ondulations suivant leur longueur.

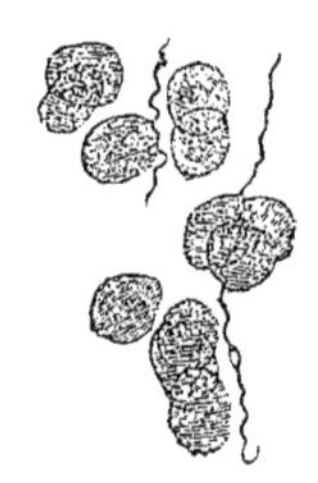

FIG. 253.
Spirochæte d'Obermeier.

Si l'on conserve des spirochætes dans le sérum sanguin ou dans une solution de sel de cuisine, ils gardent leurs mouvements pendant plusieurs jours. Leur mouvement cesse dans la glycérine. Ils conservent leur forme s'ils sont dans l'acide osmique ou si l'on fait la préparation d'après le procédé Koch. A 60° ils sont tués, mais ils résistent à la température de 0°.

Koch les a cultivés et il a observé leur multiplication vers 10 ou 11° ; ils sont alors enchevêtrés comme des cheveux.

Leur épaisseur uniforme ne dépasse pas 0μ,3 ou 0μ,5. Ils présentent quelquefois huit ou dix courbures.

Ces spirilles se meuvent rapidement dans le sang, progressent par oscillations, tantôt en ligne droite, tantôt par translation latérale ; on observe aussi des mouvements en vrille.

Nous les avons représentés en bas et à droite de la planche I, où ils sont placés à côté de globules rouges, et dans la figure 253.

Leur sensibilité à la chaleur a conduit à expliquer leur disparition dans les périodes qui séparent les accès fébriles : le micro-organisme introduit dans le sang serait tué par la température élevée de la fièvre, puis laisserait derrière lui des spores qui mettraient huit jours à se développer. La fièvre reviendrait alors sous l'empire des spirochætes adultes, les tuerait de nouveau, et ainsi de suite pendant deux mois.

Nous croyons d'ailleurs qu'il n'est pas nécessaire d'expliquer leur mort par la chaleur, car leur vie est courte. On n'a pas non plus constaté sûrement l'existence de leurs spores. Il est vrai qu'on observe en leur milieu des parties plus brillantes, parfois un peu plus grosses que le milieu des spirochætes, mais rien ne prouve que ce soient des spores.

Ces données sont donc purement hypothétiques, car on n'a rien pu constater qui ressemblât à des spores dans l'intérieur ou en dehors des spirilles.

Guttmann [1] a bien décrit, il est vrai, de petits grains brillants, unis deux à deux, dans le sang de la fièvre récurrente; mais ces éléments n'ont pas une signification précise; on les rencontre dans les autres maladies fébriles et il est difficile de les considérer comme les spores des spirochætes.

§ 4. — Fièvre typhoïde bilieuse.

Cette maladie présente beaucoup d'analogie avec la fièvre récurrente; Griesinger qui l'a observée en Égypte, Ponfick, Obermeier concluent en considérant ces deux affections comme étant de même nature.

On l'observe dans les pays chauds et souvent dans certaines contrées où sévit la fièvre récurrente et elle survient dans les mêmes conditions. Elle règne sur la côte méridionale et orientale de la Méditerranée et sur le littoral de la mer Noire.

Griesinger a donné une bonne description clinique de la fièvre récurrente et de la typhoïde bilieuse dont la lecture est facilitée par la traduction française de Lemattre (1868). Il est possible que nous ayons quelquefois en France des cas de cette fièvre typhoïde bilieuse et qu'ils passent inaperçus. Les médecins de la marine ont parfois occasion de l'observer.

Définition. — Elle est caractérisée par des accès fébriles, une coloration ictérique de la peau, des pétéchies, un gonflement considérable de la rate qui est parsemé de petits îlots inflammatoires, des phénomènes intestinaux, et se termine par un ensemble d'accidents qui rappellent l'ictère grave.

1. *Virchow's Arch.*, 1880.

Anatomie pathologique. — A l'autopsie, on trouve, d'après Griesinger, deux catégories de lésions, les unes qui existent au summum de la maladie, les autres dans une période plus avancée. Les premières consistent dans des pétéchies de la peau qui est un peu ictérique, des ecchymoses des séreuses, une exsudation croupeuse du pharynx; le cœur est très mou, facile à rompre; le foie est friable, augmenté de volume et jaunâtre. La rate est cinq ou six fois plus grande qu'à l'état normal. Sa capsule est très tendue et on observe quelquefois une rupture de l'organe dont le parenchyme foncé, friable est parsemé de mille petits abcès confluents. Parfois on trouve des infarctus. L'intestin est atteint de catarrhe et même d'ulcères dysentériformes.

Si les malades sont morts à une époque ultérieure, on trouve une coloration très foncée de la peau et une inflammation pseudo-membraneuse du larynx, de l'intestin et de la vessie. Le foie est ictérique, petit, parfois tout à fait semblable à celui qu'on observe dans l'atrophie jaune aiguë. La rate, moins volumineuse, présente des infarctus ramollis et des abcès. Il existe aussi des abcès du poumon, du cerveau, des parotides, des glandes mésentériques. D'autres auteurs ont trouvé des hémorrhagies des méninges, un état vitreux ou granuleux des muscles du cœur (Küttner), une exsudation fibrineuse entre les muscles.

Küttner a observé, dans le foie, des îlots blancs, secs, dans lesquels la structure de la glande avait disparu. Ponfick a vu une agglomération de petites cellules rondes autour des branches de la veine porte. Les reins, augmentés de volume aux dépens de leur substance corticale, présentent de petits abcès, une dégénérescence granuleuse des cellules, des cylindres hyalins, des hémorrhagies dans la capsule de Bowman, de petites cellules et des hémorrhagies interstitielles dans le tissu conjonctif. Ponfick a trouvé des lésions diffuses ou en foyers de la moelle des os. Les vaisseaux de la moelle présentaient, à leur périphérie, de petites cellules. Dans les foyers médullaires, on observait des îlots jaunâtres, formés par la substance médullaire graisseuse, en dégénérescence nécrosique. Ces parties sont privées de sang.

Lubimoff (*Virchow's Archiv,* t. XCVIII, 1884), qui a publié un mémoire sur ce sujet, a reconnu dans les vaisseaux un gonflement et une chute des cellules endothéliales qui se mêlent au sang.

Les infarctus grisâtres de la rate consistent d'après Lubimoff dans une masse granuleuse avec des cristaux d'hématoïdine. Par la coloration avec le violet de gentiane, il a trouvé certains vaisseaux remplis de micrococci et de cellules endothéliales désintégrées.

Dans le foie, les lobules sont mal limités, l'épithélium des canalicules biliaires est gonflé et granuleux; une quantité de cellules migratrices entourent les vaisseaux. Dans les capillaires intralobulaires, on voit des masses de micrococci. On trouve aussi des îlots de cellules hépatiques qui ne se colorent plus, qui ne renferment plus de noyaux, qui présentent une nécrose de coagulation.

Il existe quelquefois des abcès dans le foie. Les plus petits de ces abcès sont formés par une masse granuleuse qui se colore comme les bactéries et montre des quantités considérables de zooglœes entourées d'un tissu inflammatoire. Ces masses sont circonscrites, ou mal définies. Entre ces abcès on trouve parfois des canalicules biliaires comprimés.

Dans le rein, Lubimoff a noté de la néphrite parenchymateuse et interstitielle. L'épithélium est trouble ou granulo-graisseux; les tubes contiennent des cellules lymphatiques ou des globules rouges et des cylindres hyalins. Dans la capsule de Bowmann, il existe des masses homogènes ou des globules rouges. Dans les glomérules, dans les vaisseaux et les tubes, il s'était formé des thromboses de micrococci. Dans d'autres cas, de très petits abcès comprimaient les capsules de Bowmann; les vaisseaux de ces petits abcès étaient remplis de microcoques. Nous avons vu aussi, dans un cas de fièvre typhoïde bilieuse examiné dans l'institut de Koch, des vaisseaux de certains glomérules remplis de micrococci en chaînettes (voy. fig. 254). On a pu suivre ces bactéries dans les vaisseaux afférents qui étaient également remplis; ces bactéries existaient aussi dans de petits foyers de la rate. Nous les avons cherchées en vain dans plusieurs autres cas. Autour de ces vaisseaux il y avait une nécrose du tissu devenu tout à fait pâle et dont les cellules ne se coloraient pas. Souvent les petits abcès décrits par Lubimoff présentaient trois couches concentriques, une couche centrale colorée en bleu violet dans laquelle se trouvaient des vaisseaux remplis de microcoques, une couche intermédiaire, non colorée et nécrosée, et enfin une couche périphérique infiltrée de leucocytes et formée de tissu enflammé. Les muscles du cœur sont souvent granuleux et quelquefois infiltrés de graisse : certains vaisseaux du cœur sont remplis de bactéries.

Lubimoff a observé dans le cerveau des dégénérescences parenchymateuses des cellules nerveuses; ces cellules sont souvent déchiquetées, et elles contiennent parfois des cellules lymphatiques dans leur intérieur. Les cellules de la moelle peuvent contenir du pigment. Parfois les nerfs offrent une dégénéres-

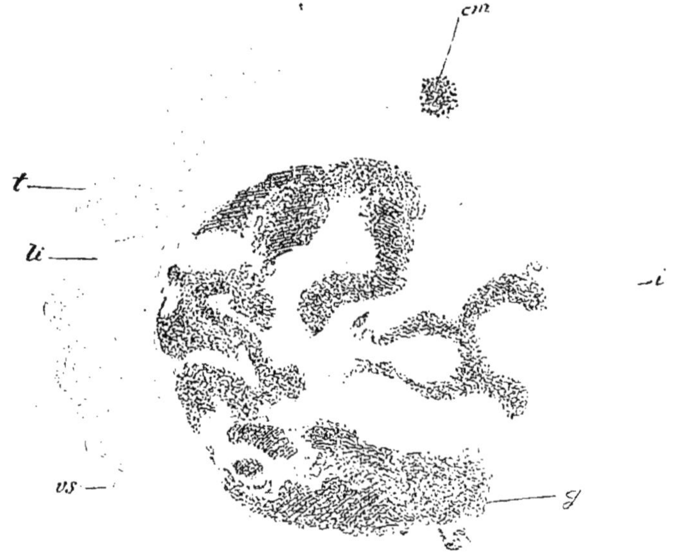

Fig. 254. — Coupe du rein dans la fièvre typhoïde bilieuse. Les vaisseaux des glomérules *g*, sont remplis de microcoques en chainettes.

t, tube contourné contenant des cellules dont le protoplasme est granuleux ; *ti*, tissu conjonctif; *cm*, cellule épithéliale en voie de multiplication indirecte ; *i*, tissu embryonnaire : *vs*, veine.

cence, un gonflement du cylindraxe. Le tissu interstitiel des nerfs est riche en cellules lymphatiques.

Dans la muqueuse gastro-intestinale, Lubimoff a trouvé des amas de cellules lymphatiques et une dégénérescence parenchymateuse et pigmentaire des cellules du réseau nerveux de Auerbach.

Dans la moelle des os, les îlots secs, de couleur jaune, atteignaient jusqu'à la grosseur d'un petit pois; ils étaient entourés d'une zone rouge consistant en vaisseaux dilatés et en hémorrhagies interstitielles. A la périphérie de ces îlots nécrosés, il y avait des colonies de micrococci

Telles sont les lésions observées dans la fièvre typhoïde bilieuse. Elles se décomposent en deux séries.

La maladie est due primitivement, d'après Lubimoff, à une invasion de spirochætes de la fièvre récurrente. Heindenreich et Lubimoff ont rencontré ces spirilles dans le sang de la circulation générale et dans celui des vaisseaux de la rate.

La seconde série des accidents consécutifs est due, d'après Küttner et Lubimoff, à des thromboses veineuses. Les abcès, qu'on observe dans les cas graves, sont causés, dans la rate, par une liquéfaction des corpuscules de Malpighi.

D'après la disposition des microbes, Lubimoff croit que ce sont eux qui sont la cause de la formation des abcès. Il pense que ces organismes déterminent la liquéfaction des tissus de la rate, et que de là partent les éléments des métastases et des abcès observés dans les organes. Il a vu des abcès se former autour des ramifications de la veine porte thrombosée, dans lesquelles la fibrine présentait des micro-organismes.

On peut expliquer par ces lésions les formes cliniques de la fièvre bilieuse. L'ictère est en rapport avec l'angiocholite, avec la nécrose de coagulation et l'inflammation qui se développent autour des canaux biliaires. Les lésions du système nerveux amènent la dépression des forces et le délire; les lésions de la moelle des os expliquent les douleurs que les malades ressentent sur leur trajet.

La conclusion de Lubimoff est qu'il s'agit là d'une fièvre récurrente compliquée de lésions pyémiques dans la rate et le foie, et de métastases dans divers organes.

L'un de nous a examiné avec grand soin, dans le laboratoire de Koch, des organes très bien conservés provenant de cinq cas de fièvre bilieuse, sans trouver de spirochætes. Dans deux cas il y avait de petits foyers de microbes en chaînettes dans certains des glomérules du rein (fig. 254) et dans la rate.

Nous avons vu aussi, dans les organes examinés, d'autres espèces de micro-organismes. Ainsi, dans trois d'entre eux, il y avait de petits bâtonnets à extrémités foncées qui ressemblent à ceux de la septicémie du lapin et qui présentaient, dans les parois de l'intestin, une disposition analogue à celles des microbes du choléra; dans un autre, une espèce de levure sous forme de cellules fusiformes de volume inégal de 1 μ à 2 ou 3 μ de diamètre qui existait dans les ganglions mésentériques, etc. Elles se coloraient en brun foncé par la fuchsine. On voit donc que dans cette maladie il existe des bactéries de différentes espèces. Le tissu rénal voisin des streptococci était pâle, le contour des cellules était effacé (fig. 254).

Dans l'intestin grêle, au point où siégeaient les bacilles précédemment décrits, le fond des glandes était dilaté, les cellules épithéliales étaient gonflées, caliciformes, muqueuses et en multiplication évidente. La surface de l'intestin était enflammée, hémorrhagique et mortifiée.

Dans les pays chauds, dans les maladies infectieuses, lorsque l'organisme est affaibli, des bactéries de différentes espèces peuvent pénétrer dans l'organisme et causer des lésions locales comme celles relatées précédemment. Il est même probable que chez les individus sains, il se trouve parfois dans les organes des bactéries qui ne causent pas une maladie généralisée. Là, en effet, les bactéries sont acclimatées à des milieux dont la température est voisine de celle du corps. Il faut donc, dans l'étude histologique des maladies des pays chauds, se garder de l'erreur qui pourrait être commise et ne pas toujours conclure qu'une bactérie trouvée dans les organes est la cause d'une maladie donnée.

Il nous semble admissible que, lorsqu'on rencontre des spirochætes dans le sang, il s'agit simplement d'une fièvre à rechutes, et que lorsqu'on trouve en même temps des microcoques, on a affaire à des complications pyémiques de cette même fièvre.

Quoi qu'il en soit, nous pensons que le virus de la fièvre bilieuse n'est pas encore trouvé. Il est possible qu'elle soit due à une intoxication causée par des bactéries qui siègent à la surface de l'intestin ou à l'invasion des bactéries que nous avons trouvées dans la paroi de ce conduit. Comme la fièvre bilieuse montre toujours, en même temps que les lésions intestinales, celles d'une septicémie ou d'une pyémie ordinairement hémorrhagique, il serait possible de supposer que les microbes pyémiques, les streptococci en particulier, y jouent un rôle essentiel.

On pourrait supposer aussi que ces microbes de la paroi intestinale, voisins de ceux du choléra des poules, sont en rapport avec l'entérite et la septicémie hémorrhagiques.

CHAPITRE VI

DYSENTERIE

Historique et étiologie. — Ziegler[1] rapporte qu'il a vu, dans deux autopsies de dysenterie observées à Fribourg et à Zurich, une grande quantité de micrococci dans les parties nécrosées de la surface de la muqueuse, aussi bien que dans cette membrane non encore ulcérée. Ces bactéries se trouvaient dans les couches de la muqueuse au-dessous des glandes, et dans les vaisseaux lymphatiques de la sous-muqueuse, et il pense que telle était la cause du processus ulcéreux. Prior [2] a fait une observation analogue. Plus tard Ziegler et Klebs constatèrent la présence de bacilles fins dans les culs-de-sac des glandes intestinales.

Voici le résultat de nos observations sur cette maladie. L'un de nous[3] a étudié différentes variétés de micro-organismes qu'on rencontre à la surface des lésions intestinales de la dysenterie; ce sont de grands microbes elliptiques mesurant de 0μ, 8 à 1μ de diamètre, et des bacilles pâles et fins. Les mêmes bacilles sont fréquents dans le liquide albumineux qui infiltre la pseudo-membrane et dans les culs-de-sac des glandes. Il y a aussi des chapelets formés par de grands diplococci, des spirilles et des bâtonnets plus grands et plus foncés que la plupart des autres bacilles. Dans le tissu sous-muqueux, on rencontre souvent une seule espèce de micrococci ronds disposés en chapelets ou de bacilles courbés plus épais que ceux du choléra. Dans les îlots de pneumonie

1. *Lehrbuch der path. Anat.*, 3e livraison, p. 293, 1884.
2. *Centralblatt f. klin. Med.*, 1883.
3. Babes, *Observations sur la diphthérie*, etc. *Journal de l'anatomie*, janvier 1884.

catarrhale consécutive à la dysenterie, les alvéoles contiennent des cellules endothéliales gonflées, des globules rouges du sang, des

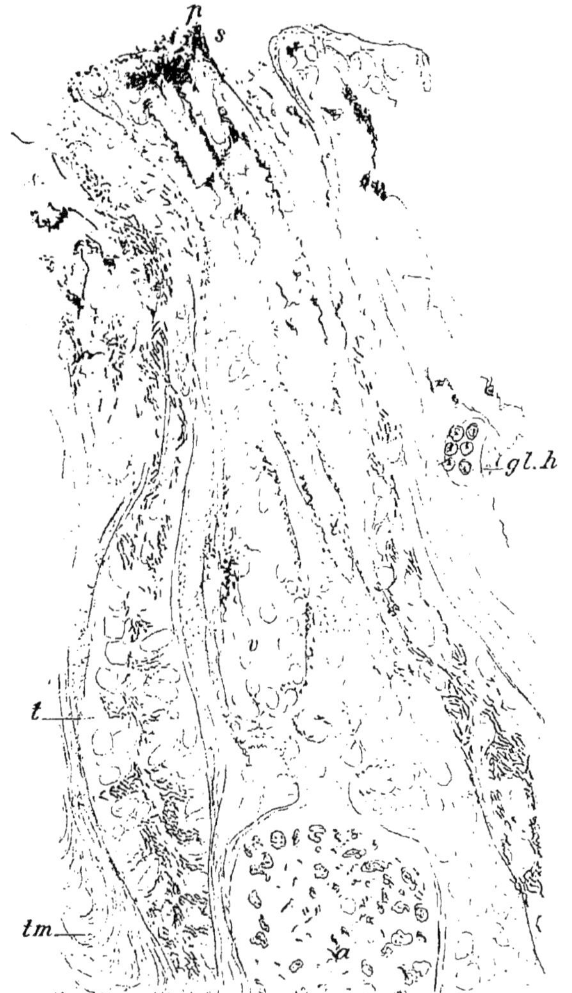

Fig. 255. — Coupe de la muqueuse de l'intestin dans un cas de dysenterie avec des ulcères gangreneux ; préparation colorée à la fuchsine.

s, surface ; *p*, pigment ; *glh*, masses hyalines ; *a*, ampoule contenant des détritus et des bacilles ; *v*, vaisseaux ; *t*, glandes en tube avec de l'épithélium nécrosé et des bacilles.

cellules à cils vibratiles provenant des bronches, une masse grenue incolore et un assez grand nombre de diplococci en chapelets formés de microbes d'un diamètre de 0 μ,5 environ.

Dans la dysenterie épidémique aiguë, liée le plus souvent à la malaria et à l'usage de mauvaises eaux potables, on trouve des ganglions lymphatiques hypertrophiés, hypérémiques, tout le long du gros intestin, dans le mésocôlon, avec un œdème du tissu conjonctif de cette membrane. Les cultures du liquide de l'œdème et des ganglions sur le sérum de bœuf ont donné lieu deux fois au développement de bacilles courbés, un peu plus gros que ceux du choléra, étranglés en leur milieu, qui liquéfiaient le sérum sanguin. Dans un autre fait de dysenterie aiguë avec ulcérations gangreneuses de l'intestin, l'un de nous[1] a constaté des bacilles spéciaux. Ces derniers (fig. 255) se trouvent dans les culs-de-sac des glandes du gros intestin sous la forme de touffes denses ; en même temps la muqueuse est nécrosée et se colore mal avec les couleurs d'aniline, elle renferme beaucoup de pigment noir et des globes hyalins. Les ampoules des glandes sont dilatées et on y trouve des débris de cellules et des bacilles. Les mêmes microbes se constatent dans les ganglions mésentériques et dans la rate. Ces bacilles se développent très vite sur la gélose ou le sérum de bœuf et sur la gélatine en liquéfiant rapidement ces dernières substances. Ils sont mobiles, d'une épaisseur de 0μ,4 à 0μ,5, ordinairement courts avec des extrémités arrondies, souvent gonflées ou sous la forme de filaments. Aux deux extrémités des bacilles, et dans l'intérieur des filaments, on voit de petits corps réfringents qui se colorent en rouge foncé par le bleu de méthylène de Löffler. Les cultures les plus caractéristiques rappellent celles du proteus vulgaris. Sur des plaques de gélatine, on observe surtout bien, autour de la partie liquéfiée, une zone de fins rayons, tandis que la culture s'étend à la périphérie comme un réseau transparent à la surface de la gélatine. La culture pure du microbe tue le lapin et la souris en douze à vingt-quatre heures. L'absorption par la bouche et l'inoculation sous-cutanée

Fig. 256. — Culture sur agar-agar d'un proteus trouvé dans un cas de dysenterie par Babes.

1. Babes, *Septische Prozesse*, etc. 1889.

déterminent parfois une entérite aiguë hémorrhagique, ou bien simplement une septicémie, sans qu'on puisse retrouver le bacille dans l'organisme de l'animal. Après plusieurs générations de cultures, le bacille s'atténue.

Chantemesse et Widal (communication à l'Académie de médecine, avril 1888) ont étudié, dans le laboratoire de l'un de nous, cinq cas de dysenterie contractée dans les pays chauds. Grâce à l'obligeance des médecins de l'hôpital du Dey, ils ont pratiqué à Alger l'autopsie d'un soldat mort en pleine poussée aiguë d'une dysenterie prise au Tonkin. Chez cet homme, les lésions anatomo-pathologiques étaient caractéristiques. Dans les matières fécales pendant la vie, dans les parois du gros intestin, dans les ganglions mésentériques, dans la rate après la mort, il existe un microbe que Chantemesse et Widal ont retrouvé aussi dans les selles de quatre autres dysentériques revenant du Sénégal et de Cayenne. Ce microbe, qu'on ne trouve pas dans les garde-robes de l'homme sain, possède des caractères morphologiques et des qualités pathogènes qui permettent de lui reconnaître un caractère spécifique.

Il se développe rapidement sur la gélatine à la température ordinaire. Il se présente sous forme de bâtonnets à extrémités arrondies. Il est légèrement ventru, et son diamètre transversal augmente après plusieurs cultures successives dans la gélatine nourricière. Il se développe dans le bouillon, sur la gélose et la pomme de terre où il donne une culture jaunâtre et sèche. Il est très peu mobile et se colore mal par les teintures d'aniline. Il ne fluidifie pas la gélatine et forme à sa surface une pellicule blanchâtre qui n'atteint jamais les parois du verre. Il croît avec une très grande énergie dans l'eau de Seine stérilisée et sa présence peut être décelée dans l'eau ou les matières fécales par la méthode des plaques. Les colonies isolées sur plaques de gélatine prennent, en effet, à une période de leur développement, une apparence spéciale utile pour le diagnostic. Lorsqu'elles ont un volume à peine visible à l'œil nu, elles donnent à un faible grossissement l'image d'une tache claire. Un peu plus tard, elles prennent une teinte jaunâtre et paraissent alors constituées par la réunion de deux cercles concentriques : l'intérieur est plus foncé et son contour est quelque peu accidenté, l'extérieur est plus clair et sa circonférence plus régulière. A un développement plus avancé, elles perdent leur teinte jaune pour prendre un aspect blanchâtre et granuleux. Jamais le diamètre de ces colonies ne dépasse celui d'une lentille.

Chantemesse et Widal n'ont pu observer la formation de spores.

Des cobayes nourris par la bouche avec ces cultures pures paraissent ne ressentir pendant les premiers jours aucun mauvais effet de ce traitement. Si on les sacrifie au bout de huit jours, on trouve l'estomac parsemé de quelques ulcérations du volume d'une petite lentille. La première partie du gros intestin renfermé des matières fécales et contient les microbes ingérés ; son diamètre est augmenté, ses parois sont épaissies et parsemées d'ecchymoses, les follicules clos sont atrophiés. Si l'on a pris soin d'alcaliniser le contenu de l'estomac avec du carbonate de soude avant l'injection du bacille dysentérique, les lésions produites par le microbe sur la muqueuse gastrique sont beaucoup plus accentuées. Elles se présentent sous forme de larges plaques ulcérées, à contours irréguliers, recouvertes d'une fausse membrane pultacée et reposant sur des parois indurées, blanchâtres, d'aspect fibreux.

L'injection intra-péritonéale fait périr les cobayes en deux ou trois jours avec péritonite, péricardite et pleurésie fibrineuse. L'examen bactériologique décèle les microbes en culture pure dans les fausses membranes et le sang.

L'inoculation intra-intestinale après laparatomie donne les résultats les plus significatifs. Sur les animaux sacrifiés au bout de huit jours, la première partie du gros intestin est très épaissie et la cavité intestinale est remplie de diarrhée liquide contenant le microbe. La membrane muqueuse est gonflée, ecchymosée, ulcérée, les follicules clos sont hypertrophiés ainsi que les ganglions mésentériques. A l'examen microscopique, ces lésions apparaissent disséminées par foyers isolés les uns des autres. Les régions malades montrent un catarrhe intense des glandes intestinales. Entre les tubes glandulaires, on voit pénétrer dans l'intérieur des tuniques intestinales un grand nombre de bacilles qui forment des foyers entre la muqueuse et la celluleuse. Ces foyers, de volume variable, sont surtout abondants dans les follicules clos. La semence prise au niveau de ces points donne des cultures pures du bacille inoculé huit jours auparavant. Le foie présente deux ou trois foyers dans lesquels le parenchyme est devenu jaunâtre. Sur les coupes colorées au bleu de méthylène en solution ammoniacale, on constate une nécrose de coagulation au centre des espaces portes, et, dans les capillaires adjacents, des microbes semblables aux bacilles inoculés.

La présence de ce bacille dans les parois intestinales, les ganglions mésentériques et les organes profonds d'un homme ayant succombé à une poussée aiguë de dysenterie, sa constatation dans les selles de cinq dysentériques, son absence dans les garde-robes de l'homme sain, les lésions qu'il fait naître dans l'intestin et les viscères du cobaye plaident en faveur de sa spécificité.

Dans plusieurs observations de dysenterie, Babes a observé,

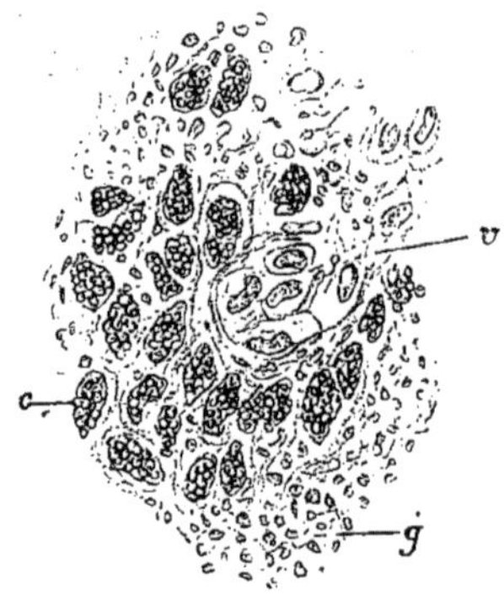

Fig. 257. — Cellules particulières (ambes ?) dans la dysenterie, vues à un faible grossissement. Coloration par le procédé de Gram.

v, un petit vaisseau dont les cellules endothéliales sont gonflées dans le tissu sous-muqueux ; c, formations cellulaires spéciales ; g, tissu embryonnaire autour de ces formations.

à Bucharest, dans les organes internes, tantôt des protei plus ou moins pathogènes liquéfiant la gélatine, tantôt des microbes saprogènes, ressemblant parfois beaucoup comme forme et comme culture à ceux de la fièvre typhoïde ; quelques-uns d'entre eux déterminent des entérites plus ou moins graves et mêmes mortelles chez les lapins lorsqu'on les mêle à leur nourriture. Il est probable que certains de ces microbes doivent être assimilés à ceux qui ont été décrits par Chantemesse et Widal. La difficulté d'attribuer à un microbe trouvé dans l'intestin ou dans les organes des dysentériques, un rôle étiologique spécifique, tient surtout à ce que les bactéries du mucus intestinal pénètrent dans les ganglions et les organes, à la faveur des ulcérations intestinales. Ces microbes peuvent être pathogènes, sans être pour cela la véritable cause de la dysenterie. Aussi est-il difficile de donner aujourd'hui un jugement définitif sur l'étiologie de cette maladie.

Dans plusieurs faits de dysenterie qu'il a observés en Égypte, Koch a trouvé une grande quantité de monades dans les selles

Kartulis a décrit ces monades (*Virchow's Archiv*, t. CV, 1886), non seulement dans la muqueuse intestinale, mais aussi dans les abcès du foie consécutifs à la dysenterie des pays chauds. Cependant, d'après l'examen de plusieurs préparations de dysen-

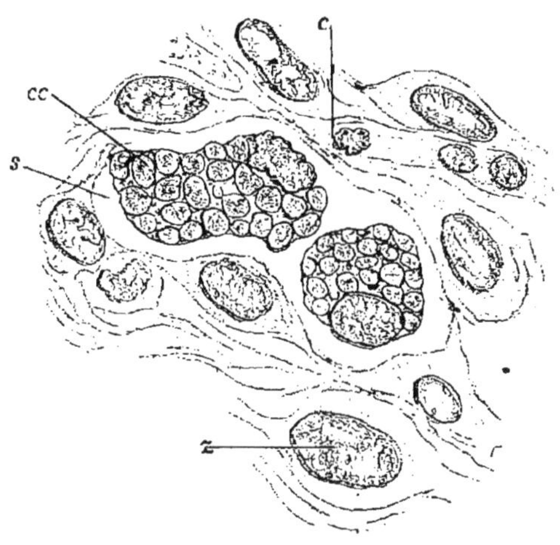

Fig. 258. — Les mêmes cellules spéciales à un fort grossissement, 800 diam., color. avec la solution aqueuse de fuchsine.

cc, grandes cellules; s, fente lymphatique; c, leucocytes dans un vaisseau capillaire; z, cellule fixe gonflée.

terie que Kartulis avait eu l'obligeance de nous envoyer, nous n'avons pu nous convaincre de la nature des formations décrites par cet auteur.

La présence de formations cellulaires spéciales étrangères à l'économie dans plusieurs observations de dysenterie, nous semble cependant incontestable, mais leur signification étiologique est loin d'être établie. Presque toujours, en effet, il existe dans la muqueuse altérée des globes hyalins souvent groupés (voyez fig. 255 *gth*); plusieurs fois, l'un de nous[1] a vu de grandes cellules ovalaires, possédant des noyaux excentriques. Leur protoplasma était rempli de globes hyalins qui se coloraient en bleu par la mé-

1. Babes, *Septische Prozesse*, Leipsig, 1889.

thode de Gram, tandis que le noyau prenait une teinte rougeâtre (fig. 257 et 258, *c*). Ces grandes cellules, très nombreuses autour des petits vaisseaux de la muqueuse à sa partie profonde, sont souvent accompagnées d'une zone inflammatoire *g* ou de prolifération du tissu *cv*. On en trouve aussi dans les fentes du tissu *c* (fig. 258). Les cellules fixes *z* sont gonflées. Il est impossible de confondre les grandes cellules *cc* avec les cellules plasmatiques, car les grains protoplasmiques de ces dernières sont beaucoup plus petits et se colorent tout différemment.

Il résulte de ces recherches qu'on trouve, dans la dysenterie, des bactéries pathogènes qui produisent ordinairement des lésions intestinales chez les animaux. Peut-être la dysenterie elle-même n'est-elle pas toujours causée par un seul microbe; il est possible que dans les différentes épidémies, elle soit due à différents microbes, ou bien même à des monades. La variabilité des symptômes et des lésions de la dysenterie et des diarrhées de notre climat, aussi bien que des maladies analogues des pays exotiques d'Égypte, de l'Algérie ou de Cochinchine, est de nature à faire supposer aussi une étiologie variable. Elle se montre en effet tantôt isolément, tantôt à l'état d'endémie ou d'épidémie; parfois elle n'atteint que les enfants, d'autres fois elle sévit sur tous les âges. Ses formes anatomiques sont très différentes les unes des autres, depuis les lésions classiques décrites par Rokitansky, jusqu'aux infiltrations hémorrhagiques, aux exsudations pseudo-membraneuses, aux nécroses étendues suivies de ramollissement et de gangrène, avec des complications multiples et surtout des abcès du foie. Il est possible que l'étude étiologique poursuivie dans les différentes contrées où sévit cette maladie, aboutisse à faire reconnaître des variétés en rapport avec plusieurs parasites.

CHAPITRE VII

FIÈVRE JAUNE

Il nous paraît presque certain *a priori* que la fièvre jaune, cette maladie terrible des pays chauds, est déterminée par la présence de microbes. L'immunité relative dont jouissent les races humaines colorées, la nécessité d'une certaine humidité, du voisinage de la mer, d'une haute température pour son éclosion, parlent en faveur de cette hypothèse. On dit que les animaux qui ne sont pas acclimatés peuvent gagner la maladie. La marche typique de l'affection correspond bien aux manifestations de la vie d'une bactérie.

Symptômes. — Après le stade d'incubation dont la durée est de quelques jours, il se manifeste une fièvre intense durant 1, 2 et quelquefois même 4 jours, marquée par des frissons au début, par la rougeur de la face, la céphalalgie, la douleur dans la région des lombes et dans les articulations.

La langue est couverte d'une couche jaune, l'haleine est fétide ; il y a souvent des inflammations de la muqueuse buccale avec des hémorrhagies et des ulcérations. Déjà, dans ce stade, on observe un peu d'albumine et des cylindres dans l'urine, et il existe souvent de l'anurie ; après quelques jours, il survient une rémission, comme si les bactéries entrées dans l'organisme, dans le sang par exemple, avaient épuisé leur action et avaient passé à un état dans lequel elles ne produisent plus de symptômes généraux, comme cela s'effectue dans la fièvre à rechutes. On pourrait supposer que ces bactéries se sont déposées dans le foie et les reins, comme cela a lieu dans d'autres maladies infectieuses semblables.

En effet, un ou plusieurs jours après cette rémission, commencent les symptômes d'une dégénérescence parenchymateuse rapide de ces viscères. En même temps les vaisseaux, surtout ceux des muqueuses et des reins, sont altérés. Ces affections parenchymateuses se manifestent par un ictère grave, par l'albuminurie avec des cylindres ou de l'anurie, par une faiblesse extrême du pouls; les lésions des vaisseaux s'accusent par des hémorrhagies internes, par des pétéchies de la peau, par des vomissements noirs, par de l'hématurie.

Anatomie pathologique. — A l'autopsie, surtout dans un stade plus avancé, on trouve des îlots d'inflammation localisée et même des abcès dans les parenchymes, surtout sous la capsule du foie et des reins. Toutes ces lésions sont faciles à expliquer en supposant que des parasites, déposés dans les petits vaisseaux des organes, déterminent une oblitération de ces conduits, une lésion de leur paroi, des hémorrhagies, des mortifications, des dégénérescences, des inflammations dans leur voisinage; qu'ils produisent en même temps un virus quelconque, et en conséquence une dégénérescence des organes. Les hémorrhagies de l'estomac observées dans cette même période parlent pour une lésion de sa muqueuse, et on pourrait supposer qu'elle est le siège du virus, comme par exemple dans certains cas de charbon. Crevaux (*Arch. de méd. nav.*, sept. 1877) a bien décrit les lésions anatomiques de cette maladie, mais sans avoir recherché les microbes qui peuvent les produire. Plusieurs auteurs ont prétendu avoir trouvé des micro-organismes; mais ces premières recherches ont été faites sans connaître les méthodes scientifiques appropriées à de pareilles études, et leurs résultats nous ont paru n'avoir aucune valeur. Ils ont cherché des parasites dans les différentes sécrétions, dans la matière des vomissements, dans la bile, etc.

Carmona décrit un microbe qu'il appelle *peronospora lutea;* Domingos Freire (*Rech. sur la cause*, etc., *de la fièvre jaune*, 1880) dans une série de publications terminée par l'apparition récente d'un très volumineux ouvrage accompagné de nombreuses planches luxueusement imprimées, a étudié les lésions de la fièvre jaune et tenté d'apporter des preuves de sa nature parasitaire. Il donne au prétendu parasite de la fièvre jaune le nom de cryptococcus xanthogenicus. Il ne l'a pas coloré. Les figures qu'il en donne nous paraissent être des corpuscules accidentels et non des bactéries. Quant aux prétendues atténuations du virus et aux vaccinations faites sur l'homme avec des substances aussi dangereuses et aussi mal déterminées, qui ont été annoncées par Domingos Freire et Rebourgeon (*Comptes rendus*, 1884), nous croyons qu'elles ne doivent être acceptées que sous bénéfice d'inventaire.

Alvarez, de San Salvador, nous a donné des renseignements relatifs aux autopsies des individus ayant succombé à la fièvre jaune. Il affirme que l'ictère, dans cette maladie, est plus souvent causé par un catarrhe des voies biliaires que par une dégénérescence du foie ; que le rein est presque toujours l'organe le plus malade et que la mort est occasionnée par l'urémie.

De Lacerda nous avait envoyé, pour les examiner, des fragments du foie et des reins provenant d'autopsies de fièvre jaune, enlevés immédiatement après la mort et conservés dans l'alcool fort. De Lacerda avait fait en même temps à l'Académie des sciences une communication sur les parasites de la fièvre jaune. Mais, d'après les dessins joints à cette note, nous nous sommes convaincus qu'il s'était trompé et qu'il avait décrit, comme des parasites, des corps étrangers et du pigment. Sur les coupes du rein et du foie, placées pendant quelques heures dans une solution de méthyle violet B (de la fabrique de Bâle) chauffé à 40° et montées ensuite dans le baume, on constata ce qui suit [1] :

Foie (fig. 259). — Les cellules hépatiques sont tuméfiées, remplies de gouttes de graisse formant une couronne autour du noyau ; elle contiennent des grains de piment jaune. Leur noyau est ordinairement pâle, quelquefois atrophié, irrégulier et fortement coloré. Le contour des cellules montre souvent des dépressions remplies de pigment. Les capillaires intralobulaires, remplis de sang (fig. 259, *s*), contiennent quelquefois de petits grains hyalins, colorés en bleu d'acier, de 1 à 2 μ. Parfois les cellules plasmatiques, au bord des capillaires, sont tuméfiées et multipliées.

Le tissu interlobulaire épaissi, devenu embryonnaire, montre un assez grand nombre de cellules proliférées et de cellules migratrices (*tc*), situées surtout autour des canaux biliaires dont l'épithélium est proliféré (fig. 259).

La capsule de Glisson est épaissie çà et là et devenue embryonnaire ; elle se continue par places dans le tissu conjonctif interlobulaire sous forme d'îlots mal limités, formés de petites cellules. La prolifération des cellules se propage le long des vaisseaux capillaires intralobulaires voisins.

Quelques-uns de ces derniers capillaires présentent des dilatations variqueuses, ampullaires ou fusiformes, et renferment un grand nombre de filaments courbés de 0 μ,6 à 0 μ,8, d'épaisseur et de longueur variable. Ces filaments paraissent lisses et homogènes à un grossissement de 500 à 600 diamètres. Mais, avec un fort grossissement (objectif de Zeiss 1/12, à immersion homogène ou n° 12 de Verick imm. hom. qui correspond au système 1/18 de Zeiss, on peut s'assurer que ces filaments sont composés de grains elliptiques, presque cylindriques, disposés deux à deux, formant de

1. Babes, *Le rein et le foie dans la fièvre jaune*. *Comptes rendus*, 17 sept. 1883, et *Archives de physiologie*, n° du 15 nov. 1883.

petits groupes dans lesquels ils sont unis par une substance intermédiaire pâle (fig. 260). Les filaments sont composés ainsi par des diplococci, ou, si

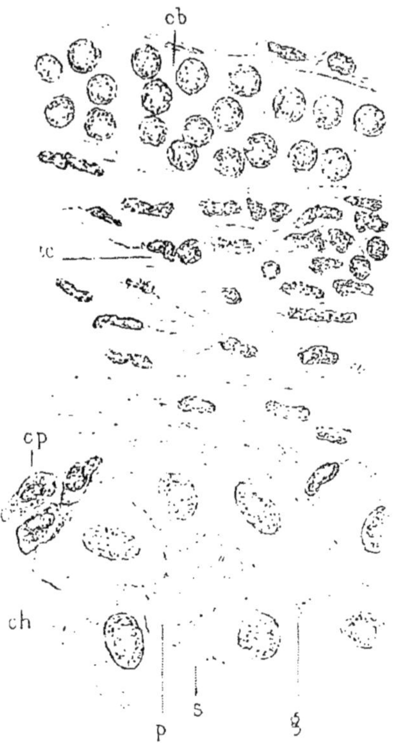

Fig. 259. — Coupe du foie dans un cas de fièvre jaune.

cb, canalicule biliaire contenant des noyaux proliférés ; *tc*, tissu conjonctif épaissi, embryonnaire ; *cp*, cellules plasmatiques situées à la limite des lobules ; *hc*, cellules hépatiques contenant des gouttes de graisse, *p*, pigment jaune à la limite des cellules ; *s*, globules du sang dans les capillaires intralobulaires ; *g*, grains hyalins dans ces vaisseaux (Grossissement Zeiss, oc. 3, obj. 1/12, imm. homog.).

l'on veut, par des bâtonnets très courts, à spores terminales. Ces filaments le colorent très bien ; ils tapissent en partie la paroi des vaisseaux, ou bien

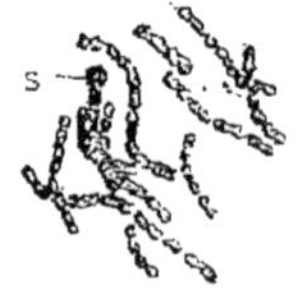

Fig. 260. — Bactéries trouvées dans la fièvre jaune (Grossissement 1000 diamètres).

s, Corpuscules terminaux fortement colorés.

ils forment des pelotons plus ou moins denses dans leur intérieur. On trouve, avec eux, quelques grains ronds de 1μ très fortement colorés. Lorsque ces bactéries intravasculaires sont disposées en amas volumineux, les filaments se colorent en violet peu intense; cependant on en voit quelques-uns qui sont plus colorés que les autres. Lorsque les bactéries sont en petit nombre et que le vaisseau n'est pas encore dilaté par elles, les filaments, disposés suivant la direction du vaisseau, sont denses, très fortement colorés, plus courts (de 6 à 12 μ), et il est nécessaire d'employer le plus fort grossissement pour distinguer les grains qui les composent. Les vaisseaux qui contiennent les bactéries ne présentent plus de globules sanguins dans leur intérieur. Le tissu voisin se colore moins bien. Les cellules de ce tissu sont gonflées et souvent multipliées.

Rein. — Les bactéries sont en plus grand nombre dans le rein que dans le foie. Leur distribution est tout à fait caractéristique. La capsule

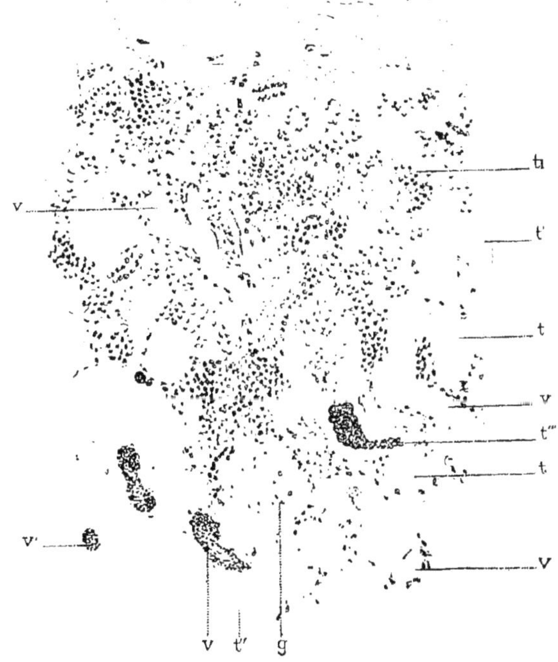

Fig. 261. — Foyer inflammatoire conique de la périphérie du rein dans la fièvre jaune (100 diamètres).

c, capsule du rein, *ti*, tissu inflammatoire avec des vaisseaux dilatés *v* et des tubes remplis de cylindres hyalins *t*, ou framboisés *t''*; *g*, glomérules; *v*, vaisseaux contenant des bactéries.

fibreuse du rein est épaissie, embryonnaire à sa partie profonde (fig. 261). Ce tissu enflammé se continue par places dans la partie corticale du rein, sous forme de cônes dont le sommet pénètre dans la profondeur et dont la base confine à la capsule (fig. 261, *ti*). Là, les canalicules urinifères, les glomérules, la paroi des vaisseaux et surtout le tissu conjonctif interstitiel enflammés montrent une grande quantité de cellules rondes. Dans le milieu de l'îlot, il y a parfois un vaisseau dilaté rempli de masses granuleuses incolores. On trouve, par places, à la périphérie, mais surtout au sommet de ces îlots coniques de tissu enflammé, quelques vaisseaux capillaires extrêmement dilatés, ampullaires, remplis de filaments de bactéries agglomérés, comme dans les vaisseaux du foie. Dans le foyer même de l'inflammation, on n'en rencontre point. A la limite de ces îlots, les canalicules et les glomérules sont encore très altérés, surtout autour des vaisseaux remplis de bactéries (fig. 262); l'épithélium des canalicules est granuleux et leurs noyaux ont souvent disparu.

Auprès de ces canalicules, on en trouve d'autres qui sont extrêmement

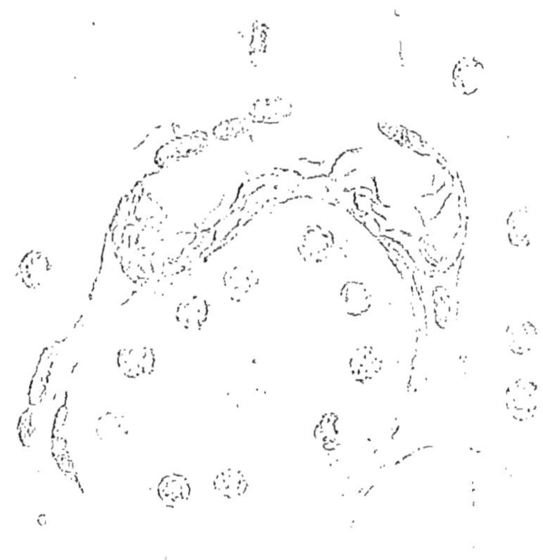

FIG. 262. — Coupe du rein dans la fièvre jaune à la limite d'un petit foyer inflammatoire Les cellules du tissu conjonctif sont multipliées autour du capillaire *c*.

s, sang contenu dans les capillaires ; *c'*, partie dilatée d'un capillaire qui renferme des diplococci ; *t*, tube contourné dont les cellules tuméfiées, granuleuses, montrent des vacuoles séparées par des granulations.

dilatés et remplis de masses hyalines (*t'*) ou de cylindres (*t*) (fig. 261). Parfois leur épithélium est devenu embryonnaire. L'altération des glomérules, autour des foyers d'inflammation, consiste dans une atrophie avec augmentation relative ou absolue des cellules, avec une prolifération des éléments qui tapissent la capsule de Bowmann ou bien avec une exsudation de masses granuleuses dans cette capsule. Parfois le glomérule est devenu homogène et s'est atrophié.

La surface du rein n'est pas le seul point où l'on trouve ces lésions inflammatoires. Il existe aussi, dans la profondeur, autour de certains glomérules et de quelques artérioles, des foyers analogues. On peut voir alors, au début par exemple, dans l'artériole afférente du glomérule, une accumulation de bactéries (fig. 263), et l'on en trouve aussi dans les vaisseaux du bouquet glomérulaire. Lorsque les ilots d'inflammation sont plus anciens, on ne rencontre plus de bactéries.

Le foie et les reins ne contenaient pas d'autre espèce de micro-organismes.

Pour ce qui est des altérations histologiques du tissu rénal, elles portaient à la fois sur les glomérules, sur le tissu conjonctif et l'épithélium

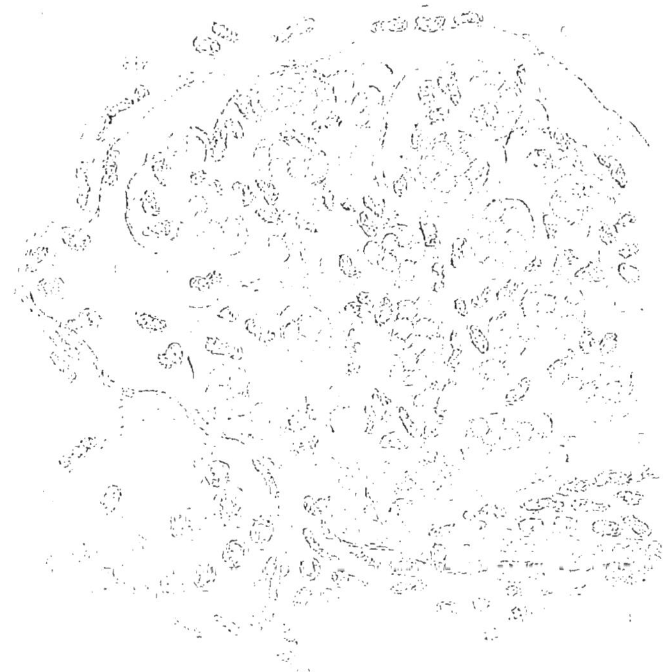

Fig. 263. — Glomérule du rein dans la fièvre jaune.

c, capsule de glomérule; les éléments de la paroi et les cellules qui la tapissent sont gonflés; *g*, anses de glomérule pleines de sang, montrant une prolifération de leurs noyaux; *m*, artère afférente remplie de bactéries; le tissu conjonctif est proliféré autour de ce vaisseau; *t*, tubule rempli de cellules épithéliales (Grossissement, Zeiss, oc. 3, hom. 1/12).

des tubuli. Le tissu conjonctif interstitiel était œdémateux, embryonnaire par places (fig. 264, *c*), surtout à la périphérie de l'organe, et présentait quelques granulations colorées de $0^{mm},01$ à $0^{mm},02$. Certains glomérules étaient devenus homogènes ou enflammés ; les vaisseaux capillaires remplis de sang (fig. 264, *s*) contenaient des grains extrêmement petits, ronds, mal définis et fortement colorés.

Le parenchyme de la substance corticale était très altéré. L'épithélium des *tubuli contorti* est tuméfié, granuleux; souvent on n'y voit plus de noyaux (fig. 264, *t*), ou bien ceux-ci sont réduits à certains points ou granulations de leur substance qui se colorent encore par les couleurs d'aniline (fig. 264, *t*); leur partie centrale est parfois vésiculeuse; la lumière des tubes est rétrécie, remplie çà et là d'une masse granuleuse séparée des cellules épithéliales par des vacuoles (fig. 262, *t*); on y voit aussi des gouttes hyalines. Les anses de Henle renferment souvent des cylindres hyalins colorés en bleu pâle. Dans les petits tubes droits des pyramides de Ferrein, l'épithélium est proliféré et remplit quelquefois leur lumière ; les noyaux se colorent fortement. Dans le protoplasma de ces cellules, on voit presque toujours de petits grains allongés de 1 μ de diamètre environ,

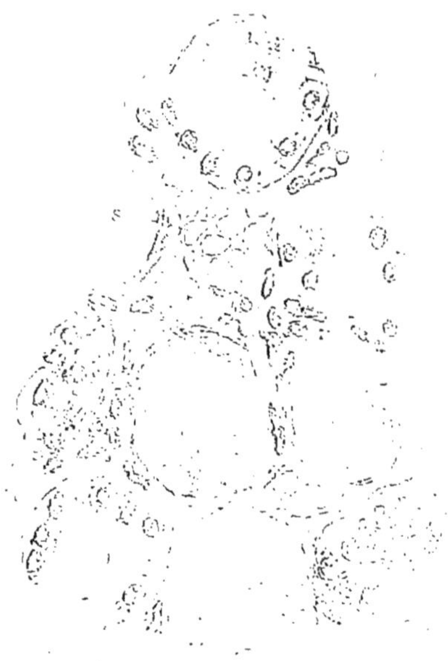

FIG. 264. — Limite d'un petit foyer inflammatoire dans la fièvre jaune.

e, état embryonnaire du tissu conjonctif; *s*, globules du sang dans les capillaires. Entre les globules rouges, on remarque quelques grains très petits, fortement colorés; *t*, tubuli contorti remplis de masses granuleuses, provenant d'une dégénérescence moléculaire des épithélium; *t'*, tube droit contenant un cylindre hyalin ; *t''*, tube contenant un cylindre granuleux ; *t'''*, cylindre granuleux ; *t''''*, tube contenant des masses confluentes framboisées et fortement colorées; *tv*, tube contenant du pigment et de petites masses allongées et colorées.

qu'on pourrait prendre au premier abord pour des bactéries. Mais, en les examinant avec un fort grossissement, on peut constater une grande différence dans leur forme, ce qui rend peu probable l'idée de micro-organismes (fig. 264, *tv*). Parfois ces cellules renferment des grains de pigment jaune.

Les cylindres, qui occupent souvent la lumière des tubes, sont composés de grandes gouttelettes hyalines à double contour et confluentes, comme framboisées (fig. 264, *t''''*), très fortement colorées; on peut suivre le développement de ces singulières formations. On voit, dans certains tubes à cellules bien colorées, des gouttes ou des corpuscules allongés assez grands et colorés. Les mêmes productions, en parties confluentes, se trouvent dans l'intérieur même de ces tubes (fig. 264, t''). Cette substance ne consiste pas dans une concrétion calcaire parce qu'elle ne se modifie pas par l'addition des acides. D'autres cylindres sont formés de gouttes très petites, égales, pâles, isolées (fig. 264, t'''); on en voit dont la surface est tout à fait lisse (fig. 264, t'); et enfin il existe des cylindres qui réunissent tous ces caractères (fig. 264 t''). La substance médullaire des reins est beaucoup moins altérée.

Depuis ces recherches, nous avons eu l'occasion d'examiner plusieurs séries de pièces de fièvre jaune : 1° le foie et le rein de deux individus morts de cette maladie, recueillis par le docteur Alvarez et qui ont été examinés au laboratoire d'anatomie pathologique de la Faculté de Paris, sans qu'on y pût trouver de bactéries; 2° les pièces de trois cas de fièvre jaune dont Koch a bien voulu confier l'examen à l'un de nous. Dans ces trois derniers faits,

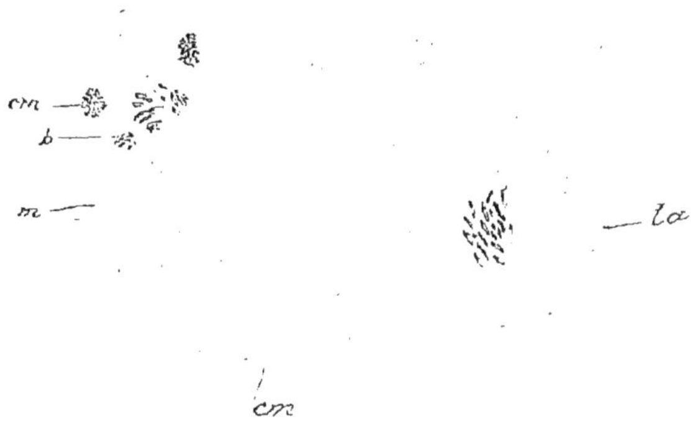

FIG. 265. — Coupe de l'intestin grêle dans la fièvre jaune.

cm, cellules glandulaires en multiplication; *m*, masses muqueuses dans les cellules glandulaires; *ta*, tissu adénoïde: *m*, cellules musculaires ; *b*, bactéries dans les culs-de-sac glandulaires.

malgré la recherche la plus scrupuleuse et malgré les conseils de Koch, il a été impossible de trouver des chaînettes dans le cerveau, les reins, le foie et la rate. On peut donc supposer que, dans la fièvre jaune, comme dans d'autres maladies infectieuses, on ne trouve de microbes dans les organes parenchymateux que dans certains cas et non dans tous. La question de savoir si ces microorganismes constituent réellement la cause de la maladie ou simplement une complication n'est par conséquent pas résolue.

D'après les examens auxquels ont donné lieu ces trois derniers cas de fièvre jaune, il y avait, dans divers liquides sécrétés, et en particulier dans l'intestin, plusieurs espèces de micro-organismes. Ainsi dans deux d'entre eux nous avons trouvé, dans des parties étendues de la muqueuse de l'intestin grêle, dans les glandes (fig. 265, *b*), et au-dessous d'elles, des bacilles courts qui ressemblent à ceux de la fièvre typhoïde, mais dont les grosses spores sont souvent terminales. Ils montrent des parties peu colorées dans leur protoplasma et des extrémités un peu amincies.

Dans l'un de ces deux faits, la muqueuse de l'intestin était très altérée par places, dépouillée de son épithélium, hémorrhagique; sa partie superficielle était mortifiée et jaunâtre jusqu'au niveau des culs-de-sac glandulaires, et on n'y distinguait plus la structure de son tissu, Au-dessous de la couche glandulaire, on notait une infiltration de cellules rondes et les culs-de-sac des glandes en tube dilatés renfermaient souvent des masses denses des bacilles décrits ci-dessus.

Dans un autre fait, il y avait des bacilles plus courts, parfois disposés deux par deux, en petit nombre, soit à la surface de l'intestin, soit dans les glandes. Dans le contenu de l'intestin, nous avons trouvé dans deux cas des amas denses formés en partie de grands microbes ronds, de 1 μ environ, inégaux, et en partie de grains de pigment jaune ou brun.

L'urine renfermait, dans l'un de ces faits, les mêmes amas de grands microbes ronds sans pigment jaune et dans les deux autres une quantité de monades piriformes de 2 μ d'épaisseur sur 3 à 4 μ de longueur, possédant une extrémité effilée (fig. 266). Ces monades, libres, isolées les unes des autres, faciles à colorer avec les couleurs d'aniline, renfermaient de grandes vacuoles. Quelques-unes étaient en voie de division. La paroi de la vessie était très épaissie et sa muqueuse dépouillée, par places, de son épithélium, était infiltrée de leucocytes. Les monades pénétraient entre les cellules épithéliales. Aussi est-il probable que la grande quantité de monades observées était en relation avec ces lésions inflammatoires de la vessie.

Alvarez nous a montré de son côté des dessins de micro-organismes qu'il a observés dans l'urine et qui représentaient de petites chaînettes comparables à celles que nous avons vues dans nos premiers examens du rein. Lacerda et Sternberg ont constaté aussi la présence des strepto-bactéries décrites par l'un de nous dans cette maladie.

Nos connaissances sur les micro-organismes de la fièvre jaune se réduisent, comme on le voit, à bien peu de chose : d'après les examens histologiques qui précèdent, on n'est pas sûr que le micro-organisme, observé dans nos premières recherches, soit celui de la fièvre jaune. On ne l'a ni isolé, ni cultivé, et les expériences qui ont été faites jusqu'ici au Brésil ne méritent point grande créance.

L'étude des lésions de la fièvre jaune, de même que celles de la fièvre bilieuse et l'absence des microbes dans le plus grand nombre des viscères examinés, permettent de faire l'hypothèse que les parasites siègent dans le tube digestif. Peut-être ne sont-

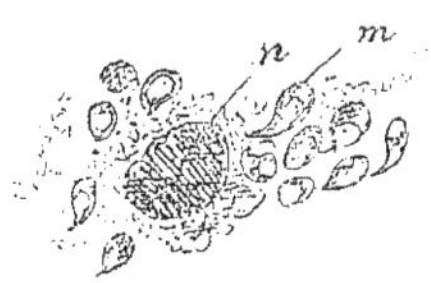

Fig. 266. — Monades trouvées dans la vessie dans un cas de fièvre jaune. *n*, cellule de la vessie ; *m*, monades.

ils autre chose que les petits bacilles trouvés dans les deux observations ci-dessus, dans la muqueuse intestinale. Mais on comprend facilement que de pareilles recherches ne peuvent être menées à bien que dans le pays où l'on observe la fièvre jaune, et par des hommes bien armés de toutes les méthodes d'investigation modernes appropriées à l'étude des bactéries.

Domingos Freire, Gibier et Rebourgeon ont cru que le microbe de la fièvre jaune (Ac. des sciences, 1887) était un micrococque mobile; mais il semble que les liquides ayant servi à ces tentatives d'isolement n'aient pas été tout à fait purs, car dans ses recherches ultérieures faites à la Havane et en Floride, Gibier n'a trouvé de microbes ni dans le sang ni dans les urines, ni dans la sérosité péricardique, ni dans les organes des fébricitants, à l'exception du tube gastro-intestinal.

Gibier a isolé dans l'intestin, dans les matières des vomissements noirs (communication à l'Ac. des sc. de la Havane, *Chronica medico-cirurgica de la Habana*, et Ac. de médecine, séance du 24 juillet 1888) un bacille mince, peu réfringent, droit ou incurvé, qui ressemble alors au bacille virgule du choléra. Dans les cultures anciennes, il s'allonge et prend une forme ondulée comme les spirilles. Il liquéfie la gélatine. Bien que ce microbe ne donne pas de couleur spéciale aux bouillons et substances nutritives solides où il vit en culture pure, cependant il noircirait d'après Gibier les liquides intestinaux. L'inoculation d'une petite quantité du liquide de culture de ce microbe dans l'intestin du cobaye et du chien provoquerait des accidents graves et même la mort avec formation de matières noires intestinales semblables à celles qu'on observe chez l'homme qui succombe à la fièvre jaune. Gibier, après avoir fait ces expériences à la Havane, a pu pratiquer plus tard trois autopsies de fièvre jaune en Floride ; dans deux d'entre elles où la mort était arrivée le huitième jour, il n'a pas retrouvé le bacille précédent; mais dans la troisième, où la mort était survenue le quatrième jour, ce bacille était à l'état de culture presque pure et en extrême abondance dans le liquide noir qui remplissait l'intestin. Ces recherches ne sont pas encore de nature à établir d'une façon absolue la pathogénie de la fièvre jaune.

Il faut aussi garder encore une grande réserve à propos des microbes trouvés en grand nombre par Billings dans les organes des individus ayant succombé à la fièvre jaune. Billings les décrit comme appartenant au groupe des bacilles de la septicémie des lapins et du choléra des poules. Comme ces bacilles sont faciles à cultiver et à voir sur les coupes des organes, il est peu probable qu'ils aient échappé jusqu'ici à tous les observateurs. Cependant, il ne faut pas oublier que des microbes analogues ont été trouvés dans certaines fièvres tropicales des nègres et par l'un de nous (Voyez les pneumonies) dans un cas de pneumonie septique et hémorrhagique de l'homme.

CHAPITRE VIII

ATROPHIE JAUNE AIGUE DU FOIE

Tandis que dans la pyémie, la septicémie, les maladies infectieuses en général et les néoplasmes généralisés, le foie est l'un des organes affectés le plus rapidement et le plus habituellement, soit par les bactéries, soit par des dégénérescences multiples, soit par des tumeurs secondaires, les affections bactériennes et néoplasiques primitives y sont au contraire très rares.

Ces données, en apparence contradictoires, sont en rapport avec la circulation spéciale du foie. Le sang de la veine porte, qui circule lentement, favorise les dépôts secondaires, tandis que la glande est peu accessible aux lésions primitives. Les agents d'une infection ne peuvent arriver au foie que par le sang de la veine porte, les lymphatiques, le péritoine, les voies biliaires ou le sang de la circulation générale.

On peut même se demander si les lésions bactériennes du foie considérées comme primitives ne viennent pas toujours de l'estomac et du duodénum. Il est possible, par exemple, que les altérations de l'estomac et de l'intestin qui sont en rapport avec les vomissements du début de la fièvre jaune précèdent l'hépatite parenchymateuse que l'on observe dans cette maladie.

Klebs a décrit une maladie bactérienne de l'estomac avec des hémorrhagies, des ecchymoses et des ulcérations caractérisées par la présence de bacilles plus courts, plus gros que ceux du charbon, et présentant des extrémités arrondies. Ces lésions de la muqueuse gastrique sont ordinairement liées à l'atrophie jaune aiguë du foie.

Klebs a trouvé, dans son observation, les mêmes bacilles dans les conduits biliaires et autour des vaisseaux.

Cohn[1] a observé aussi une gastrite diphthérique combinée avec l'atrophie jaune du foie. Dans ses recherches, faites au laboratoire de Recklinghausen, il n'a pas examiné s'il y avait des microbes.

Eppinger[2] décrit des microbes ronds dans l'atrophie jaune aiguë.

1. *Gastritis diphtherica mit acuter gelber Leberatrophie. Deutsches Archiv f. klin. Med.* XXXIV, p. 115.
2. *Prager Vierteljahrschrift*, 1875.

Hlava[1] a trouvé, dans une autopsie de femme enceinte qui avait de l'œdème aux jambes avec une ulcération cutanée, puis plus tard de l'œdème des extrémités supérieures, la muqueuse de l'estomac un peu œdématiée, et le foie hypertrophié. L'autopsie fut faite six heures après la mort. A l'examen microscopique, le foie présentait une dégénérescence graisseuse, surtout autour du hile, à l'entrée de la veine porte. Les conduits biliaires, à la périphérie du foie, étaient souvent remplis de zooglœes constituées par de grandes bactéries rondes. Ces mêmes microbes n'existaient ni dans le sang ni dans les vaisseaux. Dans les parties périphériques du foie, dans les lobules, autour de la veine centrale, il y avait une zone de cellules hépatiques granuleuses, puis une zone où les cellules n'étaient plus distinctes. La partie phériphérique des lobules présentait une grande quantité de cellules en dégénérescence graisseuse, mêlées de cristaux de leucine et de tyrosine. Le tissu conjonctif interstitiel n'était pas enflammé. Dans le tissu interlobulaire, on trouvait parfois des bactéries rondes disséminées. Auprès d'elles, il y avait des bacilles, surtout dans les régions centrales du foie. Ceux-ci siégeaient dans les ramifications de la veine porte et autour de ces ramifications. Parfois ces bacilles possédaient des spores terminales. Hlava observa en outre une infiltration cellulaire diffuse de la muqueuse de l'estomac et du duodénum sans bactéries. Il croit que l'infection s'était faite par l'intestin parce que la lésion était surtout localisée dans la veine porte.

Balzer[2] a constaté la présence des microcoques dans un cas d'atrophie aiguë du foie.

D'après ce petit nombre de faits, en l'absence des cultures par lesquelles on aurait pu déterminer l'espèce de bactéries dont il s'agit, en présence des formes diverses qui ont été notées, il est nécessaire de réserver un jugement définitif, bien qu'il paraisse probable que l'atrophie aiguë du foie soit causée par des bactéries parasitaires.

Il est d'ailleurs des faits de pyémie et de septicémie dans lesquels on observe, non seulement des abcès métastatiques du foie avec une grande masse de bactéries, mais aussi une atrophie jaune aiguë du foie, une hépatite parenchymateuse très prononcée.

La pyémie et la septicémie sans abcès du foie déterminent souvent un ramollissement avec atrophie de cet organe, semblable par ses caractères anatomiques à l'atrophie aiguë. Les symptômes ressemblent aussi à ceux de l'ictère grave. Des bactéries remplissent alors par places les ramifications de la veine porte.

Nous avons rapporté plus haut, à propos des septicémies hémorrhagiques (t. I, page 553), un cas typique de ramollissement avec dégénérescence totale du foie chez un enfant mort de septicémie. Tous les vaisseaux de cette glande étaient remplis de streptocoques d'une virulence exceptionnelle, en même temps que les cellules hépatiques étaient devenues hyalines et mortifiées, leurs noyaux ne se colorant plus.

1. *Prager medic. Wochenschrift,* 1882, nos 31 et 32.
2. *Revue mensuelle,* 1882.

CHAPITRE IX

FIÈVRE INTERMITTENTE

La fièvre intermittente (*fièvre de malaria, paludisme, fièvre de marais*), qui est si universellement répandue dans toute la terre, partout où se fait sentir l'influence des émanations marécageuses, paraît si bien en rapport avec l'invasion de l'économie par les parasites, que depuis longtemps on a cherché à se rendre compte de l'espèce ou des espèces végétales ou animales qui pouvaient en être les agents. Déjà Lancisi[1], Razori, admettaient que les fièvres intermittentes étaient dues à des animalcules parasites qui pouvaient pénétrer dans le sang. Virey les attribue à des infusoires, Boudin[2] à la flore des marais, Bouchardat[3] aux particules provenant d'animalcules.

J.-K. Mittchel[4], Muhry[5], Hammond[6], incriminaient l'atmosphère chargée de spores de certains végétaux microscopiques; J. Lemaire[7] accusait les microphytes et microzoaires sans spécifier une espèce distincte, les bacterium, vibrio, spirillum, etc. Binz[8] constate l'action toxique des sels de quinine sur les infusoires et pense que ces substances agissent de la même façon sur les bactéries du sang; Vulpian a fait remarquer qu'il faudrait une dose de quinine énorme pour tuer les bactéries, si la fièvre intermittente était sous leur dépendance[9]. Salisbury[10] attribue la fièvre intermit-

1. Lancisi, *De noxiis paludum effluviis*, lib. II. Roma, 1717.
2. Nous citerons l'opinion de Virey et de Boudin et beaucoup d'autres auteurs ci-dessous d'après l'historique très complet donné par Laveran (*Traité des fièvres palustres*, Paris, 1884).
3. *Annuaire de thérapeutique*, 1866, p. 299.
4. *On the cryptogamous origin of malarious and epidemic fevers*, 1849.
5. *Die geographischen Verhältnisse*, etc., ch. VI.
6. *A treatise on hygiene*, Philadelphia, 1863.
7. *Comptes rendus de l'Acad. des sciences*, t. LIX, p. 317, 17 août 1864.
8. *Max Schultze's Archiv*, 1867.
9. Bochefontaine, *Action de la quinine sur les vibrioniens* (*Archives de physiologie*, 1re série, t. V, p. 390).
10. *The american journal of the med. sc.*, janvier 1866. *Revue des cours*, nov. 1869.

tente à des algues du genre palmelles. Les expériences de Wood et Leidy [1], de Quinquaud [2], de Magnin [3] ont montré que Salisbury s'était trompé, Hallier [4], Van den Korput et Hannon [5], Schurtz [6] ont pensé que le parasite devait être une oscillariée. Balestra et Selmi [7] ont conclu en faveur d'une algue.

En 1879, Klebs et Tommasi Crudeli [8] ont analysé l'air, l'eau et le sol des Marais Pontins et ils ont trouvé diverses espèces de bactéries, d'algues, de micrococci, de corpuscules ovalaires, etc. Ils ont ensemencé, avec la terre des marais, divers liquides de culture, et ils ont vu se développer surtout des bacilles, des spores et des filaments. Les spores, ovoïdes et mobiles, mesuraient 0 μ,9; les filaments, quelquefois très longs, sont segmentés en articles possédant souvent des spores. Les bactéries ont de 4 à 6 μ; les filaments sont beaucoup plus longs (fig. 267). En chauffant les cultures, les algues ne s'y développaient pas, non plus que les moisissures. Les corpuscules ovales restaient stériles ou donnaient naissance à des filaments. On obtient en quarante-huit heures, dans les cultures, de petits nuages formés de bacilles de 4 à 6 μ de longueur qui sont aérobies, mobiles souvent avec des spores à leurs extrémités ou dans leur milieu. On peut suivre leur développement sous le microscope. Ce sont là, suivant Klebs et Tommasi Crudeli, les cultures pures du bacille de la malaria. Mais il est douteux qu'ils aient obtenu des cultures absolument pures du même bacille. D'après ces auteurs, l'injection de ces microbes dans le tissu conjonctif sous-cutané des lapins donne une fièvre à marche typique semblable à la fièvre intermittente. Mais il faut dire que les quantités injectées ont été considérables et qu'avec beaucoup d'autres bactéries on peut aussi donner de la fièvre aux animaux. Le liquide filtré ne produit aucun accident. Les tracés thermométriques de la fièvre artificiellement produite chez les lapins par Tommasi Crudeli et Klebs ont été critiqués par Laveran qui n'y a pas reconnu une courbe comparable à celle de la fièvre intermittente. D'un autre côté, les lapins et les autres animaux qui vivent dans les contrées marécageuses les plus infectées par la malaria ne sont jamais atteints spontanément d'aucun accident qui rappelle de près ou de loin la fièvre intermittente, en sorte qu'il est bien douteux qu'on ait jamais donné cette maladie à ces animaux.

Tommasi Crudeli a publié en 1880 [9] le résumé de recherches nouvelles d'où il résulte que les spores du bacillus malariæ se retrouvent dans le sang des lapins inoculés, dans celui des fébricitants et dans la rate où l'on prend,

1. *Amer. Journ. of the med. sc.*, 1868.
2. *Soc. de biologie,* 15 nov. 1879.
3. Magnin, thèse de Paris, 1876.
4. Hallier, *Schmid's Jahrbücher,* 1867 et 1868.
5. *Journal de méd. et de chir. de la Société des sc. méd. de Bruxelles,* 1866, 42e vol. pp. 330 et 497.
6. *Archiv der Heilkunde.*
7. Congrès médical de Florence, 1869, et Ac. des sc., 1870.
8. *Real academia dei Lincei,* juin 1879 et *Arch. f. exp. Pathologie,* 1er juillet 1879.
9. *The Practitioner,* novembre 1880, p. 321.

pendant la vie, du sang à l'aide d'une seringue de Pravaz (Marchiafava, Sciammana, etc.). La culture du sang de la rate prise sur le vivant pendant les paroxysmes fébriles donnerait les bacilles de Klebs et Tommasi-Crudeli. Le sang des malades, pendant la période du frisson, contiendrait les mêmes bacilles.

Cuboni et Marchiafava [1] ont fait des cultures du sol malarique et ont toujours obtenu les bacilles de Tomasi Crudeli et Klebs. Ils ont injecté ces cultures et du sang de la rate humaine à des lapins, et ils leur ont donné la fièvre avec un gonflement de la rate. Ils ont trouvé dans le sang des fébricitants, pendant la période algide, des filaments mesurant de une à trois fois le diamètre d'un globule rouge avec des spores à leurs extrémités, des chaînettes, des spores mobiles. La culture du sang leur a donné des bactéries analogues.

Cecci [2] a répété, dans le laboratoire de Klebs, la culture des bactéries

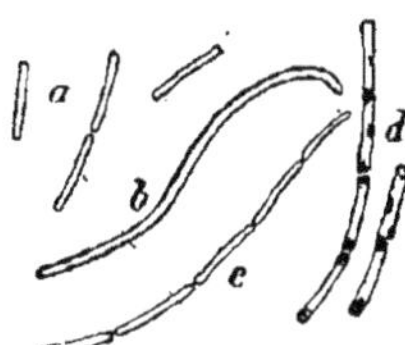

Fig. 267. — Bacilles de la malaria d'après Klebs.

des terrains malariques et trouvé les mêmes bactéries ; il a réussi à donner aussi de la fièvre aux chiens et aux lapins. Ziehl [3] a rencontré les bacilles de Marchiafava et Cuboni dans le sang des paludiques.

Ces expériences ont été reprises avec des résultats différents. Maurel [4] n'a trouvé dans le sang des paludiques aucun microphyte caractéristique. Baccelli, Giovanni et Orsi, Laveran [5], n'ont jamais eu que des résultats négatifs en injectant aux animaux le sang des fébricitants. Ces expériences sont d'ailleurs passibles de deux reproches : le premier, c'est que l'on ne sait pas sûrement si le terreau pris dans les contrées à fièvre paludique contient le germe de la malaria et si les bacilles ainsi obtenus se rapportent bien à la maladie dont il s'agit ; en second lieu, si les expériences faites sur les animaux donnent de la fièvre, toute autre bactérie septique en ferait autant, et cette fièvre est d'autant plus difficile à rapporter à la malaria, que les animaux n'en sont pas spontanément atteints.

1. *Nouvelles études sur la malaria* (*Arch. f. experim. Pathol.*), t. XIII, p. 265.
2. *Archiv f. experim. Pathologie*, t. XV et XVI.
3. *Deutsche med. Wochenschrift*, 1883.
4. Association française. — Congrès de Rouen, 1883, et *Revue d'hygiène*, 1883, p. 813.
5. Les premières communications de Laveran ont été faites à l'Académie de médecine, 23 novembre et 28 décembre 1880 et 25 oct. 1881, et à l'Académie des sciences, 24 oct. 1881 et 23 oct. 1882.

Les recherches de Laveran[1] nous transportent dans une tout autre série de conceptions relatives à la fièvre palustre. Elle ont été faites à Constantine et à Philippeville, sur le sang des malades examiné uniquement à l'état frais, sans coloration, pendant les premières heures du début des accès. Laveran a décrit trois variétés suivant lesquelles se présentent d'après lui les parasites du paludisme.

1° *Corps kystiques n° 1 ou en croissant.* — Ces éléments, disposés en forme de croissant à extrémités effilées ou un peu arrondies, limités par un contour fin, très transparents, incolores,

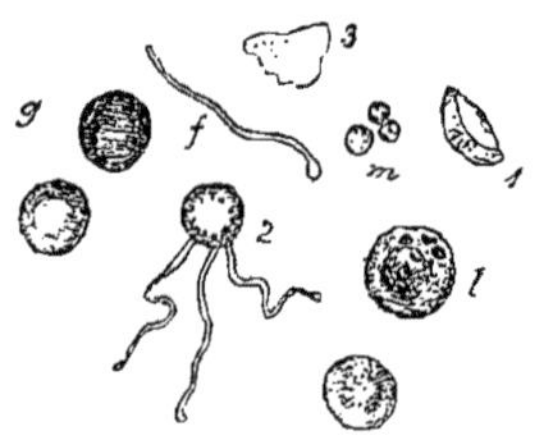

Fig. 268. — Parasites de la malaria d'après Laveran.

1, corps n° 1; *g*, globules sanguins; 2, corps n° 2 avec ses filaments mobiles; *m*, petits corps n° 2 pigmentés; *f*, filament libre; *l*, globule blanc avec des grains de pigment (corps n° 3); 3, corps n° 3.

ayant de 8 à 9 μ dans leur grand diamètre, 3 μ dans leur diamètre transversal, possèdent des granulations pigmentaires dans leur partie centrale, rarement à leurs extrémités (voy. 1, fig. 268 et 6, fig. 270). La ligne qui sous-tend l'arc formé par le croissant est parfois rectiligne; on observe des formes intermédiaires entre ces éléments et les suivants.

2° *Corps kystiques n° 2 ou sphériques.* — Ces éléments sphériques, de dimension variable entre 1 μ et 9 ou 10 μ, mesurant habituellement de 8 à 9μ, sont transparents, limités par une ligne très fine, parfois double, sur les préparations traitées par l'acide osmique et colorées au picro-carmin. Ils renferment des grains arrondis de pigment noir et de couleur rouge feu sombre. Dans les plus petits, les grains de pigment sont en petit nombre; dans les plus gros, ils sont disposés sous forme de couronne ou sans ordre; on voit parfois ces grains de pigment agités de mouvements très vifs comparables à ceux de particules solides dans un liquide en ébullition (mou-

1. Académie des sciences, 28 fév. 1882.

vement brownien ou mouvement communiqué); ces mouvements ne s'observent que dans les éléments d'un certain volume et non dans les plus petits. Ces éléments, d'après Laveran, ont souvent le diamètre des globules rouges de sang et peuvent même se montrer à l'état naissant à l'intérieur de ces globules (hématies piquées). Le docteur Richard[1], qui a vérifié les faits découverts par Laveran, a insisté sur cette disposition des corps n° 2 à l'intérieur des globules rouges. Nous verrons bientôt que les dernières recherches de Marchiafava et Celli se rapportent à des figures analogues. Les corps n° 2 de Laveran ne possèdent pas de noyau.

C'est du bord et de la surface des corps n° 2 que Laveran a vu partir des *filaments mobiles* (voy. 2, fig. 268) minces et transparents, ondulés, ayant de 21 à 28 μ de longueur sur 1 μ de largeur, animés de mouvements, si la température est voisine de celle du corps humain ou si la préparation est placée sur une platine chauffante. Ces filaments adhèrent aux grands corps n° 2, au nombre de 1, 2, 3 ou davantage, ou bien ils sont libres dans le sang et se meuvent comme des anguilles (*f*, fig. 268); ils sont effilés à une extrémité, un peu renflés à l'autre; on peut voir aussi parfois un petit renflement olivaire à leur centre. Leurs mouvements sont le plus faciles à observer et le plus vifs quand ils adhèrent par une de leurs extrémités. Ces mouvements ont été décrits en détail par Laveran et par Richard. Ce dernier a constaté aussi leur persistance dans le liquide sanguin après qu'ils ont été détachés et mis en liberté.

3° *Corps kystiques n° 3.* — Ils sont constitués par de petites masses hyalines, soit sphéroïdes, soit irrégulières, contenant des granules pigmentés, masses analogues aux leucocytes, remplies de pigment noir et de pigment libre (*l*, fig. 268).

Les corps n°s 1 et 2, et surtout les filaments mobiles qui partent de ces derniers, sont considérés par Laveran comme les parasites de la malaria; les corps n° 3 comme les cadavres de ces parasites. Ces derniers, et en particulier les filaments mobiles, n'ont rien de commun avec les bacilles de Klebs et Tommasi Crudeli : ils ne se colorent pas par les substances colorantes tirées de l'aniline, ils ne sont jamais segmentés en articles; ils ne

1. *Revue scientifique*, 1883.

ressemblent nullement aux vibrions par leurs mouvements. Laveran en a fait des protistes ou protozoaires, appartenant au règne animal et présentant la double forme enkystée (corps n°s 1 et 2) et libres (filaments mobiles).

Marchiafava et Celli[1] ont contrôlé ces recherches sur le sang de malariques, et ils ont retrouvé non seulement les modifications des globules déjà décrites par eux, mais aussi le pigment montrant un mouvement rapide dans les corps n° 2 dont les mouvements et les filaments, ressemblent beaucoup à ceux de certains infusoires. Ces filaments s'observent seulement à l'état frais pendant vingt à trente minutes. Sur vingt malades examinés, ces auteurs les ont trouvés quatre fois en même temps que les

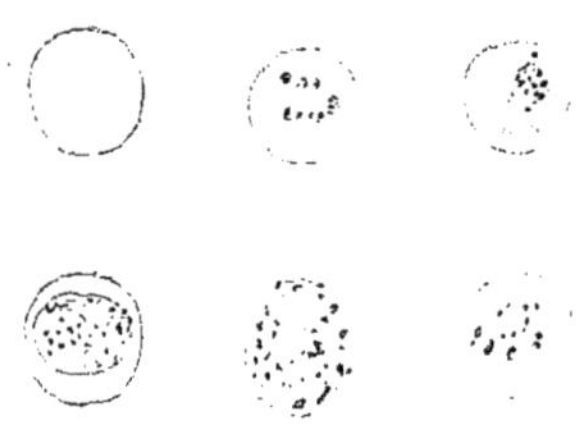

FIG. 269. — Altérations des globules rouges dans la malaria, d'après Marchiafava et Celli.

corps en croissant. Ils ont réussi, par l'injection de 1 gramme environ du sang des fébricitants dans les veines d'hommes sains, à donner à coup sûr la malaria avec toutes les lésions caractéristiques du sang.

Dans une communication plus récente, Marchiafava et Celli (*Fortschritte,* 15 décembre 1885) ont constaté de nouveau, dans le sang des individus atteints de fièvre paludéenne, des organismes contenus dans les globules rouges. Ils sont constitués par une particule protoplasmique homogène. Ils possèdent un mouvement amœboïde très vif. On peut les colorer distinctement. Ils appellent ces particules plasmodies ou hémoplasmodies.

Dans l'intérieur de ces hémoplasmodies (corps n° 2 de Laveran), on trouve souvent du pigment rougeâtre ou noir qui n'appartient pas aux organismes, mais qui provient de la transformation de l'hémoglobine des globules rouges qui ont été détruits par les plasmodies. Ce pigment se transforme en mélanine.

1. MARCHIAFAVA et CELLI, *Malaria infect, Fortschr. d. Med., Neue Unters. üb.* 1883, n° 11.

S'il y a une production abondante de pigment, il en résulte une mélanémie. Des cas de paludisme très graves peuvent se montrer sans mélanémie.

Les hémoplasmodies se transforment par un processus de division, en amas de corpuscules ou de spores qui n'ont pas de mouvements, mais qui sont néanmoins identiques aux hémoplasmodies elles-mêmes. Cette division a lieu aussi dans les hémoplasmodies qui ne possèdent pas de pigment. Il est très probable que tel est le mode de multiplication des hémoplasmodies.

L'infection malarique est, comme nous venons de le voir, transmissible à l'homme par une injection dans les veines du sang d'un fébricitant. Il se développe alors une fièvre intermittente tout à fait caractéristique, et on trouve dans le sang de l'individu inoculé des plasmodies qui se multiplient pendant la période d'augment de la fièvre. Ils deviennent très rares et immobiles et disparaissent enfin si le malade guérit spontanément ou sous l'influence du traitement.

Il est certain que la description des éléments trouvés par Laveran n'a rien à faire avec celle des parasites végétaux de l'ordre des schizomycètes, car la coloration des filaments mobiles est impossible avec les couleurs d'aniline, et l'on ne peut en conserver des préparations durables. Ils sont difficiles à voir, ne s'observent que sur le sang examiné de suite à l'état frais, pendant un accès, dans la période d'algidité, et à une température voisine de celle du corps humain.

Marchiafava et Celli, en obtenant des parties sphériques colorées, dans les globules rouges du sang, avaient pensé, d'après la promptitude et la ténacité de leur coloration avec l'aniline, qu'il s'agissait de corpuscules de nature végétale. On a essayé depuis, ainsi que Tommasi Crudeli l'a dit au congrès de Copenhague, une grande variété de cultures artificielles du sang, afin d'instituer avec ces cultures des expériences sur les animaux, mais les résultats ont été absolument nuls. Au congrès de Copenhague, Rosenstein (de Leyde) a dit avoir rencontré, dans le sang des individus atteints de malaria, les figures données comme micro-organismes par Laveran, Richard, Tommasi Crudeli et Klebs, Marchiafava et Celli.

Dans ces derniers temps Laveran (*Des hémotozoaires du paludisme*, Annales de l'institut Pasteur, 1888) et plusieurs autres auteurs ont apporté beaucoup de faits nouveaux qui démontrent le rôle essentiel des hématozoaires de Laveran. Councilman (Communication à la réunion annuelle de la Société pathologique de Philadelphie, 1887) a donné une bonne description, avec des dessins (fig. 270), des modifications des globules et de la formation du pigment et des flagella dans le sang. Ojler, dans une com-

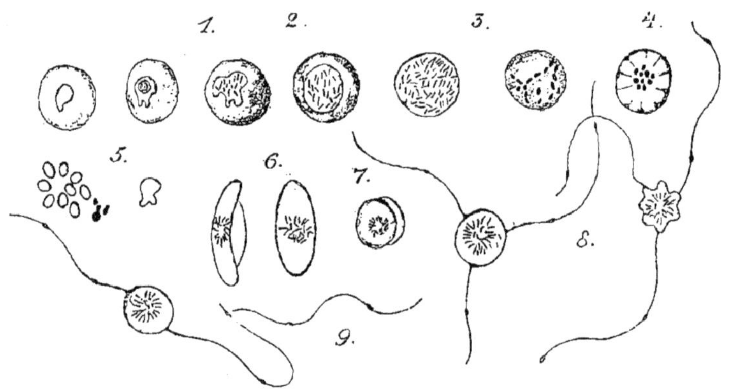

Fig. 270. — Les différentes formes sous lesquelles se présentent les plasmodies de Laveran (d'après Councilmann).

1, globules rouges renfermant des corpuscules nº 1 : 2. corpuscule nº 2 ; 3, corpuscule nº 3 ; 4, segmentation en corpuscules ; 5, corpuscules (spores) résultant de la segmentation précédente ; 6, corpuscules résistants en croissant (corpuscules 6) ; 7, formes rondes de la même nature : 8, corpuscules à flagelles : 9, flagelles libres (peut-être des spirilles).

munication à la même Société, a constaté les mêmes parasites, ainsi que James à New-York (*Med. Record,* 1888), Carter dans les Indes (*Lancet*, 1888, juin) et Metchnikoff en Russie. Ces auteurs s'accordent sur l'importance des flagella, sur la présence des plus petits corps des hématozoaires dans les formes aiguës de la malaria et sur la résistance et la présence, dans des formes chroniques, des corps en croissant. Golgi, en comparant les hématozoaires de la fièvre tierce et ceux de la fièvre quarte a vu que les parasites de cette dernière se divisent plus régulièrement et en moins de parties que ceux de la fièvre tierce. L'état granuleux de leur protoplasma est plus prononcé et leurs mouvements moins énergiques (*Fortschritte d. Mediçin*, 1889, nº 3).

Danilewsky, dans un travail sur les zooparasites du sang des oiseaux et de la tortue, décrit, dans le sang des oiseaux sains, des formations très semblables aux hématozoaires de la malaria, avec la même production de pigment. Sacharoff prétend (*Wrasch*, 1889) que les spirochaetes de la fièvre récurrente sont purement et simplement des filaments mobiles analogues à ceux de la fièvre intermittente et que la fièvre récurrente est due à des plasmodies analogues à celles de la malaria et présentant tantôt des cellules volumineuses, tantôt des éléments plus petits renfermés dans les globules rouges. Dans la rémittence de la fièvre récurrente, les plasmodies intracellulaires ne disparaîtraient pas comme dans la fièvre intermittente malarique. Il paraît donc certain que la malaria est causée par un parasite du sang qu'on peut rapprocher des grégarines, parasite qui se présente suivant plusieurs états découverts par Laveran et en particulier sous la forme de corpuscules sphériques libres ou accolés aux globules rouges, pigmentés, sous celle de flagellum et de corps en croissant. Ces parasites sont détruits par l'action du sulfate de quinine. Tous les observateurs dignes de foi les ont constatés après Laveran qui a pu nous les montrer même à Paris chez des fébricitants.

Néanmoins la pathogénie de la malaria est loin d'être encore complète, car ces parasites n'ont pas été cultivés et on ne sait pas sous quelle forme ils vivent dans les milieux extérieurs.

Nous n'insistons pas sur les lésions connexes de la fièvre intermittente, sur la destruction des globules rouges, sur la pigmentation des globules blancs, sur la mélanémie, non plus que sur les autres altérations de la rate, du foie, des reins, du cerveau et des autres organes qui en sont la conséquence, car elles ne rentrent pas dans notre sujet spécial. Elles sont d'ailleurs bien connues et elles ont été très bien traitées dans le livre de Laveran et, dans le récent traité de Kelsch et Kiener, auxquels nous renvoyons le lecteur désireux de connaître complètement l'anatomie pathologique de la malaria.

CHAPITRE X

CHOLÉRA

Historique. — Endémique dans l'Inde, dans le delta du Gange, le choléra asiatique passe presque constamment par l'Égypte avant de venir en Europe, où il a fait, en Italie, en France et en Espagne en 1884-1885, sa sixième apparition depuis le commencement du siècle. Ses ravages ont toujours été en s'amoindrissant depuis la première grande épidémie de 1832.

Le caractère étiologique de la maladie, le transport de l'élément contagieux par les voyageurs, par la caravane de la Mecque et par les navires infectés, la contagion très évidente des linges salis par les déjections, la formation de milieux contaminés et d'endémies locales de maisons, de grands établissements hospitaliers et de prisons, ont fait depuis longtemps penser à un contage parasitaire.

Virchow, en 1848 (*Virchow's Archiv*, t. XLV), Pouchet, Brittan et Swayne, en 1849, trouvèrent des vibrions en abondance dans les selles des cholériques, mais sans leur attribuer une valeur spécifique, pas plus que Davaine ne le fit pour les cercomonas qu'il avait observés dans les mêmes conditions. Bœhm (cité par Virchow) et Hallier [1] crurent avoir découvert la cause du choléra dans un champignon du genre urocystis, que Hallier pensait devoir exister sur quelque graminée de l'Inde. Klob[2] regarda le choléra comme lié à la présence d'une quantité considérable de champignons siégeant dans l'intestin. Philippe Pacini [3] aperçut aussi des

1. Hallier, *Das Cholera-Contagium*, Leipzig, *Botanische Untersuchungen*, 1867.
2. Klob, *Studien über das Wesen des Cholera-Processus*, Leipzig, 1867.
3. Observations microscopiques et déductions pathologiques sur le choléra asiatique. *Gazette méd. ital.* 1 et 4, et *Archives de med. milit. de Bruxelles*, 1855. —

infiniment petits animés d'un mouvement moléculaire très prononcé dans les selles des cholériques. Pacini ayant constaté, comme l'avaient fait avant lui Bœhm (de Berlin) en 1835, puis C. Müller, Gull, Bennett, Grainger [1], etc., la desquamation de l'épithélium de la muqueuse intestinale, attribua cette desquamation à ses microbes cholérigènes et fonda toute une théorie dynamique, physiologique et mathématique du choléra sur cette donnée de la désintégration de l'épithélium suivie d'un excès de transsudation aqueuse.

Les recherches faites sur les bactéries de l'intestin pendant l'épidémie de 1873 n'ont pas donné de résultats nouveaux. Hayem et Raynaud [2] ont compté, dans les déjections, une dizaine d'espèce de vibrioniens. Ce sont surtout des spores qu'ils ont rencontrées dans les selles riziformes, et ils ne se prononcent pas sur l'existence d'un parasite spécial.

Aussi les premières recherches exactes sur les parasites du choléra ont-elles été tentées en 1883 dans les deux missions française et allemande envoyées en Égypte pour y étudier le fléau. Les premiers résultats en ont été publiés dans les rapports de Koch [3], dans sa conférence à l'office sanitaire [4] et dans le rapport de Straus, Roux, Nocard et Thuillier [5]. Les nombreuses publications des derniers mois de 1884 sur cette question trouveront bientôt leur place à propos de la description des bacilles de Koch.

Définition. — Le choléra asiatique, maladie essentiellement infectieuse, contagieuse et épidémique, est caractérisé par une invasion brusque, avec ou sans diarrhée prémonitoire, par des évacuations abondantes, vomissements et diarrhée, par des crampes et une algidité qui se terminent par la mort ou par une période de réaction dans laquelle on observe diverses manifestations symptomatiques suivies de la guérison ou de la mort.

Le choléra nostras est une maladie saisonnière qui peut présenter tous les symptômes et même, quoique plus rarement, la gravité du choléra indien.

Bactéries du choléra. Bacille en virgule de Koch. — La recherche spéciale des bactéries se fait dans les selles cholériques caractérisées par un liquide aqueux inodore où nagent des flo-

De la cause spécifique du choléra asiatique et de son processus path., in *Cronica med. di Firenze*, 1855. *Journal de la Société des sc. méd. de Bruxelles*, 1855. *Du processus morbide du choléra asiatique*, traduit par le Dr Bos, Marseille, 1881.

1. Grainger, *Report on the epidemic cholera*. Appendice B. London 1858, p. 99.
2. Société médicale des hôpitaux, t. X, p. 265.
3. Traduction dans la *Semaine médicale*, octobre 1883 et nos du 31 janvier et du 26 mars 1884 du même journal.
4. Traduction de Ricklin dans la *Gazette médicale de Paris*, nos des 16, 23 et 30 août 1884. *Deutsch. med. Wochensch.*, 1884, nos 32 et 32 A.
5. *Archives de physiologie*, no 4, 15 mai 1884.

cons blanchâtres riziformes; elle donne presque toujours des résultats positifs. On étale, pour cette recherche, sur une lamelle, un petit fragment d'un grain riziforme qu'on laisse sécher, puis on colore avec le violet de méthyle ou le bleu de méthylène en laissant la lamelle en contact avec le liquide pendant quelques secondes; on lave la préparation et on l'examine avec un objectif à immersion homogène éclairé par la lumière du condensateur Abbé. Il est quelquefois difficile de découvrir, au milieu du grand nombre de bactéries vulgaires qui se trouvent sur la lamelle, les bacilles en virgule de Koch. C'est ce qui explique qu'ils ne soient pas dessinés dans le mémoire des membres de la mission française en Égypte (*Archives de physiol.*, 15 mai 1884), bien qu'ils aient représenté diverses espèces de bactéries, soit libres dans le liquide intestinal, soit comprises dans les coupes de l'intestin. C'est ce qui explique aussi que Koch ne les ait pas vus dans ses premiers examens en Égypte et qu'il ait dû étudier longtemps les déjections intestinales et faire des cultures nombreuses avant d'arrêter son opinion. Pour voir ces bacilles en quantité, il faut avoir affaire à un cas de choléra foudroyant, très rapproché de son début, et alors les bacilles en virgule de Koch se montrent parfois en aussi grande abondance que dans une culture où ils seraient à l'état de pureté. C'est ce qui est arrivé, par exemple, dans une autopsie pratiquée à Toulon par Koch avec Straus et Roux. Nous avons eu à Paris, au mois de novembre 1884, plusieurs autopsies analogues, et en particulier une autopsie faite à Beaujon par Doyen, avec lesquelles nous avons fait des cultures dans le laboratoire d'anatomie pathologique de la Faculté. Nous avons constaté neuf fois sur dix la présence des bacilles en virgule dans les selles[1].

Le meilleur moyen pour les bien voir dans un liquide diarrhéique qui en contient beaucoup, c'est d'étaler sur une lame de verre un petit fragment d'un flocon muqueux, de le laisser sécher à demi et d'y mettre une goutte de solution faible de violet de méthyle 6 B dans de l'eau distillée. On recouvre avec la lamelle, on presse cette dernière avec du papier à filtrer pour enlever le liquide colorant en excès et on examine avec un objectif n° 10 ou

1. Une grande partie des faits contenus dans cet article ont été communiqués par l'un de nous à la Société anatomique (26 novembre 1884) et insérés dans le t. XCIX des *Archiv* de Virchow (BABES, *Untersuch. u. Koch's Komma Bacillus*).

11 à immersion homogène de Vérick. Les bacilles virgules sont alors animés de mouvements très vifs qu'ils conservent pendant longtemps, bien qu'ils soient colorés. Ce mode de préparation est bien supérieur, pour un examen délicat, à la dessiccation complète, à la coloration et au montage dans le baume après déshydratation, car, dans les diverses opérations que subissent les bacilles, ils se contractent, diminuent de longueur et d'épaisseur, et on ne peut plus voir leurs mouvements. Ils mesurent en longueur de 1μ,5 à 2μ,5 et 0μ,5, à 0μ,6, en épaisseur. Ils sont habituellement un peu courbés en arc; leurs bords sont lisses et leurs extrémités mousses, un peu appointées ou épaisses. Ils sont moins longs et plus larges que ceux de la tuberculose. Souvent deux bâtonnets sont adjacents, l'un placé au bout de l'autre, et incurvés tous les deux de telle sorte que la convexité de l'un fasse suite à la concavité de l'autre, de façon à représenter la lettre S. Ce sont ceux-là qui sont les plus caractéristiques ou qui du moins ressemblent le plus à des virgules. L'un de nous (*Société anatomique,* 1884) avait constaté sur ces bacilles des flagella qui ont été contestés par Doyen et mis en évidence par Neuhauss et Löffler[1] (*Centralblatt. f. Bacteriologie*, 1889, V et VI), qui ne connaissaient pas notre communication antérieure.

Comme, dans certains cas, surtout si les selles sont déjà teintées par la bile, ce qui arrive au second ou troisième jour du choléra lorsque la période de réaction commence, on ne trouve que très peu de bactéries en virgule ou même point du tout dans une ou deux lamelles; il est nécessaire de faire des cultures, si l'on veut s'assurer de leur présence. Il serait même impossible de les retrouver par les cultures si l'attaque de choléra remontait à plusieurs jours et était en voie de guérison.

Les altérations secondaires de la muqueuse, les ulcérations, la gangrène, s'accompagnent d'une quantité de bactéries de la putréfaction qui prennent le dessus sur les bacilles du choléra, et ces derniers sont détruits plus ou moins complètement.

Nous avons cultivé, suivant le procédé de Koch, les liquides de diarrhée et les liquides intestinaux pris à l'autopsie d'indi-

1. Löffler, pour mettre en évidence les flagella, traite la lamelle sur laquelle est desséchée la culture avec l'encre gallique (de Leonhardi Dresde) et ensuite avec une solution alcaline de fuchsine (eau d'aniline 10°, 1 gramme solution 1 : 100 de soude et quelques grammes de fuchsine solide, le tout bien agité).

vidus ayant succombé très rapidement. Dans le choléra à son début, nous avons fractionné la culture en mêlant d'abord un flocon muqueux à 10 grammes d'eau distillée stérilisée, puis en ensemençant la gélatine liquide avec une gouttelette à peine perceptible de cette eau prise avec une anse de fil de platine. On verse ensuite cette gélatine sur une plaque de verre dans la chambre humide sous la cloche. Nous avons obtenu ainsi des cultures tout à fait caractéristiques, et plusieurs de nos aides et collaborateurs, Chantemesse, Doyen, Berlioz, les ont répétées. La méthode qui est employée à l'office de santé de Berlin est encore préférable. Elle consiste à ensemencer d'abord une tube de gélatine liquéfiée avec un fil de platine. On agite, on prend dans ce premier tube avec un fil de platine recourbé en anses trois petites gouttes de gélatine, qu'on mêle à celle qui est contenue dans le second tube. Ensuite on prend cinq gouttes de ce second tube qu'on mêle à la gélatine renfermée dans un troisième tube. On verse ensuite, suivant le procédé que nous avons indiqué à la page 103, ces trois tubes sur trois plaques superposées dont la première sera la plus inférieure.

Voici la méthode employée par l'un de nous pour constater la présence des bacilles quand ils sont en petit nombre (*Referat über Cholera, Congrès d'hyg.*, Vienne, 1887). On prend quelques flocons riziformes des selles, on les mêle bien avec la gélatine liquide, on délaie la gélatine de la manière indiquée par Koch en faisant successivement des dilutions avec 1, 3, 5 et 10 gouttes du mélange précédent. On attend pendant 2 ou 3 jours le développement des colonies. Souvent on peut bien constater la présence du bacille de Koch, mais dans certains cas on voit seulement à la surface de la première plaque, sur laquelle se développent des colonies innombrables, quelques taches liquéfiées. On répète alors, avec un peu d'une tache liquéfiée, la même série de dilutions, ce qui donne encore souvent un résultat positif. On peut aussi mettre un peu de la substance suspecte dans le bouillon, le cultiver pendant 24 heures à la température du corps. Si le bouillon contient des bactéries du choléra, il se développe une couche blanche superficielle composée de bacilles virgule. Buchner recommande de mettre la substance suspecte dans un bouillon qui a déjà servi pour la culture du bacille virgule, car, dans ce bouillon, les autres bactéries des selles seront empêchées dans leur développement, tandis que le microbe virgule se développe bien. En faisant, 24 heures après l'ensemencement, des cultures sur plaques de ce bouillon, on obtient souvent des colonies caractéristiques.

Les cultures réussissent bien sur l'agar-agar, à 1 ou 2 p. 100, qui a l'avantage de pouvoir être chauffé à la température de 37° et sur lequel les bacilles se développent très rapidement en dix heures.

Ils ne liquéfient pas l'agar-agar, bien qu'ils présentent leurs mouvements lorsqu'on les examine au microscope après les avoir cultivés dans ce milieu nutritif. La forme des colonies sur l'agar-agar est aussi caractéristique (fig. 272 *i*).

Lorsqu'on examine à la loupe ou au microscope, à 50 diamètres, la plaque de gélatine, vingt-quatre heures après son ensemencement, on reconnaît les colonies de bacilles en virgule à la figure suivante : au centre de la colonie, il existe un point formé comme par un amas de poussière entouré d'un premier cercle granuleux, puis d'un second cercle clair, non granuleux (voy. fig. 271, 272 et 273 et la pl. V, fig. 2 à 11). Entre le centre et le premier cercle, la gélatine est liquéfiée. Ces cultures ont une apparence jaunâtre ; elles sont plus transparentes que la plupart des cultures de bacilles des selles. Les autres bactéries des selles forment ordinairement des colonies plus grandes, rondes, foncées, brunes, qui ne liquéfient par la gélatine. Nous avons trouvé deux fois, avec les bacilles du choléra, d'autres microbes courbes qui sont décrits dans notre classification. Il existe, par exemple, un organisme dont les cultures liquéfient la gélatine, plus lentement il est vrai, mais qui se distingue de celui du

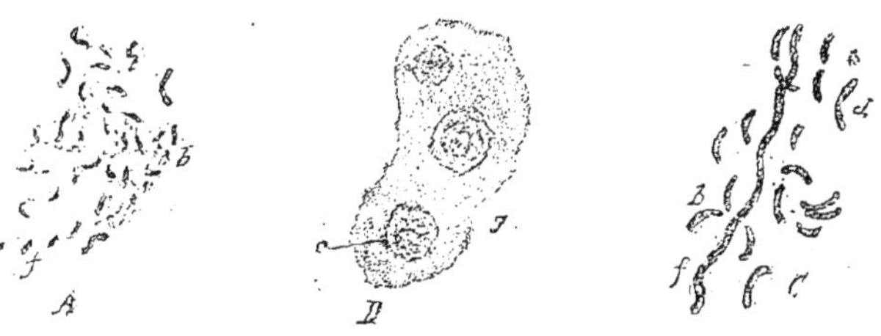

FIG. 271.

a, bacilles du choléra à un grossissement de 800 diamètres colorés avec la fuchsine, desséchés et montés dans le baume ; *b*, les mêmes bacilles avec des corpuscules ; *c*, bacilles trouvés dans un cas de choléra nostras, avec le même traitement et le même grossissement ; *d*, colonies du bacille du choléra développées sur une plaque à gélatine en 24 heures avec un grossissement de 60 diamètres.

choléra en ce qu'il n'est ni courbé ni mobile. Si les colonies de bacilles cholériques sont très rapprochées les unes des autres, elles deviennent confluentes et se réunissent en donnant lieu à des figures irrégulières ; la gélatine est liquéfiée, et dans cette zone liquide nagent de petits flocons plus opaques. Pour isoler ces bacilles et les obtenir à l'état de pureté, on examine à un grossissement de 50 diamètres une colonie en employant pour mieux la voir un diaphragme à petite ouverture et l'éclairage Abbé; on prend au centre de la colonie un petit fragment à la pointe de l'aiguille de platine stérilisée et on ensemence un tube de gélatine ou d'agar-agar. Sur la gélatine, on voit, deux jours

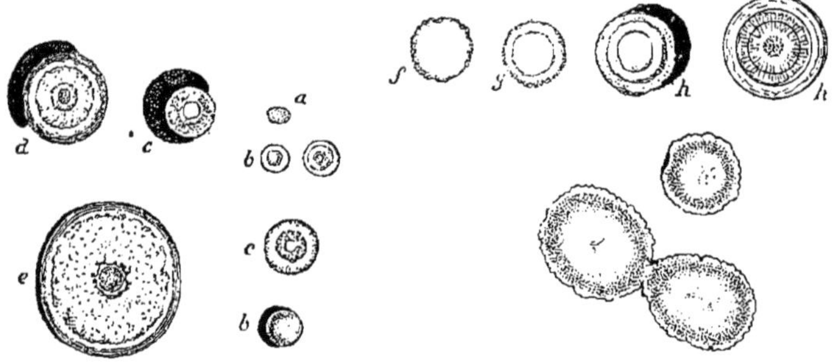

Fig. 272. — Différentes formes de cultures du choléra sur des plaques de gélatine et d'agar-agar à 50 diam.

a, colonie sur gélatine après 24 heures ; *b*, colonies après 48 heures; *c*, colonies après 48 heures à une température de 20° ; *d*, colonie après 3 jours ; *e*, colonie après 4 à 6 jours; *f*, *g*, *h*, colonies développées à 16° pendant 5 à 6 jours ; *i*, colonies sur agar-agar à 36° dans les 24 heures.

après, une masse grise, transparente, à surface excavée, granuleuse, conique, à sommet dirigé vers le fond du tube, où il s'enfonce dans la gélatine par un prolongement blanchâtre. Au bout de quelques jours, une grande partie de la gélatine contenue dans le tube est liquéfiée ; la partie liquide, lorsque la culture est en plein développement, est blanchâtre et opaque, comme laiteuse ou granuleuse dans sa partie inférieure. La gélatine située au-dessous de la piqûre reste longtemps solide, tandis que la plupart des autres bactéries qui liquéfient la gélatine déterminent en quelques jours cette liquéfaction sous la forme d'un sac. Avec le bacille du choléra, les choses se passent plus lentement, si bien qu'il faut au moins une semaine pour que la gélatine d'un tube soit tout à fait liquéfiée. Si l'on emploie pour les cultures une gélatine concentrée, à 10 pour 100, la forme des cultures est très caractéristique ; il existe toujours à leur surface une rétraction de la gélatine sous la forme d'une bulle d'air, et la colonie se trouve au-dessous de cette bulle (voy. planche V, les figures 5, 6 et 7 de cultures de bacilles en virgules comparées à celles des autres microbes). Si la gélatine employée est moins concentrée, ou si on l'expose à une plus haute température, la culture se développe plus vite et la gélatine est liquéfiée dans les tubes sous la forme d'un sac.

Si l'on pratique, avec un fil de platine trempé dans une culture de choléra, une strie sur l'agar-agar gélatinisé obliquement, il se développe en 24 heures une bande saillante blanchâtre, transparente, bien limitée, tandis que cette substance devient laiteuse au-dessous de la strie ; une colonie du bacille de Finkler serait dans le même temps tout à fait blanche et couvrirait presque toute la surface ; une culture du bacille en virgule du fromage (de Deneke) se comporterait à peu près comme la culture du bacille en virgule, seulement elle ne serait pas aussi bien limitée et s'étalerait constamment à la surface de l'agar-agar. Sous une vieille culture du choléra, l'agar-agar devient brun, tandis que dans une vieille culture du bacille de Finkler, la partie inférieure, liquéfiée, présenterait un précipité brun foncé.

Dans la gélatine liquéfiée, après 24 heures, on constate que les bacilles sont animés de mouvements très marqués. Pour les bien voir, on place une gouttelette du liquide qui les contient, prise au bout du fil de platine, sur une lamelle qu'on applique sur l'excavation d'une lame de verre servant de chambre humide au milieu d'une solution très faible de violet de méthyle à 1 pour 2000. La lamelle doit être entourée de paraffine ou d'huile d'olive pour empêcher l'évaporation. Les bacilles se colorent ainsi sans mourir, et nous avons pu les montrer aux élèves dans les démonstrations pratiques du cours et au laboratoire de l'Hôtel-Dieu. Leurs mouvements très rapides, qu'on voit à la température ordinaire ou en chauffant la platine du microscope, sont oscillatoires, quelquefois analogues à ceux des spermatozoïdes. Les bacilles incurvés se contractent en rapprochant leurs extrémités et en diminuant leurs courbure, en se retournant. Ils ont aussi un mouvement de progression et de reptation.

« Lorsque, dit Koch [1], un certain nombre de bacilles se sont

1. *Loc. cit.*, *Gazette médicale*, n° 33, p. 390.

amassés vers le bord du couvre-objet, en serpentant les uns à travers les autres, il semble qu'on voit danser un essaim de mouches, hors duquel viennent émerger des fils contournés en pas de vis et animés également d'une agitation très vive. »

L'un de nous a communiqué à la Société anatomique[1] le premier résultat de ses recherches sur le développement et la morphologie des bacilles en virgule. Après 10 heures de culture sur l'agar-agar, à 36°, on trouve des bacilles plus petits que le bacille tout à fait développé, mais qui ont déjà de la tendance à s'incurver (*a, b*, fig. 273). Si l'on fait, avec ces bacilles, une culture

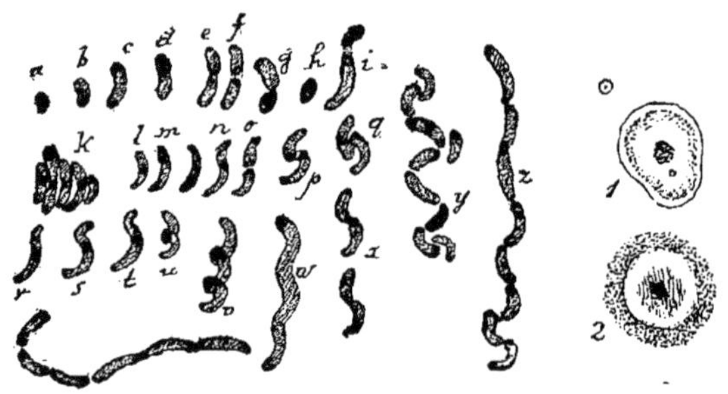

FIG. 273. — Culture vivante colorée par le violet de méthyle.

a, b, c, d, formes que prennent les bacilles dans leur développement et leur accroissement; *g, i, f*, leur segmentation; *k*, amas de bacilles; *l, m, n*, formes allongées et en virgule; *o, p, q*, bacilles qui sont restés unis après leur segmentation; *r, s, t, u, v*, filaments ondulés; *y, z*, filaments segmentés en bacilles qui restent unis; 1 et 2, aspect des cultures sur gélatine.

dans la chambre humide en les inoculant sur une goutte de bouillon très faiblement colorée par une solution aqueuse de violet de méthyle B, placé sur un porte-objet excavé et entouré de vaseline, on trouve, après 15 à 20 heures, des bacilles ayant 1μ,5 de longueur sur 0μ,4 à 0μ,5 d'épaisseur. Le violet de méthyle se fixe surtout, à un moment donné, aux deux extrémités du bacille (*b, c*), ce qui a pu faire croire à l'existence de spores. Mais ces parties foncées sont mal limitées; elles sont mobiles, se rapprochent du centre et s'y fusionnent à mesure que le bacille grandit; puis elles se séparent en laissant entre elles une raie claire qui indique le commencement de la division. Le bacille peut garder cet aspect ou se diviser (voy. *e, f, i, n, o*, fig. 273). C'est immédiatement après cette division que les bacilles ressemblent le plus à une virgule (*o, p, q*); ils offrent une concavité, une convexité, une

1. BABES, *Soc. anat.*, déc. 1884.

extrémité plus effilée que l'autre, et deux bacilles restent souvent ensemble, présentant la figure d'un S; souvent aussi un seul bacille offre cette forme.

Les formes des bacilles dans les cultures, aussi bien que dans les liquides diarrhéiques, peuvent encore varier. Dans les cultures plus anciennes sur l'agar-agar ou dans la gélatine sur des lames creuses, on rencontre des éléments en spirales (*v, w, x, y*, fig. 273) souvent plus gros que les bacilles en virgule. A côté de ces vrais filaments lisses, constituant un individu unique, il existe des pseudo-filaments formés par des bacilles disposés bout à bout. Les parties chromatiques du protoplasma de ces bacilles associés se voient aux extrémités des individus. Leurs courbures sont quelquefois peu marquées.

La forme en spirale a fait dire à Koch que son bacille en virgule est un intermédiaire entre le genre bacillus et le genre spirillum.

Si l'on tente la culture de selles prises après les premières vingt-quatre heures ou plus tard, on est souvent obligé de faire plusieurs ensemencements successifs sur des plaques de gélatine avant d'avoir des colonies isolées et bien caractéristiques. La figure 274 représente des micro-organismes de deux espèces obtenus après le premier ensemencement que nous avons fait avec des selles d'une malade de la Pitié. Les uns sont caractéristiques et beaucoup plus petits que les autres, qui ont une plus grande affinité que les premiers pour la matière colorante. L'un de nous a prouvé que la forme des bacilles du choléra varie beaucoup suivant le milieu nutritif dans lequel ils se développent. Dans certaines conditions et surtout si leur multiplication est empêchée, on obtient des spirilles ou de longs filaments ondulés à la place des bacilles. Les cultures faites avec ces filaments donnent des bacilles et des spirilles. Dans les recherches faites au laboratoire de Virchow, il a montré que le meilleur moyen pour avoir des filaments est de mêler à la gélatine 10 p. 100 d'alcool. On peut avoir ainsi des formes stables de filaments, en faisant des cultures à une température qui soit à la limite de la viabilité des bactéries. Si, au contraire, on place les cultures sur un milieu très favorable à leur développement, comme l'agar-agar à 36°, il se développe des bactéries très courtes, ovalaires, un peu courbées toutefois (voyez *a, b*, fig. 273), et on arrive aussi à rendre cette forme stable par des cultures sur le même milieu. Si l'on inocule en même temps une première culture de filaments, une seconde de bacilles en virgule normaux, une troisième avec des bactéries très courtes et peu courbées, sur la gélatine peptonifiée, on obtient trois cultures typiques à l'œil nu; la première contient des filaments spiralés, la seconde des bacilles en virgule, la troisième des bactéries courtes. En continuant ces cultures pendant quatre générations, on obtient des cultures identiques entre elles. Mais avec les spirilles comme avec les virgules ou les bactéries ovoïdes, on donne le choléra aux animaux. On voit qu'il existe un certain

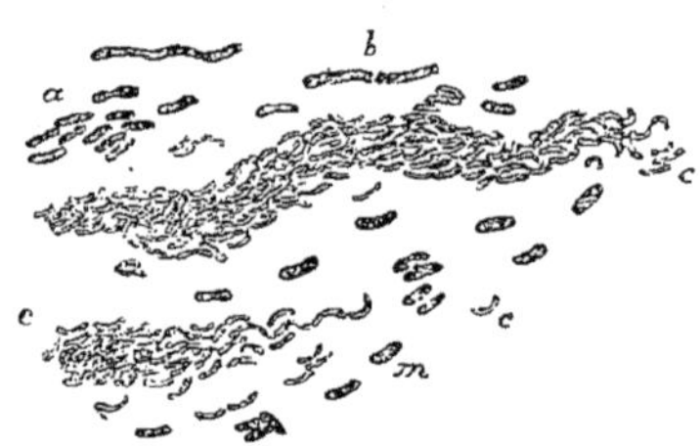

Fig. 274. — Bactéries obtenues après la première culture de selles cholériques.

c, c, bacilles du choléra; b, bâtonnets droits; a, bâtonnets et filaments spiralés plus gros que ceux du choléra; m, bactérie ayant les extrémités plus foncées.

polymorphisme tenant non seulement au terrain, mais à la descendance ou hérédité de la forme des microbes.

Dans cette même série de recherches, le processus de la destruction des bactéries a été étudié dans la chambre humide quelques jours après l'ensemencement. Les bacilles présentent alors à leur extrémité de petits corps kystiques, que Virchow considérait comme une sorte de dégénérescence œdémateuse. Des formes analogues ont été décrites ultérieurement par Ferran[1] sous le nom de corps mûriformes et par van Ermengem[2]. Ces cultures sont encore inoculables. Quelques jours après, on ne voit rien que des petits kystes. Ces dernières cultures sont stériles, contrairement à ce que Ferran[3] a avancé. Quelques jours plus

1. Il parait probable, d'après le rapport de van Ermengem publié dans le n° du 8 août 1885 de l'*Union médicale*, que les corps mûriformes de Ferran sont des corps étrangers inorganiques.

2. *Recherches sur le microbe du choléra asiatique*. Paris et Bruxelles, 1885.

3. Analysé dans le livre de Ermengem.

tard, on voit seulement un petit nombre de corps kystiques, avec des granulations qui semblent avoir un mouvement propre. Mais il s'agit assurément d'un mouvement brownien. Elles se distinguent des bactéries par leur grandeur inégale. Plus tard, on ne trouve rien autre que ces petits grains qui sont tout à fait stériles[1]. On peut suivre le même mode de destruction des bactéries du choléra sur la gélatine et sur l'agar-agar. Mais, sur cette dernière substance, il se montre aussi des spirales très épaisses, et il arrive souvent qu'on n'observe, dans une culture âgée de quelques mois sur l'agar-agar, que des bacilles déformés, difficiles à reconnaître, très peu nombreux et une masse de petits grains ronds; ces cultures ne sont pas stériles.

Les grains et les corps kystiques se colorent par l'aniline, mais d'une façon moins intense que les bactéries vivantes.

Hueppe (*Fortschritte d. Medicin,* 1885) a vu, dans des cultures sur la chambre humide, sur l'agar-agar, des corpuscules ronds brillants situés à l'extrémité des bacilles virgules ou entre eux qu'il regarde comme des arthrospores. Ces corpuscules ronds s'allongent eux-mêmes et forment des bacilles virgules d'après le procédé que l'un de nous a décrit. Les longs filaments que Hueppe donne comme quelque chose de nouveau avaient aussi été figurés par l'un de nous (*Société anat.* et *Progrès méd.,* déc. 1884). Il n'est pas encore prouvé que ces éléments soient des spores. En cultivant les bacilles sur un milieu peu favorable, par exemple sur de la gélatine très dure, ou un peu acide, à une basse température, on n'obtient pas toujours une liquéfiation complète de la gélatine, mais seulement la formation d'un canal en forme de chapelet, au fond duquel on voit un léger précipité blanc. Dans ce dernier les bacilles sont ordinairement longs; ils se colorent mal avec le bleu de méthylène qui fait apparaître à leur extrémité et en leur milieu de petits globules d'une couleur rougeâtre foncée. Ces formations ne sont pas essentiellement plus résistantes que les bacilles, en sorte que nous ne les regardons pas comme des spores (fig. 275).

Les bacilles virgules peuvent se cultiver sur d'autres substances nutritives. Koch a vu qu'ils se multiplient très facilement sur le linge humide et dans le lait, sans altérer sa couleur ni son

1. Babes, *Virchow's Archiv, loc. cit.* et conférence berlinoise sur le choléra, 6 mai 1885.

aspect. Sur la pomme de terre cuite, les bacilles fructifient seulement à la température du corps, en constituant une couche de couleur brun grisâtre analogue à l'empois. L'un de nous[1] les a cultivés avec succès, à la température de 30°, sur la viande, sur des œufs, dans le bouillon, sur des carottes, sur des choux, sur du pain mouillé. Les bacilles étaient vivants après 24 heures dans les selles, sur le fromage, sur des légumes et pommes de terre, dans le café et le chocolat, dans l'eau sucrée et dans le sucre des fruits; ils étaient morts après 24 heures sur des fruits, sur des légumes acides, sur la moutarde, les oignons, dans le vin, la bière, et l'eau distillée. La température qui leur convient le mieux est comprise entre 30 et 40°; mais ils se multiplient très

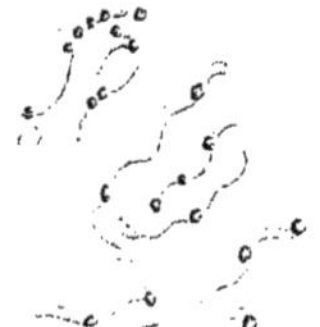

FIG. 275. — Bacilles du choléra à évolution lente possédant des globules mis en évidence par le bleu de Löffler.

a, filaments provenant d'une culture de 8 jours et présentant la forme de chapelet; *b* et *d*, spirilles pris dans une culture liquide sur gélatine; *c*, bacilles cultivés sur agar-agar.

bien sur la gélatine à 20°. Au-dessous de 16°, ils ne se développent plus, ou bien ils s'accroissent très lentement, mais ils ne meurent pas et conservent leur vitalité première. Le froid ne les détruit pas. A 10° au-dessous de zéro, ils restent vivants, bien qu'inactifs; mais si on les place ensuite dans de bonnes conditions de chaleur et de milieu nutritif, ils se multiplient à nouveau. Si, à la température ordinaire, de 18 à 25° surtout, on place des liquides qui en contiennent sur la terre ou le linge humides, ils se développent très vite, de telle sorte qu'au bout de 24 heures ils sont prédominants sur les autres espèces. Mais, deux ou trois jours après, leur reproduction est entravée et cesse en raison des autres bactéries qui germent auprès d'eux. Cette expérience donne l'image de ce qui se passe pendant cette maladie dans les selles et à la surface de l'intestin, où les bacilles disparaissent complètement quelques jours après le début de l'attaque cholériforme. Lorsqu'en effet l'intestin grêle est dépouillé de son

1. *Loc. cit.*

épithélium et très enflammé, les liquides sécrétés mêlés avec du sang provenant d'hémorrhagies capillaires ou de diapédèse entrent en putréfaction, et on observe des symptômes d'intoxication analogues à ceux d'une septicémie.

Koch croit avoir trouvé des poisons chimiques dans le choléra; Buchner, qui nie leur existence, a vu se produire de l'acide lactique dans les fermentations produites par les bacilles du choléra.

G. Pouchet [1] a extrait par le chloroforme, dans les déjections cholériques, une substance huileuse liquide douée d'un pouvoir toxique extrêmement intense, s'oxydant très facilement à l'air et à la lumière, en même temps qu'elle se colore en rose, puis en brun. Elle forme un chlorhydrate qui se dissocie facilement par l'élévation de la température ou dans le vide. Elle précipite par les réactifs généraux des alcaloïdes et réduit énergiquement le mélange de ferricyanure de potassium et de chlorure ferrique.

Villiers [2] a trouvé, dans les organes des cholériques, un alcaloïde dont le chlorhydrate donne des cristaux en aiguilles. Il en a extrait 2 centigr. d'un cadavre. Cette ptomaïne, injectée à un cobaye, produisit un tremblement musculaire et des irrégularités de l'action du cœur. L'animal mourut au bout de quatre jours.

Brieger a isolé, dans les cultures cholériques, la cadavérine qui est surtout en quantité considérable dans les vieilles cultures; il a aussi rencontré la putrescine et la choline. En faisant agir les bacilles virgules sur la créatine, il se développe une toxine, la methylguadinine qui tue en déterminant chez les animaux de la dyspnée, des tremblements et des crampes. Dans le précipité obtenu avec un sel mercurique, il y avait de plus deux autres toxines; au contraire, le bacille de Finkler, qui produit aussi la cadavérine, ne donne jamais de toxines.

Bujwid (*Zeitschr, f. Hyg.*, t. II, 1887) a observé qu'en ajoutant à une culture du bacille virgule de Koch de l'acide chlorhydrique pur, on obtient une coloration rouge. Cette couleur (rouge du choléra) apparaît en quelques minutes en mettant 1 à 2 p. 100 d'acide concentré dans une culture, dans un bouillon peptonisé, neutralisé. Le bacille de Finkler et celui de Denecke donnent aussi cette réaction, mais elle est moins prononcée. Le même résultat est obtenu avec l'acide nitrique et sulfurique, mais la couleur est moins caractéristique. La cause de cette réaction est dans la formation d'un corps spécial dans les cultures peptonisées et en contact avec beaucoup d'oxygène, un dérivé de l'indol. Enfin Salkowski a constaté qu'il s'agit simplement d'une réaction sur l'indol; elle prouve que les bacilles du choléra produisent de l'acide nitreux en même temps que de l'indol.

Nous avons constaté que les bacilles supportent pendant plusieurs jours la température de 45°; mais ils sont tués à 50° au

1. *Comptes rendus Ac. des. sc.*, 17 nov. 1884 et 26 janvier 1884.
2. *Comptes rendus Ac. des sc.*, 1885.

bout de quelques jours. Si l'on chauffe lentement jusqu'à 65° une culture de bacilles en virgule ou rapidement jusqu'à 75°, elle devient stérile.

L'un de nous a réussi à continuer des cultures sur l'agar-agar dans des tubes qui étaient restés exposés pendant un hiver tout entier à la température de l'air extérieur de Berlin. En renouvelant de temps en temps ces cultures et en choisissant pour cette opération les plus beaux jours, il a prouvé que les bacilles du choléra peuvent passer l'hiver à l'air libre, pourvu qu'ils trouvent des conditions de nutrition suffisantes (*Conférence berlinoise sur le choléra*, mai 1885).

Le bacille en virgule est aérobie; sa culture se développe lentement sans air.

L'eau peut servir de véhicule aux bacilles en virgule qui y vivent bien un certain temps, mais elle ne renferme pas de substances capables de les nourrir, si bien qu'ils finissent par disparaître. Mais il n'en est pas de même dans les eaux stagnantes qui renferment des dépôts de matières organiques. Lorsque le niveau des eaux souterraines s'abaisse, les flaques d'eau se chargent davantage de débris de toute espèce, constituent des bouillons plus concentrés, et la pullulation des germes s'y opère avec plus de facilité. Les bacilles cultivés dans l'eau distillée meurent en 12 heures, tandis qu'ils peuvent vivre pendant sept jours et même davantage dans l'eau de boisson (Babes). L'eau de seltz les tue en un jour.

En fait de substances capables d'arrêter la formation des bacilles, Koch signale d'une façon générale les acides, mais cependant avec certaines exceptions, car ils fructifient par exemple sur les pommes de terre, et l'acide de ces aliments ne les gêne point. Mais l'acide gastrique est pour eux un poison. Il faudrait donc supposer, pour admettre que les bacilles arrivent dans l'intestin de l'homme, qu'ils sont déglutis dans une quantité assez considérable de liquide pour que ce dernier passe rapidement à travers l'estomac sans s'y arrêter et sans être modifié par le suc gastrique, ce qui arrive en effet communément, ou bien que des quantités d'aliments accumulés dans l'estomac déterminent les phénomènes de l'indigestion, c'est-à-dire un vice de formation du suc gastrique et ne soient pas imbibés par un suc gastrique normal. D'où la fréquence du début du choléra après une indigestion. Les mauvaises conditions de la digestion, le catarrhe de l'estomac, agiront de même.

La végétation du bacille en virgule est empêchée par l'alun à $\frac{1}{100}$, le camphre à $\frac{1}{300}$, l'acide phénique à $\frac{1}{400}$, l'essence de menthe poivrée à $\frac{1}{2000}$, le sulfate de cuivre à $\frac{1}{25000}$; ce dernier agent a donc une action assez puissante; la quinine à $\frac{1}{5000}$, le sublimé à $\frac{1}{100000}$. Les bacilles, d'après les recherches de l'un de nous, ne se développent pas dans une gélatine qui contient $\frac{1}{20000}$ de sublimé, $\frac{1}{1000}$ d'acide phénique, $\frac{1}{3000}$ à $\frac{1}{5000}$ de sulfate de cuivre, $\frac{1}{800}$ à $\frac{1}{900}$ d'acide salicylique, $\frac{1}{9000}$ à $\frac{1}{10000}$ de thymol, $\frac{1}{500}$ d'iode, $\frac{1}{600}$ de brome, $\frac{1}{15}$ d'alcool, $\frac{1}{800}$ de sulfate de quinine, $\frac{1}{2000}$ d'acide acétique[1]. (L'action de cet acide dépend beaucoup du degré d'alcalinité de la gélatine, celle-ci empêchant le développement des bacilles si elle est un peu acide.) Si l'on dépose une goutte d'huile de moutarde au fond de la cloche sous laquelle se trouve la plaque couverte de gélatine ensemencée, la culture ne se développe pas et ne renferme plus de bacilles vivants après 24 heures. L'huile de moutarde et les autres principes volatils déjà cités sont donc d'excellents désinfectants. Les essais faits avec la gélatine ont l'avantage de montrer comment les désinfectants se comportent vis-à-vis des bacilles qui vivent sur des milieux nutritifs favorables.

Dans les bouillons additionnés de substances désinfectantes, les bacilles se détruisent beaucoup plus vite. Il faut surtout tenir compte de la désinfection sur la gélatine, milieu nutritif comparable aux aliments.

La dessiccation tue très rapidement les bacilles. Koch a étalé sur de la toile humide, pour s'en assurer, des déjections cholériques. Des fragments de cette toile ont été desséchés pendant un espace de temps variable de quelques heures à quelques jours. L'examen et la culture de ces morceaux de toile ont toujours fait voir que les bacilles étaient frappés de mort complète. Il a enfoui des déjections cholériques dans la terre et les a fait sécher ensuite à la surface du sol sec ou humecté; les cultures en sont restées stériles sur la gélatine. Il en conclut que les bacilles du choléra ne possèdent pas de spores durables comparables, par exemple, à celles du charbon, qui résistent,

1. Ces résultats sont différents de ceux de Koch et de van Ermengem parce que la gélatine est par elle-même un bon terrain de culture pour les bactéries.

comme on le sait, à la dessiccation et peuvent, pendant des années, posséder en elles une vie latente qui se réveille lorsqu'elles sont dans de bonnes conditions de milieu. Il semble que les éléments décrits sous le nom d'arthrospores par Hueppe supportent mieux la dessiccation que les bacilles. Sur l'agar-agar ils peuvent aussi supporter un certain degré de dessiccation[1]. Ils seraient par conséquent comparables, suivant Koch, aux spirilles qui ne possèdent pas non plus de spores durables. Le meilleur moyen de les détruire est donc de dessécher les objets sur lesquels on les suppose répandus.

Dans notre étude sur la concurrence vitale des bactéries, nous avons constaté que ce sont surtout les substances dans lesquelles ont vécu des bacilles de la putréfaction ou bien le prodigiosus, ou bien ces microbes vivants, qui empêchent le bacille de Koch de se bien développer. Nous avons encore constaté que les bacilles y pullulent, mais que leur culture est très peu abondante; elle reste encore vivante pendant des mois dans la profondeur de la substance nutritive. On peut donc dire que les bactéries examinées n'empêchent pas le développement des bacilles du choléra, seulement, qu'elles arrêtent sa multiplication en grandes masses. Dans les milieux nutritifs qui ont servi à la culture des bacilles saprogènes, le microbe du choléra se dévelope dans la profondeur comme un anaérobie, et ne liquéfie pas ou liquéfie très lentement la gélatine. (Babes.)

Les recherches que nous venons d'exposer établissent l'existence constante des bacilles en virgule au début du choléra, et souvent, dans les cas foudroyants, à l'exclusion de toute autre bactérie. Koch les a cultivés et il a déterminé leur histoire naturelle. Il les a rencontrés aussi en dehors de l'organisme, par exemple dans des flaques d'eau, dans les Indes, et il pense qu'ils sont en rapport avec la production de la maladie. Ces étangs servent à la fois de bain, d'eau de boisson et de réceptacle aux détritus de tout genre. Dans une épidémie locale, il a remarqué que l'épidémie a atteint les habitants des huttes voisines d'un étang pendant qu'il y avait beaucoup de bacilles, et que la dé-

1. Ceci (*loc. cit.*) a annoncé, il est vrai, qu'il avait découvert une forme de sporulation des bacilles du choléra caractérisée par un renflement du bacille virgule à une de ses extrémités et par de petits corps ronds; mais il convient de conserver le plus grand doute sur cette question.

croissance de l'épidémie a coïncidé avec la disparition des bacilles dans l'eau de cet étang.

Mais il fallait prouver aussi que les bacilles ne s'observent jamais dans l'intestin en dehors des attaques du choléra. Koch, qui a examiné en Égypte, dans l'Inde et en Europe beaucoup de sécrétions intestinales dans les diarrhées, dans la dysenterie, dans toutes les maladies de l'intestin, pour voir si son bacille se rencontre en dehors du choléra, dit n'avoir jamais observé rien d'analogue comme forme des microbes et comme aspect des cultures.

Cependant Straus[1], dans une lecture faite le 5 août 1884 à l'Académie de médecine, a fait toutes ses réserves au point de vue de la spécificité du bacille en virgule de Koch. Il a cité le docteur Maddox, de Londres, qui a rencontré un microbe en virgule dans un réservoir d'eau, et Malassez, qui a trouvé également des microbes en virgule dans une préparation de dysenterie et dans le mucus vaginal de femmes atteintes de cancer de l'utérus et de leucorrhée.

Finkler[2] a observé à Bonn plusieurs faits de choléra nostras et il a trouvé des bacilles en virgule qui ont, d'après lui, la même grandeur que ceux de Koch. Il les a cultivés et a obtenu les mêmes cultures. Toutefois la forme en virgule de ces bactéries est passagère, et si on les observe un certain temps, elles deviennent réfringentes et offrent des spores à leurs extrémités. Ce bacille devient droit ou se courbe en virgule ou en spirale. Il peut se développer des formes en S qui sont gonflées en leur milieu. Dans les selles qui n'avaient pas de bactéries en virgule, Finkler a trouvé des cocci qui, cultivés, donnaient lieu à des bacilles en virgule. Il lui semble que ces cocci aient été des spores résistantes capables de reproduire des bacilles virgules. Klaman[3] a appuyé la manière de voir de Finkler. Lewis[4] a montré que l'on rencontre, dans la salive, des bacilles courbés qui, au point de vue de la grosseur, ressemblent beaucoup aux bacilles du choléra.

Koch a répondu victorieusement [5] à ces différentes assertions. Pour caractériser une espèce de bactéries, il ne faut pas se baser uniquement sur ses caractères morphologiques et il faudrait bien se garder de considérer comme identiques deux bactéries qui auraient la même forme et les mêmes dimensions. On doit aussi tenir compte de l'évolution, des modifications de forme qu'elle subit, et aussi de ses propriétés. Les plus importantes de ces dernières nous sont données par les cultures sur les différents milieux nutritifs. Par exemple les bactéries courbées de la salive ont une

1. *Semaine médicale* du 7 août 1884.
2. FINKLER, *Deutsche med. Wochensch.*, nº 36, 1884.
3. Cf. *Tagblatt der Naturforscher.*, p. 223, 1884.
4. *The Lancet,* 20 sept. 1884, p. 513.
5. *Semaine médicale,* 15 novembre 1884 et *Deutsche med. Wochenschrift,* nº 45, 1884.

grande analogie de forme avec celles du choléra; cependant elles sont plus grosses, moins obtuses à leurs extrémités. Mais si l'on compare les cultures sur la gélatine peptone neutre de l'une et de l'autre bactérie, on verra, comme l'a montré Koch, que les bactéries courbées de la bouche ne sont pas cultivables, contrairement aux bacilles du choléra. Cette différence suffit à elle seule pour écarter toute assimilation, car elle révèle des propriétés tout à fait distinctes, et il ne peut y avoir de similitude entre ces deux espèces de bactéries.

Pour ce qui est des bacilles dont Straus a parlé dans sa communication à l'Académie, nous ne pouvons rien dire, puisqu'on n'en a pas fait de cultures. Mais il faut bien savoir que la forme de bacilles courbés se rencontre dans la plupart des spirilles comme une phase de leur évolution; lorsque ces spirilles se segmentent, les fragments conservent une forme incurvée, en sorte que les bacilles incurvés sont fréquents dans la nature, aussi bien dans les eaux que dans les liquides de l'économie. Nous en avons décrit un grand nombre dans la classification des espèces. Mais cette forme est loin de suffire à elle seule pour caractériser un schizomycète. Il faut encore que les dimensions de l'élément soient déterminées, que les phases de son développement soient bien suivies, suffisamment connues; il faut y joindre la façon dont il se conduit dans les diverses substances nutritives et l'étude de ses propriétés pathogènes.

Klaman a envoyé à Koch quelques-unes de ses préparations de choléra nostras, et ce dernier déclare n'avoir pu y trouver rien qui ressemblât à des bacilles courbés ou à des spirilles.

Pour ce qui est des cultures de Finkler et Prior, Koch les critique à bon droit en montrant que, loin d'isoler les bactéries par le procédé qui a pour but de faire germer une colonie avec un seul micro-organisme, ainsi qu'on s'efforce de le faire en mêlant une parcelle extrêmement minime de la substance à étudier à de la gélatine qu'on étend ensuite sur une lamelle, Finkler et Prior ont tout simplement transporté les selles sur du linge mouillé ou des pommes de terre. Il en est résulté qu'ils ont cultivé successivement des bactéries mélangées et n'ont pu avoir de culture pure. Il critique aussi leur façon de comprendre et de déterminer les spores des bacilles. Il a eu à sa disposition une culture prétendue pure de Finkler et Prior, et en la soumettant à l'analyse par son procédé, Koch y a constaté quatre espèces de bacilles différents : 1° un bacille ne liquéfiant pas la gélatine, mais la colorant en vert; 2° un bacille court et droit ne liquéfiant pas la gélatine; 3° un bacille droit liquéfiant la gélatine; 4° un bacille de forme courbe liquéfiant la gélatine. Ce dernier, qui seul pourrait être confondu avec le bacille en virgule, en différait cependant par son inégalité et par ses diamètres plus considérables. Il faut en effet que ces bacilles soient desséchés, colorés et contractés par les opérations de déshydratation par l'alcool et de montage dans le baume, pour que quelques-uns d'entre eux aient la même apparence que les bacilles du choléra indien examinés vivants. De plus, cultivés sur la gélatine, ils la liquéfient beaucoup plus rapidement et en masse, si bien qu'en deux jours toute la gélatine du tube est devenue liquide. La forme de la culture, dans des tubes de gélatine, est aussi tout à fait différente de celle du choléra asiatique. Tandis que celle-ci donne un prolongement mince dans la gélatine du tube et une dépression artificielle, au lieu inoculé, la première s'étale à la surface de la gélatine et s'enfonce par une large dépression en forme d'outre (voy. fig. 26, pl. V).

Finkler a eu l'obligeance de nous envoyer, par l'intermédiaire de Mendelsohn, une préparation de ses cultures, et nous avons pu nous assurer, en la comparant avec celle du komma-bacille, que ces bacilles courbés étaient plus épais que ceux de Koch. Plus tard, Antonio Ceci, professeur à l'Université de Gênes, et Klebs[1] ont publié un travail dont le résumé a été traduit par Firket à la Société médico-chirurgicale de Liège le 6 novembre 1884. Ils n'ont pas toujours trouvé des bacilles dans l'intestin. A. Ceci affirmait l'identité des bacilles en virgule du choléra asiatique et de ceux cultivés par Finkler et Prior dans le choléra nostras, mais il a reconnu depuis son erreur. Nous sommes convaincus aussi que ces bacilles sont très différents. Klebs a observé la même forme spirillaire dans les selles d'un malade atteint de pneumonie[2]. D'un autre côté, les recherches de van Ermengem sont tout à fait confirmatives des travaux de Koch, et il conclut à l'impureté des cultures de Finkler et Prior. Finkler et Prior, dans une autre publication[3], reconnaissent que leur bacille en virgule est différent de celui de Koch, bien qu'il s'en rapproche beaucoup par sa forme et par ses propriétés. D'après eux, leur bacille en virgule résiste plus à la dessiccation, et il est plus stable, plus résistant que celui de Koch. Ils l'ont retrouvé dans le sang des animaux auxquels ils l'avaient inoculé; les formes de ces deux bacilles cultivés dans le sang sont presque identiques. L'action pathogénique du microbe de Finkler se rapproche aussi beaucoup de celle du bacille de Koch, mais elle est moins forte. Ces auteurs admettent que leur bacille est la cause du choléra nostras.

Les bactéries que nous avons représentées dans la figure 274 sont prises dans une première culture de diarrhée, dans un cas de choléra indien; les cultures représentées dans les figures 2 et 26 de la planche V proviennent d'un fait de choléra nostras de Budapest. L'un de nous a fait, en juillet 1884, l'autopsie d'un homme mort du choléra nostras dans son service de l'hôpital de la Pitié. Les bactéries très nombreuses qui existaient dans les selles et à la surface de l'intestin ne présentaient point la forme en virgule caractéristique. Il y avait une très grande quantité de bacilles, droits, longs ou petits, assez gros, et quelques longs bacilles un peu courbés. L'épithélium intestinal était desquamé et les bactéries avaient pénétré dans les glandes et dans les couches du tissu conjonctif de la muqueuse, qui en offraient une assez grande quantité.

1. *Recherches anatomiques et expérimentales sur le bacille virgule du choléra asiatique*, par ANTONIO CECI, EDWIN KLEBS et E. VAN ERMENGEM. Liège, imprimerie Vaillant, 1884. Voir aussi le mémoire de Klebs, *Correspondenz-Blatt für Schweizer Ærzte*, 1884.

2. Nous n'avons rien vu dans les préparations de Klebs qui ressemblât au komma-bacillus.

3. *Forschungen über Cholerabakterien,* avec 7 planches et 8 gravures dans le texte. *Erganzungshefte zum Centralblatt fur allgemeine Gesundheitspflege,* Bonn, 1885.

Pour compléter la description des bacilles virgules ressemblant au microbe de Koch nous devons mentionner le vibrio Metschnikovi trouvé par Gamaleia (*Ann. de l'Inst. Pasteur*, 1888, n° 9) et qui produit une espèce de choléra des poules. Le sang de petits poulets morts de cette maladie, qui les tue avec une septicémie et une entérite hémorrhagique, produit la même maladie chez le pigeon. Par inoculations successives au pigeon, les bactéries deviennent plus grosses. Il semble que ce microbe liquéfie la gélatine plus lentement que le microbe de Koch et plutôt transversalement. Le centre de la culture sur plaques est brun et opaque sous le microscope. Au lieu du rouge de choléra on obtient avec l'acide sulfurique une couleur orangée Le microbe est très virulent pour le pigeon et devient encore plus virulent en passant plusieurs fois par le pigeon. Les microbes moins virulent produisent une entérite avec diapédèse des leucocytes, tandis que les microbes virulents déterminent une desquamation de l'épithélium intestinal Ce microbe est très virulent pour le cobaye, peu virulent pour le lapin. Ce microbe atténué produit chez le pigeon l'immunité contre le microbe virgule de Koch avec lequel il présente beaucoup d'analogies morphologiques et biologiques.

Expérimentation. — Il est difficile d'expliquer les phénomènes généraux du choléra, soit par la théorie hydraulique de Pacini, soit par l'urémie. Les phénomènes urémiques existent assurément; on doit penser aussi que l'absence de sécrétion de la bile accumule dans le sang des principes qui devraient être éliminés, comme à l'état normal, par l'intestin. Mais comment expliquer l'arrêt de la circulation du sang dans les vaisseaux, cette sorte de paralysie de leurs parois contractées, l'état poisseux de ce liquide qui est loin d'être en rapport avec l'abondance de la diarrhée? Koch, Klebs, etc., font intervenir les poisons qui se développent dans l'intestin sous l'influence des micro-organismes et de la putréfaction et comparent ces accidents à une saprémie. Une expérience du docteur Richard parle en faveur de cette interprétation. En nourrissant des porcs avec des déjections de cholériques, ces animaux succombèrent au bout d'un temps variable entre quinze minutes et deux heures et demie. La mort était évidemment le fait d'un empoisonnement septique et non du choléra. En effet, le contenu de l'intestin d'un porc qui avait succombé fut donné à manger à un autre porc bien portant qui n'en fut point incommodé. Les chiens et les autres animaux pouvaient manger les déjections des cholériques sans inconvénient. Cette susceptibilité variable chez des races différentes se trouve pour d'autres intoxications. Ainsi le porc est empoisonné par certaines saumures avariées, qui sont sans effet sur les chiens.

Pour compléter l'étude du choléra considéré comme maladie bactérienne, il restait à reproduire la maladie ou une lésion analogue chez les animaux. Koch a longtemps cherché, en vain, à donner le choléra à des animaux, aux souris qu'il avait emportées avec lui en Égypte et dans l'Inde, aux chats, lapins, singes, poules, cobayes, etc., en leur faisant avaler les déjections de cholériques ou les cultures de bacilles, en ayant soin même de déterminer d'abord un catarrhe intestinal pour les mettre dans de meilleures conditions de réceptivité. Les animaux des contrées atteintes de choléra n'en présentent jamais les symptômes. Koch donnait bien de la diarrhée en injectant des substances cholériques dans le sang et dans le péritoine, mais ce n'était en réalité pas le choléra.

Nicati et Rietsch, de Marseille, ont réussi à reproduire les symptômes du choléra en injectant directement le virus cholérique dans le duodénum, après avoir lié au préalable le canal cholédoque [1]. A. Ceci [2] a obtenu le même résultat. Koch [3] et van Ermengem (*loc. cit.*) ont répété cette expérience sans lier le canal cholédoque, en injectant, dans le duodénum, une très faible quantité de la substance virulente, à peine la centième partie d'une goutte de liquide de culture. Presque tous les animaux de van Ermengem ont succombé dans l'espace d'un jour et demi à trois jours. La muqueuse intestinale congestionnée contenait une grande quantité de bacilles en virgule qui s'y étaient multipliés. La petite quantité du liquide employé exclut l'idée d'une intoxication concomitante par des produits septiques. Nous avons aussi, de notre côté, fait au mois de novembre 1884 les mêmes injections dans l'intestin de cobayes et de chiens, avec du liquide de culture pure. Un lapin à qui nous avons injecté de ces bacilles dans l'intestin n'a rien éprouvé ; cinq cobayes inoculés de la même façon n'ont pas été malades, tandis que deux autres sont morts le second et le troisième jour avec une tuméfaction de la muqueuse intestinale, et un liquide riziforme contenant des

1. Communication à l'Académie de médecine, 1884. D'autres expériences des médecins de Marseille sont rapportées dans leur publication de la *Revue de médecine*, juin 1885 et de la *Revue d'hygiène*, 1885.

2. *Sur l'étiologie du choléra asiatique*. Liège, traduction de Firket, 1885.

3. *Semaine médicale*, n° 46.

bacilles comme dans des cultures pures. Les souris à qui on injecte les bacilles en virgule deviennent malades et peuvent mourir douze heures après l'inoculation. Elles présentent alors des bacilles en virgule dans le sang. Doyen et Chantemesse ont continué ces recherches au laboratoire d'anatomie pathologique de la Faculté. Ils ont réussi d'abord sur le cobaye et le chien (Société de biologie, séance du 13 décembre 1884), mais leurs expériences ultérieures ont donné des résultats variables.

Bochefontaine (*Comptes rendus,* 1884, t. XCIX, n° 20) a avalé des pilules contenant des déjections cholériques. Il a éprouvé des vomissements et du malaise, mais sans gravité. Cet exemple a été suivi par Klein et Balfour, qui ont avalé des cultures pures du choléra. Le résultat négatif de l'expérience était à prévoir d'après ce que nous savons sur l'action destructive du suc gastrique vis-à-vis des bacilles du choléra, surtout lorsque ces derniers sont en contact intime et suffisamment prolongé avec la muqueuse stomacale. Bochefontaine s'est aussi injecté, dans le tissu sous-cutané du bras, du virus chlolérique, et il a vu survenir une rougeur œdémateuse de la peau sans réaction générale. L'inoculation n'a jamais réussi à donner le choléra. On n'a pu le reproduire qu'en faisant pénétrer les bacilles dans l'intestin.

Koch[1] a obtenu des résultats constants sur les cobayes en introduisant d'abord avec une sonde œsophagienne une solution de soude à 5 p. 100 dans l'estomac. Vingt minutes plus tard il injecte dans l'estomac 10 centimètres cubes d'un bouillon qui contient des bacilles virgules. Immédiatement après on injecte à l'animal de la teinture d'opium dans la cavité abdominale à la dose de 1 centimètre cube par 200 grammes du poids de l'animal. Les animaux sont narcotisés par ce procédé pendant une demi-heure. Le lendemain les animaux sont malades, leur poil se hérisse, les extrémités inférieures s'affaiblissent et au bout de un à trois jours ils succombent. A l'autopsie, on trouve un ballonnement de l'intestin grêle, qui est rempli, comme le cæcum et l'estomac, d'un liquide alcalin incolore, floconneux, constituant une culture pure du bacille virgule. Cette expérience a réussi sur 85 cobayes. Du reste, il faut dire que

1. Seconde conférence berlinoise sur le choléra, 4 mai 1885.

le traitement par la solution de soude et par l'opium les rend aussi plus sensibles à l'action d'autres bactéries. Ainsi le bacille de Finkler et celui de Denecke possèdent également une action pathogène, mais à un moindre degré, et on observe une série de symptômes qui ne se rencontrent pas dans le choléra expérimental. Les bacilles de Finkler, par exemple, produisent dans ces conditions une véritable putréfaction qui se caractérise par l'odeur nauséeuse du contenu de l'intestin. Quant à la thérapeutique, on a reconnu que de fortes doses de calomel ou de naphtaline pouvaient seules prolonger un peu la vie des animaux.

Doyen [1] a répété ces expériences en montrant que l'opium n'était pas nécessaire pour donner le choléra et qu'il suffisait d'injecter, au lieu de teinture d'opium, de l'alcool sans opium pour obtenir le même résultat que Koch.

La plus grande difficulté qui s'offre aux expérimentateurs qui ont tenté de reproduire, chez les animaux, les symptômes du choléra, consiste dans l'atténuation que les bacilles subissent à la suite de cultures successives. Après une série de cultures sur les bouillons et gélatines peptonifiées, ils perdent en effet la propriété de fabriquer des poisons. Leur culture stérilisée est alors inoffensive pour les souris blanches et ne contient plus aucune ptomaïne, bien qu'elle donne avec l'acide chlorhydrique la réaction caractéristique (le rouge du choléra).

Löwenthal (Ac. des sc., 31 décembre 1888) a cherché à rendre au bacille de Koch du choléra les propriétés toxiques qu'il possède à l'état frais.

Il a employé la pâte suivante :

Viande hachée.	500	grammes.
Pancréas de porc haché.	200	—
Farine légumineuse de Maggi ou de Groult. .	100	—
Peptone.	15	—
Sucre de raisin.	10	—
Sel de cuisine.	5	—

On mélange ces substances à l'aide d'eau ou de lait de façon à avoir une pâte molle presque liquide, on la rend alcaline, puis, après l'avoir placée dans des éprouvettes à grand diamètre,

1. Thèse de Paris, août 1885.

on la stérilise pendant trois jours consécutifs à l'étuve à vapeur.

Si on injecte à une souris un centimètre cube de bouillon dans lequel on a cultivé le bacille du choléra, et à une seconde souris, ce même bouillon puis un centimètre cube de jus de la pâte précédente, la souris qui aura reçu la culture du choléra seule n'éprouvera rien, tandis que celle qui aura reçu à la fois le bouillon de culture du choléra et le jus de la pâte mourra ou se rétablira lentement.

En variant la composition de la pâte, Löwenthal a constaté que c'est le suc pancréatique qui, en présence des matières albuminoïdes et peptonisées, détermine l'action toxigène du bacille. Il pense donc que, chez l'homme, les bacilles, après avoir franchi l'estomac, arrivent dans l'intestin, y produisent avec l'aide du suc pancréatique la même matière toxique que dans la pâte, et que cette matière toxique résorbée cause l'attaque cholériforme terminée ou non par la mort, suivant que la quantité de poison absorbé est plus ou moins considérable.

Étiologie. — Koch croit que c'est surtout l'eau qui sert à la propagation du choléra. Marey (Académie de méd.) et Brouardel (conférence de la Sorbonne, 14 mars 1885) ont aussi insisté sur le danger de l'eau de boisson contaminée. Ce sont les selles, le linge des cholériques qui infectent l'eau. L'eau de boisson ou celle employée dans la cuisson des mets ou dans le lavage des appartements, finit par en contenir. Tout ce qui nous entoure est souvent souillé. Mais les choses desséchées, la poussière transportée par le vent, ne peuvent être la cause de l'infection. C'est l'homme qui propage toujours le choléra, bien que les bacilles puissent vivre en dehors de l'homme dans l'eau stagnante, à la surface des légumes, au pourtour des habitations. Il leur est beaucoup plus difficile de se développer dans les fleuves et les eaux à grand courant. C'est ainsi qu'on comprend le rapport de l'intensité du choléra avec les variations de la hauteur de la nappe d'eau souterraine. Pettenkofer s'est efforcé de montrer que si la nappe d'eau s'élève, le choléra diminue, et réciproquement. Cette influence, qui s'est produite à Munich, ne s'est pas montrée dans d'autres localités. Mais pour tenter l'explication des variations de la gravité, de la durée des épidémies, suivant la nature du sol, les lieux, etc., il est bon de faire intervenir les opinions de Pettenkofer. Suivant lui[1] les questions de localités et de durée de l'épidémie sont intimement liées : 1° aux propriétés physiques du sol (perméabilité); 2° à la quantité d'eau qu'il contient; 3° aux matières organiques en putréfaction qu'il renferme.

Certaines des observations de l'un de nous, comme par exemple la viabilité des bacilles dans l'eau, l'expérience que les bacilles peuvent être soumis en cultures successives en plein air à la température de tout un hiver, l'influence nocive des bactéries de la putréfaction sur les bacilles du choléra, ont bien été mises en relief par Virchow[2]. Le développement des microbes du choléra est lié, comme on le voit, à une foule de conditions. Des recherches ultérieures concernant la nappe d'eau souterraine, l'eau potable, le linge, donneront, sur cette question, des éclaircissements définitifs.

Fodor (*Archiv f. Hyg.*, II, p. 257-280) a donné une statistique qui démontre bien l'influence de l'encombrement sur la production de la maladie.

Dans les chambres habitées par une seule personne, il meurt du choléra 61 pour 10000. Dans les appartements qui logent de une à deux personnes par chambre, il meurt 131 pour 10000. Dans les logis où il y a de deux à quatre personnes par chambre, la mortalité est de 219 pour 10000, et lorsqu'il y a plus de quatre personnes par chambre, la mortalité est de 327 pour 10000. La même proportion s'observe pour la variole.

La mortalité par maladies infectieuses est plus grande dans les maisons qui n'ont qu'un étage et pas de caves. La mortalité est plus petite dans les maisons qui ont plusieurs étages et des sous-sols ou caves non habitées.

De ces recherches, on peut conclure aussi que ce sont les personnes vivant dans l'aisance qui échappent le plus facilement au choléra.

Suivant Koch, les mesures pratiques à prendre contre le choléra sont les suivantes :

1° Les mesures qui détruisent directement les matières infectieuses : désinfection des selles, destruction ou désinfection à fond du linge, etc.

1. Seconde conférence berlinoise sur le choléra, mai 1885.
2. Seconde conférence berlinoise sur le choléra, mai 1885.

2° Les mesures sanitaires pour éloigner les substances infectieuses des habitations : canalisation, approvisionnement de bonne eau potable et ménagère, etc.

3° Faire exercer sur la population un contrôle par des personnes compétentes pour diagnostiquer les premiers cas le plus vite possible et pour étouffer l'épidémie au berceau. Il faut isoler les malades, ou au moins il faut agir de manière qu'une importation du principe contagieux d'un endroit à un autre soit impossible. Il faut abandonner les maisons envahies, c'est-à-dire en faire sortir et surveiller les habitants qui sont en bonne santé.

4° Instruire le public. Cette instruction doit contribuer à rassurer la population. Il faut appeler l'attention du public sur les dangers qui résultent d'une nourriture malsaine, par exemple des aliments crus, de l'eau de puits non bouillie, et il faut surtout prémunir le public contre l'usage du linge souillé.

Il n'est pas toujours possible de découvrir le point de départ du choléra, mais son introduction dans l'Europe a toujours coïncidé avec des pèlerinages, des mouvements de troupes, etc., il est toujours venu du delta du Gange, et en particulier du sommet du delta qui est sa patrie. La partie inférieure du fleuve est en effet inhabitable en raison de sa configuration géographique et de la gravité des fièvres intermittentes. Une autre partie de cette contrée possède une population très dense. Au-dessous de cette région, les eaux stagnantes des bords du Gange sont infectées de déjections de tout genre et présentent des conditions exceptionnellement favorables pour le développement du choléra. C'est précisément à cette limite de la partie habitée que le choléra est endémique, et c'est de là, c'est-à-dire du Bengale, qu'il nous vient toujours. Dans cette partie du delta du Gange, les eaux couvrent presque la terre. Quand on bâtit une maison, on prend de la terre pour élever le niveau du sol, et la maison se trouve entourée de flaques d'eau. Une température élevée est nécessaire pour que les bacilles vivent dans l'eau, et ils ne pourraient s'acclimater dans un climat froid. L'assainissement du sol tend à les faire disparaître, des conduites d'eau et le drainage pratiqués autour de Calcutta ont diminué le choléra dans une grande proportion.

Anatomie pathologique du choléra. — Nous ne nous arrêterons pas longtemps sur les lésions anatomiques déterminées par le choléra, parce qu'elles sont bien exposées dans les nombreuses descriptions qu'en ont faites Cruveilhier (Atlas, 14e liv.), Virchow, Renaut et Kelsch [1], Cornil et Ranvier [2], Straus [3], etc. Les cadavres d'individus morts pendant la période d'algidité conservent une chaleur très intense après la mort, et cette température peut même monter jusqu'à 40, 41 et 42° plusieurs heures après la mort. Les cadavres ne se putréfient pas rapidement. Comme on peut, par autorisation spéciale de la préfecture de police, pratiquer les autopsies très peu de temps ou immédiatement après la mort, on n'a pas à redouter une putréfaction *post mortem* dans l'analyse histologique des lésions. A l'ouverture du ventre, dans les 24 premières heures de la maladie, le péritoine présente un état poisseux et muqueux tout particulier de sa surface. L'intestin, très congestionné, offre une couleur rosée superficielle analogue à celle de l'hortensia. La muqueuse de l'intestin est remplie par un liquide séreux ou crémeux. La congestion de la surface muqueuse s'accompagne d'une psorentérie marquée par la saillie que forment les follicules clos et par une injection très prononcée des vaisseaux des follicules isolés et de la périphérie des plaques de Peyer. Ces lésions, visibles à l'œil nu, sont à peine appréciables dans les attaques du choléra foudroyant terminé par la mort en quelques heures, tandis qu'elles sont très évidentes pendant la période de réaction où l'on observe souvent une tuméfaction des follicules, des érosions et des ulcérations (Bouillaud, Cruveilhier).

Les villosités et la surface de la muqueuse sont dépouillées de leur épithélium dont les cellules désintégrées constituent le liquide laiteux et les grains riziformes qui nagent dans les selles caractéristiques du choléra. Cette desquamation très abondante des cellules a été vue par tous les observateurs qui ont examiné au microscope, depuis les premières épidémies de ce siècle. Elle avait été contestée à tort par Cohnheim. Les selles rendues par les malades pendant leur vie, de même que le liquide intestinal, quand il est en abondance dans l'intestin après la mort, présentent des caractères tout à fait spéciaux au choléra. Ces selles sont aqueuses, sans odeur, ou d'une odeur fade, et contiennent en sus-

1. *Progrès médical,* 1873.
2. *Manuel d'histol. path.*, t. II, 2e éd., p. 229.
3. Mémoire en commun avec Roux, Nocard et Thuillier, *Archives de physiologie*, 1884, et *Progrès médical,* nos 48, 50 et suivants, 1884 et 1885.

pension des flocons grisâtres ou blanchâtres. Elles se séparent, pendant le repos, en laissant tomber une partie opaque et blanchâtre au fond du vase, tandis que la partie supérieure du liquide est à peine louche. Neutres ou légèrement alcalines, elles contiennent une très faible proportion de sels (1 à 2 p. 100) qui sont du chlorure de calcium, du carbonate d'ammoniaque, des sels de potasse et un peu d'urée. Elles ne sont pas albumineuses. Les selles que l'on observe au début de l'invasion du choléra, pendant le premier et quelquefois le second jour, sont tout à fait privées de bile. La sécrétion biliaire paraît absolument suspendue, comme la sécrétion urinaire, pendant la période de l'algidité.

Lorsqu'on examine, au microscope, le liquide des selles ou de la surface de l'intestin pendant une autopsie faite peu de temps après la mort, on trouve une grande quantité de cellules épithéliales libres, cylindriques ou un peu tuméfiées, granuleuses ou hyalines, dont les noyaux ne se colorent pas toujours et qui sont mortifiées.

D'après l'observation de Koch, la partie de l'intestin grêle qui renferme le plus de bacilles virgules et qui est le plus altérée dans le choléra est la partie inférieure de l'iléon. Tel est aussi le résultat de nos recherches personnelles. Cependant Doyen a observé, dans une autopsie, une quantité relativement considérable de ces micro-organismes dans la partie supérieure du jéjunum.

S'ils pénètrent, comme cela est à peu près sûr, par l'estomac, c'est à la partie supérieure du jéjunum qu'ils devraient se multiplier tout d'abord ; mais il est certain aussi que le mouvement des liquides les entraîne toujours à l'extrémité inférieure de l'iléon où ils doivent s'accumuler.

Les bacilles virgules pénètrent, à la faveur de la desquamation de l'épithélium des villosités, dans les couches de la muqueuse, dans les glandes et dans le tissu conjonctif qui les entoure. On peut s'en assurer facilement sur les coupes colorées de la muqueuse.

L'un de nous[1] a fait des préparations de 8 cas de choléra dont l'intestin avait été bien conservé dans l'alcool depuis l'épidémie de 1871. Il s'est servi de petits fragments conservés pour l'examen histologique. Les coupes de l'iléon ont été faites près

1. Société royale des médecins de Budapest et *Orvosi hetilap*, n° du 31 août 1884.

de la valvule iléo-cæcale, au niveau du processus vermiforme et

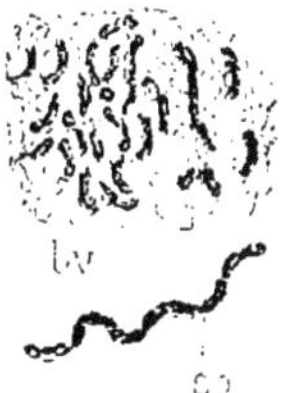

FIG. 276. — Bactéries du choléra en culture pure (1 500 diamètres).

bv, bacilles en virgule; *sp*, filament ondulé.

dans les glandes lymphatiques. Le plus grand nombre des bacilles virgules siégeaient auprès de la valvule idéo-cæcale et au commen-

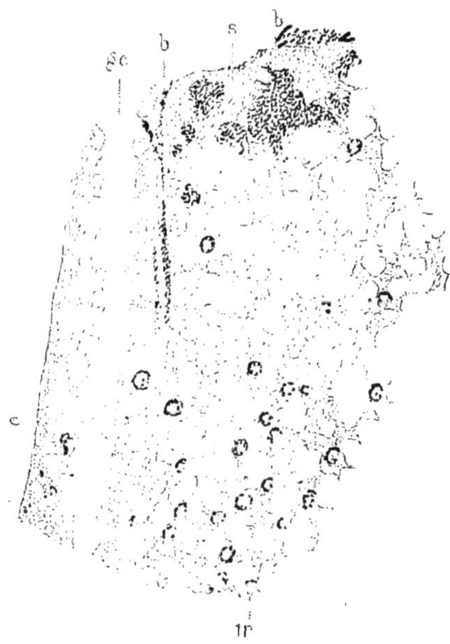

FIG. 277. — Coupe d'une partie de l'appendice cæcal dans un cas de choléra.

b, surface de l'intestin montrant diverses espèces de bactéries; *s*, tissu superficiel devenu hyalin avec des espaces contenant une quantité de petits bacilles; *ge*, glande en tube montrant un état hyalin de ses cellules épithéliales; les bactéries pénètrent dans une fente comprise entre les cellules épithéliales et la membrane basale de la glande; *tr*, tissu réticulé situé dans la profondeur de la muqueuse. (Grossissement de 300 diamètres.)

cement du processus vermiforme. Dans les cas les plus récents, on les trouvait à la surface de l'intestin dépouillé de l'épithélium.

La surface de l'intestin est enflammée et se colore comme les tissus hyalins (*s*, fig. 277). Les fibres superficielles du tissu conjonctif et les cellules sont parfois devenues pâles, comme si elles avaient été traitées par la potasse. Dans les glandes, on trouve encore des cellules, mais elles sont souvent détachées.

Dans des faits où la maladie remonte déjà à trois ou quatre jours, la lésion de la muqueuse est plus prononcée. Les cellules des glandes sont détachées, confluentes, vitreuses (*ge*, fig. 277); leurs noyaux ne se voient plus. Il y avait aussi une grande masse de fins bacilles rectilignes, non seulement à la surface de la muqueuse, mais dans les grandes vacuoles du tissu conjonctif. au-dessous de la surface, dans un tissu devenu vitreux. On trouve aussi parfois des bacilles en virgule, mais ils sont pâles et difficiles à colorer. Ils existent surtout dans les glandes. Les lésions de la surface sont très prononcées.

Ce qu'il y a de remarquable, c'est la lésion hyaline ou muqueuse des cellules glandulaires dont les noyaux ont disparu. On trouve en même temps beaucoup de cellules en voie de division indirecte. Il existe aussi une masse colossale de cellules d'Ehrlich dans les villosités, et surtout au-dessous des glandes où elles forment une couche épaisse (*cr*, fig. 278). Dans cette figure, on voit de nombreux bacilles virgules à la base des cellules épithéliales hyalines des glandes (*ge*). Plus tard encore, on ne trouve plus de bactéries, mais il se développe une inflammation intense de la muqueuse pendant la réaction inflammatoire avec état typhoïde.

Tandis que les bacilles du choléra sont simplement disséminés, sans zooglœes, les bactéries qui se développent pendant l'état typhoïde et pénètrent dans la muqueuse sont grosses, courtes, avec des extrémités arrondies, et forment des îlots[1].

Dans l'intestin des cholériques, la muqueuse est plus ou moins nécrosée, et laisse pénétrer dans son tissu mortifié diffé-

1. Les bactéries qui vivent en si grande abondance à la surface de la muqueuse intestinale normale s'introduisent très facilement dans le tissu conjonctif de la mus queuse pour peu que son épithélium soit partiellement desquammé. Il est possible même qu'elles pénètrent à l'état normal dans l'intérieur des glandes en tube est dans les follicules lymphatiques.

Ainsi Ribbert (*Deutsch med. Woch.*, 1885, n° 15) a souvent trouvé, dans les parois de l'appendice iléo-cæcal du lapin, à l'état normal, des bactéries semblables à celles des selles. Ces bactéries se trouvaient dans l'épithélium des glandes en tube et dans les follicules clos. Dans ces derniers, elles étaient plus nombreuses, mais plus pâles du côté de la tunique muqueuse que du côté de la surface de l'intestin.

rentes espèces de micro-organismes. MM. Kelsch et Vaillard ont insisté dans un mémoire publié dans les *Archives de physiologie* (n° du 15 mars 1885), sur les lésions nécrosiques des cellules et des faisceaux fibreux de la muqueuse intestinale dans les faits de choléra ayant duré une huitaine de jours. Ils ont vu, en même temps que ces nécroses, l'infiltration par les leucocytes et des hémorrhagies interstitielles par places, accompagnées de throm-

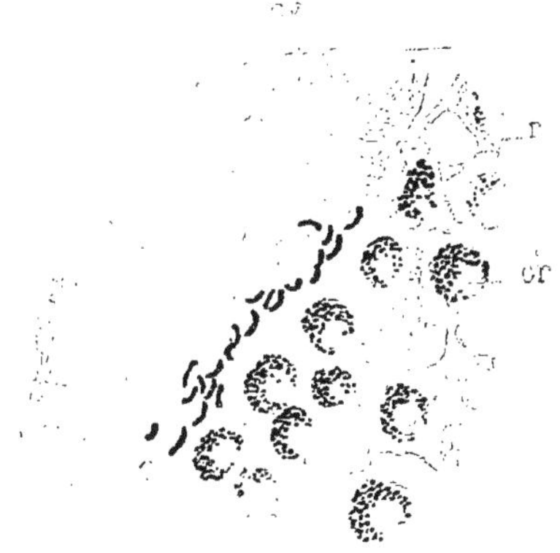

Fig. 278. — Coupe de la partie inférieure de l'intestin au niveau d'une glande de Liebrekuhn dans le choléra.

cv, cellules épithéliales tuméfiées et hyalines de la glande. Entre les cellules et le tissu réticulé de la muqueuse, on voit une quantité de bacilles en virgule. La muqueuse renferme beaucoup de cellules granuleuses d'Ehrlich, cr.

boses vasculaires, comme cela a lieu dans les inflammations intenses avec mortification des éléments des tissus.

Dans un cas, l'un de nous a vu, dans la partie mortifiée, de grandes bactéries rondes en zooglœes.

D'après les recherches de Koch et de tous les auteurs qui ont analysé récemment les lésions du choléra, les bacilles virgules ne franchissent pas les couches de la muqueuse intestinale et ne se retrouvent ni dans le rein, qui est l'organe le plus souvent altéré, ni dans les urines, ni dans le sang.

Le rein présente presque toujours, en effet, à l'exception des cas foudroyants, d'après les travaux antérieurs à la dernière epidémie, une néphrite parenchymateuse aiguë caractérisée par les lésions des cellules, leur tuméfaction, leur état granuleux, par la disposition de leurs noyaux, et par les sécrétions intratubulaires qui aboutissent à la formation des cylindres hyalins.

Straus et ses collaborateurs, qui ont très bien décrit ces altérations, les rapportent à la nécrose de coagulation.

L'un de nous a obtenu une fois à Paris (*Progrès médical*, 1884) et deux fois à Budapest, c'est-à-dire exceptionnellement, des cultures avec le suc des reins, tandis que les coupes de ces mêmes organes n'ont montré aucun bacille.

L'un de nous a fait des inoculations sur des plaques et dans des tubes avec de petits morceaux d'organes de cholériques et il a obtenu diverses espèces de bactéries dont certaines liquéfient la gélatine et présentent la forme courbée ; mais on peut les distinguer des bacilles en virgule. L'un de ces microbes ressemble au *staphylococcus aureus*, et il est pathogène pour les souris qu'il tue avec des abcès ou avec des symptômes de septicémie. Les autres ne produisent aucune maladie chez les animaux. Nicati et Rietsch [1] ont produit chez les animaux des symptômes d'intoxication rapide et la mort en injectant dans les veines du sang de cholérique. Peut-être s'agissait-il de micro-organismes analogues contenus dans le sang, mais il est probable que ce liquide renfermait seulement un poison chimique.

Les bacilles en virgule se colorent bien à l'état frais, surtout si on emploie pour faire des préparations une culture de 24 heures dans la chambre humide. On étale la goutte de bouillon cultivé sur plusieurs lamelles et on la colore ensuite à l'état de semi-dessiccation, avec une solution faible aqueuse du violet de méthyle B. Après la dessiccation complète, les bacilles sont difficiles à colorer; ils sont alors plus minces et on voit moins bien leur structure. On les colore alors dans un bain de solution aqueuse de fuchsine anilinisée et un peu alcaline sous une cloche humide pendant 24 heures, on les lave un peu à l'eau distillée, on les dessèche et on les monte dans le baume. Pour bien voir les bacilles dans les coupes de l'intestin, on procède de la même manière, seulement il est bon d'échauffer aussi le bain de fuchsine contenant les préparations : après la coloration, on lave les coupes dans l'eau distillée contenant une goutte d'acide acétique, on déshydrate dans l'alcool et on enferme dans le baume après avoir éclairci par l'huile de cèdre. On emploiera avantageusement pour la coloration des coupes les procédés de Kühne

1. *Revue de médecine*, juin 1885.

au bleu de méthylène ou celui de Löffler avec la fuchsine anilinisée et alcaline. (Voyez page 172.)

Emmerich[1] prétend avoir trouvé, dans les organes internes d'individus morts du choléra, de petites bactéries allongées et pathogènes qni se développent sur la gélatine sous forme d'une tache blanchâtre lisse ne liquéfiant pas la gélatine et qu'il regarde comme la cause de la maladie. Mais sa méthode de culture est défectueuse. Il inocule en effet, sur des milieux nutritifs, dans des tubes, des parties d'organes, et ensemence ensuite des plaques de gélatine avec les cultures développées dans ces tubes. Il est probable que par ce procédé il a introduit primitivement des germes étrangers, ou des bacilles de la putréfaction qui se trouvaient dans les organes, ou qui sont tombés dans le tube au moment de l'opération, ou des bactéries ayant pénétré dans les couches de l'intestin dépouillé de son épithélium ou nécrosé, et par là dans les organes. Tel était peut-être le mode de pénétration du staphylococcus aureus signalé plus haut. Rien ne l'autorise à penser que les bactéries qu'il a cultivées ainsi soient la cause du choléra. Nous nous sommes convaincus au contraire que les parties d'organes tout à fait frais, ensemencées sur des substances nutritives, ne donnent habituellement lieu à aucune culture, et que si par hasard il se développe alors des bactéries, ce sont presque toujours des espèces diverses non pathogènes. Buchner et Emmerich, dans une publication récente, affirment, d'après les observations prises dans le choléra de Naples, que les bactéries qu'ils ont décrites sont réellement la cause du choléra. Ces bactéries sont en effet pathogènes et donnent aux animaux une gastro-entérite foudroyante. Mais ce dernier travail ne nous paraît pas concluant, car ils n'ont pas vu leurs bactéries dans les coupes des tissus altérés. Babes, Gruber et Weisser, ont d'ailleurs trouvé des microbes répondant à la description d'Emmerich dans les selles des cholériques à côté de ceux du choléra, de même que dans les selles normales.

Doyen, en examinant de nombreuses coupes du rein et du foie très bien conservées, provenant d'autopsies faites très peu de temps après la mort, colorées au violet de méthyle, a reconnu diverses espèces de bactéries dans les vaisseaux sanguins. Il y avait des microcoques, des bâtonnets et quelques bacilles semblables aux bacilles virgules. Nous avons vu plusieurs de ses préparations. On peut en inférer que, dans la période de réaction typhoïde, des micro-organismes contenus dans l'intestin peuvent passer dans le sang et s'arrêter dans certains organes. Nous savons d'ailleurs, par les travaux de Brieger et de Bienstock, que l'intestin contient à l'état normal des bactéries très nocives. Ces bactéries entrent pour une part dans l'intoxication générale septique et complexe qu'on observe dans le choléra.

Bien qu'il y ait encore nombre de points peu connus dans l'étiologie et la pathogénie du choléra, comme par exemple le début si brusque de l'épidémie, l'immunité de certaines villes, la

1. *Deutsches med. Wochenschrift*, 1884, n° 50.

durée et la fin des épidémies ; bien qu'il y ait nombre de constatations à vérifier de nouveau, et quoique le mode d'introduction du virus ne soit pas complètement élucidé, nous considérons comme exacte la conception de cette maladie donnée par Koch. Il faut se demander si la conception nouvelle du choléra qui résulte des recherches sur le microbe de Koch, cadre bien avec ce que nous savons sur sa marche et ses symptômes. Pettenkofer et son école élèvent encore beaucoup d'objections contre l'étiologie nouvelle de cette maladie. Nous croyons au contraire que l'invasion de l'épidémie s'explique par les propriétés biologiques bien connues du bacille virgule. Dans le rapport sur le choléra en France de Proust et Ballet, de même que dans le rapport de l'un de nous sur le choléra en Hongrie, on a pu suivre les développements et la marche de la maladie qui correspondaient tout à fait à ce que nous savons des conditions de la vie et de la multiplication du bacille. En France on avait souvent constaté la propagation d'individu à individu, son progrès le long des grandes voies de communication, l'infection par le linge souillé par des cholériques et l'efficacité des mesures prophylactiques basées sur l'étude du bacille de Koch et qui étaient essentiellement les mêmes que nous avons mentionnées plus haut. En Hongrie on a pu constater, presque dans chaque cas, que la maladie se propageait par l'habitation avec des personnes atteintes ou par l'intermédiaire des effets infectés. On ne pouvait pas constater la contamination directe par l'eau, mais le choléra était souvent localisé dans le rayon de distribution d'une mauvaise eau de boisson. Après la fermeture du puits suspect, la maladie cessait souvent. On a constaté la présence des bacilles sur les effets, sur le parquet et dans la vaisselle des habitations contaminées. La maladie se propageait surtout dans les maisons encombrées de pauvres, dans lesquelles avait séjourné un cholérique qui n'avait pas été isolé et dont la chambre n'avait pas été bien désinfectée. Les personnes qui avaient soigné le malade ou qui habitaient la même chambre gagnaient ordinairement la maladie. Au contraire, dans des maisons habitées par des gens intelligents, lorsqu'un malade était, aussitôt après la déclaration de la maladie, transporté d'urgence à l'hôpital, il n'y avait généralement plus de cas de choléra. Le personnel des hôpitaux de cholériques, lorsqu'il était instruit et soigneux, ne gagnait pas la maladie. La gravité de l'épidémie était la même qu'auparavant, son atténuation tenait simplement à des mesures plus rationnelles en rapport avec la connaissance du bacille de Koch. Partout où les mesures hygiéniques étaient négligées, où la population s'y opposait, l'épidémie était aussi meurtrière que dans les plus graves des épidémies antérieures. L'étude des lieux indemnes du choléra fait constater qu'ils sont isolés ou que leurs habitants possèdent des habitudes spéciales qui empêchent la contamination, ou bien qu'ils jouissent d'une canalisation des eaux et d'une hygiène alimentaire correspondant aux précautions indiquées pour éviter la multiplication et l'invasion du bacille de Koch. En Hongrie on a pu constater que certaines villes avaient été préservées par suite d'aménagements nouveaux et d'institutions hygiéniques, tandis que d'autres villes qui avaient été respectées par les anciennes épidémies ont été au contraire atteintes dans la récente épidémie parce qu'elles étaient devenues depuis des centres de communications. Le début de l'épidémie coïncidait avec des concentrations de troupes ou avec des causes d'une infection explicable par la vie du microbe de Koch, tandis que la fin, ordinairement brusque, de l'épidémie était produite par des mesures très énergiques inaugurées en connaissance de la cause de la maladie.

Il nous semble donc de la plus haute importance que les premiers faits de choléra soient connus aussi rapidement que possible, car il sera dès lors facile de supprimer aussitôt la propagation du bacille, comme cela fut fait à Vienne, où le choléra fut arrêté dès son origine.

Traitement.—Nous avons vu plus haut (page 192) que Löwenthal suppose que les bacilles du choléra prennent dans l'intestin grêle, en contact avec le liquide pancréatique, la propriété de fabriquer des poisons ; les bacilles agissent surtout dans le choléra en déterminant la naissance de ptomaïnes toxiques qui sont absorbées et causent les symptômes graves de la maladie. Les bacilles eux-mêmes, en très grand nombre dans l'intestin et dans ses parois, ne paraissent pas pénétrer dans les organes ni dans le sang. Si l'on pouvait par suite les détruire ou les rendre inactifs au moment où ils pénètrent dans l'intestin, on aurait vraisemblablement trouvé le remède héroïque du choléra.

Löwenthal a proposé dans ce but le salol. Lorsque cet observateur a fait une culture très virulente de bacilles dans une pâte contenant du suc pancréatique, il peut rendre cette pâte stérile en la mélangeant avec 2 grammes de salol pour 10 grammes de pâte ensemencés avec 3 centimètres cubes de culture du bacille dans le bouillon; avec $0^{gr},10$ de salol, la plupart des cultures restent stériles. Le salol est d'ailleurs bien supporté par l'homme; Löwenthal en a absorbé 10 grammes par jour sans autre accident que des urines foncées en couleur.

Après cette expérience *in vitro*, Löwenthal a essayé de guérir des cobayes et des souris rendus cholériques par le procédé de Koch. Il a obtenu des résultats satisfaisants. Mais il ne faut pas se dissimuler que ces expériences, même si elles réussissaient complètement, ne pourraient démontrer qu'il en serait de même chez l'homme atteint de choléra. Le seul mode de démonstration absolu sera d'expérimenter cette substance sur les cholériques eux-mêmes.

Essais de vaccination anticholérique. — Ferran a pratiqué en Espagne, pendant la dernière épidémie, des vaccinations anticholériques avec des cultures plus ou moins pures, et dont les résultats, d'après les rapports de Brouardel, Gibier et Van Ermengem sont loin d'avoir été satisfaisants. Gamaleia est arrivé depuis à prouver qu'on peut fortifier et atténuer le virus cholérique et que le virus atténué préserve contre le virus fort. Gamaleia fortifie le virus cholérique en le faisant passer par le cobaye et en l'inoculant ensuite aux pigeons. Le pigeon meurt avec des symptômes cholériques et son sang contient les microbes du choléra. Après plusieurs passages par le pigeon, la virulence devient telle qu'une goutte de sang tue un pigeon en huit à dix heures; il en faut encore moins pour tuer un cobaye. Les pigeons inoculés d'abord avec les cultures simples, non fortifiées, résistent au virus fort. Si l'on chauffe une culture renforcée du bacille virgule pendant vingt minutes à 120°, les microbes sont tués, mais le liquide contient encore une substance toxique; quatre centimètres cubes de ce liquide tuent un pigeon et douze centimètres cubes tuent un cobaye. L'inoculation de cette substance chimique à ces animaux les vaccine contre le virus renforcé. L'un de nous a répété ces expériences en commun avec Marienescu en même temps que celles de Löwenthal, sans obtenir des résultats aussi concluants que ces auteurs, ce qui tient peut-être à la description insuffisante des méthodes employées par ces deux expérimentateurs. Cependant, nous avons réussi facilement à renforcer le microbe cholérique, en l'employant concuremment avec la pâte de Lowenthal, et nous avons rendu des souris réfractaires au virus fort après les avoir vaccinées avec des cultures faibles ou stérilisées.

Les degrés très variables de virulence des cultures du bacille virgule nous expliquent les résultats divergents obtenus en inoculant les souris blanches. Ainsi Rietsch, en inoculant de grandes quantités du bacille, Babes (*Virchow's Archiv,* 1884), en injectant des cultures fraîches, ont donné à ces animaux une maladie mortelle, accompagnée même de la multiplication des bactéries dans le sang. Les recherches d'autres expérimentateurs et en particulier de Koch ont donné un résultat négatif. Gamaleia (*l. c.*), Löwenthal (*l. c.*) et Hueppe (*Acad. des sc.* 1888, VIII) ont trouvé quelques méthodes de renforcement de la virulence du microbe, qui reposent, suivant Hueppe, sur leur vie anaérobique. Les bacilles virgules diminuent de virulence par leurs cultures successives *in vitro* et il est probable que cette virulence est aussi variable suivant les cas observés et suivant les diverses épidémies et que cette variabilité nous expliquera encore certains points obscurs dans l'étiologie de la maladie.

Récemment (*Soc. de biologie*, 30 novembre 1887), Gamaleia a annoncé qu'il obtenait la vaccination chimique anticholérique à l'aide d'un procédé différent de celui qu'il avait d'abord fait connaître. Pour produire chez le cobaye l'immunité contre le choléra, il inocule dans les muscles de l'animal de 2 à 6 contimètres cubes d'une matière formée par les membranes qui apparaissent dans le bouillon ensemencé avec le bacille virgule. Il opère de la façon suivante : les voiles membraneux qui se montrent à la surface d'une culture cholérique faite dans le bouillon de veau, sont recueillis après quinze jours de culture, stérilisés à l'autoclave à 120° et inoculés dans les muscles du cobaye, qui devient dès lors réfractaire au bacille de Koch. Gamaleia est arrivé à exalter la virulence du bacille virgule en inoculant dans le poumon d'un rat blanc une culture ordinaire de ce microbe. L'animal meurt avec une pneumonie et une pleurésie; le liquide pleurétique est inoculé à un second rat, et ainsi de suite. Bientôt les rats qui meurent succombent à un microbe très virulent au point qu'il se généralise dans tout le corps de l'animal et qu'on le trouve en abondance dans le sang du cœur.

CHAPITRE XI

CHARBON ET PUSTULE MALIGNE

§ 1. — Charbon.

Historique. — Le charbon est une maladie générale qui sévit surtout sur nos animaux domestiques, le mouton, le bœuf, le cheval, et qui est caractérisée par un état poisseux du sang avec agglutination des globules rouges, avec tuméfaction et ramollissement de la rate. Ce dernier caractère lui a fait aussi donner le nom de sang de rate.

Telles étaient, résumées, les connaissances anatomo-pathologiques acquises à ce sujet avant 1850.

Aussi bien ne doit-on pas s'étonner si toutes les affections présentant quelque analogie avec le véritable charbon étaient confondues avec lui, par exemple le charbon à tumeurs ou charbon symptomatique que nous avons décrit à la page 219. Mais en 1850, au mois d'août, un savant français, le regretté Davaine, constatait, en commun avec Rayer, qu'avec les lésions signalées plus haut, « il y avait, en outre, dans le sang, de petits corps filiformes, ayant environ le double de la longueur du globule sanguin. Ces petits corps n'offraient pas de mouvement spontané. » (Académie des sciences et Société de biologie.)

Quelques années après, un savant allemand, Pollender, décrivit très exactement le bacille du charbon, sa longueur, son épaisseur et sa constante existence dans cette maladie. Il le compara aux vibrions et le considéra comme appartenant au règne végétal; il constata sa résistance aux acides et aux bases et le colora par l'iode.

La découverte de Davaine constituait une simple constatation, tandis que le mémoire de Pollender[1] renfermait une description plus complète du bacille du charbon, considéré en tant qu'agent essentiel de la maladie charbonneuse. Peu de temps après, Brauell décrivait ce bacille dans le charbon de l'homme (*Virchow's Archiv,* 1857).

Davaine entreprit plus tard un grand nombre d'expériences consignées dans les Comptes rendus de l'Académie des sciences de 1864 à 1873[2].

Davaine a inoculé le sang des animaux charbonneux à des séries d'animaux d'espèces différentes et il a montré qu'avec une goutte de sang très diluée on pouvait reproduire le charbon.

Koch[3], puis Pasteur[4] ont cultivé les bactéridies du charbon en dehors de l'organisme; ils en ont trouvé les spores et ont obtenu des cultures épurées avec lesquelles ils ont reproduit la maladie dans toute son intégrité. On peut donc dire aujourd'hui que le charbon est une maladie entièrement bactéridienne et,

1. Pollender, *Casper's Vierteljaharsschrift für ger. Medicin,* 1855, t. VIII, p. 103.

2. Nous donnons ici la bibliographie des travaux de Davaine sur ce sujet :

Nouvelles recherches sur la maladie du sang de rate. Société de biologie et Gazette médicale, 1864.

— *Nouvelles recherches sur la nature de la maladie charbonneuse.* Acad. des sciences, 22 août 1864.

— *Recherches sur les vibrioniens.* Acad. des sciences, 10 oct. 1864.

— *Recherches sur la nature et la constitution anatomique de la pustule maligne.* Acad. des sciences, 19 juin 1865.

— *Sur la présence constante des bactéridies dans les animaux affectés de la maladie charbonneuse.* Acad. des sc., 21 et 28 août 1865.

— Note en réponse à une communication de MM. Leplat et Jaillard sur la maladie charbonneuse. Acad. des sc. 25 sept. 1865.

— *Recherches physiologiques et pathologiques sur les bactéries.* Acad. des sc., 9 mars 1868.

— *Études sur la genèse et la propagation du charbon.* Acad. de médec., 1870.

— *Recherches relatives à l'action de la chaleur sur le virus charbonneux.* Ac. des sc., 29 sept. 1873.

— *Recherches relatives à l'action des substances dites antiseptiques sur le virus charbonneux.* Acad. des sc., 13 août 1873.

— *De l'incubation des maladies charbonneuses et de son rapport avec la quantité de virus inoculé.* Acad. de méd., 1873.

— Article Bactérie du *Dict. des sciences médicales.*

3. *Cohn's Beitrage z. Biologie der Pflanzen,* 2e vol., 2e partie, Berlin, 1876.

4. Pasteur, Première note sur le charbon et la septicémie. Acad. des sciences, 30 avril 1877.

— Deuxième note sur l'étiologie du charbon, 16 juillet 1877, par MM. Pasteur, Chamberland et Roux. Acad. des sciences, 12 juillet 1880.

— *Sur la longue durée des germes charbonneux et leur conservation dans les terres cultivées,* par MM. Pasteur, Chamberland et Roux. Acad. de méd., 1er février 1881. Rapport par M. Bouley.

comme telle, la mieux établie et la plus étudiée. Il ne saurait y avoir plus de doute au sujet de son étiologie et du rôle des bacilles comme cause du charbon, qu'il n'en reste au sujet de l'acare considéré comme la cause de la gale.

Bacilles du charbon. — Lorsqu'on examine, à un grossissement de 1 500 diamètres, du sang contenant des bâtonnets du sang de rate, on voit que ceux-ci, relativement volumineux, mesurent de 1 μ à 1 μ,5 en épaisseur, de 3 μ à 5 ou 10 μ en longueur, qu'ils sont souvent articulés par une extrémité élargie et plate, présentant une certaine analogie avec les surfaces articulaires des phalanges. Ces articulations laissent voir, sur leur

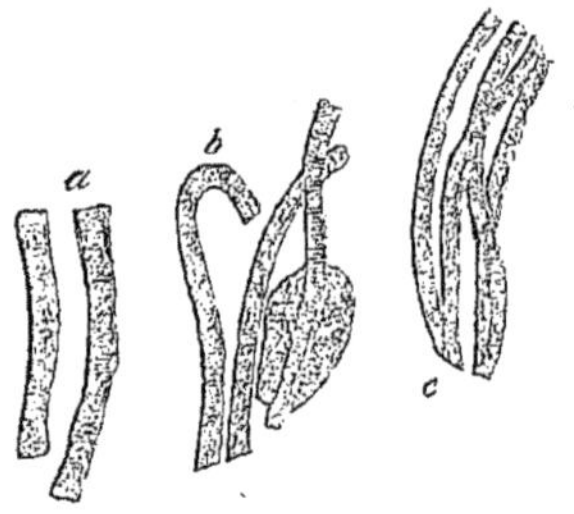

Fig. 279. — Bacilles du charbon examinés à un grossissement de 1 500 diamètres.

a, bâtonnets articulés; *b*, bâtonnets articulés dont l'un est recourbé en crosse; *c*, longs bâtonnets incurvés provenant d'une mycose charbonneuse intestinale.

partie médiane, une ligne claire transversale, tout à fait caractéristique, ainsi que des parties ombrées vers l'extrémité des bâtonnets. Ces derniers sont parfois recourbés en forme de crosse (voyez la planche I). Ils sont rigides, immobiles et se colorent d'une façon très intense par toutes les matières colorantes tirées de l'aniline et par la méthode de Gram (voy. en *a, b, c*, fig. 279 et 280).

Les globules rouges sont agglutinés, déformés et mélangés à une profusion de petits bâtonnets droits, articulés ou simples, mais ne se présentant nulle part sous l'aspect de longs filaments. Dans le sang des cobayes inoculés depuis vingt-quatre heures, par exemple, les bâtonnets sont en nombre bien plus considérable que les globules qu'ils étouffent pour ainsi dire, en leur enlevant l'oxygène nécessaire à leur vie et à celle des éléments anatomiques des tissus qui reçoivent du sang les matériaux de leur nutrition.

Si, prenant une goutte de sang dans le cœur d'un animal qui vient de succomber au charbon, on la transporte avec toutes les

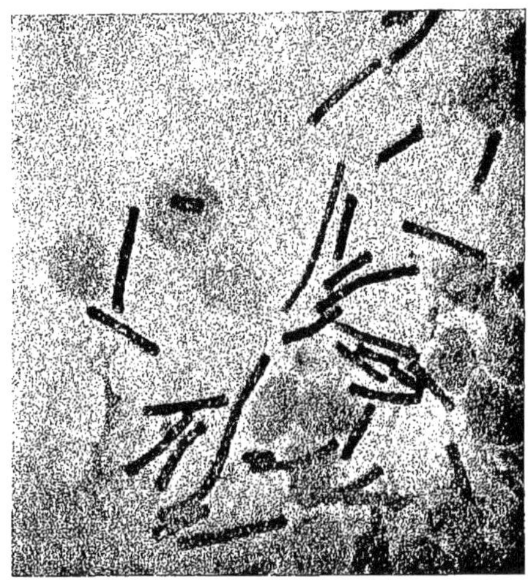

Fig. 280. — Bacilles du charbon dans le sang.

précautions méthodiques dans un liquide de culture porté à la température du corps humain, voici ce qu'on observe au bout de vingt-quatre heures : les bacilles (fig. 281 et 282), n'étant plus

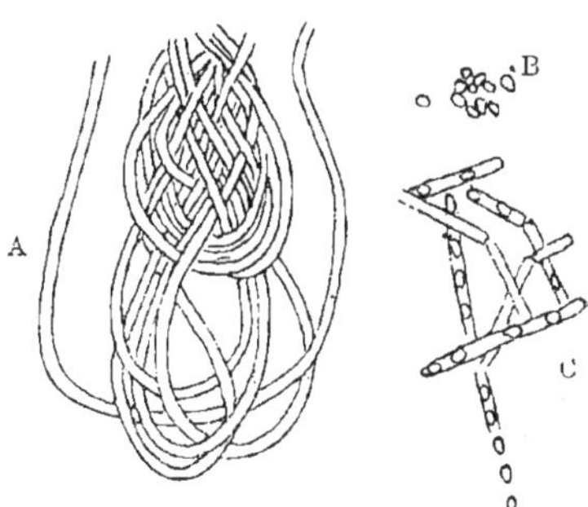

Fig. 281. — Bacilles du charbon obtenus par la culture.

A, longs filaments développés en forme d'écheveaux de fil ; B, spores libres ; C, bâtonnets présentant des spores dans leur intérieur.

gênés dans leur croissance par la rapidité du courant sanguin qui les brise, se développent en long filaments, s'amassent sous forme d'écheveaux contournés en anses allongées. Ces filaments sont, les uns tout à fait transparents, les autres inégalement réfringents, par suite de la formation de *spores*.

Les spores, décrites pour la première fois par Koch[1], sont de petits grains réfringents, ovoïdes, dont le plus petit diamètre

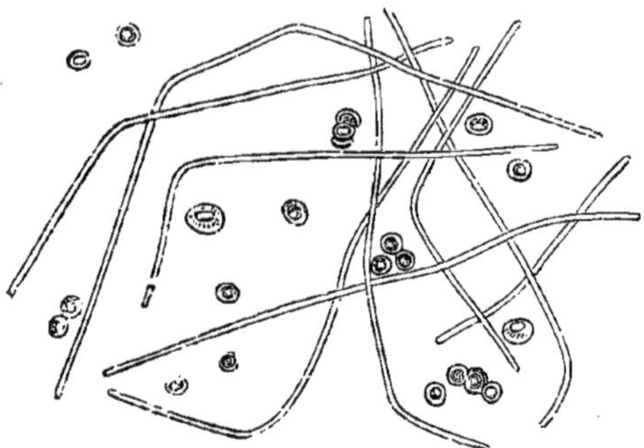

Fig. 282. — Bacilles de la rate d'une souris, cultivés depuis trois jours dans l'humeur aqueuse.

est un peu moindre que celui du bâtonnet. Koch a fait ses premières cultures du bacille charbonneux en 1876 dans l'humeur aqueuse d'un ruminant, placée dans la cupule d'une lame porte-objet maintenue à la température de 37°; il a vu les bacilles

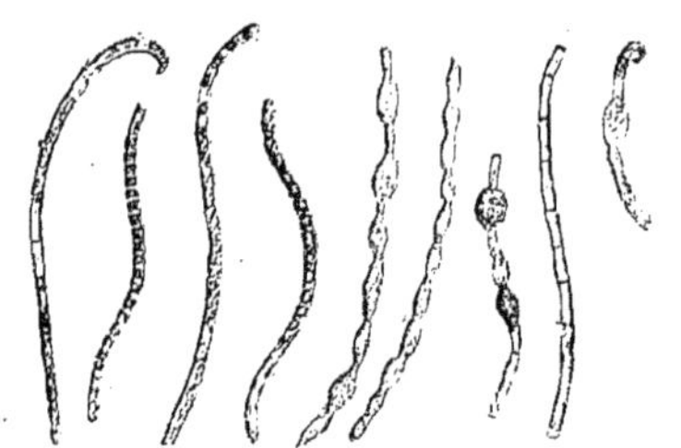

Fig. 283. — Formation de spores et modifications involutives des bacilles colorés avec le violet de méthyle et la coccinine après une semi-dessiccation.

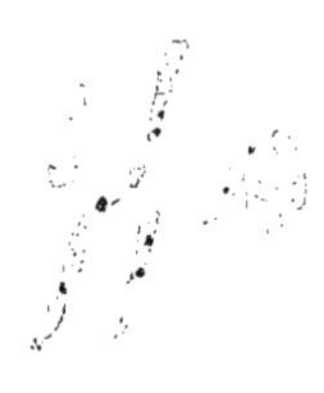

Fig. 284. — Bacille de l'air ressemblant au bacille du charbon, mais inoffensif, montrant des corpuscules rougeâtres par le bleu de Löffler et des spores incolores.

augmenter de longueur et présenter des spores (fig. 286). Celles-ci deviennent d'autant plus abondantes, que le liquide de culture est plus pauvre, et elles peuvent finir par remplacer complètement les filaments qui disparaissent. Dans certaines conditions de cul-

1. *Étiologie du charbon* in *Beiträge zur Biologie der Pflanzen* de Cohn, 2e vol., 2e livraison, 1876, dans *Wundinfectionskrankheiten* et dans le premier volume des *Mittheilungen des k. Gesundheitsamtes*.

ture, les bacilles perdent la propriété de produire des spores.

Les cultures les plus caractéristiques de ce bacille sont obtenues par une piqûre dans la gélatine à 8 p. 100. On y constate au bout de 24 à 48 heures un prolongement blanchâtre semi-transparent, rectiligne, dirigé de la surface de la gélatine à sa partie profonde, et d'où partent de chaque côté des branches transversales très fines. La gélatine se liquéfie lentement. Au fond de la partie liquéfiée, on voit un précipité blanc qui ressemble à une couche de ouate (voy. pl. V, fig. 23).

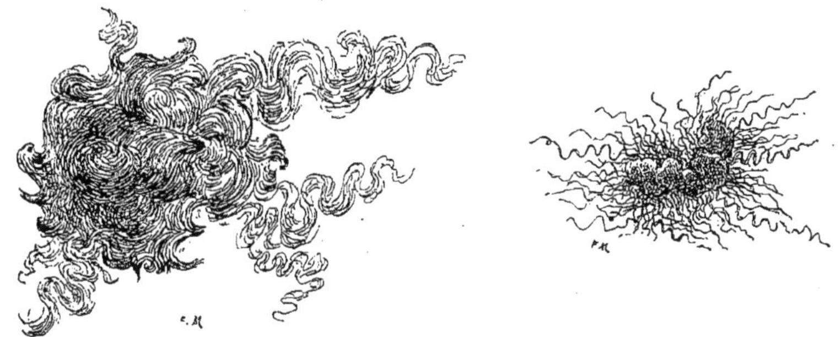

Fig. 285. — Culture du charbon datant de plusieurs jours sur une plaque de gélatine.

La culture sur plaque de gélatine ressemble à des touffes de cheveux frisés (fig. 285).

Le charbon ne se cultive pas dans l'urine stérilisée du mouton, des bêtes à cornes ni du cheval (Schrakamp).

La figure 283 représente les formes des spores du charbon et des filaments en voie de développement et d'involution.

La figure 286 montre l'aspect des bactéries du charbon prises dans une vieille culture sur l'agar-agar et colorées d'après le procédé de Bienstock[1]. On y voit colorés en bleu, en *b*, des bacilles comme ils se présentent habituellement dans les cultures. En *f*, il existe des parties colorées et non colorées. Les spores se montrent d'abord comme de petits points colorés en rouge qui s'agrandissent, deviennent ovales, acquièrent l'épaisseur du

1. Pour colorer les spores sur les lamelles desséchées, on emploie le liquide d'Ehrlich chauffé, on lave à l'alcool, on passe la lamelle pendant une seconde dans le bleu de méthylène, on lave à l'alcool et on monte dans le baume. Par cette méthode, les bacilles sont colorés en bleu; les spores, libres ou contenues dans les bacilles, sont rouges; les spores en voie de formation restent ordinairement incolores.

filament et dont le protoplasma ou la capsule seulement est colorée. En *i'* et *i''*, on a représenté des formes involutives des bacilles. En *sp*, ces formes sont plus volumineuses et isolées, souvent elles se disposent en chapelets comme dans la figure 283. Ces chapelets, bien colorés par l'aniline, se dissocient et donnent souvent des masses rondes plus grosses que les spores. Ces corps ne se colorent plus en rouge, mais bien en bleu, et sont stériles. Une autre forme involutive qu'on voit quelquefois dans le sang de l'homme et des animaux consiste dans un épaississement du bâtonnet. La partie périphérique est pâle et la portion axiale est seule bien colorée. Si l'on inocule le charbon

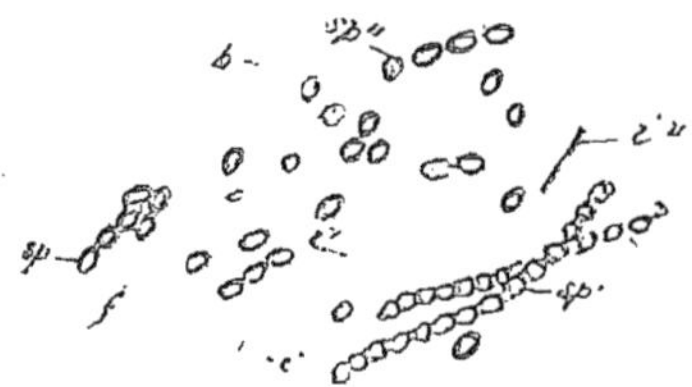

Fig. 286. — Spores et formes d'involution des bacilles observées dans une vieille culture du charbon ; coloration double avec fuchsine et bleu de méthylène (Babes).

b, bacilles en voie de formation de filaments ; *f*, filaments montrant des parties colorées à côté de parties incolores ; *i*, formes d'involution des bacilles fusiformes ; *i'*, formes d'involution ovoïdes ; *i''*, forme spéciale d'involution des bacilles ; *sp*, spores ; *sp*, spores en voie de formation ; *sp*, spores totalement colorées par le rouge d'Ehrlich.

atténué, on ne voit dans le sang que ces filaments centraux qui se colorent à l'aniline. Encore se colorent-ils difficilement et échappent-ils à l'examen. On pourrait croire dans le charbon atténué, qu'il n'y aurait pas de bacilles si l'on ne connaissait pas cette coloration centrale des filaments (*i''*, fig. 286). Une forme bien étrange se rencontre parfois dans les cultures du charbon. Ce sont de longs filaments qui présentent des espaces ronds et clairs, incolores, bordés à leurs points de contact par des croissants qui se colorent en rouge d'après la méthode de coloration des spores (*sp'*, fig. 286).

Ces bacilles sont aérobies ; ils empruntent au milieu où ils vivent l'oxygène et restituent une égale quantité d'acide carbonique.

Livrés à la putréfaction, ils disparaissent ; si l'on ensemence à la fois un liquide de culture avec des bactéries du charbon et de la putréfaction, celles-ci détruisent les bactéries charbonneuses, et le liquide inoculé aux animaux ne leur donne pas le charbon. C'est là un fait expérimental dû à M. Pasteur, et dont nous ferons bientôt l'application à la pustule maligne.

La température la plus favorable au développement de la bactéridie charbonneuse paraît être celle des mammifères (38 à 39°). On peut soumettre le sang charbonneux à un froid de — 45° pendant plusieurs heures sans tuer les bactéries. La température du sang des oiseaux (41, 42°) empêche sa pullulation. Pour montrer que l'excès de température s'oppose au développement du charbon chez la poule, Pasteur refroidit cet oiseau, en lui maintenant le ventre et les pattes dans l'eau, et lui fit

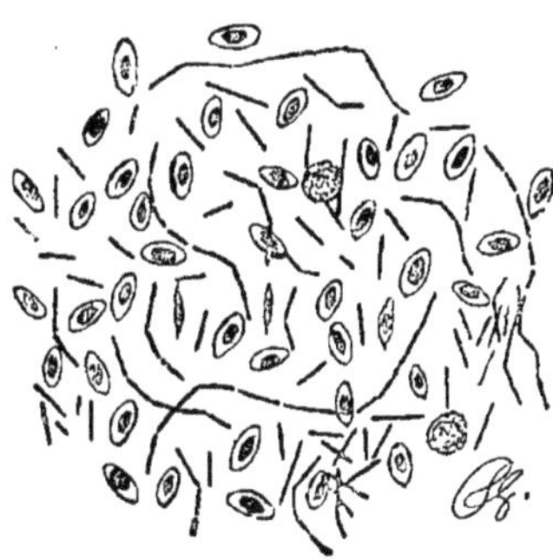

FIG. 287. — Bacilles du charbon développés chez la grenouille (Gibier). Grossissement faible.

contracter le charbon. Il faut cependant savoir que les poules peuvent prendre le charbon exceptionnellement, il est vrai, sans être refroidies, et que d'autres oiseaux, comme le moineau, dont la température est aussi élevée, sont très susceptibles à l'égard de ce virus (Koch). Par un procédé inverse, Gibier a donné le charbon à des grenouilles et à des poissons qu'il a fait vivre dans une eau portée à la température de 35°. Le sang de ces animaux contient une grande quantité de bacilles, comme le montre la figure 287.

Ainsi en refroidissant les poules ou en réchauffant des animaux à sang froid, on obtient la démonstration du degré de température nécessaire au développement du charbon.

La vitalité de ces organismes est considérable, ainsi que leur résistance aux agents physiques. Davaine a constaté que le sang charbonneux conserve fort longtemps ses propriétés nocives, même quand il a été soumis à la dessiccation.

Il ne faudrait pas croire cependant que la présence de cadavres d'animaux morts du charbon et enterrés dans des champs soit une condition nécessaire à sa propagation. Les bacilles du charbon peuvent en effet former des spores à la surface des plantes fourragères dans les prairies. Schrakamp[1] a montré que le bacille du charbon peut parcourir toutes les phases de son développement dans le sol. Il n'est pas nécessaire non plus que les animaux se piquent ou présentent des excoriations de leur muqueuse buccale pour que les bacilles du charbon puissent s'introduire dans leur sang. Koch[2] a montré en effet que les spores absorbées par des moutons dont la muqueuse est saine donnent le charbon. La muqueuse de l'intestin normal sert de voie d'introduction aux spores. D'après Kitt[3] les spores des bacilles du charbon se développent bien dans les parties supérieures de l'intestin grêle du mouton, mais non dans ses parties inférieures. Les bacilles sans spores sont, par contre, inoffensifs, parce que le suc gastrique les détruit, tandis qu'il ne peut attaquer les spores. Pour démontrer ces faits, Koch a fait avaler à des moutons, dans une pomme de terre, des bacilles provenant de cultures et possédant des spores. Les animaux mouraient du charbon et présentaient un charbon intestinal avec développement des follicules et des plaques de Peyer; inversement il a donné au mouton des fragments de la rate de cobaye charbonneux où les bacilles ne contenaient pas de spores, et les animaux ont survécu. Nous verrons que ces expériences sont applicables à la transmission à l'homme du charbon par l'ingestion des viandes charbonneuses. Cependant l'acidité du suc gastrique, variable suivant les espèces animales, rend certaines d'entre elles plus réfractaires au charbon introduit par les voies digestives. Ainsi, tandis qu'avec gros comme une lentille de substance contenant des spores on tue un mouton, on peut en faire absorber des masses relativement considérables au chien et au porc sans accidents (Kitt). Les recherches de Buchner (*Archiv f. Hygiene*, VIII, 2) et celles de Tchistowitch (*Annales de l'institut Pasteur*, 1889), montrent que les bacilles du charbon, de même que ceux du choléra

1. *Archiv f. Hygiene*, II, 1884, 3.
2. *L'Inoculation préventive du charbon*, réplique au discours de M. Pasteur au Congrès de Genève. Cassel et Berlin, 1883.
3. Koch's *Revue f. T. h. K.*, 1885, 69.

des poules et du rouget, pénètrent facilement par les voies respiratoires dans le sang. La pulvérisation d'un liquide contenant des spores de charbon tue à coup sûr les cobayes avec les lésions du charbon aigu généralisé. La même expérience faite avec les bacilles charbonneux détermine aussi la mort des animaux, en produisant une pneumonie hémorrhagique dans laquelle les alvéoles renferment une grande quantité de bacilles et de filaments du charbon, tandis que les parasites sont rares dans les autres organes.

La spore charbonneuse qui se forme au contact de l'air possède une résistance remarquable. Lorsque le cadavre d'un animal charbonneux a été enfoui sous terre, les spores peuvent être ramenées des profondeurs du sol à sa surface par les vers de terre; Pasteur a démontré leur existence dans les déjections des lombrics. Cette expérience donne la clef de certains faits mystérieux en apparence, et que l'on traduisait jadis dans des termes montrant combien l'esprit en était frappé dans les campagnes : certains champs, où l'on ne pouvait mener paître un troupeau sans que le charbon le décimât, avaient reçu, dans la Beauce, le nom caractéristique de *Champs maudits*. Or, on a constaté que, dans ces champs, des cadavres charbonneux avaient été enfouis ; il est facile de comprendre, par ce qui précède, la présence des spores infectieuses sur le sol, sur les herbes et l'inoculation buccale, démontrée chez les moutons par l'expérience : en faisant paître des moutons dans les enclos où l'on a enterré des animaux atteints par le sang de rate, on les rend parfois charbonneux[1].

Anatomie pathologique. — Nous venons de voir combien les bacilles étaient nombreux dans le sang. Ce n'est pas précisément dans les gros vaisseaux qu'il en est ainsi. Si, par exemple, on donne la maladie à un cobaye par l'inoculation d'une goutte de liquide de culture, l'animal meurt ordinairement au bout de vingt-quatre heures. Dans les capillaires des viscères, dans le foie,

1. Les expériences faites dans les environs de Chartres par une commission dont Boutet était le secrétaire, et à Melun, par Rossignol, n'ont pas réussi à donner le charbon à des moutons pacageant dans des prés où l'on avait enseveli des bêtes charbonneuses. Lorsqu'on enterre un animal atteint de charbon sans l'écorcher, sans répandre son sang sur le sol, on a beaucoup de chances pour qu'il ne se forme pas de spores à la surface du sol ni dans le corps de l'animal enseveli et pour éviter la contagion des animaux mis en pacage.

par exemple, on voit, sur des coupes colorées par le violet de gentiane ou par la fuchsine, les petits vaisseaux avec quelques globules sanguins et une grande quantité de bâtonnets. Sur des coupes du rein, on trouve également les petits vaisseaux des glomérules et ceux qui entourent les tubuli comblés par ces éléments.

On voit de même, à profusion, ces bacilles dans les vaisseaux capillaires qui séparent les glandes de la muqueuse stomacale.

Le poumon n'est pas épargné par l'invasion : à la surface et au bord des alvéoles, autour des veines et des bronches surtout, on trouve, sur des coupes, dans les capillaires qui forment un si riche réseau, une quantité colossale de bactéries, témoignant de l'avidité de ces microbes pour l'oxygène.

Dans les capillaires qui forment des mailles rectangulaires, ou dont le trajet est rectiligne dans une certaine longueur, les bâtonnets sont toujours dirigés suivant le sens du courant sanguin et parallèles aux parois vasculaires. Telle est aussi leur direction dans les veines et les artères.

Ils se colorent très facilement, soit sur des lamelles où l'on a étalé et fait sécher du sang, soit sur les coupes. La plupart des couleurs d'aniline les teignent d'une façon intense. Telles sont la fuchsine, le violet de méthyle B, le violet 6 B, le violet de gentiane, la safranine, etc. Les méthodes de coloration des liquides desséchés sur des lamelles ou des coupes avec les diverses matières tirées de la fuchsine, la coloration double de façon à voir les bacilles en bleu ou violet et le tissu en rouge, et la méthode de Gram sont très faciles à appliquer à leur étude ; on doit surtout ces méthodes à Weigert et à Koch (voy. t. Ier, pages 72 et suivantes pour ces colorations).

Sur les préparations ainsi colorées d'organes provenant d'intoxication charbonneuse expérimentale aiguë, il est facile de voir que les bactéries siègent uniquement dans les vaisseaux qui en contiennent une quantité considérable, et que les cellules des tissus sont habituellement normales. Ainsi les cellules du foie, du rein, des glandes gastro-intestinales, etc., ne sont nullement modifiées, quoique les capillaires de ces organes charrient une quantité énorme de bacilles [1].

1. Nous ne revenons pas ici sur les procédés d'atténuation du virus charbonneux donnés par Toussaint, Pasteur, Chauveau, etc. (voyez le chapitre X, pages 238 et

La mort par le charbon est-elle due à la soustraction de l'oxygène du sang comme le pensait Pasteur, ou à l'engorgement des vaisseaux et à des embolies comme le croyait Toussaint ? Cette dernière hypothèse n'est point justifiée, car la circulation n'est arrêtée nulle part. Il est possible que le sang charrie, dans le charbon, des principes toxiques. Chauveau, en effet, en injectant 100 grammes de sang d'un mouton charbonneux à un mouton algérien vacciné, a produit une mort assez rapide à la suite d'une diarrhée presque instantanée.

§ 2. — **Pustule maligne.**

La pustule maligne est une manifestation du charbon qui appartient en propre à l'espèce humaine.

L'animal atteint par le charbon s'affaiblit et meurt quelquefois très rapidement, et, dans certains cas, avant même qu'on l'ait soupçonné malade. Chez l'homme, il en est d'ordinaire tout autrement. Chez lui, le charbon débute le plus habituellement par la pustule maligne. Cette affection a été bien étudiée depuis le concours que l'Académie de Dijon avait institué à son sujet (1780). Elle fut parfaitement décrite dans les mémoires de Thomassin et de Chambon, couronnés par l'Académie de Dijon, et un peu plus tard, dans le Traité d'Enau et Chaussier.

On a divisé la description, l'évolution de la pustule maligne, en trois périodes à partir du stade d'incubation. Celle-ci, depuis le moment de l'inoculation dont le mode est variable, dure d'un à trois jours et même plus.

Dans la première période, le malade éprouve du picotement, une démangeaison plus ou moins vive ne s'accompagnant pas de rougeur, au niveau du point contaminé.

Bientôt l'épiderme est soulevé dans un point limité, sous la forme d'une vésicule miliaire remplie de sérosité brunâtre. Cette période dure de vingt-quatre à trente heures.

En 1864 et 1865, Davaine a examiné des pustules malignes arrivées au deuxième et troisième jour et traitées par la méthode de l'ablation totale, méthode, soit dit en passant, éminemment

suivantes), non plus que sur la pratique de l'inoculation. Nous rappelons les dernières expériences de Chauveau sur l'atténuation du virus charbonneux par la culture des spores sous une pression (page 242).

propice aux études anatomo-pathologiques. Ces pustules, que Davaine tenait du docteur Mauvezin (de la Seine-Inférieure), durcies dans l'acide chromique, furent divisées en coupes minces traitées par la potasse. Les bactéridies situées au centre de la pustule occupaient le corps de Malpighi au-dessous de la couche épidermique, et étaient disposées en groupes, en îlots, séparés par des cellules épithéliales normales. Chaque groupe contenait des milliers de bactéridies formant un feutrage épais envoyant des prolongements dans tous les sens entre les cellules épithéliales.

Il n'y avait pas d'autre élément dans les parties malades.

Dans les pustules excisées, deux ou trois jours après le début, E. Wagner a trouvé les papilles du derme hypertrophiées, remplies de bactéries, qui existaient également dans l'intérieur des vaisseaux sanguins.

Virchow [1] a décrit des bacilles dans le corps muqueux et dans la gaine des poils, dans une pustule maligne dont le début remontait à douze jours.

Dans une pustule maligne récente enlevée en 1885 dans le service de Verneuil, nous avons vu, sur les coupes comprenant toute la pustule, des bacilles à la partie centrale, dans le corps muqueux et dans les papilles, tandis que dans la partie périphérique on trouvait des microcoques en chaînettes. Ceux-ci siégeaient dans les papilles hypertrophiées du derme.

Straus a donné (*Annales de l'Institut Pasteur*, sept. 1887), l'examen histologique d'une pustule maligne de trois jours. L'eschare, située au-dessous d'une croûte épidermique et du corps muqueux de Malpighi, était formée uniquement par le derme et limitée à sa partie inférieure par une infiltration de cellules embryonnaires dans le tissu dermique sous-jacent. Les bacilles de charbon existaient en petit nombre dans la croûte superficielle et dans le corps muqueux, mais ils étaient extrêmement nombreux dans l'eschare. Les papilles étaient distendues et remplies de ces parasites qui siégeaient uniquement dans le tissu conjonctif. Les follicules des poils, les glandes sébacées et sudoripares paraissaient leur opposer une barrière infranchissable. Ils n'étaient pas non plus entrés dans les vaisseaux sanguins, en sorte que Straus conclut à la généralisation des

1. E. Wagner et Virchow sont cités par Bollinger, in *Ziemmsen Handbuch, Zoonosen*, t. III, 2e édit. 1876.

bactéridies par l'intermédiaire des vaisseaux lymphatiques. La périphérie de l'eschare était déjà, au troisième jour de la pustule, envahie par des microcoques et des bactéries communes.

Dans la deuxième période, on voit apparaître, sous la vésicule, une induration lenticulaire, aplatie, irrégulière, reconnaissable au toucher et de couleur livide. Ce caractère possède une grande importance : il indique que la gangrène commence. Au pourtour de cette eschare, la peau se gonfle sous forme d'une tumeur circulaire, molle et superficielle, pâle ou rouge, livide ou teintée ; c'est l'*aréole de Chaussier*. Cette aréole s'entoure elle-même d'une couronne de petites phlyctènes isolées d'abord, puis réunies, et contenant une sérosité rousse.

Le tubercule central, devenu complètement noir, se convertit en eschare. Cette période dure de quelques heures à un ou deux jours.

La troisième période est signalée par l'agrandissement de l'eschare précédée par une aréole plus ou moins nette et accompagnée d'un gonflement périphérique avec ramollissement des tissus.

Si l'on fait, à ce moment, une coupe de la pustule, on voit que l'eschare est formée par la peau noircie, dure, sèche, offrant une teinte rouge quand on l'examine par transparence.

A l'examen microscopique, la partie nécrosée de la peau comprend toute l'épaisseur du derme, dont les faisceaux sont encore reconnaissables et conservés. Il n'y a plus de cellules visibles ni de bacilles. Ceux-ci ont très probablement été détruits. On peut dire que les bactéries du charbon produisent la gangrène avec une remarquable intensité, en soustrayant l'oxygène à la partie superficielle de la peau, dans laquelle elles se sont logées tout d'abord.

La peau qui entoure l'eschare est enflammée ; le tissu sous-cutané est œdématié et contient une sérosité louche, des débris de cellules et de fibres du tissu conjonctif, et des bactéries de diverse nature. Il peut arriver que des bacilles du charbon existent encore pendant un certain temps, huit ou dix jours par exemple, à la base de la pustule maligne, dans le tissu conjonctif œdématié qui l'entoure. Mais il est loin d'en être toujours ainsi, et les bacilles caractéristiques peuvent avoir complètement disparu du lieu de leur inoculation et de leur développement primitif. A la base de la pustule maligne, il se passe un fait analogue à celui que nous avons cité précédemment : les bactéries de la putréfaction, les bactéries communes étouffent celles du charbon.

L'un de nous a examiné les pustules malignes remontant à douze et quinze jours, et la plupart des organes provenant de l'autopsie de deux ouvriers morts en 1883 à l'hôpital Saint-Louis dans le service du docteur Reynier. Nous en donnons ici le résumé[1].

Ces deux ouvriers travaillaient dans le même atelier à la fabrication des baleines de corsets, qui se font avec des cornes de buffle venues d'Amérique. Les pustules s'étaient développées sur la joue chez l'un, sur le cou chez l'autre. Elles n'avaient pas été cautérisées ni traitées dès le début, et les malades sont venus mourir à l'hôpital Saint-Louis, dans la période de l'infection charbonneuse, avec des symptômes assez inusités, une asphyxie telle, chez l'un, que l'on dut procéder immédiatement à la trachéotomie ; avec des phénomènes de convulsions toniques, de tétanos, de coma, de trismus, etc., chez l'autre.

Ces deux pustules malignes offraient à l'œil nu les caractères les plus nets : eschare noire, centrale, enchâssée dans un bourrelet œdémateux et tissu réduit en putrilage gris, infiltré de liquide, au-dessous de la mortification. Le liquide, obtenu en raclant le tissu sous-jacent et adjacent à l'eschare, examiné sur des lamelles où on l'avait fait sécher en couche mince, puis coloré par le violet de méthyle ou la fuchsine, montrait un assez grand nombre de bacilles minces ne mesurant pas plus de 0 μ, 5 à 0 μ, 6 en épaisseur, et terminés par des extrémités arrondies. Ces bacilles, beaucoup plus petits que ceux du charbon, ne sont pas articulés de la façon caractéristique qu'on observe dans le charbon. En même temps, on trouve une grande quantité de petits microbes ronds isolés ou accolés deux à deux[2]. L'inoculation de ce liquide à des cobayes n'a pas donné de résultats positifs.

Sur les coupes comprenant à la fois l'eschare et les tissus voisins, colorées avec les diverses couleurs d'aniline, nous n'avons pas été plus heureux. Il n'y avait aucun bacille qu'on pût rapporter à la bactéridie charbonneuse[3].

1. Le Mémoire de Reynier et Gellé (Remarques à propos de deux observations de pustule maligne) a paru dans le nº de mai 1884 des *Archives génér. de médecine*.

2. C'est avec ces microbes en chaînettes que Charrin a pu produire chez les animaux une septicémie spéciale (voy. p. 281).

3. A propos de ces résultats négatifs de l'examen de la pustule maligne arrivée à un stade avancé, nous devons rappeler qu'on a décrit des pseudo-pustules malignes. Rayer, Guérin (Ac. de médec., 1864), Vidal, etc., ont rapporté des exemples de guérison spontanée, en particulier celui du docteur Bonnet. Tuffier et Gallois (Soc. de biologie, 1882) ont publié deux observations de guérison de ces fausses pustules malignes. Ces derniers auteurs n'ont trouvé dans le liquide de la pustule et n'ont réussi à cultiver que des micrococci. Coulon (Thèse de Paris, 1882) donne, d'après Nicaise, le diagnostic différentiel de la vraie et de la fausse pustule maligne,

Nous avons également examiné du sang du cœur et des vaisseaux cutanés, sans rencontrer de bacilles.

Les coupes pratiquées dans divers organes nous ont au contraire fourni des renseignements positifs dans les deux cas.

Dans le premier, dont le début remontait à une douzaine de jours, la plupart des organes que nous avons examinés contenaient des bactéries charbonneuses. Ainsi le poumon en offrait un grand nombre dans les travées fibreuses qui accompagnent les vaisseaux et les bronches, dans le tissu conjonctif sous-pleural, et çà et là, par petits groupes, dans quelques alvéoles pulmonaires. On avait injecté, peu de temps après la mort, de l'alcool dans l'arbre aérien, et nous avions eu soin de faire des préparations sur les points imbibés par l'alcool, en sorte que nous étions absolument sûrs du bon état de conservation des parties examinées. Ces bactéries avaient, du reste, tous les caractères du charbon. La rate, examinée sur des coupes après durcissement, en a montré une quantité considérable siégeant soit dans les espaces caverneux, soit le long des travées fibreuses qui limitent ces espaces.

L'estomac était tout particulièrement rempli de bactéries qui siégeaient en nombre colossal à sa surface, dans l'intérieur des glandes en tube, dans le tissu conjonctif sous-muqueux et dans la couche musculeuse. Elles sont volumineuses, du diamètre de 1 millimètre à $1^{mm},5$, plus ou moins longues, souvent articulées. Elles tapissaient la surface interne des glandes à pepsine et à mucus, dont le revêtement épithélial était tantôt normal, tantôt desquammé et granuleux (voy. fig. 288). Il y en avait aussi dans le tissu conjonctif interglandulaire, mais rarement dans les vaisseaux. Dans le tissu sous-muqueux, les bacilles étaient accompagnés de microbes ronds assez volumineux, très nombreux, qu'on pourrait regarder comme les spores des bacilles charbonneux; mais cette forme arrondie n'est pas, par elle-même, assez caractéristique pour que nous puissions affirmer sans réserve leur nature. Nous sommes sûrs toutefois qu'aucun de ces micro-organismes

qui nous paraissent se ressembler infiniment. Nous n'avons pas d'opinion personnelle basée sur des faits qui nous soient propres sur ce sujet, mais nous ferons remarquer que souvent, sur des pustules malignes indéniables, terminées par la mort, comme les deux observations de Reynier, on ne trouve pas de bacilles caractéristiques lorsqu'on les examine plusieurs jours après le début. On peut croire aussi, d'après des faits que nous citerons bientôt, que le charbon, développé dans la muqueuse gastro-intestinale à la suite de l'ingestion de viande charbonneuse, n'est pas toujours fatalement mortel. Il est donc prudent de faire des réserves sur l'existence des fausses pustules malignes.

Reclus (*Critique et clinique chirurgicales*, in-8, Masson, p. 86, 1884) rapporte une observation de pustule maligne spontanément guérie, observée chez un cuisinier de Bicêtre qui portait habituellement la viande de l'établissement sur son épaule nue. L'éruption, observée à partir du sixième jour, était tout à fait caractéristique. La recherche des bactéridies dans la sérosité de la peau autour et au-dessous de la pustule avait été infructueuse, ainsi que l'inoculation chez plusieurs cobayes. Cependant un de ces animaux est mort du charbon, et avec son sang on a pu en inoculer une série, chez lesquels la maladie charbonneuse était tout à fait caractéristique. Reclus fait observer à ce propos qu'un certain nombre d'observations de charbon guéri sont signalées par Enau et Chaussier, Raphaël (de Provins), Follin et Rochoux.

n'est dû à la putréfaction, car l'estomac avait été rempli d'alcool peu de temps après la mort, et il était dans un état de conservation parfaite.

Ainsi, ni la pustule ni le sang n'offraient de bacilles, et cependant, il en existait des masses énormes dans la rate, dans le poumon et surtout dans l'estomac. Leur présence sur cette muqueuse constitue un fait très important, car nous pouvons en inférer qu'après avoir rempli, à un moment

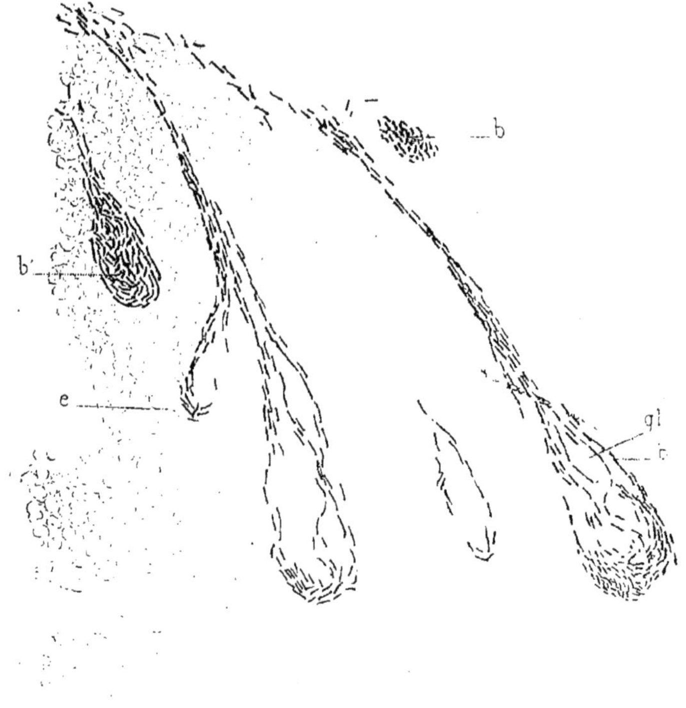

Fig. 288. — Coupe de la muqueuse de l'estomac dans un cas de charbon observé à Budapest en 1879. La surface de la muqueuse est dépouillée de son épithélium et couverte de mucus contenant des bacilles. Les glandes *gl* sont dilatées et on peut y suivre la pénétration des bacilles *b*. La muqueuse est mince, pâle, et ses cellules sont homogènes. Au-dessous de cette partie affectée, les vaisseaux lymphatiques sont dilatés et le tissu conjonctif est devenu embryonnaire.

donné, la circulation générale, ils étaient peut-être en voie d'élimination. Ce n'est pas à dire pour cela que le malade pût guérir, car le sang n'en était pas moins altéré d'une façon irrémédiable, poisseux, impropre à l'hématose. Le malade n'en eût pas moins été intoxiqué et condamné fatalement, même s'il eût éliminé complètement les micro-organismes.

Le second fait de Reynier montre que le départ des organismes générateurs du charbon ne suffit pas pour supprimer l'infection charbonneuse et que la mort est due à une intoxication et à une modification spéciale du sang, incomplètement connue, il est vrai, qui se traduit par sa couleur, sa viscosité et son inaptitude à fixer l'oxygène.

Le début de la pustule maligne remontait à quinze jours chez ce second malade ; les accidents convulsifs, le trismus, la contracture des muscles de la joue et des mâchoires s'étaient montrés pendant les derniers jours. A la suite de paresse vésicale on avait pratiqué le cathétérisme vésical; l'urine, rouge, contenait de l'albumine. L'examen de la pustule cutanée et du sang ne nous avait montré aucun bacille caractéristique. A l'autopsie, faite par Reynier et Gellé, le liquide céphalo-rachidien, la pie-mère, le cerveau, le bulbe, ne présentaient pas non plus de bacilles. Nous en avons vu quelques-uns dans le sang de la rate, mais aucun ni dans le poumon, ni dans le tube digestif, ni dans les reins. Cependant il y avait une ecchymose très marquée, assez large de l'intestin, et des lésions très accusées de l'estomac et des reins, mais sans bacilles. Le foie est le seul organe qui nous en ait offert en quantité. Sur les coupes du foie, beaucoup de capillaires un peu dilatés contenaient des micro-organismes tout à fait caractéristiques du charbon.

Une grande partie des cellules hépatiques était infiltrée de granulations de pigment biliaire. Si le foie était le seul organe qui eût conservé dans sa circulation capillaire des bacilles du charbon, il devait ce privilège surtout à sa circulation spéciale qui n'est pas assujettie autant que celle des autres tissus à l'action directe du cœur. Du côté de l'estomac, nous avons constaté les traces tout à fait manifestes d'une inflammation intense portant sur le tissu conjonctif interglandulaire et sous-muqueux. Ce tissu était infiltré de cellules migratrices, et les glandes elles-mêmes étaient malades, leur épithélium était desquammé, granuleux, irrégulier; ces lésions résultaient bien réellement d'un processus pathologique récent, car l'estomac avait été rempli d'alcool peu de temps après la mort.

On peut penser que cette inflammation de la muqueuse stomacale est due à une irritation provoquée par l'élimination des bactéries et qu'elle succède à leur passage à travers la muqueuse et les glandes de l'estomac.

Pour ce qui est du rein, nous avions affaire à une néphrite aiguë caractérisée par de la glomérulite et des exsudats intra-canaliculaires, des cylindres, etc. Cette néphrite avait peut-être été causée par le passage des bacilles dans les voies de l'urine ou bien par l'effet du poison résultant de l'action des bactéries.

Ce mode d'élimination des bactéries, après une infection générale du sang, leur passage à travers les muqueuses de l'estomac et de l'intestin, leur départ par le rein, les lésions matérielles de nature inflammatoire qu'elles laissent après elles, alors même qu'elles ont disparu depuis un certain temps, n'ont rien qui doive nous surprendre, car on rencontre souvent des désordres analogues causés par le passage des micro-organismes.

Le fait suivant, qui nous a été communiqué par Leroy des Barres, médecin de l'hôpital de Saint-Denis, montre aussi combien les cas de pustule maligne et de charbon sont variables dans l'espèce humaine, lorsqu'on les étudie attentivement.

Il s'agissait d'un individu ayant succombé, en février 1884, au quatrième jour d'une pustule maligne accompagnée d'un œdème étendu et considérable. La peau œdématiée, étudiée sur les coupes au voisinage de l'eschare, montrait, dans toute l'étendue du derme et du tissu cellulo-adipeux souscutané, une quantité colossale de bactéries caractéristiques. Celles-ci siégeaient surtout dans le tissu conjonctif, entre ses faisceaux, dans les vaisseaux lymphatiques, à la périphérie des cellules adipeuses, et elles étaient accompagnées presque partout de cellules migratrices. A côté des bâtonnets, on trouvait par places un assez grand nombre de corpuscules ronds, volumineux, de même diamètre que les bacilles, réfringents, très bien colorés, libres et en général isolés. Les capillaires du tissu malade ne montraient pas de bacilles. Cependant nous en avons trouvé quelques-uns, non sans les rechercher avec soin, dans les veines de la peau. Dans cette observation, la peau était la seule partie malade, et le sang n'était pas envahi par une quantité notable de micro-organismes. Ainsi nous avons étendu du sang du cœur sur plusieurs lamelles qui ont été examinées sans qu'on y rencontrât de bacilles. Il y en avait assurément quelques-uns et nous en aurions trouvé si nous avions cherché plus longtemps, puisque les veines de la peau en contenaient : nous avons vu quelques bactéridies dans le sang de la rate. Sur les coupes des organes colorées et étudiées avec soin, nous n'avons pu en découvrir.

Nous ferons remarquer que nous avons trouvé dans la peau des grains qui nous ont paru être les spores du charbon, mais nous ne pouvons l'affirmer, n'ayant pas pu les faire germer dans des cultures sous le microscope.

Charbon gastro-intestinal. — Nous revenons maintenant aux lésions de l'estomac et de l'intestin dans le charbon. On les connaît depuis de longues années. Ainsi le musée Dupuytren possède un modèle en cire qui y a été déposé par Chaussier (1805, n° 107), et qui représente une gangrène charbonneuse de l'estomac ; une autre pièce du même musée se rapporte aussi à des taches gangreneuses de l'estomac et à une inflammation de l'intestin observées par M. Verneuil en 1857 (n° 108 du musée), chez un individu mort de pustule maligne. Les observations relatées déjà en ont présenté.

Il existe un grand nombre de faits de ces coïncidences signalées depuis qu'on recherche les bacilles du charbon dans les altérations de la muqueuse gastro-intestinale.

Mais de plus, on a observé souvent et même à l'état de petites épidémies locales, déterminées par l'ingestion de viandes de bœuf charbonneux, des faits de charbon intestinal, sans qu'il y eût d'accident local, de pustule maligne à la peau. Telles sont les observations relatées par Recklinghausen [1], Waldeyer [2], E. Wagner [3]; telle est l'épidémie observée par le docteur Butter et Karl Huber [4], où vingt-cinq personnes ont été malades pour avoir mangé de la viande de bœuf charbonneux, six d'entre elles ont succombé de quarante-huit heures à sept jours après l'empoisonnement. Il y avait alors une inflammation très manifeste de la muqueuse gastro-intestinale, des ecchymoses, et, dans les diverses couches de la muqueuse, de même que dans les ecchymoses et dans le sang, des bacilles caractéristiques du charbon. Cette mycose intestinale doit être identifiée au charbon. Telle est l'opinion de la majorité des auteurs, de Virchow, Buhl, Recklinghausen, Waldeyer, Munck, Bollinger, etc. Il en est de même des inflammations de la muqueuse gastro-intestinale observées chez des ouvriers employés à la préparation des peaux et qui meurent sans pustule maligne, sans qu'on puisse découvrir la porte d'entrée du virus. Nous verrons toutefois qu'un certain nombre de ces cas n'appartiennent pas au charbon.

Nous publions ici le résumé de quelques observations de charbon intestinal qui se distinguent par leur importance au point de vue du diagnostic; elles ont été recueillies à Budapest par l'un de nous [5].

Michel Kuck, âgé de 36 ans, porteur de cuirs, est devenu malade subitement en se sentant très las; les extrémités étaient lourdes et douloureuses, avec des douleurs du côté gauche. L'abdomen est tendu, douloureux, les selles profuses, sanguinolentes. Température 40°, pouls fort, à 100 pulsations. Entré à l'hôpital Saint-Roch, dans le service du docteur Ketli, il présenta des accès de fièvre avec frisson initial. Il souffrait de douleurs à la tête et à l'estomac. Les pupilles étaient dilatées, la nuque rigide. Après une dose d'un gramme de sulfate de quinine, la température tomba le second jour à 36°, le pouls restait très rapide et mou. On constata une pleurésie à gauche. Le soir, la connaissance fut troublée, le malade délira, et enfin il tomba dans un spasme tonique. La température s'éleva à 41°; pulsations très fréquentes; la respiration devint difficile; la nuit suivante, cyanose, collapsus et mort le matin. L'autopsie, faite dix heures après la mort montra une hémorrhagie récente d'une épaisseur de 1/2 millimètre dans les méninges. La cavité pleurale contenait 3 litres d'un liquide trouble, rougeâtre, la partie inférieure du poumon était un peu affaissée et couverte d'une pseudo-membrane fibrino-purulente de couleur jaune rougeâtre sale. Dans

1. Recklinghausen, *Virchow's Archiv*, 1864, t. XXX, p. 366.
2. Waldeyer, *Virchow's Archiv*, 1871, t. LII, p. 541.
3. Wagner, *Arch. für Heilkunde*, 1874, t. XV, p. 1.
4. Butter et Karl Huber, *Archiv für Heilkunde*, 1878, t. XIX, p. 1.
5. Babes, *Journal de l'anatomie*, n° du 1er janvier 1884.

le cœur, à paroi pâle, brunâtre, flasque, il y avait du sang liquide, un peu transparent, d'un rouge foncé comme une laque rouge. Le péritoine montrait par places des hémorrhagies récentes d'un diamètre de 1/2 cent., d'un rouge sale, brunâtre. Dans la cavité péritonéale, il y avait 3 litres d'un liquide sanguinolent trouble. La rate était tuméfiée (15 cent. de long, 7 cent. d'épaisseur), molle et hypérémique. Dans la partie supérieure du jéjunum, la muqueuse œdématiée, souvent ecchymosée, montrait des hémorrhagies étendues. On voyait aussi des plaques élevées, surtout le long des plis de

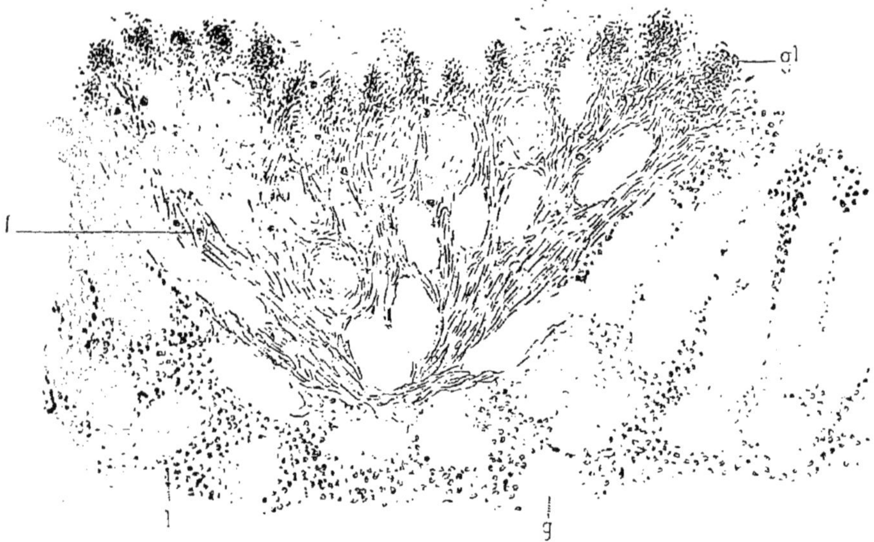

Fig. 289. — Petit ulcère observé dans le charbon de l'estomac. — Coupe colorée au violet de méthyle 5 B et montée dans le baume. A la surface de la muqueuse on voit des bacilles placés dans le mucus.

gl, masses agglomérées de bacilles formant des zooglœes; *f*, filaments bactériens remplaçant le tissu conjonctif entre les glandes. La coupe de ces dernières montre les cavités dépouillées d'épithélium dans l'étendue de la muqueuse altérée; *d*, tissu embryonnaire autour du tissu altéré par la présence des bacilles; *g*, glandes de l'estomac autour de la partie altérée. Grossissement de 200 diamètres.

la membrane muqueuse, d'une longueur de 1/3 cent., à base œdémateuse et hémorrhagique, couvertes d'une fine couche jaune réticulée, ou bien des plaques plus larges, sanguinolentes, à surface ulcérée, à base et à bords jaunes, brunâtres, secs, mortifiés, qui se continuaient, sans limite visible, avec le tissu œdémateux et hémorrhagique voisin. Les ganglions mésentériques étaient agrandis, injectés par le sang, d'un rouge foncé, ou bien rigides et un peu brunâtres. Reins volumineux d'un brun pâle.

Le siège des bacilles, dans ce cas, était dans le sang, dans quelques ecchymoses, dans les ganglions lymphatiques tuméfiés et surtout dans les petites plaques de l'estomac (voy. fig. 289). L'inoculation des liquides contenant des bacilles dans le tissu sous-cutané de la souris et du cobaye a produit un charbon expérimental avec des masses énormes de bacilles dans le sang et dans les vaisseaux, surtout du foie et de la rate.

Ce fait nous présente à peu près le type du charbon intestinal, maladie d'ailleurs très variée, comme le montrent les observations suivantes :

Dans l'année 1880, le 2 août, mourut, dans le même hôpital, le nommé *Jean Pavlovics*, âgé de 35 ans, employé aux grandes étables à cochons de Kobanya. Il avait présenté les symptômes d'une méningite foudroyante; en même temps les frissons, les symptômes abdominaux et les selles sanguinolentes, faisaient supposer une fièvre typhoïde; seulement la température très basse, à 36°, parlait contre cette supposition. Le malade est mort trois jours après la première manifestation de la maladie. Le cadavre a de l'embonpoint, il montre des taches cadavériques étendues, rouges; les muscles des extrémités sont encore rigides; la musculature est forte, Les méninges sont très injectées, avec quelques ecchymoses autour des vaisseaux; le cerveau est très hypérémique, mou. Les poumons sont congestionnés, la partie postéro-inférieure splénisée, rouge et ne contient plus d'air. La plèvre est couverte d'une pseudo-membrane réticulée d'un jaune brunâtre. Le muscle cardiaque est pâle, jaunâtre, fragile. La rate est un peu augmentée de volume. La muqueuse de l'estomac est grise, mamelonnée, injectée. Les intestins sont tuméfiés, leur péritoine est brillant, jaunâtre, avec des taches violacées, un peu élevées par places. Dans la première partie du jéjunum, la membrane muqueuse est gonflée, très injectée, œdémateuse, parsemée d'hémorrhagies atteignant 1 à 2 millimètres de diamètre. Par places il y a des tuméfactions peu élevées, circonscrites, de 1/2 millimètre de diamètre, hémorrhagiques, couvertes d'une couche jaune brunâtre, réticulée, très adhérente. Parfois, au milieu de ces élevures, on voit des pertes de substance comme érodées à leur base et à leurs bords, sèches, fragiles, pulpeuses, d'un brun jaunâtre.

Les ganglions mésentériques voisins sont gros, mous et parsemés d'hémorrhagies. Les reins sont volumineux, d'un jaune grisâtre à la surface, injectés, mous et parsemés de petits îlots jaunâtres; le centre présente certaines régions ramollies, entourées d'une zone injectée. Dans le sang, les globules rouges sont diminués, très pâles, les globules blancs multipliés. Auprès d'eux, on trouve de grandes masses de grains incolores, de myélocites et une grande quantité de filaments bacillaires semblables à ceux du charbon. Des filaments identiques se trouvent dans l'urine et dans les ulcères de l'intestin.

Un troisième cas, intéressant au point de vue de la médecine légale, est le suivant :

Jean Gribeck, âgé de 30 ans, ouvrier, se sentit malade un jour après son dîner et mourut la nuit suivante. Il avait éprouvé des douleurs stomacales, des vomissements, de la dyspnée, si bien qu'on soupçonna un empoisonnement et que l'autopsie légale fut ordonnée. Le corps est couvert de sugillations étendues, foncées. Les pupilles sont rétrécies, les méninges, la muqueuse du larynx et les poumons sont congestionnés. Le cœur est jaunâtre, friable ; le sang liquide, transparent. La rate mesure 16 centimètres de long ; son épaisseur est de 7 centimètres. La pulpe est d'un rouge foncé, très molle. La muqueuse de l'estomac et des intestins est œdémateuse, tuméfiée, molle, injectée. La région pylorique de l'estomac est parsemée d'ecchymoses d'un rouge foncé, brunâtres, bien limitées, un peu proéminentes, couvertes d'une couche très fine, jaunâtre : les plus petites ecchymoses, d'un diamètre d'un millimètre, sont infiltrées d'un liquide sanguin rouge brunâtre ; au milieu des plaques atteignant le diamètre d'une lentille, on voit une petite dépression à base jaunâtre. Il existe aussi, entre ces plaques, beaucoup de petits points comme des pellicules jaunâtres, à peine visibles à l'œil nu, plus évidents après le durcissement de l'estomac dans la liqueur de Müller. Dans le tissu sous-muqueux du jéjunum, on voit des hémorrhagies récentes. La surface de la muqueuse du duodénum, surtout les plis œdémateux et très hypérémiques, sont couverts par places d'une couche jaunâtre, grenue, adhérente, semblable à une membrane diphthéritique. On trouve des bacilles caractéristiques du charbon dans le sang (voy. la fig. 290). Deux lapins inoculés avec du liquide provenant de

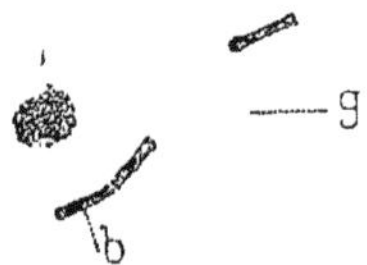

Fig. 290. — Sang desséché d'un individu atteint du charbon.

b, globules rouges ; *g*, bacilles.

la sous-muqueuse de l'estomac sont morts deux jours après, et le sang, les vaisseaux du foie et de la rate étaient totalement remplis de bacilles caractéristiques.

Le fait suivant ressemble à ce dernier. *Jean Sluka*, âgé de 37 ans, ouvrier en cuirs, tombait subitement malade et mourait quarante heures après avec les symptômes d'une apoplexie. L'autopsie légale montre une rigidité des muscles, des taches cadavériques rosées, étendues, les pupilles étroites, la conjonctive congestionnée. Dans la partie postérieure de la peau du crâne, on observe quelques taches hémorrhagiques récentes. A la convexité du cerveau, entre les lamelles des méninges, il existe une couche épaisse atteignant 2 millimètres et formée par du sang récemment épanché. On voit aussi à la base du cerveau des hémorrhagies récentes d'un rouge foncé, surtout le long des vaisseaux. Le cerveau est anémique.

Entre les muscles du cou, on trouve un œdème sanguinolent diffus. Les poumons sont gonflés, hypérémiques ; sous la plèvre viscérale et dans les médiastins, il y a de petites taches hémorrhagiques. Le sang contenu dans le cœur est liquide, foncé, un peu transparent. La rate est d'une longueur de 12 centimètres ; la pulpe est très molle. La muqueuse de l'estomac est brillante, œdémateuse, avec plusieurs taches hémorrhagiques un peu élevées, d'un rouge brunâtre, couvertes d'une couche mince, brune, sèche, adhérente. Le tissu profond et la muqueuse autour de ces taches sont œdémateux et hémorrhagiques. La muqueuse du jéjunum est grise, épaisse, couverte d'un mucus rougeâtre. Dans sa partie supérieure, au-dessus d'un pli gonflé, presque gélatineux et hémorrhagique, d'une longueur de 25 millimètres et d'une largeur de 6 millimètres, la muqueuse est transformée en une couche grise, jaunâtre, réticulée, mortifiée et, dans le centre de cette partie de la muqueuse, il existe une perte de substance de 5 millimètres de diamètre, superficielle, couverte d'une couche semblable à bords irréguliers. Les ganglions mésentériques du voisinage de cette ulcération sont gonflés, mous, hypérémiques.

Il y avait des bacilles du charbon dans le sang et dans la muqueuse de l'estomac, mais non dans l'ulcère du jéjunum. Dans ces deux cas, comme dans certains faits de mort subite avec des hémorrhagies et des mortifications partielles de la muqueuse de l'estomac et de l'intestin, il faut penser à une mycose intestinale, et l'examen microscopique du sang, l'inoculation faite au lapin permettront d'assurer le diagnostic.

Dans d'autres cas de mycose intestinale dont les symptômes étaient tout à fait caractéristiques, on ne trouvait pas toujours des bacilles charbonneux, mais les lapins ou cobayes inoculés mouraient avec les symptômes du charbon, les vaisseaux de tous les organes étant remplis par les bacilles caractéristiques.

On ne trouve pas souvent les bacilles dans les ulcères de la peau et de l'intestin, tandis qu'ils sont ordinairement très nombreux dans la muqueuse de l'estomac. On y rencontre de grandes masses de filaments qui représentent évidemment le développement des bâtonnets du charbon.

Voici ce qu'on observe, au point de vue de la topographie des lésions, dans le charbon gastro-intestinal.

La figure 290 montre le sang d'un individu immédiatement avant la mort. On y voit, entre les globules rouges, les bâtonnets caractéristiques parfois groupés deux par deux.

Si l'on chauffe le sang sous le microscope, ils se développent, au bout d'une demi-heure, sous forme de filaments. Bientôt ils présentent des spores avec des capsules brillantes. La voie par laquelle les bacilles viennent dans le tissu de l'estomac est variable. Les petits vaisseaux de la muqueuse sont des lieux de prédilection dans le charbon expérimental, ce dont on peut s'assurer par la figure 291, qui montre la muqueuse de l'estomac d'un lapin inoculé avec le sang d'un cas de charbon intestinal. La partie superficielle de la muqueuse est devenue uniforme, pâle; dans les vaisseaux dilatés de la surface il existe un grand nombre de bacilles situés parallèlement à l'axe des vaisseaux. Dans la profondeur, on voit les glandes tubuleuses avec des cellules délomorphes et adélomorphes peu altérées. Les vaisseaux, entre les tubes glandulaires, contiennent aussi de nombreux bacilles.

La figure 288, page 223, montre le mode de pénétration des bacilles du charbon dans les glandes de l'estomac, dans un cas de charbon foudroyant observé chez l'homme avec des taches hémorrhagiques de l'estomac.

La surface de l'estomac, au niveau des taches hémorrhagiques, est dépouillée de l'épithélium et couverte d'une substance grenue et des bacilles caractéristiques du charbon. Le tissu superficiel est pâle, jaunâtre. Les glandes tubuleuses sont dilatées (*gl, e*) surtout dans leur fond; on y voit de longs filaments composés de bacilles du charbon qui pénètrent par la surface et qui se réunissent en paquets composés de filaments courbés dans la profondeur de la glande, *b*.

En *b'*, ces bacilles se sont agglomérés dans le fond d'une glande. Parfois on voit des bacilles dans le tissu conjonctif superficiel et dans les vaisseaux, comme en *b''*. Le tissu situé entre les glandes est épaissi, pâli, et contient une masse de cellules homogènes devenues plus grandes que les cellules migratrices. Cette infiltration cellulaire est très prononcée au niveau et au-dessous du fond des glandes. On y voit des cellules encore pâles, des espaces lymphatiques et des vaisseaux sanguins dilatés. Au dessous, on observe un tissu embryonnaire à petites cellules migratrices.

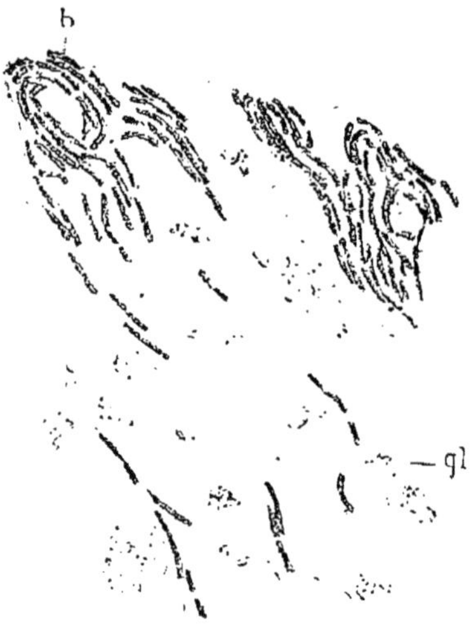

Fig. 291. — Muqueuse de l'estomac dans le charbon provoqué artificiellement chez le lapin. *b*, bacilles ; *gl*, glandes.

La figure 289, page 227 présente un état pathologique plus avancé de la muqueuse de l'estomac. On distingue à l'œil nu une petite perte de substance à fond hémorrhagique et œdémateux couvert d'une fine couche réticulée jaune brunâtre. On peut y suivre plus profondément les bâtonnets dans le tissu interglandulaire. On y distingue encore les glandes revêtues d'épithélium ou vides, contenant parfois des bacilles. Ces derniers y sont souvent devenus de longs filaments. Entre eux, on trouve fréquemment les petites masses hyalines que nous avons décrites plus haut. Tout l'îlot conique (*f*) formé par les bacilles et par le tissu pâli de l'estomac, est bien limité. A sa limite, il s'est formé une inflammation (*e*) ave une accumulation remarquable de cellules embryonnaires. Plus tard, les bacilles pénètrent peu à peu dans ce tissu, le centre de la plaque se ramollit; mais autour des ulcères, il y a toujours une inflammation limitante, des hémorrhagies et un œdème inflammatoire.

Des érosions résultent de la destruction de la surface de la couche glandulaire. Là, le tissu conjonctif interglandulaire était le siège principal des bacilles *gl*.

On voyait aussi, dans l'ancienne lumière des glandes, des bacilles devenus libres. Les bacilles constituaient dans le tissu conjonctif une espèce de feutrage assez serré dans lequel on pouvait distinguer des masses hyalines fortement colorées par les couleurs d'aniline, d'un diamètre de 5 à 10 μ. Sans coloration artificielle ces masses sont jaunâtres ou brunâtres.

Le charbon des animaux, la pustule maligne de l'homme et le charbon intestinal sont donc des affections bactériennes parfaitement déterminées [1] dont l'étiologie et l'anatomie pathologique ne laissent pour ainsi dire rien à désirer depuis les travaux de Davaine, de Koch et de Pasteur.

1. Nous devons cependant, parmi les travaux sur le charbon, citer ceux d'Osol (*Centralbl. f. d. med. Wissensch.*, 7 juin 1884) et d'Archangelski (*Centralblatt f. med. Wissensch.*, 1883) qui ne sont pas confirmatifs de la doctrine généralement reçue. Le premier pense que les bacilles sécrètent un poison chimique qui prédispose les liquides de l'économie au développement de microcoques et de bacilles. Dans le but de prouver son opinion, il chauffe à 100° une grande quantité de sang charbonneux jusqu'à consistance assez épaisse. Il en injecte à des animaux qui meurent au bout de 3 à 6 jours et dont le quart seulement présentent des bacilles et les autres des microcoques. Ces derniers, cultivés, reproduisent des bacilles. La masse injectée ne contient pas de micro-organismes vivants, ce dont on s'assure par la culture; le sang normal traité de la même façon ne donne pas de résultat. Jusqu'à plus ample informé, on ne doit pas tenir un grand compte de ces recherches exécutées à l'aide de méthodes qui laissent à désirer et qui vont à l'encontre des faits relatés par les meilleurs observateurs. Archangelski avance que l'on ne trouve les bacilles du charbon qu'après la mort, ce qui est inexact.

CHAPITRE XII

MYCOSES PRODUITES PAR UNE INFECTION NON CHARBONNÉUSE

Maladie des chiffonniers (*Hadernkrankheit*) *et autres mycoses hémorrhagiques*. — La maladie des chiffonniers, caractérisée habituellement par une septicémie fébrile, avec un catarrhe de la muqueuse des bronches et parfois aussi de la muqueuse gastro-intestinale, des exsudations des séreuses, et en particulier de la plèvre, terminée ordinairement au bout de deux ou trois jours par la mort, a été rapportée parfois à l'absorption de poussières contenant des bacilles du charbon.

Elle a été étudiée en 1878 par les médecins de Vienne, Schlemmer, Klob, Heschl et Frisch et dernièrement par Paltauf (*W. Klin. Wochenschr.*, 1888, 18-26) et par Eppinger (même publication, 37 et 38) qui l'ont rapportée au charbon interne. Les poussières provenant de l'agitation des chiffons peuvent en effet entrer dans les voies respiratoires, et les microbes de ces poussières y sont absorbés et pénètrent dans la circulation pulmonaire. Les mêmes microbes de l'air se fixant sur la muqueuse bucco-pharyngienne et se mêlant à la salive, peuvent être avalés avec la salive et les aliments et donner naissance à une gastro-entérite. La maladie des trieurs de laine, observée en Angleterre, dans le district de Bradford surtout, était localisée dans les poumons et caractérisée par une congestion avec œdème pulmonaire, dyspnée, symptômes généraux, faiblesse extrême, le tout terminé rapidement par la mort dans le collapsus. Les médecins anglais, et en particulier Greenfeld (*The brit. med. Journal*, 1881, t. I, p. 3 et 81) ont établi qu'il s'agissait d'un charbon pulmonaire. Mais la cause microbienne de ces maladies en rapport avec l'absorption des poussières des haillons, n'est pas toujours le charbon; elles peuvent aussi résulter de l'entrée dans le poumon et les intestins d'autres microbes pathogènes.

Krannhals (*Zeitsch. für Hygiene,* t. II) a décrit, dans des faits de maladie des chiffonniers, une infiltration œdémateuse de la plèvre, l'hydrothorax, une tuméfaction des ganglions péri-bronchiques et mésentériques et souvent l'hypertrophie de la rate. Krannhals a trouvé dans les organes deux bacilles, l'un qui se colorait par la méthode de Gram, l'autre qui ne se colorait pas par cette méthode. Il regarde ce dernier comme étant le bacille de l'œdème malin (septicémie de Pasteur), mais il ne nous paraît pas avoir étayé cette opinion sur des preuves suffisantes.

Assez fréquemment, il se manifeste, surtout parmi les ouvriers peu soigneux de la propreté qui sont en contact avec des cuirs ou des chiffons, une maladie ordinairement mortelle dans laquelle on constate souvent des lésions bactériennes des intestins.

Une observation tout à fait singulière de mycose intestinale est la suivante :

Fanny Prokopetz, femme publique, âgée de 19 ans, entrait, le 8 juillet 1880, dans le service du docteur Barbas, hôpital Saint-Roch, et y mourait sept jours après, avec les symptômes d'une fièvre très élevée, des selles profuses, hémorrhagiques et des symptômes cérébraux.

A l'autopsie, on voit de nombreuses taches cadavériques. La musculature du corps est rigide. Les méninges sont très hypérémiques, les poumons tuméfiés, congestionnés, avec des îlots de splénisation dans les parties inférieures. Le muscle cardiaque est flasque, jaunâtre, friable ; il contient du sang en grande partie liquide, transparent. Le foie est gros, jaunâtre, mou. La rate est longue de 17 centimètres, molle, hypérémique. La muqueuse de l'estomac est tuméfiée, injectée; toute la paroi de l'intestin grêle est épaissie, œdémateuse; la muqueuse est fortement injectée; la muqueuse de l'iléon présente plusieurs taches hémorrhagiques et quelques saillies rondes mal limitées, de 1 millimètre de diamètre jusqu'à 15 millimètres, brunes, rougeâtres, œdémateuses, qui correspondent aux plis de l'intestin. Elle est couverte d'une couche mince, jaunâtre, mortifiée. Dans le milieu de quelques-unes de ces saillies, on trouve de petites pertes de substance, dont les bords et la base sont jaunes, secs ou pulpeux, mortifiées. On rencontre aussi les mêmes lésions dans le voisinage de la valve du cæcum. Le péritoine correspondant à ces tuméfactions est œdémateux, injecté. L'ovaire droit est gonflé, œdémateux; on y trouve un corps jaune de la menstruation et un abcès de la grandeur d'une noix contenant du pus liquide, jaune blanchâtre; la paroi de l'abcès est pulpeuse. L'ovaire gauche est d'une longueur de 55 millimètres, d'une épaisseur de 21 millimètres ; sa surface congestionnée est couverte d'une fine pseudo-membrane fibrino-purulente. La substance de l'ovaire est presque gélatineuse, hypérémiée, et contient plusieurs abcès sinueux confluents. Les trompes sont dilatées, remplies d'un pus liquide. L'utérus est petit; sa membrane muqueuse apparaît rouge, couverte d'une couche muco-hémorrhagique. Dans le fond du vagin, siègent trois ulcères qui atteignent un diamètre de 4 centimètres; leur base est élevée jusque dans la profondeur, et leur tissu forme une masse pulpeuse, gangreneuse, brune ou noir sale. Les bords élevés, hémorrhagiques des ulcères se continuent sans limite tranchée avec la muqueuse gonflée, hémorrhagique, œdémateuse. Le tissu qui forme la base des ulcères est œdémateux et hémorrhagique.

Un ulcère analogue, à base proéminente et gangreneuse, avec une perte de substance sinueuse pénétrant dans la profondeur du tissu graisseux, siège à la surface inférieure de la grande lèvre droite. Les petites lèvres sont gonflées, hypérémiques, œdémateuses et rigides.

Dans le sang, douze heures après la mort, on trouve des bacilles qui ressemblent beaucoup à ceux du charbon. La partie superficielle des ulcères du vagin est remplie de bactéries allongées et rondes. Dans le liquide de l'œdème des ovaires, on trouve des bacilles très fins d'un diamètre de 0 μ,3 de diamètre. Dans la paroi des abcès, il y a de petits microbes en zooglœe. L'injection de ce liquide purulent sous la peau du lapin détermine un abcès sous-cutané contenant diverses espèces de bactéries en même temps que des bacilles qui ressemblent à ceux du charbon. Dans la paroi de l'abcès, surtout dans les vaisseaux, il existe des microbes d'un diamètre de 0 μ,5 formant des zooglœes.

Ce cas est intéressant à différents points de vue. Nous ne connaissons pas de description d'ulcération vaginale semblable. Sa forme ressemble beaucoup à celle de la pustule charbonneuse, mais il n'y avait pas de bacilles, et la maladie, qui avait duré sept jours, avait évolué plus lentement que le charbon. D'autre part, il s'était développé une infection générale et localisée sous forme d'hémorrhagies et d'ulcères dans l'intestin grêle, qui ressemblent à ceux du charbon intestinal. Pour ce qui concerne la pénétration des agents infectieux, il est probable qu'il existait une perte de substance dans la grande lèvre, et que de là est partie l'infection. Il s'agissait probablement de l'œdème malin.

Dans un autre cas d'infection générale foudroyante, il y avait des ulcérations de l'intestin grêle évidemment liées à la présence des microbes. La portion superficielle des glandes et le tissu voisin étaient détruits.

Ces ulcères à base élevée, œdémateuse, hémorrhagique, montrent une mortification de la muqueuse analogue à celle des ulcères du charbon. La profondeur du tissu conjonctif, entre les glandes de Lieberkühn, est gonflée et contient des masses énormes d'une zooglœe de microbes ronds de 0 μ,4. Dans toutes les ulcérations, le même microbe existait en grande quantité.

Il est très probable que nous avions affaire dans ce cas à une bactérie qui agit sur l'organisme comme celles du charbon. Il est vraisemblable que plusieurs espèces de bactéries, pénétrant par les voies digestives, causent des maladies infectieuses foudroyantes avec des ulcères intestinaux.

Foa (congrès de Pavie, 26 sept. 1887) avait isolé dans un fait analogue un microbe identique au proteus vulgaris de Hauser.

Bordoni-Uffreduzzi a fait l'autopsie de deux individus qui présentaient les altérations des organes indiquées par Krannhals. Dans le sang et dans les ganglions lymphatiques, Bordoni-Uffreduzzi a trouvé des bacilles analogues à ceux du charbon, mais un peu plus gros et renflés à leurs extrémités ou à leur milieu. Ces bacilles se montrent aussi sous forme de filaments. On les trouve surtout à la surface des organes, dans le rein; il y en a souvent dans les glomérules, dans les poumons, surtout dans le tissu péribronchique. Les préparations desséchées présentent des capsules autour des bacilles, tandis qu'on ne les constate pas dans les coupes.

Ils ne se colorent pas par la méthode de Gram. Sur la gélatine ils croissent comme beaucoup de bactéries, par exemple comme le bacille de Friedländer. Dans de vieilles cultures, on trouve des bacilles de grandeur différente, quelquefois des corpuscules presque ronds qui, inoculés dans un nouveau tube, donnent lieu à la formation de bacilles et de filaments. Ils ne liquéfient pas la gélatine et se développent aussi dans la gélatine acide. La colonie sur gélatine, examinée avec un grossissement de 100 diam., possède une forme arrondie un peu grenue et dans son intérieur on distingue des filaments courbés. Sur la pomme de terre ils se développent sous forme d'une couche incolore, humide, brillante sans odeur. Les filaments offrent souvent des renflements fusiformes.

A une température de 24 à 30°, la couche sur gélatine est plutôt mate et les filaments sont entourés d'une capsule. Sur l'agar, les capsules sont bien visibles, les bacilles forment une couche transparente diffuse.

Dans le bouillon on trouve seulement des bacilles isolés. Le bacille n'a pas de mouvement propre. Si on inocule des souris avec une culture fraîche, ces animaux meurent au bout d'un à quatre jours selon la quantité inoculée. Si l'animal vit plus d'un jour, il succombe avec une diarrhée, en offrant des lésions qui ressemblent au charbon intestinal. La place de l'inoculation est entourée d'un œdème, la rate est gonflée et foncée; dans tous les organes on retrouve le bacille. Il semble qu'immédiatement après la mort on a seulement affaire à des bacilles courts, tandis que 24 heures après la mort on observe plutôt des filaments. Les cobayes et les lapins sont peu susceptibles à l'action de ce microbe.

Si on l'inocule dans le péritoine ou dans la plèvre de ces animaux, ils meurent septicémiques avec une pleurésie ou une péritonite. Le chien est très susceptible à l'action du bacille; si l'on injecte dans la veine jugulaire 2 ou 3 cc. du liquide virulent, on produit une diarrhée avec vomissements et la mort au bout de deux jours. A l'autopsie on trouve surtout une inflammation hémorrhagique des muqueuses du tube digestif. En inoculant seulement quelques gouttes, les lésions sont moins prononcées, mais les animaux n'en meurent pas moins en deux ou trois jours, en trois ou quatre jours si l'on pratique une injection péritonéale.

Bordoni-Uffreduzzi a remarqué que ces bactéries ne se colorent pas avec la méthode de Gram dans le tissu durci immédiatement après la mort.

Nous avons donc affaire à un bacille qui a été trouvé dans les organes dans deux cas de maladies fébriles différentes et qui est pathogène pour certains animaux. On ne saisit pas bien la raison qui l'a fait appeler *proteus hominis* par Bordoni-Uffreduzzi, car il offre peu des propriétés de l'espèce proteus; les différences de forme qu'on observe chez lui se trouvent aussi dans beaucoup d'autres bactéries. En ce qui concerne sa forme variable et sa pathogénéité, on pourrait croire qu'il s'agit de deux espèces mêlées de bactéries. Nous avons vu d'ailleurs qu'il y a un grand nombre de maladies septiques dans lesquelles on trouve dans l'intérieur des organes des bactéries plus ou moins pathogènes.

Dans des faits de gastro-entérites hémorrhagiques, parfois nécrotiques et suraiguës, nous avons trouvé plusieurs fois les bacilles du charbon, deux fois le bacille de l'œdème malin, une fois ce dernier mêlé avec un microbe capsulé et le staphylococcus aureus. Voici cette dernière observation :

Un cultivateur de 26 ans entrait au service de M. Stoicescu à Bucarest, avec les symptômes d'une fièvre continue de 40-41°, avec une paralysie du voile de palais et de la dysphagie. Pendant la maladie, il se développa sur le tronc un exanthème formé de petites taches en partie hémorrhagiques. Après quatre jours il survint du délire, le pouls devint filiforme et le malade mourut la nuit suivante.

A l'autopsie, il y avait des hémorrhagies multiples très petites de la peau; les méninges présentaient un œdème et une hypérémie considérables; le bulbe, sans offrir de foyers de ramollissement, était mou et le dessin de la section diffuse, la substance plus proéminente et transparente qu'à l'état normal; le même aspect se trouve à la section de la moelle épinière près du bulbe. Les méninges étaient œdémateuses et hypérémiques. La muqueuse de la bouche était hypérémique avec plusieurs petites hémorrhagies couvertes d'une couche épaisse d'une matière sébacée jaunâtre, putride, mais sans lésion de continuité. Les poumons sont distendus. La plèvre présente plusieurs petites taches ecchymotiques et la surface des poumons est congestionnée, avec des foyers hémorrhagiques de 5 cent. de diamètre. La musculature du cœur est flasque, la rate est gonflée, très hypérémique et molle. La muqueuse de l'estomac est tuméfiée et hypérémique, couverte d'une couche très adhérente de mucus. La muqueuse des intestins est très congestionnée, avec de grandes hémorrhagies profondes, d'une couleur brune ou rouge foncé, surtout dans l'intestin grêle. Il existe aussi des hémorrhagies superficielles, surtout au niveau des plis tuméfiés et œdémateux. Les plaques de Peyer sont un peu tuméfiées, de même que les follicules solitaires. Dans le gros intestin, les plis congestionnés et épaissis sont couverts par places d'un mince exsudat réticulé, jaunâtre, sale, très adhérent.

Les ganglions médiastinaux sont tuméfiés, souvent hémorrhagiques, de couleur rouge noir sur une coupe.

On a fait des cultures de tous les organes modifiés sur différentes substances nutritives et surtout dans le vide. En même temps on inocula un cobaye et une souris blanche avec l'émulsion d'une partie de la plèvre et du poumon hémorrhagique. Dans le vide il se développa deux espèces de cultures: l'une consistant en de petits grains blancs, ne liquéfiant pas la gélatine, et une autre qui la liquéfiait en formant autour de la piqûre une auréole de fins rayons. Les petits grains sont des streptococci (probablement le streptococcus pyogenes), les cultures liquides consistent dans des bacilles un peu plus minces que ceux du charbon, possédant tous les caractères des bacilles de l'œdème malin. Dans les cultures à l'air, on constate la présence dans presque tous les organes de trois bactéries différentes et pathogènes. Le bacille de l'œdème malin se développe parfois aussi au fond des tubes à gélatine, en la liquéfiant et en dégageant en même temps des gaz, mais il y reste localisé et ne se montre pas dans les couches superficielles de la gélatine.

Dans les cultures par plusieurs stries, on arrive facilement à isoler, en outre du streptococcus du pus, un microbe capsulé qui se développe seulement sur l'agar-agar à la température du corps sous forme d'une fine strie dans la profondeur et qui tue le lapin; enfin il y avait dans certaines cultures de la rate un microbe rond de 0μ,9 à 0μ,6 de diamètre qui se colorait très mal avec les couleurs d'aniline et qui possédait une capsule large, bien limitée et également peu colorée. Ce dernier liquéfiait la gélatine et donnait sur l'agar-agar une bande brunâtre grenue.

Si l'on inocule une culture qui contient ce microbe en même

FIG. 292. — Bacilles ressemblant à ceux de l'œdème malin (Gross. 1 500), coloration au bleu de Löffler. On y voit une grosse spore ovoïde dans un bacille et dans un autre des granules colorés en violet.

temps que le bacille anaérobie au cobaye, celui-ci meurt en 8 à 10 jours. On constate un œdème parfois hémorrhagique autour du point inoculé, un météorisme, une hypérémie et des hémorrhagies de la muqueuse intestinale.

D'autres animaux (lapins et souris) inoculés avec les organes de l'homme ne succombèrent pas. En ensemençant dans la gélatine et sur agar-agar des produits pathologiques des cobayes morts, on constata que la gélatine liquéfiait lentement et présentait au fond du tube un précipité jaune d'or; sur l'agar-agar il se développa le long de la strie d'inoculation une bande jaune brunâtre, mate ou un peu grenue, constituée par les microbes ronds capsulés, précédemment décrits.

Il ne se développe ordinairement rien dans le vide. Le bacille anaérobie ressemblant au bacille de l'œdème malin n'est donc pas pathogène si on l'inocule en petite quantité aux animaux, mais il y avait dans les organes de notre malade plusieurs microbes pathogènes, dont l'un caractérisé par sa forme et par sa culture, et qui tuait le cobaye, n'avait pas encore été décrit.

Dans une autre observation du service du docteur Theodorescu à Bucarest, un jeune malade mourut avec des symptômes septiques. A l'autopsie, on trouva de grands abcès du foie, une bronchite et des ulcérations arrondies couvertes d'un exsudat jaunâtre sur la muqueuse de l'intestin grêle, une infiltration purulente de la paroi du gros intestin et un phlegmon périnéphrétique. La surface interne de l'abcès hépatique montra un bacille ressemblant à ceux de la septicémie ou de l'œdème malin, avec des spores à ses extrémités. Ces bacilles sont anaérobies et leurs cultures ressemblent à celles de l'œdème malin. Les premières cultures étaient pathogènes pour la souris. En même temps existaient le staphylococcus aureus situé dans les tissus et dans les vaisseaux et le streptococcus. Les ulcérations intestinales contenaient aussi plusieurs espèces de bactéries : un fin bacille ondulé en groupes dont les extrémités étaient plus colorées, situé dans le centre des ulcérations au milieu du tissu nécrosé; un streptococcus semblable au streptococcus pyogenes placé dans le tissu périphérique embryonnaire; et enfin un staphylocoque dans l'intérieur des vaisseaux sanguins.

Gartner a décrit (*Corrbl. d. ä V. Thuringen*, 1888, IX) un microbe dans la viande de vaches mortes avec une diarrhée hémorrhagique. Les personnes qui ont consommé cette viande ont contracté une maladie souvent mortelle caractérisée par des vomissements, de la diarrhée, de la fièvre et de la somnolence. Les convalescents présentaient une desquamation de l'épiderme par larges lambeaux. L'autopsie de la vache ne révéla rien autre chose qu'une hypérémie de l'intestin. Un individu mort 36 heures après avoir mangé de la viande de cette vache présentait à l'autopsie une entérite hémorrhagique avec tuméfaction des follicules clos. La viande suspecte de même que les organes de l'homme ont donné une culture pure d'un assez gros bacille mobile, court, ne se colorant pas par le procédé de Gram. Il donne sur la gélatine, qui reste solide, une pellicule grisâtre plissée. Sur la gélose, des plaques gris jaunâtre; sur le sérum du bœuf, une membrane grisâtre; sur la pomme de terre une couche jaunâtre, humide et brillante. Ces cultures sont virulentes pour les souris, les lapins et les cobayes; elles produisent des inflammations hémorrhagiques de l'intestin et des séreuses; elles déterminent des entérites lorsqu'elles sont mêlées à l'alimentation des souris. Les cultures filtrées possèdent les mêmes propriétés pathogènes. Karlinski (*Centrlbl. f. Bact.*, 1889, II) paraît avoir vu le même microbe.

Dans les mycoses hémorrhagiques relatées par nous au chapitre des septicémies hémorrhagiques, il y avait habituellement une association de plusieurs bactéries.

CHAPITRE XIII

MORVE

Historique. — Pendant longtemps, depuis le commencement du siècle jusqu'en 1840, les vétérinaires ont refusé de voir le caractère contagieux de cette maladie, nié contre toute évidence par Delafond, Renaut, etc., fidèles à la médecine physiologique de Broussais. Bouley[1] a contribué pour une grande part à démontrer sa contagion qui a été admise lorsque les observations de propagation à l'homme, publiées en assez grand nombre par Schilling[2], Ellioston[3], Rayer[4], Vigla[5], Tardieu[6], l'eurent surabondamment prouvée. Ses symptômes et ses lésions sont très complètement exposés dans l'article du *Dictionnaire encyclopédique,* écrit par Bouley.

Hallier[7] a signalé, sur la muqueuse des sinus frontaux et du larynx, des champignons particuliers, des micrococci isolés ou des amas qu'il n'a pas différenciés de ceux qu'il a également trouvés dans la syphilis.

Chauveau[8] a démontré que l'activité spécifique du virus de la morve siège dans des corpuscules élémentaires tenus en suspension dans le liquide du jetage.

1. Bouley a supérieurement exposé l'histoire de la morve dans le *Dictionnaire encyclopédique des sciences médicales,* 1876.
2. *Rust's Magazin,* t. XI, p. 480, 1831.
3. *On the glanders on the human subject* (*Med. chir. Transactions*, t. XVI, 1830).
4. *De la morve et du farcin chez l'homme* (*Mém. de l'Acad. de méd.*, t. IV, Paris, 1837).
5. *De la morve aiguë*, thèse 1839.
6. *Observations et recherches nouvelles sur la morve chronique* (*Arch. génér. de médecine*, t. XII, 1841).
7. *Zeitschr. f. Parasit.*, vol. I, p. 298; II, p. 119; III, p. 13.
8. Acad. des sciences, 24 fév. 1868 et *Revue des cours scientifiques*, 1871-72.

Chistot et Kiener[1] ont signalé aussi l'existence d'un microbe dans le virus morveux.

L'un de nous avait, le premier, décrit les bacilles de la morve dans une communication faite le 25 janvier 1881 à la Société royale de Budapest, en commun avec Havas, et les avait montrés dans la paroi des ulcérations, dans la moelle des os et dans les sécrétions morveuses.

L'étiologie de la morve a été élucidée, on peut dire en même temps, par Löffler et Schütz[2] et par Bouchard, Capitan et Charrin[3].

Définition et symptômes. — La morve est une maladie contagieuse, virulente, inoculable, qui ne se développe, surtout dans les conditions ordinaires de la contagion, c'est-à-dire par l'air et le séjour en commun dans les écuries, que chez les animaux monodactyles, le cheval, l'âne, le mulet; mais elle est aussi contagieuse et inoculable pour une série d'autres espèces animales, la chèvre, le mouton, le lapin, le cobaye, le mulot et l'homme. Le bœuf et le porc y sont réfractaires. Chez le chien, l'inoculation ne donne habituellement lieu qu'à des accidents locaux.

La morve est une maladie ayant toujours la même cause, qui est le bacille morveux, mais très variable dans ses manifestations générales et locales et dans sa marche. Le même virus inoculé à une série d'individus différents (chevaux, ânes ou mulets) donnera soit un simple ulcère local, soit une infection à manifestations locales diverses, soit une infection généralisée. De même, plusieurs chevaux réunis dans une écurie infectée de la morve présenteront, soit une éruption farcineuse limitée, soit un jetage par les fosses nasales et un glandage, soit des ulcérations nasales avec jetage et ganglions hypertrophiés, soit des lésions locales du poumon, soit une maladie généralisée avec des nodules pulmonaires très nombreux et des abcès métasta-

1. *De la présence des bactéries et de la leucocythose concomitantes dans les affections farcino-morveuses*, note lue par Cl. Bernard à l'Acad. des sciences, 23 novembre 1868.

2. *Ueber den Rotzpilz* (*Med. Wochensch.*, décembre 1882).

3. Note sur la culture du microbe de la morve et sur la transmission de la maladie à l'aide des liquides de culture (*Bulletin de l'Acad. de méd.*, séance du 27 décembre 1882).

tiques de divers organes. Ainsi, les dénominations de farcin aigu et chronique, s'appliquant aux symptômes extérieurs (ulcère, lymphangite, boutons), celles de morve aiguë ou chronique désignant les lésions des organes internes, lésions qui aboutissent si rapidement à la mort dans la morve aiguë, n'ont plus aujourd'hui de valeur scientifique.

La maladie peut commencer chez l'homme par une plaie d'inoculation suivie de lymphangite avec ses traînées caractéristiques et des symptômes généraux concomitants (perte d'appétit, nausées, vomissements, fièvre, etc.). L'œdème ou le phlegmon qui atteignent le membre malade donnent lieu à des abcès plus ou moins nombreux et étendus. Si la maladie se termine par la mort, on voit souvent, à un moment donné, une éruption pustuleuse dont le pronostic est fatal. Cette infection généralisée peut se produire d'emblée sans qu'on puisse découvrir le lieu d'inoculation primitive et uniquement avec des phénomènes généraux, de la fièvre et des douleurs musculaires très vives, comparables à celles du rhumatisme aigu. A ces symptômes généraux succède l'érysipèle qui occupe généralement la face, des plaques gangreneuses, des vésico-pustules, un coryza aigu purulent, le jetage et les ulcérations des fosses nasales.

Étiologie. — Löffler et Schütz[1], dont le travail a été fait à l'Office de santé, ont trouvé, en examinant les produits spécifiques de la morve par la méthode de Koch, de très fins bâtonnets, à peu près aussi fins que ceux de la tuberculose et qui se coloraient par la solution aqueuse du bleu de méthylène.

Ils ont cultivé ces bacilles sur le sang du cheval et du mouton stérilisé. Ils ont pu suivre quatre et cinq générations successives de cultures qu'ils ont inoculées à différents animaux. Chez le lapin, ils ont produit des ulcérations et tuméfactions locales des ganglions correspondant aux inoculations. Chez d'autres lapins ils ont obtenu tous les symptômes caractéristiques de la morve. Les souris blanches sont réfractaires; les mulots et les cochons d'Inde sont au contraire toujours atteints de la morve, qui se termine chez eux par la mort. A l'autopsie on trouve beaucoup

1. *Loc. cit.*, et aussi dans les *Fortschritte der Medicin*, t. I, 1883.

de nodules miliaires de la rate et du poumon, qui ressemblent aux granulations tuberculeuses.

La différence entre les bactéries de la morve et celles de la tuberculose réside surtout en ce que les premières ne se colorent pas par le procédé d'Ehrlich, et qu'elles se décolorent dans l'acide nitrique.

Löffler et Schütz ont pratiqué des inoculations sur le cheval. Dans une expérience, le matériel d'inoculation provenait d'un cheval morveux, dans l'autre d'un cobaye. Ces deux chevaux ont gagné la morve typique; l'un est mort quinze jours après, l'autre était déjà très malade quand on l'a tué. L'autopsie n'a laissé aucun doute.

Bouchard, Capitan et Charrin ont cultivé le micro-organisme de la morve en partant de l'homme et du cheval, et reproduit la maladie en inoculant les liquides de culture chez le cobaye et chez le chat. Une cinquième culture provenant d'un chancre morveux du cheval a été inoculée dans le tissu cellulaire sous-cutané d'un cobaye; les produits morbides de ce cobaye ont donné la morve à un chat; cet animal l'a transmise par voie d'inoculation à deux petits chats, et l'un d'eux a servi à inoculer un cobaye. Ce dernier animal est mort morveux, et ses granulations ont transmis la morve à un âne. Ainsi le microbe de la morve, à sa cinquième culture, a pu reproduire la maladie typique dans sa forme aiguë chez le solipède. Ces résultats ont été confirmés devant une commission de l'Académie de médecine, dont Bouley a été le rapporteur. Une cinquième et une sixième culture de morve chevaline ont produit, chez deux ânes, la morve aiguë avec tous ses symptômes et toutes ses lésions.

Aussitôt après la publication du mémoire de Löffler et Schütz, le journal le *National Zeitung* annonça que le docteur Israël, assistant de Virchow, avait fait des recherches analogues et était arrivé au même résultat. Israël[1] a cultivé les nodules morveux du poumon du cheval sur le sérum du sang de cet animal. Il s'y développa deux espèces de microbes dont les uns, petits, étaient indifférents, et les autres, plus grands, de forme bacillaire. Ces derniers, injectés sous la peau, ont produit chez le lapin des ulcères farcineux et des lésions du poumon caractéristiques.

1. *Ueber d. Bacillen d. Rotzkrankheit* (*Berliner klin. Wochenschr.*), 1883, n° 11.

Il ne put pas cultiver le liquide sécrété par les ulcères pendant la vie des animaux, et il pensa que les bacilles ne se multiplient plus si le nodule morveux est ulcéré. Israël a coloré les bacilles avec le bleu de méthylène; il les a trouvés plus facilement dans

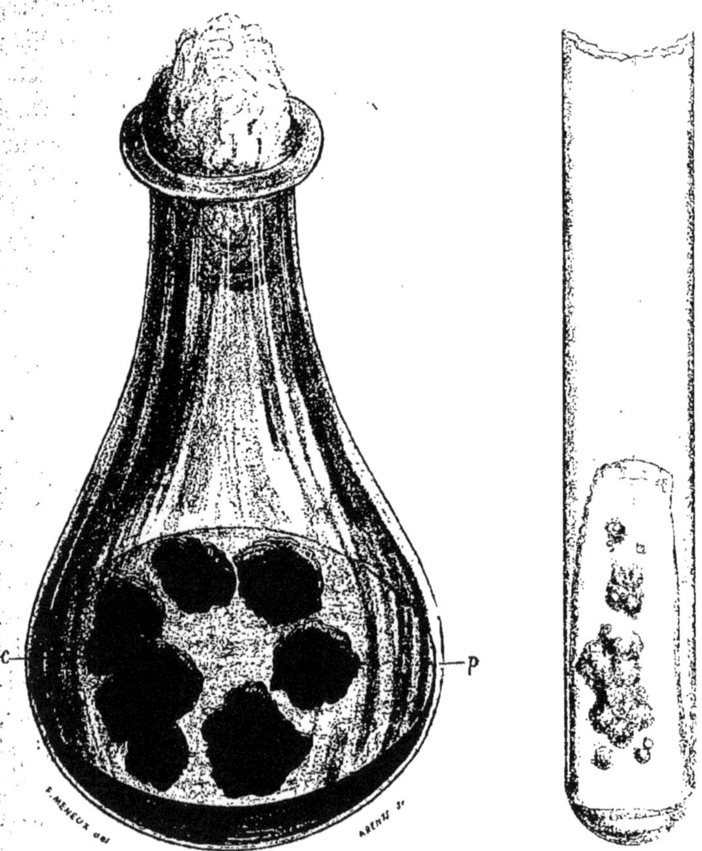

Fig. 293 A. — Flacon d'Erlenmeyer contenant de la purée de pommes de terre, ensemencée avec la morve.

c, culture des bacilles de la morve.

Fig. 293 B. — Culture du bacille de la morve sur pomme de terre. — Abcès cutané suspect de l'homme 8 jours après l'ensemencement.

le tissu caséeux que dans la zone enflammée encore vivante.

Si les bacilles peuvent se colorer assez facilement dans le liquide desséché à la surface des lamelles, il est beaucoup plus difficile d'obtenir une bonne coloration sur les coupes des tissus.

Dans les recherches qu'il a faites récemment à l'office de

santé de Berlin, l'un de nous s'est convaincu que les bacilles qu'il a décrits à Budapest sont bien ceux de la morve, et que le procédé qu'il avait employé alors pour voir les bactéries à l'état frais est en réalité le meilleur. Pour les coupes, on se sert avantageusement de la fuchsine d'Ehrlich; on les y laisse 24 heures à la température de 40°, on décolore ensuite par l'acide acétique faible, par l'alcool et on monte dans le baume. Nous avons aussi cultivé les bacilles sur le sérum du bœuf, ce qui réussit presque toujours. Quelques jours après il se développe une couche brunâtre transparente (fig. 293). En même temps, on voit, à la partie inférieure du tube, un précipité jaunâtre. La culture se montre sur la surface des coupes de pommes de terre

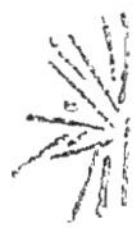

Fig. 294A. — Bacilles de la morve dans une culture. Grossissement 1500 environ, bleu de Löffler.

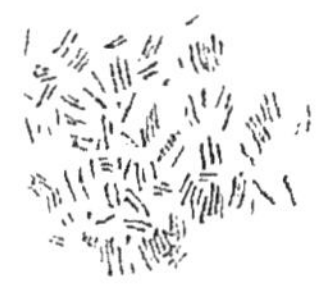

Fig. 294B. — Bacilles de la morve sur pomme de terre colorés avec le bleu de Löffler. Gross. 800 diam. environ.

sous la forme d'une couche brune, brillante, transparente et muqueuse caractéristique. Cette couche se développe à 37° en quelques jours. Si l'on inocule des cobayes avec ces cultures, ils contractent la morve, mais ils n'en meurent pas toujours rapidement. Si on les tue, on constate des foyers muco-caséeux, surtout dans les testicules et les ganglions lymphatiques qui renferment des bacilles caractéristiques.

Dans les cas de morve observés à Bucarest, l'un de nous a constaté que souvent la morve était très aiguë, et que dans ces cas le bacille tuait les cobayes, et souvent aussi les souris grises et blanches, quelques jours après l'inoculation, avec une dissémination miliaire des foyers morveux dans le foie et la rate. En comparant ces microbes de la morve avec ceux qui ont été décrits par Bouchard, Capitan et Charrin, nous avons constaté que ces derniers sont plus courts et plus épais que ceux que nous avons vus à Budapest et à Berlin.

Pour diagnostiquer la morve du cheval à son début, nous recommandons d'extirper tout d'abord, même avant l'apparition du jetage nasal, les ganglions hypertrophiés qui constituent souvent la première manifestation de la maladie. On en fait alors des coupes et des cultures sur la pomme de terre en tubes.

Si l'on ne peut disposer que du mucus nasal d'un cheval suspect, on peut encore, par la culture sur pomme de terre et par l'inoculation sous-cutanée du liquide chez un cobaye, obtenir des résultats positifs (Babes et Starcovici, *Bulletin du service sanit.*, 1889). Straus recommande encore de faire dans le péritoine d'un cobaye mâle une injection du mucus nasal, qui produit au bout de quelques jours une éruption miliaire de la tunique vaginale.

Pour bien colorer les bacilles sur la coupe des ganglions extirpés, nous recommandons l'emploi de la rubine aqueuse, la méthode de Kühne[1] ou celle de Löffler (rubine anilinisée et alcalinisée).

Anatomie pathologique. — A l'autopsie des individus atteints des formes aiguës de la maladie, on trouve des ulcérations profondes des fosses nasales accompagnées d'ostéite suppurative et nécrosique, des pustules cutanées à base suppurative, des abcès sous-cutanés contenant un pus bien lié, jaunâtre, coloré quelquefois par le sang; des abcès multiples de même nature dans les muscles, la suppuration des articulations, des phlébites, des ulcérations de la base de la langue et du voile du palais, des pustules ou petits abcès ou des ulcérations gangreneuses du larynx et de l'épiglotte, des œdèmes du tissu cellulaire voisin, des ulcérations de la trachée, des nodules de suppuration dans le poumon ou de la pneumonie, une dégénérescence graisseuse du foie et des lésions parenchymateuses des reins, une tuméfaction de la rate, quelquefois de la parotide ou une suppuration des testicules et des ulcères du gland.

L'examen histologique de ces nombreuses lésions n'avait rien révélé de spécial. Les nodules du poumon et les lésions de la

1. On lave d'abord les coupes dans l'eau, puis on les colore dans le mélange suivant :

Eau	100
Acide phénique	5
Alcool	10
Bleu de méthylène	1,5

On lave ensuite les coupes dans l'eau un peu acidulée, on lave de nouveau, on les trempe dans l'alcool et on traite par l'huile d'aniline mêlée avec quelques gouttes d'essence de térébenthine. Enfin on les lave à l'essence de térébenthine pure et au xylol et on les conserve dans le baume.

muqueuse de la cloison, chez les chevaux, présentaient beaucoup d'analogies de structure avec les granulations de la tuberculose ou avec les produits de la syphilis, de telle sorte que, suivant l'exemple de Virchow [1], on classait ces productions les unes près des autres comme des tumeurs ou inflammations chroniques ou granulomes. Les lésions de la morve humaine ne paraissaient pas différentes des abcès métastatiques de l'infection purulente [2]. Mais la découverte des bacilles morveux dans le pus, leur culture et leur inoculation aux lapins, aux cobayes et aux chats établirent leur nature de la façon la plus positive.

La première obervation où l'un de nous a constaté les bacilles de la morve est intéressante en ce qu'elle présente un type de cette maladie.

Il s'agissait d'un berger qui se présenta, le 14 janvier 1881, à l'hôpital de Saint-Roch, à Budapest, avec des douleurs à la tête et aux jointures, durant déjà depuis quinze jours. Le 15 janvier, on constatait un gonflement inflammatoire des jointures tibio-tarsiennes et de celle du coude gauche; température, 40°. Le 17 janvier, gonflement douloureux, circonscrit, de la grandeur d'un œuf de poule, dans la profondeur de la jambe droite. La peau, au niveau de ce gonflement, est rougie et tendue. Le 18, on observe de la fluctuation dans la tumeur. En même temps, il se développe un gonflement semblable à la région frontale droite. Le 20, l'abcès de la jambe était ouvert et drainé. Il s'écoulait un liquide purulent rougeâtre; température, 39°,5. Le 21, scarification de l'abcès du front. Le 22, œdème inflammatoire de la paupière droite; le malade devient un peu ictérique et perd souvent connaissance; température, 40°. Le 23, il se développe, dans diverses régions du corps, des tumeurs du volume d'une noix, et, à la surface de la peau, des papulo-pustules semblables à celles de la petite vérole; fièvre élevée, état soporeux. Le 24, le malade est presque constamment sans connaissance, la température est abaissée à 37°. Le 25 janvier, prostration et mort.

L'autopsie, faite par Havas, montra une gangrène étendue de la peau au niveau de l'abcès frontal, une diphthérie de la paupière droite et un petit nodule jaune en dégénération muco-caséeuse à la conjonctive bulbaire du même côté.

La muqueuse du nez est parsemée de petits îlots semblables à des ulcères miliaires, à bords jaunes assez durs et à base cireuse, couverts d'un pus muqueux, entourés d'une zone rouge. Les abcès de la peau sont remplis

1. Virchow, *Pathologie des tumeurs*. — Cornil et Ranvier, *Manuel d'histologie patholog.*, t. I. — Trasbot et Cornil, *Note sur la structure des granulations morveuses du cheval* (Mém. de la Soc. de biologie, 1866).

2. Hérard et Cornil (*Gazette des hôpitaux*, 1868). — Cornil et Carville, *Recueil de méd. vétérin.*, 1868. — Kelsch, Archives de physiologie, 1re série, t. V, p. 734.

de pus muqueux rougeâtre, mêlé à des débris de tissu. L'épiglotte est œdémateuse et montre plusieurs petites ulcérations semblables à celles du nez.

La partie antérieure des poumons est gonflée, pâle. La partie postéro-inférieure est plus résistante, brune, rougeâtre, un peu granuleuse et ne contient plus d'air. Elle est parsemée d'un grand nombre de petits îlots d'un

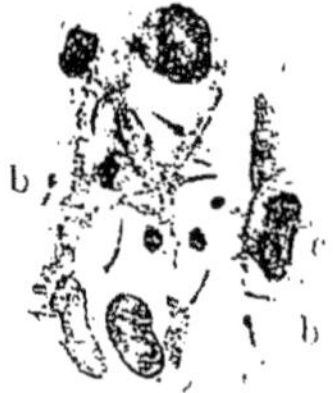

Fig. 295. — Une parcelle du pus d'un abcès de la moelle des os desséché, dans la morve de l'homme (grossissement de 800 diamètres).

c. cellules de la moelle; *b*, bacilles ; *b'*, bacilles avec des spores terminaux.

jaune brunâtre, de la dimension d'un grain de chènevis, entourés par un tissu hypérémique, et souvent ramollis, devenus muqueux à leur centre. La plèvre est couverte d'une mince pseudo-membrane fibrineuse récente.

La rate est tuméfiée; les reins, agrandis, sont flasques, d'un brun pâle. Dans la musculature du corps on trouve plusieurs abcès qui atteignent le volume d'une noix; il en existe aussi entre le périoste et les os. La moelle

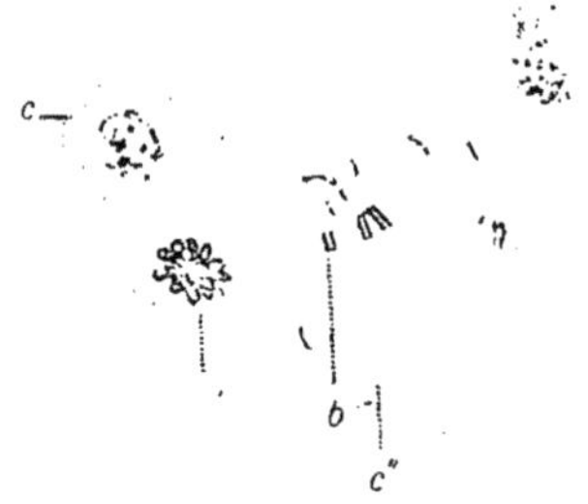

Fig. 296. — Coupe de la rate du cheval dans la morve.

c, cellules de la pulpe; c', les mêmes en multiplication ; c'', petit amas avec des cellules pâles sans noyaux ; *b*, bacilles.

des os, surtout aux extrémités, est rouge, sèche et parsemée de petits abcès remplis d'un pus muqueux.

Les nodules encore durs de la peau sont formés par une accumulation de petites cellules rondes. Les fibres musculaires, autour des abcès, sont devenues homogènes, cireuses.

Dans les plus petits abcès, surtout dans ceux des muscles et de la moelle des os, on voit des bacilles extrêmement fins 0μ,2, d'une longueur de 2μ, montrant parfois de légers renflements piriformes aux extrémités comme des spores. Avec l'objectif à immersion n° 11 de Hartnack, on en voit de 3 à 5 dans un champ visuel. L'un de nous a trouvé, dans un autre cas de morve, ces bacilles, d'après le procédé de Koch, en desséchant le liquide, en le colorant par le violet de méthyle ou par le bleu de méthylène, et en conservant la préparation dans le baume ou dans l'huile de cèdre.

La figure 295 montre ces bacilles dans des préparations desséchées du pus d'un des abcès miliaires. Entre les cellules dont le noyau est devenu très pâle, on voit parfois des bacilles avec des nœuds (*b'*). La figure 296 représente un abcès microscopique de la rate du cheval avec des cellules devenues homogènes. Dans cet abcès, il y a de petits groupes de bacilles plus ou moins colorés par le violet. Les renflements des extrémités se colorent mieux que le reste et ils prennent une teinte rougeâtre par le bleu de Löffler. Ce sont peut-être les corpuscules décrits comme des spores par Baumgarten.

La note relative à ce fait a été publiée dans les annales de la Société royale de Budapest et dans l'*Orvosi hetilap*, de mars 1882[1]. Havas avait communiqué cette observation à Klebs qui lui fit remarquer que lui aussi avait trouvé quelquefois les mêmes bacilles dans les produits morveux, mais sans leur attribuer une grande importance.

Dans plusieurs faits de morve très aiguë chez l'homme, l'un de nous a observé que les éruptions de la peau peuvent commencer sans ulcérations, sous la forme de papules qui sont détruites plus tard. En examinant sous le microscope ces papules on y constate les bacilles de la morve en grandes masses dans l'intérieur des follicules pileux hypertrophiés et dilatés. Les bacilles pénètrent par là dans les couches épithéliales et se répandent ensuite dans les espaces lymphatiques en produisant une accumulation de cellules embryonnaires et une légère hyperplasie des cellules fixes. On réussit aussi parfois à donner la morve en frottant fortement la peau d'un cobaye avec une culture très virulente mêlée avec la lanoline. Sur la partie frottée il se développe alors parfois une ulcération qui devient le point de départ d'une infection morveuse généralisée. (Babes, Acad. de méd., juillet 1888.)

D'après les travaux que nous venons d'analyser, la morve est donc une maladie bactérienne caractérisée par des bacilles bien définis. Il n'est pas douteux que les bacilles décrits par Babes, Schütz et Löffler ne soient ceux de la morve.

Les tentatives faites par Straus et par nous-mêmes en vue de vacciner des chiens contre la maladie avec des cultures atténuées, n'ont pas donné de résultats concluants.

1. Voir aussi le mémoire de Babes inséré dans le *Journal de l'anatomie* de janvier 1884 où cette observation a été publiée.

CHAPITRE XIV

LA VARIOLE

Les fièvres éruptives qui, de toutes les maladies, semblent être au premier abord les plus nettement et les plus sûrement infectieuses, sont loin d'être complètement connues au point de vue du rôle des bactéries dans leur étiologie. Ce que nous en savons se réduit encore à peu de chose. On n'a pas encore isolé à l'état de pureté de bactéries spéciales à la variole, à la rougeole et à la scarlatine.

La variole est une affection fébrile, contagieuse, inoculable, caractérisée par une éruption pustuleuse plus ou moins généralisée de la peau et des muqueuses buccale, pharyngienne et respiratoire.

Dans son évolution régulière, la variole, après une phase d'incubation plus ou moins longue, passe par les quatre périodes d'invasion, d'éruption, de suppuration et de dessiccation des pustules.

La période d'invasion dure de deux à quatre jours. On voit parfois apparaître, dans son cours, des efflorescences cutanées, qui sont désignées sous le nom de rash. Le rash est constitué par des taches rouges, plus ou moins étendues, circonscrites ou généralisées, qui tantôt s'effacent à la pression (rash hypérémique), tantôt ne pâlissent pas à la pression (rash hémorrhagique).

La période d'éruption débute lorsque apparaissent, à la face d'abord, puis au tronc et aux membres, des taches qui se transforment rapidement en papules, puis en vésicules. Les papules petites, acuminées, s'effacent par la pression pendant les deux premiers jours et sont quelquefois entourées par une aréole rouge due à une suffusion sanguine. Les papules sont tantôt séparées les unes des autres par des intervalles de peau saine (forme discrète), tantôt se touchent les unes les autres par leur circonférence (forme cohérente), tantôt enfin empiètent les unes sur les autres (forme confluente). C'est par l'éruption de la peau de la

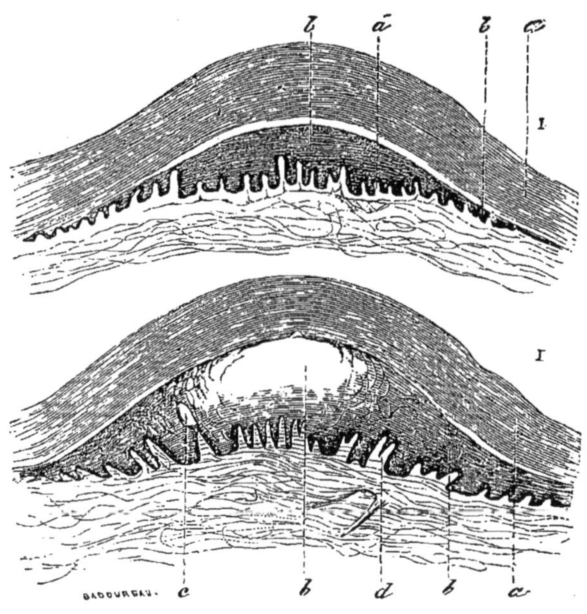

Fig. 297. — I, coupe de la vésicule variolique à son début. *a*, couche cornée ; *b*, corps muqueux épaissi au niveau de la pustule ; *d*, corps papillaire. — II, vésicule variolique plus ancienne. Même signification des lettres.

face qu'on juge si la variole est discrète, cohérente ou confluente. La suppuration commence du huitième au neuvième jour. Les vésicules se transforment en pustules qui sont pour la plupart déprimées à leur centre, ombiliquées. La suppuration s'accompagne d'un œdème sous-cutané. Dans la variole confluente, les lèvres sont épaissies, les paupières œdémateuses, les traits rendus absolument méconnaissables. Le pus des pustules cutanées se concrète à leur surface sous forme de croûtes.

Des pustules se développent souvent sur les muqueuses de la bouche, de la langue, du pharynx, du larynx et de la trachée.

C'est là l'origine des laryngites et des trachéites que l'on voit apparaître souvent dans le cours de la variole.

Les papulo-vésicules débutent par une congestion des vaisseaux papillaires, un allongement des papilles et un œdème inflammatoire du corps muqueux (fig. 297 et 298).

Lorsqu'on examine une section d'une papulo-vésicule, on trouve, à la partie inférieure du corps muqueux, près du derme, à l'extrémité des papilles, des cellules mates, un peu granuleuses,

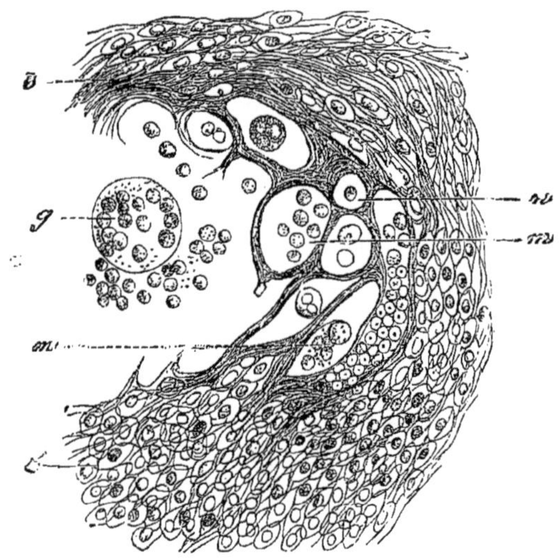

Fig. 298. — Cavités creusées dans le corps muqueux au niveau de la pustule variolique.

b, *b*, cellules du corps muqueux; *m*, *m*, cavités limitées par des cloisons et contenant des leucocytes et des cellules vésiculeuses; *n*, cellule vésiculeuse contenant un leucocyte; *g*, grande cellule vésiculeuse libre dans la cavité centrale de la pustule, renfermant elle-même plusieurs leucocytes et entourée des mêmes éléments en liberté.

dans lesquelles il est impossible de déceler la présence des noyaux par l'emploi des réactifs colorants. Ces cellules présentent des prolongements et offrent une certaine ressemblance avec les cellules que Wagner a décrites dans les fausses membranes diphthéritiques et qui ont subi une altération vitreuse. Ce sont là des cellules mortifiées, et ces altérations cellulaires dont la connaissance est due aux travaux de Weigert, constituent ce que cet auteur appelle la nécrose initiale des cellules du corps muqueux. Cette lésion serait due, d'après Weigert, à la présence des bactéries, qui sont d'abord contenues dans les vaisseaux et dans les papilles. Telle est, pour cet auteur, l'altération initiale de la variole; toutes les autres modifications seraient secondaires et de nature inflammatoire. L'opinion de Weigert ne fut d'abord acceptée qu'avec beaucoup de réserve par les anatomo-pathologistes, mais elle est aujourd'hui généralement admise. Cette couche de cellules mortifiées, constituant, au centre de la pustule, un disque dur interposé aux papilles et à la couche cornée de l'épiderme, empêcherait, d'après Weigert, le passage des liquides venus des papilles et causerait la dépression centrale ou l'ombilication des pustules.

Rayer et G. Simon avaient autrefois décrit ce disque pseudomembraneux, qu'ils mettaient en évidence en raclant la surface des pustules.

Sur les coupes des vésicules, on n'observe d'abord aucun changement dans la couche épidermique. Le corps muqueux de Malpighi présente, au-dessus des papilles, une série de cavités anfractueuses, cloisonnées par des filaments anastomosés et contenant dans leur intérieur un liquide dans lequel il existe quelques cellules migratrices et des filaments de fibrine (fig. 298).

Dans la variole hémorrhagique, les globules rouges sont épanchés en très grande abondance dans les cavités du corps muqueux. Quant aux leucocytes, qui sont peu abondants dans la vésicule, ils deviennent très nombreux dans la pustule. Les travées qui constituent le réticulum des cavités du corps muqueux sont formées par des cellules épithéliales altérées, reconnaissables quelquefois cependant à leurs noyaux, On trouve aussi, dans le liquide de la pustule, de grandes cellules à plusieurs noyaux ayant subi parfois la dégénérescence colloïde. Dans les vésico-pustules en voie de formation, on peut voir le mode de développement de la cavité cloisonnée que nous venons de décrire. Tout d'abord il y a une multiplication des noyaux des cellules du corps muqueux situées entre les papilles. Nous avons constaté[1] dans ces cellules une divison indirecte des noyaux par kariokinèse (voy. *cm*, pl. VI). Les cellules du corps muqueux et leurs noyaux subissent la dégénérescence vésiculeuse. Elles sont alors comparables à des cellules végétales; leurs parois se touchent; elles se détruisent par places: les cavités cellulaires communiquent alors entre elles et se laissent pénétrer par des leuco-

1. Cornil et Babes, *Note sur le siège des bactéries dans la variole, la vaccine et l'érysipèle,* Société médicale des hôpitaux, 10 août 1883.

PLANCHE VI

VARIOLE

FIG. 1. — Vue d'ensemble d'une pustule. La figure représente une coupe de la peau perpendiculaire à sa surface. *a*, partie superficielle du corps muqueux de Malpighi qui est devenue homogène, hyaline, et qui s'est creusée de lacunes remplies en *a'* de cellules migratrices. *d*, cellules de la couche granuleuse ; *c*, *c*, l'épiderme corné dont la couche profonde représente le stratum lucidum. Les microbes *b*, *b*, siègent dans certaines lacunes du corps muqueux assez rapprochées de la couche granuleuse. Dans les cloisons interlacunaires du corps muqueux, on voit en *h* des cellules hyalines, globuleuses. A la périphérie de la pustule, on voit en *cm* des cellules du corps muqueux en voie de division par kariokinèse. Des cellules globuleuses très tuméfiées provenant du corps muqueux se trouvent parfois libres dans les alvéoles, comme en *ch*. Les cellules du corps muqueux situées à la périphérie de la pustule *ca* sont très riches en éléidine ; elles montrent aussi comme en *c'''* l'apparence des cellules végétales. Il en est de même des îlots de cellules au début de la pustulation comme en *e*. Les papilles *p*, *p*, sont hypertrophiées et infiltrées de cellules migratrices dans toute l'étendue de la pustule, d'autant plus qu'on se rapproche de sa partie centrale ; ces cellules migratrices sont surtout abondantes autour des vaisseaux des papilles ou de leur base comme en *vo*. Entre les papilles hypertrophiées, le corps muqueux envoie des prolongements *g* qui pénètrent profondément. A la limite des papilles et des cellules du corps muqueux il existe des fentes dans lesquelles se trouvent des bactéries rondes. Grossissement de 200 diamètres.

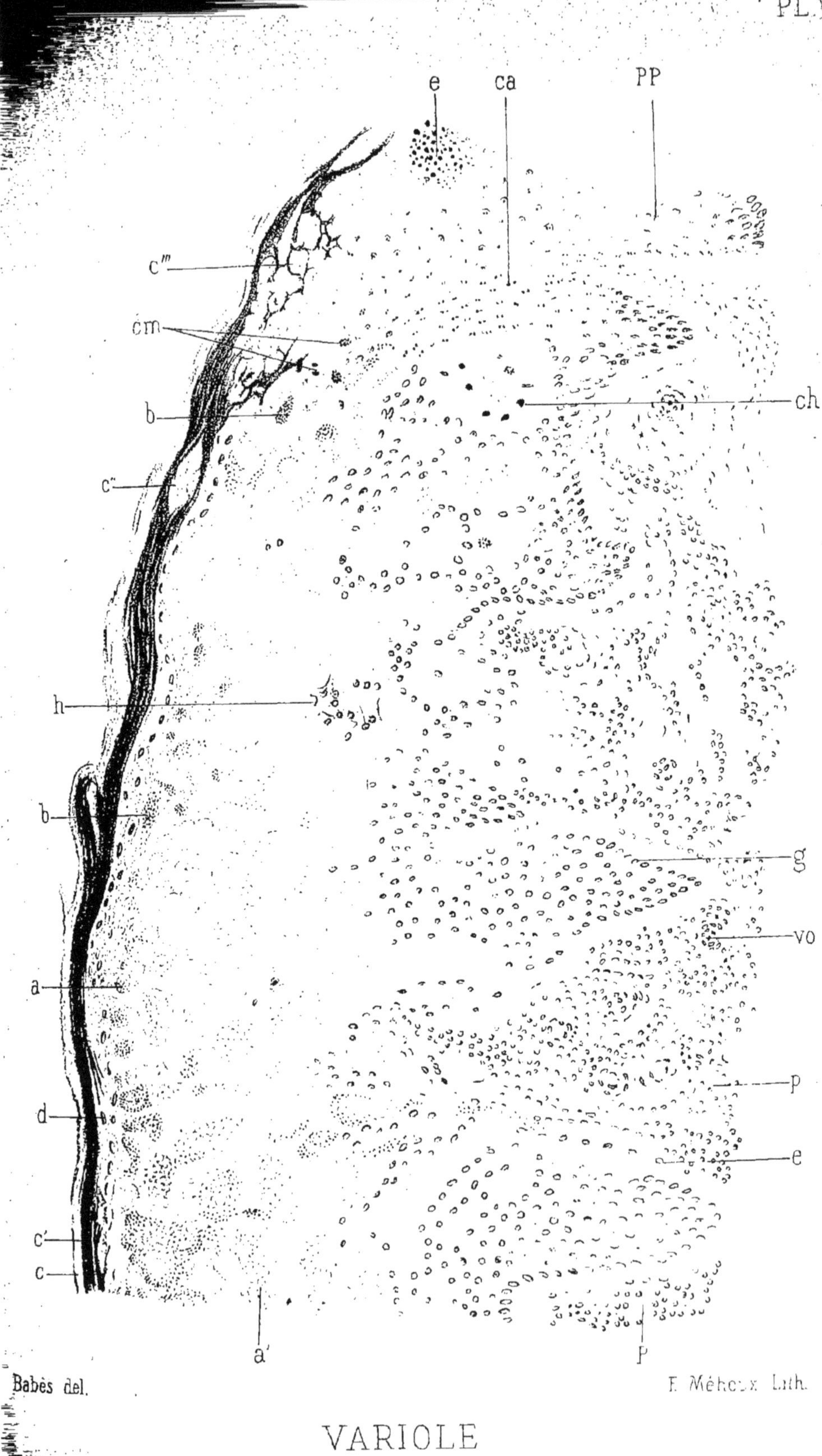

VARIOLE

cytes et des hématies qui viennent par diapédèse des vaisseaux papillaires. A ce moment le centre de la pustule est formé par des cellules pâles et vésiculeuses, entourées par une couche concentrique d'éléidine et par une zone périphérique de cellules en voie de multiplication. Il est très probable que les cavités du réticulum se forment en partie par la confluence des cellules vésiculeuses, en partie par la dilatation des fentes lymphatiques intercellulaires de l'épiderme. Celles-ci contiennent du liquide, des granulations, des leucocytes et des débris de noyaux. L'évolution épidermique ne se fait plus; le stratum granulosum est très altéré ou détruit, et l'éléidine a complètement disparu au niveau de la partie centrale de la pustule. Aussi les cellules épidermiques les plus superficielles, celles qui correspondent au stratum corneum, n'ont pas subi de kératinisation. Par contre, au pourtour des pustules, il se passe dans l'épiderme un phénomène inverse qui consiste en une exagération de la formation de l'éléidine; dans les cellules du stratum granulosum, il y a, tout autour des pustules, une sorte de rempart d'éléidine (Ranvier).

Les papilles du derme qui correspondent à la pustule sont beaucoup plus volumineuses qu'à l'état normal; leurs vaisseaux sont distendus, et les mailles formées par les faisceaux du tissu conjonctif sont remplies de cellules embryonnaires.

Les microbes qu'on suppose appartenir à la variole siègent dans les cavités du corps muqueux et le long des travées qui le cloisonnent.

Ils sont constitués par des grains arrondis ou légèrement ovoïdes, isolés ou associés. Il en existe aussi dans les parties périphériques de la pustule et à la surface des papilles; dans celles-ci les microbes se voient dans les interstices lymphatiques, mais ils y sont parfois en très petit nombre.

Dans la planche VI, qui représente une vue d'ensemble d'une pustule variolique à un faible grossissement, les bactéries sont placées dans quelques-unes des vacuoles *b* dont le corps muqueux est creusé. Il en existe aussi dans les papilles suivant des traînées longitudinales et à leur limite dans le corps muqueux.

La figure 299 représente ces microbes à un plus fort grossissement. Ils siègent dans les vacuoles *v* du corps muqueux ou sur la paroi de ces vacuoles.

Weigert, pour colorer ces microbes, a employé l'hématoxyline après avoir fait agir préalablement sur les coupes une lessive de potasse pendant quelques minutes. Le violet de méthyle est préférable à l'hématoxyline comme substance colorante : les microbes en effet fixent très facilement cette couleur, tandis que les granulations albumineuses restent incolores ou colorées en violet très pâle. Les débris de noyaux et de cellules altérées, qui existent dans les aréoles de la vésico-pustule, sont, il est vrai, colorés en violet; mais leur volume inégal et leur diamètre supérieur à celui des microbes, les en distinguent suffisamment.

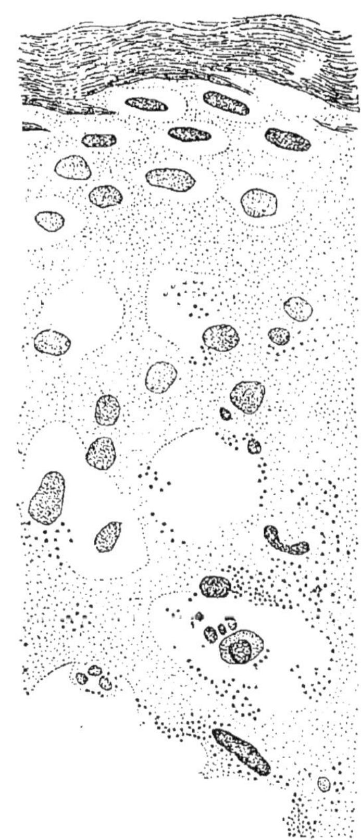

FIG. 299. — Coupe à travers le corps muqueux dans la variole.

a, épiderme corné; *d*, corps muqueux; *b*, cavité creusée dans le corps muqueux; *m*, *m*, micro-organismes colorés par le violet de méthyle B. — Grossissement de 850 diamètres.

Au niveau de la pustule, l'épiderme est profondément altéré dans toute sa hauteur, soit par la nécrose initiale de Weigert, soit par la dégénérescence vésiculeuse; il est ensuite envahi et détruit par la suppuration. Les papilles elles-mêmes sont infiltrées de pus et disparaissent, dans les cas les plus graves, à la suite d'un travail ulcératif. Si la guérison se produit alors, il reste, à la place de chaque pustule, une cicatrice déprimée indélébile. Le corps papillaire ne s'y reproduit plus.

Les pustules des muqueuses et les inflammations superficielles parfois pseudo-membraneuses, qui les accompagnent, offrent à considérer les lésions analogues à celles de la peau et également accompagnées de la présence de bactéries. Klebs et Eppinger ont décrit ces lésions de la muqueuse du larynx et de la trachée[1]. L'un de nous[2] les a analysées dans le *Manuel d'histologie pathologique* rédigé en commun avec Ranvier. On trouve des bactéries rondes qui siègent à la surface du larynx dans le mucus, dans les cellules épithéliales ou migratrices et dans des vacuoles qui remplacent les cellules. Weigert[3] a étudié les colonies de bactéries de la même nature qu'on trouve dans le foie et

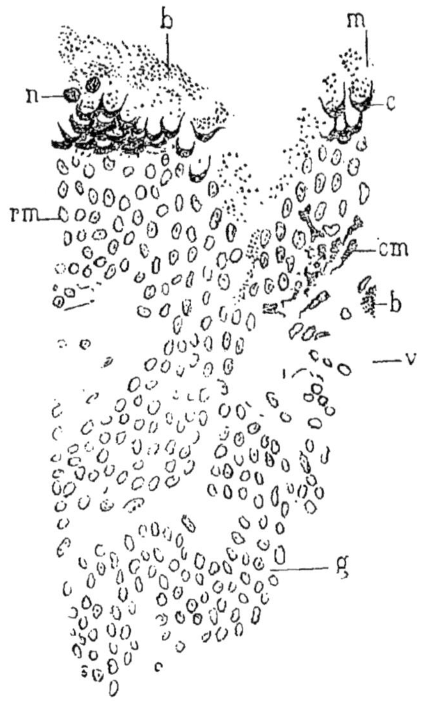

Fig. 300. Lésion de la muqueuse laryngienne dans la variole.

n, globules hyalins ; *m*, cellules vacuolaires ; *cm*, cellules migratrices ; *b*, microbes situés dans des petit vaisseaux et à la surface ; *g*, glande.

dans le rein et il en a vu dans les vaisseaux de la veine porte. Dans le rein, il se produit sous leur influence une néphrite aiguë avec mortification des cellules.

Nos connaissances relatives à l'étiologie de la variole se ré-

1. Klebs, *Lehrbuch der path., Anatom.*, 7e fasc., 1880, et *Archiv f. exp. Path.* t. X.

2. *Manuel d'histologie pathologique*, t. II, p. 44.

3. Weigert, *Med. Centralblatt*, 1871. *Anat. Beiträge zur Lehre von der Pocken* 1874 et 1875.

duisent à la constatation des bactéries qui précèdent dans les divers organes affectés par la variole.

On n'a pas encore réussi à cultiver à l'état de pureté les bactéries de la variole; les recherches poursuivies dans ce sens au laboratoire de Koch sont restées sans résultat, et il n'est pas impossible que l'on n'ait vu jusqu'ici, dans les pustules et inflammations varioliques, rien autre chose que des bactéries de la suppuration. La question des microbes appartenant en propre à la variole en est à peu près au même point que lors du premier travail qui a été fait sur ce sujet par Chauveau (voyez plus bas à propos de la vaccine).

En même temps que nous, Guttmann avait trouvé dans les pustules varioleuses les staphylococci du pus et Garré dans trois cas graves le streptococcus pyogenes. Les staphylococci existent en effet presque toujours, et même au commencement de l'éruption. Comme le staphylococcus pyogenes se rencontre très souvent à la surface de la peau normale, il est très probable qu'il pénètre par là dans la papule. Il n'est pas douteux qu'il produise ensuite tout le cortège des lésions qui lui sont propres, la fièvre de suppuration et les lésions et complications graves de la maladie. Mais comme on ne peut pas produire par son inoculation la variole, il faut admettre qu'un autre parasite détermine la lésion primitive.

Garré a obtenu dans les pustules de vaccin et de variole deux bacilles courts non pathogènes et un micrococcus qui lui paraît spécifique. Ce dernier est petit; il donne sur la gélatine, qui n'est pas liquéfiée, une culture épaisse, grise; sur l'agar, des taches d'un brun sale, mat, formées de petits flocons réunis. Il coagule le lait et liquéfie le sérum sanguin solidifié. L'inoculation de ces cultures au veau produit des pustules contenant les mêmes cocci. Elles donnent aussi à l'homme des pustules, mais celles-ci ne préservent pas contre le vaccin.

Hlava (Prague, 1887), qui a fait ses recherches en même temps que Guttmann et Garré, a trouvé dans la peau, dans la rate et les autres organes, le streptococcus pyogenes, le staphylococcus, le citreus, le saccharomyces proteus Zenkerii, le cereus albus, le pyogenes albus. Il croit que les microbes de la suppuration sont simplement secondaires et qu'ils pénètrent surtout par les membranes muqueuses du pharynx et du larynx.

L'un de nous a constaté qu'il existe ordinairement une association de bactéries de diverses espèces dans la variole terminée par la mort avec des mortifications des muqueuses et d'autres altérations des organes. Ces complications et notamment les gangrènes, sont habituellement en relation avec la présence du streptococcus pyogenes et plus rarement d'un bacille septique.

Ce bacille fin, court, un peu courbé, avec deux points mieux colorés à ses extrémités, de 0μ,2 de diamètre, qui se colore mal avec les couleurs d'aniline, a été trouvé d'abord dans un cas de variole mortelle du service de M. Petrini, à Bucarest. L'autopsie révéla une gangrène superficielle de la muqueuse pharyngienne et laryngienne et des îlots de pneumonie hémorrhagique et gangreneuse ressemblant à des infarctus.

A côté des pustules varioleuses, il y avait des bulles de pemphigus, renfermant un liquide trouble et sanguinolent. Dans ce liquide, de même que dans les pustules, on retrouvait ce bacille. Il se développe à la surface de l'agar-agar, sous forme de petits points transparents, comme du givre et des colonies denses, blanches, dans la profondeur de la substance nutritive. Plus tard, le microbe s'accroît uniquement dans la profondeur de l'agar-agar. La culture fraîche du microbe inoculée à une souris et à un lapin donne une maladie septique, mortelle au bout de deux jours. Dans les organes internes des animaux morts, on retrouve les mêmes bacilles par l'examen direct et par la culture. Ces bacilles se multiplient à peine sur la pomme de terre, mais assez bien dans le bouillon à l'air et dans le vide. Ils résistent à la dessiccation; une température de 80° les tue rapidement. On voit qu'ils présentent certaines analogies avec le parasite du choléra des poules.

Pfeiffer (*Ein neuer Parasit des Pockenprocesses aus der Gattung Sporozoa,* Weimar, 1887) qui avait trouvé des formations capsulées dans le liquide de la papule, hésite aussi à leur attribuer un rôle essentiel dans l'étiologie de la maladie. Ces corpuscules de Pfeiffer mesurent 9 μ de longueur et se rapprochent des coccidies.

La description et les dessins publiés sur ce parasite sont insuffisants pour en donner une idée nette ni pour affirmer son rôle. L'un de nous a répété à Bucarest l'examen microscopique de la lymphe vaccinale et de la paroi des pustules varioliques et il a trouvé dans la chambre humide, sur la platine chauffante, les espèces suivantes :

1° Des corps d'apparence capsulée, à contenu hyalin, de la grandeur des cellules de l'épiderme superficiel.

2° Des corps de la même grandeur, à contenu granuleux et contenant une ou plusieurs petites cellules, pourvues de noyaux, moins grandes que les leucocytes, et disposées d'une façon radiée au milieu de la grande cellule.

3° Des corps capsulés du même volume que les précédents et contenant de petits corpuscules capsulés et hyalins.

4° De grands corps hyalins présentant une cavité irrégulière à leur centre et des corps semblables plus petits.

5° De petits corps irréguliers qu'on pourrait prendre pour des débris de noyaux de leucocytes polynucléés, mais qui semblent être pourvus de mouvements amœboïdes et qui se colorent mal avec les couleurs d'aniline.

6° Dans la lymphe et dans la pulpe vaccinale, on trouve souvent sous le microscope une masse de cellules rondes, granuleuses, ressemblant aux leucocytes, qui présentent souvent des mouvements amœboïdes et des prolongements protoplasmiques.

Vaccine. — Il est utile de rapprocher, au point de vue anatomique, la *vaccine* de la variole. La disposition histologique de la pustule vaccinale est tout à fait analogue à celle de la variole. La cavité anfractueuse de la pustule contient des hématies, des leucocytes, des débris de noyaux et des microbes réunis en amas sans aucun ordre apparent (voy. fig. 301, *b*). Il n'y a là, ni au point de vue de la structure de la pustule, ni au point de vue de la forme des microbes, aucun élément qui puisse faire distinguer la variole de la vaccine. Chauveau, après avoir filtré le liquide vaccinal, obtint d'une part un liquide qui avait passé à travers le filtre, et d'autre part une portion trouble, solide, qui restait sur le filtre. Il observa que l'inoculation de la portion solide donnait seule le vaccin. Chauveau[1] montra ainsi que l'élément virulent était constitué par des particules grenues solides, la véritable nature de ces éléments restant inconnue. Cohn[2] et Weigert ont montré qu'il s'agissait de microbes, mais on n'est guère plus avancé sur les microbes spécifiques du vaccin qu'après le premier travail de Chauveau.

Les efforts tentés pour obtenir des cultures pures de vaccin sont demeurés également infructueux. Dans les expériences de l'Office sanitaire de

1. *Nature du virus vaccin* (*Comptes rendus*), 10 février 1868. *Nature des virus*, 20 fév. 1868.
2. Cohn, *Virchow's Archiv*, t. LV, 1872.

Berlin, on a trouvé, dans la lymphe vaccinale, une série de micro-organismes d'espèces différentes, mais non ceux du vaccin. Hager (congrès des médecins allemands à Magdebourg, 1884), après avoir rappelé ces échecs des tentatives de culture du vaccin, propose comme le meilleur agent de vaccination le vaccin en poudre desséchée.

Cependant Quist[1] a cultivé le liquide vaccinal dans une solution nutritive composée de sérum de bœuf avec deux parties égales de glycérine et d'eau distillée additionnée de carbonate de potasse; il a employé aussi l'albumine de l'œuf, la glycérine, la gomme arabique et différents sels. Il a obtenu, avec ces liquides, une culture caractérisée par une pellicule superficielle formée de microcoques très fins, qui se développe au bout de huit à dix jours. L'inoculation reproduit une pustule vaccinale, et l'enfant ainsi

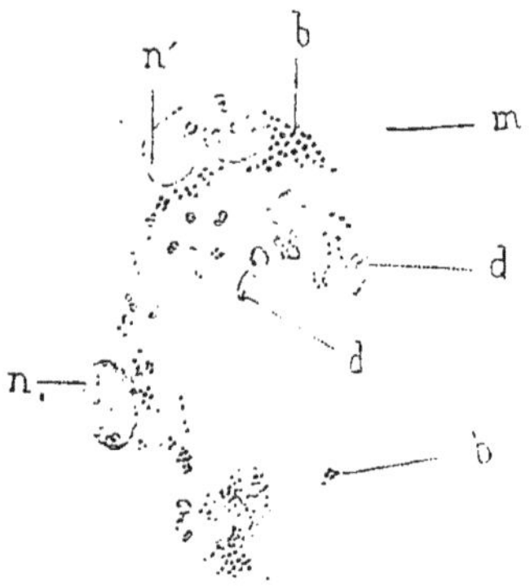

Fig. 301. — Bactéries trouvées dans les lacunes du corps muqueux d'une pustule de vaccin. *b*, *b*, bactéries ; *d*, cellules migratrices déformées ; *n*, *n*, noyaux des cellules du corps muqueux.

vacciné est ensuite insensible à une nouvelle inoculation faite avec du vaccin. Malgré ces résultats en apparence satisfaisants, nous devons dire qu'il est impossible de cultiver à l'état de pureté des microbes par la méthode de Quist.

Koch et Feiler[2] avaient trouvé dans la vaccine des bactéries pathogènes, mais qui n'agissaient pas comme vaccin.

Voigt[3] a isolé par la culture du vaccin sur des plaques de gélatine trois espèces de bactéries :

1° Des bactéries qui donnent des colonies grisâtres, circulaires, qui ne liquéfient pas la gélatine. Examinées à un grossissement de 80 diamètres, on voit qu'elles présentent un centre grenu et un bord clair. Leur culture par piqûre sur de la gélatine contenue dans un tube montre un voile superficiel et plus tard un léger trouble le long de la piqûre. L'examen avec un

1. Quist, *Petersbourg. medicinische Wochenschrift*, n° 46, 1883.
2. *Deutsche med. W.* 1883, 34.
3. *Deutsche med. W.* n° 52, 24 décembre 1885.

fort grossissement fait reconnaître de petits cocci réunis souvent deux à deux. Les vieilles cultures, celles qui datent de cinq mois par exemple, sont devenues gris jaunâtres. Elles possèdent souvent des bâtonnets composés de cocci.

Ces bactéries, inoculées sous la peau du veau, donnent l'immunité pour le cow-pox. Cinq jours environ après l'inoculation, il se développe des nodules qui se couvrent ensuite de croûtes. Dans un cas, Voigt a réussi à inoculer avec succès la culture de ces bactéries, puis avec le liquide de la pustule vaccinale ainsi produite, il a obtenu une culture pure et cette culture a donné un vaccin très puissant (*cow-pox* expérimental). Malgré ce succès, Voigt ne peut pas recommander l'usage du vaccin ainsi cultivé, car la virulence des cultures artificielles successives se perd très rapidement. Ainsi une culture faite pendant cinq mois est ordinairement inoffensive. Dans un autre cas, l'inoculation du vaccin artificiel a produit une éruption de vaccine généralisée, ee qui est rare dans la vaccination ordinaire.

2° Des cultures grenues, de couleur verdâtre, liquéfiant la gélatine, consistant en grands cocci. Ces cultures ne se développent pas constamment à la suite de l'inoculation du vaccin sur la gélatine.

3° De petits cocci donnant une culture gris jaunâtre, ronde, qui liquéfie la gélatine. Ces microbes sont inoffensifs.

Voigt a isolé un autre microbe dont la culture ressembla d'abord à celle du microbe n° 1, mais qui liquéfia plus tard la gélatine. Ce microbe inoculé a produit des éruptions pustuleuses, et a conféré l'immunité[1].

Les recherches de Voigt, bien qu'elles aient fait avancer la question de la préparation artificielle du vaccin, ne sont pas encore directement applicables à la préservation de la variole.

Varicelle. — Guttmann (P.) (*Arch. de Virchow*, v. CVII, p. 259-266), après avoir enlevé la partie supérieure des pustules de varicelle, y plongea un fil de platine avec lequel il ensemença six tubes de gélose. Il cultiva ainsi trois espèces de micro-organismes.

1° Le staphylococcus pyogenes aureus;

2° Un staphylocoque auquel il donna le nom de *staphylococcus viridis flavescens*, qui présente les caractères suivants : il forme sur la gélatine en plaque des colonies d'un jaune terne, rondes, à contours nets, qui ne la liquéfient pas. Sur le sérum sanguin, il forme des colonies d'un jaune citron. Les cocci ont le volume et la forme du staphylocoque. Ils ne possèdent pas de propriétés pyogènes.

Comme troisième espèce, il vit se développer des colonies ayant l'aspect de gouttes de paraffine, blanches et rondes; elles étaient formées par des cocci réunis en petits groupes.

Les inoculations faites sous la peau ou dans les veines du lapin, de la souris et du cobaye, demeurèrent complètement inoffensives.

Il retrouva les mêmes micro-organismes dans deux autres cas de varicelle.

1. Nous renvoyons le lecteur, pour ce qui concerne les travaux bactériologiques relatifs au vaccin, à l'article de Pfeiffer sur ce sujet (*Zeitschrift f. Hygiene*, 1888).

CHAPITRE XV

LA SCARLATINE

Dans cette maladie si répandue et si dangereuse par ses complications, on a décrit beaucoup de microbes dans les diverses lésions de la peau, des muqueuses, dans les urines, etc. Ces constatations ont été faites au début des recherches bactériologiques, mais depuis que cette science est devenue plus exacte, les publications relatives à l'étiologie de la scarlatine se sont montrées plus rares.

Hallier a trouvé beaucoup de micrococci dans le sang des scarlatineux. Il a obtenu par les cultures un champignon qu'il a nommé *tilletia scarlatinosa.* D'autres observateurs n'ont rien trouvé dans le sang. Coze et Feltz ont rencontré dans le sang des cocci de 0 μ,6. En inoculant des lapins avec ce sang, 62 lapins sur 66 ont succombé. Leur sang contenait les mêmes microbes.

Tschamer a observé des microbes dans le sang, dans les pellicules de l'épiderme, dans les sécrétions et dans l'urine. Klebs a décrit des cocci dont les parties périphériques deviennent des bacilles (*Centralblatt der Kinderheilkunde,* 1879).

Riss a observé de petits points dans le sang, mais les cultures n'ont pas réussi. Le sang des scarlatineux était infectieux pour les lapins.

Pohl Pincus a trouvé des microbes dans l'épithélium desquammé, mais cela n'a rien d'étonnant car il en existe à l'état normal (*Centralblatt f. w. Med.* 1883).

Crooke (*the Lancet,* 1883) a trouvé non seulement des bacilles assez longs dans les ganglions enflammés du cou, mais aussi des micrococci dans le sang des scarlatineux, même chez des individus morts de la scarlatine seule, sans complication.

On voit que jusqu'ici ces observateurs ont décrit des microbes qui n'ont pas une grande importance au point de vue de la cause réelle de la scarlatine, mais que toujours le sang contient des microbes qui sont infectieux pour le lapin.

Litten (*Charite Annalen,* 1881) est le premier qui ait décrit des streptococci dans les organes des scarlatineux. Babes a trouvé plusieurs fois des streptococci très caractéristiques dans les exsudats inflammatoires des articulations chez les scarlatineux (*Jahrbuch der Kinderheilkunde,* 1883).

Löffler, dans son travail sur la diphthérie (1884) a observé dans les angines scarlatineuses compliquées de diphthérie, surtout à la surface des amygdales et dans leur profondeur, de grands streptococci à chaînettes allongées qui pénètrent dans les vaisseaux lymphatiques et qui se généralisent dans les organes. Les cultures de ces microbes ressemblent au streptococcus de l'érysipèle et au streptococcus pyogenes.

Comme Löffler a prouvé que l'injection dans le sang de ces streptococci donne lieu à une culture dans ce liquide, il est très probable que les streptococci trouvés dans les articulations des scarlatineux reconnaissent la même origine.

Crooke a fait des coupes des organes des individus morts de scarlatine. Il a souvent trouvé des infiltrations de cocci, surtout dans les inflammations du larynx. Dans quelques cas de pyémie consécutive à la scarlatine, il a constaté des ulcères dans les amygdales, des infarctus du poumon et d'autres organes, présentant des vaisseaux remplis de micrococci.

Bokai (*Orvosi hetilap,* 1882 et 1885) a étudié avec grand soin les diverses espèces d'arthrites scarlatineuses, séreuses ou purulentes. Dans le liquide purulent de plusieurs de ces arthrites, Babes a rencontré des masses de microbes ronds en chaînettes. Certaines de ces arthrites sont purulentes dès leur début et contiennent aussi des bactéries. Elles s'accompagnent généralement d'accidents graves tels que la diphthérie, le phlegmon du cou et sont la marque d'une pyémie généralisée.

Stickler (*New-York med.,* 24 mars 1884) a cru découvrir le vaccin de la scarlatine en faisant passer le virus scarlatineux par le cheval et le veau auquel il aurait donné une espèce de scarlatine par l'inoculation du sang d'un homme atteint de cette maladie. Les animaux, cheval, lapin et chien, présentaient une éruption avec desquamation, trois jours après avoir été inoculés; il a inoculé avec cette desquamation un homme chez qui il survint une tache rouge. Le même individu, inoculé avec la scarlatine humaine, ne la gagna pas.

Plus récemment Klein, Jamieson et Edington ont prétendu avoir découvert les véritables microbes de la scarlatine. Klein (*Proc. of the scarlat fever,* XLXX) croit qu'une maladie épizootique de la vache fournit des bactéries qui par le lait se transmettent aux enfants. Il a cultivé un microbe en chaînettes pris sur des ulcères de la peau des vaches et qu'il a assimilé à un microbe semblable du sang des scarlatineux. Nous pensons qu'il s'agit simplement d'un streptococcus observé à la fois dans le pus de l'ulcère de la vache (cow-pox) en même temps que dans le sang d'un scarlatineux. Les streptocoques sont en effet très communs dans toutes les complications de la scarlatine. Jamieson et Edington avaient isolé un bacille dans les cultures du sang des doigts d'un scarlatineux, sans avoir trouvé ces bacilles dans l'organisme même. Le bacille cultivé, inoculé à des animaux, produit une espèce d'exanthème et une desquamation de la peau. Il est probable qu'il s'agissait d'un microbe accidentellement introduit dans les cultures.

Nous avons vu (2e édition), dans les ganglions enflammés du cou, un petit bacille saprogène court, ne liquéfiant pas la gélatine, et qui tuait les souris en donnant lieu à la formation de nodules inflammatoires.

Plus récemment, Escherich (*Centralblatt f. Bacteriologie,* n° 13) a cultivé un bacille pris dans les ganglions enflammés du cou. Il liquéfie très rapidement la gélatine ; il est mobile et ressemble au proteus de Hauser.

Plusieurs auteurs, Virchow, Litten, Henoch, Friedländer, ont fait des recherches histologiques concernant les lésions des organes, sans trouver rien de bien net.

Fränkel et Freudenberg ont examiné trois cas mortels de scarlatine. Ils ont fait des cultures des ganglions sous-maxillaires, de la rate, du rein et du foie, et ils ont trouvé le streptococcus pyogenes de Rosenbach. Ils ont obtenu le même résultat sur des coupes.

Il paraît donc certain, d'après nos recherches et celles des auteurs que nous venons de citer, qu'on trouve très souvent dans les organes le streptococcus pyogenes.

Babes[1] a publié vingt cas de scarlatine suivis de mort avec ou sans complications de diphthérie, de pneumonie et de néphrite. Il y avait parfois une lésion locale de l'amygdale ou un phlegmon du cou. Dans dix-huit de ces faits, il a cultivé un streptococcus pur ou combiné avec une ou plusieurs autres bactéries. Celles-ci se trouvaient toujours dans des foyers limités. Le streptococcus, isolé dans ces dix-huit observations de scarlatine, diffère de certains streptocoques décrits par Rosenbach, Löffler, Fehleisen, etc., en ce qu'il est plus petit, moins virulent, plus difficile à colorer et surtout parce qu'il se développe moins bien dans la gélatine (fig. 302). Dans cette substance nutritive, les petites colonies n'existent que le long de la piqûre et sont plus accusées dans la profondeur de celle-ci. Mais ces caractères distinctifs ne sont ni constants ni absolus et ils se rencontrent aussi dans les streptocoques d'autre provenance. On obtient en effet des variations analogues avec les streptocoques du pus ou de l'érysipèle, si bien que le streptococcus des scarlatineux doit être regardé simplement comme une variété peu constante du streptococcus pyogenes.

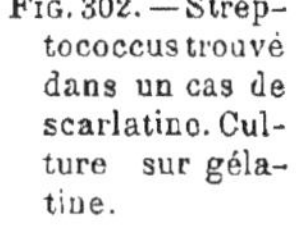

Fig. 302. — Streptococcus trouvé dans un cas de scarlatine. Culture sur gélatine.

Il est difficile d'affirmer l'existence des bactéries dans le sang et les organes des scarlatineux pendant leur vie. Une goutte de sang de scarlatineux n'offre qu'exceptionnellement des bactéries. Deux fois cependant sur vingt, Babes a vu quelques chaînettes de streptocoques. L'examen histologique de la peau ne nous a rien montré dans trois cas.

Si l'on songe à la grande quantité du sang et à la difficulté d'y trouver des bactéries dans un organe comme la peau qui est simplement congestionnée d'un façon diffuse et qui ne présente

1. *Orvos. egylet*, 1886 et *Bacteriologische Unters. üb sept. Proz.* Leipsick, 1889.

pas de foyers limités, on peut s'expliquer la rareté de ces streptococci dans le sang. Mais en examinant la surface des amygdales au début de l'amygdalite scarlatineuse, on observe souvent des streptococci. Il était peu probable qu'on en trouvât dans la desquamation cutanée; cependant, sur trois cas de scarlatine, Babes les a trouvés une fois par le procédé des cultures.

Le sang d'un scarlatineux inoculé sous la peau d'un lapin produisit une fois une septicémie avec des streptococci dans le sang, mais dans quatre autres faits l'inoculation du sang n'a pas réussi.

L'examen de l'urine, dans les cas simples, ne fait découvrir que le streptococcus ureæ et non le streptococcus pyogenes.

Quelquefois cependant on rencontre ce dernier dans les urines albumineuses.

Tels sont les résultats obtenus par les recherches faites sur les malades atteints de scarlatine sans gravité exceptionnelle. Elles donnent des renseignements importants à noter, mais qui ne sont pas absolument concluants. On ne peut en effet examiner que la surface de la peau et des muqueuses.

L'examen des organes après la mort donne des renseignements plus nets.

Les scarlatineux meurent par diphthérie pharyngienne ou laryngienne, par broncho-pneumonie, par néphrite et assez souvent à la suite de l'inflammation des ganglions cervicaux et péribronchiques, terminée par un phlegmon, par la suppuration, par la septicémie et par la gangrène.

Lorsque les individus meurent de diphthérie, on trouve à la fois dans les pseudo-membranes le bacille de Löffler et des streptococci semblables à ceux du pus. On peut suivre les bacilles dans les couches superficielles de la muqueuse et dans un ou plusieurs ganglions très voisins de la muqueuse. Ces ganglions présentent des foyers ramollis puriformes, où l'on ne voit que des bactéries et pas de globules de pus. Les bacilles se voient aussi dans les grosses bronches. Ils sont par conséquent limités comme siège, tandis que les streptococci ont envahi tous les ganglions lymphatiques du cou, du médiastin, la plupart des organes et en particulier le rein, même s'il n'y a pas de néphrite bien marquée.

S'il existe une angine scarlatineuse très prononcée sans diphthérie, mais avec tuméfaction des ganglions, ces derniers contiennent une grande quantité de streptococci. Ceux-ci siègent non seulement dans les vaisseaux lymphatiques de la substance corticale, mais aussi dans les sinus et petits vaisseaux lymphatiques, ou bien ils sont disséminés sans ordre dans le tissu lymphoïde. Si les malades ont succombé à la pneumonie, on rencontre très souvent les streptococci dans le poumon, dans la plèvre et surtout dans les ganglions lymphatiques de la racine des bronches.

Si les malades succombent à une suppuration gangreneuse des ganglions, on trouve les streptococci dans ces organes où ils sont mêlés avec d'autres bactéries sur lesquelles nous reviendrons. Les organes voisins présentent des streptococci.

La néphrite scarlatineuse a été surtout l'objet des recherches de divers auteurs et des nôtres. D'une façon générale on peut dire que la néphrite scarlatineuse seule ne cause pas la mort.

Dans toutes nos autopsies, à l'exception de deux, les cultures ont fait découvrir des bactéries dans les reins et dans d'autres organes, tandis que l'examen histologique des reins ne donnait pas constamment des résultats positifs.

Les néphrites scarlatineuses débutent parfois pendant la période d'éruption, surtout dans la scarlatine maligne, mais elles surviennent généralement au début de la période de desquamation.

Sur trente cas de mort avec néphrite scarlatineuse, il y avait deux cas dans lesquels elle s'était développée très rapidement avec une inflammation phlegmoneuse intense des amygdales. Il s'agissait six fois d'une diphthérie secondaire à la scarlatine, deux fois d'une bronchite capillaire, onze fois de pneumonie catarrhale, huit fois de pleurésie simple ou purulente, deux fois de phlegmon gangreneux du cou. Il y avait un cas de péritonite séro-fibrineuse, deux cas de polyarthrite purulente, deux cas de bronchiectasie chronique gangreneuse, un cas de gangrène d'un ganglion bronchique suivie de phlegmon du médiastin, deux fois une tuberculose chronique du poumon, et cinq fois une tuberculose des ganglions bronchiques. Le cœur était atteint, dans douze de ces observations, d'une hypertrophie simple.

Les néphrites les plus accentuées, revêtant l'apparence du gros rein blanc, subaiguës ou chroniques, compliquaient la tuberculose ou la gangrène des ganglions lymphatiques.

Les lésions plus ou moins aiguës du rein étaient toujours accompagnées d'un certain degré de néphrite interstitielle avec épanchement de petites cellules autour des vaisseaux, au hile des glomérules et à la périphérie de la capsule de Bowmann. Une infiltration intense par de petites cellules existait huit fois autour des glomérules (périglomérulite). Deux fois, à la suite de complications gangreneuses, on observait une infiltration totale du rein par du tissu embryonnaire. Le rein était alors blanc rosé, mou.

La dégénérescence amyloïde (fig. 303) du rein n'a été observée qu'une fois comme complication de la tuberculose des ganglions.

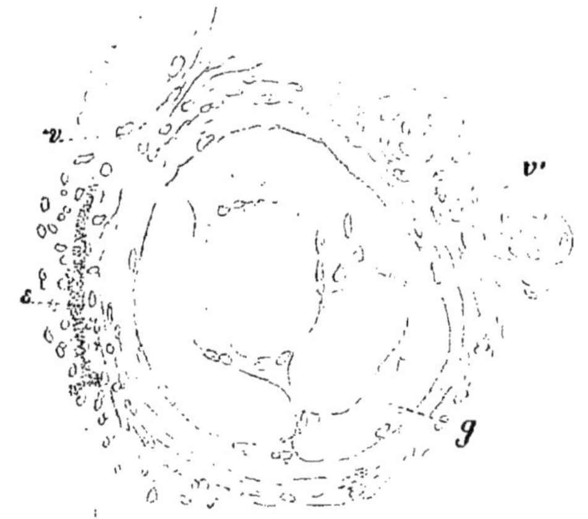

FIG. 303. — Rein scarlatineux et amyloïde. Coloration par la méthode de Gram et la safranine. (Oc. 2, *Reich. Imm. hom.* 1 1/15.)

g, glomérule amyloïde; v, veines dilatées; v' canalicules dont les parois sont hypertrophiées; s, streptococci dans un petit vaisseau sanguin.

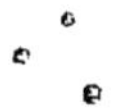

FIG. 304. — Streptococcus provenant d'un rein scarlatineux cultivé sur agar-agar; vacuoles et corpuscules chromatiques colorés en rouge par le bleu de Löffler. Gross. de 1 500 diam. environ.

Les glomérules étaient constamment altérés, soit que le bouquet vasculaire contînt plus de cellules rondes ou des cellules plus tuméfiées qu'à l'état normal, soit que les cellules de la capsule fussent aussi multipliées. Quelquefois les vaisseaux glomérulaires contenaient des amas de globules blancs ou des masses hyalines remplissant leur lumière.

On constatait toujours en même temps une lésion parenchymateuse avec tuméfaction des cellules des tubes contournés. Cette lésion n'est pas très prononcée et elle est limitée à certains tubes. Six fois cependant il y avait une dégénérescence graisseuse très accentuée avec fusion du protoplasma des cellules. Les tubes offrent des cylindres hyalins plus ou moins nombreux, généralement en petit nombre, si ce n'est dans les cas graves. On voit alors des cylindres de forme variée, mûriformes, très gros, accompagnés de la multiplication des cellules épithéliales. Certains tubes contiennent des amas d'épithélium ou de globules blancs.

Dans le tiers de ces néphrites on observait des lésions subai-

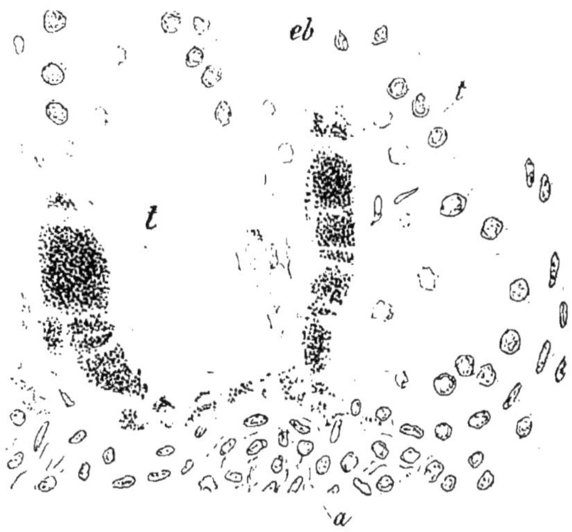

Fig. 305. — Rein scarlatineux. Grossissement de 600 diamètres. Coloration par la méthode de Gram et la safranine.

a, petite artère; t, tube urinaire montrant la dégénérescence des épithéliums, surtout dans le voisinage des vaisseaux oblitérés par des streptococci.

guës, un épaississement des vaisseaux et de la membrane des tubes ou un état fibreux cicatriciel de certains glomérules.

Il s'agit donc là, dans la scarlatine, d'une néphrite diffuse aiguë ou subaiguë, portant à la fois sur le tissu conjonctif et sur le parenchyme épithélial.

Sur ces trente faits on a pu voir cinq fois des streptococci sur des coupes, après coloration par la méthode de Gram. Deux fois ils étaient répandus en petit nombre, sous forme de chaînettes dans les anses glomérulaires, sur la capsule de Bowmann et entre les cellules épithéliales (fig. 306). Dans trois de ces cas les streptococci remplissaient quelques-uns des petits vaisseaux (fig. 305).

Il s'agissait de gros reins blancs avec infiltration par de petites cellules observés à la suite de complications gangreneuses de la scarlatine.

Dans vingt-six cas, y compris les cinq précédents, on a obtenu, par la culture, des streptococci en inoculant sur l'agar-agar des fragments du rein et de la rate.

Dans six cas il y avait, en outre du streptococcus, d'autres bactéries ; 1° un bacille saprogène analogue au bacille saprogène de Passet qui était en relation avec la gangrène, avec la bronchiectasie gangreneuse et la péritonite ; 2° le bacille de la pneumonie de Fränkel qui était dans un cas en relation avec une inflammation de la plèvre.

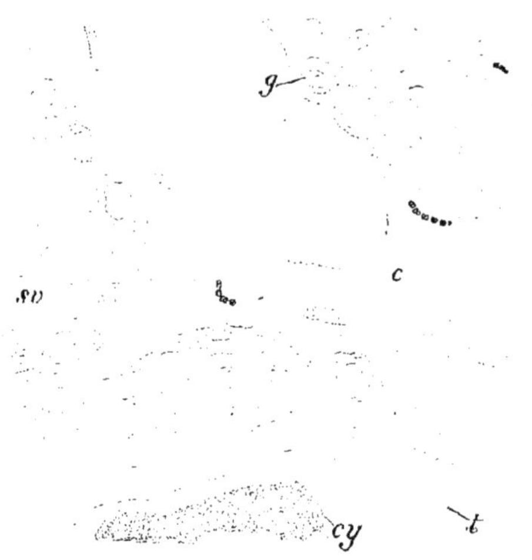

Fig. 306. — Coupe de rein scarlatineux. (Grossissement de 1000 diamètres.) Coloration Gram. g, glomérule ; c, espace capsulaire contenant des streptococci ; t, canalicules contournés ; cy, cylindre coloré.

Dans deux de ces trente autopsies on n'a pu cultiver aucun microbe. Le streptococcus existait en somme vingt-six fois sur trente.

Les streptococci obtenus par la culture ressemblaient, comme nous l'avons vu, au streptococcus pyogenes. Ils donnaient une inflammation limitée à la suite de l'injection sous-cutanée. Chez les souris, ils produisaient parfois une septicémie mortelle par l'injection de la première culture. A l'autopsie des animaux, on trouvait toujours des micrococci dans les organes.

Dans les deux faits dans lesquels il existait des streptococci dans les vaisseaux du rein, avec néphrite intense, la culture de ces microbes était très virulente, si bien que l'inoculation à très faible dose déterminait la mort des souris en vingt-quatre ou quarante-huit heures. Une trace de cette culture inoculée par piqûre à l'oreille du lapin donnait un érythème très prononcé après quelques heures, et le surlendemain l'oreille était extrêmement œdématiée. Au troisième jour l'animal mourait après avoir eu une fièvre intense ; à l'autopsie, on trouvait des microbes en quantité surtout dans la rate qui était tuméfiée. Ces micro-organismes siégeaient dans les grandes cellules et dans les veines de la pulpe splénique. Les cobayes se sont montrés moins sensibles. Ces streptococci très virulents ressemblaient tout à fait, comme cultures, au streptococcus pyogenes.

D'après ces recherches, on voit que les faits de scarlatine qui se terminent par la mort diffèrent beaucoup les uns des autres. La néphrite scarlatineuse présente des lésions variées et se complique de la présence de divers micro-organismes. Il existe généralement aussi d'autres complications qui succèdent à la scarlatine et qui interviennent à leur tour pour rendre la néphrite plus grave.

Presque toujours on trouve des streptococci dont l'action pathogène est plus ou moins intense. Tous produisent par inoculation sous-cutanée du lapin un érythème dont l'intensité dépend de la qualité et de la quantité des microbes inoculés.

On ne peut pas affirmer que ce streptococcus soit la cause de la scarlatine, mais on peut dire que c'est l'organisme qui se trouve le plus souvent dans les organes internes des enfants qui succombent à la scarlatine et qu'il entre pour une grande part dans les accidents terminaux de cette maladie. Il est vrai qu'on le rencontre aussi à l'autopsie des enfants qui succombent à la broncho-pneumonie consécutive à la diphthérie et à la rougeole et dans un grand nombre de septicémies mortelles.

On peut donc tirer de ces faits une conclusion applicable à la thérapeutique, c'est que la gravité de la scarlatine est en rapport avec la présence des bactéries du pus, et que les conditions les plus rigoureuses de l'antisepsie, surtout appliquée à la cavité buccale, doivent être observées dans son traitement.

Raskin a insisté de nouveau sur le rôle important du streptococcus dans la scarlatine et dans ses complications. Cet auteur décrit en outre, dans cette maladie, un microbe qui siège surtout dans les leucocytes et dans les pellicules de l'épiderme desquammé, qui est souvent disposé en diplocoques et qui présente des membres ronds et inégaux. Il différerait du streptococcus pyogenes et ne végéterait pas sur la gélatine à la température de la chambre. Nous avons nous-même observé et décrit, parmi les streptocoques, des variétés dont une première culture se développe très mal sur la gélatine, tandis que les cultures successives revêtent les caractères du streptocoque pyogène. Il en existe de semblables dans la scarlatine, mais rien ne nous autorise encore, malgré leur fréquence, à les regarder comme la cause unique de cette affection.

CHAPITRE XVI

LA ROUGEOLE

L'un de nous[1] a communiqué, en 1880, à la Société royale de médecine de Budapest, les résultats de ses recherches sur la rougeole et surtout sur la nature de la pneumonie qui se développe souvent à la suite de cette maladie. Dans un grand nombre des cas de rougeole, tout à fait au commencement de l'éruption, la sécrétion catarrhale du nez, de la conjonctive et des bronches, le sang pris dans la peau affectée d'érythème, avec toutes les précautions nécessaires pour les recueillir à l'état de pureté absolue, ont été étendus sur les lamelles minces et ensuite desséchés. Ces lamelles ont été traitées par le violet de méthyle 5 B. En examinant le sang, on voit que les leucocytes sont un peu plus nombreux qu'à l'état normal; mais de plus on y trouve presque toujours des microbes ronds, d'un diamètre de 0 μ, 6, très souvent liés deux par deux (en 8) ou en petites chaînettes et alors un peu aplatis, sans mouvements, très brillants et qui se colorent difficilement. Quelquefois, surtout dans les cultures avec une goutte de gélatine dans une chambre humide, dans lesquelles les bactéries se sont multipliées, on en observe deux unis en 8 (*diplococcus*), ou en petits chapelets. Dans un cas, le sang renfermait, auprès de ces bactéries, quelques bacilles très courts, de la même grosseur.

En examinant, d'après la même méthode, les sécrétions nasales et conjonctivales, on y trouve un nombre immense de bactéries d'une grandeur et d'une forme qui correspondent à celles du sang. Auprès de ces bactéries, il y a du mucus, quelques cellules muqueuses, des cellules épithéliales avec des cils vibratiles, et enfin quelques autres bactéries. En comparant cette sécrétion nasale avec celle d'un coryza ordinaire, on peut constater, dans ce dernier, beaucoup de formes différentes de bactéries, un peu allongées en général, plus grandes, une espèce de zooglœe formée par des grains très fins, et enfin beaucoup de bacilles de grandeurs différentes. Dans les cra-

1. Babes, *Adatok a kanyaró és a kangarós tüdölob koroktanához* (*Orvosi hetilap*), 1881. Voyez aussi Cornil et Babes, *Archives de physiologie*, 15 août 1883.

chats des enfants atteints d'une bronchite rubéolique, on observe la même forme de bactéries rondes, ou sous forme de 8.

Sur les coupes d'un fragment de la peau pris sur le vivant, au second jour de l'éruption, nous avons constaté une diapédèse de cellules lymphatiques dans les papilles et dans l'épiderme. Il y avait aussi quelques cellules du corps muqueux de Malpighi en voie de division indirecte par kariokinèse. Sur les coupes colorées par la safranine de la fabrique de Bâle, nous avons vu quelques microcoques dans les capillaires dilatés des papilles et autour d'eux. Mais nous n'avons pas réussi à les colorer par les violets d'aniline.

Pneumonie rubéolique. — C'est surtout dans la pneumonie, à la suite de la rougeole, qu'on trouve une masse étonnante de microbes semblables à ceux que nous venons de décrire.

C'est un type de pneumonie catarrhale. On suppose qu'elle est presque toujours secondaire, qu'elle se développe à la suite d'une inflammation des bronches et des bronchioles, et que cette origine est la cause de la disposition lobulaire de la pneumonie. Les parties du poumon affectées appartiennent surtout à la région postérieure et inférieure de ces organes. Au début, les îlots altérés présentent les caractères macroscopiques de la congestion avec atélectasie; plus tard, ces îlots s'étendent et se réunissent, deviennent œdémateux, gris et saillants à la surface de la plèvre. Sur une coupe, ils présentent un liquide trouble, assez abondant: leur surface de section est lisse ou un peu granuleuse. Ces petits lobules forment des saillies entre lesquelles les cloisons de tissu conjonctif interlobulaire sont élargies. Dans un état plus avancé, la partie affectée peut devenir d'un rouge violacé, résistante et élastique. Sa surface de section laisse alors suinter un peu de liquide trouble mêlé de sang. Les petites bronches, dont la paroi est épaissie, sont remplies d'un mucus purulent. Dans certains cas, la couleur rouge des parties enflammées est moins prononcée, le poumon reste gris et passe immédiatement à un état qui ressemble beaucoup à certaines formes de la pneumonie caséeuse. Des îlots hépatisés, de la grosseur d'une noix, ou plus petits, plus ou moins bien limités, qui siègent surtout autour des bronches, montrent alors, sur une section, une couleur d'un jaune pâle. On peut constater, dès lors, que le tissu conjonctif interlobulaire est épaissi et qu'il est le siège principal des lésions. Ce tissu pulmonaire est infiltré d'un liquide abondant, trouble, jaunâtre. Plus tard ces parties deviennent opaques, gris jaunâtre et très friables. Elles ont un aspect spongieux, presque pulpeux, et laissent sourdre par la pression, comme d'une éponge, une assez grande quantité d'un liquide épais, purulent, jaune brunâtre. Au milieu des îlots ainsi altérés, il se forme de petites cavités ou fentes à fond ulcéré, irrégulier, remplies d'un liquide analogue.

En examinant au microscope ces différentes lésions qui sont souvent mélangées, on trouve diverses altérations des tissus qui entrent dans la structure du poumon.

Au début, on peut constater qu'il ne s'agit pas simplement d'une atélectasie. Le tissu conjonctif péribronchique et le tissu interlobulaire sont infiltrés de petites cellules. Les vaisseaux sont remplis de sang dont les globules pénètrent souvent dans les alvéoles. Dans les lobules œdémateux, le siège de l'œdème est surtout le tissu conjonctif interlobulaire. En outre, on trouve souvent une hyperplasie des follicules lymphatiques du tissu interlobulaire et une dilatation des voies lymphatiques. On peut constater en même temps une tuméfaction des cellules qui tapissent les alvéoles.

Dans l'hépatisation rouge, les lésions interlobulaires sont moins prononcées que dans la pneumonie grise ou gris jaunâtre. Mais, là aussi, on a surtout affaire à une infiltration interstitielle. Les alvéoles, dont les cellules épithéliales sont gonflées, contiennent quelques grandes cellules rondes, des globules blancs, des globules rouges et de la fibrine.

La lésion du tissu conjonctif interlobulaire est la plus prononcée dans l'hépatisation gris jaunâtre et dans le ramollissement du tissu pulmonaire altéré.

Ces lésions ont été dessinées dans les fig. 307 et 308. La figure 307 montre la plèvre et la partie contiguë d'un îlot d'hépatisation gris jaunâtre, de la grosseur d'une noix, situé à la surface du lobe inférieur. La plèvre est épaisse, couverte d'une couche granuleuse de fibrine (*p*). Le tissu sous-pleural, très épaissi et œdémateux, montre des cellules embryonnaires et étoilées. Les vaisseaux lymphatiques du tissu interlobulaire (*l*) sont dilatés, entourés de leucocytes. On voit des follicules lymphatiques (*f*) agrandis, tout à fait remplis de petites cellules lymphatiques. Autour des vaisseaux lymphatiques, le tissu interlobulaire est infiltré de faisceaux de fibrine coagulée (*cb*).

Le tissu conjonctif y contient peu de cellules, si ce n'est à la limite des lobules pulmonaires voisins (*a*). On trouve un grand nombre de cellules disposées en séries dans les cloisons interalvéolaires. Les alvéoles eux-mêmes (*a*) sont peu altérés. En colorant les coupes, on réussit à mettre en évidence un grand nombre de bactéries disposées d'une façon tout à fait caractéristique. On en trouve dans la fibrine qui couvre la plèvre (*b*): des vaisseaux sanguins sous-pleuraux (*bv*) sont souvent oblitérés par

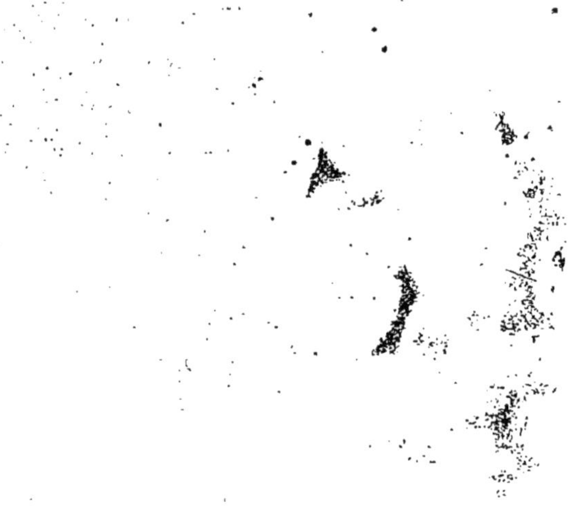

FIG. 307. — Coupe du poumon et de la plèvre dans une pneumonie rubéolique.

p, plèvre viscérale couverte d'un exsudat fibrineux contenant des bactéries *b*.

les zooglœes. mais c'est surtout dans les vaisseaux lymphatiques du tissu interlobulaire et autour des vaisseaux, qu'on les trouve en grand nombre. La lumière des vaisseaux lymphatiques (*l*) présente souvent une coagulation fibrineuse parsemée de microbes.

Enfin, dans le voisinage du tissu conjonctif périlobulaire, quelques alvéoles renferment des microbes (*a'*) en même temps que de la fibrine.

La figure 308 montre un état plus avancé de l'hépatisation. Avec un plus fort grossissement (100 diamètres environ), on y voit des bactéries dans la plèvre *pl*, dans les vaisseaux lymphatiques du tissu interlobulaire *l*, et dans le réticulum fibrineux de ce tissu *cb*. Un vaisseau sanguin *v'* qui appartient à ce dernier est rempli par un caillot fibrineux étoilé. Du côté des alvéoles, le tissu conjonctif est infiltré de leucocytes; la paroi des alvéoles est devenue moins nette; elle est formée des mêmes petites cellules qui s'y réunissent parfois en petits amas *ti*. Les alvéoles sont mal limités, surtout au voisinage du tissu interlobulaire; ils sont remplis de fibrine et de quelques

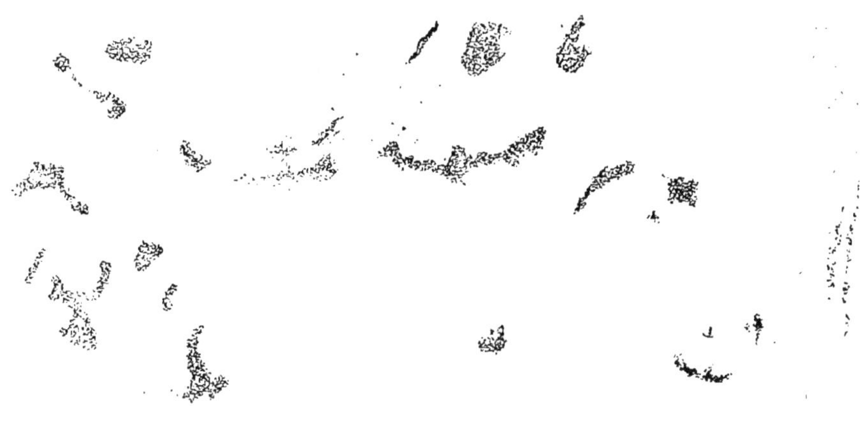

FIG. 308. — Hépatisation gris jaunâtre, en partie caséeuse, consécutive à la rougeole (Grossissement de 15 diamètres).

pl, plèvre couverte de bactéries *b*; *ti*, tissu interlobulaire œdémateux et embryonnaire contenant des vaisseaux sanguins *v* et des vaisseaux lymphatiques *l* souvent remplis de bactéries en zooglœes; *k*, masses hyalines dans le tissu interlobulaire; *cb*, bactéries infiltrées dans la partie centrale du tissu interlobulaire avec de la fibrine; *v'*, petite artère oblitérée par un caillot étoilé; *ti*, tissu inflammatoire pénétrant entre les alvéoles et produisant un épaississement considérable des cloisons interalvéolaires; *a*, alvéoles; *b'*, microbes dans la fibrine qui remplit la plupart des alvéoles.

grandes cellules rondes renfermant un grand nombre de bactéries. La figure 309 montre les éléments contenus dans les alvéoles recueillis immédiatement après la mort, traités par la dessiccation sur une lamelle et par la coloration avec le violet de méthyle. Les cellules un peu aplaties *ea* (fig. 309), qui appartiennent à l'épithélium des alvéoles, les cellules plus petites qui sont vraisemblablement des leucocytes transformés, et les cellules cylindriques des bronches *cb*, sont à peine colorées, andis que les bactéries qu'on y trouve en très grand nombre, isolées ou en 8, ou en forme de petits chapelets *b*, sont très colorées. Ces bactéries se montrent quelquefois dans les cellules *ea'*,

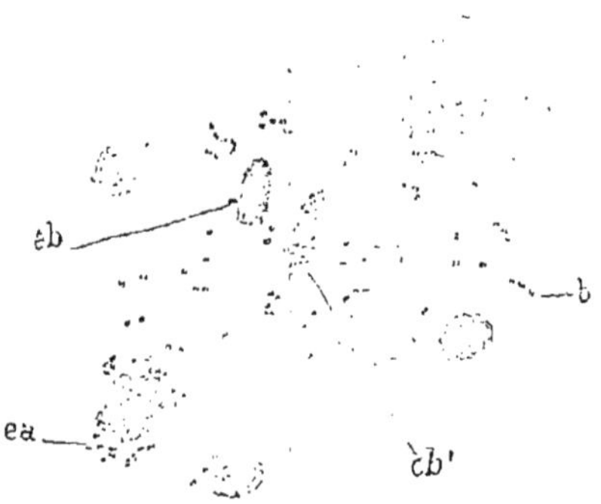

Fig. 309. — Contenu des alvéoles d'un îlot gris jaunâtre dans la pneumonie rubéolique.

ea, épithélium des alvéoles; *ea'*, une cellule épithéliale en voie de destruction contenant des bactéries; *eb*, cellules épithéliales des bronches; *b*, bactéries en 8; *b'*, les mêmes en chapelets.

et même elles peuvent former une agglomération *cb* qui se substitue aux cellules.

La figure 310 représente une partie du tissu interlobulaire

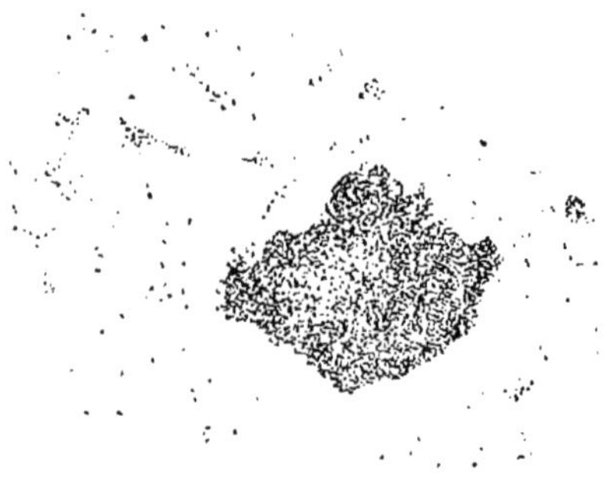

Fig. 310. — Tissu interlobulaire infiltré de fibrine et de bactéries (600 diamètres environ).

l, vaisseau lymphatique avec des cellules endothéliales gonflées; *f*, fibrine coagulée; *f'*, fibres de tissu conjonctif; *c*, cellules infiltrées dans ce tissu; *g*, gouttelettes de graisse; *g'*, globules rouges du sang; *b*, bactéries; *z*, zooglœe des mêmes bactéries.

avec un plus fort grossissement (600 environ). On y rencontre un vaisseau lymphatique *l* avec des cellules endothéliales gonflées. Le tissu conjonctif est infiltré de fibrine *f*; il contient quelques globules rouges et de la graisse *g*. Ce tissu présente un grand nombre de bactéries souvent en 8 et en zoogloea, *z*.

On peut trouver aussi dans certains vaisseaux sanguins des bactéries disposées en zooglœe. Les préparations que nous avons faites provenaient de poumons atteints de la pneumonie consécutive à la rougeole, qui ont été pris presque immédiatement après la mort.

On peut constater que, dans un grand nombre de cas, cette pneumonie commence par un œdème du tissu conjonctif sous-pleural et interlobulaire, et par l'apparition des bactéries dans les vaisseaux et dans le tissu conjonctif. Bientôt la fibrine se coagule entre les fibres de ce tissu, l'inflammation qui entourait primitivement les lobules pulmonaires pénètre ensuite entre les alvéoles. Il s'effectue à la fois un gonflement de l'endothélium des alvéoles, une invasion des leucocytes et des globules rouges dans leur cavité, souvent une coagulation de fibrine. Dans les cellules et dans le réticulum fibrineux intra-alvéolaire, on trouve alors un grand nombre de bactéries.

Il existe, sans doute, d'autres faits dans lesquels la pneumonie débute par un catarrhe des bronches. On peut donc admettre qu'il survient de petites érosions de la muqueuse bronchique par lesquelles les bactéries pénètrent dans le tissu conjonctif du poumon, ou bien il se développe une inflammation péri-bronchiale, et par suite une pneumonie. Nous avons vu que ces deux modes de propagation se combinent même souvent, mais il nous semble que le premier mode est le plus général.

Nous supposons aussi, d'après ce qui précède, qu'il existe une relation de cause à effet entre la rougeole et ces bactéries.

La rougeole est, en effet, une des plus contagieuses parmi les fièvres exanthématiques, si bien que presque tout le monde en est atteint. Elle commence par des affections catarrhales du nez et de la conjonctive ; il est, *a priori*, très probable que là se développe le contagium qui pénètre ensuite dans l'intérieur même du corps. Mejr a pu produire, il y a longtemps déjà, l'éruption de la rougeole par le transport du mucus nasal d'un individu atteint de la rougeole à un individu sain.

En trouvant dans cette sécrétion infectieuse des bactéries déterminées, on peut penser, par analogie avec les autres maladies infectieuses, que ces bactéries sont les vecteurs du virus rubéolique. Cette multiplication initiale des agents de la virulence dans les muqueuses est rendue d'autant plus probable que l'érythème cutané débute ordinairement dans le voisinage des muqueuses. On trouve, du reste, parfois les mêmes bactéries dans la peau.

Il n'y a pas de doute que l'affection catarrhale des bronches dans la rougeole n'appartienne à la rougeole, les mêmes bactéries se montrant presque sans mélange dans la sécrétion bronchiale.

La pneumonie de la rougeole est-elle aussi une manifestation du virus rubéolique? Cela nous semble probable d'après les faits que nous venons d'exposer.

La pneumonie catarrhale peut se développer par les irritations les plus variées. Otto Frey, par exemple, l'a produite par la résection du pneumogastrique, et Schou a démontré qu'on trouve une bactérie bien déterminée dans les produits de ces pneumonies artificielles. Mais, d'autre part, on a prétendu que la pneumonie qui se développe dans la fièvre typhoïde est souvent causée par les bacilles appartenant à cette maladie, et enfin Koch a fait voir que la pneumonie, dans la pyohémie ou dans le charbon, peut être causée par les microbes de ces maladies. On pouvait penser qu'on trouverait les mêmes bactéries dans la pneumonie à la suite de la rougeole que dans les produits de la rougeole même; il est donc possible que cette pneumonie soit l'effet du virus de la rougeole. On peut admettre qu'elle n'est pas seulement la suite d'une bronchite capillaire, mais qu'il s'agit en même temps d'une inflammation du tissu conjonctif pleural et interlobulaire; pour comprendre une pareille invasion des bactéries qui sont les mêmes que celles qu'on observe dans les produits de la rougeole, il est tout naturel de supposer que cette pneumonie est l'expression locale de la rougeole déjà généralisée.

Dans cette hypothèse, tous les faits décrits précédemment sont faciles à comprendre. Les microbes, après avoir pénétré, par les médiastins, dans les voies lymphatiques et sanguines du tissu conjonctif du poumon, surtout dans le tissu interlobulaire, produisent une stase, un œdème, une inflammation. Ces parasites, sortant de ces vaisseaux avec de la fibrine, se répandent dans le tissu, et la fibrine s'y coagule. Ils pénètrent ensuite dans les alvéoles qui sont en connexion intime avec les voies lymphatiques. La présence d'une grande masse de bactéries qui causent une inflammation fibrineuse (nécrose de coagulation) dans les tissus explique la forme spéciale de cette pneumonie. Ces lésions rendent compte de l'œdème, de l'hépatisation grise plus ou moins infiltrée de sucs, qui passe à l'état jaune, opaque, caséeux et pulpeux, et qui se termine par une véritable destruction des parties atteintes. En même temps il peut se développer une pneumonie qui commence par l'inflammation de la paroi des bronches (péribronchite), ou par une propagation directe de l'inflammation aux plus petites bronches (bronchite capillaire).

Chez un enfant mort de broncho-pneumonie consécutive à la rougeole et à la coqueluche, l'un de nous (Cornil) a observé une quantité colossale de petits bacilles en même temps que des amas de microbes ronds. Sur les coupes du poumon colorées au violet de méthyle, puis décolorées après l'action soit de la solution iodée, soit de la solution de bichlorure, on voyait à la surface de la plèvre (*p*, fig. 309) et dans son tissu conjonctif épaissi et enflammé, une grande quantité de bacilles colorés, le plus souvent avec des grains suivant leur longueur, de 0μ,3 à 0μ,4 d'épaisseur, de longueur variable entre 2 et 3μ, droits ou infléchis, souvent agglomérés en petits amas. A côté d'eux, dans la plèvre, il y avait des microcoques en 8 assez gros, de 0μ,8 de diamètre et de petits microcoques en zooglœe. Dans les bronches les plus fines, à leur surface, dans leur intérieur et dans la cavité des alvéoles (*a*, fig. 311), on voyait souvent, par places, les mêmes bacilles. Ainsi ils formaient une couche plus ou moins dense à la surface des bronches et sur la paroi des alvéoles. Dans les cavités des bronches et de certains groupes d'alvéoles, les amas de fins microcoques prédominaient. Ils constituaient des masses ressemblant à une fine poussière de grains colorés, et ils remplissaient souvent les alvéoles et par places la cavité des bronchioles. Les bacilles ressemblaient beaucoup à ceux de la diphthérie, mais l'enfant dont il s'agit n'en avait présenté aucun symptôme [1]. Dans une observation de rougeole avec angine et ulcération du pharynx l'un de nous a trouvé, dans la partie profonde de la muqueuse pharyngienne, un bacille présentant

1. Thaon (*Soc. de biologie,* 17 oct. 1885) a aussi trouvé des bacilles dans la pneumonie rubéolique.

au point de vue de sa forme, de ses cultures et de ses propriétés pathogènes les caractères du bacille de la diphthérie. (Voyez le chapitre consacré à cette maladie.)

Cependant on doit reconnaître qu'on ne trouve pas dans toutes les pneumonies rubéoliques une aussi grande quantité de bactéries. Il en est dans lesquelles, à la suite de la rougeole, il

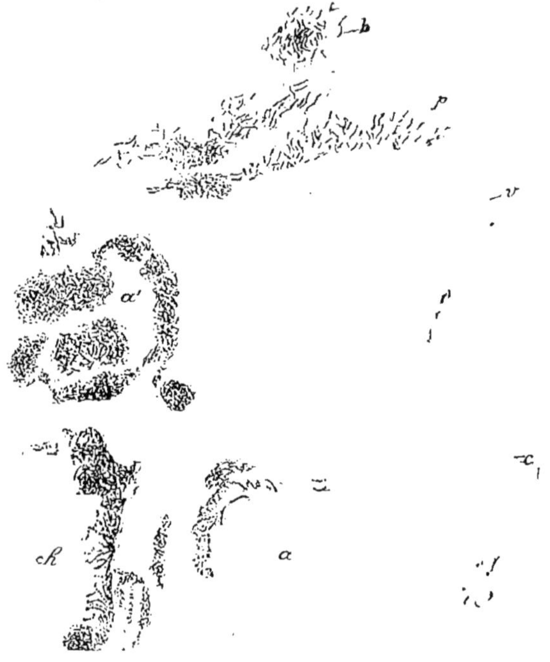

FIG. 311. — Coupe du poumon dans une pneumonie consécutive à la rougeole et à la coqueluche.

p, plèvre remplie de bactéries situées à sa surface et dans le tissu conjonctif; a, a, alvéoles pulmonaires remplis d'un exsudat cellulaire contenant des bactéries; c, cellules des alvéoles; ch, cloisons des alvéoles.

se développe une pneumonie lobulaire caséeuse qui est causée par l'invasion d'une masse énorme de bacilles de la tuberculose, qui sont disposés de la même façon que dans la pneumonie caséeuse tuberculeuse primitive. Nous avons aussi relaté précédemment, à propos de la broncho-pneumonie, qu'il y a parfois, dans la pneumonie rubéolique, des diplococci de la pneumonie aiguë infectieuse. Nous verrons, dans la description des associations bactériennes de la tuberculose, la description d'une pneumonie blanche présentant presque l'aspect d'un sarcome, développée après la rougeole, et résultant de l'action combinée du streptococcus du pus et du bacille de la tuberculose.

Par l'examen des urines, pendant les premiers jours de la rougeole, Lebel[1] a trouvé des bâtonnets un peu courbés et mobiles. Dans un cas, au second jour après l'éruption, il a observé des vibrions pourvus de spores. Ces bâtonnets disparaissaient après la cessation de la maladie.

L'un de nous (Babes) a essayé de cultiver le sang recueilli au niveau des taches de l'exanthème rubéolique ainsi que les produits inflammatoires des ganglions lymphatiques, du poumon et de la plèvre. Il est parvenu souvent à trouver et à cultiver à l'état de pureté sur agar, à la température du corps, un streptococcus formant sur le sérum de l'homme ou du bœuf une mince couche superficielle à peine visible. Les articles des chapelets de ce streptococcus se rapprochent des microcoques en huit que nous avons décrits. Ce streptococcus cultivé ressemble beaucoup à celui du pus. Peut-être sa grandeur, la propriété de garder sa forme aplatie dans les diplococci, son siège intra-cellulaire le distinguent-ils du streptococcus du pus et le rapprochent plutôt du microbe décrit plus tard par Weichselbaum sous le nom de *meningococcus intracellularis*. Inoculé sous la peau du nez d'un jeune cobaye, il produit une rougeur de la peau, de la fièvre et une conjonctivite muco-purulente. On a obtenu le même effet par l'inoculation au cobaye du sang d'un enfant atteint de rougeole. La culture du sang de ce cobaye a donné sur le sérum de bœuf une culture formée uniquement de bâtonnets homogènes, extrêmement fins, qui, inoculés sur l'agar-agar, se développent sous la forme d'une mince tache grisâtre. Dans d'autres cas, la culture de l'exsudat pleural et pulmonaire a reproduit le microbe capsulé qui tue le lapin. En ajoutant à ces recherches la constatation par Manfredi des bactéries trouvées dans les crachats des enfants qui souffraient de la pneumonie rubéolique, on peut dire que les produits des maladies consécutives à la rougeole présentent différentes espèces de bactéries pathogènes parmi lesquelles le diplo ou streptococcus précédemment décrit mérite la plus grande attention.

1. *Comptes rendus de l'Ac. des sc.*, t. LCVI, n° 1.

A la fin de ce chapitre consacré aux fièvres éruptives, nous constatons que l'on n'a pas découvert jusqu'ici de microbes spéciaux à chacune d'elles. Mais dans toutes, surtout lorsqu'elles se terminent par la mort, il existe des microbes septiques ou pyogènes qui entrent pour la plus grande part dans les symptômes graves observés.

D'après ces résultats de nos recherches on est tenté de croire que des microbes pathogènes connus, ayant puisé dans des conditions particulières de milieu une virulence spéciale, auraient la faculté de produire les maladies éruptives. Cependant la question de l'étiologie de ces maladies est toujours ouverte, et tout en tenant compte des données acquises précédemment exposées il est nécessaire de chercher à nouveau des microbes spéciaux appartenant en propre aux fièvres éruptives.

CHAPITRE XVII

COQUELUCHE — TOUX CONVULSIVE

Le caractère infectieux et contagieux de cette maladie est bien connu, et depuis longtemps on a cherché quels étaient ses parasites spéciaux. Letzerich avait prétendu qu'il existe dans les crachats des corpuscules ovoïdes, brun rougeâtre, des spores de champignon en voie de développement. D'après lui ces spores sont aussi cultivables, et en les introduisant dans la trachée du lapin il se développe une espèce de toux convulsive et parfois une affection pulmonaire. Plus tard le même auteur mentionna des microbes ronds formant des globules plasmodiques, et avec ce microbe il réussit aussi à produire une maladie semblable chez les lapins. Tschamer avait observé le même microbe que Letzerich, il produisait aussi une maladie avec de la toux chez le lapin, et en le cultivant il obtenait un champignon analogue à celui qu'on observe à la surface des pêches et des pommes. Plus tard Birch-Hirschfeld et Rossbach, étudiant l'étiologie de la toux convulsive, trouvèrent aussi parfois des microbes ou des champignons; mais ils ne purent se convaincre de l'exactitude des travaux antérieurs. Ces travaux, de même que ceux plus récents de Henke, de Poulet et de Bürger, ne sont pas en effet basés sur des cultures faites avec de bons procédés. Ce dernier avait obtenu, dans les crachats, une très grande masse de petits bâtonnets parfois elliptiques qui se colorent bien avec les couleurs d'aniline. Il est superflu de parler encore du parasite de Deichler, qui ressemble beaucoup à une cellule lymphatique.

Afanassjew (*St. Petersb. med. Wochensch.*, n° 39, 1887) dont le travail est basé sur des recherches exactes, croit avoir trouvé le microbe de cette maladie. Dans plusieurs cas, il a découvert une masse considérable de très petits bâtonnets courts de 0μ,6 à 2μ,2 de longueur, isolés ou en petits chapelets. Il y avait peu d'autres bactéries dans les crachats. En mêlant une particule de crachat avec de la gélatine et en faisant des cultures sur plaque, il vit se développer 2 ou 3 jours après, à la température de la chambre, beaucoup de colonies parmi lesquelles les plus nombreuses étaient des plaques plates, rondes, à bord lisse, ne liquéfiant pas la gélatine; elles étaient constituées par les bacilles précédents. Sur l'agar-agar il se développe des colonies saillantes, un peu transparentes, comme des gouttes, qui s'étendent après 8 jours sur toute la surface et paraissent se dessécher en devenant blanchâtres. Sur le sérum de bœuf, les colonies poussent lentement; elles restent grises, circonscrites, et se développent mieux dans la profondeur. Sur la pomme de terre, le bacille pousse vite en formant une couche jaunâtre qui devient brune, épaisse et couvre rapidement toute la surface. Une culture dans le bouillon montre au microscope les bacilles en mouvement.

Des cultures pures placées dans une solution de sel de cuisine, introduites dans la trachée du chien ou du lapin, ont déterminé dès le lendemain un peu de fièvre et les animaux mouraient souvent avec des îlots de pneumonie; les bronches de ces animaux présentaient dans leur intérieur des bacilles en culture presque pure. D'autres animaux devinrent aussi malades, mais ils ne moururent pas; ils montrèrent une affection catarrhale des voies respiratoires, des conjonctives et de la toux.

Ces résultats d'Afanassjew, portant sur une dizaine de cas de toux convulsive, quoique obtenus avec de bonnes méthodes, ne nous semblent pas encore être concluants, surtout parce que le bacille décrit par lui n'offre pas de caractères bien prononcés; son action sur les animaux n'est pas assez caractéristique pour nous convaincre de sa spécificité. Nous pensons qu'on doit attendre, avant de se prononcer, des travaux de contrôle qui porteront d'abord sur la question de savoir s'il n'y a pas d'autres bactéries semblables dans les crachats normaux ou bien dans d'autres maladies des voies respiratoires, et si le bacille se trouve constamment dans cette maladie.

CHAPITRE XVIII

BACTÉRIES DE LA CONJONCTIVE

§ 1. — Concrétions du canal nasal formées par le streptothrix Forsteri.

Hirschler et Gruby avaient indiqué l'existence de concrétions des canalicules lacrymaux constituées par des champignons. Græfe a décrit les symptômes constants consécutifs à la présence de ces petits calculs formés par le streptothrix. C'est d'ailleurs une maladie aussi rare que facile à diagnostiquer.

La conjonctive oculaire est congestionnée, rouge ; les larmes s'écoulent à l'angle interne de l'œil. Le long des branches du canal lacrymal, il existe une tumeur de la grosseur d'un petit pois semblable à un chalazion. Au niveau de cette tumeur, la peau est mobile, la conjonctive est tendue et de couleur jaunâtre; le point lacrymal dilaté laisse échapper un peu de mucus. Ces tumeurs se développent sans douleur; elles peuvent se montrer aussi dans la partie inférieure du canal lacrymal.

La tumeur elle-même, de la grosseur d'une lentille, mamelonnée, est constituée par une concrétion friable qu'on enlève en ouvrant le canal lacrymal.

Pour l'examiner, on en étale une particule avec un peu d'eau sur une lamelle et on colore avec du violet de méthyle B. Les bactéries qu'on y trouve en quantité ont d'abord été rapportées au leptothrix, Cohn [1] a montré qu'il ne s'agissait point du leptothrix, mais bien du *streptothrix*.

Ce sont des filaments très fins, serrés et étroitement entrelacés, ondulés comme les spiruli ou les spirochætes; dont ils ne diffèrent que parce qu'ils sont moins réguliers. Quelquefois ils sont segmentés en petits tronçons ou même on trouve à côté d'eux des microcoques.

Goldzicher [2] a trouvé des cils au milieu de ces masses de streptothrix, et il croit que les parasites se sont développés autour d'un cil tombé dans les voies lacrymales. En ce qui concerne le parasite lui-même, examiné [3] dans le même cas par l'un de nous, l'épaisseur des filaments était constamment

1. *Beiträge z. Biol. d. Pflanzen*, 3e livraison, p. 186.
2. *Centralblatt für praktische Augenheilkunde*, fév. 1884.
3. Babes, même communication.

de 0 μ,2 à 0 μ,3 suivant toute leur longueur. Les plus fins paraissaient amincis à leurs extrémités.

Leur substance est tantôt homogène, tantôt formée de bâtonnets qui se colorent fortement et qui sont unis par une substance moins colorée. La longueur des filaments, très variable, peu atteindre 40 μ. Les plus petits semblent résulter de la cassure des plus longs.

Ils sont flexueux comme les spirochætes de la bouche. On observe de

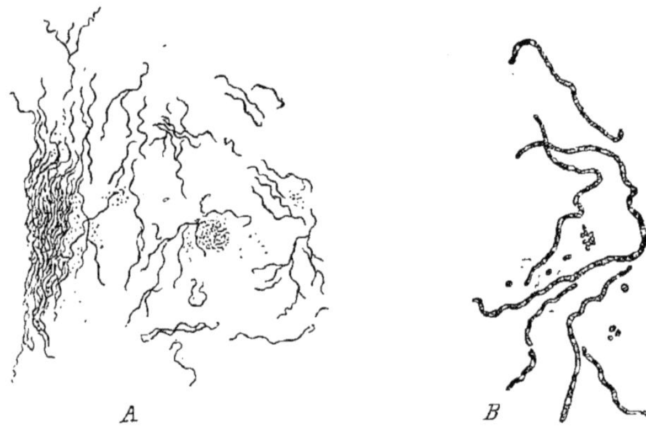

Fig. 312. Fig. 313.

A, Streptothrix Forsteri examiné à un grossissement de 450 diamètres. Les filaments forment souvent des masses inextricables. En les séparant, on voit leur forme ondulée ou en spirale avec de fausses ramifications. Il existe des bactéries peu colorées, isolées ou en zooglœes.

B. Les mêmes parasites vus à un grossissement de 1600 diamètres environ. Le long des filaments, on constate des parties colorées qui alternent avec des points incolores. A côté d'eux on voit des bactéries rondes ou allongées.

fausses ramifications dans les faisceaux de ces filaments. Les fausses ramifications résultent de la superposition de deux filaments.

Ces filaments se disposent parallèlement entre eux et en masse comme des mèches de cheveux. Il existe entre eux quelques amas irréguliers et un petit nombre de microcoques. Les filaments isolés ressemblent parfois tellement aux spirochætes de la bouche qu'il est impossible de les en distinguer. On pourrait penser que de pareils filaments sont dus à une accumulation de spirochætes.

§ 2. — Trachome de la conjonctive.

Dans cette maladie chronique épidémique, caractérisée, comme on sait, par des néoformations folliculaires et par des cicatrisations successives de la conjonctive de l'homme, Sattler a trouvé des microbes ronds ressemblant aux gonococci, mais plus petits, non seulement dans la sécrétion de la muqueuse, mais aussi dans les petites granulations inflammatoires. Ils se trouvent en assez grand nombre à la surface des cellules rondes qui entrent dans la structure de la néoformation. Sattler les a cultivés, isolés, et en les inoculant il a reproduit au bout de huit jours la même altération (Sattler, *Zehenders Klin. Monatsblätter*, 1881 et 1882). Cet auteur s'est déclaré, depuis, beaucoup moins affirmatif sur le rôle de ces microbes.

Michel a cultivé un autre microbe qu'il regarde comme celui du trachome. Il a pu aussi reproduire la maladie avec les cultures qu'il a obtenues. *Koch* avait trouvé en Égypte, dans plusieurs cas de trachome, le gonococcus, et dans certains cas de conjonctivite aiguë un microbe intra-cellulaire qui ressemble de beaucoup au bacille de la septicémie de la souris; ce savant regarde le trachome, en Égypte, comme une maladie consécutive à ces conjonctivites. Ni Baumgarten ni l'un de nous n'ont pu retrouver ni le microbe de Sattler, ni celui de Michel, ni celui décrit par Petrescu, qui d'après cet auteur liquéfie la gélatine. Comme dans la plupart des cultures la gélatine n'est pas liquéfiée, il est impossible de supposer un microbe liquéfiant comme cause de la maladie. Si Sattler et Michel ont produit avec leurs cultures la conjonctivite granuleuse, on pourrait supposer qu'il existait, à côté du microbe qu'ils ont vu, un autre organisme qui leur a échappé et qui était le vrai parasite du trachome. Koch, Michel, Baumgarten et Babes n'ont trouvé aucun microbe spécial dans le tissu conjonctival atteint de la maladie.

§ 3. — **Xérosis.**

Le xérosis épithélial consiste dans un état trouble et une opacité de la surface de la conjonctive bulbaire qui aboutit souvent à un ramollissement de la cornée. Cette maladie peut survenir à la suite d'une maladie générale, ou consécutivement à une inflammation chronique de la conjonctive. Elle détermine souvent la perte complète de la vision. Les paupières sont fermées et agglutinées au globe oculaire par une sécrétion peu abondante; les culs-de-sac conjonctivaux s'effacent progressivement.

La cornée est couverte d'une couche opaque jaunâtre, qui est presque uniquement composée de petits bacilles courts. L'un de nous a vérifié ce fait sur un malade de la clinique du professeur Panas, à l'Hôtel-Dieu. On peut cultiver ces microbes et produire leur développement par inoculation sur la cornée des animaux, mais sans déterminer une maladie semblable au xérosis de l'homme. Bezolo a le premier parlé des bacilles de xérosis, en 1874, puis Reymond et Colomiati (1881)[1], Kuschbert et Neisser[2], Leber[3], et Schleich[4].

Sattler, Scheich, Homer disent qu'on trouve ces bacilles dans la sécrétion de la conjonctive tout à fait saine.

E. Fränkel et Franke (*Centralblatt f. Bacteriol.*, et Congrès des médecins allemands, 1886) ont fait des cultures, mais ils n'ont pu produire la maladie, ni chez les animaux, ni chez l'homme. Ils ont vu les mêmes microbes avec de la conjonctivite sans xérosis.

1. Reymond et Colomiati, *Congrès ophtalmolog. Milan* (*Compt. rend.*), 1881.
2. Kuschbert et Neisser, *Breslauer ärztl. Zeitschrift*, 1883, n° 4.
3. Leber, *Græfe's Arch.*, t. XIX, p. 225.
4. Schleich, *Ophthalm. Congress*, Heidelberg, 1883.

On peut donc dire que la question n'est pas résolue. Malgré cela, on a repris dernièrement l'étude du bacille décrit par ces auteurs.

Il ressemble beaucoup à celui de la diphthérie de l'homme; il se développe sur le sérum du bœuf à la température du corps et il y perd facilement sa vitalité. Il est composé de segments courts cylindriques et, à ses extrémités, on constate souvent des renflements comme des crosses. En colorant le microbe par le bleu de méthylène on constate, au lieu des crosses, de petits corpuscules colorés en rouge foncé. Ernst [1] et Neisser [2] regardent ces corpuscules comme des arthrospores. Babes (*D. Zeitsch. f. Hygiene*, 1888, IV, 3) a trouvé, de même que Fick [3], des bactéries semblables dans la conjonctive normale ou atteinte de conjonctivite granuleuse. Ces bactéries présentaient les corpuscules décrits par Ernst; mais Babes ne les regarde pas comme des spores.

Microbes du sac conjonctival normal et pathologique. — Le sac conjonctival se trouve en rapport avec l'air extérieur, et beaucoup d'objets, telles que l'eau, les mouchoirs, les doigts, etc., peuvent y apporter constamment de micro-organismes. Fick a examiné 85 yeux de 57 pensionnaires d'un hospice et de 26 personnes venant du dehors. Sur ces 85 yeux, 49 étaient sains et 36 présentaient divers états pathologiques. Parmi les premiers, six seulement ne laissèrent voir aucun micro-organisme; parmi les seconds, tous renfermaient soit des bacilles ou des cocci, mais plus souvent des bacilles; les cocci étaient généralement accompagnés de bacilles.

Fick a fait usage, comme milieu de culture, du bouillon gélatinisé et peptonisé, du bouillon à la gélose et peptonisé, enfin du sérum sanguin, mêlé avec une quantité égale de bouillon à la gélose.

Ses bacilles sont les suivants :

— 1° — Bacille *a*. Sa longueur varie entre 1 μ,6 et 6 μ,8; Mais il a généralement une longueur moyenne entre 2 et 3 μ; son épaisseur est de 1 μ. Il a de la tendance à former de longues chaînes qui mesurent souvent jusqu'à 40 μ de long. Il est mobile et se colore en bleu foncé par la méthode de Gram.

Sur le mélange de sérum et de gélose nutritive, il forme déjà, au bout de cinq heures, à 35°, des colonies fort nettes, qui apparaissent à l'œil nu comme des taches grises ayant un contour irrégulier et à un faible grossissement comme un réseau de fils embrouillés avec quelques points centraux. Au bout de quelques heures, la colonie montre tous les états du développement de ce bacille; à la périphérie on trouve des bacilles, au milieu des bacilles irréguliers, et au centre des bacilles formant des spores; celles-ci se forment au centre ou à une extrémité; elles sont ovales et mesurent, lorsqu'elles sont libres, 2 μ de longueur et 1 μ,6 d'épaisseur.

La colonie complètement développée se montre généralement sous la forme d'une série de zones concentriques d'un gris terne. La partie la plus foncée n'est pas le centre, mais la zone qui entoure le centre.

Sur la gélose, il donne, en vingt-quatre heures, une membrane blanchâtre et au bout de quatre à six semaines on ne trouve que des spores.

1. *Zeitschr. f. Hygiene*, 1886, IV, 1.
2. *Id.*, 1888, IV, 2.
3. *Microorganismen im Conjunctivolsack*, 1887.

Sur la gélatine qu'il liquéfie, il forme une végétation peu marquée. La formation des spores est assez lente.

Sur les pommes de terre, la croissance de ce bacille est très abondante : après deux jours, même à la température de la chambre, celles-ci sont couvertes d'une couche jaunâtre comme du pus.

Le voisinage de la colonie est sale et entouré d'une zone de couleur rose, mais le tout est exempt de bacilles. Au début, les pommes de terre sentent l'empois ; plus tard, elles répandent une odeur de pourriture. La formation des spores est rare sur les pommes de terre.

Sur le sérum sanguin ce bacille croît d'une façon caractéristique. Au bout de vingt-quatre heures, à la température de 35°, il forme au-dessus une couche nuageuse grisâtre, partout de la même épaisseur, et l'eau du sérum est elle-même trouble. Les bacilles cultivés sur ce milieu sont plus petits que sur les autres, mais la formation des spores est des plus riches.

Les lapins inoculés dans la cornée avec ce bacille ne montrèrent rien d'anormal.

Fick pense que ce bacille est identique avec le bacille de l'air de Michel, avec celui que Schleich et Schulz [1] ont décrit dans le xérosis, et aussi avec un des deux bacilles que Weeks [2] a retirés du produit de sécrétion de la conjonctive, enfin avec le microbe que Sattler a trouvé dans l'épiphora.

— 2° — Bacille *b*. C'est un bacille immobile ayant entre 1 μ,6 et 6 μ de long et une épaisseur de 0 μ,5 à 0 μ,8.

Sur les plaques de sérum sanguin et de gélose, il forme des colonies qui atteignent en vingt-quatre heures 1 à 3 millimètres de diamètre, et en deux jours 5 à 6 millimètres. Il offre une couche d'un gris jaunâtre, entourée à sa périphérie de petites gouttelettes qui ne sont autres que des colonies filles. Ces dernières paraissent souvent plus foncées que la colonie mère. Elles contiennent des bacilles souvent en massue avec des spores et des spores libres. Celles-ci sont sensiblement plus grosses que les spores situées dans les bacilles. Sur la gélose, on obtient une membrane gris blanchâtre, composée de bacilles placés à la suite les uns des autres ; la formation des spores est assez modérée. Sur la gélatine, ce bacille se développe mal ; souvent ce n'est qu'au quatrième jour qu'on aperçoit une légère couche de gélatine liquéfiée ; il n'y présente pas de spores.

Les cultures sur les pommes de terre avortent le plus souvent.

Sur le sérum il donne en un jour une membrane épaisse.

— 3° — Le troisième microbe *c* de Fick, est un bacille à spore. Il ne l'a pas rencontré seul, mais toujours associé avec les deux précédents. On le trouve seulement dans la sécrétion du sac conjonctival atteint de catarrhe chronique. Il mesure en longueur 3 et 4 μ et à peu près 0 μ,3 d'épaisseur, Généralement une de ses extrémités est plus allongée que l'autre. La spore, dont l'extérieur se colore fortement, a de 1 μ,2 à 1 μ,5 de long et 0 μ,8 à 1 μ d'épaisseur.

— 4° — Le quatrième micro-organisme *d*, est un bacille court de 1 μ,2 de

1. *Centralbl. f. Bakteriol. und Parasitenkunde*, B. I, 1887, p. 181 *und* 182.
2. *Ibidem*, p. 390.

long et de 0 μ,4 d'épaisseur, arrondi ou elliptique. Il se colore mal par la méthode de Gram.

Il pousse à l'étuve ou à la température de la chambre sur la gélatine et la fluidifie. Il forme sur la gélose une membrane grisâtre, et sur le sérum sanguin et les pommes de terre une membrane d'un aspect sale.

Sur la gélose, on trouve des bâtonnets ayant de 1 à 1 μ,2 et sur le sérum sanguin des bâtonnets de 2 μ. Toutes les cultures, sauf toutefois celles qui se développent sur les pommes de terre, répandent une odeur désagréable. Ce bacille, inoculé dans la cornée du lapin, détermine des accidents pathogènes. Fick pense qu'il peut être identifié au *proteus vulgaris*.

— 5° — Le cinquième micro-organisme, *e*, est le bacille déjà connu sous le nom de Bacillus fluorescens liquefaciens. Il mesure entre 0 μ,8 et 2 μ,4 de long et 0 μ,4 à 0 μ,6 en épaisseur. Il a beaucoup d'analogie avec le bacille *d*.

Dans la gélatine, il se développe en clou, la liquéfie et lui donne une couleur verte. Les ensemencements sur le sérum et les pommes de terre restent stériles. Sur la gélose, à la température de la chambre, il donne d'abord une membrane peu visible, ensuite une membrane d'un gris jaunâtre qui colore la gélose en diffluant à son intérieur.

La culture montre deux formes de bacilles : l'un se colore en entier, il mesure environ 1 μ,6 de long et 0 μ,4 de large ; l'autre a 0 μ,2 à 0 μ,6 de long ; il est clair, sauf à ses deux extrémités qui montrent des points colorés. Ce bacille n'est pas pathogène.

— 6° — Le bacille *f* est un bâtonnet très court ayant 1 μ,4 à 1 μ,8 de long et 0 μ,7 à 1 μ de large ; il est souvent associé à un autre. Il se laisse colorer par la méthode de Gram ; sur la gélatine, il forme un clou, sans la fluidifier. Sur la pomme de terre, il donne une petite éminence d'une couleur jaune citron. Introduit dans l'œil du lapin, il détermine une légère inflammation.

Dans un cas de xérosis, Fick a vu seulement ces bacilles sans aucun autre microbe pathogène.

Parmi les cocci il a trouvé :

1° Le staphylococcus pyogenes aureus ;

2° Le staphylococcus albus non liquefaciens ;

3° Un streptocoque ; ce dernier cependant assez rare ;

4° La Sarcina lutea.

Voici l'ordre de fréquence dans lequel il a rencontré ces micro-organismes :

Le bacille		yeux sains		pathologiques
Le bacille *a*	dans	3 yeux sains	et	7 pathologiques.
— *b*	—	7	—	4 —
— *c*	—	»	—	1 —
— *d*	—	»	—	2 —
— *e*	—	»	—	1 —
— *f*	—	2	—	3 —
Staphyloc. aur.	—	1	—	6 —
Staphylococ. alb.	—	6	—	4 —
Streptococc. . .	—	»	—	2 —
Sarcina.	—	4	—	3 —

CHAPITRE XIX

MICROBES DE LA BOUCHE — CARIE DENTAIRE

Les schizomycètes sont très nombreux dans la salive et dans le tartre dentaire. Leuwenhœck est le premier qui les ait vus (voyez page 17); depuis, tous les auteurs qui ont étudié l'histoire générale des infusoires, Ehrenberg, Dujardin, Robin, etc., ont mentionné ces micro-organismes. Nous citerons plus particulièrement les monographies de R. Arndt [1], Van Lair [2], Rappin [3], qui ont trait uniquement aux bactéries de la bouche. Rasmüssen en a décrit onze espèces différentes; on en a depuis multiplié le nombre. Les bactéries accidentelles de la bouche viennent, les unes de l'air, et elles sont très nombreuses comme espèces, les autres proviennent accidentellement des voies aériennes, comme les bacilles de la phtisie ou les diplocoques de la pneumonie, ou des voies digestives comme les sarcines de l'estomac. Il est vraisemblable que la bouche est l'une des portes d'entrée les plus importantes des bactéries pathogènes de la phtisie, de la pneumonie, du choléra, etc. Il existe en outre des bactéries qui y vivent constamment à l'état normal, comme le leptothrix buccalis, le spirochæte denticola, un bacille en virgule qui ressemble un peu à celui du choléra, le bacterium termo, le bacterium lineola, des micrococques et des bactéries avec lesquelles Pasteur a produit la maladie de la salive (microbe lancéolé de la pneumonie). Leur rôle physiologique paraît être en rapport avec la digestion.

Nous avons donné, à propos de la description des espèces, les caractères du bacterium termo et du bacterium lineola (pages 151 et 158); aussi jugeons-nous inutile d'y revenir. Les microcoques de la bouche sont très nombreux, de grosseur différente, tantôt isolés, tantôt associés deux par deux ou en zooglœe. Ils siègent souvent en grande quantité dans les cellules épithéliales de la bouche et ils s'accompagnent assez souvent d'une

1. ARNDT, *Beobacht. an Spirochäte* (*Virchow's Archiv*), 1880.
2. VAN LAIR, *Du lichénoïde lingual*, Paris, 1880.
3. RAPPIN, *Les bactéries de la bouche*, thèse de doctorat, Paris, 1881.

mauvaise odeur, comme cela a lieu dans les cryptes amygdaliennes. Rosenbach a pu cultiver un microbe saprogène avec le contenu caséeux de ces cryptes (voyez t, I, page 187).

Les spirochætes existent surtout au collet des dents, dans le tarte dentaire. Ils sont ondulés; leurs extrémités sont rarement pointues, si ce n'est sur les plus minces d'entre eux, Ils mesurent 0 μ, 2 à 0 μ, 3, et leur longueur dépasse rarement 15 à 20 μ. Ils présentent souvent de fausses ramifications (t. I, p. 195).

Les leptothrix se présentent tantôt comme de longs filaments *l*, parfois droits ou à peine ondulés, d'autres fois ondulés *l'*; tantôt sous forme de bâtonnets longs ou courts. Ils offrent souvent des spores dans leur intérieur et ils existent aussi à l'état de corpuscules arrondis. Leur épaisseur, qui est variable, est généralement assez grande, 1 μ à 1 μ,5 (voy. t. I, p. 195).

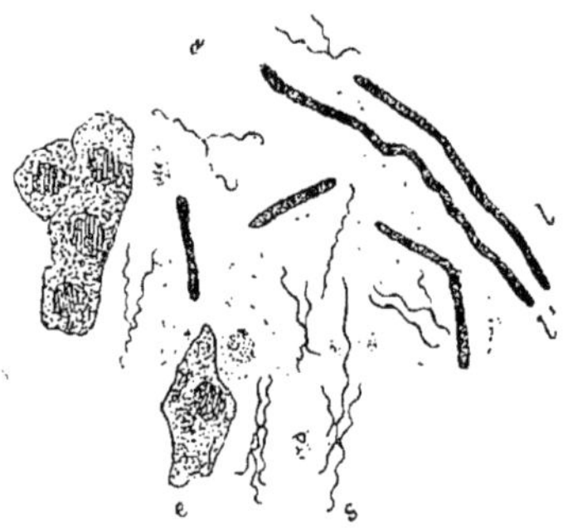

Fig. 314. — Bactéries de la bouche (Grossissement de 450 diamètres).

l, filaments allongés, très colorés, du leptothrix buccalis; *l'*, un de ces filaments un peu ondulé; *s*, spirochætes présentant une longueur inégale et quelquefois de fausses ramifications; *a*, microbes ronds, isolés ou en amas; *e*, cellules épithéliales de la bouche.

Vignal (*Archives de physiologie*, nov. 1887) a isolé les cultures de dix-sept espèces différentes de micro-organismes dans l'enduit lingual et le tartre dentaire, sans compter le spirochæte denticola qu'il n'a pas réussi à cultiver, ce qui faisait un total de dix-huit espèces. Miller en a isolé vingt-cinq espèces.

Sur les dix-sept espèces qu'il a cultivées, Vignal a trouvé seize aérobies et une seule anaérobie.

Parmi ces micro-organismes il a vu trois microcoques, treize bacilles et un vibrion; sept d'entre eux ont déjà été décrits par divers auteurs, ce sont le *bacterium termo*, le *bacille de la pomme de terre de Koch*, le *bacillus subtilis* et les *staphylocoques pyogènes albus et aureus*, enfin le *leptothrix;* trois autres ont peut-être été déjà étudiés; l'un, le coccus *a* de cet auteur, a été peut-être vu par Miller dans les dents cariées; le second, le bacille *e*, a peut-être été décrit par Cheyne et Cheshire sous le nom de *bacillus alvei;* enfin le dernier, le bacille *e*, est peut-être le *ba-*

cillus ulna, mais comme les caractères que les auteurs donnent de ces trois micro-organismes ne sont pas suffisamment nets, Vignal, par prudence, n'a pas voulu appliquer leur nom à ceux qu'il avait vus.

Vignal a donné la description des cultures du leptothrix que nous avons reproduite page 195, en émettant des doutes sur la réalité de cette culture, car elle n'a pas été réussie par d'autres auteurs, Miller entre autres.

Les leptothrix se trouvent parfois dans les abcès qui sont en rapport avec une dent cariée. Weigert[1] a rencontré, dans un abcès clos de la bouche, des masses compactes de la grosseur d'une tête d'épingle jusqu'à celle d'un petit pois consistant en filaments du leptothrix. Nous avons déjà vu que les foyers gangreneux du poumon en présentaient aussi (Traube, Leyden et Jaffé)[2].

Galippe[3] a isolé et cultivé un champignon de la salive formé de mycelium et de grandes spores de 3 μ à 7 μ,5.

Carie dentaire. — Leber et Rottenstein[4] ont publié en 1867 un travail étendu sur la carie des dents. Ils croient que les cellules du leptothrix pénètrent dans les canalicules dentaires, les dilatent, et qu'avec eux les acides entrant dans la dentine ramollissent et détruisent cette substance. Miller pense au contraire que l'action des acides commence par ramollir en un point superficiel la dentine dépouillée préalablement de la couche de l'émail et que les bactéries pénètrent ensuite. Weill supposait que les bactéries peuvent entrer à travers la couche de l'émail. Miller a prouvé au contraire que les micro-organismes ne passent jamais dans les dents saines, si ce n'est après la dissolution par les acides de la couche calcaire qui les recouvre.

Underwood et Milles[5] ont constaté que les bactéries pénètrent dans le tissu carié. Klebs a décrit le leptothrix pusilla, qui formerait, d'après lui, le tartre calcaire qui se dépose sur les dents. Mais cette interprétation n'est pas exacte, car le leptothrix ne se développe pas dans le même endroit que le tartre. Les concrétions calcaires se forment aux points d'ouverture des glandes salivaires sur la muqueuse, tandis que la plus grande masse de leptothrix se trouve du côté labial des incisives.

Au début, les dents commencent par se décalcifier sous l'influence des acides qui se forment dans la bouche par les fermentations. La partie décalcifiée est ensuite envahie par les bactéries. On peut expérimentalement rendre la salive acide en la mélangeant pendant 4 heures à la température de 20° avec du sucre et de l'amidon. Si, au contraire, on chauffe le mélange à 100 degrés ou si on y ajoute de l'acide phénique, il ne se produit pas d'acidité.

Miller[6] a isolé, par la culture, différentes bactéries de la salive prises

1. *Bacterien Untersuchungen* (*Virchow's Archiv*, t. LXXXIV, 1881).
2. Traube, *Deutsche Klinik*, 1853. Leyden et Jaffé, *Arch. f. kl. Med.*, 1866, p. 489.
3. *Journal des connaissances médicales*, 7 et 14 janvier 1886.
4. Leber, *Berl. klin. Woch.*, 1867, n° 16. Leber et Rottenstein, *Untersuch. über die Caries der Zähne*, Berlin, 1867.
5. Underwood et Milles, *An investigation into the effects of organisme upon the theeth*. Transactions du congrès international de Londres, 1881, t. III, p. 523.
6. Nous avons surtout mis à contribution, pour la rédaction de cet article, le travail de Miller inséré dans la *Deutsche medicinische Wochenschrift*, 1884.

dans les dents cariées. Après avoir nettoyé une dent cariée, il l'a recouverte avec de l'acide phénique à 90 p. 100. Puis il a essuyé avec du papier buvard et il a enlevé la couche superficielle. Il a ensuite pris avec des ins-

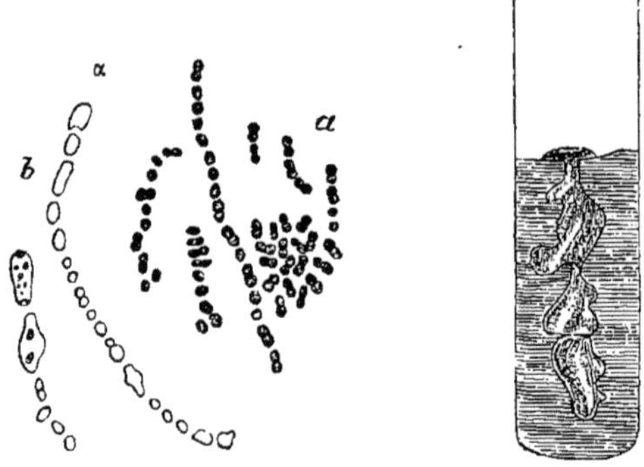

Fig. 315. — Le microbe cultivé α qui est, d'après Miller, la cause de la fermentation de l'acide lactique, est aussi d'après lui l'agent le plus essentiel de la carie dentaire.

a, différentes formes de ce microbe ; *b*, formes d'involution ; *c*, apparence de la culture sur la gélatine.

truments stérilisés la couche profonde de la partie cariée et l'a mêlée dans du bouillon stérilisé. Quelques minutes après, il prend des particules de ce bouillon et les étale sur une couche de gélatine. Sur ces lames de géla-

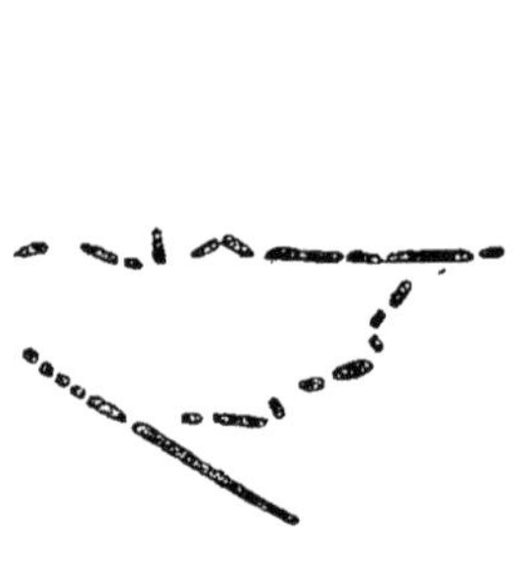

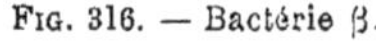

Fig. 316. — Bactérie β.

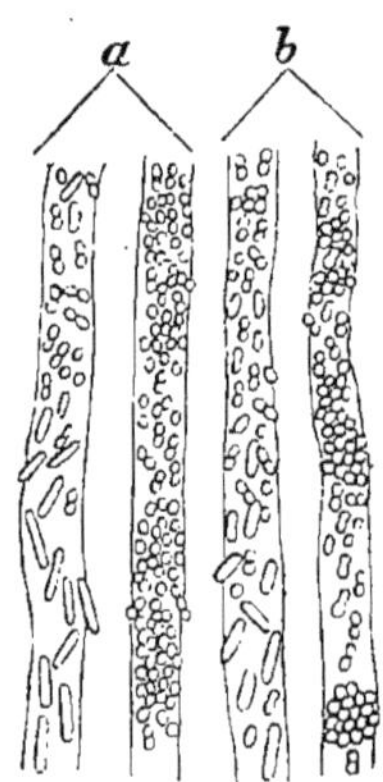

Fig. 317. — Section des canaux de la dentine dans la carie dentaire. *a*, carie artificielle ; *b*, carie dentaire spontanée.

tine, il se développe toujours, suivant lui, cinq espèces différentes de bactéries, auxquelles il a donné le nom des lettres grecques α, β, γ, δ, ε.

La bactérie α se présente sous la forme de cocci et de diplococci, isolés ou en chaînettes. On l'isole très facilement, parce qu'elle se développe la première et très rapidement sur la gélatine, qu'elle transforme en une sorte de bouillie semi-liquide et encore peu transparente. Sur la lamelle de gélatine, les cultures de la bactérie α se montrent comme de petits boutons. Dans les étuves, ces cultures ont de la tendance à constituer des globes.

C'est elle qui est l'agent de la fermentation acide de la bouche dans la formation de l'acide lactique.

La bactérie β offre des filaments, des bâtonnets, des bacterium, des cocci dont on peut suivre le développement sur le même individu. Ce champignon se développe très lentement et il est difficile de l'obtenir sur la gélatine.

C'est surtout cette bactérie qu'on observe dans la carie dentaire, à l'intérieur des canalicules de la dentine ou ivoire et l'on peut voir, dans ces

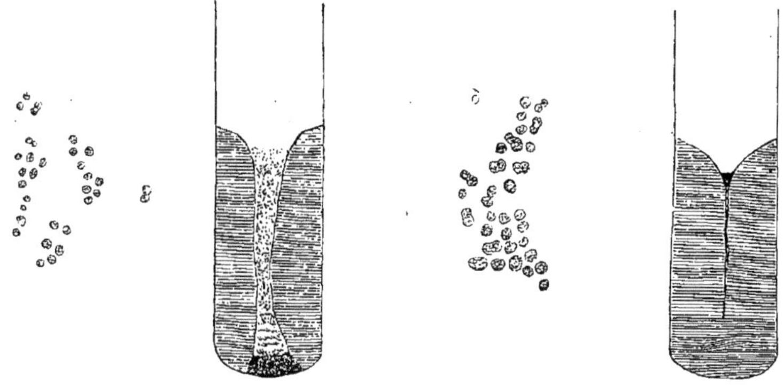

Fig. 318. — Bactérie ronde γ qui liquéfie rapidement la gélatine.

Fig. 319. — Bactéries du microbe δ qui liquéfie plus lentement la gélatine.

canalicules, tous les intermédiaires entre les cocci et les filaments, ainsi que le représente la figure 316.

La bactérie γ est représentée par des cocci très petits, rarement associés en chaînettes (voyez la fig. 318). Ses cultures liquéfient très rapidement la gélatine. Au bout de 4 à 6 heures, cette substance est devenue liquide jusqu'au fond du tube de verre. Au fond de ce liquide il se dépose de petits grumeaux.

Les cocci de la bactérie δ sont de grandeur très variable.

Cette bactérie diffère aussi de la précédente en ce que sa culture sur la gélatine se prolonge en forme de pointe à la partie inférieure du tube, et que son développement est beaucoup plus lent (voyez la fig. 319). Elle liquéfie aussi la gélatine.

La bactérie ε ressemble à de petits bacilles en virgule (voyez fig. 320). Lorsque deux d'entre eux sont au contact par leurs extrémités, ils donnent la figure d'un S. Ils se disposent en filaments spirulés dans lesquels on voit la limite des articles dont les filaments sont composés, comme cela a lieu pour le choléra. On n'a pas pu en obtenir de cultures pures sur la gélatine, ce qui les différencie très nettement des bacilles du choléra.

Il paraît cependant qu'il existe, exceptionnellement, il est vrai, dans la bouche, un microbe en virgule qui liquéfie la gélatine, mais qui diffère du bacille de Koch par la rapidité de son développement et par la forme de ses cultures sur la gélatine; peut-être ce microbe se trouve-t-il accidentellement dans la bouche. Nous avons pu constater une fois, dans la bouche, un bacille très voisin comme forme du bacille de Koch, mais qui ne liquéfie pas la gélatine. Il forme sur elle une plaque grisâtre mince.

Nous citons enfin, comme micro-organismes se rencontrant souvent dans la bouche, les diplococci capsulés qui sont pathogènes pour les lapins et qui sont décrits à propos de la pneumonie aiguë (t. II, page 162 et article Pneumonie).

Miller a démontré que les bactéries qu'il a décrites dans la carie ont la propriété de faire fermenter les hydrates carbonés et de mettre en liberté de l'acide lactique. Il a obtenu cette fermentation avec une culture pure

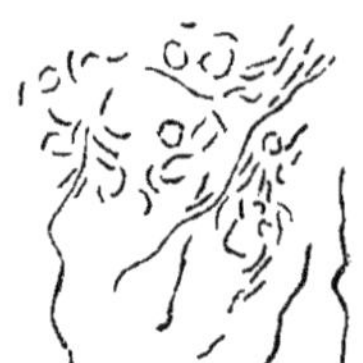

Fig. 320. — Bactérie ε.

des bactéries α. Il a employé à cet effet une solution de salive, de bouillon et de sucre à laquelle il a ajouté des bactéries α en culture pure, et il s'est produit 75 p. 100 d'acide lactique. Cette fermentation n'est pas liée à la présence de l'oxygène, et elle réussit sans ce corps. Il y a souvent, sinon toujours, de l'amidon dans la bouche, et souvent du sucre; mais il est douteux que ces bactéries puissent déterminer une fermentation lactique avec l'amidon seul. Elles peuvent donner naissance à un ferment qui intervertit le sucre. Miller a observé qu'il ne se produit pas d'acide carbonique par cette fermentation. Il est certain que la fermentation lactique est sous la dépendance d'organismes vivants.

Miller a essayé de faire des caries artificielles, et il a toujours réussi en déposant les bactéries précédentes sur une section de dent. Celle-ci se ramollit si bien qu'on peut courber et plier son tissu. Sur les coupes de dents artificiellement cariées, de même que sur la carie dentaire spontanée, on voit les canalicules dilatés remplis de bactéries. Au bout de trois semaines, la dilatation des cavités est accrue au point que les canaux se perforent et qu'on observe des trous et cavernes comme dans une dent complètement cariée (voyez la fig. 317).

L'action des antiseptiques sur les bactéries de la carie dentaire est résumée dans le tableau suivant :

	L'action des micro-organismes est arrêtée par	abolie par
Sublimé	1 pour 500 000	1 pour 10 000
Nitrate d'argent	1 — 100 000	1 — 50 000
Iode (solution alcoolique)	1 — 15 000	1 — 6 000
Iodoforme	1 — 10 000	1 — 5 000
Naphtaline	1 — 9 000	1 — 4 000
Essence de moutarde	1 — 5 000	1 — 200
Permanganate de potasse	1 — 2 000	1 — 1 000
Acide phénique	1 — 1 000	1 — 500
Acide hydrochlorique	1 — 1 000	1 — 500
Acide phénilique	1 — 500	1 — 200
Acide lactique	1 — 250	1 — 125
Carbonate de soude	1 — 200	1 — 100
Acide salicylique en solution alcoolique concentrée	1 — 125	1 — 75
Alcool absolu	1 — 25	1 — 10

Il résulte des chiffres précédents que la solution de sublimé à 1 p. 1 000 ou à 1 p. 5 000 constitue la meilleure eau dentifrice.

Lorsque les bactéries forment des accumulations de la grosseur d'une tête d'épingle, elles résistent aux antiseptiques.

Si l'on ajoute 2 pour 1 000 d'acide chlorhydrique, on arrête la fermentation produite par les bactéries. Le suc gastrique qui contient seulement 2 pour 10 000 d'acide chlorhydrique n'arrêterait donc pas complètement la fermentation déterminée par les bactéries de la bouche avalées avec les aliments.

Tels sont les phénomènes initiaux essentiels de la carie dentaire, d'après Miller. Mais on trouve aussi, dans la bouche, les bactéries des fermentations acétique et butyrique. Leurs acides ramollissent aussi les dents, et leurs bactéries les pénètrent. Plus tard il entre aussi des leptothrix buccalis, et lorsque, dans un stade plus avancé, la pulpe dentaire est décomposée, putréfiée, il en sort un liquide ichoreux qui contient de grandes quantités de vibrions de la putréfaction répandant une odeur putride.

Galippe et Vignal (*Connaissances médicales*, 21 mars 1889) ont cherché les microbes de la carie dentaire dans la dentine elle-même, de façon à ne recueillir que ceux qui se trouvent dans les canalicules de cette partie des dents.

Voici la méthode qu'ils ont suivie : après avoir nettoyé avec soin la surface de la dent et débarrassé la cavité, produite par la carie, des substances étrangères qu'elle renferme, ainsi que de l'ivoire ramolli par le travail pathologique, et après l'avoir trempée dans l'alcool, la dent est flambée. Ceci fait, la dent, placée dans du papier stérilisé, est brisée dans un étau et les fragments de dentine sont ensemencés dans divers milieux. Galippe et Vignal ont ainsi isolé six espèces de micro-organismes, quatre d'entre elles existaient dans dix-huit dents qui ont servi à leurs recherches. Ils n'ont rencontré que huit fois une autre espèce et cinq fois seulement la sixième.

1° La première des espèces constamment rencontrée est un petit bacille court et épais ne formant pas de chaînettes. Il est presque aussi long que large et a en moyenne 1 μ,5 de long. Cultivé par piqûre dans la gélatine, il forme assez rapidement une traînée blanche, puis au bout de trois ou quatre jours il commence à la liquéfier en la rendant d'un blanc opaque. Sur les plaques de gélatine, il forme de petites colonies blanches légèrement en relief, qui, après avoir atteint 2 ou 3 millimètres de diamètre, s'étendent en la liquéfiant. *Il coagule le lait en formant de l'acide lactique.*

2° La seconde espèce est un bacille environ deux fois aussi long que large, ayant 3 μ de long. Il est légèrement étranglé en son milieu. Sa culture est assez semblable à celle du précédent, mais ses colonies s'étendent davantage sur la gélatine en plaque avant de la liquéfier. *Il forme également de l'acide lactique avec le lait.*

3° La troisième espèce est un bacille ayant sensiblement le même aspect que le précédent, mais il ne présente pas le moindre étranglement. Il est coupé carrément aux extrémités et forme d'assez longues chaînettes, surtout dans les milieux liquides. Il ne liquéfie pas la gélatine, mais la ramollit un peu. Il se développe presque aussi bien dans le vide qu'à l'air et détermine la formation de bulles de gaz dans la gélatine. Dans les bouillons, la quantité de gaz formée est à peine appréciable. *Il ne coagule pas le lait* et à la longue il rend la caséine incoagulable par les acides et transforme le lait en un liquide jaune brun.

4° La quatrième espèce est un bacille très court et très mince presque aussi long que large; au premier abord on le prendrait pour un coccus. Il forme une traînée blanche dans la gélatine qui ne tarde pas à jaunir, puis à se liquéfier. Il transforme la caséine du lait qui répand bientôt une odeur fort désagréable et brunit, comme du reste tous les milieux dans lesquels on le cultive. Il produit la dissolution de la fibrine.

5° Le cinquième micro-organisme observé huit fois est un bacille arrondi à ses extrémités, ayant 4 μ,5 de long. Il forme d'abord une traînée blanche dans la gélatine, puis la liquéfie en la troublant. Il transforme le lait sans le coaguler en un liquide brun qui, avec le temps, devient presque noir et répand une odeur nauséeuse.

6° Le sixième micro-organisme trouvé cinq fois seulement est un coccus assez volumineux. Il ne peut exister que dans les dents présentant un degré très avancé de carie et dont les canalicules sont très élargis, car son volume est très considérable (5 μ).

Il forme des traînées blanches dans la gélatine qu'il ne liquéfie pas et lui donne un aspect blanchâtre. *Il coagule le lait en formant de l'acide lactique* dont la proportion peut devenir considérable, si l'on prend la précaution de neutraliser cet acide au fur et à mesure de la production.

La carie des dents a si souvent pour conséquence des abcès fétides, des névralgies, des otites, des dyspepsies, quelquefois même des abcès étendus du cou (J. Israël) et de la pyémie, qu'elle constitue une véritable maladie chronique. Les recherches bactériologiques auxquelles elle a donné lieu mettent sur la voie de sa prophylaxie et de son traitement.

L'*ostéo-périostite alvéolo-dentaire* paraît être aussi sous la dépendance des micro-organismes de la salive qui ont pénétré entre le cément et la paroi alvéolaire (Malassez et Galippe, *Journal des connaissances*, 7 août 1884). Les ligaments alvéolo-dentaires et le cément auquel ils s'attachent sont détruits, la dentine est érodée et mise à nu; elle est recouverte pas places de cément de nouvelle formation; les micro-organismes pénètrent dans les canalicules et, à la longue, la dent peut être infectée dans toutes ses parties. La pulpe est envahie et disparaît.

Bactéries pathogènes de la bouche. — Vignal (*Archives de physiologie*, nov. 1886) avait vu dans la bouche plusieurs bactéries pathogènes, en particulier le staphylococcus albus et l'aureus.

Biondi (*Zeitschr. f. Hygiene*, 1887, II) a décrit dans la salive de plusieurs personnes cinq espèces de bactéries pathogènes déjà connues du reste en partie.

Le premier, qu'il nomme bacillus salivarius septicus, est assurément celui de Pasteur, Sternberg et Fränkel (bactérie capsulée et lanceolée de la pneumonie). C'est le plus commun des microbes de la salive, car on le trouve presque dans la moitié des individus. Deux de ces derniers avaient d'ailleurs une pneumonie. Par son inoculation au lapin il déterminait soit une septicémie aiguë avec inflammation fibrineuse et hémorrhagique des séreuses, tuméfaction de la rate et passage des microbes dans le sang, soit une septicémie chronique mortelle en vingt ou trente jours avec des lésions des globules du sang. Ce microbe, d'abord très virulent, s'atténue après plusieurs cultures et peut servir de vaccin.

Le second, le coccus salivarius septicus, a été isolé de la salive d'une femme atteinte de fièvre puerpérale. Comme on peut accidentellement trouver des bactéries dans le sang des femmes affectées de cette maladie, ce microbe ne nous paraît pas appartenir à proprement parler aux micro-organismes de la salive. Il tue en quelques jours les lapins, cobayes et souris sans lésions inflammatoires; leur sang est rempli de microbes ronds assez petits donnant des colonies blanches sur la gélatine qui est liquéfiée.

Le troisième est le micrococcus tetragenus, trouvé trois fois sur cinquante personnes.

Biondi a rencontré deux fois le streptococcus septopyemicus; les deux malades avaient l'un un phlegmon, l'autre un érysipèle de la muqueuse du pharynx.

Le cinquième est le staphylococcus salivarius pyogenes. C'est probablement le même que Babes (2e édition, 1886) a rencontré dans le pus et qu'il a nommé staphylococcus flavescens. Ces microbes, plus petits que l'aureus, liquéfient plus lentement la gélatine et donnent une couleur jaune, lente à apparaître. Après la liquéfaction de la gélatine, la culture offre une couche superficielle épaisse et blanchâtre. Sur les plaques de gélatine il forme des colonies transparentes, présentant à leur centre, avant la liquéfaction, un noyau comparable à un noyau de cellule. Tandis que le microbe de Babes tuait parfois la souris, celui de Biondi ne produisait pas cet effet, ce qui tient probablement à la quantité différente des microbes inoculés par ces deux auteurs.

Netter (*Revue d'hygiène*, 20 juin 1889) a trouvé aussi dans la bouche le pneumocoque capsulé de Friedländer 4,5 fois sur 100. Il a, comme Biondi, trouvé 20 fois sur 100 le microbe capsulé de la pneumonie de Pasteur. Nous avons déjà vu, à propos de la pneumonie, que les individus qui ont été atteints une fois de cette maladie conservent indéfiniment le pneumocoque dans leur bouche. Si l'on réfléchit au grand nombre des affections produites par ce microbe (otites, méningites, etc.), on ne peut qu'être effrayé de loger si souvent un commensal aussi dangereux. De même le streptocoque se retrouve dans la salive des sujets qui ont eu un érysipèle. D'après Netter, les microbes, dans la salive, n'ont pas toujours la même virulence. Ainsi, chez le pneumonique, la salive, virulente tant que dure le mal, cesse de l'être après la crise et récupère ensuite sa virulence au bout d'une quinzaine de jours. Netter a vu, par l'examen continué pendant trois ans de la salive de la même personne ayant eu autrefois une pneumonie, que la virulence du pneumococcus est variable et toujours plus grande lorsque la mortalité pneumonique augmente à Paris.

D'après ces recherches, les bactéries pathogènes existent souvent dans la bouche des individus sains; elles sont plus communes dans la salive des malades. On arriverait vraisemblablement à diminuer la fréquence de certaines maladies si l'on pouvait détruire ou rendre inoffensifs les microbes pathogènes de la bouche. Mais jusqu'ici on n'a pas réussi à détruire le pneumococcus dans la salive des personnes qui en ont constamment.

La question de savoir si les microbes de la bouche passent dans l'estomac et dans l'intestin est des plus intéressantes. Miller, sur les 25 espèces de la bouche qu'il a spécifiées, en a trouvé huit dans l'estomac et douze dans les selles.

Il n'est donc pas exact de dire que l'estomac tue les bactéries non pourvues de spores; on ne peut pas dire non plus que l'estomac arrête les bactéries avant leur passage dans l'intestin. Miller a fait des expériences avec l'acide chlorhydrique et salicylique pour voir quelle dose de cet acide est nécessaire pour arrêter une fermentation stomacale.

La fermentation lactique s'arrête en présence de 1,6 pour 1 000 d'acide chlorhydrique. S'il y en a moins, la fermentation lactique ne s'arrête pas. Il est plus facile de faire cesser ces fermentations avec l'acide salicylique.

Il a vu qu'un nombre considérable de bactéries du tube digestif donne la fermentation lactique en présence des hydrocarbures.

D'autres fermentations, l'acétique, la butyrique, sont plus rares.

Dans la fermentation produite par les bactéries qu'il a étudiées, il a trouvé une assez grande quantité d'hydrogène. Il n'existe pas de limite précise entre les bactéries qui donnent une réaction alcaline et celles qui donnent une réaction acide.

Vignal est arrivé de son côté à des résultats comparables. Sur ses 17 espèces, 6 résistent plus de 24 heures à l'action du suc gastrique à 36°-37°, que la culture soit récente ou vieille avec des spores ; 5 résistent plus de 2 heures à son action, lorsque la culture est récente, et plus de 24 heures lorsqu'elle contient des spores ; 2 autres résistent seulement une heure lorsque la culture est récente, et les spores d'un de ceux-ci 24 heures, celles de l'autre seulement 6 heures ; les 5 derniers ne résistent pas une demi-heure à son action, que la culture soit récente ou ancienne.

Dans son remarquable travail (*die Mikroorganismen der Mundhohle,*

Leipsig, 1889), Miller résume nos connaissances sur les microbes de la bouche en ajoutant beaucoup d'espèces saprophytes, chromogènes et pathogènes. Nous donnons ici l'analyse de ces derniers. On sait qu'en ensemençant sur la gélatine un peu de salive contenant une masse de bactéries, il s'y développe à peine quelques colonies. Cependant les microbes de la bouche peuvent être plus ou moins isolés dans la salive. Miller a constaté que le spirochæte denticola peut produire une inflammation. Kreibohm, par l'inoculation d'une parcelle de l'enduit de la langue à la souris, a déterminé une septicémie mortelle; le sang contenait des bacilles analogues à ceux de la septicémie des lapins, mais un peu longs et non susceptibles de se cultiver. Un autre bacille court, un peu étranglé et possédant des extrémités arrondies, de la même provenance, causait la mort des souris et des lapins en un jour. Miller a donné des abcès gangreneux en inoculant sous la peau le contenu des dents cariées; il n'a pas pu cultiver ces microbes. Parmi les microbes pathogènes de la salive cultivés, Miller décrit les suivants :

1° Le *micrococcus gingivæ pyogenes*, qui existe dans la bouche des gens qui ne se nettoient pas les dents et dans la pyorrhée alvéolaire. Ce sont des cocci irréguliers qui se développent rapidement sur la gélatine sous formes de colonies rondes; la gélatine n'est pas liquéfiée sur l'agar, ils offrent une couleur verdâtre et violacée quand on les regarde par transparence. L'inoculation sous-cutanée des souris est suivie d'abcès parfois mortels. L'injection dans la cavité abdominale est mortelle en 12 à 24 heures. Les lapins et les cobayes éprouvent des accidents passagers.

2° Le *bacterium gingivæ pyogenes* consiste en bacilles courts arrondis, assez gros, donnant des colonies rondes, jaunâtres sur la gélatine qui est bientôt liquéfiée. Sur l'agar, on obtient une bande épaisse, humide, grisâtre, un peu striée. L'injection dans le péritoine des souris et des lapins est suivie de péritonite mortelle en un jour, sans qu'il y ait une quantité notable de microbes dans les organes. L'inoculation sous-cutanée produit des abcès chez la souris.

3° Le *bacillus dentalis viridis* trouvé dans la carie dentaire se caractérise par des bâtonnets un peu courbés, souvent étranglés en leur milieu, par des colonies rondes, concentriques, un peu jaunâtres, autour desquelles la gélatine prend une teinte verdâtre. Sur l'agar il donne une bande mince, transparente, à bords irréguliers. Il donne des abcès sous-cutanés et une péritonite mortelle quand on l'injecte sous la peau et dans le péritoine.

4° Le *bacillus pulpæ pyogenes* isolé dans la pulpe dentaire atteinte de gangrène est un bacille un peu courbé, parfois aminci, souvent en chaînettes. Ses colonies sur la gélatine sont grandes, rondes, brun foncé; elles se développent lentement en liquéfiant la gélatine suivant une zone transversale. Sur l'agar, la colonie est de couleur blanc bleuâtre, grise lorsqu'on l'examine par transparence. L'injection de 0,05 centimètres cubes de culture dans le péritoine des souris est mortelle au bout d'un jour.

La bile et le suc pancréatique préparé artificiellement et doué d'une action très puissante n'ont aucune action destructive sur ces micro-organismes.

Dans les matières fécales, Vignal a trouvé 6 des micro-organismes de la bouche (le bacillus mesentericus fuscus, le bacille *d* ou coli communis, les bacilles *b*, *c* et *e*, et le coccus *k*) et 4 autres micro-organismes : 1 streptocoque, 1 coccus et 2 bacilles. Un de ces derniers dissout l'albumine; deux rendent la fibrine transparente; trois dissolvent le gluten; l'un d'eux transforme l'amidon des pommes de terre, mais non celui de l'empois faible, deux coagulent le lait; un dissout en partie la caséine et coagule ce qu'il ne dissout pas; trois transforment la lactose en acide lactique; trois intervertissent le sucre de canne et deux transforment en partie la glucose en alcool.

L'action de ces micro-organismes doit être considérable sur les aliments, car une série de numérations a montré à Vignal qu'ils étaient au nombre de plus de 20 millions dans un décigramme de matières fécales.

Nous avons vu que plusieurs des bactéries des intestins sont pathogènes (voyez la description de ces microbes dans notre classification, page 178), et nous avons souvent trouvé des microbes identiques à ceux des intestins dans les organes internes d'individus morts de maladies qui présentaient des lésions de continuité des intestins, telles que le choléra, la fièvre typhoïde, la dysenterie, etc. Nous avons remarqué, à propos de ces affections, que ces microbes sont capables de s'associer à ceux des maladies primitives en aggravant l'état des malades par leur présence et par la production de substances toxiques.

CHAPITRE XX

RHINITES — OTITES

Ozène. — En 1884, l'un de nous, en collaboration avec M. Löwenberg (1re édition de cet ouvrage), avait trouvé, dans la sécrétion nasale de la rhinite chronique atrophique avec ozène, un microbe rond ou un peu allongé formé de cellules souvent associées de 0 μ,45 à 0 μ,8. Sa culture sur gélatine liquéfie rapidement cette substance et donne l'odeur caractéristique de l'ozène. Il donne un précipité blanc muqueux qui devient, de même que la partie liquéfiée, un peu verdâtre et plus tard brunâtre. Il est pathogène pour les souris et pour les rats qui succombent de un à deux jours après l'inoculation avec les symptômes d'une saprémie. On ne retrouve pas les microbes dans les organes de ces animaux, ou bien on en rencontre très peu dans le sang. Les cobayes semblent être réfractaires à l'inoculation. Depuis ce temps, l'un de nous a cherché de nouveau ce microbe sans le retrouver, mais on a pu constater dans les rhinites, de même que dans le catarrhe nasal de la rougeole, des bactéries en couples ou entourées d'une zone claire. Hayek (*Berlin. klin. Wochenschr.*, 1888, 33) a décrit, dans le mucus nasal normal et dans les différentes affections de la muqueuse nasale, un microbe qui ressemble beaucoup à celui de Friedländer. Dans l'ozène même il trouva le staphylococcus aureus, ou le streptococcus du pus; il a vu une fois un microbe qui liquéfie la gélatine en donnant une couleur verte. Dans plusieurs cas enfin il constata la présence d'une bactérie très courte presque ronde, souvent en chaînettes, qui se développe bien sur toutes les substances nutritives et qui liquéfie la gélatine en dégageant la mauvaise odeur de l'ozène. La liquéfaction s'effectue assez vite ; sur l'agar-agar le microbe se développe sous forme de petits corpuscules avec une fine striation à leur périphérie. L'odeur est très prononcée sur le sérum de bœuf où le microbe forme une couche blanchâtre épaisse ; l'odeur est encore plus caractéristique sur la viande; sur la pomme de terre il forme une couche jaune brunâtre un peu odorante. Ce microbe tue les souris en quelques jours avec une septicémie, tandis que les lapins sont seulement affectés d'un abcès qui guérit. Parfois les animaux meurent dans les premières quarante-huit heures sans qu'on trouve de microbes dans leurs organes. Il nous semble très probable que le bacille de Hayek est le même que celui que nous avons décrit comme un microbe rond en 1884. Klaman avait décrit dans l'ozène plusieurs microbes saprogènes dont le n° II peut être identifié avec le nôtre et celui de Hayek. Le même auteur a trouvé dans 4 cas de *coryza*, du troisième au cinquième jour, le microbe de Friedländer, tandis que ce microbe diminue et disparaît plus tard avec la guérison du catarrhe. Dans le catarrhe chronique du nez, on trouve aussi souvent ce microbe, parfois avec d'autres espèces pathogènes (streptococci et staphylococci). Il semble, en résumé, que le microbe de Friedländer se trouve en grandes masses dans le coryza aigu et chronique ; il est peut-être en connexion causale avec ces maladies, tandis que dans l'ozène, c'est-à-dire dans la rhinite chronique, souvent spécifique, avec atrophie, et dans laquelle le mucus nasal en décomposition s'accumule ou se dessèche, il existe en outre un ou plusieurs microbes saprogènes qui donnent à la sécrétion une mauvaise odeur et qui jouent peut-être aussi un certain rôle dans l'irritation chronique de la muqueuse.

Otites. — Les otites chroniques sont souvent de nature tuberculeuse ; nous verrons, dans le chapitre consacré à la tuberculose, que l'un de nous (*Orv. égyl.* 1886) a trouvé souvent, en même temps que le bacille de la tuberculose, d'autres microbes dont l'action entre pour une part dans la couleur et l'odeur du pus de ces inflammations de l'oreille. Dans un fait d'otite, on avait affaire à l'association du bacille de la tuberculose, du bacille du pus bleu et d'un microbe saprogène et pathogène; dans un autre cas, c'était le microbe du pus bleu avec un microbe saprogène (notre microbe saprogène A). Les mêmes variétés bactériennes existaient à la base des méninges et dans un abcès du lobe temporal du côté de l'otite. Dans un troisième cas, le microbe de la tuberculose était uni au staphylococcus aureus et à un microbe saprogène. Cette otite double fut suivie d'un tétanos mortel qui coïncidait avec une recrudescence de l'otite, mais le bacille de Nicolaier n'existait, ni dans l'oreille interne, ni dans les méninges injectées, ni dans les organes internes, et le pus n'était nullement tétanigène. Les otites aiguës, en rapport avec de petites ulcérations de la muqueuse avec ou sans perforation du tympan, se rangent dans les maladies infectieuses consécutives aux plaies et présentent ordinairement les caractères d'un érysipèle ou d'un phlegmon liés au streptococcus du pus. Dans d'autres cas il s'agit d'une prolifération des microbes de Friedländer (Weichselbaum, *Monatschr, f. Ohrenheilk*, 1888-89) ou du microbe lancéolé de Pasteur (Netter, *Ann. des malad. de l'oreille*, 1888, 10, et Zaufal, *Prag. med. Wochenschr.*, 1887, 24 et 1889, 6). D'après le récent travail de Netter, le microbe le plus commun de l'otite simple est le streptococcus du pus. Le streptococcus était souvent associé à d'autres microbes auxquels l'auteur n'attribue pas d'importance. Il nous semble au contraire qu'une association bactérienne peut aussi se rencontrer dans l'otite simple, un microbe saprogène aggravant la maladie par la décomposition des produits morbides et par la production de substances chimiques. Lorsque le streptococcus est uni au staphylococcus aureus, on ne peut pas nier le rôle essentiel de ce dernier. L'otite due au streptococcus est, suivant Netter, aiguë primitive ou secondaire à d'autres maladies infectieuses. L'otite moyenne causée par le microbe lancéolé de Pasteur semble être plus chronique, elle est primitive ou secondaire. Il est possible que le microbe entre par la cavité pharyngienne qui renferme souvent ce microbe dans la cavité tympanique et il est même possible que cette cavité en renferme à l'état normal. Peut-être faut-il une prédisposition quelconque, une nécrose ou une érosion de la muqueuse pour que ce microbe se multiplie à cet endroit. Zaufal a trouvé plusieurs fois le même microbe. Dans un fait d'ozène compliqué d'otite moyenne aiguë, la cavité tympanique renfermait d'abord le microbe lancéolé de Pasteur, qui disparut plus tard. A une récidive aiguë on trouva un autre microbe, un staphylococcus (staphylococcus pyogenes albus?).

Dans une observation d'otite de l'oreille moyenne, il s'agissait d'un malade très disposé aux rhumatismes et à la pneumonie, et qui souffraît d'un catarrhe bronchique. Il existait dans la région mastoïdienne un abcès renfermant le microbe de Pasteur en culture pure. Weichselbaum a observé une rhinite avec pneumonie et une néphrite parenchymateuse causée par un microbe que cet auteur identifiait avec celui de Friedlander; d'après sa description il est possible qu'il ait eu affaire à un proteus très pathogène pour la souris. L'un de nous ayant montré, par de nombreux examens, la fréquence des otites scrofuleuses, même lorsqu'elles revêtent une certaine acuité apparente, nous regrettons que ces auteurs n'aient pas cherché dans leurs observations les bacilles de la tuberculose pour bien déterminer si le microbe lancéolé était en réalité primitif ou secondaire. Dans certains faits il s'agit, soit de lésions primitives, soit de lésions en rapport avec une inflammation de voisinage comme une rhinite, une pharyngite, une diphthérie, ou une infection générale, la rougeole, la fièvre typhoïde, etc. Il serait à désirer qu'on étudiât aussi les otites au point de vue histologique pour se convaincre du rôle des microbes qu'on y trouve, car ces derniers se rencontrent assez souvent aussi dans la cavité buccale normale, et l'examen des tissus est d'autant plus nécessaire pour démontrer leur rôle pathologique. C'est aussi par cet examen histologique qu'on s'assurera si un ou plusieurs des microbes existent dans les tissus altérés et si, dans ce dernier cas, on a affaire à une vraie association bactérienne.

CHAPITRE XXI

MICROBES DES ORGANES GÉNITAUX ET DE LA PEAU

§ 1. — Bactéries de l'urèthre et des organes génitaux.

Urèthre. — Lustgarten et Mannaberg (*Vierteljahrschr. f. Dermatol. u. Syph.* 1887), en prenant, avec une spatule de platine stérilisée, une particule très minime de la sécrétion uréthrale, ont constaté qu'il y avait une quantité considérable de bactéries qui sont les mêmes chez les différents individus. Elles sont souvent contenues dans des cellules rondes semblables aux leucocytes. Parmi ces bactéries on trouve habituellement les suivantes : 1° des bacilles minces, longs, disposés en filaments; 2° les bacilles du smegma possédant souvent des spores; 3° des bacilles courts, épais, parfois un peu renflés à l'une de leurs extrémités et disposés souvent parallèlement les uns aux autres; 4° des bacilles courbés de la grandeur de ceux de la lèpre; 5° un micrococcus rond, très petit, formant des zooglœes; 6° des diplococci formés d'individus ronds; 7° des diplococci allongés; 8° de grands diplococci aplatis dont les individus sont très rapprochés; 9° des diplococci avec une fente entre les individus ressemblant au gonococci; 10° des streptococci formés d'individus ronds. En cultivant le liquide sécrété par l'urèthre, ils obtinrent le staphylococcus aureus et un diplococcus blanc jaunâtre disposé souvent en tétraèdres. Parmi les autres espèces cultivées, il y avait un streptococcus formant de longues chaînettes composées de diplococci aplatis de 0,8 à 1 μ de diamètre. Il semble que ce streptococcus ait des propriétés septiques. Dans trois cas de mal de Bright aigu, ces auteurs ont trouvé dans l'urine un streptococcus qui disparaissait dans l'amélioration de la maladie.

Organes génitaux de la femme. — D'après les recherches de Bumm et Winter (*Zeitschrift f. Geburtshülfe u. Gynœkologie,* 1888) et celles de Straus et Sanchez Toledo (*Soc. de biol.* et *Annales de l'Institut Pasteur*, août 1888), la cavité du corps de l'utérus au-dessus de l'arbre de vie et les trompes ne contiennent aucun micro-organisme. La cavité cervicale et le vagin en renferment au contraire des quantités considérables, ainsi que nous l'avons relaté déjà à propos des métrites (voyez t. I, page 452). Winter a trouvé dans le canal vaginal vingt-sept espèces différentes de micro-organismes, bacilles et cocci, et il donne un tableau de leurs caractères destiné à les faire reconnaître les uns des autres.

Parmi les cocci se trouvent le staphylococcus pyogenes albus, l'aureus, le citreus, la sarcine blanche, un streptocoque ; dans plus de la moitié des cas, Winter a rencontré le staphylococcus albus; parmi ces espèces différentes. il s'en trouve trois qu'il n'a pu identifier avec aucune des espèces connues jusqu'à ce jour.

Des injections dans le péritoine et la plèvre, des injections intra-veineuses et sous-cutanées, faites avec les streptocoques et les staphylocoques, ont amené chez le lapin des accidents de péritonite avec du pus; mais chez le cobaye, le chien, la souris, il n'est pas arrivé à produire de collections purulentes locales. Des inoculations faites également avec le produit de la sécrétion du col, qui contenait tous ces micro-organismes, ne donnèrent pas de résultats, c'est-à-dire ne purent pas produire une collection purulente. Avec le streptocoque, Winter a obtenu d'excellentes cultures; mais elles ne montrèrent aucune virulence par leur inoculation.

La conclusion de son travail est qu'il faut absolument désinfecter le vagin, car les microbes qu'il renferme peuvent amener des accidents et déterminer une auto-infection.

Doederlein (*Archiv. f. Gynæcologie*) a vu aussi que l'écoulement vaginal est infectieux lorsqu'on l'injecte à des animaux et qu'il détermine des abcès, tandis que les lochies utérines prises dans le corps utérin à l'aide du spéculum ne renferment à l'état normal aucun microbe et ne sont pas pathogènes pour les animaux.

Straus et Sanchez Toledo ont examiné l'utérus et les cornes utérines chez des lapines, des femelles de cobayes, de souris et de rats sacrifiées après l'accouchement, et ils ont constaté par l'examen histologique et la culture du liquide qui s'y trouvait, aussi bien que par les coupes de la muqueuse, qu'il n'existait aucun microbe. Ils ont introduit, dans les cornes utérines de femelles de cobayes et de lapines après l'accouchement, des quantités considérables de microbes pathogènes pour ces animaux tels que le bacillus anthracis, le vibrion septique, le microbe du charbon symptomatique, le staphylococcus aureus, sans provoquer aucun accident. Un seul micro-organisme, celui du choléra des poules, a fait exception et s'est montré pathogène.

§ 2. — Microbes de la peau.

Eberth a décrit le premier les zooglœes qui existent à la surface de la peau, dans la sueur et dans les poils des aisselles. Ce sont les mycrophytes les plus ordinaires de la peau. Ils existent surtout dans les parties humides. Dans le sebum de l'oreille il y a de gros micrococci et des diplococci en petit nombre ; il existe aussi des bactéries sur le bout du nez, le pénis et le scrotum. On trouve également un grand nombre de bactéries sur la peau du crâne, dans la barbe et sur les lèvres. Il suffit de toucher ces parties avec une lamelle, puis de laisser sécher, d'enlever la graisse avec du chloroforme et de colorer pour voir une grande quantité de micrococci et de diplococci de 0 μ,3 à 0 μ,5. Mais on trouve aussi d'autres espèces qui exigent, pour être découvertes, l'intervention d'autres méthodes; on commence par retirer la graisse en mettant l'épiderme dans l'alcool absolu et dans l'éther. On le replace ensuite dans l'alcool. On traite les écailles épidermiques avec de l'acide acétique à 1 pour 2 ou de la potasse à 1 pour 10 et on examine dans ces liquides; ou bien on les colore au bleu de méthylène.

Enfin, on peut traiter par l'acide acétique qu'on laisse évaporer, on passe les lamelles à la flamme et on colore par les couleurs d'aniline appropriées.

Ajoutons toutefois que la méthode de Gram est celle qui nous paraît la meilleure.

Les pellicules du cuir chevelu présentent à considérer trois formes différentes de parasites, des champignons ou saccharomycètes, des microcoques et des bactéries.

Von Sehlen a décrit, dans la teigne pelade, des microcoques qui pénètrent dans la gaine des poils et dans les poils eux-mêmes; mais Bizzozero[1] a vu souvent des microcoques dans les poils normaux.

Entre les orteils, il existe de très nombreux microcoques et des bacilles. Ces derniers ont une épaisseur de 0 μ, à 0 μ,7 et une longueur de 2 μ,5 jusqu'à 4 μ,5. Ils contiennent des grains brillants; ils sont droits ou courbés, à extrémités arrondies, isolés ou en amas. Ils se colorent mal avec la fuchsine, mais les grains qu'ils renferment sont bien colorés.

Dans les couches plus profondes de l'épiderme, on rencontre des filaments qui sont plus longs, parfois réunis en groupes, qui mesurent de 10 à 15 μ. Souvent on y voit des séries de grains non colorés. On observe tous les intermédiaires entre les filaments et les bacilles. Ce micro-organisme est rangé par Bizzozero dans les leptothrix. Bizzozero croit que ces organismes normaux sont les mêmes que ceux que Balzer a décrits dans l'érythrasma. Nous renvoyons à l'article *Syphilis* pour ce qui concerne les bactéries du smegma preputialis.

Dermatoses. — Dans plusieurs variétés d'éruptions cutanées, divers auteurs ont signalé la présence de bactéries. Ainsi Vidal a observé des micro-organismes dans les pustules d'*ecthyma*. Vidal et Gibier (*Annales de dermatologie*, 1882) ont vu des microbes en chaînettes dans les bulles du *pemphigus*[2], et Gibier les a retrouvés dans les urines. Peut-être s'agissait-il simplement du streptococcus de la suppuration, que nous avons aussi trouvé dans certains cas de pemphigus.

1. *Virchow's Archiv*, t. XCIX, 1884, p. 441.

2. Il est probable que le pemphigus reconnaît pour cause des lésions du système nerveux, si l'on prend en considération les altérations qui ont été notées dans les nerfs périphériques et dans la moelle par Leloir, Déjerine, Babes (Schwimmer, *Dermatosen*, 1882), Meyer (*Virchow's Archiv*, 1883), etc.

Eklund et Lang croient que le *psoriasis* est une maladie parasitaire. Eklund est persuadé qu'il a trouvé le microbe du psoriasis sous la forme de filaments composés de grands microbes. Nous n'avons pas vu de parasites dans le psoriasis.

Les poils, ceux des aisselles surtout, sont souvent couvert de microbes, ovoïdes et adhérents, réunis en zooglœe, qu'on a confondus avec des grégarines.

Dans les *sueurs rouges* abondantes et de mauvaise odeur des aisselles[1], les poils sont minces, d'un rouge pâle, rigides, fragiles, entourés d'une gaine rouge adhérente. Celle-ci est formée par des masses ressemblant aux druses d'amadou; elles présentent une structure radiée et siègent sur la surface du poil ou sur ses fibres dissociées (voy. fig. 322). Les microbes qui les composent ont 1 μ de longueur sur 0 μ,6 à 0 μ,8 d'épaisseur; ils sont

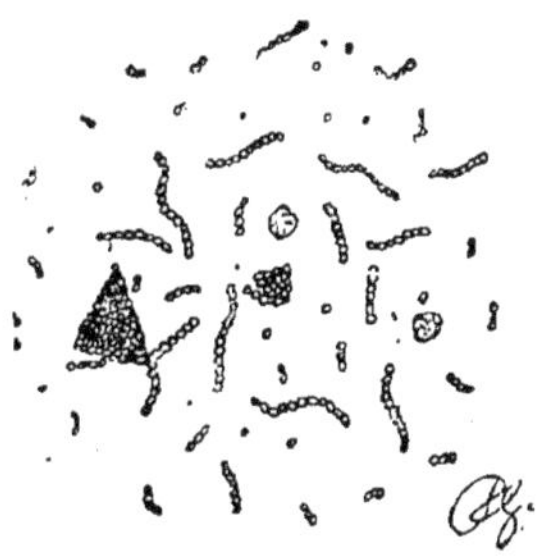

FIG. 321. — Bactéries du pemphigus (d'après Gibier).

unis par une masse gélatineuse homogène rouge, ne contenant pas de fer, plus colorée à la profondeur qu'à la surface de la zooglœe. Les mêmes zooglœes existent dans la sueur.

Les bactéries de la sueur rouge se cultivent difficilement à la temperature de 37° sur l'albumine de l'œuf. Leur couleur rouge se comporte, au point de vue des réactions chimiques et de l'examen spectroscopique, comme celle du micrococcus prodigiosus.

Dans beaucoup de maladies de la peau, on trouve des microbes pathogènes connus et décrits dans les chapitres consacrés aux maladies par plaies (*acné, furoncle, bouton de Biskra, érysipèle, phlegmon, gangrène*).

Dans un cas de *prurigo* avec formation de petites pustules, Babes a constaté par l'examen microscopique et par les cultures la présence de streptococci qui étaient composés de membres d'une grandeur très différente. Quelques-uns, surtout aux extrémités des chaînettes, correspondaient au streptococcus du pus, tandis que d'autres atteignaient le diamètre de 1 à 2 μ, c'est-à-dire qu'ils étaient plus gros que le bacille du charbon. Ces corpuscules se continuaient avec des individus qui devenaient peu à peu plus petits, de telle sorte que le chapelet était souvent fusi-

1. BABES, *Centralb. f. med. Wiss.*, 1883 et *Journal de l'anat.*, janv. 1884.

forme. La culture, qui réussissait surtout à la température du corps et qui donnait l'aspect de celle du streptococcus du pus, devenait avec le temps moins susceptible pour des températures plus basses. En même temps, le streptococcus diminuait de grosseur, si bien que finalement on ne découvrait plus aucune différence entre la culture de ce microbe et celle du streptococcus du pus. Tandis que les premières cultures du streptococcus

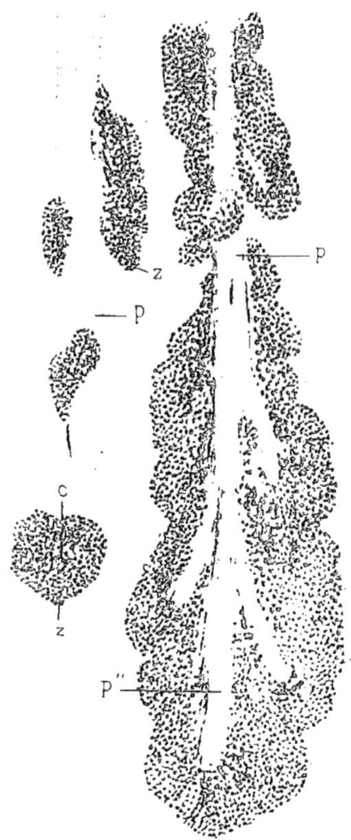

Fig. 322. — Microbes de la sueur rouge.

z, zooglœe adhérente au poil; p, poil entouré de masses zooglœiques; p', dissociation du poil sous l'influence des microbes.

géant donnaient une septicémie mortelle en 2 ou 3 jours aux souris, les séries de cultures plus éloignées de leur origine n'étaient plus pathogènes. Il est donc possible que ce streptococcus géant soit devenu en même temps plus facile à cultiver, plus petit et inoffensif. Mais on pourrait aussi supposer qu'il y avait, en même temps que ce bacille, dans les petits nodules de la peau, un streptococcus inoffensif et que, le streptococcus géant disparaissant, le streptococcus commun résistait et restait seul.

En tout cas il s'agit d'un streptococcus particulier, pathogène, auquel on peut donner le nom de streptococcus giganteus cutis.

Psorospermies. — Nous avons déjà indiqué les caractères des microsporidies à propos de la maladie de la pébrine étudiée chez les vers à soie (t. I, p. 397) et nous avons relaté à ce propos (t. I, p. 398) l'existence de sporidies analogues observées par Pfeiffer et par Darier dans des tumeurs épithéliales, cancéreuses, et dans certaines maladies de la peau. Malassez avait souvent vu des corpuscules analogues dans les épithéliomes, mais sans pouvoir se prononcer absolument sur leur nature. Albarran (*Société de biologie*, 6 avril 1889, et *Journal des connaissances*, 25 avril 1889) a décrit une tumeur épithéliale kystique de la seconde molaire supérieure dans laquelle il y avait des psorospermies en petit nombre dans les bourgeons épithéliaux, en plus grand nombre dans les kystes microscopiques et en assez grande quantité au milieu des kystes volumineux : ces parasites se montraient soit comme des cellules volumineuses de couleur jaune verdâtre sur les préparations colorées au picro-carmin, avec des granulations très accusées dans leur protoplasma, soit comme des cellules ovalaires souvent entourées d'une membrane kystique hyaline plus ou moins épaisse. Dans un autre épithéliome à cellules pavimenteuses et en partie ossifié de la mâchoire, Albarran a trouvé aussi des coccidies.

Darier a montré l'existence de ces mêmes parasites dans l'acné cornée ou acné sébacée concrète qu'il appelle psorospermose cutanée ou psorospermose folliculaire végétante.

Le même auteur a rapporté à la même origine parasitaire la maladie du mamelon décrite par Paget.

On sait que Paget a appelé l'attention, dès 1874, sur une affection chronique de la peau du mamelon et de l'aréole, d'apparence eczémateuse, qui est suivie presque constamment de la formation d'un cancer du sein. Les nombreux observateurs qui en ont publié des cas depuis lors ont fait ressortir les caractères qui distinguent cette éruption de l'eczéma ordinaire : limitation par un bord net, induration parcheminée de la peau, incurabilité absolue, enfin et surtout complication pour ainsi dire fatale par un cancer après un temps plus ou moins long. Les examens histologiques pratiqués par Buttlin, Thin, Duhring, etc., n'ont pas éclairé la question de la nature de cette maladie, qui est restée pour les uns un eczéma propagé aux canaux galactophores, pour les autres une affection *sui generis* indéterminée. Les faits qui suivent permettent de comprendre les particularités, jusqu'ici inexpliquées, de ce type morbide.

Darier, en prenant les squames épidermiques au niveau de la surface malade, en les dissolvant dans l'eau ou dans la solution iodée, soit directement, soit de préférence après macération dans de l'ammoniaque diluée ou dans du bichromate d'ammoniaque, a vu, entre des cellules épithéliales, souvent dans leur intérieur, des corps ronds entourés d'une membrane réfringente à double contour. Ces corps ont un diamètre égal ou supérieur à celui des cellules ; leur membrane contient une masse unique de protoplasma ou des corpuscules plus ou moins nombreux. On retrouve constamment ces corps sur les coupes de fragments de peau excisés, à tous les étages du revêtement épidermique et notamment dans les prolongements glandulaires de l'épiderme.

Les caractères de ces corps permettent d'affirmer qu'il s'agit de psorospermies ou coccidies, dont ils présentent tous les degrés d'évolution : masse protoplasmique, nue d'abord, puis entourée d'une membrane se divisant ensuite en grains très nombreux contenus dans un kyste.

L'épithélioma du mamelon contient dans ses bourgeons des parasites semblables et, en outre, un grand nombre d'éléments qu'on ne peut différencier sûrement des cellules épithéliales, mais qui sont souvent renfermées dans d'autres cellules. Buttlin, qui les a vus et figurés en 1876, a cru avoir sous les yeux un exemple d'endogenèse. Les parasites sont donc probablement plus nombreux qu'il ne semble; mais il suffit qu'il y ait dans chaque lobe un certain nombre de coccidies avec leur forme caractéristique pour qu'il soit légitime de leur attribuer un rôle dans la formation de la tumeur.

En effet, on sait que la présence de ces organismes dans un tissu épithélial provoque un bourgeonnement de ce tissu; le fait est connu pour la psorospermose des voies biliaires du lapin et pour la psorospermose folliculaire végétante de l'homme. Il est donc logique d'admettre que ces parasites, qui causent la lésion épidermique de la maladie de Paget, déterminent aussi le bourgeonnement épithélial des canaux galactophores qui constitue l'épithélioma.

Darier a réussi à voir des stades d'évolution de ces psorospermies en ensemençant des squames épidermiques sur du sable humide. Il a obtenu en trois semaines, à la température de la chambre, des kystes se colorant en brun par la teinture d'iode, et contenant un grand nombre de corpuscules qui sont probablement des spores.

CHAPITRE XXII

MALADIES DIVERSES RÉPUTÉES D'ORIGINE BACTÉRIENNE

Nous réunissons dans ce chapitre une série de maladies qu'on suppose causées par des bactéries, mais dont l'histoire, au point de vue de cette origine, n'est encore qu'à peine ébauchée.

Goitre endémique. — Le goître a depuis longtemps été considéré comme causé par un vice de composition de l'eau potable des vallées situées dans les montagnes où il est endémique. C'est ainsi qu'on l'a attribué à l'absence d'iode ou de principes salins dans les eaux provenant directement de la fonte des neiges[1]. Klebs (*Studien uber Kretinismus*, Prague, 1877) a décrit dans l'eau potable des régions du goître, des monades, des navicules et infusoires sous la forme de tétraèdres irréguliers, et il les regarde comme ayant une certaine influence sur la production de cette maladie.

Bircher (*Der endemische Kropf*, Basel, 1883), dans une étude très intéressante, basée sur beaucoup de faits relatifs au goître de la Suisse, croit que cette maladie est causé par un micro-organisme qui pénètre dans l'économie avec l'eau de boisson.

Bien que ces deux auteurs n'aient pas réussi à prouver leur opinion en isolant un micro-organisme spécial et en reproduisant expérimentalement une maladie voisine du goître, ils n'en ont pas moins rendu plausible cette étiologie bactérienne de la maladie. Il est possible en effet que les micro-organismes d'une eau potable donnent une maladie infectieuse chronique qui s'accuse par l'hypérémie du corps thyroïde. Il faudrait aussi supposer que la maladie, observée à l'état d'épidémie, résulte d'une viciation plus grande de l'eau, en même temps que de la prédisposition due à l'habitation

1. Saint-Lager, *Études sur les causes du crétinisme et du goître endémique*. Paris, 1867. Nivet, *Sur le goître endémique*. Paris, 1873. Baillarger, *Goître et crétinisme*. Paris, 1873. Baillarger et Krishaber, art. Crétinisme du *Dict. des sc. méd.*, 1879. Hirsch, *Handbuch d. geogr. Pathol.*

de vallées profondes bordées de hautes montagnes. Comme le crétinisme et la surdi-mutité accompagnent souvent le goître, Bircher suppose qu'il s'agit là de la même maladie infectieuse déterminant les lésions osseuses congénitales que l'on observe chez les crétins. Ces derniers naissent souvent de parents goîtreux, et il est d'observation que leur nombre augmente lorsque le goître devient épidémique.

ANÉMIE PERNICIEUSE. — Aufrecht (*Mittheilungen*, Magdeburg, 1883) a trouvé dans le sang de trois malades atteints d'anémie pernicieuse terminée par la mort, des vibrions ressemblant aux spirochætes de la fièvre récurrente. Il croit que ces vibrions étaient la cause de la maladie. Nous n'avons pas vu de micro-organismes dans une observation d'anémie pernicieuse du service de clinique du professeur Sée.

DIABÈTE. — Weigert cite une autopsie de diabétique (*Virchow's Archiv*, t. LXXXIV, p. 309, 1881), mort avec de la tuberculose et des cavernes pulmonaires, de la péricardite et de la myocardite, une thrombose des veines cardiaques et des infarctus rénaux. Dans les infarctus du rein et dans les exsudats inflammatoires des séreuses, il y avait de grands cocci de 1 μ,2 de diamètre, entourés d'une substance muqueuse. Ils formaient des masses diffuses ou des amas bien limités siégeant dans les amas interstitiels ou lymphatiques. Ces microcoques s'étaient développés accidentellement et n'ont évidemment aucune part à la production du diabète ; mais il est possible que la présence du sucre dans le sang et les humeurs de l'économie soit une condition favorable au développement d'une série de bactéries variées, comme cela paraît probable pour les bactéries du furoncle.

Verrues.

Il semble que les verrues possèdent en elles un principe contagieux, si

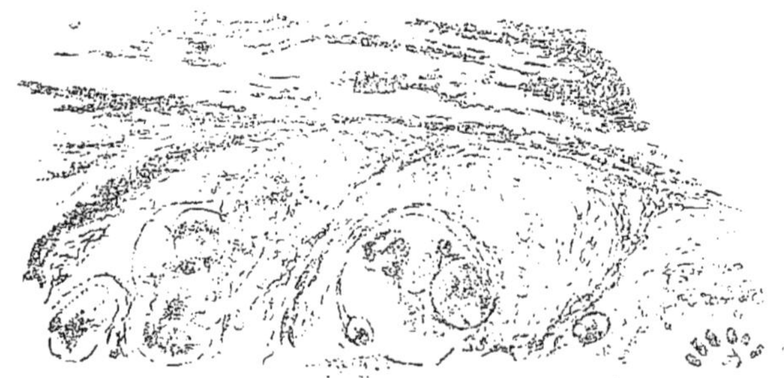

FIG. 323. — Verrue.

s, substance cornée à la surface de la verrue peu colorée ou fortement colorée par les couleurs d'aniline en *c* ; *g*, papille ; on peut distinguer les cellules cylindriques à la surface du réseau de Malpighi, en *c*.

bien qu'elles se sèment les unes auprès des autres. Majocci, cité par Tomasi Crudeli (*Anatomia pathologica*, t. I, 1882), a découvert dans leur tissu un petit bacille qu'il a nommé *bacterium porri*. L'un de nous[1] a vu dans un fait un grand nombre de microcoques de 0μ,4 à 0μ,5 accolés deux à deux ou en petits amas carrés ou arrondis (fig. 323). Dans un autre fait on cultiva un microbe ressemblant au staphylococcus aureus, mais qui se développait plus lentement et sans liquéfier la gélatine.

D'un autre côté Kühnemann (*Vers. d. Nat. u. A. Heidelberg*, 1889) a décrit dans les verrues un bacille fin qui croît sur l'agar avec une couleur verte et qui, par l'inoculation au lapin et sur la crête du coq, produit une excroissance verruqueuse.

Verruga du Pérou. — La verruga du Pérou est caractérisée par des tumeurs nodulaires ou verruqueuses de la peau formées de tissu conjonctif vascularisé et par des cellules qui les font ressembler au sarcome. Dans le tissu de ces tumeurs et surtout dans leurs vaisseaux, Izquierdo[2] a trouvé des bacilles plus gros que ceux de la tuberculose, parfois en longs filaments composés de grains elliptiques. On les colore bien par le même procédé que ceux de la tuberculose. Il a rencontré les mêmes bacilles dans la peau saine au niveau des nodules ulcérés. Auprès des bacilles, il existe parfois des amas denses de grains ronds qui lui ont paru être des produits des bacilles. Comme son observation n'a porté que sur un seul cas, et que l'auteur n'a fait ni cultures ni expériences au sujet de ces bacilles, il est difficile de leur attribuer une grande valeur.

Mycosis fongoïde. — Rindfleisch (*D. med. Woch.*, 1885, p. 233) a vu, dans les tumeurs cutanées de cette maladie (lymphadénome cutané de Ranvier), des capillaires remplis de streptococci qui se coloraient bien par la méthode de Gram. Les mêmes microbes existaient en grandes masses dans les capillaires du poumon et du foie. Auspitz (*Vierteljahrschr. f. Derm. u. Syph.* 1885, p. 123) a décrit une infiltration diffuse du tissu avec des microbes libres ou situés dans les cellules. Ces microbes ont été observés, dans le cas d'Auspitz, par Hochsinger et ils ont été cultivés par Schiff sur la gélatine. Celle-ci s'est troublée le dixième jour après l'inoculation. Cette culture a été reproduite sur de la gélatine et sur les pommes de terre[3].

Comme toutes les espèces de bactéries et surtout le streptococcus du pus et le staphylococcus aureus, pénètrent facilement dans les lésions de continuité des tumeurs en y trouvant un bon terrain de culture, il faut être très réservé dans l'interprétation de ces données.

1. Babes, *Journal de l'anatomie*, janvier 1884.
2. *Virchow's Archiv*, XCIX, mars 1885.
3. Ces travaux sont analysés par Hallopeau dans la *Revue des sciences médicales* de Hayem, 1885.

TROISIÈME SECTION

MALADIES CHRONIQUES BACTÉRIENNES

Nous décrivons, dans cette dernière partie, les maladies chroniques bactériennes caractérisées par la formation d'un tissu nouveau plus ou moins spécial pour chacune d'elles, qui se montre sous la forme de petits nodules ou de plaques, ou de tumeurs envahissant la peau, les muqueuses et les organes internes. Tels sont le rhinosclérome, l'actinomycose, la lèpre, la tuberculose qui comprend la scrofule et le lupus, et en dernier lieu la syphilis.

Les néoplasmes déterminés par ces maladies ont été rangés pendant longtemps dans les tumeurs (*Tumeurs de granulations*, Virchow). Ils sont constitués en effet par des nodules limités ou par une infiltration diffuse du tissu où ils se développent, et se comportent, dans leur extension, dans leur propagation aux ganglions lymphatiques, comme les tumeurs malignes, le carcinome, par exemple. Peut-être trouvera-t-on aussi, dans un avenir prochain, des micro-organismes dans les tumeurs cancéreuses ou sarcomateuses. Les bactéries décrites par plusieurs auteurs comme étant la cause des carcinomes sont de simples saprophytes. En ce qui concerne les parasites appartenant aux protistes comme ceux décrits par Pfeiffer (*Arch. f. Hygiene*, 1888 et1889), par nous-mêmes (Babes, *Carcinome du foie*, *Arch. roum.*, 1888), et par Thoma (*Fortschr. der Medicin*, 1889); ils ne sont pas suffisamment étudiés pour qu'on puisse leur attribuer une grande importance. Nous avons résumé dans le chapitre précédent nos connaissances sur certaines tumeurs de la peau regardées comme parasitaires. Mais, en attendant, on doit séparer absolument des tumeurs les néoformations dues aux microbes bien connus de la lèpre, de la tuberculose, du rhinosclérome et à celui moins bien étudié encore de la syphilis.

Nous ajouterons à ce chapitre d'autres maladies infectieuses ou réputées telles, mais dont les parasites ne sont pas encore bien connus. Telles sont la rage, la kakke ou le Beri-Beri.

CHAPITRE PREMIER

RHINOSCLÉROME

Historique. — Cette affection, qui a été anciennement confondue avec la syphilis et le lupus, en diffère absolument par ses caractères anatomiques et par le résultat de l'examen histologique; elle n'est d'ailleurs nullement influencée par la médication antisyphilitique. Ses caractères histologiques lui assignent une place à part dans la classification des tissus morbides.

On l'a observée à Vienne, en Autriche-Hongrie et en Italie; elle est aussi assez commune dans l'Amérique Centrale. Hébra et Kaposi[1] l'ont décrite en 1870, et depuis cette époque elle a été le sujet d'un nombre considérable de monographies, en particulier de Mikulicz[2], Frisch[3], Chiari[4], Klebs et Eppinger, Celso Pellizari[5], etc.

Elle n'a jamais été observée à l'hôpital Saint-Louis. Nous avons eu l'occasion d'en examiner au microscope un certain nombre de faits[6], l'un provenant d'un jeune Américain soigné par Verneuil, et plusieurs autres qui nous ont été donnés par le Dr Alvarez, de San Salvador, ville où cette maladie est assez commune[7].

Définition et symptômes. — Le rhinosclérome est caractérisé

1. *Leçons sur les maladies de la peau,* tr. fr. t. II, p. 231.
2. *Ueber das Rhinosclerom. Langenbeck Archiv,* t. XX, 1876.
3. *Ætiologie des Rhinoscleroms* (*Wiener medicinische Wochenschrift,* 12 août 1882.
4. *Stenose des Kehlkopf und der Luftröhre bei Rhinosclerom. Medicin. Jahrbucher der K. K. Gesellschaft der Ærtze,* 1882, Heft 2. Wien.
5. *Il Rhinoscleroma,* avec 5 planches lithogr. Florence, 1883, in-8.
6. Cornil, *Société anatomique,* 1883, p. 319.
7. Guevara, *Sur le lupus scrofuleux des fosses nasales,* Thèse. San Salvador, 1883.

par un épaississement et une induration de la cloison nasale, de la peau de la lèvre, des narines, de la muqueuse des fosses nasales et de la muqueuse pharyngo-laryngienne, qui paraissent être causés par la présence de bacilles spéciaux dans les cellules des parties atteintes. La tumeur débute par le nez, la cloison, les narines, d'où elle envahit les parties voisines, la lèvre supérieure en particulier. Elle se présente sous la forme de plaques, de nodosités planes saillantes, lisses ou granuleuses, nettement limitées, dures, élastiques, luisantes, de couleur rouge clair ou grises, douloureuses à la pression. Ces tumeurs font corps avec le derme, qui est infiltré profondément. Elles ressemblent un peu à des chéloïdes et ne montrent à leur surface ni poils ni reliefs glandulaires. Les parties voisines sont tuméfiées, le nez s'aplatit et s'élargit à son extrémité inférieure; les ailes du nez sont raides et immobiles, les orifices des narines sont obstrués; la lèvre supérieure est indurée à son tour et envahie par la néoformation qui peut gagner les gencives et la muqueuse buccale, en même temps que la propagation se fait par les fosses nasales à la muqueuse du voile du palais, du pharynx et même du larynx. Il peut en résulter une sténose glottique en rapport avec une lésion localisée, et qui nécessite la trachéotomie.

La marche du rhinosclérome est très lente ; le nodule ou la plaque primitive mettra, par exemple, quatre ou cinq ans à atteindre un diamètre de 4 à 5 centimètres en étendue superficielle, en même temps qu'elle s'étend en épaisseur. Il n'est pas rare de voir des lésions qui remontent à quinze ou vingt ans. La tumeur ne se généralise pas en dehors du lieu primitivement affecté.

Anatomie pathologique. — Lorsqu'on enlève un fragment de rhinosclérome, le bistouri entre très facilement dans son tissu lardacé, bien qu'il paraisse très dur. Les coupes que nous avons examinées dans un grand nombre de faits, sur des pièces qui avaient été durcies simplement par l'alcool ou l'acide osmique, ont toujours montré les particularités suivantes :

Sur les coupes de la peau altérée, pratiquées perpendiculairement à sa surface, les couches épidermiques sont bien conservées. La couche cornée et la couche granuleuse sont épaisses et présentent la disposition normale de l'éléidine. Le corps muqueux de Malpighi montre ses cellules à protoplasma fibrillaire aussi caractérisé que possible. Par places, il existe un nombre plus ou moins considérable de cellules migratrices interposées aux cellules du corps muqueux.

Les papilles dermiques sont développées et vascularisées : leur tissu conjonctif est infiltré de petites cellules migratrices. Les glandes sébacées et sudoripares ne présentent pas, au début du moins, de lésion évidente. Plus tard ces glandes offrent une rétention de leur sécrétion ; les glandes sudoripares offrent parfois un trajet rectiligne et leurs glomérules existent dans la profondeur de la tumeur. C'est le derme qui offre à considérer des altérations caractéristiques. Là, les vaisseaux, les veines surtout, présentent des parois épaissies, infiltrées et entourées de petites cellules arrondies disséminées entre les fibrilles du tissu conjonctif. On voit une zone de ces cellules pressées les unes contre les autres et bordant, comme une couronne, toutes les sections des petits vaisseaux et des capillaires.

Les artères sont sclérosées et souvent entourées d'un feutrage de fibres élastiques. Entre les vaisseaux, le tissu conjonctif est formé, soit de fibrilles disposées en réseau, soit de faisceaux épais. Au milieu de ce tissu, entre les petites cellules rondes qui y sont disséminées, on trouve de grandes cellules sphéroïdales, d'un diamètre de 20 μ ou même plus. Elles présentent un ou plusieurs noyaux. Ces grosses cellules, disséminées sans ordre ou en petits groupes au milieu du tissu fibreux du derme et entourées de petites cellules rondes, sont précisément les éléments caractéristiques du rhinosclérome. Le protoplasma de ces cellules est réticulé, ce qu'on voit très nettement sur les pièces traitées par l'acide osmique. Leurs noyaux sont de volume variable, souvent assez petits, lorsqu'il y en a deux ou trois dans une même cellule.

Les bactéries du rhinosclérome siègent dans le protoplasma de ces grandes cellules, dans les interstices des fibres, autou. des grandes cellules et dans les vaisseaux lymphatiques. Elles ont été décrites par Frisch et observées ensuite par C. Pellizari et par Chiari. Dans les deux premières pièces que nous avons examinées en 1883, nous ne les avions pas trouvées, car elles sont assez difficiles à colorer. Mais nous les avons vues depuis, dans de nouveaux examens que nous avons faits avec le Dr Alvarez de ces deux premières pièces et dans de nombreuses tumeurs enlevées par lui à San Salvador[1].

Ces bactéries, que nous avons mentionnées à la page 162 (t. I), consistent en de petits bâtonnets courts de 1μ,5 à 3μ de longueur sur 0μ,5 à 0μ,6 ou même 0μ,8 de largeur. Elles sont au nombre de 10 à 30 dans une grande cellule ou beaucoup plus nombreuses, de telle sorte qu'elles forment quelquefois une masse ovoïde remplissant complètement une cellule. Souvent on les trouve dans les fentes lymphatiques, dont elles tapissent la paroi ou remplissent la lumière sous forme d'une masse compacte qui ressemble à une cellule.

Pour étudier ces bactéries, il convient de colorer les coupes avec du violet de méthyle B ou du violet 6 B surfin pendant

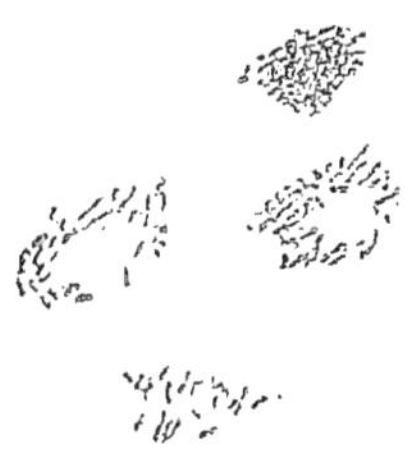

FIG. 324. — Rhinosclérome (Grossissement de 800).

c, petites cellules rondes ou ovoïdes ; f, fibres élastiques ; cf, cellules allongées et plates ; cb, grandes cellules renfermant des bacilles ; a, amas de bactéries peu serrées.

24 ou 48 heures, soit avec, soit sans addition d'eau d'aniline, et de décolorer après avoir fait séjourner les préparations dans l'eau iodée. Les bâtonnets sont alors bien colorés : ils présentent dans leur intérieur des points plus colorés à leurs deux extrémités, et lorsqu'ils atteignent une longueur de 3μ ou davantage, ce qui est rare, ils offrent trois ou un plus grand nombre de grains colorés exactement arrondis. Ils sont terminés par une extrémité arrondie, si bien que les plus petits paraissent ovoïdes. Ils sont parfois étranglés en leur milieu. On les aperçoit quel-

1. CORNIL, *Société anatomique,* séance du 13 février 1885 et communication faite par Cornil et Alvarez à l'Académie de médecine, 2 avril 1885. Voyez aussi le mémoire de Cornil et Alvarez dans les *Archives de physiologie,* 3e série, t. VI, p. 11, 1885 et le mémoire d'Alvarez, même recueil, 1886.

PLANCHE VII

RHINOSCLÉROME

Fig. 1. — Bactéries du rhinosclérome siégeant en grandes masses dans les vaisseaux lymphatiques de la partie superficielle de la tumeur (grossissement de 1 200 diamètres environ. Obj. 12 de Vérick).

b', *b*, coupe des vaisseaux lymphatiques.

Les bactéries *m*, *m*, colorées en bleu, présentent presque toutes une capsule très visible et elles sont libres dans les vaisseaux lymphatiques.

c, cellules endothéliales des vaisseaux lymphatiques.

d, branche qui unit le vaisseau lymphatique *b* avec la section du vaisseau lymphatique *b'*.

a, cellules du tissu conjonctif périphérique.

Fig. 2. — Bactéries du rhinosclérome isolées, dessinées à un grossissement de 1 800 diamètres environ.

a, bâtonnet dans sa capsule.

b, trois bactéries encapsulées montrant soit un bâtonnet, soit deux ou trois grains colorés.

c, deux bâtonnets bout à bout dans une même capsule.

e, un bâtonnet capsulé avec trois grains colorés.

d, long bâtonnet avec quatre grains.

f, bâtonnet encapsulé avec trois grains colorés.

Fig. 3. — 1, bactéries situées dans un espace lymphatique du derme (grossissement de 1 500 diamètres).

a, grande cellule endothéliale tuméfiée dans laquelle on voit en 1 trois bactéries. Les capsules de ces trois bactéries sont peu décolorées, mais on n'y voit pas moins les bâtonnets, qui sont plus foncés que la capsule.

b, cellules lymphatiques.

2, bâtonnets libres situés autour de la grande cellule endothéliale et des cellules lymphatiques.

3, grand bâtonnet ou plutôt deux bâtonnets entourés d'une capsule commune un peu étranglée en son milieu.

4, 4, deux bâtonnets vus de face et ressemblant à des microcoques capsulés.

Fig. 4. — Bactéries et cellules situées dans le tissu fibrillaire réticulé de la tumeur (grossissement de 1 200 diamètres).

a, cellule plasmatique contenant un groupe de bactéries, six, dont la capsule s'est fondue en une substance homogène, hyaline, faiblement teintée.

b, cellules lymphatiques.

1, bactérie capsulée.

2, deux bacilles unis par une capsule commune.

3, quatre bacilles libres dont les capsules se sont fondues.

4, cinq bacilles dont les capsules se sont fusionnées.

5, une agglomération de bacilles dont la substance homogène périphérique est restée colorée.

Fig. 5. — Une grande cellule montrant trois agglomérations de bacilles entourés de leur substance colloïde.

Fig. 6. — Grande cellule présentant une agglomération de bacilles entourés de leur substance colloïde, qui est restée colorée. Autour de la grande cellule il existe des cellules lymphatiques et des bacilles (grossissement de 800 diamètres).

Fig. 7. — Deux grandes cellules : l'une contenant une agglomération de bacilles et des bacilles libres, l'autre une masse hyaline homogène.

Fig. 8. — Une grande cellule avec six globes hyalins assez volumineux.

Fig. 9. — Une grande cellule avec un grand nombre de petits grains hyalins.

Fig. 10. — Une grande cellule avec des bactéries.

Fig. 11. — Une grande cellule avec des bactéries, les unes isolées dans le protoplasma, les autres agglomérées en masse au milieu d'une substance hyaline fortement teintée.

Ces quatre dernières figures sont dessinées à 800 diamètres.

Fig. 12. — Cellules contenant des blocs hyalins situés, les uns dans le tissu du rhinosclérome, les autres dans un vaisseau *v* (grossissement de 100 diamètres).

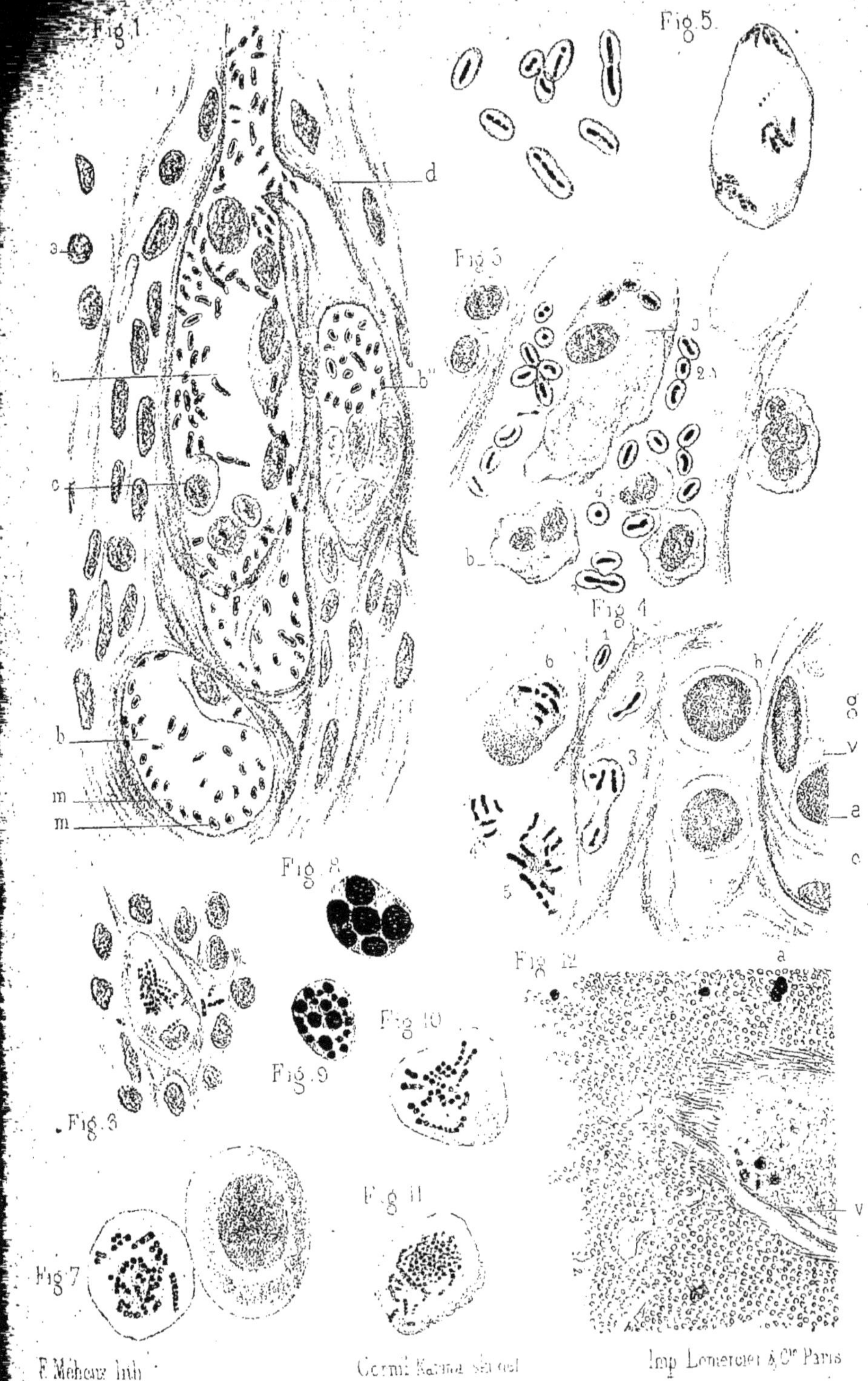

F. Méheux lith. Imp. Lemercier & Cie Paris

Rhinosclérome

quefois comme des cellules rondes, parce qu'alors le bâtonnet se présente par son extrémité.

On les rencontre aussi dans le tissu conjonctif entre les cellules de la tumeur. Ils sont extrêmement nombreux, par places, dans l'intérieur des grandes cellules qui sont souvent réunies les unes près des autres. Nous les avons vus très rarement dans les vaisseaux sanguins de la tumeur, et en particulier dans des vaisseaux où la circulation sanguine était lente ou arrêtée par suite de thrombose et de coagulation de la fibrine dans certains capillaires ou petites veines.

Mais ils sont beaucoup plus nombreux dans les vaisseaux lymphatiques dilatés du derme. On trouve souvent en effet, dans la couche superficielle du derme altéré, des canaux lymphatiques remplis de bacilles siégeant à côté de cellules lymphatiques, ou accolés en grand nombre à la surface interne de ces canaux dont l'endothélium est tuméfié et en partie desquammé.

Après la coloration des coupes pendant 48 heures dans une solution de 20 pour 100 de violet 6 B, suivie de la décoloration pendant 48 heures dans l'alcool absolu, nous avons obtenu avec Alvarez[1] des préparations montées dans le baume, dans lesquelles les bactéries se présentent sous une nouvelle forme. Examinées avec un fort grossissement (obj. 12 à imm. hom. de Vérick, oc. 3) elles montrent une capsule ovoïde très nette, très régulière, légèrement colorée en bleu violet, au centre de laquelle se trouve le bâtonnet (voyez fig. 3, 4 et 5, pl. VII). Ce dernier est tantôt homogène et lisse, tantôt formé de deux, trois ou quatre grains ronds ou ovoïdes. Le bâtonnet est entouré d'une ligne plus claire. Sur les préparations ainsi obtenues, on peut s'assurer que ces bâtonnets encapsulés, lorsqu'ils sont libres dans les espaces du tissu réticulé ou dans les vaisseaux lymphatiques, se déplacent avec leur capsule ; on les fait mouvoir en effet en imprimant une légère pression sur le verre à recouvrir. Leur capsule est formée d'une substance anhyste, colloïde, résistante, car elle ne change nullement de forme quand on presse la lamelle. Ces bactéries capsulées s'unissent souvent par fusion de leur capsule pour former soit deux capsules unies bout à bout,

1. Les détails de cette structure du rhinosclérome ont été communiqués par Cornil et Alvarez à l'Académie de médecine dans la séance du 2 avril 1885. Voyez aussi les *Archives de physiologie*, 1885.

soit un amas ovoïde ou irrégulier dans lequel la substance colloïde des capsules entoure quatre, cinq, ou un plus grand nombre de bâtonnets (voyez fig. 4, pl. VII). Dans ces amas, qu'ils soient libres ou situés dans des cellules, la substance colloïde reste assez fortement colorée, de telle sorte qu'on distingue moins bien les bâtonnets situés au centre qu'à la périphérie.

Les bactéries capsulées du rhinosclérome sont visibles sans coloration sur les coupes des pièces durcies dans l'acide osmique[1]. Sur les préparations doublement colorées avec le violet 6 B et la méthode de Gram pour les bactéries, avec la safranine pour colorer le tissu, Alvarez a vu que la capsule des bactéries revêt une couleur rouge, tandis que le bâtonnet est coloré en bleu. Les bactéries s'accumulent souvent dans les vaisseaux lymphatiques dilatés du derme (fig. 1, pl. VII), surtout au niveau de la base des papilles. Les bactéries contenues dans ces vaisseaux lymphatiques sont loin de montrer toujours une capsule.

Lorsqu'on a affaire à des amas de substance colloïde qui contiennent dans leur intérieur des bactéries, on peut être sûr qu'il s'agit simplement de la fusion des capsules des bâtonnets, car la substance se colore en rouge par la safranine.

Les grandes cellules du rhinosclérome ne contiennent pas seulement des microbes (voyez fig. 7, 10, 11, pl. VII). Il en est qui renferment, avec des micro-organismes, une substance hyaline ou colloïde qui se colore très fortement par les couleurs d'aniline employées à teindre les bactéries (voyez fig. 8 et 9). Cette substance résiste aussi à la décoloration par l'alcool et l'essence de girofle, même après que les coupes ont séjourné dans l'eau iodurée et iodée ou dans la solution de sublimé. Dans certaines cellules, on voit, au pourtour du protoplasma, une couronne de bâtonnets encapsulés du rhinosclérome et au milieu une tache hyaline très fortement colorée en violet bleu ; dans d'autres, la substance hyaline colorée est formée de grains arrondis bien limités, de volume variable, ou d'une seule sphère de même nature : on y trouve encore quelquefois des microbes du rhinosclérome, mais le plus souvent les grandes cellules pourvues de blocs arrondis colloïdes n'en contiennent pas.

Lorsque ces globes hyalins sont volumineux, il en existe un

1. Alvarez, *Anatomie pathologique du rhinosclérome* (*Archives de physiologie*, 3e série, t. VIII, 1886, p. 207).

seul dans chaque cellule et il la remplit complètement. Le noyau se trouve alors rejeté à la périphérie, comme cela se voit dans les cellules adipeuses complètement envahies par la graisse. Dans d'autres cellules, les grains réfringents sont plus petits et ils siègent au milieu du réticulum cellulaire dont les travées les entourent.

Quelle est la nature de ces masses réfringentes? Remarquons tout d'abord qu'elles peuvent sortir des cellules qui leur ont donné naissance, ce qui rend leur étude plus facile. Elles sont colorées par tous les réactifs : en jaune clair par l'acide osmique, en jaune orangé par le picrocarminate; en violet bleu par le violet de méthyle; en jaune par la safranine. Cette dernière coloration les différencie des masses hyalines qui sont dues à la fusion des capsules des bactéries (Alvarez). Elles sont colorées en jaune par la solution iodée et ne montrent, ni par l'iode, ni par la safranine, ni par le violet de Paris, les réactions spéciales de la matière amyloïde. Il s'agit donc tout simplement d'une substance hyaline.

Les cellules à protoplasma colloïde du rhinosclérome se rencontrent aussi parfois à l'intérieur des vaisseaux lymphatiques.

Existe-t-il une relation de cause à effet entre les microbes du rhinosclérome et les masses hyalines des grandes cellules? cela nous paraît vraisemblable. Les microbes siègent dans les grandes cellules dont le protoplasma est tantôt normal, tantôt transformé en substance hyaline. Souvent on peut voir dans une grande cellule un ou plusieurs îlots isolés de substance hyaline colorée au violet, qui existent autour de petits groupes de bacilles; aussi nous semble-t-il permis de supposer que cette dégénérescence hyaline du protoplasma s'effectue sous leur influence, en vertu de modifications causées par la nutrition même des micro-organismes qui y sont contenus. Cependant nous devons répéter qu'il existe souvent des cellules avec des boules hyalines sans bactéries.

Les microbes du rhinosclérome ont été cultivés et isolés à l'état de pureté par Frisch qui les a inoculés sans succès aux animaux.

Paltauf et d'Eiselsberg (*Fortschritte d. Medizin*, 1886, 19) ont fait de même des cultures du microbe sur des substances gélatinisées et ils ont pu constater que le bacille donne facilement des cultures sur gélatine sous la même forme que le bacille capsulé de Friedländer. Il se développe une culture en clou dans la gélatine, peut-être la culture est-elle plus transparente que celle du microbe de Friedländer. On voit très bien au microscope les capsules des microbes qui composent les cultures. La différence la plus essentielle entre le microbe de Friedländer et celui du rhinosclérome semble être la colorabilité de ce dernier par la méthode de Gram. On constate encore que les capsules des microbes sont plus faciles à voir dans les préparations des cultures et que les bacilles sont groupés d'une manière différente de celle du bacille de Friedländer. Les cultures ont à peu près le même effet pathogène que celles de Friedländer. Paltauf et d'Eiselsberg n'ont pas réussi à produire chez les animaux des tumeurs semblables au rhinosclérome. Les affirmations contraires de Stepanow (*Centrbl. f. Bact.,* V, 16) ne semblent pas encore bien fondées. Cet auteur, en inoculant les microbes dans la chambre antérieure de l'œil du cobaye, a vu se développer des masses de cellules embryonnaires contenant les bactéries; mais rien ne nous autorise à regarder cette accumulation de cellules comme un rhinosclérome.

Cette néoplasie, caractérisée par une infiltration du derme épaissi par de petites cellules, par une sclérose de petits vaisseaux entourés d'une couronne de cellules rondes, par de grandes cellules à protoplasma réticulé contenant des bâtonnets pourvus de capsules hyalines tout à fait spéciales et des boules hyalines, appartient en propre au rhinosclérone et ne se rencontre dans aucune autre tumeur. C'est un tissu pathologique bien déterminé qui paraît en rapport avec une invasion de bactéries d'une forme caractéristique. Cependant il ne faut pas oublier que le même microbe ou bien un microbe analogue se trouve aussi dans le mucus nasal normal et surtout dans le catarrhe nasal, dans l'ozène et en général dans beaucoup de maladies de la muqueuse nasale, tandis que le rhinosclérome est une tumeur *sui generis* et pour ainsi dire endémique dans certaines contrées. D'autre part nous avons trouvé plusieurs fois dans le tissu même du rhinosclérome de même que dans d'autres tumeurs du nez plusieurs autres espèces de microbes et surtout le streptococcus du pus. Peut-être un microbe banal pourrait-il, dans certaines conditions de climat et de lieu déterminées, donner lieu à la production de cette néoplasie.

Dans son développement, le tissu morbide s'enfonce profondément et transforme les muscles des lèvres, dont les faisceaux sont atrophiés, les cartilages et les os; les glandes cutanées sont atrophiées. Il se produit très rarement des pertes de substance, et le néoplasme envahit, en suivant les fosses nasales, le voile du palais, ses piliers, le pharynx et même le larynx.

Il ressort de ce qui précède que le rhinosclérome est en liaison étroite avec une invasion dans le tissu de la tumeur d'un microbe analogue à celui de Friedländer, mais nous sommes encore loin de pouvoir affirmer que ce microbe est la cause de la tumeur. Il ressemble beaucoup au microbe capsulé qui habite souvent les cavités nasales à l'état normal et qu'on y trouve surtout dans les processus irritatifs de la muqueuse nasale.

CHAPITRE II

ACTINOMYCOSE

L'actinomycose est une affection caractérisée par la présence dans les tissus d'un parasite végétal qui y provoque des lésions inflammatoires chroniques se terminant le plus souvent par suppuration chez l'homme. Dans le pus des abcès on trouve ordinairement des grains jaunes qui, à l'examen microscopique, sont constitués par un amas de parasites qu'on a désignés sous le nom d'actinomyces.

Langenbeck, puis Lebert, en ont donné les premières observations anatomo-pathologiques, Lebert examina le pus « crémeux et gélatiniforme provenant d'un abcès du thorax d'un malade mort dans le service de Louis, et vit dans ce pus des corpuscules d'un jaune verdâtre », du volume de la tête d'une épingle, qui, au point de vue microscopique, étaient formés « d'une substance unissante, englobant des éléments disposés d'une façon rayonnante ». A un plus fort grossissement, Lebert a vu et figuré dans son atlas les gonidies avec les rétrécissements qu'on décrit aujourd'hui.

Lebert poussa l'étude de ces corpuscules, dont il ne pouvait pas saisir la provenance, encore plus loin, et montra exactement de quelle façon ils réagissent en présence de nombreux réactifs chimiques. Mais il n'a pas su reconnaître la véritable signification de ces éléments et ne donna point de nom à l'actinomycose.

Robin[1], qui connaissait l'observation de Lebert, eut l'occasion,

1. *Traité du microscope.*

en 1871, d'examiner plusieurs « abcès anciens » ; il retrouva le corpuscule jaune avec la même disposition rayonnée des éléments et réagissant de la même façon en présence des réactifs chimiques. Pas plus que Lebert, Robin ne reconnut la nature de l'élément qui s'offrait à son observation, et tenant seulement compte de son apparence, il lui donne le nom de « concrétion cristalloïde du pus ».

Ces observations restèrent ignorées jusqu'à ces dernières années de tous ceux qui ont écrit sur ce sujet. On n'a commencé à rechercher la maladie chez l'homme que depuis que son existence avait été reconnue chez certains animaux.

En 1868, en effet, Sebastiano Rivolta, étudiant le sarcome de la mâchoire du bœuf, trouva des bâtonnets courts auxquels il n'attacha aucune signification ; mais, sept ans plus tard[1], il reprit cette étude et démontra la présence du parasite avec les caractères qu'on lui assigne aujourd'hui. Il était tellement convaincu de la nature parasitaire de l'affection, qu'il institua des expériences sur les lapins, restées d'ailleurs négatives.

En 1875, dans un travail très remarquable, Perroncito[2] fait l'histoire presque complète de l'actinomycose. Il décrit d'abord sa structure exacte, sa forme radiée, les rapports qu'affectent les cellules périphériques avec les gonidies et lui donne le nom de production cryptogamique. Comme Rivolta, c'est à propos de l'ostéo-sarcome du maxillaire inférieur du bœuf que Perroncito entreprit ses recherches.

Le mémoire de Bollinger[3] relatif à l'actinomycose du bœuf, qui parut en 1877, a ajouté peu de chose à l'étude des auteurs italiens. Il faut cependant lui reconnaître le mérite d'avoir montré que, non seulement la tumeur suppurée contenait des parasites, mais même les ganglions périphériques. Il a démontré en outre que l'actinomycose n'était pas une maladie localisée simplement au cou, mais pouvait encore envahir l'estomac. C'est Bollinger qui donna le nom d'*actinomyces bovis* au parasite de la maladie, d'après les examens que Harz avait faits sous sa direction.

1. *Medico veterinario. Giorn. d'anat. et di fisiol. degli animali*, 1878 et 1882, en collaboration avec Micellone.
2. *Encycloped. agr. italiana*, 1875. *Acad. agric. di Torino.*
3. *Centralbl. f. die med. Wischenschaften*, 1877. *Jahresbericht der Kön. Central-Thierarzneischule, in Münschen*, 1876.

Le nom d'actinomycose s'imposait pour ainsi dire (ακτὶν, rayon, et μύκης, champignons), et sert à nous rappeler que le parasite a une forme rayonnée.

L'attention des observateurs, définitivement éveillée de ce côté, l'étude de l'actinomycose de l'homme commence à faire des progrès sérieux. Un premier mémoire publié par Israël[1] en 1878; et basé sur 3 observations, montre des lésions anatomo-pathologiques qu'on rencontre ordinairement chez l'homme.

Ponfick, en 1879[2], à propos d'un nouveau cas, rapprocha son observation de celles publiées par Israël et reconnut l'identité des parasites trouvés chez l'homme et le bœuf.

Les observations se sont multipliées depuis; on en a publié environ une cinquantaine chez l'homme : on n'en a observé qu'une en France depuis celle rapportée par Lebert.

Chez l'homme, la maladie présente deux caractères constants : 1° des abcès; 2° des grains jaunes contenus dans ces abcès. Quelle que soit la région sur laquelle elle se développe, ces deux caractères s'y retrouvent toujours. Ces abcès sont entourés d'un tissu néoplasique. Nous allons donc les étudier tout d'abord et voir ensuite quelle est l'évolution de la maladie.

Généralement l'abcès se développe dans les parties supérieures du cou, surtout au niveau de l'angle de la mâchoire, probablement dans les ganglions lymphatiques de la région. C'est un de ces abcès que nous prendrons pour type de notre description.

Ce ne sont pas des collections franchement limitées et saillantes, telles qu'on les trouve chez le bœuf ou le veau, mais plutôt aplaties et étalées. Par la recherche de la fluctuation, on n'obtient que le déplacement en masse de tissu fongueux désigné par les chirurgiens sous le nom de fausse fluctuation ou pseudo-fluctuation.

Bientôt, cependant, la peau rougit, devient livide, violacée, se perfore, et l'abcès est ouvert à l'extérieur.

A travers cette ulcération, on aperçoit des *fongosités jaunâtres ou violacées*, d'aspect ecchymotique. En pressant latéralement

1. *Virchow's Archiv*. Bd. 74, 1878-1879-1882. *Centralbl. f. d. med.*, 1883, n° 27.
2. *Berl. Kl. Woch.*, n° 23, 1879. — Congrès de Berlin, 79. — *Berl. Kl. Woch.*, 1880. — Mémoire résumant toutes ses recherches et publié en 1882 à Berlin. *Virchow's Arch.* 1882.

l'abcès, on n'obtient qu'une petite quantité de pus mal lié, séreux, ou au contraire concret et d'apparence caséeuse. Ce pus contient constamment des *grains jaunes* en quantité variable.

L'ulcère, en même temps qu'il s'ouvre à l'extérieur, pénètre dans la profondeur des tissus, détruit en les envahissant les muscles (masséter, ptérygoïdien, etc.), provoque une ostéite productive et raréfiante à la fois, de laquelle résultent la destruction et l'excavation de l'os, en même temps que la production d'ostéophytes autour de la caverne osseuse. L'ulcère déchausse les dents qui tombent et vient finalement s'ouvrir dans la cavité buccale.

En même temps, de nouvelles fistules s'établissent au dehors, communiquant avec le foyer principal par des trajets plus ou moins tortueux et contenant dans leur suppuration sanieuse des grains jaunes, caractéristiques de la maladie.

A l'examen *post mortem,* l'ouverture fistuleuse ressemble beaucoup à celle de certains abcès tuberculeux ostéopathiques. Elle est plus ou moins décollée et livide. Le fond en est constitué par des masses fongueuses d'un gris jaunâtre ou rougeâtre, mollasses, s'écrasant facilement à l'aide du doigt ou du manche d'un scalpel.

Restent les parois du foyer qui sont également mollasses, mais dont la consistance augmente à mesure qu'on se rapproche des parties saines.

Il existe rarement une véritable poche pyogénique comme dans les abcès ordinaires.

Souvent, dans l'épaisseur de la paroi même, on trouve de petits foyers de pus concret ou collecté. Ces parties, véritables abcès, varient de volume entre une lentille et une noix.

Autour du foyer principal et indépendants de ses parois, on peut rencontrer d'autres abcès communiquant par un trajet fistuleux avec lui ou, au contraire, tout à fait isolés. Ces abcès périphériques montrent clairement le mode d'extension de ces tumeurs actinomycosiques et l'origine des trajets tortueux lorsqu'ils se sont ouverts au dehors.

Dans le pus des foyers principaux et secondaires, dans les fongosités, et dans les parois elles-mêmes, on trouve toujours les grains jaunes caractéristiques.

Sur les coupes passant à travers la paroi de l'abcès, les bourgeons et la partie de la paroi qui leur donne naissance sont composés d'un tissu rappelant la structure du sarcome embryonnaire et fuso-cellulaire. Autrefois, avant la connaissance de l'actinomycose, plusieurs observations publiées par les vétérinaires sous la rubrique « sarcome de bœuf » appartenaient à l'actinomycose.

Vers les parties périphériques, la paroi de l'abcès est formée de tissu conjonctif fibreux, disposé par place en forme d'îlots, comprenant à leur centre un noyau de cellules au milieu duquel est logé l'actinomyces. Cette structure fibreuse explique l'inégalité de consistance entre la partie centrale et la partie périphérique des tissus altérés.

Le grain jaune constitue l'élément caractéristique de la maladie. Si on l'examine au microscope avec un faible grossissement, on voit qu'il se présente sous forme de masses arrondies, opaques, d'une couleur jaunâtre, ayant une surface irrégulière; ces masses sont formées d'un nombre variable d'amas arrondis. Souvent on peut constater une disposition radiée des éléments qui entrent dans leur constitution. Les rayons partent d'une masse centrale et viennent se terminer au milieu de groupes cellulaires disposés à la périphérie des grains.

Les cellules de la périphérie sont de deux ordres. Celles qui avoisinent le corpuscule rayonné, c'est-à-dire l'actinomyces, sont volumineuses, larges, à gros noyau, ou des cellules irrégulières, presque géantes à noyaux multiples rappelant les cellules épithélioïdes. Elles sont enchâssées dans les rayons de l'actinomyces et souvent présentent elles-mêmes des prolongements destinés à s'enchevêtrer avec les rayons (Firket, *Revue de médecine*, 1884).

Plus en dehors, l'élément qui prédomine, c'est la cellule ronde.

Ces amas cellulaires sont réunis entre eux par une gangue fibrillaire extrêmement délicate, facile à mettre en évidence au moyen de quelques artifices de préparation (écrasement, pinceau, etc.).

Les grains jaunes lavés à l'eau, puis dissociés sur une plaque, peuvent être vus sans coloration ou avec le carmin; nous verrons plus loin que le meilleur moyen consiste dans la méthode de Gram-Weigert pour les filaments et la safranine anilinisée ou l'éosine pour les crosses (Babes).

Avec un grossissement convenable, on constate que l'actinomyces est sphérique et qu'il est composé d'une partie centrale et d'une partie périphérique; la partie centrale règle le volume du champignon, la partie périphérique restant à peu près invariable.

La partie centrale est composée d'un assemblage, d'un feutrage serré de fibres rectilignes ou flexueuses. Ce feutrage est inextricable et c'est avec difficulté que l'on arrive à constater que les fibrilles se divisent à leurs extrémités. Harz[1], qui le premier étudia complètement ce champignon, prétend que toutes les fibrilles partent d'une cellule géante située à son centre. Cette cellule n'a été vue par aucun autre auteur.

Vers la périphérie, les fibrilles présentent une disposition rayonnée et viennent se terminer dans les éléments de la zone périphérique. Quelques-unes dépassent cette zone et aboutissent aux cellules épithélioïdes qui entourent l'actinomyces. De place en place, sur les fibrilles qui ne sont en somme qu'un véritable *mycelium*, on trouve de petits renflements conidiens ou crosses.

La zone périphérique est presque entièrement formée par ces crosses (fig. 326). Ce sont des saillies piriformes ou allongées et renflées en massue, plus rarement ovales ou sphériques. En dedans elles se terminent par un mince pédicule qui se met en rapport avec les fibrilles du mycelium.

Les crosses peuvent être bifurquées, trifurquées ou moniliformes, grâce à la présence de saillies séparées par des rétrécissements alternatifs. Mais l'ensemble du petit chapelet est toujours piriforme.

Le volume des conidies varie entre 10 à 30 μ de longueur et 2 à 10 μ de largeur.

Quelques-unes d'entre elles présentent des cloisons qui les divisent en petits compartiments (fig. 325).

Toutes paraissent entourées d'une membrane difficile à voir avec netteté.

La manière d'agir de ce parasite en présence des réactifs a été bien étudiée par Lebert et Robin. Les modernes n'ont presque rien ajouté à cet égard. Les acides, l'éther, le chloroforme et

1. *Jahresbericht d. K. Central-Thierarzneischule bei München.*

les bains alcalins n'ont aucune influence sur lui. C'est à peine si les alcalis chauds pâlissent et déforment le corpuscule.

On trouve souvent, surtout dans le pus, des microcoques en amas en même temps que les actinomyces.

Le champignon rayonné qui est entouré par une masse albuminoïde peut, à un moment donné, subir la dégénérescence calcaire.

Des cultures ont été tentées par presque tous ceux qui ont rapporté des cas d'actinomycose, elles ont en partie seulement réussi.

Johne paraît en avoir réussi sur du sérum à 38°[1]; Israël dans du bouillon Pasteur et sur le sérum à demi solidifié. Boström a cultivé d'abord l'actinomyces sur des plaques de gélatine. Quelques jours après l'ensemencement, on voit différentes bactéries autour des grains ensemencés; il en est pourtant qui restent stériles. On recueille ces derniers et on les porte sur le sérum sanguin. Au bout de cinq jours environ, on constate alors un développement qui s'effectue par l'accroissement du réseau des filaments qui constituent le centre de la colonie : les crosses, au contraire, se détruisent, ou bien elles se développent uniquement dans la profondeur de la gélatine, là où les conditions de vie du champignon sont insuffisantes. Boström en conclut que les crosses représentent des formes d'involution. Les colonies, qui ne liquéfient pas la gélatine, présentent à leur centre un nodule jaune, rougeâtre, entouré de prolongements très fins, comme d'un nuage. Plus tard, on voit à leur surface une couche floconneuse blanche. D'après Boström, l'actinomyces appartient aux schizomycètes, au genre cladothrix. Telle est aussi notre manière de voir, mais cependant nous pensons que les crosses jouent un rôle dans le développement de ces champignons. Afanassiew[2] a obtenu aussi des cultures pures sous forme de grains qui deviennent de couleur jaune, et qu'il a eu l'obligeance de nous envoyer.

Les inoculations tentées par ces auteurs et par Budjwid[3] ont réussi plusieurs fois. Nous avons, de notre côté obtenu à Buca-

1. *B. üb. d. Veterinärwesen im Kœnigr. Sachsen,* 1879. *Centralbl. f. d. med. Wiss.*, n° 48, 1880. *Deutsche Zeitschr. f. Thierkunde. ü. vergl. Path.*, 1881.
2. *Sankt-Petersburger Medicin Wochenschrift,* n° 9 et 10, 1888.
3 *Centralbl. f. Bacteriol.,* 1889.

rest des cultures pures provenant d'un cas d'actinomycose du bœuf sur de la gélose et sur cette substance additionnée d'indigo. Les cultures se développent dans la profondeur de la substance nutritive et rarement à la surface. A la surface on voit, au bout de quelques jours, à 37°, des plaques transparentes très limitées; dans la profondeur, le long de la piqûre de la poussière ou des grains jaunâtres, parfois réticulés, entourés d'une zone un peu trouble. Ces cultures examinées au microscope offrent des bacilles ou des bâtonnets ondulés, de 0 μ,4 d'épaisseur, se colorant bien, présentant des extrémités coupées carrément, et se disposant en groupes radiés ou en masses arrondies. On y voit parfois des pseudo-ramifications et de petites crosses décrites par Budjwid dans ses cultures. Nous n'avons pas réussi à cultiver l'actinomyces sur la gélatine comme Boström dit l'avoir fait.

Une fois fixé au sein d'un tissu quelconque, le parasite provoque une prolifération et une hypertrophie cellulaire, aboutissant à la formation d'un nodule dont la structure rappelle le sarcome. Tout autour de ce noyau, le tissu conjonctif prolifère et amène la formation d'une barrière conjonctive qui tend probablement à limiter le mal.

Les cellules les plus internes, alors en contact avec le champignon, subissent la dégénérescence granulo-graisseuse, se détruisent et, à leur place, il se forme une collection liquide ; la prolifération continue autour de la collection, les vaisseaux laissent sortir par diapédèse des globules blancs et, à un moment donné, il se forme un abcès miliaire au centre duquel on trouve l'actinomyces sous forme d'un grain jaune; plusieurs actinomyces, situés les uns à côté des autres, occasionneront la formation des gros abcès. Ce processus est lent et la maladie chronique.

Firket reconnaît trois formes à la maladie : forme cervicale; thoracique d'emblée; lombo-abdominale. Nous distinguons les suivantes :

A. Dans la forme maxillaire et cervicale, la maladie commence par une tuméfaction étalée derrière l'angle du maxillaire inférieur, ainsi qu'il a été dit précédemment. Bientôt l'abcédation et l'ulcération se font en même temps que le mal progresse en étendue et en profondeur. L'ulcère envahit la muqueuse buccale et s'ouvre dans l'intérieur de la bouche, après avoir détruit les muscles et une partie du maxillaire et provoqué la chute des dents.

Par une marche ascendante, il arrive à créer des fistules au niveau de la tempe et du front. La base du crâne se laisse perforer, les méninges et le cerveau ne tardent pas, à leur tour, à subir la fonte pyo-caséeuse et il se forme une véritable caverne à leur niveau.

L'ulcère peut pousser des ramifications en arrière et venir envahir la colonne vertébrale, en donnant lieu à des lésions absolument comparables à celles du mal de Pott (Firket), c'est-à-dire l'excavation des vertèbres avec production d'ostéite végétante, dont les ostéophytes garnissent les cavernes osseuses. De nouvelles fistules se créent au niveau de la nuque. Tous ces trajets communiquent ensemble et, par la dissection minutieuse, on arrive à retrouver le foyer principal.

Lorsque l'extension suit une marche descendante, c'est le sterno-mastoïdien ou son bord antérieur qui servent de conducteurs. C'est ainsi que les trajets peuvent, après avoir détruit une partie de la clavicule, gagner le thorax, y produire un épaississement et des adhérences de la plèvre qui permettent à la maladie d'envahir le poumon et de creuser des cavernes dans son épaisseur. Ce tableau s'est réalisé presque entièrement dans une observation relatée par Ponfick.

Au milieu de tous ces ravages, les gros vaisseaux du cou subissent aussi l'influence du mal ou bien l'inflammation chronique amène la coagulation de leur contenu et les transforme en cordons fibreux, terminaison relativement heureuse, ou bien les végétations actinomycosiques perforent la paroi, font irruption à l'intérieur, et, dès lors, battues constamment par le sang en circulation, se laissent émietter. La poussière qui en résulte, lancée dans le torrent circulatoire, vient constituer des foyers d'actinomycose dans différents organes.

Le cœur est le premier et plus proche organe envahi par la tumeur actinomycosique. Il peut s'y trouver de grandes ou de petites tumeurs saillantes dans le cœur droit ou cantonnées dans l'épaisseur de ses parois. D'autres peuvent faire saillie sous le péricarde et y provoquer les lésions d'une péricardite.

Après le cœur, le poumon, la rate, le foie, le cerveau et même le rein (observ. de Ponfick) peuvent présenter des foyers métastatiques dans leur parenchyme. Israël, dans un cas, a pu trouver dans les branches de la veine porte intra-hépatique des thromboses actinomycosiques.

L'infection à distance n'est pas très rare; sur 30 cas, elle a été remarquée 6 fois, soit 20 p. 100.

B. Forme néoplasique limitée. — Babes a observé dans la région parotidienne une tumeur actinomycosique limitée, ressemblant à une tumeur mixte de la glande parotide. Son tissu formé de parties dures trabéculaires, contenait de petites cavités en communication les unes avec les autres, remplies d'une substance muqueuse jaunâtre au milieu de laquelle se trouvaient les grains parasitaires. Il y avait aussi des actinomyces entourés d'une zone de tissu embryonnaire, dans la partie solide de la tumeur formée de tissu conjonctif et d'éléments fibroplastiques. Bollinger a décrit une tumeur primitive analogue du cerveau. Ces deux faits observés chez l'homme se rapprochent des tumeurs du bœuf. Ce sont des observations rares, mais il peut se faire que l'analyse histologique des tumeurs cérébrales et parotidiennes en accroisse le nombre.

C. Forme thoracique[1]. — Le début de la maladie se fait par une pneumonie, une pleurésie, une bronchite (Canali), qui s'éternisent et se terminent par la suppuration. L'abcès du poumon s'ouvre dans les bronches et il est bientôt évacué à leur intérieur. On est alors en présence d'une véritable caverne, dont le diagnostic devient à peu près impossible sans le secours du microscope. Dans ce cas, en effet, la constatation de l'actinomyces dans les crachats lève toute espèce de doute.

De même que la forme cervicale, la forme thoracique présente une marche certaine, la caverne s'étend, s'ouvre dans le médiastin postérieur, ulcère la colonne vertébrale (ostéite raréfiante et productive). Il est inutile d'insister plus longuement sur ces altérations.

A l'autopsie du malade, après avoir sectionné la peau, on tombe au milieu d'un tissu lardacé d'une épaisseur considérable qui dépasse parfois deux travers de doigt, puis on rencontre des abcès qui conduisent au sein de la cavité pleurale remplie de pus ou dans une caverne pulmonaire. Dans tous les cas, dans le pus ou dans l'épaisseur du tissu morbide, on retrouve les grains jaunes caractéristiques. Tout autour des parties altérées ou au sein de la substance osseuse, des vacuoles contiennent des grains jaunes. Il

1. CANALI, *Riv. clinica di Bologna*, 1882. PFLUG. *Centralbl. f. med. Wiss.* nº 14, 1882 et nº 46.

serait impossible de différencier la maladie d'avec la tuberculose si l'on n'avait pas à sa disposition les grains actinomycosiques.

D. Dans la forme lombo-abdominale, les lésions peuvent débuter par le tissu cellulaire de la fosse iliaque ou des lombes. Les foyers détruisent les parties molles et les os, et viennent s'ouvrir à la partie postérieure ou fusent en bas du côté du triangle de Scarpa à la manière des abcès par congestion.

Dans une autopsie du service de Virchow, on a trouvé, en même temps qu'une forme thoraco-abdominale, des lésions au niveau de la cuisse, du genou et de la jambe. Parties molles et os étaient altérés chez ce malade. Les uns, parmi ces foyers, s'étaient ouverts au dehors, et les autres existaient sous forme de collections liquides au sein des tissus.

E. Forme pyémique. — Dans certains cas on trouve une espèce de pyémie chronique avec des abcès dans les différents organes, sans observer de lésion qui puisse être regardée comme primitive, comme porte d'entrée.

F. Forme péritonéale. — Zemann a décrit plusieurs faits de péritonite chronique avec ou sans affections des os, caractérisée par des pseudo-membranes étendues, des lésions intestinales et même avec des perforations fistuleuses de l'intestin ; les pseudo-membranes étaient elles-mêmes farcies de petits abcès et séparées les unes des autres par des foyers purulents qui contenaient l'actinomyces. Dans plusieurs observations, dont l'une appartient à l'un de nous, il s'agissait d'une périmétrite avec fistules rectales, avec des pseudo-membranes et des foyers de pus épais, produits par l'actinomyces.

Enfin on décrit une forme intestinale (Zemann et Chiari), dans laquelle la lésion primitive consiste en des ulcères intestinaux. Les ulcères du gros intestin ou de l'intestin grêle compromettent tantôt la muqueuse, tantôt la sous-muqueuse. Ils sont couverts de pseudo-membranes qui contiennent l'actinomyces. Le processus, causé sans doute par l'alimentation, peut se propager plus profondément, jusqu'au péritoine, et occasionner une inflammation chronique avec des pseudo-membranes et du pus, des fistules et une perforation intestinale.

Dans les observations rapportées par les auteurs, le point de départ était très souvent une lésion en communication avec l'extérieur, une dent cariée (Ponfick) ; une blessure du pouce (Ponfick) ;

une lésion de la peau (Majocchi); des bronches (Canali), etc.

Il est donc rationnel d'admettre que l'introduction du parasite s'est faite par ces points. Il est encore probable, eu égard à la localisation de la maladie derrière le maxillaire, que l'absorption se fait par les lymphatiques du tégument muqueux (bouche) ou cutané et que les ganglions lymphatiques sont infestés les premiers. (Lorsque la bouche en est le siège initial, les ganglions sous-maxillaires sont atteints.)

Lorsque les viscères internes sont envahis les premiers, la circulation peut être accusée de l'apport du parasite, ainsi que cela se passe dans un grand nombre de maladies infectieuses. C'est ainsi qu'Israël avait confondu la pyohémie avec l'actinomycose au début de ses recherches.

Ce qui confirme encore cette manière de voir, ce sont les expériences d'inoculation tentées par les auteurs.

Ainsi Johne a réussi à transmettre la maladie d'un bœuf à un autre par la voie sous-cutanée. Au bout de deux mois, il a obtenu des lésions locales. Ponfick a eu trois succès, dont un avec infection à distance, à la suite d'inoculations péritonéales et sous-cutanées pratiquées sur un veau.

Enfin, la maladie a été transmise de l'homme au lapin par la voie péritonéale, dans une expérience d'Israël[1].

Recherche histologique de l'actinomyces. — Il n'est pas toujours facile de trouver, dans le pus de l'abcès ou le tissu embryonnaire qui l'entoure, les grains de l'actinomyces, surtout si les foyers sont petits et le pus très épais. Pour y parvenir, on étale une couche transparente de pus sur une grande plaque de verre. Les grains de l'actinomyces sont alors proéminents et reconnaissables à leur forme et à leur couleur jaunâtre; ou bien on mêle le pus à une solution de potasse ou à un acide minéral fort qui détruit les cellules en respectant les champignons. Les petits grains d'actinomyces apparaissent alors souvent à l'œil nu. S'ils

1. Piana. *Mem. del. Acad. delle scienze di Bologna*, 1879. — Rosenbach. *Centralbl. f. Chir.*, 1880. — Partsch. *Breslauer aerztliche Zeitschr.*, 1881. — Weigert. *Virchow's Arch.*, t. XXXIV, 1881. — Csokor, *Allgem. Wien. med. Zeitung*, n. 43, 1881. — Bizzozero. *Gazetta degli Ospitali*, 1882. — Moordorf et Birch Hirschfeld. *Jahrsb. der Gesellsch. f. Nat. und Heilkunde. In Dresden*, 1882. — Bianchi. *Lo Sperimentale*, 1883 (revue). — Aufrecht. *Pathologische Mittheilungen*. 1883. — Knight Treves. *The Lancet*, 1884.

échappent encore par ce procédé, il faut avoir recours au microscope. Si l'on a affaire à un pus suspect, gélatineux, provenant par exemple d'un abcès chronique de la colonne vertébrale ou de la face, on procède de la façon suivante (Babes, *Virchow's Archiv*, t. CV, III, 1886). Après avoir cherché en vain des grains caractéristiques, on étale le pus en couche épaisse sur une grande lamelle, et on le laisse se dessécher. On colore cette couche au violet 6 B d'après la méthode de Gram. S'il s'agit d'actinomycose, on voit

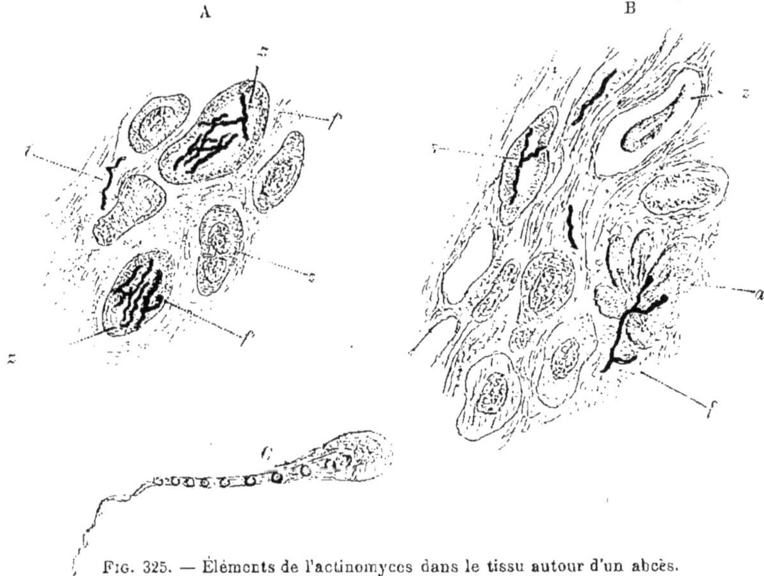

Fig. 325. — Éléments de l'actinomyces dans le tissu autour d'un abcès.

A, cellules volumineuses dépourvues de noyaux contenant des filaments ondulés; *f*, filament libre. — B *z*, celule contenant un filament ondulé bifurqué; *f*, terminaison d'un filament ramifié dans des crosses, *a*, filament ramifié terminal. -- C, filament large qui se colore comme les crosses et qui présente dans son intérieur des corpuscules ressemblant à des spores; il est entouré à son extrémité d'une gaine concentrique en crosse.

des filaments souvent ramifiés en touffes et des bacilles libres ou contenus dans des cellules plus grandes que les leucocytes et ayant habituellement perdu leur noyau. Ces filaments ont de 0 μ,4 à 0 μ,5 d'épaisseur; ils sont parfois grenus, courbés en spirales très fines et irrégulières. A l'extrémité des ramifications, plus minces que la tige, on voit des boutons arrondis un peu plus gros. Ces ramifications et leur bouton terminal sont souvent entourés d'une crosse qui d'ailleurs est mal colorée par le procédé de Gram.

Pour bien voir les crosses qui sont souvent libres dans le pus et qui ressemblent à de petites masses hyalines, on les colore par le procédé suivant[1] : on place, pendant plusieurs heures, une lamelle couverte de pus desséché, dans une solution de safranine dans de l'eau anilinisée. On met ensuite les lamelles dans la solution iodée, on éclaircit par l'huile d'aniline et on monte dans le baume. Les crosses et les filaments épais qui leur font suite sont les seuls éléments qui soient colorés en beau rouge; elles sont

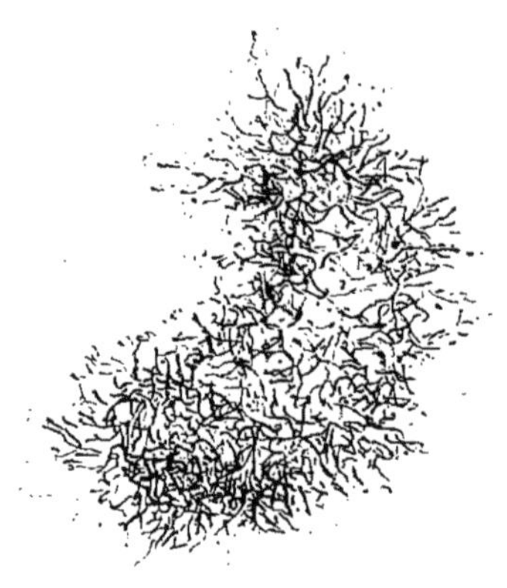

Fig. 326. — Un nodule d'actinomyces présentant au centre des filaments ramifiés et à la périphérie des crosses dans lesquelles se terminent les filaments (d'après un dessin de Podwissowsky).

alors très faciles à reconnaître. Elles sont tantôt libres et isolées, tantôt par groupes de deux à cinq. Elles entourent et surmontent l'extrémité épaissie du filament comme d'une espèce de casque. Dans ces larges filaments colorés en rouge, on trouve parfois des grains plus épais, un peu aplatis, qui sont peut-être des spores (voyez fig. 325). La figure 326 montre une colonie

1. La coloration par la méthode de Gram pour les filaments et par la safranine pour les crosses, a été décrite dans la première édition de ce livre (avril 1885).

entière d'actinomyces colorée d'abord par la méthode de Gram, puis par l'éosine. On y voit très bien les crosses autour des filaments boutonnés à leur extrémité. On peut colorer par ces procédés les coupes aussi bien que les préparations desséchées.

D'après ces caractères du parasite, Baumgarten, nous-mêmes, Podwissowsky et Affanassiew[1] nous en faisons une cladothricée pathogène dont l'étude rentre dans les bactéries.

Actinomycose des animaux[2]. — L'actinomycose des animaux est très différente suivant l'espèce, suivant son siège et suivant la nature du tissu néoplasique, qui entoure le parasite. Il peut y avoir en effet une production plus ou moins considérable de tissu fibreux. On trouve presque toujours des tumeurs dont la partie interne consiste en un tissu embryonnaire et dont le centre jaune est ordinairement facile à voir. Sur la coupe de la tumeur on a l'aspect, tantôt d'un fibrome, tantôt d'un sarcome fibreux et plus rarement d'un sarcome mou embryonnaire. Dans ce tissu on rencontre toujours des tubercules, des îlots de la grandeur d'un grain de millet jusqu'à celle d'une noix, de couleur jaune, grisâtre ou rougeâtre, dont le centre est ramolli. Les foyers plus considérables renferment presque toujours un liquide puriforme, ou gélatineux ou bien du vrai pus épais bien lié. Par suite de cette suppuration, la tumeur prend un aspect spongieux.

Dans chacun des tubercules qui la composent, on voit un petit grain de couleur jaune soufre, qu'on enlève avec une aiguille et qu'on examine à l'état frais de la manière indiquée plus haut. Un caractère intéressant de ces néoplasies consiste dans leur tendance à perforer la peau. Le petit nodule contenant l'actinomyces est constitué comme un tubercule. Autour de la colonie parasitaire, on trouve des cellules géantes, parfois confluentes, possédant des noyaux périphériques, et dans cette même zone des cellules épithélioïdes mêlées avec des éléments lymphatiques et fusiformes. Cette couche se continue directement avec une couche des cellules fusiformes dans un tissu fibreux qui constitue une espèce de capsule autour du parasite. Jamais l'actinomycose

1. *Petersb. Wochenschr.*, 9, 10, 1888.

2. L'actinomycose n'est pas commune dans la région de Paris, et il vient sur nos marchés très peu d'animaux qui en soient atteints. Elle paraît plus fréquente dans l'est de la France. M. Mollereau, vétérinaire à Besançon, en a observé un grand nombre de faits, et il a publié sur ce sujet un très bon mémoire (Acad. de méd. 1887) Nous avons pu, grâce à lui, examiner plusieurs spécimens de cette affection.

ne produit la dégénérescence caséeuse ou la nécrose de coagulation de la vraie tuberculose; souvent l'actinomyces est lui-même calcifié et, dans cet état, assez difficile à reconnaître. On traite alors les grains avec des acides. La croissance de l'actinomyces est centrale, très lente. S'il se forme beaucoup de tissu fibreux, l'actinomyces se calcifie; le processus aboutit à des cicatrices et peut guérir; il en est de même si l'abcès s'évacue spontanément. Mais, dans le plus grand nombre des cas, la maladie se propage par les voies lymphatiques, dans les ganglions lymphatiques voisins, et l'animal en meurt.

L'actinomycose s'observe seulement chez les herbivores et les omnivores. On a noté que cette maladie devient plus fréquente si les animaux sont nourris avec de l'orge. Comme Johne a vu l'actinomyces se développer chez le porc, et Soltmann (*Jahrb. f. Kinderheilk.* XXIV, 129) chez un homme autour d'un épi qui avait pénétré dans les amygdales ou dans la région rétro-pharyngienne, il est possible que l'actinomyces puisse pénétrer avec de petites particules des plantes et surtout avec des épis.

On peut distinguer chez les animaux, suivant la porte d'entrée des parasites, l'infection par la peau, par la voie digestive et par la voie respiratoire.

On l'observe surtout chez les bêtes à cornes. On y distingue les variétés suivantes : l'actinomycose myélogène, qui se localise à la colonne vertébrale dans l'intérieur des os, sous forme de tumeurs suivies de foyers puriformes et de fistules; l'actinomycose périostale qui consiste dans des tumeurs fibreuses ou sarcomateuses autour des os; les localisations aux maxillaires et à la colonne vertébrale sont les plus fréquentes. Une lésion bien caractéristique est l'affection de la langue du bœuf. La langue devient dure comme du bois et elle est le siège d'un néoplasme diffus. Très souvent on trouve des tumeurs de la peau autour de la gueule, du pharynx et des ganglions lymphatiques voisins. Johne a constaté l'actinomycose de l'estomac. Flug, Ponfick, etc. ont trouvé cette maladie localisée dans les poumons sous forme d'une pneumonie chronique avec des abcès. Enfin on peut observer (Perroncito) une infection par des plaies de la peau avec localisation dans la peau et le tissu cellulaire sous-cutané, sous forme de tumeurs sarcomateuses ou fibreuses.

Chez le porc, on a vu l'actinomycose donner lieu à des abcès froids du cou et de la mamelle. Johne a pu produire cette dernière localisation par l'introduction de l'actinomyces dans le conduit glandulaire. La première localisation est sans doute due à l'infection par le pharynx. On a trouvé dans les muscles du porc des champignons tendant à devenir des grains calcaires (*Virchow, Dunker*), qui ressemblent beaucoup à l'actinomyces, mais on n'a pu prouver leur identité.

Chez le cheval, Rivolta et Johne ont rencontré l'actinomycose dans les produits de l'inflammation chronique du cordon spermatique, consécutive à la castration.

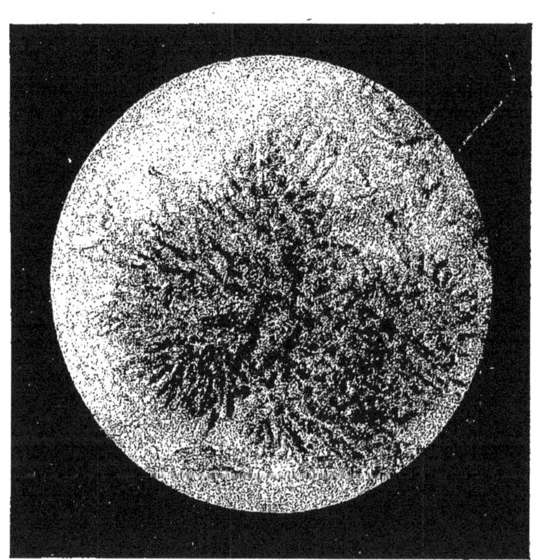

Fig. 327. — Actinomyces du bœuf, non coloré. (Photogravure obtenue au grossissement de 600 diamètres.)

L'un de nous (Babes, *Virchow's Arch.* 1886), et Ullmann (*W. med. Fr.* 1888), ont décrit plusieurs associations bactériennes de l'actinomyces. Dans trois cas, il y avait une association avec les microbes du pus. Dans un fait d'actinomycose accompagnée d'abcès du foie, on pouvait isoler le staphylococcus aureus ; dans une observation d'actinomyces du cou, avec participation du corps thyroïde, il y avait auprès de l'actinomyces le streptococcus du pus de même que dans un autre abcès fistuleux limité de la face, sans communication avec la muqueuse buccale. On doit se demander, d'après ces recherches, si l'actinomyces seul peut produire les grands abcès et la généralisation qu'on constate ordinairement dans l'actinomycose de l'homme.

CHAPITRE III

TUBERCULOSE

§ 1. — Tuberculose de l'espèce humaine.

HISTORIQUE ET PATHOLOGIE GÉNÉRALE DE LA TUBERCULOSE. — Nous ne rappellerons ici que les travaux qui se rapportent à la compréhension actuelle de la tuberculose, et en particulier ceux des dernières années.

Laënnec[1], à qui l'on doit faire remonter les premières connaissances anatomiques exactes que nous possédions sur cette maladie, regardait les tubercules comme une production accidentelle sans analogue dans l'organisme et s'y développant comme un tissu parasitaire. Broussais, au contraire, considérait toutes leurs lésions comme dues à l'inflammation[2]. Louis[3] et la plupart des auteurs de la première moitié de ce siècle ont adopté les idées théoriques de Laënnec sur la phtisie pulmonaire dont ils ont confirmé la gravité et l'incurabilité. Plus tard, Reinhardt[4] et Virchow[5], en étudiant au microscope les diverses lésions qu'on observe dans les poumons, ont nettement séparé ce qui appartient aux granulations tuberculeuses et aux diverses formes de la pneumonie. Ils ont défini la pneumonie

1. LAENNEC, *Traité de l'auscultation médiate*, 2e édit., 1826.
2. BROUSSAIS, *Examen des doctrines médicales*, 3e édit. *Histoire des phlegmasies chroniques*, 4e édit.
3. LOUIS, *Recherches sur la phtisie pulmonaire*, 2e édit., 1843.
4. *Uebereinstimmung der Tuberkelablagerung mit den Entzündungsproducten* (*Annalen d. Charité*), Berlin, 1850.
5. VIRCHOW, *Die Tuberculose in ihrer Beziehung zur Entzündung, Scrofulose und Typhus* (*Verhandl. d. phys. med. Gessellsch.* 1855).

caséeuse ou scrofuleuse (infiltration grise et jaune de Laënnec) qui doit être soigneusement distinguée, au point de vue de l'anatomie pathologique pure, des granulations, qui, pour eux, étaient seules caractéristiques de la tuberculose. Cette affection était considérée par eux comme une néoformation de petites cellules, une néoplasie pauvre dès son début et caractérisée par la formation d'un grand nombre de petites tumeurs constituées par un tissu de granulations. En vertu de cette conception anatomo-pathologique, on sépara aussi, au point de vue des symptômes et de la nature des lésions, la phtisie en deux espèces : la phtisie granuleuse, avec ses granulations nées dans le tissu fibreux du poumon, autour des bronches ou dans les cloisons lobulaires et alvéolaires, et la phtisie épithéliale, dans laquelle les cavités alvéolaires du poumon sont remplies par des exsudats comparables à ceux des diverses pneumonies. Cette dualité de la phtisie a eu cours pendant un certain nombre d'années en Allemagne[1]. En France, elle n'a jamais été acceptée sans restriction ; ainsi, tout en admettant les différences anatomiques et souvent aussi symptomatiques entre la pneumonie tuberculeuse et la phtisie granuleuse, nous avons toujours soutenu l'unité causale de la phtisie[2].

L'inoculabilité de la tuberculose avait été entrevue déjà par Laënnec[3]. A la suite d'un coup de scie reçu sur l'index de la main gauche en sciant des vertèbres tuberculeuses, il vit se développer une nodosité contenant une substance caséeuse qu'il cautérisa au beurre d'antimoine. On sait que cet illustre médecin est mort de phtisie.

Mais c'est à Villemin[4] que revient l'honneur d'avoir démontré l'inoculabilité de la phtisie humaine aux animaux. Dans une série d'expériences, il a montré que les granulations et toutes les lésions inflammatoires caséeuses de la tuberculose donnaient, aussi bien les unes que les autres, une généralisation de tubercules aux lapins, cobayes, etc. Il démontrait ainsi accessoirement l'identité de ces lésions au point de vue de leur nature et l'unité

1. NIEMEYER, *Leçons cliniques sur la phtisie pulmonaire* (traduction Culmann, 1867).

2. HÉRARD et CORNIL, *De la phtisie pulmonaire*, Paris, 1867, in-8°.

3. LAENNEC, *Auscult. médiale*, 2e édition, 1826, t. I, p. 649.

4. VILLEMIN, communication à l'Ac. de méd., 1865. *Étude sur la tuberculose*, 1868, Paris, in-8°, Acad. de méd., 8 août 1868.

de la phtisie. Comme toute nouvelle acquisition scientifique de premier ordre, la découverte de Villemin a été acceptée d'abord par des dénégations. On obtient[1] en effet des îlots puriformes ou de petits îlots caséeux, ou même des nodosités semblables aux tubercules, en injectant, dans le tissu cellulaire sous-cutané et dans les séreuses, du pus, des fragments de corps étrangers, des liquides ou produits pathologiques, comme le suc cancéreux, le raclage des tumeurs sarcomateuses, etc. Il suffit même de faire une plaie à l'oreille d'un lapin pour constater le même résultat (Cohnheim)[2]. Mais on remarqua toutefois que l'inoculation de la matière tuberculeuse elle-même donnait constamment des tubercules. Cohnheim, qui avait d'abord été l'un des adversaires de l'inoculabilité du tubercule, en devint bientôt le partisan convaincu à la suite de ses expériences d'inoculation dans la chambre antérieure de l'œil[3], procédé élégant qui permet de suivre, comme derrière une glace, les phases du développement des granulations.

Hippolyte Martin[4] a montré que si l'on peut produire des granulations semblables, par leur apparence à l'œil nu et par leur structure histologique, à celles de la tuberculose en inoculant des corps étrangers quelconques, on n'en a pas moins un critérium des véritables granulations tuberculeuses. Si l'on inocule, en effet, à un autre animal, les granulations obtenues avec des corps étrangers, on n'obtient plus de résultat positif, tandis qu'en inoculant des granulations causées par la matière tuberculeuse, à une série d'animaux, on détermine des granulations qui sont elles-mêmes le point de départ de nouvelles inoculations positives à d'autres animaux et qui ne perdent nullement leur viru-

1. Lebert et Wyss (*Virchow's Archiv*, t. XL., 1867), en opérant avec les produits pathologiques les plus variés, ont obtenu des lésions qu'ils ont regardées comme tuberculeuses. Simon et Sanderson, Wilson Fox, sont arrivés au même résultat avec de simples sétons (*British. med. Journal*, 1868).

2. Cohnheim et Frankel (*Virchow's Archiv*), t. XLV, 1869, Waldenbourg (*Die Tuberculose*, Berlin, 1869), ont employé les substances les plus diverses et obtenu des granulations semblables aux tubercules.

3. Cohnheim et Salomonsen, *Studien über experimentelle Tuberculose* (*Deutsch. Zeitsch. f. prakt. Med.*, 1877, n° 32), et Cohnheim, *Uebertragbarkeit der Tuberculose*, Berlin, 1877; — la tuberculose considérée au point de vue de la doctrine de l'infection, trad. fr. par Musgrave Clay, Paris, 1882.

4. *Recherches anatom., pathol. et expérimentales sur le tubercule*, thèse de Paris, 1879. *Pseudo-tuberculose expérimentale* (*Arch. de phys.* 1880) et Archives de physiologie, 1881.

lence. Ainsi, bien que les îlots inflammatoires résultant de l'inoculation de corps étrangers, soient constitués par des accumulations de petites cellules et de cellules géantes tout à fait semblables à celles des tubercules vrais, ils ne possèdent pas les éléments virulents nécessaires pour déterminer des inoculations en séries.

L'étude expérimentale de la tuberculose, qu'on trouvera résumée dans les thèses de Spillman[1] et de Schmitt[2], montre que l'invasion et la marche du tubercule sont tout à fait différentes suivant la voie par laquelle il est absorbé dans l'économie. Ainsi la tuberculose envahira primitivement le poumon si les particules virulentes pénètrent par l'air inspiré. Tel est le résultat des expériences de Tappeiner[3], qui renfermait les animaux en expérience, les lapins, cobayes et chiens, dans une atmosphère où ils respiraient, avec l'air, des crachats de phtisiques pulvérisés. Au contraire, la tuberculose débute par la muqueuse intestinale, s'y localise d'abord sous forme de granulations et d'ulcérations, puis elle envahit les ganglions mésentériques, si l'on nourrit des veaux, des chats ou toute autre espèce animale avec de la viande tuberculeuse, des crachats, des morceaux de poumons tuberculeux, ainsi que l'ont fait Chauveau[4], Parrot[5], etc. Gerlach[6] concluait dans le même sens et rendait de plus des animaux tuberculeux (veaux, porcs, moutons, lapins) en les nourrissant avec le lait de vaches tuberculeuses[7].

Klebs[8] réussit aussi à rendre tuberculeux des cobayes nourris avec du lait de vache phtisique. Semmer[9] arriva au même résultat chez des porcs et des moutons, tandis que le chien et le cheval lui semblèrent plus réfractaires.

1. *De la tuberculisation du tube digestif*, thèse d'agrégation, Paris, 1878.
2. *De la tuberculose expérimentale*, thèse d'agrég., 1883.
3. *Ueber eine neue Methode Tuberculose zu erzeugen* (*Virchow's Archiv*, t. LXXII, 1878). *Neue exp. Beit. zur Inhalations Tuberculose* (*Virchow's Archiv*, t. LXXXII, 1880).
4. *Bulletin de l'Acad. méd.*, 1868. *Transmission de la tuberculose par les voies digestives* (*Lyon médical*, juin 1873). Acad. de méd. 1874, n° 37, *Revue scientifique*, 1874. Congrès de Lille, 24 août 1874.
5. *Mém. de la Soc. de biologie*, 1870.
6. *Ist das Fleisch von tuberkelkranken Thiere als Nahrungsmittel für Menschen zu verwenden?* Berlin, 1874.
7. *Virchow's Archiv*, t. XLI, 1870.
8. *Arch. f. exp. Path. u. Pharm.*, 1873.
9. *Tuberculose u. Perlsucht*, (*Virchow's Archiv*), t. LXXXII, 1880.

Bouley, dans son enseignement du Muséum et dans les académies, se déclarait le partisan convaincu et éloquent de la contagiosité de la phtisie par l'alimentation[1].

Si l'on inocule les crachats ou toute autre matière tuberculeuse dans le péritoine des cobayes, on donne une péritonite tuberculeuse qui s'accompagne d'une quantité de granulations siégeant dans le foie et dans la rate, avec une hypertrophie considérable de ces deux organes. Le péritoine qui recouvre l'intestin est farci de granulations plus ou moins volumineuses sans que la muqueuse intestinale soit notablement altérée. Plus tard les plèvres et les poumons sont envahis à leur tour. Si l'inoculation a lieu dans le tissu conjonctif sous-cutané, on note des nodules, une inflammation caséeuse au lieu inoculé (Villemin), puis une généralisation de proche en proche dans les séreuses et dans les poumons. D'une façon générale, la marche de la tuberculose expérimentale est en rapport avec le point par où le virus a pénétré; elle se localise dans les lieux que touche primitivement le virus, puis dans les ganglions lymphatiques les plus voisins ou dans les membranes et organes qui reçoivent leur sang ou leur lymphe des parties envahies. Mais, à un moment donné, la tuberculose franchit ces premières limites et elle se généralise alors toujours aux poumons, qui paraissent être son lieu d'élection, probablement parce que ses bacilles sont aérobies.

En même temps que paraissaient ces travaux expérimentaux, les anatomo-pathologistes, Langhans[2], Thaon[3], Grancher[4], Lépine[5], Rindfleisch[6], Charcot[7], Friedländer[8], Schüppel[9], Köster[10],

1. Bouley, *La nature vivante de la contagion, contagiosité de la tuberculose*, Paris, 1884, in-8°.

2. *Ueber Riesenzellen* (*Virchow's Archiv*, 1878, t. XLII).

3. Société anat., 1872. *Recherches sur l'anatomie pathol. de la tuberculose*, thèse de doct., 1873, *Union méd.*, 1881.

4. Thèse de Paris, 1873, *Archives de physiologie*, 1881.

5. Thèse d'agrégation, 1872.

6. *Traité d'anatomie path.*, trad. fr., 1873, *Deutsche Archiv f. klin. Med.*, 1874 et *Ziemssen Handbuch der sp. Path. u. Therapie d. Lungenkrankheitein*, t. V.

7. Cours de la Faculté de médecine en 1877 et 1878 (*Revue mensuelle*, 1879).

8. *Ueber locale Tuberculosen* (*Samml. Klin. Vorträge*, n° 64, 1874). *Versuch. über die Frage der Impftuberculose* (*Berlin. klin. Woch.*, 1874).

9. *Untersuchungen über Lymphdrüsen-Tuberkulose*, Tubingue, 1871.

10. *Virchow's Archiv*, 1869. *Ueber fungöse Gelenkenzündung* (*Virchow's Archiv*, 1879, t. XLVIII).

Ziegler[1], l'un de nous[2], Kiener[3], Brodowsky[4], Malassez[5], We gert[6], Hanot[7], Orth[8], Barth[9], J. Renaut[10], Bard[11], Julius A nold[12], etc., ajoutaient beaucoup de détails histologiques à structure des tubercules. Les cellules géantes, leur mode de fo mation, leurs rapports avec les vaisseaux, leur siège, le mode développement des tubercules, leur transformation fibreuse, l dégénérescences que subissent leurs cellules, ont été étudi simultanément par les meilleurs observateurs. La topograph des lésions a été élucidée avec soin. Nous ne pouvons pas insist sur ces travaux autant qu'ils le méritent, ni rapporter dans c historique la part qui revient à chacun de leurs auteurs, par que cela nous entraînerait hors des limites étroites de ce chapit et trop loin de notre sujet spécial, qui embrasse surtout la tub culose dans ses rapports avec les bactéries.

La découverte de Villemin, les inoculations positives obt nues avec les produits tuberculeux, rapprochées des données r cemment introduites par Pasteur sur les virus en général, devaie faire penser que le virus tuberculeux est caractérisé par des mic organismes. Bouchard[13] et Cohnheim avaient supposé l'existen de bactéries dans la tuberculose: Toussaint[14] et Klebs[15] ch chaient des microbes dans les tubercules. Le premier trouva d microcoques immobiles, le second des monadines extrêmeme

1. Ziegler, *Ueber Tuberculose und Schwindsucht* (*Volkmann's Sammlung k Vort.*, n° 151, 1878.

2. Cornil, *Tuberculose des ganglions lymphatiques*, *Journal de l'anatomie*, 18 *Contribution à l'étude de la tuberculose*, *Journal de l'anatomie*, 1879. *Tubercu du voile du palais, de la luette, du pharynx et des amygdales*, Société de biolo nov. 1880 et thèse de Chassagnette. Paris, 1880.

3. *De la tuberculose dans les séreuses* (*Archives de physiologie*), 1880 et th d'agrégation de Mairet.

4. *Ueber den Ursprung sog. Riesenzellen* (*Virchow's Archiv*), 1875.

5. *Sur les granulations tuberculeuses élémentaires et sur les cellules géantes*, S de biologie, 28 fév. 1880.

6. *Zur Lehre von der Tuberkulose* (*Virchow's Archiv*), t. LXIII, 1879.

7. Article phtisie pulmonaire, du *Nouveau Dict. de médecine*.

8. *Zur Frage nach. d. Beziehung der sog. Miliartuberkulose* (*Berlin. Klin. chensch.*, n° 42, 1881).

9. *La tuberculose des amygdales*, thèse de doctorat, 1880.

10. *Note sur la tuberculose en général et ses formes fibreuses en particulier.*

11. *De la phtisie fibreuse*, thèse de Lyon, 1879.

12. *Tuberculose miliaire* (*Virchow's Archiv*, 1880). — *Beiträge zur Anat. d. liärtuberkulose der Lungen* (*Virchow's Archiv*, t. LXXXVIII, 1882.

13. Bouchard, Leçons analysées par Landouzy (*Revue de médecine*, 1881, p.

14. Toussaint, Acad. des sciences, août 1881.

15. Klebs, *Prag. med. Wochenschr.*, 1877, n° 42 et 43.

ténues et animées de mouvements très vifs. On voit qu'ils étaient loin de s'entendre, et cependant tous les deux, avec les cultures évidemment impures qu'ils obtinrent, déterminèrent la tuberculose chez les animaux.

La découverte des bactéries de la tuberculose appartient sans conteste à Robert Koch [1]. Il avait vu, dans les crachats des tuberculeux, sur les coupes des tubercules miliaires et des productions tuberculeuses des divers organes, à la surface des cavernes surtout, des bacilles allongés et minces, qu'il avait réussi à colorer et qui, par leur mode de coloration même, présentaient des caractères spéciaux. Il les colorait d'abord par un séjour de vingt-quatre heures dans un mélange de bleu de méthylène et d'une solution de potasse caustique au dix-millième. Le fond des préparations était teint par la vésuvine. Il éclaircissait les pièces par l'alcool et l'essence de girofle. Il constata ainsi que les bacilles siègent de préférence dans les cellules géantes. Le procédé d'Ehrlich [2], que ce dernier publia bientôt et que Koch adopta aussitôt, permit d'obtenir de meilleures préparations et donna un moyen de reconnaître les bactéries de la tuberculose par leur résistance à l'acide nitrique au tiers employé après qu'ils sont colorés. Koch réussit à isoler les bacilles à l'état de pureté dans le sérum gélatinisé. Avec ces cultures, dont la forme, l'époque et le mode de développement sont aussi tout spéciaux, il inocula des séries d'animaux de diverses espèces et il obtint des résultats positifs et constants. En même temps Koch avait constaté ses bacilles dans les tubercules des vaches atteintes spontanément de la pommelière et dans les tubercules spontanés du coq. La publication de ce travail presque complet sur les parasites de la tuberculose apportait à la fois toutes les preuves de l'origine bacillaire de cette maladie.

Baumgarten annonçait, dans le n° du 3 avril du *Centralblatt f. d. med. Wissenschaft*, qu'il avait vu, par une autre méthode, en traitant les crachats par une solution de potasse, les microbes des tubercules et il les décrivait aussi comme des bâtonnets. Cette méthode met en évidence beaucoup d'autres bacilles des crachats, et comme leur description et le dessin qui les représente sont

1. R. Koch, Communication faite le 24 mars à la Société phys. de Berlin, publiée dans la *Berlin. klinische Wochensch.*, n° du 10 avril 1882. Analyse dans le n° du 4 mai 1882 du *Journal des connaissances médicales*.

2. Ehrlich, *Mittheil. im Vereine für innere Medicin*, p. 56, Wiesbaden, 1882. *Deutsche med. Wochenschr.*, n° 19, 1882.

loin d'être précis, nous ne pouvons attribuer une grande valeur à cette publication.

A la suite du travail de Koch, beaucoup de cliniciens cherchèrent, par le procédé d'Ehrlich, les bacilles des crachats et en firent un élément de diagnostic. Hiller[1], Balmer et Fränzel[2], Lichtheim[3], ont trouvé les bacilles dans les crachats des phtisiques. Ce dernier a décrit aussi les bacilles de la tuberculose des organes urinaires.

En Angleterre, Gibbes[4] a proposé des modifications aux procédés de coloration des bacilles de crachats; Charnley Smith[5] et A. Ransome[6] annonçaient la découverte des bacilles caractéristiques dans l'air expiré par les phtisiques. Héron[7], médecin assistant à l'hôpital des phtisiques de Londres, avait constaté la présence des bacilles chez soixante-deux malades, bien qu'il ait dû examiner pendant plusieurs semaines les crachats de certains d'entre eux avant de les découvrir. Il pensait que le nombre des bacilles est, d'une façon générale, en rapport direct avec la gravité de la maladie. Watson Cheyne[8], à la suite de visites faites successivement à Toussaint et à Koch pour étudier leurs méthodes, inocula comparativement les cultures que lui avaient données ces deux savants, et il obtint des résultats positifs seulement avec les cultures de Koch. Il examina aussi des fragments d'organes d'animaux rendus tuberculeux par Toussaint, et il y trouva les bacilles de Koch. Nous avions, de notre côté, trouvé les mêmes bacilles sur des fragments de tissus d'animaux tuberculeux que Toussaint avait envoyés au professeur Bouley. Ce sont là les preuves que les cultures de Toussaint n'étaient pas pures et qu'elles contenaient, avec d'autres organismes ronds, des bacilles de la tuberculose qu'on retrouvait dans les produits d'inoculation. Dreschfeld[9], William[10], Whipham[11], H. Gibbes[12],

1. *Fortschritte der Medicin*, nos 2, 1, 1883.
2. *Berliner klin. Wochenschr.*, no 45, 1882.
3. Lichtheim, *Fortschritte der Medicin*, no 1.
4. H. Gibbes, *British med. Jour.*, 1882, t. II, p. 736 et 786. *The Lancet*, 5 mai 1883.
5. Ch. Smith, *British. med. Journal*, janvier 1883.
6. A. Ransome, *Proceedings of royal Society*, 8 nov. 1882. *Manchester med. Society*, mars 1883.
7. Héron. *The Lancet*, 3 fév. 1883 et *British. med. Journ.* 28 avril 1883.
8. Watson Cheyne, *The Practitioner*, avril 1883.
9. Dreschfeld, *British med. Journal*, fév. 1883.
10. Williams, *The Lancet*, 28 juillet 1883.
11. *Medical Society*, 28 janvier 1883.
12. *Med. Society*, 12 fév. 1883.

S. West[1] ont constaté la présence de bacilles dans les crachats de phtisiques, mais non sans difficulté parfois, car ils peuvent être extrêmement rares.

Aux États-Unis, Mitchell Prudden[2] a cherché, dans un grand nombre de faits, les bacilles des crachats, et il en a trouvé dans la plupart, mais il lui a été impossible d'en voir dans certaines observations de tuberculose avérée, constatée par l'autopsie, et dans lesquelles il n'y avait pas de cavernes. Les noyaux caséeux du poumon contenaient, par contre, beaucoup de bacilles. Formad[3] s'éleva cependant contre les idées de Koch, au nom de l'anatomie pathologique et en raison de ses conceptions particulières sur la pathologie de la scrofule et de la tuberculose, qu'il regarde comme liées à une disposition anormale des espaces lymphatiques du tissu conjonctif. Les opinions de Formad ont du reste été combattues par Belfield[4] et par E.-O. Shakespeare[5]. Ernst[6], Graham[7], Fergusson ont aussi produit des statistiques très étendues relatives à la constatation des bacilles dans les crachats.

La doctrine de Koch était attaquée en Autriche-Hongrie par Spina[8] alors assistant du professeur Stricker à Vienne. Spina concluait à une grande diversité de forme des bactéries de la tuberculose et à l'analogie de leurs réactions avec celles des bactéries de la putréfaction ; il avançait que les produits tuberculeux qui ne sont pas en contact avec l'air ne contiennent pas de bactéries, etc. La réponse de Koch[9] aux diverses publications dans lesquelles il était attaqué ne se fit pas attendre, et, bien qu'elle revêtit les allures d'une critique assez vive, elle fut péremptoire : Koch démontra que ses adversaires ne connaissaient pas suffisamment sa méthode pour le combattre avec toute connaissance de cause.

En France, la recherche des bactéries dans les crachats fut faite par les cliniciens pour le diagnostic de la phtisie, et devint

1. *The Lancet*, 21 avril 1883.
2. M. Prudden, *The medical Record*, 14 avril et 16 juin 1883.
3. *Philadelphia medical Times*, novembre et décembre 1882.
4. *The med. Record*, 10 et 17 mars 1883.
5. *Meetings of Philadelphia county med. Society*, mai 1884 et *New-York med. Journal*, 9 et 16 août 1884.
6. *New-York med. Journal*, 16 juin 1883.
7. *Med. Record*, 21 juillet 1884.
8. Spina, *Studien über Tuberkulose*. Wien, Braumüller, 1883, analysé avec la réponse de Koch, dans le n° du 22 mars 1883 du *Journal des connaissances médicales*.
9. Koch, *Deutsche med. Wochenschrift*, n° 10, 1883.

d'un usage journalier dans certains services hospitaliers comme ceux de Debove [1], et des professeurs Sée [2] et Jaccoud. Cochez [3] a publié, de son côté, le résultat de nombreux examens de crachats faits dans le service du professeur Sée. Raymond et Artaud [4] ont cultivé d'abord les bacilles de la phtisie dans des bouillons, bouillon de lapin et bouillon de Liebig, puis sur du sérum gélatinisé ; mais il est douteux qu'ils aient obtenu des cultures pures.

L'un de nous [5] a étudié le mode de propagation des bacilles à la suite de l'inoculation péritonéale et trouvé des bacilles de la tuberculose dans l'urine, dans plusieurs faits de tuberculose génitale et en particulier chez un malade du professeur Verneuil et dans d'autres faits où le diagnostic fut vérifié par l'autopsie. Dans un autre travail, il a décrit le passage des bacilles contenus dans des cellules migratrices, et il a donné les différences entre les bacilles de la lèpre et ceux de la tuberculose [6]. Nous avons communiqué en commun, à l'Académie de médecine [7], nos recherches sur la topographie des bacilles dans les tissus tuberculeux. Nous avons constaté que, dans les vaisseaux oblitérés des méninges, au centre des granulations tuberculeuses, on trouvait des bacilles au milieu de la fibrine, de même qu'il y en avait dans la paroi même des vaisseaux. Nous les avons vus aussi dans les capillaires et les petites veines des nodules tuberculeux, ainsi que dans les coagulations fibrineuses intravasculaires du pharynx. Nous avons suivi, dans la tuberculose de la muqueuse pharyngienne, le passage des bacilles entre les cellules épithéliales du revêtement de la muqueuse conservé intact. Nous avons donné la topographie complète des bacilles dans les diverses lésions du poumon, du rein, de la plèvre, du péritoine, de l'intestin, de la rate, du foie et des ganglions lymphatiques, aussi bien dans

1. Debove, *Leçons cliniques sur la tuberculose parasitaire* faites à la clinique de la Pitié, recueillies par Faisans, 1884.

2. Sée, *De la phtisie bacillaire des poumons*, Paris, 1884.

3. Cochez, *De la recherche des bacilles de la tuberculose dans les crachats* (Soc. de biologie, mai 1883, et thèse de Paris, même année).

4. Raymond et Artaud, *Archives générales de médecine*, janvier et avril 1883.

5. Babes, Société anat., janvier 1883. Rosenstein a fait, à la même époque, une constatation analogue.

6. Babes (*Comptes-rendus*, 23 et 30 avril 1883).

7. Cornil et Babes, Académie de médecine, séances du 24 avril et du 1er mai 1883. Ces communications, écourtées, dans le Bulletin de l'Académie, sont plus étendues dans les nos du 26 avril et du 3 mai 1883 du *Journal des connaissances médicales*.

la tuberculose humaine que dans la tuberculose expérimentale. Nous avons recherché, souvent sans succès, les bacilles dans les ganglions scrofuleux, les tumeurs blanches, etc. Ce travail, fondé sur l'analyse histologique de quarante observations nécroscopiques, nous amenait à conclure à l'origine parasitaire de la tuberculose, bien que le nombre de bacilles fût très variable suivant les cas observés, bien qu'ils fussent en très petit nombre ou qu'ils manquassent même dans les lésions tuberculeuses anciennes terminées par la dégénérescence fibreuse. Nous avions rencontré souvent, dans nos examens soit de crachats, soit de coupes, des grains qui se coloraient de la même façon que les bacilles [1].

Klebs [2], dans l'article TUBERCULOSE de l'*Encyclopédie* d'Eulenburg, hésite à admettre les bacilles de Koch comme les seuls facteurs de la tuberculose, et il pense que des granulations semblables à celles qu'on trouve dans le tubercule frais sont également actives. Ces deux éléments sont pour lui les organismes de la tuberculose.

Malassez et Vignal [3] ont vu, dans certaines lésions tuberculeuses où ils n'avaient pas constaté de bacilles, des zooglœes de microcoques difficiles à colorer (voyez pour la technique de la coloration à la page 70, t. Ier) qui, inoculés à des lapins, produisent une tuberculose généralisée. Ils ont obtenu quatre générations successives de cette tuberculose zoogléique inoculée, dans lesquelles ils n'ont rencontré que des microcoques. Ils ont pensé en conséquence qu'ils avaient affaire à des micro-organismes différents de ceux de Koch et n'ayant pas la même réaction vis-à-vis des substances colorantes. Toutefois les inoculations leur ont donné en dernier lieu des bacilles, de telle sorte qu'on doit supposer qu'il y a eu une contagion tuberculeuse accidentelle de leurs animaux, ou qu'ils ont eu affaire à une maladie infectieuse mixte avec des chaînettes et très peu de bacilles. Les travaux de Malassez et Vignal sur ce sujet ont été publiés dans les *Archives de physiologie* [4] et ils ont inspiré la thèse de Castro-

1. Notre mémoire a été publié *in extenso* dans le *Journal de l'anatomie* de Robin, nº de décembre 1883, avec quatre planches en chromolithographie.
2. Article TUBERCULOSE de la *Real Encyclopädie der gesammten Heilkunde*, rédacteur : A. Eulenburg. Berlin.
3. Société de biologie, séance du 12 mai et du 9 juin 1783.
4. *Sur le micro-organisme de la tuberculose zooglœique* (*Archives de physiologie*, 15 août 1884).

Soffia[1]. De nouveaux cas de tuberculose zoogléique ont été publiés par Chantemesse (*Ann. institut Pasteur,* 1887).

Si les bacilles de la tuberculose sont presque toujours présents dans la phtisie pulmonaire et dans la plupart des faits de tuberculose du foie, du rein, de la rate, etc., il n'en est pas de même dans les tuberculoses locales rapportées jusque dans ces derniers temps à la scrofule et que l'on doit aujourd'hui attribuer à la tuberculose, comme les tumeurs blanches, les abcès ossifluents ou abcès froids, les ganglions strumeux du cou, le lupus. Ces tuberculoses locales ont été étudiées par Volkmann[2], Lannelongue[3], Schuchardt et Krause[4], Schlegtendal[5] ; pour les os et les abcès froids, par Demme[6], Pfeiffer[7], Ziegler[8], etc., par Doutrelepont[9], Schuchardt et Krause, H. Martin[10], Leloir et l'un de nous[11] pour le lupus. Dans nos recherches sur le lupus nous n'avons trouvé qu'une fois un bacille sur les coupes de douze lupus examinés, et malgré cela nous avions obtenu des inoculations positives en série avec plusieurs spécimens de lupus où l'on ne rencontrait point de bacilles. Demme et Doutrelepont en avaient observé un plus grand nombre,

Le travail de beaucoup le plus important qui ait paru sur ce sujet est celui de Koch qui est inséré dans le second volume des communications de l'Office de santé[12]. Nous l'analyserons plus loin en détail. Là, Koch a donné la technique et le résultat de ses cultures des bacilles de la tuberculose, et l'anatomie pathologique des lésions de la tuberculose humaine et expérimentale.

1. *Recherches expérimentales sur la tuberculose des os*, thèse de Paris, 1884.
2. Volkmann, *Ueber den Charakter und die Bedeutung der fungösen Gelenkentzündungen. Volkmann's klin. Vorträge*, nos 168, 169, 1879.
3. *La Tuberculose osseuse*, Paris, 1881. — *Caractères de la nature de l'arthrite fongueuse; Tuberculose osseuse et articulaire.* Soc. de chirurgie, 1884.
4. *Fortschritte der Medicin*, 1883, no 9.
5. *Fortschritte der Medicin*, 1er septembre 1883.
6. *Berliner klin. Wochensch.*, no 15, 1883.
7. *Berliner klin. Wochenschrift*, 1883.
8. *Lehrbuch d. allgm. u. sp. path. Anatomie*, ve liv. 1885.
9. *Monatschrift f. prakt. Dermatologie*, 1883 et *Deutsche med. Wochenschr.* 1883, p. 433.
10. Hippolyte Martin, *Étude critique sur les opinions qui ont cours sur l'étiologie du lupus* (*Annales de dermatologie*, 1883).
11. Leloir, *Recherches sur l'inoculation du lupus*, Société de biologie, 30 décembre 1882. Cornil et Leloir, *Recherches expérimentales et histologiques sur la nature du lupus* (*Archives de physiologie*, 1er avril 1884).
12. *Mittheilungen d. k. Gesundheitsamte*, Berlin, 1884.

Définition. — La tuberculose, maladie infectieuse causée par les bacilles spéciaux découverts par Koch, donne lieu à des manifestations très variées au double point de vue de l'anatomie pathologique et des symptômes. Elle se traduit au point de vue anatomo-pathologique par des néoplasies inflammatoires nodulaires appelées granulations, qui sont isolées ou confluentes et qui s'accompagnent de l'inflammation aiguë ou chronique des tissus qui en sont le siège. Ces lésions subissent par places une mortification ou dégénérescence caséeuse suivie d'abcès, de cavernes, d'ulcérations; elles s'isolent parfois plus tard des parties saines avoisinantes par une formation nouvelle de tissu fibreux, et se terminent par une dégénérescence fibreuse ou calcaire.

La tuberculose est trop bien connue de tous les lecteurs pour que nous en donnions ici une description symptomatologique, même résumée. Mais il n'est pas inutile de montrer quelles sont les formes de la maladie qui résultent de la localisation, de la distribution et de l'intensité des lésions tuberculeuses.

Symptômes et formes de la maladie. — Le développement simultané de granulations tuberculeuses très nombreuses, presque confluentes dans les séreuses, se manifeste par les signes de la tuberculose aiguë généralisée, fébrile, qui conduit rapidement à la terminaison funeste, souvent avec une méningite tuberculeuse (*tuberculose granuleuse généralisée*, *granulie d'Empis*). Limitée aux poumons et aux plèvres, mais donnant lieu à une grande quantité de granulations tuberculeuses des deux poumons et des plèvres, souvent aussi du péricarde, elle se traduit par les signes de la *phtisie aiguë, phtisie pulmonaire granuleuse généralisée.* Quelquefois cette phtisie rapide a les allures d'une pneumonie ou d'une broncho-pneumonie, et l'on trouve en effet à l'autopsie, avec des granulations tuberculeuses isolées ou confluentes, des lobules ou des lobes pulmonaires atteints des formes diverses de la pneumonie ou de la broncho-pneumonie, en même temps que de la pleurésie (*phtisie aiguë pneumonique*). Ces deux dernières formes de la phtisie aiguë diffèrent entre elles, la première étant marquée surtout par les symptômes généraux d'une maladie infectieuse fébrile, la seconde par les signes locaux d'une bronchite capillaire, d'une broncho-pneumonie ou d'une pleuro-pneumonie.

Mais, le plus souvent, la tuberculose limitée aux poumons

affecte une marche subaiguë ou chronique. Des nodules tuberculeux, des cavernes plus ou moins anciennes, existent au sommet de l'un des poumons ou des deux poumons simultanément et, à un moment donné, à la suite de fatigues ou d'un refroidissement, on observe une recrudescence aiguë des symptômes, une extension rapide des lésions aux lobes moyen ou inférieur. Les malades meurent alors après avoir présenté, pendant un, deux ou trois mois, les signes de la *phtisie subaiguë* ou *galopante*. On trouve, à l'autopsie, des cavernes anciennes des sommets, et dans le reste des deux poumons des îlots tuberculeux, des noyaux de broncho-pneumonie et des cavernules. Dans ces phtisies subaiguës, lorsqu'on a affaire à des ouvriers qui travaillent au milieu de poussières, et spécialement de poussières de charbon, les granulations tuberculeuses siègent au milieu et au pourtour de noyaux de pneumonie interstitielle de couleur ardoisée.

La phtisie chronique, lorsqu'elle reste limitée au sommet d'un poumon ou des deux poumons, est compatible avec la vie presque normale pendant dix, quinze ou vingt ans et davantage, lorsque les malades se trouvent dans de bonnes conditions hygiéniques ; mais sous l'influence de causes dépressives, de refroidissements, de surmenage intellectuel ou physique, la maladie peut s'étendre et revêtir les allures de la phtisie subaiguë. On trouve alors à l'autopsie des cavernes plus ou moins étendues du sommet des poumons, entourées d'un tissu calleux, un épaississement fibreux des plèvres et des nodules tuberculeux ou des cavernules récemment formés dans les parties inférieures des poumons.

En outre de ces tuberculoses pulmonaires qui peuvent s'étendre rapidement ou au contraire rester localisées pendant un temps indéfini, lorsqu'elles sont très peu étendues et limitées par du tissu conjonctif fibreux qui leur forme comme une capsule isolante, les lésions tuberculeuses s'observent souvent sur les muqueuses, à la bouche, au pharynx, au larynx, à l'intestin, sur la muqueuse de la vessie, des organes génitaux, dans les glandes, le foie, les reins, les capsules surrénales, les testicules, la rate, etc., dans le cerveau, les os, les articulations et le tissu conjonctif. Partout, sur les muqueuses, aussi bien que dans les organes ou dans le tissu osseux, les lésions peuvent être limitées ou plus ou moins étendues. Dans le premier cas, si la tuberculose est très localisée, comme cela a souvent lieu, par exemple, pour la tuberculose du testicule, elle est généralement peu grave, et elle peut, pendant dix, vingt ou trente ans, ne donner lieu qu'à des symptômes locaux sans retentissement général sur l'économie. D'autres fois au contraire elle s'étend et se généralise.

A ces tuberculoses *locales* on doit rattacher aujourd'hui une série de lésions qui ont été envisagées jusqu'à ces derniers temps comme appartenant à la scrofule, le lupus, la tuberculose cutanée, les abcès froids, les ganglions strumeux du cou et du mésentère, les ostéites chroniques, les périostites, la carie, la nécrose et les tumeurs blanches. D'après les plus récents travaux relatifs à la distinction de la tuberculose et de la scrofule, cette dernière a perdu toutes les maladies profondes qui la caractérisaient en propre, les lésions des ganglions, des os, des articulations et le lupus, et ne conserve plus que les dermatoses superficielles comme l'eczéma impétigineux ou les inflammations subaiguës et chroniques des muqueuses ne s'accompagnant pas d'adénite chronique.

Étiologie de la tuberculose. — Koch a isolé et cultivé les bacilles de la tuberculose dans le sérum sanguin gélatinisé. On y place un fragment de tubercule pris avec toutes les précautions voulues, en étalant et frottant ce fragment à la surface du sérum.

Les cultures ne présentent, pendant les premiers jours, aucun changement, à moins qu'il ne s'y soit introduit des bactéries étrangères. Koch pense que les cultures de Toussaint, dans lesquelles le liquide était déjà troublé après quatre ou cinq jours, n'avaient aucun rapport avec la tuberculose. Au bout de dix à quinze jours, on voit apparaître de petites taches blanchâtres ou jaunâtres, non brillantes, bien distinctes du tissu ambiant, sous forme de petites pellicules ou de grains minees. Ces cultures restent peu développées, séparées les unes des autres. On sépare alors ces petites pellicules et on les cultive dans de nouveaux tubes de sérum gélatinisé, en les étalant aussi sur une grande surface. La pullulation se fait alors plus régulièrement et on obtient ainsi, au bout de huit à quinze jours, une culture bien nette, formée de petits grains blanchâtres disséminés, et, un mois après l'inoculation, des membranes plus denses formées par des colonies de bacilles à l'état de pureté.

Ces membranes ne liquéfient jamais le sérum gélatinisé, tandis que certains micro-organismes de la putréfaction le liquéfient. Elles ne pénètrent même pas dans le sérum, ne lui adhèrent que faiblement, et elles restent à sa surface. Elles ne se mêlent pas au liquide qui baigne sa partie inférieure (voy. fig. 329).

Ces cultures sont assez denses; elles se rompent et se fragmentent quand on les secoue.

A l'œil nu, ces colonies de bacilles, développées sous forme de taches opaques sur le sérum gélatinisé solide, offrent donc un aspect tout particulier[1]. (Voyez aussi le godet représenté dans

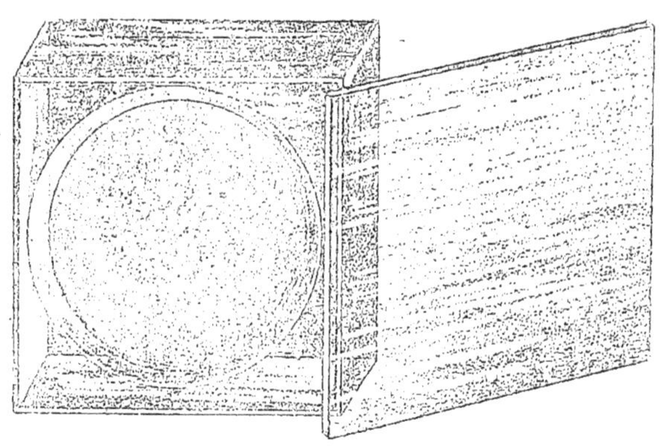

Fig. 328. — Godet de verre ensemencé avec de la substance tuberculeuse.
c, culture pure des bacilles de la tuberculose.

la figure 328, qui montre une culture de bacilles sur une plaque de sérum.)

A un grossissement de 80 diamètres, les colonies de bacilles qui constituent ces membranes présentent des caractères tout à fait spéciaux. Elles se montrent sous la forme de lignes fines plusieurs fois coudées; les plus petites présentent l'apparence d'une S (voy. fig. 330). Lorsqu'elles sont plus longues, elles sont ondulées comme un serpent. Elles sont renflées à leur centre et amincies à leurs extrémités. Elles ressemblent à des paraphes d'écriture. Les jeunes colonies sont minces, les plus anciennes sont plus épaisses; elles s'élargissent et tendent à se rapprocher et à se confondre par leurs bords. Pour en faire une préparation con-

1. La plus grande partie de ces détails est tirée du beau mémoire de Koch inséré dans les *Mittheilungen der Kaiserlichen Gesundheitsamte*, Berlin, 1884.

venable, il suffit d'appliquer une lamelle sur la surface du sérum où sont développées les taches, et de les colorer par les procédés ordinaires. On voit alors que chacune de ces colonies est constituée par une quantité de bacilles de la tuberculose tout à fait caractéristiques, dont le grand axe est parallèle au grand axe de la colonie (voy. fig. 331). Les bacilles ne sont pas accolés, mais bien séparés les uns des autres par un petit espace, probablement par une substance unissante qui les agglutine les uns contre les autres. Quand ils sont en grand nombre, la plupart contiennent des grains ou spores.

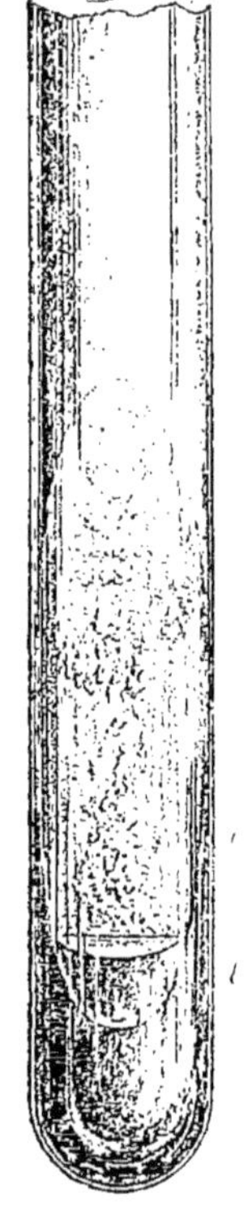

FIG. 329. — Culture du bacille de la tuberculose datant de quinze jours, sur du sérum de bœuf gélatinisé.

c, culture en petits grains et pellicules jaunâtres; l, liquide clair au fond du tube.

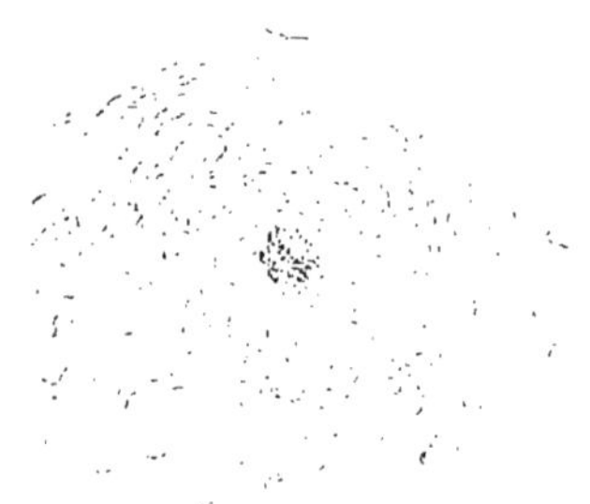

FIG. 330. — Colonie de la tuberculose vue à un faible grossissement

En général, les cultures présentent leur maximum de développement au bout de quatre semaines et ne changent plus; elles peuvent servir encore pour les inoculations après trois ou quatre mois. Koch a obtenu des cultures pures en employant les granulations tuberculeuses ou les autres produits tuberculeux du poumon humain, du poumon de la vache, les tubercules des autres organes, les ganglions scrofuleux, le lupus, etc.

L'injection dans les cavités séreuses ou dans le tissu cellulaire sous-cutané, ou la simple inoculation des cultures de bacilles suffisent toujours à déterminer, chez la plupart des espèces animales, la tuberculose généralisée avec toutes ses conséquences.

L'activité du développement des bacilles dans les tubes à culture diminue à 38° et cesse à 40°. Il s'affaiblit aussi quand la température descend au-dessous de 30°.

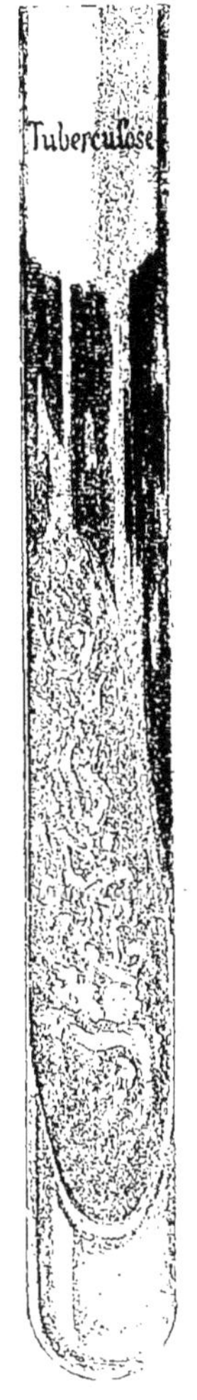

Fig. 332. — Tube de culture de la tuberculose.

Les cultures obtenues par le procédé de Nocard et Roux (*Annales de l'institut Pasteur*, 1887, p. 29) en ajoutant 4 à 5 parties de glycérine pour 100 à la gélose ou au sérum du bœuf (voyez t. I, page 112) sont beaucoup plus abondantes et vivaces que par le procédé de Koch. Elles apparaissent en effet dès le quatrième jour après l'ensemencement et elles offrent, au bout de vingt jours, une masse gris blanchâtre, épaisse, mamelonnée. Elles donnent des îlots arrondis, saillants, parfois bien limités,

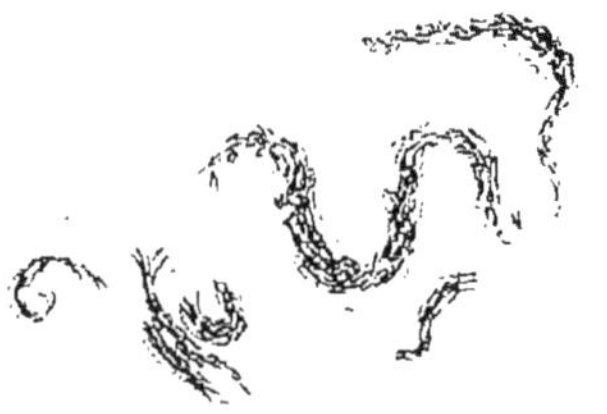

Fig. 331. — Une partie de la même culture, dans laquelle les bacilles sont disposés en arabesques, vue avec un grossissement de 500 diamètres environ.

qui rappellent la forme, le volume et la couleur des granulations grises des séreuses. Par l'inoculation en piqûre sur un tube de gélose glycérinée, on obtient une culture très abondante à la partie supérieure, mais il ne se développe rien dans le fond de la piqûre. Dans le bouillon glycériné, la croissance des bactéries est aussi rapide et elle donne lieu à des flocons opaques qui se déposent au fond du vase. Les bacilles obtenus par le procédé de Nocard et Roux sont plus courts que dans les crachats, souvent munis des renflements ovoïdes regardés par Koch comme des spores; ils possèdent tous les caractères de coloration des parasites de la tuberculose; mais leur virulence s'atténue par des cultures successives.

L'addition de glycérine aux divers milieux nutritifs n'a pas seulement pour effet d'empêcher la dessiccation des substances solidifiées comme le sérum et la gélose. Elle sert aussi à la nutrition des bactéries.

Les expériences d'inoculation aux animaux pratiquées par Nocard et Roux ont donné lieu à la reproduction des tubercules typiques tout à fait semblables aux résultats obtenus par Koch avec ses cultures.

Une des qualités les plus remarquables du parasite consiste dans la persistance de sa virulence, qui se conserve quarante jours dans un crachat pourri et cent quatre-vingt-six jours à l'abri de l'air (Cornil et Babes, Malassez et Vignal, Fischer et Schüller).

Mieux que la bactéridie charbonneuse, mieux que la plupart des microbes, celui-ci est bien véritablement un parasite qui ne peut que difficilement se développer en dehors d'un organisme animal. L'homme lui constitue un terrain de culture éminemment favorable.

D'après Galtier (*Comptes-rendus Ac. des sc.*, 1887) la matière tuberculeuse chauffée pendant vingt minutes à 60° et pendant dix minutes à 70°, ou parfaitement desséchée à la température de 30°, peut infecter les cobayes. La macération et la putréfaction dans l'eau pendant cinq à vingt jours, la congélation à — 5° et — 8° suivie de dégels successifs, n'empêche pas la transmissibilité de la tuberculose aux cobayes. Ce dernier résultat paraît en désaccord avec les premières expériences de Koch qui a vu que les bacilles ne se développaient pas aux basses températures. D'après Koch, l'hiver doit être une saison défavorable au développement du bacille, et c'est pendant l'été que les conditions atmosphériques nécessaires à sa conservation se trouvent le mieux réunies. Les germes répandus sur le sol par les produits d'expectoration ont à ce moment toute leur puissance ; ils sont desséchés, facilement soulevés dans l'atmosphère et sont la source d'inoculations par les voies respiratoires. Les inhalations seront d'autant plus dangereuses que le revêtement épithélial aura perdu de son intégrité, à la suite d'une bronchite par exemple.

Il ne faudrait pas croire cependant que les bacilles tuberculeux conservent indéfiniment leur virulence dans les cultures successives *in vitro*. Après plusieurs passages au bout de deux ou trois mois, sur le sérum ou la gélose glycérinés, ils perdent plus ou moins complètement leur nocuité. On doit alors les faire passer par l'organisme du cobaye, en pratiquant une injection dans le péritoine de cet animal, et s'ils donnent lieu à une poussée tuberculeuse, on se servira des granulations pour faire des cultures sur les milieux glycérinés. Mais le procédé le plus simple pour obtenir une semence virulente sera d'injecter des crachats dans le péritoine du cobaye et de se servir des tubercules obtenus ainsi expérimentalement. On peut à la rigueur ensemencer directement des tubes avec les crachats, mais on a de cette façon une semence impure.

Koch avait inutilement tenté la culture de ses bacilles sur la pomme de terre et il en avait conclu que les tissus végétaux sont impropres à le nourrir, d'où la nécessité du passage de ces bactéries par les animaux. Les conclusions de Koch sont vraies d'une façon générale ; mais en s'entourant de précautions minutieuses, on peut obtenir des cultures sur pommes de terre. Pawlowsky (*Annales de l'institut Pasteur*, 25 juin 1888) a obtenu des cultures abondantes et virulentes en se servant, comme matériel d'ensemencement, soit de cultures ayant poussé sur la gélose glycérinée, soit de moelle osseuse de lapins inoculée avec les cultures de bacilles de la tuberculose sur des milieux glycérinés. Il se servait de pommes de terre placées dans des tubes suivant le procédé de Roux et stérilisées à l'étuve ; il inoculait la pomme de terre en frottant sa surface avec une spatule contenant une bouillie de tissu tuberculeux ou une culture ; après l'ensemencement, le tube était fermé à la lampe, condition excellente pour éviter la dessiccation, et il était placé dans l'étuve à 39°. Au bout de douze à quatorze jours, la pomme de terre présentait des parties grisâtres, sèches, et cet enduit était tout à fait caractéristique vers le vingtième jour ; il devenait blanchâtre, lisse, peu élevé, friable. Au bout de cinq à six semaines, l'enduit présentait des granules blanc grisâtre, de la grosseur d'une tête d'épingle. Les premières cultures poussent donc moins rapidement sur la pomme de terre que sur la gélose glycérinée, mais les cultures successives sur ces végétaux, surtout après qu'ils ont été imbibés au préalable de glycérine, donnent des résultats comparables à ce qu'on obtient sur le sérum et la gélose glycérinés. Les caractères morphologiques des bacilles et leur virulence sont les mêmes. Mais il paraît probable à Pawlowsky qu'il serait plus difficile d'inoculer sur la pomme de terre des produits provenant de la tuberculose spontanée de l'homme ou des animaux. On sait en effet, par les recherches de Nocard et Roux, que les bacilles cultivés d'abord sur un milieu glycériné s'inoculent avec beaucoup plus de facilité que ceux provenant directement des animaux.

Schüller et Fischer[1] ont essayé l'action de diverses substances sur les bacilles de la tuberculose. On les rend inactifs en les laissant pendant quelques heures dans l'alcool absolu, dans l'ammoniaque caustique, ou dans une solution concentrée d'acide salicylique.

Par l'ébullition, on stérilise les crachats en quelques minutes.

Les crachats desséchés sont stérilisés par la vapeur d'eau chaude.

Le sublimé corrosif est impropre à désinfecter les crachats frais; au contraire, l'action de l'acide phénique en solution forte, employé pendant vingt-quatre heures au contact des crachats frais, les rend stériles. De nombreuses recherches ont été faites depuis cette époque sur les désinfectants appropriés aux bacilles de la tuberculose. Yersin (*Annales de l'institut Pasteur*, 1888) et P. Villemin (thèse de doctorat, Paris 1888) ont publié des tableaux dans lesquels ils ont noté l'action de la plupart des antiseptiques connus sur les bacilles. Parmi les agents qui retardent ou arrêtent leur développement, il n'en est point d'aussi bon et d'aussi facile à employer que la chaleur. Aussi est-ce l'action de la chaleur qu'on doit choisir pour désinfecter les crachoirs, les linges et les matières diarrhéiques des phtisiques. Aucune des substances antiseptiques étudiées jusqu'ici n'a pu être employée en thérapeutique à une dose suffisante pour tuer les bactéries dans l'organisme.

Culture des bacilles par l'expérimentation. — Toute expérience, par laquelle on inocule la tuberculose, est en réalité une culture des bacilles dans les tissus animaux. Le procédé employé par Cohnheim, Salomonssen et par Baumgarten[2], qui injectent la substance tuberculeuse dans la chambre antérieure de l'œil du lapin, permet d'en avoir ainsi des cultures pures. Si l'opération

1. *Mittheilungen aus dem K. Gesundheitsamte*, 1884.
2. *Centralblatt f. d. med. Wissenschaft*, 31 mai 1884.

est faite en prenant toutes les précautions antiseptiques, on observe à peine d'inflammation. Avec le produit tuberculeux développé derrière la cornée, on fait, vers le dixième jour, une nouvelle inoculation à un autre lapin, et ainsi de suite. A la troisième et quatrième inoculation, on arrive à obtenir des bacilles purs mélangés à un petit nombre de leucocytes et à un peu de fibrine.

Tuberculose expérimentale. — Nous avons vu, à propos de l'historique, que Villemin (1865) avait le premier inoculé la tuberculose par insertion de fragments de tubercules ou par injection dans le tissu cellulaire sous-cutané ; Chauveau (1869) par l'ingestion d'aliments contenant des tubercules ; Cohnheim et Salomonssen par l'inoculation dans la chambre antérieure de l'œil ; que l'inoculation ou l'injection, dans les cavités séreuses ou dans le poumon, de fragments de tubercules broyés dans de l'eau stérilisée, produit toujours aussi une généralisation de la tuberculose ; il en est de même de l'injection dans la trachée et de l'inhalation (Tappeiner).

L'alimentation avec le lait de vache pommelière (Gerlach) ; l'inoculation du lupus (Leloir et Cornil), du pus d'abcès froids provenant des os ou de tumeurs blanches (Lannelongue), de ganglions strumeux, de toute espèce de tuberculose locale en un mot, produit le même résultat.

L'eau peut aussi être le véhicule du bacille de la tuberculose.

Les expériences de Chantemesse et Widal faites dans notre laboratoire ont montré que ce bacille pouvait vivre 70 jours à la température ordinaire dans l'eau de Seine stérilisée. Au bout d'un certain temps, les microbes de la tuberculose maintenus dans l'eau à la température ordinaire perdent leur virulence.

Enfin les inoculations faites avec les bacilles cultivés à l'état de pureté par Koch et provenant des diverses manifestations générales ou locales de la tuberculose de l'homme ou des animaux donnent naissance à la tuberculose.

Les bacilles propres à cette maladie se rencontrent en quantité variable, il est vrai, et parfois en quantité infinitésimale dans ses diverses manifestations. Ils peuvent même manquer dans les parties affectées de tuberculose chronique ou fibreuse à marche très lente ; mais l'expérimentation constitue un mode d'examen plus sensible que la recherche histologique des bacilles, et lorsque ces derniers apparaissent à la suite d'inoculations, on doit conclure qu'ils existaient dans les parties inoculées, bien qu'on ne les y ait pas rencontrés, ou qu'il y avait tout au moins des spores susceptibles d'engendrer des bacilles.

Les résultats positifs de l'inoculation du tubercule complètent donc la série des preuves qui établissent sa nature parasitaire et qui sont : l'existence d'une bactérie spéciale, l'isolement de cette bactérie, la reproduction de la maladie par les bactéries obtenues à l'état de pureté. Les expériences montrent que toute porte d'entrée du virus tuberculeux est suffisante pour infecter l'économie. Elles sont utiles à consulter aussi pour établir la marche de la maladie en rapport avec le lieu primitivement affecté (Babes, Watson Cheyne, Baumgarten).

La tuberculose expérimentale d'inhalation donne une phtisie laryngo-trachéo-broncho-pulmonaire qui se propage aux ganglions bronchiques. C'est la tuberculose la plus commune de l'homme qui est vraisemblablement due à l'air inspiré. Elle peut se généraliser ensuite, soit par les veines pulmonaires et par le sang (Weigert), soit par la plèvre et les plasmas lymphatiques. Les recherches de Thaon, de Tappeiner, de Klebs, de Weichselbaum, de Veragut, etc., ont montré que le premier effet de ces inhalations est de produire une broncho-pneumonie des extrémités des conduits aériens, et que les tubercules apparaissent très rapidement après le début de l'expérience.

La tuberculose expérimentale par ingestion de tubercules, de lait ou de viande de vache tuberculeuse, se manifeste par des tubercules de la muqueuse intestinale, par des ulcérations suivies de lymphangite et d'adénite de même nature portant sur les ganglions mésentériques. Les lésions intestinales ne se propagent que plus tard au péritoine par les tubercules qui naissent à la surface de l'intestin au niveau des ulcérations.

La tuberculose consécutive à l'injection dans la cavité péritonéale se caractérise primitivement par une éruption miliaire du péritoine, du foie et de la rate. La muqueuse intestinale et les ganglions mésentériques sont généralement indemnes au moment de la mort des animaux.

L'injection sous-cutanée d'une région commence par causer des tubercules ou abcès tuberculeux du tissu conjonctif, puis des lésions des ganglions les plus voisins. La maladie se généralise ensuite.

Il en est de même de la tuberculose oculaire.

Quelle que soit la porte d'entrée des bacilles, les poumons sont presque toujours atteints lorsque les animaux meurent spontanément. Si la lésion pulmonaire est ancienne, elle aboutit à la formation de cavernes.

Toutes ces données sont applicables à la pathologie humaine.

Les tubercules expérimentaux contiennent toujours des bacilles. Koch a décrit avec beaucoup de détails très exacts les lésions de ces tubercules expérimentaux constatées à l'œil nu et au microscope, dans son mémoire des communications de l'Office de santé (1884). Il a signalé l'hypertrophie considérable du foie et de la rate, par exemple, que présentent les lapins et les cobayes inoculés dans le péritoine, etc.

Hérédité et contagion. — L'hérédité de la tuberculose est un fait indéniable, bien que très heureusement elle soit loin d'être aussi fréquente qu'on l'a cru autrefois.

La transmission des parents aux enfants se fait-elle sous forme de produits matériels, de bacilles ou de véritables tubercules, ou seulement par suite d'une prédisposition dont la nature nous échappe ? Il est très difficile de répondre aujourd'hui à une pareille question. La tuberculose des enfants nouveau-nés est, on peut le dire, d'une extrême rareté. Il existe cependant des autopsies d'enfants tuberculeux âgés de 1 à 2 mois et Hiller a rapporté (Congrès de Copenhague, 1884) un fait de tuberculose congénitale.

La tuberculose est moins exceptionnelle à partir du troisième mois jusqu'à l'âge de 2 ans. Ainsi Hervieux en a trouvé 18 cas sur 996 autopsies d'enfants de 0 à 2 ans, West 118 cas et Landouzy et Queyrat 11[1]. Lannelongue[2] cite 1 005 cas de tuberculose externe chez des enfants de 0 à 15 ans, dont 10 appartenaient à des sujets âgés de 9 semaines et au-dessous. Leroy[3] a publié 51 observations appartenant à Parrot, d'enfants âgés de 8 semaines à 2 ans. Landouzy[4] a observé, à la crèche de l'hôpital Tenon, la

1. *Société des hôpitaux*, 1886, p. 169. — Queyrat, thèse Paris, 1886.
2. *Études sur la tuberculose*, 1er fasc., 1887, p. 85.
3. *La Tuberculose du premier âge* (*Études sur la tuberculose*, t. II, 1888, p. 1).
4. *Congrès pour l'étude de la tuberculose*, 1er fasc., p. 192.

tuberculose dans le tiers des autopsies. Mais la cause de cette fréquence de la maladie, chez les enfants, plusieurs mois après leur naissance, peut être attribuée à la qualité du lait, à la contagion par des parents tuberculeux, à des maladies intercurrentes (bronchite, catarrhe intestinal, impétigo, fièvres éruptives, etc.) qui prédisposent à la contagion, aussi bien qu'à l'hérédité.

Schleuss et Grothaus (*Mith. a. d. Thierarztl. Pr.* VII) ont rencontré des tubercules de la plèvre et du péritoine chez des fœtus de vaches tuberculeuses. Johne[1] a trouvé, dans l'utérus d'une vache atteinte de tuberculose très avancée, un fœtus dont le poumon présentait un nodule tuberculeux. Les ganglions bronchiques étaient tuberculeux et il y avait aussi une tuberculose disséminée du foie. Dans ces tubercules, il a constaté des cellules géantes et des bacilles de la tuberculose. Malvoz et Brouwier, de Liège (*Annales de l'institut Pasteur*, 1889, p. 153), ont publié les observations d'un fœtus de 8 mois trouvé dans l'utérus d'une vache tuberculeuse et d'un veau de 6 semaines qui étaient tuberculeux, avec des cellules géantes et des bacilles. Johne, sur 15 400 veaux tués à l'abattoir de Berlin, ne cite que 4 cas de tuberculose fœtale. Il s'agit ici d'une propagation très évidente de la maladie par l'intermédiaire du sang. Mais ces faits très rares ne peuvent être invoqués d'une façon générale.

Landouzy et Martin[2] ont inoculé à des cobayes des parties d'un enfant nouveau-né d'une mère phtisique. Les organes de l'enfant étaient absolument sains en apparence. Le cobaye inoculé dans le péritoine mourut quatre mois après d'une tuberculose généralisée. Il servit à inoculer des séries d'animaux qui moururent de la même façon. Ils ont inoculé aussi des parties de fœtus en apparence normaux, nés de cobayes tuberculeux, du sperme d'individus tuberculeux, et ils ont constamment déterminé la tuberculose ; ils ont obtenu un pareil résultat avec le sang du placenta d'une mère tuberculeuse. D'où ils concluent à l'hérédité de la tuberculose par la graine tuberculisante. Ils n'ont pas cherché les bacilles dans les parties inoculées ni dans les produits tuberculeux des animaux expérimentés. Grancher et Straus ont répété ces expériences en insérant dans le péritoine

1. *Tuberculose congénitale* (*Fortschritte d. med.*, 1885, nº 7).
2. Faits cliniques et expérimentaux pour servir à l'histoire de l'hérédité de la tuberculose (*Revue de médecine*, décembre 1883).

de cobayes des fragments d'organes d'un fœtus né d'une femme phtisique au troisième degré, et de fœtus de plusieurs femelles de cobayes tuberculeux. Les cobayes inoculés dans le péritoine sont demeurés bien portants. Nocard n'a obtenu non plus aucun résultat positif avec les organes de 32 fœtus issus de femelles de cobayes et de lapins tuberculeux. Leyden [1], Galtier [2], n'ont pas été plus heureux.

Sanchez Toledo [3] s'est placé dans les meilleures conditions pour faciliter le passage des bacilles de la mère au fœtus. Il a en effet injecté, dans le sang de femelles de cobayes et de lapines pleines, des cultures pures de bacilles de Koch. Un centimètre cube de culture virulente dans du bouillon glycériné était injecté dans la veine jugulaire. Les animaux mouraient au bout de 12 à 20 jours avec les organes farcis de bacilles, les femelles avortaient de fœtus tantôt morts, tantôt vivants. Les petits étaient recueillis de façon à n'être pas contaminés par le sang ou les liquides maternels. Ces petits animaux ont servi à faire : 1° des lamelles enduites de fragments des organes pour l'examen bacillaire; 2° des coupes d'organes qui ont été examinées au microscope après coloration par le procédé d'Ehrlich; 3° des semis sur un grand nombre de tubes d'agar glycériné et de sérum de bœuf à l'aide du sang et du suc des organes; 4° des inoculations dans le péritoine des cobayes. Tous ces essais sont demeurés négatifs. Les préparations histologiques ne contenaient point de bacilles; les cultures ont échoué et les cobayes en expérience n'ont présenté aucune trace de lésions tuberculeuses.

Sanchez Toledo a répété ses expériences en injectant dans la plèvre droite de onze femelles de cobayes pleines un quart de seringue de culture virulente dans la gélose ou le bouillon glycériné ; il a inoculé avec des crachats frais, dans le tissu sous-cutané de la cuisse, neuf femelles qui venaient d'être saillies par le mâle, sans que les fœtus fussent contaminés.

Nous en tirons cette conclusion que tous les faits expérimentaux montrent que la transmission héréditaire de la mère au fœtus n'a pas lieu chez le cobaye et le lapin ; on ne peut toutefois nier les cinq ou six faits connus de fœtus de veau infectés

1. *Klinisches uber den Tuberkelbacillus* (*Zeitschr. f. Klin. Med.* 1884, t. VIII, p. 386).
2. *Semaine méd.* 1888, p. 297.
3. *Archives de méd. expérim.* 1er juillet 1889.

dans l'utérus de leur mère ; mais ce sont là des exceptions rarissimes dont il faudrait probablement chercher la cause dans une lésion du placenta qui permettait la sortie des bacilles hors de ses vaisseaux. Quoi qu'il en soit, la transmission s'était effectuée aux fœtus, dans ces cas, sous la forme de tubercules visibles à l'œil nu et non comme un principe inconnu, une prédisposition destinée à favoriser l'évolution de la tuberculose à une échéance plus ou moins lointaine.

Il faut aussi tenir compte, pour apprécier le rôle de l'hérédité, du mode d'alimentation des enfants, par une nourrice tuberculeuse, que ce soit la mère ou une étrangère, par du lait non bouilli, et il faut penser aussi à la possibilité de la contagion des enfants par les parents. De même, les affections de la peau et des muqueuses, dites scrofuleuses du jeune âge, peuvent être le point de départ ou la première manifestation de la tuberculose (abcès scrofuleux, amygdalites caséeuses, ganglions, etc.). Grancher[1] a étudié, au point de vue de l'expérimentation, les diverses manifestations de la scrofule. Il conclut que les éruptions cutanées superficielles ne donnent pas de tuberculose expérimentale, tandis qu'il en est tout autrement des abcès froids et des manifestations plus profondes de la scrofule.

On s'est demandé aussi si la vaccination avec un virus vaccin provenant d'un enfant ou d'un adulte atteint de phtisie était dangereuse pour les enfants vaccinés. Les expériences de Toussaint, Lothar Meyer, Chauveau[2] et Straus[3] ont permis de constater sur une vingtaine de phtisiques revaccinés et porteurs de pustules, que le liquide des pustules ne contenait pas de bacilles et que son inoculation aux animaux ne produisait pas la tuberculose. Mais il convient néanmoins de se défier des vaccinations avec le liquide des pustules développées chez des phtisiques. Il est assurément préférable de ne vacciner qu'avec du vaccin de veaux dont on a pratiqué d'avance l'autopsie pour s'assurer qu'ils ne sont pas phtisiques.

La contagion peut avoir lieu par les voies digestives, par la bouche, par le baiser sur la bouche, par la cuiller, les verres, ayant servi à des phtisiques, car la salive des tuberculeux con-

1. *Communication au congrès de Copenhague*, 1884.
2. *Congrès de Copenhague*, 1884.
3. *Communication à la Société de biologie*, 14 février 1885.

tient souvent des bacilles. Les médecins qui examinent le pharynx avec un abaisse-langue ou le larynx avec des miroirs qui ont déjà été employés pour explorer le pharynx et le larynx de phtisiques, pourraient donner la maladie si leurs instruments n'étaient pas rigoureusement désinfectés.

Le lait de vache non bouilli (voyez plus bas à propos de la phtisie des bovidées) doit être souvent la cause de la tuberculose infantile.

Les viandes des bovidées ont été depuis longtemps incriminées. Le Congrès de la tuberculose (1888) a longuement discuté la question du danger des viandes provenant de vaches tuberculeuses. Nocard, expérimentant avec le suc musculaire de 21 vaches atteintes de tuberculose généralisée qu'il injectait dans le péritoine de cobayes à la dose de 1 centimètre cube, n'a obtenu qu'un seul résultat positif. Nocard a constaté en outre que la substance musculaire vivante détruit les bacilles de la tuberculose; aussi pense-t-il que le danger de la consommation de la viande tuberculeuse n'est pas très menaçant. Galtier, sur 22 séries, a obtenu 5 résultats positifs. Chauveau et Arloing, qui avaient communiqué le résultat d'expériences analogues au Congrès vétérinaire de 1885, pensent aussi que le danger n'est pas grand, mais que cependant il existe et qu'il est nécessaire de se prémunir contre lui.

Le meilleur moyen d'éviter tout danger par l'ingestion de viandes provenant de vaches mortes de tuberculose généralisée, serait de ne les manger que bouillies, car la partie centrale des viandes rôties monte à un degré variable entre 50° et 80° suivant le degré et la durée de la cuisson. Si le centre du rôti était maintenu pendant une ou plusieurs heures à une température supérieure à 70°, on pourrait le considérer comme sans danger. Les viandes salées ont aussi cet avantage qu'il est nécessaire, pour les dessaler complètement, de les faire bouillir, opération qui, prolongée, porte toutes les portions du bouilli à la température de 100°. Le Congrès de 1888 a voté la conclusion suivante :

« Il y a lieu de poursuivre par tous les moyens, y compris « l'indemnisation des intéressés, l'application générale du prin- « cipe de la saisie et de la destruction totale, pour toutes les « viandes provenant d'animaux tuberculeux, quelle que soit la « gravité des lésions spécifiques trouvées sur ces animaux. »

Cette conclusion nous paraît trop absolue, car la tuberculose primitive du muscle n'existe pas, et il n'y a réellement de possibilité de danger que dans la tuberculose généralisée.

La contagion de la tuberculose d'homme à homme, de mari à femme ou inversement, paraît indéniable d'après les faits qui ont été cités par beaucoup d'auteurs, et en particulier par Musgrave Clay[1], Villemin, Leudet[2], Vialettes[3] Laveran[4], Debove[5], Bouley[6], Ricochon[7], etc., et d'après un certain nombre d'autres que nous avons observés nous-mêmes. Cependant ces faits de contagion sont infirmés, ou contestés par beaucoup de médecins : quelques-uns ont cependant la même rigueur que des expériences. Tel est le fait rappelé par Tscherning[8] dans lequel une domestique se blessa au doigt médius en nettoyant le crachoir de son maître qui rendait chaque jour une quantité de crachats remplis de bacilles. Il se forma au point blessé un petit ulcère cutané, une tourniole, suivi d'un nodule. Ce nodule s'élimina. Quelques mois après, tout le doigt était tuméfié et il se développa une induration le long des tendons de la paume de la main. Le ganglion cubital et les ganglions axillaires étaient volumineux. On enleva complètement les ganglions et on désarticula le doigt. La gaine des tendons présentait une masse de cellules géantes avec des bacilles de la tuberculose; il en était de même des ganglions. Deux mois après l'opération, cette femme était bien portante. Tel est aussi le cas analogue rapporté par Merklen (Société méd. des hôpitaux, séance du 26 juin 1885) et celui de Verneuil observé chez un médecin. Il nous semble aussi très probable que dans les cas comme ceux que nous avons cités[9], où le vagin ulcéré et l'urèthre étaient couverts de bacilles de la tuberculose, l'infection peut avoir lieu par le coït. Les faits de tuberculose initiale ou isolée des organes génito-urinaires s'expliqueraient ainsi. Fernet a communiqué à la Société médicale des hôpitaux des faits de contagion indénia-

1. Thèse inaugurale, Paris, 1879.
2. Congrès de Genève et Acad. de méd., 14 avril 1885.
3. Thèse de Montpellier, 1866.
4. *Traité des maladies et des épidémies des armées.* Paris, 1875.
5. *Loc. cit.*
6. *La nature vivante de la contagion,* 1884.
7. *Les familles des tuberculeux* (*Congrès de la tuberculose,* 1888, p. 493).
8. *Fortschritte der Medicin,* 1er février 1885.
9. Société anatomique, juin 1883.

bles par la voie génitale. Cornil et Dobroklonsky[1] ont fait des expériences tout à fait démonstratives à cet égard. En introduisant, sans effraction ni déchirure de la muqueuse, des bacilles en culture pure dans du bouillon, dans le vagin de cobayes, à l'aide d'une petite sonde, ils ont vu se développer des granulations tuberculeuses du col de l'utérus, du tissu conjonctif péri-utérin et plus tard du tissu conjonctif intermédiaire entre l'utérus et la vessie. A l'autopsie des animaux, huit jours après l'opération, on trouvait des bacilles libres au milieu de mucus, dans la cavité du col; les bacilles pénétraient plus tard entre les cellules du revêtement épithélial qui restaient en place et enfin il se développait à la surface de la muqueuse, au sommet ou à la base des plis de l'arbre de vie, des granulations parfaitement déterminées contenant quelques bacilles. Les granulations étaient complètement formées vingt jours après l'inoculation, et pouvaient être reconnues au microscope sur les coupes de la muqueuse.

La contagion peut se faire par l'intermédiaire de l'air. Toutes les expériences sur les crachats, sur leur danger, même lorsqu'ils ont été desséchés et réduits en poussière, font comprendre la possibilité de cette contagion par l'air et doivent rendre très circonspectes les personnes qui vivent dans l'atmosphère de phtisiques. Le danger de la cohabitation avec ces malades et surtout entre époux résulte non seulement du coït, mais aussi de causes multiples.

Les individus qui crachent beaucoup ont souvent des bacilles dans la salive et il reste même habituellement sur les lèvres, au coin des lèvres, sur la moustache et la barbe, des fragments de crachats plus ou moins desséchés. On conçoit sans peine combien peut être dangereux le baiser sur la bouche dans de pareilles conditions. Le plus grand danger provient des crachats des phtisiques, parce qu'ils contiennent des bacilles. Or les malades s'essuient la bouche avec leur mouchoir, quelquefois avec leur drap; le drap du lit, la taie de l'oreiller sont tachés par leur salive sans même qu'ils s'en doutent. La personne qui couche à côté d'eux dans le même lit est exposée à ce contact. Lorsque les malades crachent sur les parquets, sur les tapis, dans des linges, le mucus, desséché à un moment donné et réduit en

1. *Congrès de la tuberculose*, 1888, p. 259 et 265.

poussière, se mêle à l'air ambiant, sous l'influence du balayage par exemple, et répand des bacilles encore virulents dans cette atmosphère. Cela peut être une occasion de contagion par l'air inspiré. Des bacilles pénétreront avec une certaine difficulté de cette façon dans les voies aériennes, mais ils pourront s'arrêter dans le mucus nasal ou buccal et entrer ensuite dans les voies digestives. Dans certains ménages d'ouvriers où la même chambre est à la fois la salle à manger et la chambre à coucher, si un malade crache par terre, les poussières peuvent retomber de l'air sur les aliments. Cornet (*Zeitschr. f. Hygiene*, 1888, p. 191) a constaté le plus souvent la présence de bacilles dans l'air des chambres où les phtisiques crachent sur le plancher. Il s'en est assuré en injectant les poussières de ces chambres dans le péritoine de cobayes qui devenaient tuberculeux. Sur 21 salles d'hôpitaux contenant des phtisiques, 15 ont présenté le virus tuberculeux. Il a été retrouvé dans trois salles d'aliénés ou séjournaient des phtisiques. Cornet en conclut que les bacilles se trouvent dans le voisinage de ces malades, que toute phtisie est due à la contagion, et il réfute la théorie de la prédisposition.

Le meilleur procédé pour désinfecter les crachats des phtisiques consiste à les faire bouillir un certain temps en ajoutant une quantité d'eau suffisante. D'après les expériences de Frerichs[1], l'inoculation sur les animaux faite avec des crachats cuits est toujours négative. Parrot et H. Martin étaient arrivés antérieurement au même résultat.

Aussi recommandons-nous aux malades de cracher dans un vase de porcelaine contenant un peu d'eau et de mettre pendant dix minutes ces vases et leur contenu dans de l'eau bouillante pour stériliser les crachats avant de s'en débarrasser. C'est ce que nous faisons faire dans notre service d'hôpital.

Nous extrayons les articles suivants des instructions contre la tuberculose proposées par la commission permanente du Congrès de 1888[2].

1. *Beiträge zur Lehre v. d. Tuberkulose*, Marburg, 1882.

2. Cette commission est composée de MM. Chauveau, Butel, Cornil, Grancher, Landouzy, Lannelongue, Legroux, Leblanc, Nocard, Rossignol, Verneuil, Villemin, L.-H. Petit, secrétaire général.

Elles ont été revues et approuvées par MM. Bouchard, Brouardel, Potain et Proust. Ces instructions ont été modifiées par la Commission de l'Académie composée de MM. Verneuil, Villemin, G. Sée, Cornil, Féréol. (Voyez plus bas.)

Le parasite de la tuberculose peut se rencontrer dans le lait, les muscles, le sang des animaux qui servent à l'alimentation de l'homme (bœuf, vache surtout, lapin, volailles).

La viande crue, la viande peu cuite, le sang, pouvant contenir le germe vivant de la tuberculose, doivent être prohibés. Le lait, pour les mêmes raisons, ne doit être consommé que bouilli.

Par suite des dangers provenant du lait, la protection des jeunes enfants, frappés si facilement par la tuberculose sous toutes ses formes (puisqu'il meurt annuellement à Paris plus de 2000 tuberculeux âgés de moins de 2 ans), doit attirer spécialement l'attention des mères et des nourrices.

L'allaitement par la mère saine est l'idéal.

La mère tuberculeuse ne doit pas nourrir son enfant; elle doit le confier à une nourrice saine, vivant à la campagne où, avec les meilleures conditions hygiéniques, les risques de contagion tuberculeuse sont beaucoup moindres que dans les villes.

L'enfant ainsi élevé aura de grandes chances d'échapper à la tuberculose.

Si l'allaitement au sein est impossible, et qu'on le remplace par l'alimentation au lait de vache, ce lait, donné au biberon, au petit-pot ou à la cuiller, doit toujours être bouilli.

Le lait d'ânesse et de chèvre offre infiniment moins de danger à être donné non bouilli.

Par suite des dangers provenant de la viande des animaux de boucherie, qui peuvent conserver toutes les apparences de la santé alors qu'ils sont tuberculeux, le public a tout intérêt à s'assurer que l'inspection des viandes, exigée par la loi, est convenablement et partout exercée.

Le seul moyen absolument sûr d'éviter les dangers de la viande qui provient d'animaux tuberculeux, est de la soumettre à une cuisson suffisante pour atteindre sa profondeur aussi bien que sa surface : les viandes complètement rôties, ou bouillies et braisées, sont seules sans danger.

D'autre part, le germe de la tuberculose pouvant se transmettre de l'homme tuberculeux à l'homme sain, par les crachats, le pus, les mucosités desséchés et tous les objets chargés de poussières tuberculeuses, il faut, pour se garantir contre la transmission de la tuberculose :

1° Savoir que, les crachats des phtisiques étant les agents les plus redoutables de transmission de la tuberculose, il y a danger public à les répandre sur le sol, les tapis, les tentures, les rideaux, les serviettes, les mouchoirs, les draps et les couvertures;

2° Être bien convaincu, en conséquence, que l'usage des crachoirs doit s'imposer partout et pour tous.

Les crachoirs doivent toujours être vidés dans le feu et nettoyés à l'eau bouillante; jamais ils ne doivent être vidés ni sur les fumiers, ni dans les jardins, où ils peuvent tuberculiser les volailles, ni dans les latrines;

3° Ne pas coucher dans le lit d'un tuberculeux; habiter le moins possible sa chambre, mais surtout ne pas y coucher les jeunes enfants;

4° Éloigner des locaux habités par les phtisiques les individus considérés comme prédisposés à contracter la tuberculose : sujets nés de parents tuberculeux, ou ayant eu la rougeole, la variole, la pneumonie, des bronchites répétées, ou atteints de diabète, etc. ;

5° Ne se servir des objets qu'a pu contaminer le phtisique (linges, literie, vêtements, objets de toilette, tentures, meubles, jouets) qu'après désinfection préalable (étuve sous pression, ébullition, vapeurs soufrées, peinture à la chaux);

6° Obtenir que les chambres d'hôtels, maisons garnies, chalets ou villas occupés par les phtisiques dans les villes d'eaux ou les stations hivernales, soient meublées et tapissées de telle manière que la désinfection y soit facilement et complètement réalisée après le départ de chaque malade.

Nous avons insisté surtout, dans ce court chapitre relatif à l'étiologie, sur le rôle initial et essentiel des bacilles; mais la nature du terrain où ils vont germer, les causes prédisposantes, qui consistent surtout dans l'hérédité, dans les vices de l'hygiène, le surmenage, les conditions morales, etc., n'en sont pas moins importantes à connaître et à étudier. Il est vrai qu'on ne peut pas non plus donner le pas à ces causes banales et rééditer la phrase prétentieuse de Eidenmann, que « les tubercules sont les larmes de la pauvreté versées à l'intérieur du corps ».

Recherche des bacilles de la tuberculose dans les sécrétions pathologiques, crachats, urines, écoulement vaginal; leur morphologie. — Crachats. — Les micro-organismes de la tuberculose, dont nous avons déjà donné la description à la page 164, sont des bâtonnets de 3 à 4 μ de longueur en moyenne, sur 0μ,3 à 0μ,5 de largeur. Leur longueur, plus variable que leur largeur, oscille de 2 à 6 μ. Leur diamètre transversal est habituellement uniforme suivant toute leur longueur; ils ne sont généralement pas renflés à leurs extrémités. Ils sont constitués, tantôt par un bâtonnet homogène, tantôt par de petits grains ovoïdes ou arrondis, placés bout à bout. Ils sont difficiles à voir sans réactif colorant. Cependant, dans les crachats qui en contiennent un grand nombre, traités par une solution faible de potasse, on peut les reconnaître comme des bâtonnets hyalins et incolores, immobiles, dans lesquels on ne voit pas de grains distincts. Ces bâtonnets sont alors plus gros que sur les préparations où ils ont été colorés et déshydratés. Après leur coloration par le procédé d'Ehrlich, ou suivant les procédés que nous avons indiqués aux pages 76 et 78 (t. Ier), on apprécie incomparablement mieux les variations de leur forme et de leur structure, que sur les préparations non colorées [1]. Ils sont souvent infléchis sur eux-mêmes en S ou recourbés en crochet à l'une de leurs extrémités; ils n'ont pas la même rigidité que les bacilles de la lèpre qui, cependant, s'en rapprochent beaucoup par leurs dimensions et par la facilité avec laquelle ils se colorent suivant la méthode d'Ehrlich. Lorsqu'on examine, avec les n°s 10 et 12 à immersion homogène de Vérick ou $\frac{1}{12}$ de Zeiss ou de Leitz, et le concentrateur de Abbé, une préparation de crachats de phtisique colorée, on voit un nombre plus ou moins grand de bâtonnets, de

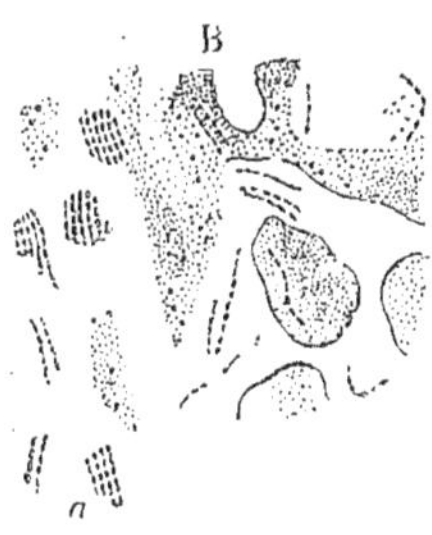

Fig. 333. — Bacilles obtenus dans des crachats conservés pendant plusieurs semaines. Le plus grand nombre d'entre eux est libre dans le liquide, mais quelques-uns sont contenus dans les cellules lymphatiques ou même dans les grandes cellules. La cellule c contient du pigment noir.

longueur et de forme variables, d'épaisseur souvent inégale, les uns homogènes, colorés en rouge ou un peu violacés, les autres formés, dans toute leur longueur, par de petits grains colorés.

Dans les crachats de l'une de nos malades, dont les poumons étaient creusés de grandes cavernes, il y avait une quantité considérable de bacilles, une centaine environ par champ de microscope à un grossissement de 500 diamètres. La plupart de ces bâtonnets contenaient de petits grains placés bout à bout. Nous

1. Futterer (*Virchow's Archiv*, t. C, p. 236) a proposé une modification aux procédés de coloration des bacilles qui est la suivante. Il colore d'abord avec la fuchsine suivant le procédé d'Ehrlich, puis il décolore par l'alcool acidulé (3 gouttes d'acide nitrique dans un verre de montre rempli d'alcool absolu), jusqu'à ce que la préparation devienne rose pâle. On continue la décoloration, dans une solution aqueuse de chloride de palladium à 1 pour 500, pendant une minute. Enfin on lave à l'eau distillée, on déshydrate pendant quelques minutes dans l'alcool acidulé, on passe à l'huile de cèdre et on monte dans le baume. La coloration est très bien fixée sur les bacilles.

avons laissé ces crachats dans un tube fermé par un bouchon de liège pendant trois semaines. Ces crachats, sous l'influence de la putréfaction, avaient perdu leur consistance muqueuse. Les préparations colorées nous ont montré alors que presque tous les bacilles étaient composés uniquement de petits grains colorés, et ils nous ont paru plus nombreux que dans les crachats examinés de suite après l'expectoration[1]. Nous avons dessiné (voyez fig. 333) ces bactéries dans les crachats abandonnés pendant plusieurs semaines à eux-mêmes. On peut voir que la plupart d'entre elles sont constituées par des grains un peu allongés ou sphériques, disposés bout à bout. Si l'on examine avec attention un de ces

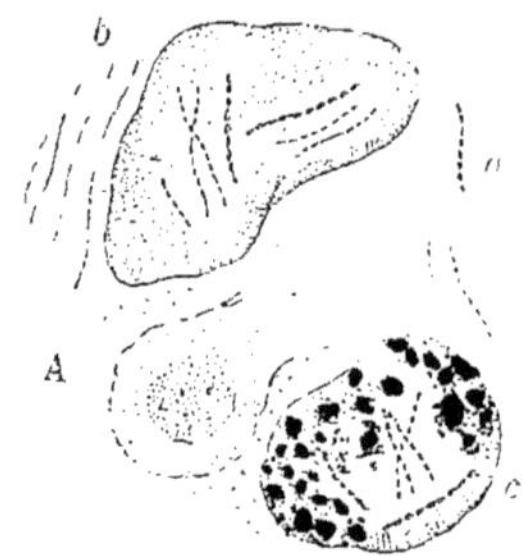

Fig. 334. — Bacilles de la tuberculose observés dans les crachats.

A. *a*, bacilles isolés; *b*, bacilles situés dans une cellule épithéliale; *c*, bacilles siégeant dans une cellule pigmentée. — B. *a*, bacilles très nombreux et accolés dans les crachats.

bacilles à l'aide de l'objectif 12 de Vérick à immersion homogène et avec un oculaire fort, on détermine bien nettement les bords du bâtonnet, qui sont rectilignes et parallèles, et on voit que les grains colorés siègent dans l'intérieur du bâtonnet. On trouve cependant quelquefois des renflements arrondis du bâtonnet, siégeant soit à son extrémité, soit en un autre point de sa longueur, renflements ou nœuds qui sont déterminés par un grain coloré, plus gros que le diamètre moyen du bâtonnet. Il y avait aussi dans ces crachats des amas de grains colorés appartenant à des bâtonnets parallèles, très rapprochés les uns des autres et accolés parallèlement. Dans ces micro-organismes, on reconnaissait à peine les bâtonnets, mais seulement des grains ronds disposés en séries, et formant des groupes analogues à des

1. Cornil et Babes, Acad. de méd., 24 avril et *Journal des connaissances*, 26 avril 1883.

sarcines (voyez *a*, fig. 333). Les parties colorées sont tantôt arrondies, tantôt cylindriques ou biconcaves ; cette apparence nous permet de supposer qu'on a quelquefois affaire à des spores, tandis que le plus souvent les parties colorées appartiennent au protoplasme des bâtonnets situé entre les spores et non à celles-ci.

L'un de nous (Babes) a récemment étudié les bacilles de la tuberculose, en colorant des cultures pures par un séjour de plusieurs jours dans la solution d'Ehrlich, après quoi il les a décolorées fortement et colorées de nouveau d'une façon intense par le bleu de méthylène. Par ce procédé certains grains restent rouges tandis que les bâtonnets sont bleus ou d'un rouge pâle. Ces grains (spores?) sont ronds et ordinairement terminaux. Un bacille n'en possède habituellement qu'un (fig. 335).

Les mêmes grains ont été constatés par Ehrlich en laissant les

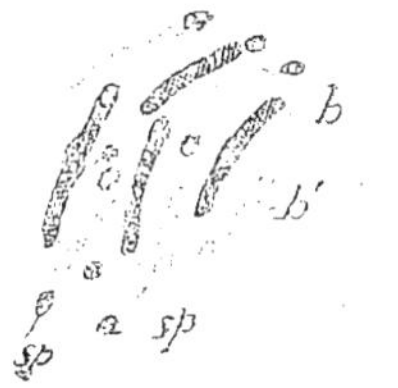

FIG. 335. — Bacilles de la tuberculose dans une vieille culture.

b, bacilles pourvus de spores *sp*
b', bacille sans spores.

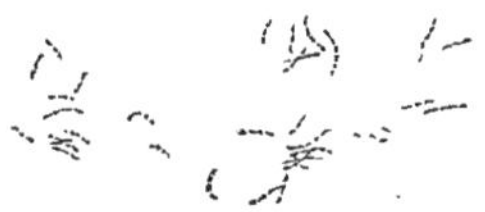

FIG. 335 *bis*. — Bacilles de la tuberculose dans les crachats. (Grossissement 800 diam. environ.)

préparations colorées pendant trois jours par sa méthode dans du sulfure de sodium. Après avoir lavé et desséché les préparations, il a vu les mêmes corps ovoïdes. Ehrlich considérait les grains comme des spores, mais Koch croit qu'il s'agit de grains artificiels. Pour résoudre cette question, nous avons examiné toutes les variétés de bacilles de n'importe quelle maladie contenant des grains avec cette méthode, en les soumettant à l'action du sulfure de sodium, après quoi on lave et on traite par le bleu de méthylène. Dans ces préparations comme dans celles de la tuberculose, les spores étaient colorées le plus souvent en rouge et les bacilles en bleu.

D'après ces recherches, on doit admettre que ces grains sont des spores de la tuberculose ou bien que la réaction des spores indiquée par Bienstock, Neisser, Hueppe, n'est pas concluante, et ne permet pas de les diagnostiquer. En ce qui concerne les grains que Koch a décrits comme des spores, il se peut que ce soient des spores à un certain degré de développement, mais qui ne se colorent pas, tandis que des spores arrivées à leur complet développement se colorent. Les spores du charbon présentent des variétés analogues qui se colorent ou ne se colorent pas par la méthode générale de coloration des spores. Ces recherches montrent donc des corpuscules qui se colorent isolément, et il est certain, d'après les recherches ultérieures de l'un de nous (*Zeitschr. f. Hygiene*, 1888), qu'il s'agit des mêmes corpuscules que ceux décrits dans la plupart des bactéries.

Les bacilles de la tuberculose se retrouvent pendant un temps indéfini dans les crachats qu'on laisse putréfier dans un flacon; ainsi, au bout de trois mois, ils étaient aussi nombreux et aussi caractéristiques. Ce liquide s'était finalement desséché; pour savoir s'il avait conservé ses propriétés virulentes, nous l'avons inoculé à deux lapins. Le premier de ces lapins, sacrifié au bout d'un mois, n'a pas eu de tubercules. Le second fut sacrifié deux mois après l'inoculation dans la chambre antérieure de l'œil. Chez cet animal, on avait coupé le nerf sciatique pour une autre expérience. A son autopsie, ni l'œil ni les organes internes ne présentaient rien d'anormal; mais on trouva, du côté où le nerf sciatique avait été sectionné, une périarthrite fongueuse et purulente du genou, avec ostéite caséeuse du tibia. L'articulation du genou contenait un liquide louche. La paroi fongueuse de cet abcès a montré quelques bacilles de la tuberculose, et ce tissu caséeux, cultivé dans du sérum de bœuf gélatinisé, a donné lieu, au bout de trois semaines, à des touffes de colonies de la tuberculose [1].

Malassez et Vignal avaient constaté de leur côté la résistance des bacilles de la tuberculose à la putréfaction (Société de biologie, 18 avril 1883). Ils ont conservé des crachats pendant plusieurs mois en les mouillant alternativement, et les laissant dessécher, sans que les bacilles fussent moins nombreux.

Gaffky, Schüller et Fischer [2] ont produit aussi la tuberculose expérimentale chez les lapins en leur injectant des crachats desséchés. La tuberculose survenait alors assez tardivement, vers le centième jour.

Dans les crachats provenant d'un malade atteint de phtisie

1. Babes et Cornil, *Journal de l'anatomie*, décembre 1883.
2. *Mittheilungen d. k. Gesundheitsamte*, t. II, 1884.

aiguë, nous avons vu de grandes cellules épithéliales tuméfiées provenant de l'intérieur des alvéoles pulmonaires et des cellules pigmentées (fig. 334). Ces cellules contenaient des bacilles de grandeur variable, mais en général un peu plus longs que dans la majorité des crachats.

Le nombre des bacilles trouvés dans les crachats est très variable suivant les cas. Il est toujours assez grand lorsqu'il s'agit de cavernes en voie de formation ou complètement formées, et il est, d'une façon générale, en rapport avec les foyers de désintégration du poumon. Mais lorsqu'il s'agit de tuberculose miliaire aiguë ou de cavernes dont la surface est sèche ou cicatrisée, si les malades ne crachent pas ou crachent très rarement, les signes cliniques tirés de la recherche des bacilles seront presque nuls. Il en sera de même si, dans une phtisie granuleuse du poumon, les malades expectorent seulement une petite quantité de mucus provenant des bronches. Aussi l'absence de bacilles en pareil cas ne pourra pas faire rejeter le diagnostic de phtisie (Grancher, Société méd. des hôpitaux, 1884). Cependant, même dans la phtisie à son début et dans la première hémoptysie observée, on peut trouver des bacilles (Hiller, *loc. cit.*), mais cela ne paraît pas constant[1].

Les bacilles se rencontrent dans toutes les variétés étiologiques de la tuberculose, par exemple dans celle qui survient pendant le cours du diabète. Ainsi Immermann et Rutimeyer les ont trouvés dans une caverne d'un tuberculeux diabétique; Leyden, dans les crachats de trois diabétiques devenus phtisiques[2]; Merkel dans les crachats et le poumon d'un diabétique[3]; Riegel dans un seul cas sur deux diabétiques[4], et l'un de nous dans le diabète, la pellagre et la lèpre[5].

1. Lorsque les bacilles sont peu nombreux, il est nécessaire pour les découvrir de se servir d'une bonne fuchsine. Les divers échantillons de cette substance sont parfois variables. La meilleure est celle qui est vendue sous le nom de *rubine jaunâtre*. On se la procure en particulier chez Konig, Dorotheen-Strasse, 46, à Berlin. Avec cette substance, on voit très bien les bacilles des follicules tuberculeux du lupus dans les cellules géantes. Après que les coupes ont été colorées pendant quatre ou cinq heures en chauffant ou pendant douze heures à la température ordinaire dans la solution d'Ehrlich avec la rubine, on décolore dans l'alcool absolu additionné d'un peu d'acide azotique, on déshydrate à l'essence de girofle et on monte dans le baume.

2. *Centralblatt f. klin. Medicin*, n° 8, 1883.

3. *Centralblatt f. klin. Medicin*, n° 12, 1883.

4. *Centralblatt f. klin. Med.*, n° 13, 1883.

5. Babes, *Assoc. bactériennes*, Congr. de la tubercul., 1888.

Urines. — Nous avons figuré (voyez fig. 336) la disposition des bactéries dans le dépôt de l'urine, à la suite de la tuberculose des organes urinaires[1]. On voit, en *e*, une cellule épithéliale de la vessie, des leucocytes *m*, contenant parfois un bacille et des cellules sphéroïdes, qui sont un peu plus grosses et qui contiennent un grand nombre de longs bacilles disposés en faisceaux ou en broussailles. On rencontre aussi des bacilles libres dans le liquide.

Nous avons observé en 1883 un enfant de seize ans, qui avait été atteint, cinq ans auparavant, d'hémoptysie, de pleurésie chronique et de broncho-pneumonies répétées, et qui, depuis un mois, avait des urines purulentes. La vessie était en partie paralysée, si bien que l'urine purulente s'écoulait spontanément,

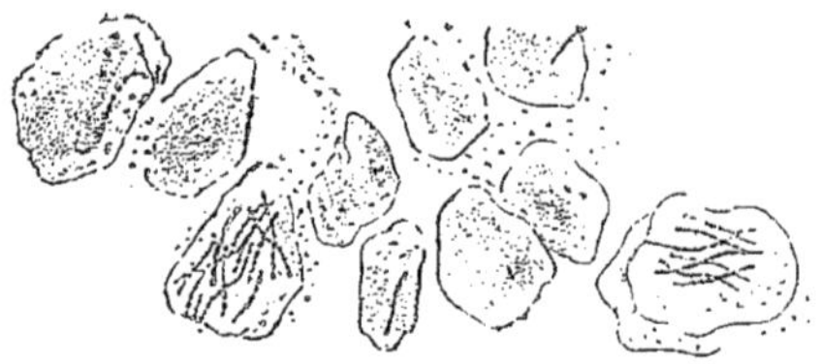

Fig. 336. — Bacilles de la tuberculose dans l'urine.

goutte à goutte. Dans cette urine, recueillie au moment de l'émission, et examinée suivant le procédé d'Ehrlich, nous avons trouvé de longs bacilles, formés de petits grains colorés, libres entre les globules de pus, les uns isolés, les autres disposés en touffes analogues à celles que nous avons figurées dans un tubercule fibreux du poumon (voy. fig. 337). Chez cet enfant, la présence des bacilles de l'urine était le seul signe tout à fait démonstratif de la tuberculose urinaire, car il n'y avait aucun signe rationnel ni physique de tuberculose pulmonaire. Il a succombé six mois après à une méningite tuberculeuse.

Chez une malade présentant des cavernes tuberculeuses, observée dans le service de Fournier, à Saint-Louis, nous avons examiné les sécrétions vaginales au niveau d'ulcérations de la paroi postérieure du vagin, à bords végétants, à surface couverte d'une couche un peu adhérente de pus épais, jaunâtre et caséeux.

1. Babes, Société anatomique, 27 janvier 1883.

Nous y avons trouvé un assez grand nombre de bacilles libres dans le liquide. Nous avons fait la même constatation au niveau d'une ulcération tuberculeuse de la lèvre inférieure et à la surface d'une ulcération cutanée périrectale chez deux malades du même service. Dans ce dernier fait, les bacilles présentaient des grains colorés (*Société anatomique*, 1883, p. 341).

L'examen direct des produits liquides plus ou moins puri-

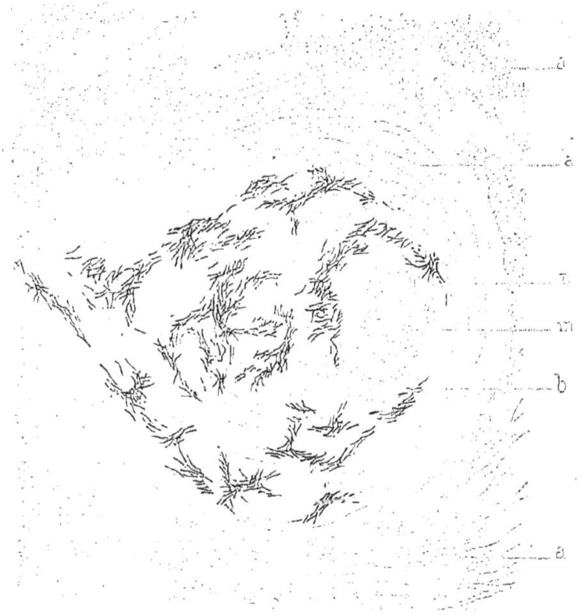

Fig. 337. — Bacilles en broussaille dans un tubercule fibreux du poumon.

a, tissu pulmonaire atteint de pneumonie interstitielle et infiltré de charbon : *b*, bacilles en touffes situés entre les faisceaux du tissu fibreux ; *m*, petit séquestre situé au milieu d'une perte de substance dont les bords sont couverts de bacilles ; *n*, fente située entre le tubercule et le tissu voisin (500 diamètres).

formes ou caséeux qui existent à la surface des muqueuses ulcérées donnera aussi d'excellents renseignements diagnostiques lorsqu'on mettra en doute une affection tuberculeuse. C'est ainsi que Fränkel insiste sur ce point pour ce qui touche les ulcérations laryngées, et Guttmann[1] pour celles de la gorge. Demme[2] a trouvé une fois des bacilles de la tubercu-

1. *Deutsche med. Wochenschr.*, 1883, n° 21.
2. *Berlin. kl. Wochenschr.*, 1883, n° 15.

lose dans la sécrétion nasale chez un enfant qui mourut de méningite tuberculeuse. La muqueuse nasale présentait à l'autopsie des tubercules et des ulcérations avec des bacilles. L'ozène est loin d'être habituellement une maladie tuberculeuse. Nous avons vu au contraire (page 307) que la sécrétion de l'ozène renferme des microbes ovoïdes et pathogènes.

On ne peut contester l'utilité, la nécessité parfois, de la recherche des bacilles dans les exsudations et sécrétions pathologiques pour asseoir le diagnostic. Si la phtisie est le plus souvent reconnue par la seule constatation des signes physiques de percussion et d'auscultation, il n'en est pas moins vrai qu'on hésite souvent au début de la maladie, dans sa forme aiguë granuleuse, et qu'on peut confondre la phtisie confirmée avec une dilatation bronchique et avec la syphilis pulmonaire. Dans les cas douteux, on aura recours à l'examen des crachats. Nous avons vu que les crachats sanglants de l'hémoptysie du début de la phtisie contiennent parfois des bacilles.

Chez une de nos malades affectée d'une gomme du voile du palais, et qui expectorait des crachats nummulaires et puriformes, nous avons diagnostiqué une syphilis pulmonaire, par ce seul fait que les crachats, examinés à diverses reprises pendant des mois, ne contenaient pas de bacilles de la tuberculose. Nous relatons plus loin une autopsie de syphilis du poumon, du service de Balzer, dans laquelle l'examen des masses caséeuses et du contenu d'une caverne ont donné un résultat négatif.

L'auscultation donne aussi parfois des renseignements tout à fait insuffisants chez certains malades affectés de pleurésie unilatérale avec une compression du poumon qui empêche l'entrée de l'air. Si l'autre poumon est normal, on ne peut faire le diagnostic de la phtisie que par la recherche des bacilles dans les crachats. C'est ce qui nous est arrivé une fois chez un de nos malades.

La présence des bacilles caractéristiques dans les sécrétions pathologiques, à la surface des ulcérations douteuses de la bouche, de la langue, des lèvres, de la vulve, du vagin, du pourtour de l'anus, donnera aussi des renseignements absolument certains. Il en est de même de l'examen des urines dans la tuberculose du rein, de la vessie, de la prostate et de l'urèthre. Or, on sait que souvent ces dernières lésions sont primitives, qu'elles ne sont pas toujours accompagnées de tuberculose pulmonaire, et que leur diagnostic est alors entouré d'une grande obscurité. Il est souvent impossible de diagnostiquer sûrement la tuberculose primitive du rein et de la vessie. La découverte des bacilles dans l'urine lèvera d'emblée tous les doutes. Dans l'examen des sécrétions qui proviennent des organes génitaux, il est essentiel de tenir compte des caractères de coloration des bacilels du smegma qui peuvent être confondus avec ceux de la tuberculose.

Pour éviter cette erreur il faut recueillir l'urine avec les plus grandes précautions, sans qu'il y ait de smegma, et, après la coloration avec le liquide d'Ehrlich, et l'action de l'acide nitrique, les bien laver avec l'alcool absolu. On se servira plus avantageusement du violet de méthyle que de la fuchsine.

Anatomie pathologique de la tuberculose. — Dans cette étude de l'anatomie pathologique, nous nous occuperons surtout du siège des bacilles et de leur relation avec les lésions observées. Nous examinerons successivement la tuberculose des séreuses, des ganglions, de la rate, du poumon, du foie, des organes génito-urinaires et les tuberculoses locales.

Cellules géantes. — Les tubercules *miliaires* sont caractérisés, comme on le sait depuis les travaux de Schüppel, Friedländer, etc., par une agglomération de petites cellules au centre desquelles se trouvent une ou plusieurs cellules géantes.

Les cellules géantes, sans être aussi caractéristiques de la tuberculose que les bacilles, sont plus faciles à constater; cependant elles se rencontrent dans d'autres productions pathologiques. Il existe beaucoup de faits où les bacilles sont très rares et les cellules géantes très nombreuses. Le mode de formation des cellules géantes a été diversement interprété. La majorité des anatomistes attribue leur genèse à la confluence des cellules lymphatiques (Cohnheim); certaines correspondraient à des cellules vasoformatives et à des bourgeonnements vasculaires (Brodowsky, Malassez et Monod). Elles résulteraient parfois de l'hypertrophie et de la confluence des cellules épithéliales de certaines glandes, des glandes en grappes (Cornil), des conduits biliaires (J. Arnold), etc.[1]. On a pensé qu'elles pouvaient

1. Babes (*Orvosi Hetilap*, 1883) a décrit une partie des faits suivants concernant les cellules géantes.

naître aux dépens des cellules endothéliales des séreuses et des petits vaisseaux. Les cellules géantes se développent autour des corps étrangers de toute espèce, ainsi que cela résulte des expériences de Ziegler, de H. Martin, Laulanié[1], et des observations de l'un de nous sur le séquestre du choléra des poules. Dans les vaisseaux qui charrient des bacilles libres dans le sang ou englobés dans des cellules lymphatiques, les cellules géantes proviennent tantôt d'une coagulation de fibrine, tantôt de la confluence de cellules lymphatiques contenant des bacilles de la tuberculose, tantôt de l'union de ces cellules avec les cellules endothéliales gonflées et proliférées de la paroi vasculaire, tantôt d'une hyperplasie et d'une confluence des cellules endothéliales. Weigert, de son côté, ne croit pas que la confluence des cellules engendre des cellules géantes, et il pense qu'il y a toujours au début une irritation cellulaire avec formation nouvelle de noyaux. Une cellule fixe, par exemple, se tuméfie, présente en son milieu des bacilles; la partie centrale de la cellule se nécrose en même temps qu'il se forme de nouveaux noyaux à sa périphérie, et les bacilles se logent à la périphérie entre les noyaux[2].

Les bacilles de la tuberculose agissent aussi comme le font les corps étrangers dans la production des cellules géantes ; lorsqu'ils ont été englobés par une cellule, la cellule s'hypertrophie, ou bien lorsqu'un petit amas de bacilles se trouve en contact avec des globules blancs, ceux-ci se fusionnent et constituent une cellule géante. Lorsqu'on étudie ces cellules géantes pendant leur accroissement, on remarque parfois dans leur intérieur des figures de multiplication indirecte des noyaux. Nous avions fait cette constatation dès notre mémoire de 1882, et nous avions alors reproduit une figure de karyokinèse dans un tubercule expérimental de la rate (voyez la fig. 348). Baumgarten[3] a insisté beaucoup sur ce fait de la division indirecte qu'il regarde comme une preuve de la participation des cellules fixes des tissus à la formation des cellules géantes. Cet auteur, se basant sur l'examen histologique de pièces de tuberculose expérimentale de la cor-

1. Sur quelques affections parasitaires du poumon et leur rapport avec la tuberculose (*Archives de physiologie*, 15 nov. 1884.)
2. *Deutsch. med. Wochens.*, 1885, n° 35.
3. Baumgarten, *Uber Tuberkel und Tuberkulose*. Berlin, 1885.

née, du poumon, etc., prises à des époques variables après l'infection, pense que le premier effet des bacilles, en contact avec un tissu vivant, est de provoquer la karyokinèse des cellules fixes de ce tissu. Après ces phénomènes irritatifs du début, il survient une invasion de cellules migratrices en rapport avec les lésions inflammatoires de la paroi des capillaires qui pénètrent le nodule primitif. D'après lui, les éléments du tubercule seraient d'abord des cellules épithélioïdes, puis des cellules lymphatiques. Les cellules géantes qui, suivant Baumgarten, procèdent des cellules épithélioïdes, seraient en rapport inverse avec le nombre et la virulence des bacilles, tandis que le nombre des cellules épithélioïdes serait au contraire en rapport direct avec le nombre et l'énergie vitale des bacilles.

Cette conception schématique des tubercules ne peut s'appliquer à ceux qui débutent consécutivement à une infection par le sang.

On observe très bien le début des cellules géantes intravasculaires sur des coupes du foie de lapins à qui on a injecté une culture pure de bacilles dans la veine apparente de l'oreille. On peut se convaincre sur ces préparations que le centre granuleux ou amorphe des cellules géantes est souvent une simple coagulation de fibrine et de globules rouges détruits contenant quelques bacilles. Autour de cette coagulation se placent des globules blancs dont le protaplasma se fond avec elle et dont les noyaux prolifèrent.

Nous verrons bientôt que Metchnikoff envisage les figures de karyokinèse tout autrement que Baumgarten et qu'il rapporte toujours l'origine des cellules géantes à des cellules migratrices ou leucocytes. Les noyaux siègent tantôt au milieu, tantôt à la périphérie de la cellule. Si, par exemple, celle-ci provient d'un vaisseau contenant des leucocytes et des bacilles, on peut supposer que les leucocytes se sont détruits les premiers sous l'influence des bacilles et se sont transformés en une masse granuleuse, tandis qu'une partie des bacilles pénétrait dans les cellules endothéliales du vaisseau. Celles-ci se gonflent, leur protoplasma s'unit, pendant que leurs noyaux prennent une disposition radiée caractéristique de la cellule géante. Les bacilles siègent alors ordinairement entre les noyaux.

Souvent on peut suivre un vaisseau jusqu'à la cellule géante qui en forme comme un renflement (voyez la figure 344). Une des formes de cellules géantes de la tuberculose des plus intéressantes est celle qui résulte de la présence de corps étrangers dans leur intérieur. Ainsi elles contiennent parfois à leur centre des grains ronds ayant de 0μ,2 à 0μ,3, accumulés en amas de la grandeur d'un globule blanc ou davantage, tandis que leur périphérie montre des noyaux provenant des cellules endothéliales. Ces granulations centrales, jaunâtres, brillantes, se colorent si elles sont jeunes, comme des zooglœes de bactéries; les amas qu'elles forment se colorent mieux à leur périphérie qu'à leur centre. Elles ne résistent pas aux acides ni aux bases, ce qui les différencie des bactéries connues; leur signification est encore douteuse. Il importe de ne pas les confondre avec les grains qu'on y rencontre parfois et qui sont analogues à ceux des cellules granuleuses d'Ehrlich colorés par l'aniline. Dans notre deuxième édition, nous avons figuré une cellule géante provenant d'une méningite. qui était remplie de bacilles ou bien de capsules colorées en jaune plus gros que les bacilles de la tuberculose. Ces formations correspondent peut-être aux bacilles capsulés décrits par Metchnikoff.

L'un de nous[1], cherchant à découvrir le mode de multiplication des noyaux des cellules géantes, a constaté que souvent les noyaux de ces cellules sont allongés en boudin, contournés, sinueux, avec des renflements, ce dont on s'assure en examinant les bords de l'un de ces noyaux arborescents avec une bonne lentille à immersion homogène et en faisant varier la vis avec soin. Là où, à un examen superficiel, on croirait avoir sous les yeux plusieurs noyaux ovoïdes isolés, on s'assure qu'on a bien réellement affaire à un seul noyau allongé présentant des sinuosités et des renflements. Le bord des cellules géantes est très favorable à cette observation; on y trouve parfois un long noyau tubulaire irrégulièrement sinueux qui entoure une partie considérable du protoplasma de la cellule géante comme une couronne. Souvent aussi les noyaux sont en forme de fer à cheval ou d'un *z*, ou à forme rayonnante, si bien qu'on peut rapprocher, dans certains cas de tuberculose chronique, par exemple dans le lupus ou la tuberculose des trompes, leur disposition

1. CORNIL, *Société anatomique*, 1887.

générale de ce qu'on observe dans les grandes cellules de la moelle des os (myéloplaxes).

Metchnikoff[1] a fait la même constatation de noyaux bourgeonnants dans les cellules géantes des tubercules expérimentaux des spermophiles, et il a vu les formes de passage des leucocytes à la cellule géante. Les leucocytes en effet se transforment, d'après cet auteur, soit en cellules plus volumineuses uninucléées, possédant un noyau ovoïde assez volumineux et un protoplasma granuleux, répondant à la description des cellules dites épithélioïdes, soit en cellules géantes multinucléées. On voit alors le noyau des leucocytes présenter les diverses figures de karyomitose, l'isolement du boyau nucléaire, la plaque équatoriale, les rayons achromatiques partant des deux pôles, les plaques polaires, la disposition radiée du noyau, en même temps qu'un accroissement considérable de la nucléine et du protoplasma. Ces phénomènes aboutissent à la division du noyau dans la cellule. Si le protoplasma de celle-ci ne se divise pas en même temps que le noyau, on a affaire à une cellule géante, Metchnikoff conclut de ses observations que les leucocytes ou cellules migratrices sont les seuls éléments qui entrent dans la formation des cellules géantes. Il pense que les cellules épithélioïdes dans lesquelles Baumgarten et nous avons vu, soit dans la rate, soit dans le poumon, des karyomitoses bien évidentes, sont dues également à des transformations des leucocytes. Stchatsny[2], qui a de son côté poursuivi les mêmes recherches, se range à la même opinion.

Relativement à leur siège, les cellules géantes se rencontrent dans tous les tissus atteints par la tuberculose, tissu conjonctif, cavité des alvéoles pulmonaires, glandes, etc. ; mais on peut dire que dans tous les cas où les bacilles ont fait leur invasion dans ces tissus par la voie sanguine, on peut observer à un moment donné des cellules géantes dans l'intérieur des vaisseaux sanguins. Cette affirmation résulte des expériences de l'un de nous[3] qui ont été répétées par Yersin[4]. Lorsqu'on injecte, dans la veine apparente de l'oreille d'un lapin, une culture pure et virulente de

1. Metchnikoff, *Uber die phagocytäre Rolle der Tuberkelriesenzellen* (*Virchow's Archiv*, t. CXIII, 1888.

2. Stchatsny, *Annales de l'institut Pasteur*.

3. Cornil, *Journal des connaissances médicales*, 1888, nos 4, 5, 6.

4. *Annales de l'institut Pasteur*, mai 1888.

bacilles dans du bouillon glycériné, la plus grande partie des bacilles s'accumule bientôt dans le foie et la rate. Si l'on sacrifie l'animal huit jours après, on observe une hypertrophie considérable de ces deux organes sans qu'il y ait de granulations visibles à l'œil nu. Les coupes du foie offrent les petites veines périlobulaires altérées, thrombosées par places, et contenant dans la partie dilatée et thrombosée une quantité énorme de bacilles, avec des globules blancs accumulés et parfois même des cellules géantes déjà formées au milieu de cette accumulation d'éléments. Les leucocytes contenus dans les vaisseaux sont souvent en karyokinèse. Les coupes de la rate montrent également des amas considérables de bacilles dans les veines de la pulpe, en même temps que des coagulations de fibrine, des cellules lymphatiques en karyokinèse et des cellules géantes. Au bout d'une quinzaine de jours, les lapins soumis à l'injection intravasculaire du virus tuberculeux présentent dans le foie et la rate hypertrophiés des granulations visibles à l'œil nu comme un fin semis blanchâtre. Les coupes de ces organes montrent au microscope des nodules tuberculeux caractéristiques avec leurs cellules géantes entourées d'une zone d'éléments embryonnaires provenant de globules blancs extravasés et de cellules conjonctives et hépatiques proliférées. Les parois des vaisseaux primitivement thrombosés ne sont plus reconnaissables, car ils ont été entourés d'une zone proliférante formée par le tissu voisin. Yersin, par l'inoculation intraveineuse de 1 à 10 gouttes de culture de bacilles dans un milieu glycériné à 32 lapins, a déterminé la mort de ces animaux en 18 jours en moyenne (les limites extrêmes de la survie ont été 12 et 27 jours). Ils maigrissent constamment jusqu'à perdre le quart ou le tiers de leur poids et ils ont de la fièvre dès la fin de la première semaine. A l'autopsie, la rate et le foie, très volumineux, sont les seuls organes où l'on trouve des tubercules. Il existe parfois un peu de péritonite séro-fibrineuse, et une dégénérescence graisseuse des muscles adducteurs de la cuisse. D'après Yersin, les bacilles arrêtés dans les capillaires et veinules du foie et de la rate déterminent d'abord de petites coagulations de fibrine dans lesquelles ils se multiplient jusqu'au 5e ou 7e jour. Dès la fin de la première semaine, la prolifération active des cellules de la rate et des leucocytes libres dans les vaisseaux coïncide avec l'élévation de la température. Les colonies de bacilles sont entourées de cellules migratrices, phagocytes de Metchnikoff; bientôt après quelques leucocytes s'entourent de fibrine et prennent l'aspect de cellules épithélioïdes. Plus tard les cellules géantes apparaissent à leur tour. Des phénomènes analogues ont été étudiés sur des pièces de tuberculose des amygdales et de l'épiglotte par Stchatsny. Nous y reviendrons à propos de la tuberculose de ces muqueuses.

Metchnikoff, dont nous avons déjà exposé les idées relatives à la lutte des cellules contre les bactéries (p. 250 et suivantes), a appliqué à l'étude de la tuberculose les mêmes principes généraux et ses méthodes d'examen. Il s'est servi dans ce but de petits rongeurs très communs aux environs d'Odessa, les spermophiles (*spermophilus guttatus*) qui se laissent très facilement tuberculiser, dont les ganglions tuberculeux deviennent énormes et qui cependant n'en meurent pas, si bien qu'on peut étudier admirablement chez eux la tuberculose dans sa forme chronique. Les organes des spermophiles sont remplis de tubercules anciens montrant des cellules géantes en quantité et à divers états de leur évolution, contenant elles-mêmes des colonies de bacilles dont quelques-uns subissent des altérations très curieuses. D'après Metchnikoff, les cellules géantes dérivent toujours, comme les cellules épithélioïdes, des leucocytes. Toutes ces cellules sont phagocytes, c'est-à-dire que leur rôle, dans la tuberculose, consiste à englober les bacilles contenus dans le sang, dans les voies lymphatiques et dans les tissus, à les séquestrer, à les absorber et à les digérer pour ainsi dire, en empêchant leur diffusion dans l'organisme. Cette fonction phagocytaire des leucocytes, des cellules épithélioïdes et géantes, est démontrée par la présence même des bacilles dans leur intérieur, par la propriété amiboïde de ces éléments qui renferment aussi parfois d'autres corps étrangers. Metchnikoff a constaté, comme nous l'avons dit déjà, la formation des cellules géantes aux dépens des leucocytes et des cellules épithélioïdes et le bourgeonnement de leurs noyaux ; ce n'est pas la présence de bacilles dans l'intérieur d'un leucocyte qui détermine son hypernutrition et la transformation en cellule géante, car toute cellule géante ne contient pas fatalement des bacilles. Metchnikoff a découvert une série de transformations nécrosiques et involutives que les bacilles subissent dans l'intérieur des cellules et surtout des cellules géantes. En examinant, avec un fort grossissement (1/18 de Zeiss), des préparations doublement colorées par la fuchsine phéniquée et le bleu de méthylène, il a constaté d'abord que les bacilles intracellulaires ne se coloraient pas tous en rouge intense comme à l'état normal, mais que quelques-uns se coloraient en rose faible, en violet et même en bleu, c'est-à-dire par la couleur du fond seulement. Ces bacilles, qui ont plus ou moins perdu la faculté de se colorer, sont des bacilles de la tuberculose altérés, modifiés par les cellules. Quelques-uns restaient tout à fait incolores. Comme, dans les cultures anciennes, les bacilles ne se colorent pas tous en rouge intense et présentent des colorations rosées ou bleuâtres par une double coloration, on pourrait dire qu'il s'agit chez les spermophiles de bactéries qui ont été injectées et provenaient des cultures mêmes ; mais cette objection se trouve levée par la suite des observations de Metchnikoff. Dans beaucoup de cellules géantes du spermophile, on voit en effet des bacilles pâles, peu colorés, entourés d'une sorte de capsule ; ils peuvent même être tout à fait incolores bien qu'ayant des contours très nets. L'ensemble du bacille et de sa capsule présente un diamètre plus grand que celui du bacille normal. Dans un état plus avancé de dégradation, le bacille semble disparaître pendant que la capsule qui l'entoure prend des contours plus nets et une teinte jaunâtre. On trouve aussi, dans la cellule géante, une série de formes en saucisson tout à fait caractéristiques, dont la configuration générale rappelle seule le bacille originaire qu'on y retrouve parfois sous la forme d'un trait à peine apparent. Ces boudins se réunissent, se fondent, et finissent par constituer des amas de couleur jaune ambrée. Cette couleur n'est pas due aux divers procédés de coloration des coupes.

Ces transformations ne s'observent jamais dans les cultures, ni dans les tissus en dehors des cellules ; on ne peut pas les rattacher à la mort naturelle du bacille dans la cellule géante, comme le pensait Koch, parce que tous ces bacilles meurent quelquefois simultanément dans une cellule sans laisser trace de spores ni de générations nouvelles ; il faut voir dans cette mort le résultat d'une action de la cellule elle-même. Cette action, dit Metchnikoff, n'est pas une action digestive au sens propre du mot, puisque, au lieu de liquéfier la matière nutritive, elle en fait une masse résistante et solide que ni les acides ni les alcalis ne peuvent entamer. Elle est comparable aux phénomènes d'enkystement qu'on observe si souvent chez les infusoires, et qui leur servent pour se protéger temporairement vis-à-vis des influences nocives. Mais il est hors de doute que cette action finit par détruire les parasites du tubercule.

Dans les cellules géantes des spermophiles, les preuves de la victoire des cellules sur les bacilles sont des plus fréquentes.

Il faut cependant noter qu'on rencontre des cellules pleines de bacilles qui paraissent intacts; d'autres cellules sont remplies de bacilles morts à leur centre, tandis qu'il en est de vivants à leur périphérie; ces cellules continuent à émettre des pseudopodes et sont parfaitement vivantes et actives.

Les cellules géantes mortes sous l'influence des bacilles sont le petit nombre, et, chez les spermophiles morts même après une tuberculose de très longue durée, on ne trouve pas de masses caséeuses.

Plus l'infection bacillaire est ancienne, plus ces formes de dégradation sont marquées. D'après Baumgarten, avec le lapin, animal très résistant à l'infection tuberculeuse, on ne trouverait trace de cette dégradation dans aucun des éléments des tubercules; on ne la trouverait pas même, dit-il, dans les cellules géantes. Mais, en étudiant la question de près, Metchnikoff a retrouvé chez cet animal des faits tout à fait analogues à ceux qu'il a rencontrés chez le spermophile lorsque l'incubation a duré longtemps, comme cela a lieu à la suite d'une inoculation dans la chambre antérieure de l'œil.

Les formes de dégradation qu'on rencontre sont alors les mêmes que celles qu'on observe chez le spermophile. Par conséquent, pour lui, les cellules géantes du lapin sont aussi des phagocytes; elles n'atteignent cependant pas le même développement que chez le spermophile, et paraissent provenir de la fusion de deux ou plusieurs cellules épithélioïdes sans néoformation de noyaux, comme celles que Yersin a décrites.

Metchnikoff a bien voulu nous montrer toute la suite de ses préparations très démonstratives et il nous a convaincus de la parfaite exactitude de ses descriptions. Nous avons recherché si les bacilles subissaient dans les processus tuberculeux chroniques de l'homme, par exemple dans le lupus, des dégénérescences analogues à ce qu'on voit chez le spermophile, mais nous n'en n'avons pas observé. Stchatsny et Tchistovitch n'ont pas été plus heureux. On rencontre bien chez l'homme des bacilles qui se colorent moins bien que les autres ou qui sont bleuâtres par la double coloration à fond bleu, mais non les bacilles capsulés et réduits en une masse ambrée. On retrouve bien chez l'homme, surtout dans le lupus, des corps étrangers transparents au milieu des cellules géantes, mais ce sont des éléments provenant du tissu voisin, par exemple des segments de fibres élastiques (Soudakewitch[1]). Nous avons aussi constaté ce fait que Metchnikoff considère comme appartenant aussi à la phagocytose[2]. L'un de nous a aussi décrit (*Orv. Hetilap,* 1884) une cellule géante remplie de bacilles en dégénération.

Weigert a objecté que les bacilles dégénérés pouvaient d'abord

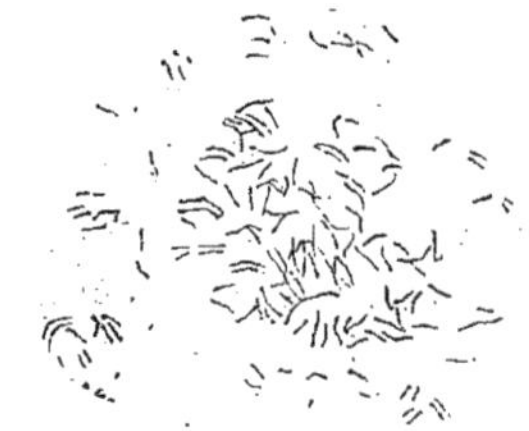

FIG. 338. — Cellule géante avec ses bacilles.

être libres, puis n'être enkystés que plus tard dans des cellules migratrices ou géantes et que le rôle de ces dernières, en tant que macrophages, n'était pas démontré. Metchnikoff ne nie pas la possibilité de la mortification des bacilles en dehors des cellules, mais il nous paraît résulter de sa réponse à Weigert et de l'ensemble des faits qu'il a découverts, que les leucocytes et les cellules géantes jouent assurément un rôle de défense contre l'invasion des bacilles, soit dans le sang où ils sont arrêtés par la formation des tubercules, soit dans les tissus, fonction défensive il est vrai, où ils n'ont pas toujours l'avantage, l'organisme succombant trop souvent à une première atteinte ou à une extension successive de la maladie. Les cellules géantes se trouvent ordinairement au centre des foyers tuberculeux ; ce sont aussi les parties des tubercules qui s'altèrent les premières en subissant

1. *Virchow's Archiv*, t. CXV, p. 264.
2. *Annales de l'institut Pasteur*, mars 1889, p. 136.

une mortification avec pâleur et effacement de leurs contours, ou une dégénérescence granuleuse, pigmentaire, calcaire, fibreuse ou hyaline.

Lorsqu'on examine avec une lentille à immersion homogène, à la lumière Abbé, des coupes de tubercules colorées par le procédé d'Ehrlich, on trouve dans la plupart, sinon dans toutes, des bacilles caractéristiques. Ceux-ci sont plus ou moins nombreux; ils siègent habituellement dans les cellules géantes, et s'ils sont très peu nombreux, c'est de préférence dans ces cellules qu'on les trouvera. S'ils sont très nombreux, la cellule géante en sera remplie (voyez fig. 338, *g*), et il y en aura aussi dans le tissu de la granulation formé de petites cellules autour de la cellule géante.

Tuberculose miliaire aiguë. — Les granulations siègent dans les séreuses, dans le poumon et dans d'autres organes, le rein, le foie, la rate, les ganglions, etc., ou seulement dans le poumon. La disposition périvasculaire des tubercules, disposition si remarquable en particulier dans les séreuses et leurs rapports constants avec des troubles de la circulation, ont fait depuis longtemps penser que les tubercules miliaires étaient en rapport avec une altération de la circulation. On a constaté en outre (Virchow, Rindfleisch, Cornil, etc.) que les granulations tuberculeuses des méninges étaient le plus souvent à cheval sur une artériole dont les branches et le tronc étaient remplis par de la fibrine coagulée. L'un de nous a vu plus tard, dans la tunique interne des vaisseaux des méninges tuberculeuses [1], une formation nouvelle de petites cellules et de cellules géantes, lésions indiquant très manifestement le rôle actif des vaisseaux dans la production des lésions histologiques des granulations. Les cellules géantes peuvent aussi se rencontrer au milieu de la fibrine qui oblitère certains vaisseaux, et, comme nous l'avons montré les premiers, les bacilles de la tuberculose existent dans les vaisseaux thrombosés au milieu des tubercules. On les observe aussi quelquefois dans les végétations de l'endocardite.

D'un autre côté, Ponfick avait vu des tubercules de la paroi du conduit thoracique; Mügge [2] les avait reconnus dans la mem-

1. Cornil, *Contribution à l'étude de la tuberculose* (*Journal de l'anatomie*, 1880).
2. *Virchow's Archiv*, 1879.

brane interne des veines pulmonaires : J. Arnold[1] avait noté également les lésions de la tunique interne des vaisseaux dans la tuberculose miliaire. Enfin Weigert[2] a fait remarquer l'importance du rôle des tubercules de la tunique interne des veines et de l'endocarde du cœur droit dans la généralisation de la tuberculose. Si des tubercules se développent en effet dans la paroi d'un vaisseau lymphatique ou d'une veine, ils arrivent jusqu'à la surface interne du vaisseau. Ils peuvent alors déverser dans le plasma lymphatique ou sanguin des bacilles qui pénètrent dans la circulation générale ou dans la circulation locale d'un organe. Des micro-organismes iront se loger dans les tissus le long des vaisseaux capillaires et y deviendront l'origine de granulations tuberculeuses. D'après Weigert, on trouve généralement des granulations tuberculeuses de la membrane interne des veines pulmonaires ou de l'endocarde du ventricule droit ou de la veine cave inférieure dans les tuberculoses miliaires généralisées. Nous avons dit déjà, dans l'article *Endocardite* (voy. page 502), qu'on avait vu des bactéries de la tuberculose dans les végétations des valvules cardiaques atteintes d'endocardite. Plus récemment, Weichselbaum[3] a trouvé, à l'autopsie d'individus morts de tuberculose miliaire, des bacilles en petit nombre dans les coagulations sanguines des gros vaisseaux, en sorte que la tuberculose miliaire résulte, suivant toute vraisemblance, de l'entrée des bactéries dans la circulation générale des plasmas sanguins ou lymphatiques.

Séreuses. — Les méninges présentent dans la tuberculose des types variables de granulations correspondant à des états divers de leur développement. — On fait durcir dans l'alcool la méninge altérée et la circonvolution sous-jacente. Les coupes perpendiculaires à la surface de ces circonvolutions et comprenant à la fois l'arachnoïde, la pie-mère et la surface des circonvolutions, colorées par le procédé d'Ehrlich, montrent un épaississement de la pie-mère qui s'enfonce souvent en forme de coin

1. *Beitrage z. Anat. d. miliar. Tuberk.* (*Virchow's Archiv*, 1882).
2. *Zur Lehre von der Tuberkulose* (*Virchow's Archiv*, 1882), *Wege des Tuberkelgiftes*, *Wiener med.*, t. XXIV, n° 44. Dans ce travail, Weigert cite Frisch, comme le premier qui ait vu les bacilles de la tuberculose jusqu'à la tunique interne des vaisseaux. Cela n'est pas exact ; Frisch a suivi les bacilles jusqu'à la tunique interne des vaisseaux, mais il ne les a pas observés, comme nous, dans les caillots intra-vasculaires récents. L'importance de cette constatation ne peut être niée.
3. *Wiener med. Wochenschr.*, 1884, n° 12.

épais dans la substance cérébrale. Les artérioles et quelquefois aussi les veinules de la pie-mère sont oblitérées plus ou moins complètement par des coagulations fibrineuses. Ces vaisseaux oblitérés, dont la paroi est épaisse, souvent hyaline, sont entourés par un tissu conjonctif plus ou moins caséeux, infiltré de petites cellules rondes atrophiées, à noyaux peu distincts.

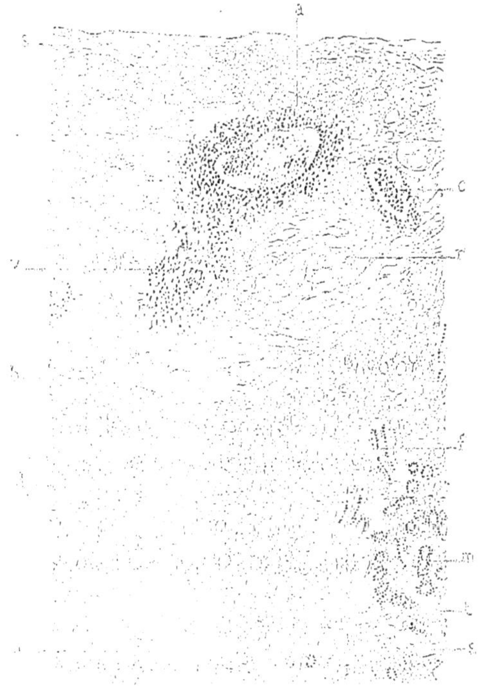

Fig. 339. — Tuberculose des méninges.

s, surface de l'arachnoïde; *a*, coupe d'une petite veine de la pie-mère contenant un coagulum fibrineux Dans ce coagulum et dans la paroi vasculaire, il existe un très grand nombre de bacilles. *v*, artériole dont la paroi et le caillot contiennent aussi des bacilles : *c*, veine également remplie ; *r*, tissu réticulé de la pie-mère ; *b*, limite de la substance corticale ; *d*, tissu de la substance grise ; *t*, tubercule cérébral dans lequel les granulations siègent surtout autour des capillaires *m* ; *s*, lacunes du tissu nerveux autour du tubercule ; *n*, vaisseau capillaire normal du cerveau (Grossissement de 100 diamètres).

A côté de ces nodules qui entourent les vaisseaux oblitérés, on trouve des îlots d'un tissu réticulé formé de fibres hyalines assez épaisses et contenant quelques cellules rondes dans ses mailles. A la limite de la pie-mère et de la substance cérébrale (fig. 339, *v*), ou même dans cette dernière (*t*, fig. 339), on voit quelquefois de petits îlots tuberculeux.

La figure 339 représente à un faible grossissement l'ensemble de ces lésions. Des bacilles et des granulations colorées en rouge existent en grand nombre, ainsi que cela se voit dans notre dessin, autour des vaisseaux *a*, *c*, *v*, dans leur paroi et dans leur contenu. Les mêmes grains colorés s'observent autour des capillaires *m* qui se trouvent dans l'îlot tuberculeux *t*, situé dans la substance cérébrale. On voit, en *r*, le tissu réticulé de la pie-mère.

Dans un fait de méningite tuberculeuse un peu ancienne, rapporté en 1880 (*Journal de l'Anatomie*) par l'un de nous, les

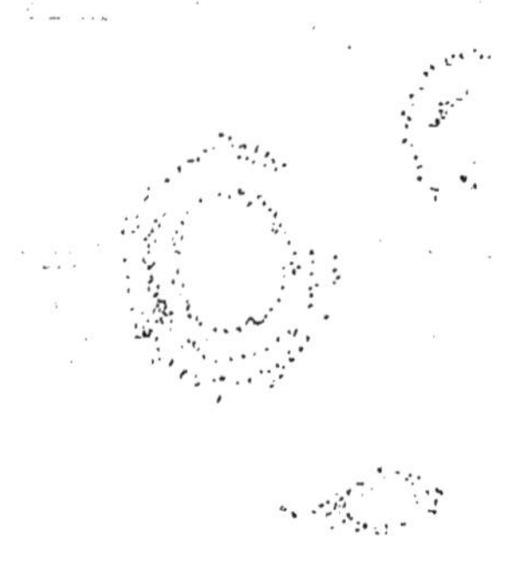

Fig. 340. — Tubercules des méninges.

a, petit vaisseau oblitéré; *v*, *v*, vaisseau plus volumineux dont la tunique interne épaissie montre des cellules géantes et des bacilles de le tuberculose. Le vaisseau central de la figure présente deux cellules géantes; *m*, vaisseau oblitéré près de la substance cérébrale (Grossissement faible).

vaisseaux plus ou moins oblitérés de la pie-mère montraient des cellules géantes développées dans la tunique interne. Des bacilles de la tuberculose existaient dans les diverses tuniques vasculaires et dans le tissu nouveau des méninges (voy. fig. 340). Avec de plus forts grossissements, il était facile de reconnaître le siège des cellules épithéloïdes et géantes dans la tunique épaissie des vaisseaux, ainsi que le montre la figure 341.

La figure 342 offre une section de l'arachnoïde *b* et de la pie-mère *e* avec un grossissement de 500 diamètres. La paroi épaissie et hyaline de l'artériole *a* est remplie d'un assez grand nombre de bacilles tout à fait caractéristiques ; on y trouve aussi des grains *d* assez nombreux, disposés en séries ou isolés, qui se colorent de

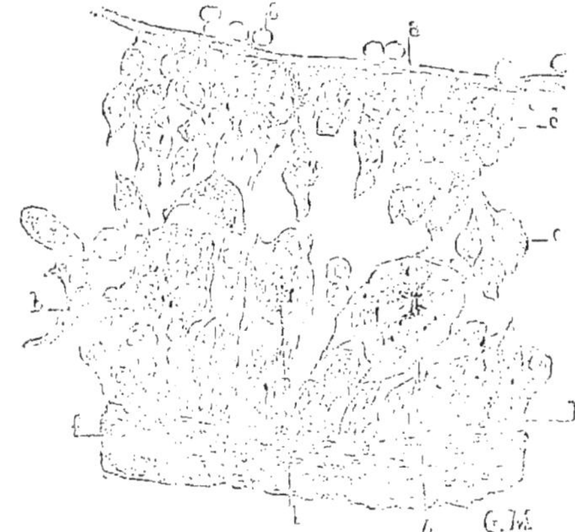

Fig. 341. — Coupe de la membrane interne enflammée et tuberculeuse d'une artère.

a, couche de cellules plates endothéliales indiquant la limite interne de l'endartère ; *g*, *g*, globules rouges du sang en circulation ; *d*, couche de cellules rondes ou polyédriques par compression réciproque ; *b*, *b*, *b*, cellules géantes contenant des bacilles ; *l*, couche de cellules prismatiques ou rondes à la base de l'endartère, près de la tunique moyenne *f* (Grossissement de 300 diamètres).

Fig. 342. — Section de la pie-mère dans la méningite tuberculeuse.

b, arachnoïde ; *c*, tissu fibreux ; *a*, paroi d'une artériole contenant des bacilles *b*, et des grains ronds *d*, qui se colorent par le même procédé que les bâtonnets ; *c*, caillot fibrineux intra-artériel, hyalin à son bord inférieur, renfermant aussi des bacilles et des grains ronds ; *m*, fente située dans le tissu de la pie-mère ; *e*, *e*, faisceaux hyalins (Grossissement de 500 diamètres).

la même façon que les bâtonnets, par le procédé d'Ehrlich. La membrane interne du vaisseau, qui est relativement normale, possède encore ses cellules endothéliales. Sa lumière est remplie de fibrine à fibres gonflées dans toute la partie centrale du thrombus, hyalines à sa circonférence, en *c*. Au milieu de cette fibrine on rencontre quelques bâtonnets caractéristiques et de petits grains colorés. Sur la coupe du tissu de la pie-mère qui entoure l'artériole, on peut distinguer des fentes *m* dans la masse caséeuse formée par les cellules. On voit, en *e*, des faisceaux de tissu conjonctif hyalins, à bords festonnés.

Dans un de nos faits de méningite tuberculeuse, il y avait une assez grande quantité de cellules géantes situées dans les îlots tuberculeux périvasculaires. La présence de ces cellules géantes est assez rare dans les tubercules des méninges pour que nous les signalions ici. Les bacilles, très nombreux, siégeaient indistinctement dans le tissu des nodules tuberculeux et dans les cellules géantes. A la limite des méninges et du cerveau, on trouve une couche mince appartenant à la pie-mère, et dans laquelle les cellules sont rares. Le tissu réticulé dont nous avons déjà parlé (*r*, fig. 339) est distribué irrégulièrement, sur les coupes de la pie-mère, en îlots limités, arrondis ou diffus, surtout dans la partie profonde de la pie-mère.

Les vaisseaux sanguins qui, de la pie-mère, pénètrent dans la couche centrale du cerveau, sont entourés de leur gaine périvasculaire dilatée dans laquelle on trouve des cellules lymphatiques libres. Les cellules endothéliales de cette gaine sont tuméfiées. Les vaisseaux eux-mêmes sont souvent oblitérés; leur paroi présente quelquefois de petits grains ronds colorés. Autour de ces vaisseaux, la substance cérébrale est sclérosée. La granulation tuberculeuse cérébrale très petite et à son début dessinée en *t* dans la figure 338 montre une grande quantité de vaisseaux capillaires, qui tous sont bordés par des grains ronds colorés en rouge, et qui sont entourés par des cellules rondes au milieu d'une subtance grenue, dense. On voit aussi, sur ce dessin, les vaisseaux qui, de la pie-mère, arrivent à la granulation du cerveau et qui sont entourés par ces mêmes grains colorés. La périphérie de la granulation présente des vacuoles *s*, qui la séparent du tissu cérébral. Les tubercules plus considérables du cerveau sont formés par la confluence de pareilles granulations. Nous avons trouvé aussi un grand nombre de bacilles dans une méningite tuberculeuse à son début.

Ainsi, d'une façon générale, dans la tuberculose des méninges, il est assez facile de voir les parois des vaisseaux et même la fibrine qui les oblitère parsemées de bacilles plus ou moins nombreux de la tuberculose.

Le Dr G. Guarnieri [1] a publié, sous l'inspiration de Marchiafava, un travail sur la méningite tuberculeuse où il a constaté après nous l'infiltration, par des bacilles, des tuniques plus ou moins modifiées des petites artérioles de la pie-mère. Quelques-uns des faits reproduits dans la thèse de Chantemesse [2], et qui s'accompagnaient de plaques tuberculeuses de la surface des circonvolutions cérébrales, confirmaient absolument la description qui précède touchant la répartition des bacilles autour des vaisseaux, dans les tubercules cérébraux et méningés.

Nous avons relaté, dans le chapitre des associations bactériennes de la tuberculose, les nombreux et différents microbes qu'on rencontre à peu près constamment dans les méningites tuberculeuses (voy. t. II, page 451).

Ce que nous venons de dire des tubercules des méninges s'applique aux grandes séreuses, à la plèvre, au péricarde et au

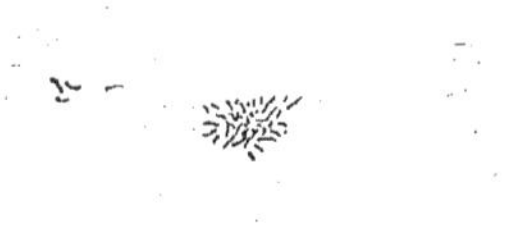

Fig. 343. — Cellule géante isolée par dissociation dans un cas de tuberculose de la plèvre.

b, noyaux; *c*, granulations de la partie centrale de la cellule géante; *d*, prolongements multiples. On voit au centre de la cellule des bacilles de la tuberculose.

péritoine, et en particulier à la tuberculose aiguë généralisée. On trouve, dans la tuberculose miliaire de la plèvre, une grande

1. Guarnieri, *Note sur l'histologie de la méningite tuberculeuse* (*Archivio per le scienze mediche*, vol. VIII, nº 6, 1883).

2. *Étude sur la méningite tuberculeuse de l'adulte*, Paris, 1884.

quantité de cellules géantes qu'on peut isoler par la dissociation. La figure 343 représente une de ces cellules avec ses bacilles.

Sur les coupes, on peut observer la formation des cellules géantes aux dépens des vaisseaux de nouvelle formation dans la couche superficielle en prolifération de la séreuse (fig. 344). On

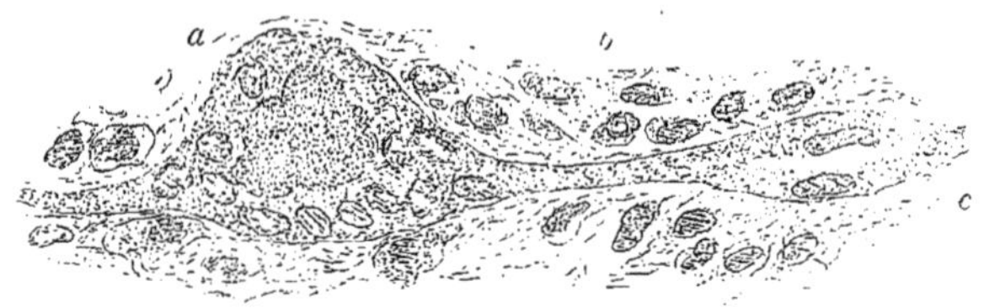

Fig. 344. — Développement d'une cellule géante dans un vaisseau capillaire de la plèvre.

c, capillaire montrant des cellules endothéliales et se continuant par un filament *b* avec une cellule géante *a* qui contient une masse granuleuse bien limitée (Grossissement de 350 diamètres).

voit dans cette figure une cellule géante développée comme une cellule vaso-formatrice et se continuant avec un filament vasculaire. La coupe a été colorée avec le violet de méthyle. Après le lavage elle a été passée pendant quelques secondes dans l'éosine. Par ce procédé, la masse grenue centrale se colore en

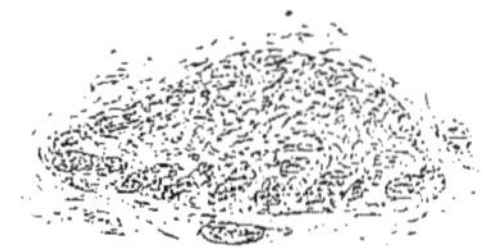

Fig. 345. — Cellule géante développée dans un vaisseau capillaire (Grossissement de 350 diamètres).

rouge tandis que le reste de la cellule est coloré en bleu. La figure 345 montre une cellule géante dans un vaisseau qu'elle remplit. Dans l'intérieur de la cellule, on voit des bâtonnets ou bien des contours plus gros que les bacilles de la tuberculose qui ne se colorent ni par les couleurs d'aniline ni par le procédé d'Ehrlich.

Nous avons examiné au microscope des coupes colorées de la plèvre provenant de plusieurs faits de pleurésie tuberculeuse subaiguë ou chronique. La figure 346 représente une coupe de la plèvre pariétale dans un cas de pleurésie subaiguë consécutive à des tubercules du foie survenus dans le cours d'une cirrhose hypertrophique. Le poumon était comprimé, revenu sur lui-même; la cavité pleurale était recouverte d'une fausse membrane fibrineuse adhérente, semi-transparente *a*, composée de lamelles homogènes de fibrine séparées par des rangées ou des amas de cellules rondes. Ces couches superficielles ne con-

FIG. 346. — Tuberculose primitive aiguë de la plèvre.

a, couche de fibrine à la surface de la plèvre; *f*, cellules rondes infiltrées dans le tissu conjonctif de cette séreuse; *b*, bacille contenu dans une cellule géante *c*; *d*, nombreux bacilles situés dans la paroi d'un petit vaisseau de la plèvre (500 diamètres).

tenaient pas de bacilles. Plus profondément on trouvait des espaces remplis de cellules lymphatiques ou de cellules géantes dont les noyaux *b*, *c*, étaient situés dans une masse protoplasmique légèrement granuleuse. Dans ces masses cellulaires, il existait un ou deux bacilles. Plus profondément, on voyait des lamelles plates de tissu conjonctif *m* séparées par des cellules. Dans la plèvre elle-même, des vaisseaux *d*, perpendiculaires ou obliques à la surface, entourés de tissu conjonctif, montraient un grand nombre de bacilles dans leur paroi.

Nous avons représenté dans la figure 347 un autre type de pleurésie chronique. Là, la plèvre viscérale épaissie était unie à la plèvre pariétale par des membranes denses scléreuses; les espaces compris entre ces adhérences étaient remplis de pus ancien, caséeux. A la gauche du dessin, on voit, en *p*, du pigment

Fig. 347. — Pleurésie tuberculeuse chronique.

m, *m*, pseudo-membranes fibreuses entre lesquelles il existe du pus caséeux; *b*, fente lymphatique qui s'ouvre en *b'* et qui présente là beaucoup de bacilles. La surface des membranes est tapissée de bacilles *b''*. On en trouve aussi des amas en *n*. *v*, vaisseaux; *p*, pigment noir situé à la limite du poumon; *d*, surface de la fausse membrane *m* (Grossissement de 150 diamètres).

noir appartenant au poumon : des granulations tuberculeuses entourées de pigment noir et contenant beaucoup de bacilles, se trouvaient là, à la surface du poumon, sous la plèvre. Dans le tissu fibreux qui remplaçait la plèvre viscérale, il y avait des fentes lymphatiques, *n*, remplies de cellules rondes, et quelques vaisseaux sanguins *v*. En *b*, on voit un canal lymphatique qui s'ouvre en *b'* dans un espace situé entre les fausses membranes.

Une grande quantité de bacilles existe en b' à l'ouverture de ce canal. La surface b'' des cavités limitées par les fausses membranes est tapissée de bacilles et de cellules granuleuses. Une fente lymphatique n, située entre les faisceaux de la pseudo-membrane, est remplie de bacilles et tapissée de cellules lymphatiques. Dans ce même dessin, on voit, en d, la limite d'une autre cavité comprise entre des fausses membranes et dont le bord est aussi couvert de bacilles. Dans le pus caséeux contenu dans la plèvre, il existe aussi des parasites. Les granulations fibreuses, dures, saillantes à la surface de la plèvre, constituées par du tissu conjonctif scléreux, entourées de granulations noires, contenant elles-mêmes une grande quantité de charbon et qui vraisemblablement siègent dans les follicules lymphatiques sous-séreux, ne renferment pas de bacilles.

Le liquide épanché dans la plèvre, dans les pleurésies tuberculeuses avérées, ne contient pas toujours de micro-organismes de la tuberculose, ou du moins ils y sont très difficiles à démontrer par l'examen microscopique. Nous en avons vu plusieurs fois dans le liquide obtenu par la thoracentèse, et en particulier un assez grand nombre dans un fait de pleurésie provenant du service de Vulpian. L'expérimentation, l'injection chez les cobayes d'un liquide pleural recueilli pendant la vie des malades par une ponction avec la seringue de Pravaz, permet, beaucoup mieux que la recherche des bacilles, d'apprécier la nature du liquide recueilli. Gombault et Chauffard ont déterminé ainsi la tuberculose dix fois sur dix-neuf cas, chez les animaux, avec des liquides pleuraux qui paraissaient se rapporter à de la pleurésie simple. On sait en effet que beaucoup de malades atteints d'abord d'une pleurésie dont on ne peut diagnostiquer la nature par la clinique seule deviennent tuberculeux plus tard, quelquefois après de longues années. L'expérimentation n'a pas toujours donné de résultats aussi nets. Kelsch et Vaillard, par exemple, n'ont obtenu la production de tubercules chez le cobaye qu'une fois sur dix. Depuis, Gilbert et Lion [1] ont essayé, par la méthode des cultures, de déterminer les organismes contenus dans le liquide d'exsudation de la pleurésie simple ou séro-fibrineuse dans dix-sept observations. Dans aucun de ces faits ils n'ont pu culti-

1. *Annales de l'institut Pasteur*, 25 décembre 1888.

ver le bacille de la tuberculose, et cependant il n'est pas douteux que plusieurs de leurs malades guéris ne fussent des phtisiques de l'avenir, car la pleurésie avait une marche insidieuse et, de plus, l'un d'eux présentait en même temps de la péritonite, et deux fois la pleurésie s'était accompagnée de tuberculose pulmonaire constatée à l'autopsie. Girode n'a pas davantage obtenu de résultat positif en cultivant le liquide d'une péritonite tuberculeuse. Ces résultats négatifs de Gilbert et Lion s'expliquent par la difficulté de la culture de bacilles tuberculeux provenant de l'organisme quand ils ne sont pas très nombreux. Il est probable que ces parasites, s'ils existent dans le liquide pleural qui est pour eux un mauvais milieu de culture, y sont disséminés en très petit nombre. Dans trois de leurs faits, Gilbert et Lion ont vu se développer des microbes en chaînettes et en zooglœes.

Dans la *péricardite* tuberculeuse récente, il existe des bacilles dans les granulations et dans les cellules géantes; mais ils peuvent manquer dans la péricardite ancienne. Ainsi, dans un fait de tuberculose chronique initiale du péricarde avec oblitération complète de sa cavité et union des deux feuillets de la séreuse par des adhérences fibreuses anciennes, nous avons étudié des coupes comprenant à la fois le feuillet pariétal et le feuillet viscéral. La couche externe de chacun des deux feuillets présentait un tissu fibreux doublé à sa face interne par une couche granuleuse et caséeuse contenant de nombreuses cellules géantes disposées en îlots. Ces deux couches étaient unies par des fibres de tissu fibreux. Dans les granulations, nous n'avons pas vu de bacilles, mais seulement des grains ronds, colorés, siégeant uniquement dans les cellules géantes.

Kast[1] a observé la péricardite purulente consécutive à la tuberculose des ganglions lymphatiques du médiastin. Les ganglions renfermaient beaucoup de bacilles, tandis qu'il y en avait très peu dans le pus contenu dans le péricarde.

A la surface du *péritoine* intestinal, au niveau des ulcérations tuberculeuses de l'intestin, les granulations contiennent de nombreux bacilles que nous avons pu suivre le long des vaisseaux lymphatiques, dans le tissu embryonnaire qui les entoure et dans le mésentère jusqu'aux ganglions mésentériques. Dans plusieurs

1. *Pericarditis und Tuberkulose der Mediastinaldrusen.*

cas de tuberculose des ganglions, du poumon, du péritoine et des méninges, avec méningite purulente étendue, l'un de nous (Babes) a trouvé et cultivé, avec les bacilles de la tuberculose, dans le pus du péritoine, des méninges et dans l'exsudat inflammatoire du poumon, un streptococcus analogue de celui du pus.

Dans les tumeurs blanches des grandes articulations, la recherche des micro-organismes par le procédé d'Ehrlich est loin de donner toujours un résultat positif. Sur cinq cas de tumeurs blanches du genou et de la hanche, nous ne les avons vus que deux fois. Dans une tumeur blanche du genou ayant donné lieu à des fistules cutanées et opérée par Polaillon, il y avait beaucoup de cellules géantes dans les fongosités synoviales; quelques-unes de ces cellules géantes seulement contenaient un ou deux bacilles dans leur intérieur. Dans un autre fait de coxalgie chez un très jeune enfant du service de Lannelongue, nous avons vu, dans les débris du tissu fongueux assez ramolli et dans les parois des abcès, un grand nombre de cellules géantes; de rares bacilles siégeaient dans quelques cellules géantes. Nous avons examiné en outre plusieurs spécimens de fongosités provenant de trajets fistuleux en rapport avec des caries scrofuleuses des os ou avec des fongosités de synoviales tendineuses sans y rencontrer de bacilles[1]. Comme nous l'avons déjà dit, on colore mieux aujourd'hui les bacilles avec la rubine qu'on ne le faisait avec la fuchsine lorsque nous avons fait ces examens.

Schlegtendal[2], en examinant des articulations et des os atteints de lésions scrofuleuses, est arrivé à une proportion analogue. Ainsi, sur vingt-trois faits, il a trouvé huit fois seulement des bacilles. L'examen des fistules en communication avec les os et les articulations malades a été positif au point de vue des bacilles dans sept cas et négatif dans trente-neuf.

Schuchard et Krause[3] ont été plus heureux, probablement parce qu'ils ont plus de persévérance à examiner un très grand nombre de coupes. Comme les bacilles sont parfois très rares, il faut examiner vingt ou trente coupes consécutives d'une même

1. Ces pièces provenaient du service des professeurs Lannelongue et Ollier.
2. *Fortschritte der Medicin*, 1er sept. 1883.
3. *Fortschritte der Medicin*, 1883, n° 1.

pièce pour trouver un ou deux bacilles. Bouilly a fait des constatations analogues.

Nicaise, Poulet et Vaillard ont communiqué à l'Académie de médecine (30 juin 1885, et *Revue de chirurgie*, août 1885) un fait d'hygroma énorme de la cuisse à grains riziformes, dont la paroi formée d'un tissu de granulations analogue à celle d'un abcès tuberculeux, montrait des cellules géantes et des bacilles. Dans une série d'autres observations, ils ont constaté par la méthode d'Ehrlich des bacilles dans les follicules tuberculeux et les cellules géantes de la paroi de synovites tendineuses à grains riziformes et ils ont établi la nature tuberculeuse d'un certain nombre de faits du même genre.

Le petit nombre des micro-organismes qu'on trouve dans les tuberculoses locales des synoviales articulaires et tendineuses est évidemment en rapport avec la lenteur de ces lésions et avec leur chronicité. D'une façon générale, la recherche des bacilles constitue, pour s'assurer de la nature de ces lésions, un procédé beaucoup moins sûr que l'expérimentation sur les animaux ou que les cultures, ainsi que nous le verrons bientôt.

Dans beaucoup de ces faits de tuberculose osseuse et articulaire on trouve des microbes variés associés à celui de la tuberculose (voyez plus bas, page 449).

TUBERCULOSE DES GANGLIONS LYMPHATIQUES ET DE LA RATE. — On doit distinguer, d'une part, la dégénérescence tuberculeuse des ganglions qui sont en rapport avec des organes affectés de tuberculose, comme par exemple ceux de la racine du poumon et du mésentère dans la tuberculose pulmonaire et dans les ulcérations tuberculeuses de l'intestin, et, d'autre part, les hypertrophies ganglionnaires qui surviennent soit spontanément, soit à la suite d'un eczéma cutané ou d'un catarrhe des muqueuses, au cou par exemple, chez des individus qui jouissent en apparence d'une bonne santé. Les bacilles sont en général très rares et même ils ne peuvent pas être toujours mis en évidence dans les ganglions scrofuleux du cou. Ainsi, dans plusieurs faits d'hypertrophie et de sclérose des ganglions du cou, nous avons recherché vainement et avec grand soin des bacilles sans en rencontrer, bien qu'il y eût des follicules tuberculeux typiques avec beaucoup de cellules géantes. Dans deux autres faits de scrofule ganglionnaire, avec dégénérescence caséeuse, nous avons trouvé des bacilles seulement dans quelques cellules géantes. Il y en avait aussi dans un troisième ganglion abcédé. La paroi de cet abcès montrait des follicules tuberculeux avec des cellules géantes; quelques-unes de ces cellules géantes contenaient chacune un bacille. Les bacilles sont d'autant plus rares dans ces ganglions qu'ils sont lésés depuis plus longtemps.

Les ganglions tuberculeux du hile du poumon et du mésentère présentent aussi un nombre très variable de bacilles. Un ganglion du cou très hypertrophié, gris, voisin du larynx, atteint de laryngite tuberculeuse, dont la coupe se recouvrait d'un liquide louche et présentait au microscope des tubercules miliaires avec des cellules géantes, ne nous a pas montré de bacilles, bien que la muqueuse laryngienne correspondante présentât une infiltration considérable de ces micro-organismes. Cependant il est de règle que les ganglions où aboutissent les vaisseaux lymphatiques venant d'organes affectés de tuberculose présentent des bacilles. Tels sont les ganglions bronchiques et médiastinaux dans la tuberculose pulmonaire, les ganglions mésentériques en rapport avec des ulcérations tuberculeuses de l'intestin. A la racine des bronches, les ganglions hypertrophiés, généralement pigmentés, qui présentent des îlots gris, opaques, jaunâtres, visibles à l'œil nu, contiennent habituellement des bacilles. Ces derniers sont surtout manifestes dans les follicules tuberculeux récents de la substance corticale; ils rayonnent de là dans la substance médullaire, le long des vaisseaux et dans des fentes qui représentent vraisemblablement les sinus périfolliculaires. Les bacilles ne sont pas ordinairement limités aux ganglions; ils se montrent dans la capsule épaissie, au niveau des follicules devenus tuberculeux; ils existent aussi dans le tissu conjonctif périphérique, autour de la capsule; ce tissu est lui-même épaissi, infiltré de petites cellules et de granulations tuberculeuses assez loin des ganglions; on rencontre, dans le tissu conjonctif œdémateux du médiastin, des vaisseaux sanguins et lymphatiques entourés de tissu embryonnaire dont les cellules contiennent des micro-organismes. Il y a là aussi de petits îlots de tissu réticulé avec des bacilles. Les ganglions mésentériques offrent des lésions analogues. Les bactéries caractéristiques existent dans les îlots tuberculeux de la substance corticale, autour des vaisseaux sanguins et en petit nombre dans les voies lymphatiques des ganglions.

Nous n'avons examiné qu'un petit nombre de faits de tuberculose de la rate chez l'homme. Dans l'un, il s'agissait de tubercules tout à fait miliaires et récents. Les petits îlots tuberculeux siégeaient dans la pulpe splénique et étaient formés par des groupes de grandes cellules dont quelques-unes atteignaient les dimensions de cellules géantes et contenaient peu de noyaux. Dans les plus

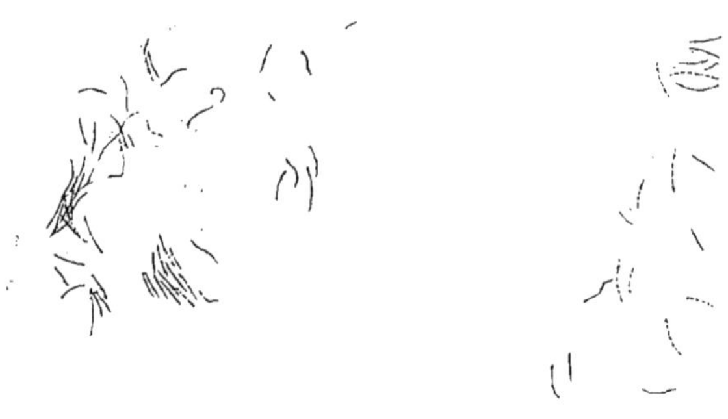

Fig. 348. — Tuberculose de la rate obtenue chez un lapin à la suite d'une inoculation dans le péritoine.

t, tubercule avec de grandes cellules épithélioïdes *b* à noyaux multiples et remplies de bacilles ; *a*, grandes cellules mononucléées contenant des bacilles : *d'*, une de ces cellules dont le noyau est en voie de division indirecte ; *c*, tissu conjonctif ; *t'*, tubercule présentant des cellules mortifiées et des bacilles (Grossissement de 800 diamètres).

grandes et les mieux caractérisées de ces cellules géantes, il y avait ordinairement un ou deux bacilles. Nous rapprochons de ces faits de tuberculose de la rate humaine un cas de tuberculose de la rate du lapin[1].

La figure 348 représente une coupe de la rate de ce lapin. Les septa *c* sont épaissis ; dans les parties caséeuses de la pulpe, on voit des cellules hypertrophiées *t*, homogènes, hyalines, contenant des bacilles lisses ou granuleux ; dans la pulpe figurée à gauche du dessin, les cellules sont granuleuses ; leur protoplasma montre des vacuoles *b* ; elles contiennent des bacilles en *a*, par exemple. La cellule *d'*, dont le noyau présente l'apparence carac-

1. L'inoculation de ce lapin avait été faite avec un liquide de culture de tubercules envoyé en 1882 par Toussaint au professeur Bouley.

téristique de la multiplication indirecte, contient un bacille. La plupart des cellules libres renferment un grand nombre de bactéries. On voit aussi en *m* des bacilles qui appartiennent à une cellule du réticulum.

Tuberculose des muqueuses[1]. — Nous avons tout particulièrement étudié, avec la méthode de coloration d'Ehrlich, des coupes provenant d'un fait que l'un de nous avait déjà décrit en 1880[2] et dans lequel la luette, les amygdales, le pharynx, le larynx étaient le siège d'une tuberculose très étendue, ulcérée par places, et de lésions très prononcées des vaisseaux. Si l'on examine une coupe perpendiculaire à la surface de la muqueuse bucco-pharyngienne infiltrée de tubercules dans un point où l'épithélium est conservé, on trouve, dans les couches de l'épithélium stratifié, une certaine quantité de bacilles situés dans des cellules migratrices (voy. *c*, fig. 349)[3]. Ces cellules siègent dans les voies lymphatiques décrites par Ranvier et situées entre les cellules épithéliales; ces voies lymphatiques sont dilatées et transformées en vacuoles. Certaines cellules migratrices possèdent plusieurs noyaux et sont assez volumineuses. D'autres bacilles sont libres et situés également entre les cellules épithéliales. Les bacilles peuvent arriver ainsi de la couche papillaire du chorion jusqu'à la surface de la muqueuse par les interstices situés entre les cellules d'épithélium stratifié. Dans la couche papillaire du chorion muqueux, on trouve des amas de cellules rondes *h*, des cellules géantes *g* dans lesquelles et entre lesquelles il y a beaucoup de bacilles. Les cellules géantes en sont remplies. Dans d'autres parties de la couche papillaire, il existe des îlots d'un tissu réticulé ne présentant pas de bacilles. Autour des îlots de tissu embryonnaire et auprès des cellules géantes, il y a tou-

1. Toutes les muqueuses sont susceptibles de se tuberculiser; il en est une cependant qui résiste absolument à la contagion directe des bacilles, c'est la conjonctive (Valude, *Congrès de la tuberculose*, 1888, p. 249). On n'obtient même pas d'inoculation positive après avoir dénudé la muqueuse de son épithélium et il faut injecter les bacilles dans le tissu conjonctif sous-muqueux pour déterminer l'éruption tuberculeuse. Cette résistance tient à la nature des larmes qui baignent et lavent constamment la surface de la muqueuse.

2. Voyez une communication faite à la Société de biologie par Cornil et la thèse de Chassagnette sur l'angine tuberculeuse, Paris, 1880, avec une planche lithographiée. Voir aussi les dessins relatifs à ce fait dans le *Manuel d'histologie pathologique* de Cornil et Ranvier, 2e édit., t. II, p. 224, 1882.

3. Babes, *Société de biologie*, 1883.

jours des vaisseaux plus ou moins perméables au sang. On voit dans cette figure 349 une section d'un vaisseau, *v*, qui présente des bacilles dans une cellule endothéliale. Dans ce même fait, la muqueuse de la luette était très épaissie et infiltrée de cellules lymphatiques ; ses vaisseaux capillaires très dilatés, volumineux,

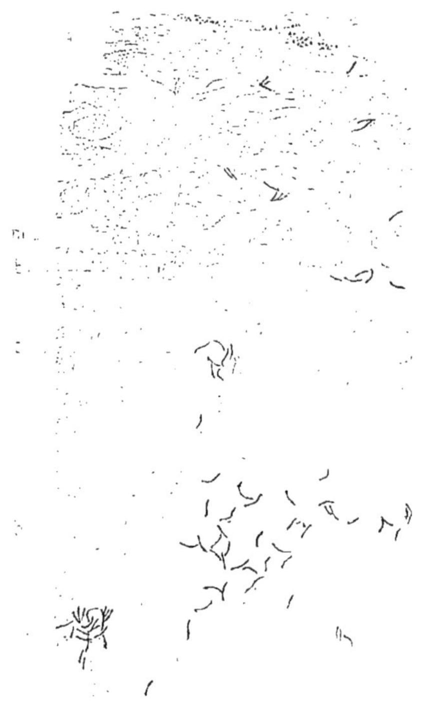

Fig. 349. — Muqueuse pharyngienne envahie par la tuberculose.

a, couche épithéliale superficielle ; les cellules de la couche muqueuse sont séparées, par places, par des cellules migratrices *m* qui entraînent avec elles des bacilles *c*. *h*, amas tuberculeux formé de cellules rondes, situé dans la couche la plus superficielle du chorion ; *g*, cellule géante remplie de bacilles ; *v*, petit vaisseau qui présente des bacilles dans son endothélium (Grossissement de 500 diamètres).

étaient remplis par un thrombus dont les mailles de fibrine contenaient des globules blancs et quelques globules rouges. Il y avait aussi des bacilles dans les vaisseaux thrombosés. Ainsi, la figure 350 montre une section d'un vaisseau compris au milieu d'un tissu infiltré de cellules et qui est rempli de globules blancs du sang et de fibrine. La paroi *a* de ce vaisseau est très distincte et sa membrane interne présente des cellules endothéliales. De nombreux bacilles, *d*, existent au milieu du thrombus intravas-

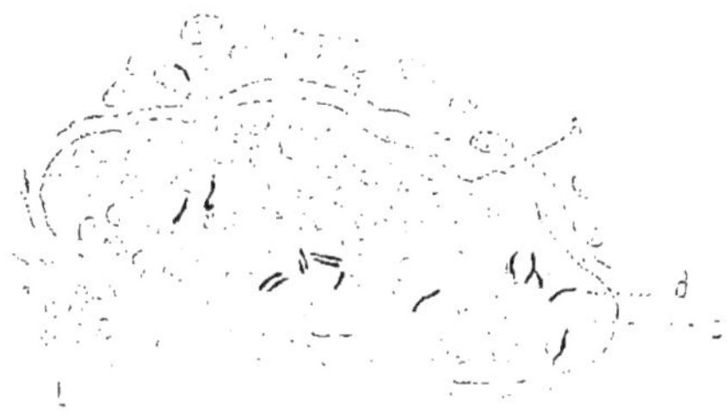

FIG. 350. — Section d'une petite veine dans la tuberculose du pharynx.

a, paroi du vaisseau ; *c*, corpuscules blancs du sang contenus dans ce vaisseau avec des bacilles ; *b*, tissu périphérique infiltré de leucocytes (Grossissement de 250 diamètres).

culaire, dans les globules blancs ou entre eux. La muqueuse épaissie de la luette et du voile du palais présentait des nodosités et des ulcérations tuberculeuses. Là, à côté ou au milieu des fol-

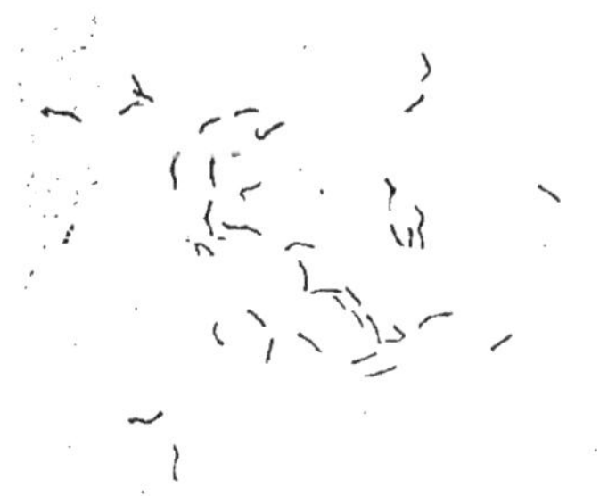

FIG. 351. — Vaisseau capillaire oblitéré et dilaté dans la tuberculose du pharynx.

v, cavité vasculaire remplie de cellules rondes ou globules blancs, de cellules endothéliales et de bacilles *h* ; *c*, paroi du vaisseau devenue hyaline ; *b*, tissu conjonctif périphérique (Grossissement de 800 diamètres).

licules tuberculeux, il y avait non seulement des vaisseaux capillaires très dilatés et thrombosés comme celui qui est représenté dans la figure 350, mais aussi des vaisseaux dans lesquels on pouvait suivre la transformation de leur contenu en cellules géantes. La figure 351, par exemple, représente une coupe de l'un de ces vaisseaux dans lequel la paroi *c* est devenue hyaline et peu distincte. La lumière du vaisseau montre des cellules

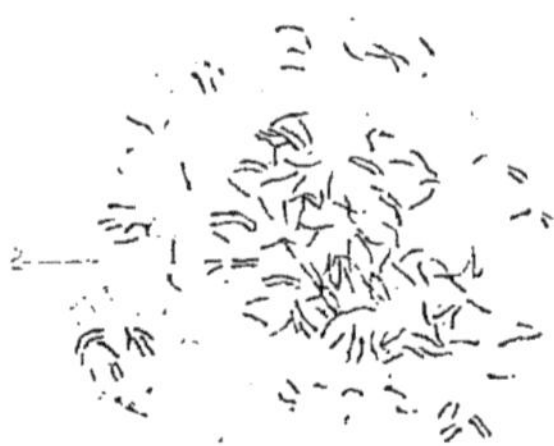

Fig. 352. — Cellule géante *g* toute remplie de bacilles dans un cas de tuberculose de l'amygdale. Le tissu tuberculeux périphérique *a* en contient également (Grossissement de 400 diamètres).

endothéliales disposées les unes contre la membrane interne, les autres irrégulièrement dans le thrombus qui contient en outre

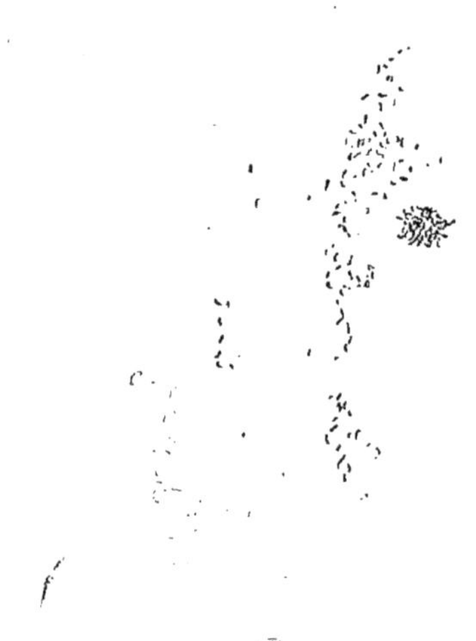

Fig. 353. — Cellule géante et bacilles contenus dans un vaisseau dont la lumière est remplie de fibrilles de fibrine et de cellules lymphatiques (Grossissement de 250 diamètres).

cg, cellule géante; *f*, fibrine; *a*, cellules lymphatiques; *p*, paroi du vaisseau dont une partie seulement est figurée; *b*, tissu conjonctif périphérique montrant des cellules migratrices *c*.

des globules blancs et de nombreux bacilles de la tuberculose pour la plupart lisses, avec leur forme caractéristique. A la périphérie de la paroi hyaline du vaisseau, on trouve un tissu réticulé et de nombreuses cellules, les unes fixes, les autres migratrices, avec des bacilles lisses ou granuleux situés dans les cellules migratrices ou libres. Si l'on compare la figure 350 avec la figure 352 qui offre un type de cellule géante voisine des vaisseaux oblitérés, il est difficile de ne pas être persuadé que cette dernière s'est développée dans le thrombus d'un vaisseau qu'elle remplit. Elle est entourée en effet par une bordure claire qui répond à la trans-

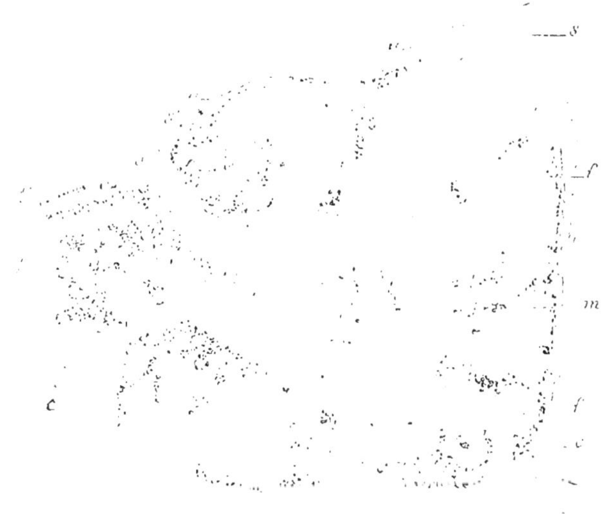

Fig. 354. — Tuberculose de l'amygdale.

o, orifice d'une crypte de l'amygdale dont la cavité *p* est papillaire, pleine de pus caséeux ; *a*, surface de la muqueuse buccale qui recouvre l'amygdale ; *f*, *f*, follicules lymphatiques ; *c*, *c'*, *c''*, tubercules avec des cellules géantes et des bacilles (Grossissement faible).

formation hyaline de la paroi d'un vaisseau. Cette cellule géante *g* est, comme toutes celles que nous avons vues dans cette observation, remplie d'un nombre considérable de bacilles *b*, ainsi que le tissu infiltré de cellules migratrices au milieu duquel elle siège. Dans les vaisseaux thrombosés de la luette, nous avons vu et figuré[1] des cellules géantes dans le thrombus qui remplit des veines passant au milieu de masses caséeuses (voy. fig. 353). Nous avons examiné de nouveau des coupes colorées

1. Voyez *Thèse* de Chassagnette, fig. 6, 7 et 8, et *Manuel d'histologie pathol.* de Cornil et Ranvier, p. 225, fig. 86, 87 et 88, t. II, 2e édit., in-8°.

par le procédé d'Ehrlich et provenant des mêmes pièces anatomiques. Nous avons retrouvé des cellules géantes contenues dans le thrombus intravasculaire et qui, examinées de nouveau, renfermaient aussi des bacilles. Dans ce même fait, les amygdales tuberculeuses, l'une ulcérée et réduite à un moignon tuberculeux, l'autre volumineuse, hypertrophiée, en partie ulcérée et parsemée d'îlots tuberculeux, montraient, sur les coupes des nodules tuberculeux et du tissu infiltré, une quantité vraiment extraordinaire de bacilles (voy. fig. 354) dans les cellules géantes, dans les petites cellules rondes et entre ces éléments.

Stchastny a examiné récemment au laboratoire de l'un de nous (*Annales de l'institut Pasteur*, mai 1889) les amygdales et l'épiglotte altérées de cinq tuberculeux provenant d'autopsies de l'Hôtel-Dieu. Dans l'amygdale, le tissu tuberculeux, infiltré ou nodulaire, siégeait tantôt à la surface, sous l'épithélium, tantôt plus profondément, dans les sinus lymphatiques ou dans les follicules. Il attribue un rôle presque exclusif aux leucocytes dans la formation des éléments du tissu morbide. Dans une observation où la muqueuse de la région sus-glottique du larynx était envahie, il a aussi observé une migration de leucocytes contenant des bacilles entre les cellules du revêtement épithélial conservé, et dans les parties de la muqueuse où la lésion était peu avancée, des bacilles et des cellules géantes en voie de formation dans la lumière des vaisseaux. Sa description et les dessins qui l'accompagnent concordent absolument avec ce qui précède. Il rapporte surtout l'origine des cellules géantes à la fusion des éléments cellulaires.

Par contre, dans une autre observation d'amygdalite tuberculeuse, la glande hypertrophiée, offrant sur une coupe la même apparence caséeuse qu'un ganglion scrofuleux, avec des fentes au milieu de ce tissu, il n'y avait pas de bacilles, mais seulement des grains ronds qui se coloraient par la méthode d'Ehrlich. Les ulcérations tuberculeuses du voile du palais ne montraient aussi que des grains ronds. Cependant, dans cette même autopsie, la muqueuse laryngienne tuberculeuse était infiltrée de bâtonnets caractéristiques. La muqueuse du vestibule du larynx présentait une surface rugueuse, plissée et chagrinée. Elle était très épaissie, comme transformée en une fausse membrane qui aurait fait corps avec elle. A la surface de la membrane ainsi altérée, il y avait des amas de microcoques disposés en zooglœe. Dans la profondeur de la muqueuse, qui offrait les lésions de la tuberculose, on trouvait des bacilles caractéristiques.

Dans la tuberculose de la langue, qui, après avoir débuté par la muqueuse, envahit ordinairement les couches musculaires

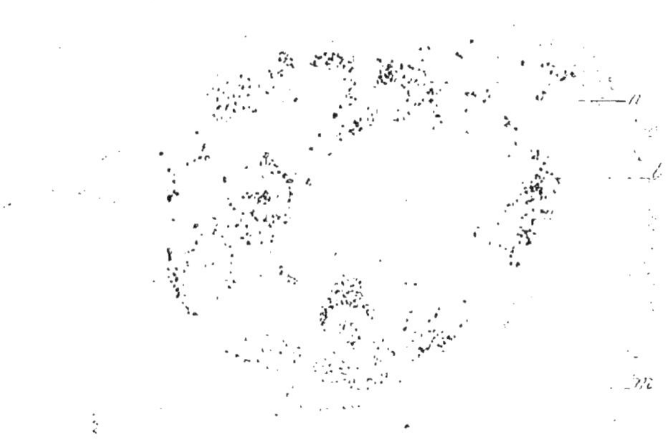

FIG. 355. — Coupe d'une granulation tuberculeuse de la langue située profondément entre les faisceaux musculaires.

m, faisceaux musculaires; *t*, granulation tuberculeuse; *v*, cellules géantes; *n*, tissu conjonctif.

de cet organe, on trouve les mêmes bacilles dans les cellules et dans le tissu des granulations (fig. 355).

Nous avons examiné plusieurs faits d'ulcérations chroniques de la muqueuse de l'intestin grêle et du gros intestin. La figure 356 est relative à un cas de tuberculose primitive du gros intestin, suivie d'une tuberculose miliaire généralisée. La surface de la muqueuse dépouillée de son épithélium, était inégale et mamelonnée. On y trouvait, en *m*, une substance hyaline qui se colorait très fortement par les couleurs d'aniline et qui ne se décolorait pas complètement sous l'influence de l'acide nitrique au tiers. Il y avait, en *p*, une substance hyaline à la place de la paroi du

FIG. 356. — Tuberculose de la muqueuse intestinale.

s, surface de la muqueuse ulcérée. En *m*, cette surface présente une dégénérescence hyaline et des bacilles. Le vaisseau *v* montre en *p* une dégénérescence semblable. *t*, tissu réticulé dont les mailles contiennent des cellules rondes et des bacilles ; *n*, granulation tuberculeuse avec des bacilles.

vaisseau *v*. Des bacilles de la tuberculose se montraient dans le tissu de granulation de la surface et dans la masse hyaline *m*. La muqueuse, très épaissie, transformée en un tissu réticulé, présentait des espaces arrondis ou allongés perpendiculaires à sa surface. Dans ces espaces, il existait une grande quantité de cellules migratrices contenant des bacilles ou des bacilles libres. La couche profonde de la muqueuse montre des vaisseaux *v* contenant du sang. Autour d'eux existent de nombreuses cellules rondes disséminées ou agglomérées en îlots dans un tissu réticulé, ou pressées les unes contre les autres comme en *n*. Dans ces îlots tuberculeux, il y a quelquefois des cellules géantes. C'est là que les bacilles se trouvent accumulés en nombre considérable. Plus profondément, entre les muscles, on trouve aussi des amas de cellules avec des bacilles. Il y en avait aussi dans la paroi des vaisseaux.

Dans ces dernières années, la localisation des bacilles dans l'intestin et les lésions tuberculeuses de ce viscère ont été l'objet de plusieurs mémoires importants.

Tandis que Baumgarten[1] croit que le début de l'action des bacilles détermine une multiplication karyokinétique des cellules fixes de l'intestin, Wesener[2] pense au contraire que les tubercules se forment d'abord par l'agglomération des cellules lymphatiques et qu'ils se transforment consécutivement en tubercules épithélioïdes. Honing[3] croit que dans les affections tuberculeuses chroniques de l'intestin, les bacilles n'apparaissent qu'après la formation des ulcérations et seulement à leur surface. De là ils s'étendraient plus profondément dans l'intérieur des tissus. Girode[4] a donné une bonne description histologique des altérations des différents tissus de l'intestin ; il a trouvé surtout une grande quantité de bacilles dans les parties qui ont subi la transformation caséeuse. Dobroklonsky a fait dans le laboratoire de l'un de nous et communiqué au Congrès de la tuberculose (1888, p. 205) des expériences destinées à mettre en lumière le début des tubercules et le siège des bacilles dans la muqueuse altérée. Il faisait avaler à des cobayes quelques gouttes de culture pure et virulente de bacilles dans du bouillon

1. *Uber Tuberkel und Tuberkulose*, Berlin, 1885.
2. *Uber Vorkommen der Tuberkelbacillen in den Organen Tuberkuloser* (*Deutsch. Archiv f. Klin. Medic.* 1884).
3. *Uber das Auftreten der Bacillen bei Darmtuberkulose* (*Inaug. Disert. Bonn*, 1885).
4. *Contribution à l'étude de l'intestin des tuberculeux* (thèse, Paris, 1888).

glycériné. Les cobayes furent sacrifiés le 4e, le 10e, 15e, 20e, 25e, 32e et 40e jour après cette ingestion. Ces animaux ne présentèrent pas de diarrhée. A l'autopsie on ne put constater de tubercules à l'œil nu que chez les cobayes tués le 15e et le 32e jour. Par l'examen microscopique des segments de la muqueuse qui paraissaient altérés à l'œil nu, on a reconnu que la couche épithéliale de la muqueuse était partout conservée. A partir du 10e jour, les follicules clos et les plaques de Peyer étaient tuméfiés et on trouvait par place une agglomération de cellules lymphatiques au fond des glandes de Lieberkühn au-dessous de la couche épithéliale et dans le tissu sous-muqueux. Des tubercules bien développés existaient dans les plaques de Peyer, ou au sommet de certaines villosités à partir du 20e jour, au-dessus de l'épithélium de revêtement intact. On pu aussi voir de petites granulations dans le mésentère à cette même époque; ils étaient plus visibles à l'œil nu au 32e jour. Les ganglions mésentériques étaient atteints encore plus rapidement. La recherche des bacilles en a montré un petit nombre isolés pendant les deux premières semaines, groupés par deux ou trois à partir du 20e jour, situés les uns sous la couche épithéliale, dans des cellules migratrices, d'autres dans les follicules tuberculeux ou libres dans le tissu de la muqueuse. Il y en avait dans les ganglions lymphatiques du mésentère. Le poumon et le foie ont aussi présenté chez les animaux, inoculés depuis 20 à 40 jours, de petits nodules tuberculeux et des bacilles en petit nombre.

Ces expériences démontrent que les bacilles introduits dans l'intestin du cobaye peuvent passer à travers la couche épithéliale de revêtement sans que l'épithélium soit tombé, et se répandre dans le tissu de la muqueuse; ils entrent très rapidement par les voies lymphatiques dans les ganglions du mésentère.

Tchistovitch[1] a étudié, dans le laboratoire de l'un de nous, dix intestins tuberculeux provenant d'autopsies de l'Hôtel-Dieu, au point de vue de la répartition des bacilles. Ces lésions intestinales appartenaient à deux catégories bien distinctes. Dans la première elles consistaient dans des tubercules de la muqueuse, ulcérés ou non; la seconde concernait des tubercules venus à la suite de péritonite tuberculeuse et limités surtout aux couches

1. *Annales de l'institut Pasteur*, mai 1889.

externes sous-péritonéales de l'intestin. Les lésions de la muqueuse commencent comme on le sait par les plaques de Peyer ou les follicules clos, et sont bientôt suivies d'ulcérations. A la suite de ces dernières, les lymphatiques qui se rendent aux ganglions mésentériques se prennent et il survient une éruption de granulations miliaires sur la séreuse à leur niveau. Tchistovitch a observé plusieurs fois, au début de la lésion, des bacilles siégeant dans la couche épithéliale superficielle ou au-dessous d'elle. Ils étaient placés dans des leucocytes logés eux-mêmes entre les cellules, dans de petites vacuoles creusées au milieu des cellules cylindriques. Souvent, lorsqu'on rencontre des bacilles dans la couche épithéliale, il est difficile de dire s'ils sont libres entre les cellules ou contenus dans les cellules épithéliales elles-mêmes.

Tchistovitch a figuré, comme exemple du début d'un tubercule de la muqueuse, le tissu adénoïde d'une villosité dans laquelle il y avait une quantité de bacilles, les uns libres, les autres contenus dans des cellules lymphatiques; il n'y avait pas encore de cellules épithélioïdes ni de cellules géantes. Dans les tubercules plus anciens, le centre est occupé par des cellules épithélioïdes ou géantes et renferme en général un assez grand nombre de bacilles, tandis que la zone périphérique formée de cellules lymphoïdes présente peu ou pas de parasites. Lorsqu'on a affaire à des ulcérations, c'est sur les bords ou au fond de l'ulcère qu'on rencontre le plus de bacilles; leur nombre diminue dans la profondeur; ils deviennent très rares dans les granulations intramusculaires et il y en a très peu aussi dans la séreuse.

Les tubercules de la séreuse et de la sous-séreuse, consécutifs à la péritonite tuberculeuse contiennent généralement plus de cellules géantes et beaucoup moins de bacilles que ceux de la muqueuse. Dans la péritonite primitive, il est rare que la muqueuse soit ulcérée (Empis). Cependant ces tubercules péritonéaux sont souvent caséeux. Tchistovitch conclut de ses recherches que la tuberculose de la muqueuse est due à une infection par le mucus intestinal contenant des bacilles qui proviennent vraisemblablement de ce que les malades avalent leurs crachats. Les bacilles en effet progressent de la surface à la profondeur, et les leucocytes jouent un rôle essentiel dans cette propagation qui se fait surtout par l'intermédiaire du tissu lymphoïde et des voies lymphatiques. Les vaisseaux sanguins, contrairement à ce qu'on observe pour la muqueuse du pharynx et du larynx contiennent trèsrarement des bacilles ou des cellules géantes ; les vaisseaux lymphatiques transportent le virus tuberculeux dans des ganglions mésentériques ; mais les couches musculaires de l'intestin opposent une sorte de barrière difficile à franchir par les bactéries, qu'il s'agisse d'une tuberculose ayant débuté par la muqueuse, ou, à plus forte raison, d'une péritonite tuberculeuse primitive.

Les bactéries dont l'association complique les ulcérations intestinales et la péritonite tuberculeuse sont étudiées plus bas (voy. page 456).

Tuberculose du poumon. — Nous avons étudié plusieurs spécimens de *tuberculose miliaire* du poumon, en particulier un poumon d'enfant, ou l'artère pulmonaire avait été injectée au bleu de Prusse. Les granulations qui suivaient les branches de l'artère contenaientdes bacilles. Ces granulations étaient formées surtout aux dépens des alvéoles qui étaient remplis de fibrine et de cellules rondes. Le tissu conjonctif péri-vasculaire, autour des branches de l'artère pulmonaire, était épaissi, infiltré de cellules, et se continuait avec les parois épaissies des alvéoles voisins dont la lumière était remplie de fibrine. Dans ces petites masses péri-vasculaires, invisibles à l'œil nu, les bacilles siégeaient dans la paroi épaissie du vaisseau, quelquefois dans les cellules géantes assez rares qui s'y trouvaient et dans l'intérieur de certains alvéoles remplis d'une masse homogène granuleuse. En outre de ces petits noyaux qui siégeaient autour des branches de l'artère pulmonaire, il existait des granulations visibles à l'œil nu formées à la fois par un groupe d'alvéoles et par du tissu conjonctif chroniquement enflammé, provenant de la paroi des bronches et des vaisseaux. A la surface du poumon, les tubercules siégeaient en partie dans le tissu conjonctif sous-pleural et dans les alvéoles voisins. L'injection vasculaire qui remplissait les artères et capillaires s'arrêtait à la limite des tubercules ; la paroi des vaisseaux devenait embryonnaire ; ils étaient oblitérés ou réduits à une lumière très étroite. D'une façon générale, on trouvait des bacilles en grande quantité dans tous ces tubercules, à l'exception de ceux qui siégeaient dans la plèvre. Les bacilles se rencontraient entre les fibrilles de la fibrine coagulée à l'intérieur des alvéoles et dans le tissu conjonctif épaissi des cloisons, entre les cellules rondes situées dans l'épaisseur de ces cloisons. Les bacilles étaient surtout nombreux dans les points où les cellules devenaient caséeuses, granuleuses, et où il était difficile de distinguer la limite des alvéoles, c'est-à-dire dans les parties centrales des tubercules.

FIG. 357. — Tuberculose miliaire du poumon chez l'homme.

v, coupe d'une veine dont la lumière est remplie de fibrine et de bacilles ; *p*, partie de la paroi veineuse qui est normale tandis que la partie *p'* est dissociée, réticulée et infiltrée de petites cellules ; *b*, *b*, *b*, alvéoles pulmonaires remplis de fibrine et de cellules en dégénérescence caséeuse appartenant au nodule tuberculeux ; *m*, alvéoles normaux (Grossissement de 150 diamètres).

La figure 357 se rapporte à un autre cas de tuberculose miliaire du poumon, accompagné de tuberculose caséeuse des ganglions du médiastin et observé chez un jeune sujet. Cette figure représente un tubercule miliaire siégeant autour d'une petite veine *v*, formé en partie par la paroi de ce vaisseau et par un groupe d'alvéoles. La paroi de la veine est normale en *p*, entourée seulement là d'un tissu embryonnaire. Au niveau de la granulation, la paroi p' du vaisseau est épaissie, constituée par un tissu réticulé, pâle, à fines cloisons limitant des espaces arrondis : ce tissu se prolonge dans les cloisons des alvéoles altérés. Ces derniers b, b, sont remplis d'une masse granuleuse de petites cellules atrophiées et cohérentes. La lumière du vaisseau qui confine au tubercule est remplie de fibrine granuleuse. Le plus grand nombre des bacilles se trouve dans ce caillot intravasculaire. Là, les bacilles sont isolés ou réunis en faisceaux et en touffes ; beaucoup d'entre eux siègent dans la paroi épaissie et transformée du vaisseau. Un petit nombre de ces micro-organismes existent dans les alvéoles remplis et dans le tissu conjonctif inter-alvéolaire. Le tissu pulmonaire périphérique est normal.

Dans un autre cas de tuberculose avec des cavernes, de la pneumonie interstitielle ardoisée et des granulations miliaires, nous n'avons trouvé de bacilles ni dans le sommet du poumon sclérosé, ni dans les tubercules miliaires.

Le premier examen que nous ayons fait des lésions connues sous le nom de *pneumonie caséeuse lobaire* (infiltration grise

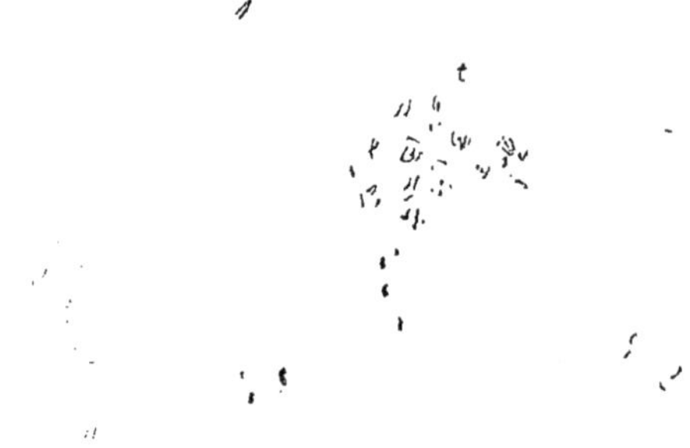

FIG. 358. — Coupe de poumon atteint de pneumonie fibrineuse ou caséeuse dans la tuberculose.

p, paroi d'un alvéole ; d, capillaire contenant des globules sanguins ; a, cellules lymphatiques ; b, c, cellules épithéliales tuméfiées adhérentes à la paroi ; m, cellules lymphatiques comprises dans un réticulum fibrineux intra-alvéolaire (Grossissement de 300 diamètres).

de Laënnec) ne nous a pas montré de bacilles ; mais dans un second fait où nous avions affaire à des îlots étendus d'hépatisation grise, sèche, semi-transparente, sans granulations ni noyaux opaques visibles à l'œil nu, nous avons trouvé des bacilles en quantité. Les coupes de ces parties montraient, après la coloration au carmin, des alvéoles remplis de filaments plus ou moins épais et très serrés de fibrine séparés par quelques cellules rondes; de distance en distance on voyait des alvéoles contenant des cellules granuleuses; la paroi des vaisseaux, dont la lumière était oblitérée, montrait aussi un épaississement et une infiltration par des éléments serrés les uns contre les autres. Sur les coupes colorées par le procédé d'Ehrlich, des amas considérables de bacilles existaient dans le tissu conjonctif périvasculaire, dans la paroi vasculaire épaissie et infiltrée et dans les alvéoles périphériques. Loin de ces îlots caséeux, et dans quelques-uns des alvéoles remplis de fibrine, nous avons trouvé un nombre variable de bacilles. Le siège principal des bacilles, dans la pneumonie caséeuse lobaire, est surtout au centre des infundibula qui sont remplis de cellules embryonnaires. Lorsque la coupe passe au centre même de l'infundibulum ainsi altéré, on y observe une lumière vide correspondant à l'ouverture de la bronchiole; c'est surtout autour de cette lumière qu'on rencontre une grande quantité de bacilles. Ces micro-organismes existent aussi au milieu des cellules embryonnaires qui remplissent les alvéoles appartenant à l'infundibulum. Le centre de pareils infundibula nous paraît être le point de départ des cavernes qui se forment au milieu de la pneumonie caséeuse.

Chez un enfant mort à la suite de la rougeole, Bouchut avait diagnostiqué, pendant la vie et après l'inspection des pièces cadavériques, une broncho-pneumonie. Le poumon présentait en effet des îlots de pneumonie à divers degrés et de la bronchite, sans que l'examen à l'œil nu pût faire penser à des tubercules. Il y avait cependant, dans les parties hépatisées, de petites masses grises, jaunâtres et opaques, caséeuses, à surface lisse et planiforme, fondues dans l'hépatisation, n'ayant nullement l'apparence de tubercules miliaires. Les coupes de ces îlots jaunâtres nous ont montré les alvéoles pulmonaires remplis de fibrine granuleuse et de débris de cellules; les parois alvéolaires étaient peu distinctes. Il y avait là une quantité considérable de bacilles dans l'intérieur des alvéoles et dans leurs parois, surtout dans les points où le tissu était devenu granuleux, homogène, et où les limites des alvéoles étaient difficiles à apprécier. C'est dans ce fait de broncho-pneumonie, suite de rougeole, que nous avons vu le plus grand nombre de bacilles. Il n'y avait pas de cellules géantes. Dans certains îlots et lobules de broncho-pneumonie de ce même poumon, il n'y avait pas de bacilles.

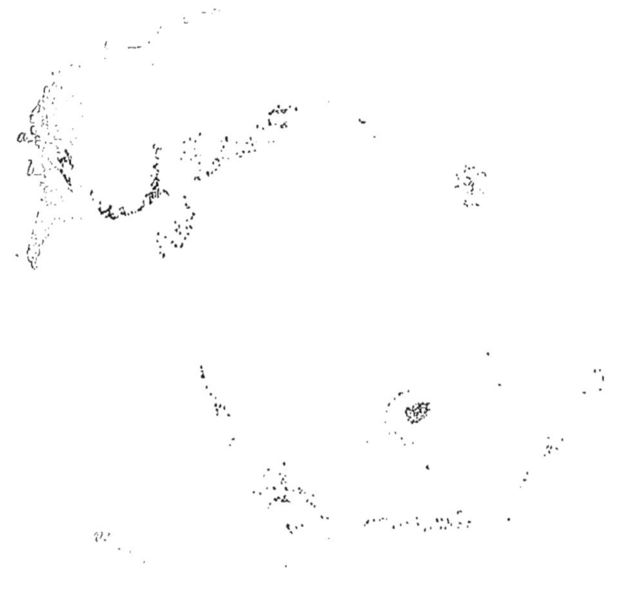

Fig. 359. — Tubercule fibreux du poumon.

b, *p*, *p*, paroi des alvéoles; *o*, lumière d'un alvéole à la limite du tubercule : *a*, vaisseau sanguin ; *d*, petit vaisseau perméable au milieu du tubercule; *g*, cellule géante; *c*, tissu fibreux dans lequel il y avait beaucoup de cellules rondes (Grossissement de 150 diamètres).

Depuis la publication de notre premier mémoire sur la tuberculose, mémoire dont nous avons reproduit ici les observations et les figures, nous avons pu vérifier, par de nombreux examens, que la pneumonie caséeuse récente, et que la forme pneumonique de la phtisie s'accompagnent le plus souvent d'une grande quantité de bacilles.

Dans toutes les pneumonies aiguës et subaiguës, soit lobulaires, soit limitées à un îlot autour des tubercules, dans les diverses formes de la pneumonie caséeuse, on trouve toujours une grande quantité de microcoques et bactéries appartenant à la pneumonie et semblables à ceux que nous avons décrits à propos de cette maladie. Ils sont très faciles à voir sur les coupes du poumon traitées par la méthode de Gram.

Lorsque le poumon est parsemé de nodules tuberculeux plus

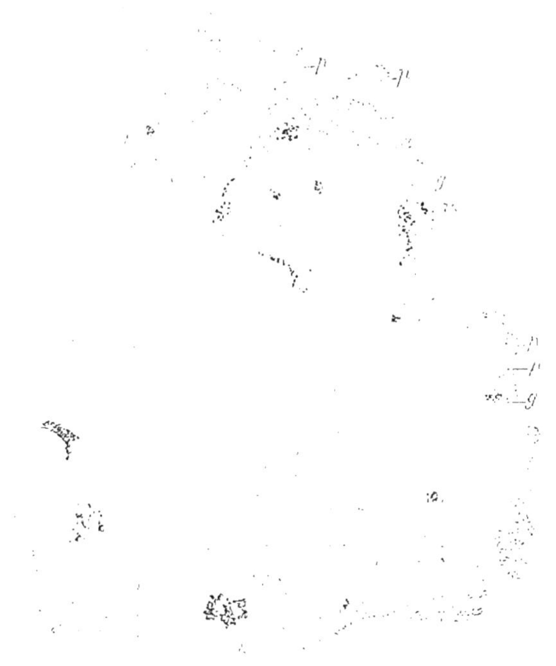

FIG. 360. — Tubercule fibreux très ancien du poumon.

cl, bronche ; *g*, *g*, cellules géantes ; *p*, centre fibreux séreux du tubercule ; *p*, paroi des alvéoles.

volumineux, devenus caséeux, ou de granulations fibreuses, ou de masses formées par des tubercules caséeux au milieu d'un tissu induré, sclérosé et infiltré de charbon, dans la tuberculose subaiguë, en un mot, le siège des bacilles est variable.

Par exemple, sur les coupes de certains tubercules confluents et caséeux, on trouvera les sections des masses arrondies, granuleuses, qui forment la partie centrale de chaque tubercule, entourées de tissu embryonnaire au milieu duquel existent quelques cellules géantes. Chacun de ces tubercules est entouré lui-même de tissu fibreux, scléreux, infiltré de pigment.

Les granulations tuberculeuses miliaires sont souvent composées d'un tissu fibreux et beaucoup plus anciennes qu'on ne pourrait le supposer au premier abord. Ces granulations tuberculeuses sont constituées par des cellules rondes situées au milieu des fibres hyalines de tissu conjonctif (fig. 360), et montrant une ou plusieurs cellules géantes. Les bacilles siègent en

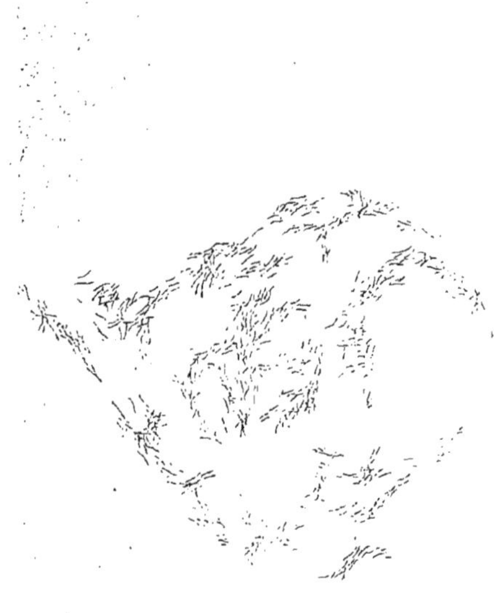

Fig. 361. — Tubercule fibreux du poumon.

a, tissu pulmonaire atteint de pneumonie interstitielle et infiltré de charbon : *b*, bacilles en forme de touffes situés entre les faisceaux fibreux ; *m*, petit séquestre situé au milieu d'une perte de substance dont les bords sont couverts de bacilles ; *n*, fente située entre le tubercule et le tissu voisin (Grossissement de 500 diamètres).

plus ou moins grand nombre dans les cellules géantes ou autour d'elles. Parfois on n'en rencontre point. D'autres tubercules sont formés d'un tissu scléreux ancien contenant très peu de cellules qui sont elles-mêmes atrophiées (fig. 361); dans ces granulations on rencontre quelquefois des bacilles qui sont figurés dans les figures 360 et 359 malgré leur faible grossissement. Si ces bacilles sont très rares au milieu des tubercules fibreux, on en trouve au contraire un certain nombre à la limite du tissu fibreux pigmenté qui circonscrit chaque tubercule, dans le tissu embryonnaire et dans les cellules géantes qu'il renferme. A la périphérie de ces îlots de tubercules confluents, on trouve généralement des bronches et des vaisseaux dont les parois épaissies présentent un grand nombre de bacilles (*c*, fig. 360). D'autres fois les tubercules caséeux siègent autour des bronches et des vaisseaux sanguins. La paroi altérée, épaissie de ces canaux se confond avec le tissu des tubercules, et c'est dans ses parois que se trouve le plus grand nombre de bacilles.

D'une façon générale, les tubercules fibreux ou calcifiés contiennent très peu de bacilles ou n'en contiennent point.

Cependant Déjerine[1] en a trouvé parfois dans les tubercules calcifiés[2]. Nous verrons que dans les tubercules crétacés des poules il y a au contraire une quantité surprenante de bacilles.

Dans la *phtisie chronique,* lorsque les poumons sclérosés à leur sommet sont parsemés de tubercules fibreux, durs, siégeant au milieu d'une pneumonie interstitielle ardoisée, il existe souvent des bacilles soit dans les tubercules fibreux, soit dans les tubercules caséeux. La figure 361 représente un tubercule fibreux au milieu d'un tissu scléreux infiltré de charbon. Ce tubercule est formé de lamelles fibreuses, scléreuses, concentriques. Dans l'intérieur de ce nodule on voit une perte de substance dans laquelle se trouve un petit séquestre granuleux *m*. Ce tubercule fibreux est séparé par une fente du tissu pigmenté *a* qui l'entoure; il contient une grande quantité de bacilles disposés en touffes ou arabesques qui existent autour de la lumière centrale dont nous venons de parler et entre les lamelles fibreuses.

Cavernes tuberculeuses. — De toutes les lésions de la tuberculose pulmonaire, ce sont d'une façon générale les cavernes qui renferment le plus de bacilles. On peut observer le début de la formation des cavernes dans la pneumonie caséeuse ainsi que nous l'avons indiqué plus haut. La plus grande masse de bacilles s'observe au centre des infundibula, dans la lumière

1. Société de biologie, 1884.

2. Nous conseillons, pour bien étudier les dégénérescences calcaires de la tuberculose, l'emploi simultané de la coloration au violet d'Ehrlich et de la safranine. Cette substance colore en violet brun les parties calcifiées, tandis que les autres parties sont d'une belle couleur rouge, et les bacilles en violet bleu.

ou perte de substance qu'on y observe et qui communique avec une bronchiole. C'est là que se produira le ramollissement, la destruction initiale de la pneumonie caséeuse. Lorsqu'on étudie une caverne consécutive à cette lésion, on rencontre

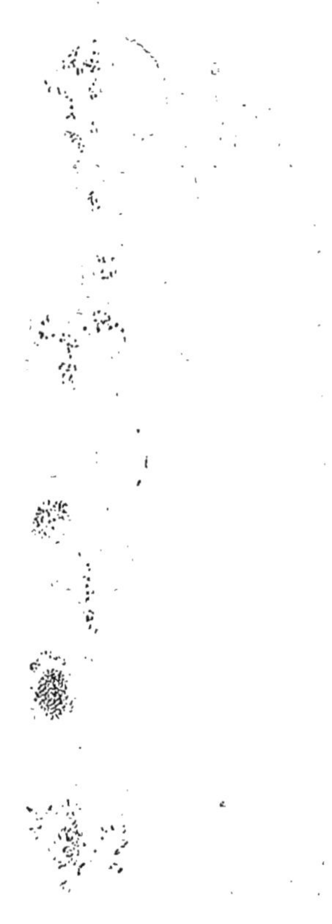

FIG. 362. — Surface interne d'une caverne pulmonaire.

b, bacilles siégeant sur les parties saillantes *n*, *n*, qui représentent les parois alvéolaires ulcérées et libres sous la forme de petits bourgeons. Le tissu conjonctif de ces parois alvéolaires montre aussi des bacilles; *p*, bronche en partie détruite à la surface de la caverne; *c*, cartilage de la bronche; *a*, artériole dans la paroi de laquelle il y a des bacilles et deux cellules géantes *g*; *t*, granulation tuberculeuse (Grossissement de 100 diamètres).

souvent, dans toute l'épaisseur du tissu caséeux qui en forme la paroi, une grande quantité de bacilles répandus partout, mais cependant plus nombreux à la surface que dans la profondeur. Il y a toutefois des exceptions : la surface d'une caverne pourra ne pas présenter de bacilles. Dans les cavernes anciennes du sommet qui, couvertes d'une sorte de membrane pulpeuse en voie de suppuration éliminatrice, contenant des débris et grumeaux jaunâtres, communiquent avec des bronches dilatées, il y a presque toujours un assez grand nombre de bacilles dans la fausse membrane et dans les grumeaux opaques.

La partie la plus superficielle des cavernes est formée habituellement de tissu embryonnaire bourgeonnant. On y voit le relief de parties qui sont des débris de parois alvéolaires épaissies *n*, *n* (fig. 362). Dans l'intérieur de ces bourgeons, on trouve souvent des amas de bacilles qui sont quelquefois renfermés dans une sorte de petit kyste à paroi épaisse. Il est possible que ces bacilles soient contenus là dans des capillaires oblitérés au sommet des bourgeons. En *p* on voit une bronche en partie détruite mais qui est encore tapissée de quelques cellules cylindriques. Entre la surface de la bronche *p* et le cartilage *c*, il existe des bacilles situés dans le tissu conjonctif et les voies lymphatiques de la muqueuse. Dans la couche superficielle de la caverne, on voit des vaisseaux sanguins, *v*. En *a*, on trouve une petite artère dont la lame élastique interne est très manifeste ; la paroi de cette artériole est très épaissie au niveau de la surface de la caverne. Une granulation tuberculeuse avec deux cellules géantes *g* et des bacilles s'est développée dans la paroi de l'artériole à ce niveau. Dans la profondeur de la paroi de la caverne, on observe un tissu sclérosé, souvent pigmenté, infiltré de cellules migratrices situées entre les faisceaux fibreux et souvent réunies en îlots. Là aussi se trouvent des fentes plus ou moins régulières qui sont soit des vaisseaux, soit des alvéoles déformés. Les vaisseaux offrent quelquefois une paroi très épaissie avec des couches concentriques de cellules embryonnaires et leur lumière est alors oblitérée.

Dans ce tissu sclérosé, les bacilles sont peu nombreux ou même ils n'existent pas. La paroi des cavernes ne se limite pas brusquement avec le tissu pulmonaire voisin ; on voit quelquefois, entre la paroi de la caverne et le tissu pulmonaire, une zone dans laquelle les vaisseaux sanguins sont dilatés et très nombreux. Il n'y a pas toujours de bacilles dans ce tissu vascularisé.

Lorsque, ce qui est très rare, on ne rencontre pas de bacilles dans la paroi des cavernes, la surface de leur cavité est devenue lisse ou mamelonnée, presque aussi dure que du cartilage, et elle ne sécrète plus de pus ; ou bien il s'agit d'une caverne oblitérée presque complètement et contenant une matière crétacée.

Dans un fait de syphilis du poumon provenant du service de Balzer, on constata de grandes masses caséeuses rondes bien limitées, de la grosseur d'une noisette à une noix, constituant des îlots susceptibles d'être énucléés, ayant une forme pyramidale à base dirigée vers la surface du poumon, et une grande caverne irrégulière à paroi caséeuse. Il n'y avait de bacilles ni dans les masses caséeuses ni dans la paroi de la caverne.

Il est vraisemblable que la localisation des tubercules dans les poumons est en rapport avec l'inhalation de poussières et de corps étrangers extrêmement ténus qui sont accompagnés des bacilles de la tuberculose, et que leur fixation et leur développement dans ces organes déterminent une irritation de la paroi des alvéoles qui donne lieu à une formation nouvelle de cellules. En d'autres termes, l'inhalation des poussières donne naissance à un certain degré de pneumonie, et cette inflammation broncho-pulmonaire prépare au mieux le poumon à devenir un milieu de culture favorable pour les bactéries.

Ainsi, les expériences de Weichselbaum [1] sur la production des tubercules par l'inhalation de crachats mêlés à de l'eau et pulvérisés de façon à ce que des animaux puissent respirer de l'air chargé de bactéries, ont montré que le premier effet de ces inhalations consistait dans le gonflement et la desquamation de l'épithélium, puis dans l'exsudation de cellules lymphoïdes. Ces lésions se montrent très vite après le début de l'expérience. De même Verragut [2] a vu, chez des lapins soumis à une inhalation de crachats, que les lésions initiales consistaient dans la présence de bacilles dans l'épithélium proliféré. Klebs [3] invoque aussi les accumulations de cellules dans les espaces périvasculaires au début des granulations. Biedert et Siégel [4] croient également que les bacilles sont toujours précédés de lésions préparatoires consistant dans une infiltration cellulaire. La conco-

1. *Medicinische Jahrbücher*, 2 Heft, p. 179.
2. *Archiv f. exp. Pathol. u. Pharm.*, 1883, n° 17.
3. *Weitere Beiträge z. Geschichte der Tuberkulose* (*Archiv f. Path.*, t. XVII, p. 52).
4. *Virchow's Archiv*, oct. 1884.

mitance des lésions de la pneumonie et de l'invasion des bacilles ne saurait être niée. Une des meilleures preuves du rôle des irritations pulmonaires, comme préparation à la tuberculose, nous est donnée par le fait constaté par A. Johne [1]. Les vaches soumises à la fumée des fonderies de fer et qui respirent beaucoup de poussières succombent en proportion considérable à une affection pulmonaire que l'on supposait uniquement produite par elles, par l'acide sulfurique et l'arsenic. Mais en réalité ces vaches meurent de tuberculose bacillaire favorisée par l'inflammation du poumon.

C'est là aussi ce que nous voyons journellement chez les ouvriers soumis à l'action de diverses poussières et qui sont, plus que tous les autres, prédisposés à la phtisie ; celle-ci revêt, il est vrai, chez eux une forme spéciale, car elle est compliquée de pneumonie interstitielle ardoisée.

Enfin les nodules, îlots ou masses plus considérables de pneumonie catarrhale ou fibrineuse aiguë ou subaiguë qui accompagnent si souvent l'évolution des tubercules, présentent, comme nous l'avons déjà dit, des cocci de la pneumonie (Samter, Biedert et Siegel). Nous examinerons plus bas (page 457) les complications bactériennes de la tuberculose pulmonaire.

TUBERCULOSE DU THYMUS. — A. Jacobi (*Congrès de la tuberculose,* 1888, p. 228) a fait une étude spéciale de cette localisation des tubercules, sur un très grand nombre de thymus recueillis surtout chez des enfants. Les lésions consistaient en granulations miliaires avec des cellules géantes ou des îlots caséeux, ou en grands territoires caséeux dont la périphérie présentait le plus souvent des nodules. Dans tous les cas, Jacobi a pu constater des bacilles; il en a vu aussi dans les parois des artères et artérioles adjacentes aux îlots tuberculeux et dans les thrombi qui oblitéraient parfois ces vaisseaux.

TUBERCULOSE DU FOIE. — Les bacilles se trouvent dans les granulations tuberculeuses miliaires de cet organe; mais on n'en rencontre pas toujours dans les nodules caséeux volumineux. Nous donnons ici, comme type, un dessin provenant d'une coupe

1. *Fortschritte d. Med.*, 1883, n° 21.

du foie d'un cobaye tuberculeux (fig. 363). Nous avons représenté en *t* une nodosité tuberculeuse superficielle siégeant sous le péritoine. Cette membrane présentait là un épaississement hyalin et elle était pénétrée par des bacilles [1]. Le tubercule lui-même *t* est formé par une accumulation de cellules embryonnaires situées autour des capillaires, entre les travées de cellules hépatiques qui sont alors isolées ou comprimées dans le nodule tuberculeux. Beaucoup de bacilles existent dans tout ce tuber-

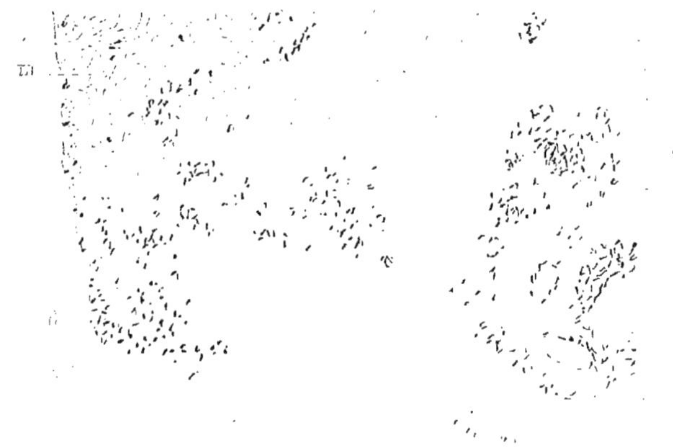

Fig. 363. — Tubercules du foie développés à la suite d'une inoculation dans le péritoine d'un cobaye.

t, granulation tuberculeuse de la surface du foie, composée de petites cellules rondes et parsemée de bacilles; *n*, infiltration tuberculeuse dans l'îlot hépatique ; *a*, granulation tuberculeuse siégeant autour d'une branche de la veine porte *v*; *b*, canalicule biliaire; *e*, cellule géante. Cette granulation présente aussi beaucoup de bacilles; *m*, travée de cellules hépatiques (Grossissement de 150 diamètres).

cule, dans les cellules embryonnaires et plasmatiques. Autour de lui, les capillaires sont dilatés et remplis de sang. L'infiltration tuberculeuse se poursuit dans le foie, au milieu même des lobules, en *n* où elle constitue un petit nodule formé de cellules rondes situées dans les capillaires et autour d'eux. Mais la plus

1. Voir une note de Babes sur la pénétration des bacilles à la surface des séreuses, lue à la Société anatomique, le 27 janvier 1883. Dans cette note, Babes décrit, d'après l'étude de la tuberculose expérimentale consécutive à l'injection intra-péritonéale de matière tuberculeuse, la pénétration des bacilles dans l'endothélium des séreuses et dans leurs vaisseaux lymphatiques. Watson Cheyne (*Fortschritte der Medicin*, 15 avril 1883) a indiqué des lésions analogues sans avoir eu connaissance du travail de Babes.

grande quantité des tubercules se trouve dans le tissu conjonctif qui accompagne les branches de la veine porte interlobulaire.

Souvent la veine porte dilatée est simplement entourée de cellules embryonnaires avec de très nombreux bacilles, sans qu'il y ait d'infiltration tuberculeuse dans le tissu conjonctif voisin. D'autres fois tout le tissu conjonctif qui entoure la veine porte, les artérioles et les vaisseaux biliaires, est atteint par la tuberculose ; les canaux biliaires sont remplis de cellules épithéliales proliférées. Dans ce tissu conjonctif périlobulaire, il peut même se développer des îlots avec des cellules géantes sans relation avec les vaisseaux sanguins ni biliaires. Quelquefois les tubercules se développent autour des canaux biliaires, si bien que l'épithélium de ces derniers ressemble à une cellule géante. Il existe aussi des bacilles dans les canalicules biliaires ainsi transformés.

On connaît aussi chez l'homme une tuberculose hépatique qui se localise surtout autour des canaux biliaires. Lorsque les canaux interlobulaires d'un certain volume sont envahis, et surtout lorsque les granulations et îlots caséeux siègent à la périphérie des branches principales du canal hépatique, la paroi de ces canaux est épaissie, transformée en un tissu tuberculeux avec des granulations caséeuses plus ou moins nettes et leur calibre agrandi est rempli de pus caséeux d'une couleur jaune ou verdâtre.

Les granulations tuberculeuses du parenchyme hépatique sont assez difficiles à voir à l'œil nu lorsqu'elles sont petites ; on y arrive cependant quand elles siègent à la surface du foie sous la capsule de Glisson qu'elles intéressent souvent. Mais lorsqu'elles sont disséminées ou assez fines pour n'être pas visibles, elles se confondent avec le tissu conjonctif épaissi qui les entoure et la lésion peut être assimilée au premier abord à une cirrhose simple d'origine alcoolique. Cornil et Toupet ont relaté plusieurs faits de ce genre. Babes et Hutyra (IIe édition, 1886) ont vu une grande quantité d'îlots microscopiques contenant des bacilles dans plusieurs faits où le foie présentait à l'œil nu l'apparence de la cirrhose graisseuse hypertrophique ou atrophique. Hanot a insisté (*Congrès de la tuberculose,* 1888, p. 211) sur cette forme tuberculeuse de la cirrhose hépatique. Dans certaines observations, le foie était le seul organe tuberculeux ; dans d'autres il y avait en même temps une tuberculose disséminée du péritoine ou une phtisie pulmonaire.

Chez les enfants, Lannelongue a observé trois fois (*Congrès de la tuberculose*, 1888, p. 204) une dégénérescence caséeuse de portions étendues du foie ou des abcès multiples volumineux de cet organe contenant du pus caséeux. Ces abcès caséeux coïncidaient avec une péritonite sus-hépatique tuberculeuse, caractérisée par des granulations bien nettes. Le pus de ces grands abcès n'a pas été examiné au microscope ni par les cultures, au point de vue bactériologique, en sorte qu'on ne saurait dire si les bacilles de la tuberculose s'y trouvaient et s'il y avait d'autres bactéries qui leur fussent associées. Mais l'ensemble des caractères à l'œil nu de ces abcès, leur coïncidence avec de la péritonite tuberculeuse, les ganglions tuberculeux concomitants ne laissaient pas de doute relativement à leur nature.

TUBERCULOSE DES ORGANES GÉNITO-URINAIRES. — Dans les plus petits tubercules opaques et jaunâtres du rein, on observe presque toujours un grand nombre de bacilles. Ces petits nodules se trouvent très souvent autour des vaisseaux. La figure 364 est un type de ces nodules opaques de la grandeur d'un grain de millet. Il est situé à la limite de la substance médullaire et de la substance corticale. Le vaisseau *a* en est le centre. Sa lumière rétrécie *l* est remplie de globules blancs ; la tunique interne est épaissie et hyaline, avec des fentes sinueuses dans lesquelles se trouvent de nombreux bacilles. Entre la partie hyaline bien limitée et les autres tuniques, on voit des espaces libres *m* remplis de bacilles. La masse caséeuse est uniforme autour du vaisseau, lobulée à la périphérie, au voisinage du tissu normal. En *c*, elle montre une perte de substance. Entre les îlots caséeux lobulés *m' m'* on voit des cellules rondes, souvent accumulées en amas. Autour du tubercule, il existe du tissu embryonnaire dans lequel on peut distinguer, en *d*, du côté de la substance des pyramides de Malpighi, des tubes urinifères comprimés ou contenant des cylindres hyalins, et, du côté de la substance corticale, des glomérules enflammés ou sclérosés *g*. Les bacilles[1], qui sont très nombreux, se trouvent

1. FÜTTERER (*Virchow's Archiv*, t. C, liv. II, 1885) a vu aussi dans un cas de tuberculose rénale les bacilles dans les vaisseaux et dans leur paroi.

surtout autour du vaisseau ; la lumière n'en contient pas ; il y en a seulement et en grande quantité dans les fentes de la tunique interne hyaline et entre celle-ci et le reste de la paroi. Les bacilles sont principalement accumulés en *o* auprès de la perte de substance *c*. Ils sont assez nombreux aussi au pourtour des masses caséeuses. Celles-ci en contiennent très peu, et seulement dans les petites agglomérations du tissu embryon-

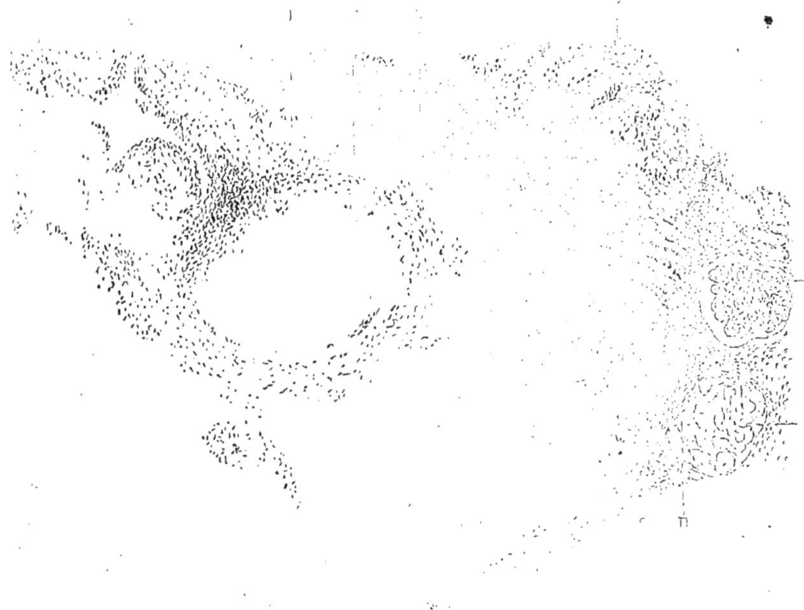

Fig. 364. — Tubercules du rein, développés autour d'un vaisseau, chez l'homme.

l, lumière de ce vaisseau ; *m*, espace libre rempli de bacilles situé entre la tunique interne devenue hyaline et la tunique moyenne ; *o*, tissu périphérique à l'artère rempli de bacilles ; *c*, lacune causée par la désintégration du tissu tuberculeux et dont le pourtour contient des bacilles ; *m*, *m*, tissu caséeux dont les cellules sont atrophiées ; *n*, tissu conjonctif contenant des cellules vivantes à la périphérie du tissu caséeux ; *g*, *g*, glomérules du rein ; *d*, tubes urinifères de la substance des pyramides ; *r*, lacunes de la substance corticale remplies de bacilles et qui sont vraisemblablement des tubes contournés (Grossissement de 150 diamètres).

naire qui les séparent. En *r*, à la périphérie du tubercule, on voit des bacilles en quantité qui siègent dans la partie parenchymateuse du rein, peut-être dans la cavité des tubuli altérés.

Durand-Fardel (thèse de doctorat, 1886) a vu des bacilles dans les vaisseaux et dans les glomérules du rein, non seulement dans les granulations tuberculeuses, mais aussi dans des parties de cet organe qui ne présentaient ni à l'œil nu, ni au microscope, la trace de granulations tuberculeuses.

Les bacilles sont plus rares dans la tuberculose rénale et ancienne avec des masses caséeuses considérables. Là, on les cherche quelquefois en vain. On en trouve cependant d'habitude à la limite des pertes de substance causées par l'ulcération du bassinet et des calices, et à la périphérie des îlots caséeux, dans le tissu embryonnaire qui les entoure, tissu qui contient des cellules géantes. Koch a observé une quantité considérable de bacilles dans la lumière des tubes urinifères chez un lapin inoculé.

Nous avons constaté aussi la présence des bacilles dans les tubercules de la vessie et de l'urèthre. L'un de nous a vu des bacilles dans les capsules surrénales tuberculeuses coïncidant avec la maladie bronzée d'Addison[1].

Dans la tuberculose de la mamelle, Dubar[2] a constaté le développement des nodules autour des acini glandulaires et la formation des cellules géantes de la tuberculose dans l'intérieur des conduits galactophores et des culs-de-sac. Nepveu paraît avoir vu, dans un fait de tuberculose du sein opéré par Verneuil et rapporté par Verchère[3] des microbes semblables aux bacilles de la tuberculose et contenus dans les conduits galactophores. Orthmann[4] a eu l'occasion d'examiner, sous la direction du professeur Marchand, deux faits de tuberculose mammaire où il a constaté aussi le siège des cellules géantes dans des conduits glandulaires, et il a vu des bacilles de la tuberculose dans ces cellules géantes. Récemment l'un de nous, en commun avec M. Haberern[5], a examiné un cas analogue chez une malade qui ne montrait aucun symptôme de phtisie, mais chez laquelle, peu de temps après l'opération de l'abcès, il se développa une tuberculose pulmonaire aiguë. En même temps que le bacille de la tuberculose, l'abcès contenait un bacille court de 0μ,7 d'épaisseur. La culture de ce dernier obtenue à l'état de pureté donna, sur l'agar-agar, une arborisation grisâtre fixe le long de la strie

1. Voyez une publication de Babes sur ce sujet dans l'*Orvosi Hetilap*, 3 février 1883.
2. Des tubercules de la mamelle, *Thèse d'agrégation*, Paris, 1881.
3. Des portes d'entrée de la tuberculose, *Thèse*, Paris, 1884.
4. *Ueber Tuberculose der weiblichen Brustdrüse mis besonderer Berucksichtigung der riesenzellenbildung* (*Virchow's Archiv*, t. 100, p. 365).
5. Babes, II, édition 1886.

d'inoculation; ce bacille, qui n'est pas pathogène pour le lapin, produisit un abcès chez le cobaye.

Dans la tuberculose des organes génitaux de l'homme, les bacilles sont rares. Dans des tubercules caséeux du testicule de la prostate et de l'épididyme, il peut arriver qu'on n'en trouve point. Dans un fait de tuberculose caséeuse du testicule enlevé par Richet, il n'y avait pas de bacilles dans le testicule, mais seulement dans une petite cavité qui correspondait à une coupe du canal de l'épididyme; il y avait là deux bacilles seulement dans les nombreuses préparations que nous avons examinées.

Dans un fait de tuberculose du vagin compliquée de fistule recto-vaginale, on observait, du côté du vagin, des ulcérations assez larges à bords saillants. Un fragment de cet ulcère ayant été enlevé, les coupes examinées au microscope ont montré, à la surface de l'ulcération, des leucocytes granuleux contenant un petit nombre de bacilles. Plus profondément, la muqueuse offrait un tissu fibreux infiltré de cellules rondes et de cellules géantes. Celles-ci contenaient chacune un ou deux bacilles. Auprès de ces cellules géantes, il y avait des vaisseaux à parois embryonnaires, quelquefois oblitérés par de la fibrine et des globules blancs.

L'un de nous a examiné au point de vue de la recherche des bacilles deux faits d'ulcérations tuberculeuses du vagin sans en découvrir; sur six autopsies de tuberculose de l'utérus[1] il y avait trois fois un assez grand nombre de bacilles; ils étaient assez peu nombreux dans les trois autres faits pour qu'on n'ait pas pu en mettre en évidence sur une quinzaine de coupes. Il en est à peu près de même de la tuberculose des trompes.

Tuberculoses locales. — Les tuberculoses locales doivent être assimilées à la tuberculose pulmonaire en raison des bacilles qu'on y trouve, en petit nombre, il est vrai : les cultures de fragments de ces parties tuberculeuses ont donné à Koch les bacilles caractéristiques, et l'expérimentation chez les animaux reproduit la tuberculose en série, avec des bacilles dans les produits inoculés.

1. Cornil, *Leçons sur les métrites*, in-8°, 1889. Nous renvoyons à ces leçons le lecteur désireux de connaître l'histologie pathologique de la tuberculose des trompes et de l'utérus.

Nous avons eu l'occasion d'examiner plusieurs spécimens de tubercules du pourtour de l'anus et de tubercules de la lèvre inférieure avec des bacilles. Une tumeur tuberculeuse de la lèvre inférieure, enlevée par Verneuil, remontant à six ou sept ans, et possédant des cellules géantes très caractérisées, ne présentait pas de bacilles. L'un de nous (Babes) a examiné avec soin toutes les hypertrophies des ganglions lymphatiques qu'on trouve presque constamment à l'autopsie des enfants morts de n'importe quelle maladie, et il y a trouvé presque constamment des tubercules et des bacilles isolés enfermés dans des cellules géantes. Dans un exemple instructif de ce genre, il s'agissait d'un enfant mort de la rage, chez qui il existait un ganglion de la grandeur d'un petit pois dans les aisselles du côté de la morsure. Cet unique ganglion hypertrophié montrait aussi une tuberculose typique avec quelques bacilles dans les cellules géantes. Il n'y avait aucune trace de tuberculose dans les organes.

Parmi les tuberculoses locales, celle qui a donné lieu au plus grand nombre de discussions avant d'être définitivement classée comme tuberculeuse est assurément le lupus.

Le Lupus (dartres rongeantes, esthiomène, Alibert) est une affection tuberculeuse de la peau. Il est caractérisé par des nodosités miliaires profondes, qui évoluent plus ou moins lentement et qui se terminent par une cicatrice avec amincissement de la peau, par une ulcération, ou par une destruction des parties profondes.

Nous n'examinerons ici que les variétés du lupus dans lesquelles on trouve des bacilles de la tuberculose : c'est-à-dire le lupus vulgaire ou tuberculeux, ulcéré ou non ulcéré (exedens ou non exedens), et le lupus scléreux.

1° *Lupus tuberculeux.* — Le lupus débute par de petites nodosités profondes, dures au toucher, dues à une infiltration du derme, de couleur rose, rouge ou brunâtre, confluentes ou isolées en petits groupes qui mettent un ou plusieurs mois à se développer, puis qui s'affaissent en même temps que l'épiderme s'exfolie et se ride à leur niveau (lupus exfoliatif) ; on constate à leur place une petite cicatrice blanche déprimée, sans qu'il y ait eu d'ulcération. D'autres tubercules s'ulcèrent à leur centre, et plusieurs de ces productions subissant la même érosion, donnent lieu à des ulcérations plus ou moins étendues (lupus ulcéreux). L'évolution continue de ces tubercules et leurs pous-

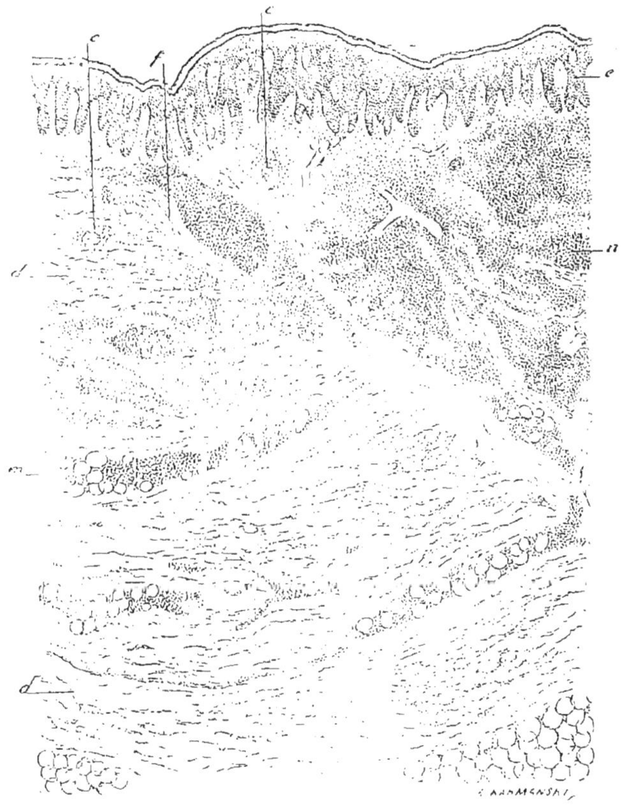

Fig. 365. — Lupus tuberculeux (figure tirée du *Traité de pathologie cutanée*, de Vidal et de Leloir).

e, corps muqueux de Malpighi très épais coiffant des papilles hypertrophiées; *f*, faisceaux musculaires lisses; *d*, tissu conjonctif; *n*, derme infiltré de petites cellules; *c*, cellules géantes; *m*, traînées inflammatoires autour des cellules adipeuses à la base du derme (Grossissement de 30 diamètres).

sées successives s'observent pendant toute la durée de la maladie avec des temps d'arrêt ou de recrudescence. Dans certaines formes, le lupus s'étend en profondeur et produit des dégâts considérables, des perforations de la cloison du nez, la destruction des ailes du nez, la perforation du palais, des ostéites, etc.

(lupus térébrant). Le plus souvent le siège du lupus est à la face, aux joues, aux ailes du nez, au nez; mais il peut siéger aussi sur toute l'étendue des membres et du tronc. Parti du nez, il peut gagner la muqueuse palatine ou pharyngienne. Le lupus atteint assez souvent les orifices des muqueuses, par exemple les paupières et la conjonctive, les grandes lèvres et la vulve (esthiomène de la vulve).

L'anatomie pathologique de cette maladie a été bien étudiée par Virchow, Wedel, Auspitz, Kaposi, Neumann, en Allemagne; et par Malassez, Grancher, J. Renaut, Chandelux, Vidal et Leloir, etc., en France.

Sur les coupes examinées au microscope et colorées, soit au picro-carminate, soit à la safranine, on peut s'assurer d'abord que les couches épidermiques sont plus épaissies qu'à l'état normal. Le réseau papillaire est généralement très développé, de telle sorte que les papilles, saillantes, plus ou moins allongées et irrégulières, sont séparées les unes des autres par des prolongements ou colonnes interpapillaires du corps muqueux qui pénètrent profondément. Le derme est infiltré de petites cellules ainsi que les papilles. Mais, dans le derme, au-dessous des papilles, on voit de petits îlots arrondis, plus ou moins étendus, irréguliers, confluents par places, formés par des agglomérations de petites cellules, et au milieu ou à la périphérie de ces îlots, on aperçoit, même à un grossissement de 40 à 50 diamètres, des cellules géantes très caractérisées. Ces îlots de petites et de grosses cellules siègent parfois au niveau et au pourtour des follicules pileux et des glandes sébacées. Ils ont été assimilés à juste titre aux follicules tuberculeux. Il est même difficile de trouver des tubercules plus typiques et contenant autant de cellules géantes. Les îlots de petites cellules rondes avec des cellules géantes ne manquent jamais dans le lupus tuberculeux. Cette infiltration pathologique s'étend parfois au tissu cellulo-adipeux, quand le lupus devient térébrant, et détermine la nécrose du périoste et des os, qui sont détruits, comme le derme, dans les ulcérations envahissantes.

Lorsqu'on examine le détail des coupes du lupus avec de forts grossissements, en passant successivement de la superficie à la profondeur, on voit d'abord que l'épiderme est le plus souvent épais; dans la couche cornée, on constate des stries colorées en rouge par le carmin. Le stratum lucidum, la couche granuleuse, le corps muqueux sont épaissis. Ce dernier présente souvent un grand nombre de cellules migratrices interposées aux cellules épithéliales. Dans les prolongements interpapillaires du corps muqueux, il existe quelquefois des globes de cellules cornées. Les papilles, irrégulières, quelquefois très allongées et pointues, le plus souvent hypertrophiées dans tous les sens, présentent beaucoup de cellules migratrices et des cellules fixes tuméfiées.

Ni les papilles ni la surface du derme ne présentent de cellules géantes. Dans les follicules tuberculeux du derme, les cellules géantes sont de volume très variable; quelquefois elles sont tellement agglomérées et rapprochées les unes des autres, qu'elles forment de véritables foyers. Les grosses cellules géantes sont entourées de cellules épithélioïdes. D'autres fois elles sont isolées et entourées seulement de petites cellules rondes. Les cellules géantes possèdent un protoplasma grenu teinté en jaune par le picro-carmin et une couronne de noyaux plus ou moins nombreux, ovoïdes, globuleux ou minces : d'après Thin, les cellules géantes du lupus auraient toujours une origine vasculaire. Dans les follicules, le tissu conjonctif est formé de petits faisceaux ayant une apparence réticulée; autour d'eux on trouve des faisceaux de tissu fibreux épais.

Nous avons recherché avec Leloir les bacilles de la tuberculose dans douze cas du lupus enlevés sur le vivant, et, bien que nous ayons examiné plusieurs coupes de chaque fragment enlevé, nous n'avons trouvé qu'une seule fois un bacille. Malasssez, de son côté, a cherché inutilement des bacilles de la tuberculose dans plusieurs cas de lupus. Pfeiffer, Doutrelepont et Demme ont été plus heureux et en ont trouvé constamment. La rubine est aujourd'hui la meilleure matière colorante employée à leur recherche.

Le lupus tuberculeux *ulcéré*, lupus exedens, résulte d'une inflammation plus intense des couches superficielles des papilles et du derme. Ces parties sont infiltrées d'une quantité considérable de cellules migratrices qui, par leur passage à travers les couches épidermiques, déterminent un ramollissement, une destruction des filaments qui unissent les cellules du corps muqueux, empêchent la formation de l'éléidine dans le stratum granulosum et par suite la kératinisation des cellules. L'épiderme tombe et les papilles suppurent ainsi que les follicules lupeux. Dans un fait de lupus cratériforme limité à la narine gauche chez un jeune sujet, l'examen histologique montrait un réseau épithélial très développé contenant des cellules atypiques et des globes épidermiques, si bien qu'on pouvait penser à un épithéliome. Mais, entre les prolongements éptihéliaux, le tissu conjonctif dermo-papillaire offrait des follicules tuberculeux avec des cellules géantes, quelques-unes de ces dernières renfermant des bacilles de la tuberculose. Lorsque le diagnostic est douteux entre lupus et épithéliome, l'examen bactériologique est nécessaire [1].

2° Le lupus *scléreux*, d'après la description de Vidal et Leloir[2], a l'apparence de papillomes ou de verrues. Il est primitif ou consécutif au lupus tuberculeux. La sclérose débute à la périphérie de l'îlot, qui est envahi progressivement, de telle sorte qu'il ne reste plus de tissu embryonnaire qu'à son centre. Dans cette forme, les vaisseaux sont sclérosés. Dans certaines parties de la tumeur, surtout dans sa profondeur, on retrouve la texture du lupus tuberculeux avec ses cellules géantes.

Lorsque Friedländer, Köster, etc., eurent décrit le follicule tuberculeux avec ses cellules géantes et qu'il fut bien démontré que le lupus en offrait le type le plus parfait, on proclama l'identité du lupus et de la tuberculose; le lupus fut considéré par quelques médecins comme étant une tuberculose locale de la peau. Telle est l'opinion depuis longtemps formulée par Besnier. Leloir avait, en 1882[3], commencé des inoculations de lupus. Dans des expériences faites avec l'un de nous, Leloir a obtenu[4], dans la moitié des expériences, des résultats positifs, c'est-à-dire une tuberculose généralisée dans laquelle les tubercules contenaient des bacilles et déterminaient eux-mêmes des inoculations en séries.

Nous avons remarqué toutefois que le résultat était plus lent à se produire que lorsqu'on emploie les tubercules pulmonaires comme matériel d'inoculation.

1. Rapport sur les examens faits à l'hôpital Coltra, à Bucarest, 1888.
2. *Société de biologie*, 1882, p. 705.
3. *Id.*, déc. 1882.
4. Cornil et Leloir, *Société de biologie*, juin 1883.

Les recherches de Koch[1] sont tout à fait démonstratives au point de vue de l'assimilation du tubercule et du lupus. Koch y a trouvé quatre fois des bacilles de la tuberculose, en très petit nombre, il est vrai. Dans un fait, par exemple, il a dû examiner vingt-sept coupes, et dans un autre quarante-trois coupes avant d'en trouver un seul. Mais, sur des séries de coupes successives, il en trouvait à un moment donné de un à trois dans chaque coupe. Il n'a jamais vu plus d'un seul bacille dans une cellule géante. De plus, Koch a obtenu, à l'état de pureté, des cultures de bacilles sur le sérum de bœuf à la suite de l'inoculation d'un lupus hypertrophique.

On peut donc dire aujourd'hui que le lupus vulgaire, ou tuberculeux, et le lupus scléreux appartiennent à la tuberculose. Ajoutons toutefois que la nature du lupus erythémateux n'est pas encore bien établie.

Tuberculose cutanée. — Le lupus n'est pas la seule lésion tuberculeuse de la peau. On a décrit aussi des nodules tuberculeux recouverts par l'épiderme et des ulcérations tuberculeuses. Le siège de prédilection de ces ulcérations est à la limite des orifices muqueux. On trouve ordinairement dans le pus sécrété à leur surface, et sur les coupes, de grandes masses de bacilles, tandis que, dans les ulcérations de la peau des extrémités, les bacilles sont ordinairement rares[2]. Cependant Hanot a publié (*Société médicale des hôpitaux,* séance du 22 février 1884) une observation d'ulcérations tuberculeuses de l'avant-bras, serpigineuses, taillées à l'emporte-pièce ou creusées en gouge, limitant des espaces de peau saine, et ressemblant à une lymphangite ulcéreuse et progressive. Le pus de cette ulcération contenait un grand nombre de bacilles. Le malade étant mort de tuberculose pulmonaire, les préparations des bords et du fond des ulcérations cutanées ont montré une quantité considérable de bacilles dans le tissu ulcéré. Nous avons relaté plus haut les deux observations de tuberculose cutanée bacillaire due à des inoculations du doigt publiées plus récemment par Tscherning et Merklen.

1. *Mittheilungen aus dem Kaiserlichen Gesundheitsamte von Dr Struck*, 2e vol. Berlin, 1884.

2. Babes, *Soc. anat.*, juin 1883.

On s'est demandé si les tubercules cutanés des anatomistes étaient dus à une tuberculose bacillaire. Nous avons examiné deux de ces productions sans y découvrir de bacilles. Cependant Karp, Riehl et Paltauf ont observé des bacilles dans les tubercules anatomiques chroniques. Nous avons vu plusieurs fois des garçons d'amphithéâtre, porteurs de tubercules cutanés aux doigts et à la main, succomber à la phtisie pulmonaire. Riehl a décrit en outre (*Société des médecins de Vienne*, 1885) une forme verruqueuse diffuse de la peau qui débute par de la rougeur, des pustules, une sorte d'ichtyose papillaire cornée en plaques. On y trouve des granulations tuberculeuses, des cellules géantes et des bacilles en assez grande quantité. Cette affection essentiellement chronique survient chez les individus qui touchent la viande ou les tissus des animaux.

Tuberculose osseuse. — La tuberculose osseuse, caractérisée par les ostéites raréfiantes et fongueuses des os courts tels que les phalanges, les métatarsiens ou métacarpiens et les os du carpe et du cou-de-pied (spina ventosa, carie, etc.), par le mal vertébral de Pott, par les ostéites tuberculeuses péri-articulaires qui accompagnent les tumeurs blanches, par les abcès ossifluents et par les fistules, est bien décrite depuis plusieurs années au point de vue des lésions histologiques. Les follicules tuberculeux avec leurs cellules géantes, l'infiltration embryonnaire des tissus, souvent dans une assez grande étendue autour des parties voisines de l'os malade, comme le périoste, la dure-mère, le tissu conjonctif, les travées conjonctives inter-musculaires ou sous-cutanées, etc., ont fait assimiler ces lésions aux tubercules (Volkmann, Lannelongue, etc.). L'examen des os malades fait trouver habituellement des bacilles de Koch dans les tubercules qui siègent dans l'os, et en particulier dans les vertèbres atteintes de mal de Pott. Mais, dans les lésions très anciennes des os, dans les trajets fistuleux, dans le pus des abcès ossifluents et dans la paroi de ces abcès, les bacilles sont très difficiles à mettre en évidence. L'expérimentation sur les animaux donne au contraire des résultats presque constamment positifs, et il existe des bacilles dans les tubercules obtenus à la suite de ces inoculations.

Abcès froids sous-cutanés. — Les abcès froids sous-cutanés

sont aussi rattachés à la tuberculose en vertu de leur structure. Les parois de ces abcès contiennent en effet de très nombreuses cellules géantes dans lesquelles on trouve parfois des bacilles de la tuberculose. Le pus de ces abcès contient assez souvent des bactéries de la suppuration. On peut y déceler, en examinant un grand nombre de préparations, de rares bacilles de la tuberculose, mais non dans tous les cas; des observateurs très consciencieux n'en ont trouvé que dans un petit nombre de faits (Malassez, Schlegtendal, Castro-Soffia, etc.).

Les inoculations pratiquées sur les animaux donnent constamment de la tuberculose expérimentale avec des bacilles. L'un de nous a examiné à Budapest des abcès froids, développés autour de la colonne vertébrale, renfermant du pus épais. Leur paroi présentait des îlots dans lesquels les vaisseaux étaient oblitérés par des masses de streptococcus pyogenes. Le pus contenait une quantité de ces microbes et il n'y avait pas de bacilles de la tuberculose.

Associations bactériennes de la tuberculose[1]. — Koch[2] relate deux espèces de bactéries trouvées en même temps que les bacilles de la tuberculose dans les cavernes, celles du pus bleu et le tetragenus qui est manifestement pathogène. Il pensait que l'on trouverait souvent, associés à ces bacilles, d'autres microbes qui, favorisés par l'existence de certaines lésions et en particulier les foyers ulcéreux du poumon, prendraient un rôle important dans le développement de la maladie. Watson Cheyne relate un fait de pénétration de microcoques dans les vaisseaux d'un tuberculeux à la suite d'une ulcération de la langue.

L'un de nous a souvent isolé, par la culture du suc des ganglions tuberculeux des poumons, du péritoine et des méninges, le streptococcus du pus.

Dans un abcès tuberculeux de la mamelle, il y avait, en même temps que le bacille de la tuberculose, un bacille court, arrondi, de 0µ,7 d'épaisseur, dont la culture pure sur agar se présentait comme une arborisation grisâtre fine, le long de la strie d'inoculation. Il n'était pas pathogène.

1. Ce chapitre est tiré d'une publication de Babes, au *Congrès de la tuberculose*, 1888, p. 54.
2. *Mitth. aus dem Gesundheitsamte*, t. II, 1884.

D'après le relevé de toutes les autopsies faites pendant huit ans à l'hôpital des enfants à Budapest, Babes a trouvé des ganglions tuberculeux du cou, du médiastin ou de la racine des bronches dans plus de la moitié des cas.

Sur 93 autopsies d'enfants faites en 1888 il y avait 65 fois une tuberculose des ganglions, 45 fois avec des bacilles; 52 fois la tuberculose des ganglions était très manifeste, dans 42 cas la tuberculose dominait la scène, mais elle n'avait été la cause unique de la mort que dans dix faits, soit de méningite, soit de phtisie pulmonaire et de lésions osseuses et articulaires.

Cette extrême fréquence des ganglions tuberculeux chez les enfants qui meurent de maladies intercurrentes quelconques est très remarquable, car elle permet de supposer que beaucoup d'enfants ont à un moment donné des bacilles dans des ganglions sans en éprouver d'inconvénients graves et que ces lésions des ganglions sont curables.

Sur 12 observations de méningite tuberculeuse avec des bacilles, Babes a trouvé 7 fois divers microbes pathogènes qui expliquent en partie l'acuité et la nature purulente de l'infiltration des méninges. Dans toutes ces méningites, il y avait des lésions tuberculeuses des ganglions du médiastin et le plus souvent des altérations de même nature des poumons. Dans 2 observations, le microbe lancéolé, capsulé de la pneumonie existait à la fois dans le poumon, les ganglions et dans les méninges; dans une autre, le streptococcus du pus se trouvait dans les ganglions et dans les méninges. Dans un quatrième cas, on trouvait le staphylococcus aureus et dans un cinquième le streptococcus du pus qui existait aussi dans une arthrite tuberculeuse avec les bacilles spécifiques. Deux fois on a trouvé des bacilles pathogènes spéciaux dans le pus des méninges.

Il s'agissait dans un de ces faits d'un bacille très fin ressemblant à celui de la tuberculose. Ce microbe se colorait bien avec les couleurs d'aniline et il se développait seulement sur le sérum du bœuf, à la température du corps, sous forme d'une couche mince grisâtre. Inoculé par trépanation dans les méninges du lapin, il produisit une méningite aiguë et la mort dans l'espace d'un à deux jours.

Un autre microbe, trouvé en grande quantité dans l'exsudation méningitique, ressemble beaucoup comme forme et comme culture au bacille de Friedländer; il produit aussi une méningite chez le lapin, et ses cultures ont une couleur jaune prononcée.

Dans un autre fait, il y avait dans le pus un microbe rond ou tétraédrique, ou disposé en amas comme les staphylocoques, mesurant 0μ,5. Il était inoffensif pour le lapin.

Enfin, dans une méningite tuberculeuse avec très peu de tubercules et beaucoup d'exsudat séro-purulent à la base du cerveau, avec tuberculose classique des ganglions du médiastin et de petits tubercules disséminés à la surface du poumon droit, Babes a vu, en même temps que les bacilles de la tuberculose, un autre microbe; les cultures sur agar-agar de l'exsudat méningitique et du suc de la rate ont donné un grand nombre de plaques épaisses, blanches, jaunâtres à leur centre, concentriques,

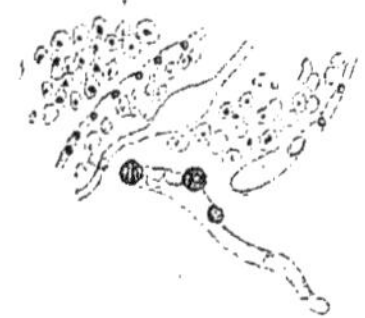

Fig. 366. — Bacille (Proteus) trouvé dans un cas de méningite tuberculeuse. On y voit des grains chromatiques, des vacuoles dans les filaments gonflés et une spore.

rondes, dentelées à la périphérie. Ces colonies sont constituées par des microbes ovoïdes ou allongés de 0μ,5 de diamètre, entourés d'une capsule ou bien formant des filaments ondulés et gonflés comme ceux du proteus, avec des globules réfringents comme des spores. Plus tard les plaques s'étendent et deviennent plissées. Ces microbes ne sont pathogènes ni pour la souris ni pour le lapin. Sur le sérum du bœuf, ce microbe se développe en formant de petites colonnes blanches, plates, grenues.

La méningite paraît être sous la dépendance de la tuberculose des ganglions médiastinaux et rétro-pharyngiens. Le virus tuberculeux se propage sans doute par l'intermédiaire des vaisseaux lymphatiques. Mais dans la moitié des faits, les bacilles de la tuberculose sont accompagnés d'autres microbes qui existent en même temps dans les méninges et dans une caverne pulmonaire ou bien dans un ganglion tuberculeux, ordinairement en voie de suppuration. Il est probable que l'invasion de ganglions contenant déjà des bacilles tuberculeux par d'autres bactéries, et surtout par les microbes du pus, favorise la dissémination du virus tuberculeux. Le tissu ganglionnaire caséeux ou induré dans lequel les bacilles de la tuberculose sont primitivement séquestrés se ramollit sous l'influence d'autres bactéries; il peut même suppurer; on comprend qu'il soit alors beaucoup plus apte à verser dans les vaisseaux lymphatiques et à propager au loin non seulement ces bactéries mais aussi les bacilles de la tuberculose. Ces derniers entrent ainsi dans les voies lymphatiques ouvertes par cette irritation récente des ganglions. en profitant des milieux de transport donnés par l'inflammation ganglionnaire. Babes n'a pas constaté de tuberculose des cavités nasales, qui pût expliquer la méningite; la tuberculose du médiastin, qui était constante, suffit pour expliquer celle des méninges, de même que les autres lésions de la plèvre, de la rate et du foie. Les méninges, si sensibles à toute cause d'irritation, donnent, sous l'invasion des bacilles de la tuberculose, même lorsque les granulations sont à peine visibles à l'œil nu, des manifestations symptomatiques prédominantes terminées bientôt par la mort. Elles sont un excellent milieu de culture pour les bacilles de la tuberculose qui y sont toujours très nombreux; mais ces bacilles n'y existent pas seuls, et souvent le liquide méningitique contient et nourrit en même temps en abondance les microbes du pus, le microbe lancéolé de la pneumonie et les autres bactéries précédemment décrites, qui sont à elles seules capables de déterminer une méningite et dont l'action s'ajoute à celle des bacilles spécifiques.

Babes n'a pas réussi à cultiver les bacilles fins qu'il avait trouvés en grande quantité dans un fait de méningite, à côté du bacille de la tuberculose. Cependant il convient de leur attribuer un certain rôle pathogène. Il résulte des faits de méningite examinés par lui très peu de temps après la mort, qu'il n'en est qu'un dans lequel il n'y avait pas d'autre microbe que celui de la tuberculose. On peut donc conclure que l'association bactérienne est, sinon une nécessité, au moins la règle et probablement une cause puissante de prédisposition dans le développement et la terminaison fatale de la méningite tuberculeuse. Il a parfois en effet rencontré dans la tuberculose et dans d'autres maladies infectieuses des microbes du pus et surtout le staphylococcus aureus dans les méninges non altérées.

Dans deux cas d'*otite ichoreuse* Babes a trouvé dans le produit ichoreux quelques bacilles de la tuberculose. Dans le premier, il a isolé un bacille saprogène en même temps que le microbe du pus bleu; la surface du lobe temporal était d'une couleur bleuâtre ou verdâtre, ce qui pouvait être en partie attribué à la présence de ce dernier bacille. Dans le second, on avait constaté pendant la vie la présence du bacille de la tuberculose et en même temps une grande masse de bacilles presque ovoïdes, saprogènes, de 0μ,4 de diamètre, formant parfois des chapelets, produisant sur l'agar-agar des plaques élevées concentriques, opalescentes, liquéfiant la gélatine et qui, injectées en quantité à la souris (0,2 cc.) ou au lapin (1 cc.), produisaient la mort de ces animaux en moins de 24 heures. Après la mort du malade survenue par une septicémie, on découvrit un grand abcès dans le lobe temporal du côté de l'otite et en même temps deux tubercules chroniques du cerveau, des ganglions tuberculeux du cou du même côté et du médiastin. Les bactéries précédentes se trouvaient à l'état de pureté dans l'abcès du cerveau et dans le phlegmon autour des ganglions du cou, dans la rate et dans l'épanchement pleural du même côté. Dans ces deux observations, il existait donc, à côté de tubercules anciens, une lésion secondaire, qui, dans la dernière tout au moins, a produit un abcès du cerveau, des phlegmons et une pleurésie terminés par la mort. Dans un autre cas d'otite tuberculeuse chronique, l'enfant mourut d'un tétanos classique causé très probablement par cette otite. Cependant le pus de cette otite n'était pas tétanogène et n'a pas montré le bacille tétanique; il n'y avait auprès du bacille de la tuberculose que des microbes saprogènes et non pathogènes.

Complications bactériennes de l'arthrite, de l'ostéo-myélite et des abcès froids. — Dans un fait de *tuberculose du périoste* des différents os des extrémités du crâne, avec méningite tuberculeuse et tubercules suppurés du cerveau, des ganglions lymphatiques et des poumons, il y avait, en même temps que beaucoup de bacilles de la tuberculose, une bactérie dont l'examen bactériologique a été omis. L'ostéo-myélite, l'arthrite et la spondylite tuberculeuses ont été constatées 7 fois; 3 fois on n'a trouvé que des bacilles de la tuberculose en petit nombre, et cela dans des ostéites sans suppuration, à marche lente, toutes compliquées de tuberculose des ganglions voisins du mésentère, des bronches et des poumons; 4 fois on a réussi à isoler facilement, à côté du bacille de la tuberculose, d'autres microbes; dans 3 cas il s'agissait du streptococcus pyogène, qui joue aussi un rôle essentiel dans les arthrites non tuberculeuses[1].

Dans une observation de spondylite chronique, ni l'examen histologique ni les cultures n'ont montré de bacilles de la tuberculose, tandis que le pus blanchâtre épais, et les parois des abcès présentaient un streptococcus semblable à celui du pus. Les vaisseaux des parois et certains lymphatiques étaient remplis de ces microbes; ces vaisseaux étaient entourés de tissu embryonnaire. Une péricardite, qui avait été la cause immédiate de la mort, était causée par ces streptocoques. Dans un autre cas de mal de Pott, la lésion était de nature tuberculeuse et l'on trouvait, en même temps que les tubercules caractérisés par des cellules géantes et de rares bacilles, des vaisseaux remplis de streptococci.

Un enfant présentant des cavernes pulmonaires, de l'arthrite, et une ostéo-périostite, fut atteint de diphthérie du pharynx à tendance gangreneuse. L'ostéo-myélite devint gangreneuse. L'enfant mourut de septicémie; on trouva à l'autopsie une grande caverne gangreneuse dans le poumon droit.

Dans les parties atteintes de gangrène, de même que dans les organes internes, on constata par la culture la présence d'un bacille saprogène peu virulent et du streptococcus du pus. La caverne gangreneuse renfermait en outre une masse de bacilles de la tuberculose.

Dans trois cas d'abcès froids tuberculeux, il fut difficile de trouver les bacilles de la tuberculose dans la paroi de l'abcès, tandis que le pus donna deux fois des cultures du staphylococcus aureus, une fois associé au streptococcus du pus. Les ganglions tuberculeux du médiastin renfermaient presque toujours le bacille de la tuberculose, et le streptococcus pyogène. Ce dernier microbe a été aussi constaté dans la rate et à la surface de la plèvre couverte d'un exsudat fibrineux.

Complications bactériennes de la tuberculose des muqueuses de la bouche, du pharynx et du larynx. — Dans la tuberculose

1. Paolowsky (*Ann. de l'inst. Pasteur*, 1889, 10) a relaté de nouveau la fréquence de ces associations sans avoir connaissance de nos constatations antérieures.

des muqueuses de la bouche et du pharynx, il existe souvent une mortification diphthéroïde ou gangreneuse de la muqueuse et l'on trouve ordinairement, à côté du bacille de la tuberculose, des bacilles saprogènes et des bactéries du pus, qui ajoutent la suppuration aux lésions tuberculeuses. Dans un cas, par exemple, il s'agissait d'une exulcération étendue de la muqueuse pharyngienne et nasale. Le pus renfermait beaucoup de bacilles de la tuberculose en même temps qu'une masse de streptococci. Bien que ces lésions fussent chroniques, il n'y avait pas de méningite, seulement il existait une tuberculisation caséeuse assez compacte des poumons, des ganglions du cou et du médiastin, des ulcères tuberculeux des intestins, et une tuberculisation de la rate et du foie. Les cultures de la muqueuse pharyngienne, celle de la rate et des poumons, nous ont donné le streptococcus du pus, tandis qu'un cobaye inoculé avec la substance caséeuse des poumons gagnait la tuberculose.

Dans quatre observations d'amygdalite, de pharyngite, de trachéite ou de bronchite ichoreuse, les bacilles de la tuberculose étaient associés au streptococcus pyogenes. La rareté de la tuberculose amygdalienne est contraire à l'hypothèse si plausible, que les bacilles pénétreraient tout d'abord dans la muqueuse du pharynx et surtout dans les amygdales, pour se propager ensuite dans les ganglions lymphatiques voisins, et de là dans les ganglions du médiastin. Il paraît plus probable que les ganglions primitivement tuberculeux s'infectent ensuite par le streptococcus pyogenes après que ce microbe a pénétré à travers la muqueuse du pharynx et des amygdales. En effet, dans presque tous les cas de tuberculose du poumon et des ganglions, où la muqueuse pharyngienne a été examinée, nous y avons constaté la présence du streptococcus du pus, ou celle du microbe capsulé lancéolé de la pneumonie.

Complications bactériennes de la tuberculose des séreuses. — Un sujet mort avec une perforation du péricarde par un ganglion tuberculeux du médiastin, présentait une péricardite fibrinoso-purulente dont l'exsudat contenait des masses de streptocoques pyogènes à l'état de pureté sans qu'il y eût de bacilles de la tuberculose. Il est très probable que le streptococcus s'était développé dans le ganglion, qu'il avait causé son ramollissement et son ouverture dans le péricarde et la péricardite terminale.

Dans la *péritonite tuberculeuse,* on se trouve en présence de complications bactériennes semblables. Dans deux cas de péritonite, il y avait des ganglions tuberculeux mésentériques en partie ramollis et perforés, des tubercules des intestins auxquels on doit attribuer aussi l'inflammation fibrinoso-séreuse purulente ou hémorrhagique de la séreuse. On trouva dans l'exsudat péritonéal les bactéries variées qui sont également associées aux bacilles de la tuberculose dans d'autres organes. Dans le premier de ces faits il s'agissait du streptococcus du pus, qui était très virulent pour les animaux ; dans le second, c'était le microbe capsulé lancéolé de la pneumonie qui tue les lapins.

Dans une péritonite tuberculeuse hémorrhagique, avec tuberculose miliaire des organes et tuberculose chronique des ganglions médiastinaux et rétro-péritonéaux, une partie de l'épiploon inoculée sous la peau d'un cobaye amena la mort de l'animal en trente-deux jours avec une tuberculose généralisée. Sur le sérum de bœuf, la gélatine, l'agar-agar, il se développa, après l'inoculation du liquide péritonéal, des plaques blanches, plates, brillantes avec liquéfaction lente de la gélatine, constituées par des bacilles qui ressemblent à ceux de l'œdème malin, avec des spores ovales de la même épaisseur que les bacilles.

Probablement il s'agit ici de bacilles des intestins, quoique l'autopsie ait été faite en hiver, 18 heures après la mort, et que l'intestin fût normal. Ce bacille inoculé aux souris tuait ces animaux en 3 jours à la suite d'un envahissement de tout l'organisme avec une hypertrophie de la rate et une exsudation des conjonctives. En même temps on vit se développer, sur des substances nutritives, le streptococcus du pus, très virulent. Dans la rate, il existait en plus un microbe rond capsulé, de $0\mu,5$ à $0\mu,6$ de diamètre.

Dans un fait de péritonite limitée développée à la suite d'une endométrite tuberculeuse, il y avait le staphylococcus aureus qui se trouvait aussi dans un autre fait de péritonite tuberculeuse suppurée. Dans d'autres faits de tuberculose chronique disséminée on rencontra un gros bacille, avec des spores, analogue à un bacille des intestins.

COMPLICATIONS BACTÉRIENNES DE LA TUBERCULOSE PULMONAIRE. —

Chez les enfants, la tuberculose pulmonaire est ordinairement la continuation directe de celle des ganglions et elle part en général du hile du poumon. L'inoculation du contenu des cavernes et des parties tuberculeuses des poumons donna une fois sur agar-agar et sur gélatine des cultures de cocci tétraédriques pathogènes, analogues au micrococcus tetragenus.

Dans une autopsie où il existait des tubercules miliaires en même temps que des îlots suppurés à leur centre, on trouva, à côté des bacilles de la tuberculose, des masses de petits amas de microbes un peu oblongs, d'un diamètre de 0μ,6.

Le streptococcus pyogenes, le microbe lancéolé capsulé et d'autres microbes ont été rencontrés dans un fait de tuberculose des ganglions cervicaux et bronchiques, avec cirrhose tuberculeuse du lobe moyen droit, et une perforation d'un ganglion caséeux dans une bronche avec hémorrhagie. Il y avait en même temps un ulcère tuberculeux de la peau à la région temporale droite avec destruction partielle des os.

Dans une autopsie de tuberculose caséeuse des ganglions médiastinaux et péribronchiques, avec pneumonie lobaire et caséeuse à droite, granulations tuberculeuses à gauche, tuberculose du diaphragme, du foie et de la rate, ulcères tuberculeux des intestins, des poumons et des ganglions, on constata dans le poumon et les ganglions des bacilles saprogènes courts, arrondis à leurs extrémités, d'un diamètre de 0μ,8 ; ils ne liquéfiaient pas la gélatine et formaient des plaques blanches opaques, plates ; ils étaient pathogènes par injection en grande quantité à la souris.

Dans une tuberculose caséeuse des ganglions avec une pneumonie récente et de petits abcès du lobe moyen droit, on trouva le staphylococcus albus et l'aureus dans les abcès.

Dans une observation de tuberculose pulmonaire avec une bronchite ichoreuse et des ulcères intestinaux hémorrhagiques, on isola, dans la muqueuse des bronches, au milieu de la sécrétion fétide et hémorrhagique, un streptococcus et un microbe pyriforme de 0μ,5 qui se développa bien sur l'agar-agar et le sérum de bœuf ; il produisit ordinairement une septicémie mortelle avec des inflammations hémorrhagiques multiples, souvent avec des abcès, chez le lapin.

Dans un cas de bronchite ichoreuse tuberculeuse, il y avait une hyperplasie considérable et une suppuration des ganglions bronchiques tuberculeux, un phlegmon de la muqueuse buccale et un œdème du poumon gauche. Les produits morbides renfermaient le staphylococcus aureus, le streptococcus du pus et un bacille saprogène. Des bacilles de la tuberculose existaient aussi dans les ganglions et dans les bronches.

Dans un fait de tuberculose suppurée des ganglions, avec pleurésie aiguë hémorrhagique, bronchite chronique, dysenterie aiguë et subaiguë, anémie et purpura, les produits inflammatoires et hémorrhagiques des ganglions, du poumon et de la plèvre ont montré, à côté du bacille de la tuberculose, des bacilles courts, fins ou des diplobactéries du même aspect de 0μ,3 de diamètre, peu colorées par les couleurs simples d'aniline. Ces bacilles se développent sur le sérum du bœuf, à la température du corps, sous la forme d'une couche mince à peine visible. Il semble que sur l'agar le microbe produise une espèce de liquéfaction, car le liquide devient plus abondant au fond du tube. Inoculé au cobaye et au lapin, ce bacille tue ce dernier en quelques jours, avec les symptômes d'une septicémie hémorrhagique. En inoculant les matières tuberculeuses à un lapin, cet animal mourait au bout d'un mois environ avec des ganglions tuberculeux suppurés à leur centre et contenant les mêmes bacilles courts mêlés aux bacilles de la tuberculose.

Dans une pneumonie caséeuse accompagnée de pleurite et de péricardite tuberculeuses, il y avait, à côté du bacille de la tuberculose, le bacille capsulé lancéolé qui tue le lapin et le streptococcus du pus.

A l'autopsie d'un adulte atteint de tuberculose pulmonaire, compliquée d'une pneumonie croupale lobaire et d'une péritonite tuberculeuse, on trouva de grandes masses de bacilles de la tuberculose dans le contenu des alvéoles à côté d'un microbe capsulé. Ce dernier donna sur la gélatine des plaques proéminentes, blanches, saprogènes, formées de petits bâtonnets ou de diplobactéries faciles à colorer, de 0μ,5 de diamètre. La rate renfermait le streptococcus du pus. Un lapin inoculé dans la plèvre avec le microbe capsulé a gagné une pneumonie subaiguë lobaire avec pleurite qui l'a tué en 3 semaines.

Dans un cas de tuberculose pulmonaire accompagnée de bronchite tuberculeuse putride, de gangrène d'une caverne, d'ulcères hémorrhagiques des intestins et d'hémorrhagies multiples, on trouva à la surface de l'intestin et dans le contenu de la caverne, à côté du bacille de la tuberculose, une masse de bacilles courts, un peu courbés, souvent pyriformes, un peu amincis aux extrémités, pâles au centre, d'un diamètre de 0 μ,4, se colorant assez bien, souvent en diplo-bactéries ou un peu gonflés à leurs extrémités. Les cultures faites sur le sérum de bœuf, la gélatine et l'agar-agar, avec le mucus de la trachée, le liquide de la caverne, le suc des reins et de la rate donnaient les mêmes bacilles, constituant de petites colonies saillantes, brillantes, confluentes, blanchâtres et transparentes. Dans la gélatine, les bactéries se développent mal, si ce n'est dans la profondeur, sous forme de petites colonies blanc jaunâtre, liquéfiant lentement la gélatine en forme d'entonnoir. L'inoculation dans la conjonctive du lapin donna lieu à une congestion considérable et à la formation d'une couche épaisse de pus. La culture pure des bacilles fins, inoculée par le fil de platine, produisit la mort de l'animal en quatre jours, avec hypertrophie et dégénérescence caséo-purulente. Inoculée au lapin, une culture de la muqueuse trachéale détermina des abcès chroniques caséeux et l'animal mourut un mois après l'inoculation.

Les complications bactériennes les plus graves de la tuberculose s'observent donc lorsque des ulcérations tuberculeuses des muqueuses, accessibles aux microbes de l'air, deviennent gangreneuses avec tendance aux hémorrhagies. C'est ce qu'on voit surtout au niveau des cavernes pulmonaires.

Les bactéries spécifiques, localisées d'abord dans le premier foyer de nécrose, se généralisent et provoquent dans d'autres foyers tuberculeux, comme par exemple les ulcérations intestinales, une destruction rapide, accompagnée d'hémorrhagies multiples. Il est vraisemblable que les vaisseaux sont lésés par la généralisation de ces bactéries, et par la présence de leurs produits chimiques dans la plupart des parties envahies par la tuberculose. Plus tard, le même microbe détermine une infection putride ou une septicémie hémorrhagique.

En résumé, chez les enfants, il existait des ganglions tuberculeux 65 fois sur un total de 93 autopsies. Sur 52 nécropsies de tuberculose mortelle, les bacilles de Koch n'existaient seuls que dix fois. Les bactéries de la suppuration, le streptococcus pyogenes surtout, le streptococcus aureus et albus ou le mélange de ces divers microbes sont le plus souvent observés.

Dans la gangrène des foyers tuberculeux ou dans les ulcérations des muqueuses, il existe, avec ou sans les bactéries du pus, des bacilles saprogènes plus ou moins virulents, ou des bactéries spéciales qui se généralisent dans tout l'organisme en produisant une destruction rapide des produits tuberculeux et des hémorrhagies. Les bacilles de la tuberculose se multiplient alors parallèlement en grande abondance.

Les pneumonies lobaires et lobulaires, les pleurésies, les péritonites et les méningites tuberculeuses montrent, associés à celui de Koch, des microbes capables de déterminer par eux-mêmes ces inflammations, par exemple le microbe lancéolé capsulé, celui de Friedländer, un autre microbe capsulé, le staphylococcus aureus, etc.

La tuberculose locale des os et des articulations est souvent compliquée et aggravée par la présence du streptococcus pyogenes. Dans un cas de mal de Pott, ce dernier microbe existait seul.

Dans les faits observés à Bucarest, l'un de nous a constaté la même fréquence des associations bactériennes chez un grand nombre de tuberculeux. La pneumonie tuberculeuse renfermait ordinairement le microbe lancéolé de Pasteur, les abcès, le staphylococcus aureus et albus, les arthrites, les phlegmons et les organes internes, le streptococcus du pus mêlé au staphylococcus aureus ou avec les différents microbes saprogènes. Dans deux cas de péritonite tuberculeuse, il y avait très peu de bacilles de la tuberculose dans le péritoine, mais bien des bacilles saprogènes et dans l'un le staphylococcus aureus.

Dans un cas de *métrite et de salpyngite* tuberculeuses accompagnées de granulations tuberculeuses du péritoine, de la plèvre, des poumons et des méninges, il y avait deux grandes collections purulentes intra-péritonéales dans les régions iliaques autour de l'extrémité libre des trompes tuberculeuses ; ce cas offrait les associations bactériennes suivantes : Dans les méninges il existait en grandes masses, auprès du bacille de Koch, un grand microbe rond de 1 μ à 1 μ,5 de diamètre qui se colorait très bien avec les couleurs d'aniline simples et par la méthode de Gram. Il formait sur l'agar glycériné une strie composée de grains fins, blanchâtres, tandis qu'on n'obtenait de cultures ni sur l'agar-agar simple, ni sur la gélatine, ni sur les pommes de terre. Dans le bouillon et surtout dans le vide, il donnait un trouble et un précipité floconneux au fond du tube. Il n'était pathogène ni pour la souris, ni pour le lapin. L'examen microscopique du pus montre ces microbes libres ou contenus dans le protoplasma des cellules mononucléaires. Le sang du cœur, les poumons et les abcès péritonéaux renfermaient le staphylococcus aureus; enfin le poumon, les reins, les abcès et la partie caséeuse de la muqueuse utérine contenaient des bacilles saprogènes donnant sur la gélose des colonies abondantes, blanchâtres, transparentes, rondes; ces bacilles saprogènes se développent énergiquement à la surface et dans la profondeur de la gélatine, de même que sur les pommes de terre. Dans le bouillon, ils forment une membrane superficielle épaisse, blanche, et le liquide devient laiteux. L'aspect microscopique du microbe est assez varié selon la substance nutritive. Ordinairement il se présente comme un bâtonnet très court, presque ovoïde, d'une grosseur de $0\mu,3$ à $0\mu,5$ et qui se colore bien avec les couleurs simples d'aniline.

On peut donc dire que le bacille de la tuberculose, au moins chez les enfants, amène rarement la mort sans complication microbienne. La fréquence des ganglions tuberculeux dans les cadavres des enfants permet de supposer que les lésions tuberculeuses ganglionnaires ouvrent la porte à d'autres bactéries qui concourent à l'aggravation du processus tuberculeux et de l'état général des malades. Il est certain en effet que ces microbes, en se généralisant dans le sang, sont souvent la cause de phénomènes septiques et pyohémiques, d'hémorrhagies multiples et de dégénérescences parenchymateuses des organes. La tuberculose ganglionnaire chronique, latente lorsque les lésions tuberculeuses et les bacilles sont enkystés et annihilés au milieu d'un tissu conjonctif induré qui les entoure comme une capsule presque infranchissable, n'a par elle-même aucune tendance à s'étendre. Si au contraire des microbes du pus entrent dans ces foyers à peu près éteints, ils réveilleront une inflammation qui ramollira les tissus et, s'il y a suppuration, les liquides transportés dans les vaisseaux lymphatiques charrieront à la fois, dans dès régions plus ou moins éloignées, les microbes du pus et ceux de la tuberculose.

Lésions tuberculeuses consécutives aux fièvres éruptives. — Sur 14 cas de mort après la scarlatine, Babes a constaté 10 fois une tuberculose des ganglions médiastinaux et bronchiques. Voici quelques données relatives à ces observations.

Dans un fait de tuberculose des ganglions médiastinaux et du lobe droit médian du poumon, avec néphrite suppurative chronique, il y avait dans les ganglions et dans le rein, à côté du streptococcus du pus, un bacille spécial non pathogène, capsulé, rappelant beaucoup le proteus de Bordoni Uffreduzzi.

Dans une nécropsie de scarlatine, il existait un gros rein blanc, une tuberculose des ganglions médiastinaux et du poumon gauche, et une péritonite qui avait causé la mort. Dans les ganglions médiastinaux très hypertrophiés, de même que dans les reins et dans le pus du péritoine, il y avait un streptococcus en culture pure jouissant de propriétés septiques exceptionnelles.

Dans une autre autopsie, il existait, avec un rein volumineux et blanc (gros rein blanc), un ganglion bronchique de 3 à 4 centimètres de diamètre, caséeux et en ramollissement ichoreux ; une tuberculose miliaire des poumons, du foie et de la rate ; une pneumonie rouge, lobulaire ; de l'ascite et de l'anasarque. Dans le ganglion putréfié, il y avait une masse de bacilles de la tuberculose en même temps qu'un bacille court arrondi à ses extrémités et un staphylococcus. Ces deux derniers microbes furent constatés par culture dans tous les organes. Dans le poumon et dans les reins, il y avait en outre le microbe lancéolé et capsulé formant de petits chapelets. Le bacille court et arrondi à ses extrémités, d'un diamètre de 0μ,6, forme à la surface de la gélatine des masses très élevées d'une couleur blanche un peu jaunâtre et dans la profondeur des bulles de gaz. Même aspect des cultures sur l'agar-agar. Il est saprogène, et, inoculé par un fil de platine à la souris, il produit des abcès caséo-purulents dans le foie et parfois dans la rate, dans les poumons, et la mort de l'animal en quelques jours. Le lapin et le cobaye, inoculés avec ce bacille, montrent seulement des inflammations locales.

Dans un autre fait semblable de néphrite scarlatineuse; on constata dans tous les organes un streptococcus analogue à celui du pus et, dans un ganglion putréfié, à côté de ces streptococci, des bacilles saprogènes et un petit nombre de bacilles de la tuberculose.

Un autre type de ces combinaisons bactériennes nous est fourni par un cas de pneumonie rouge catarrhale consécutive à la scarlatine, accompagnée de tuberculose des ganglions médiastinaux des poumons et des reins. Dans les poumons il y avait des microbes lancéolés de la pneumonie.

Rougeole. — Dans la plupart des autopsies de pneumonie rubéolique, on trouve des ganglions bronchiques tuberculeux, et on peut constater l'existence d'une péripneumonie ou pneumonie interlobulaire (voyez pages 275 à 285, tome II). En même temps on constate une infiltration du poumon qui commence autour des ganglions péribronchiques et qui se propage dans le tissu conjonctif, dans les parties centrales des poumons et surtout dans le lobe moyen du poumon droit. Cette infiltration est ordinairement l'expression d'une association de bactéries. L'un de nous[1] a désigné du nom de *pneumonie blanche rubéolique* la forme spéciale de cette infiltration. Dans ces cas assez rares, la partie centrale du poumon, et surtout le lobe moyen droit, est le siège d'une infiltration blanche, dure, uniforme, un peu grenue, qui donne plus l'aspect d'un sarcome que d'une inflammation pulmonaire. En étudiant cette pneumonie à un faible grossissement, on constate un tissu conjonctif uniforme, infiltré de cellules embryonnaires, dans lequel les alvéoles sont comprimés ou remplis des mêmes cellules. Ce tissu pathologique présente toujours beaucoup de fibres et de cellules fusiformes ou endothéliales attestant une inflammation subaiguë. Rarement on y trouve des cellules géantes avec des bacilles et encore plus rarement de vrais tubercules, ou une nécrose de coagulation. Néanmoins les ganglions bronchiques très hypertrophiés et caséeux à leur centre offrent des tubercules très évidents autour de la partie caséifiée.

On y constate à la fois un processus tuberculeux chronique et une invasion brusque du streptococcus du pus dans les petites bronches. Celles-ci présentent une nécrose limitée de leurs pa-

1. Babes, *Congrès de la tuberculose*, 1888.

rois qui permet l'envahissement des streptocoques dans le tissu pulmonaire voisin. Ce dernier est entouré de pneumonie avec infiltration embryonnaire.

Cette forme spéciale de pneumonie rubéolique est due à l'association de la tuberculose chronique des ganglions bronchiques et de phénomènes aigus dus au streptococcus, ce dernier pénétrant sous l'influence de la rougeole.

La tuberculose considérée comme une complication d'une autre maladie chronique. — Lorsque la tuberculose est elle-même la complication d'une autre maladie, du diabète, de la pellagre, de la lèpre, les foyers tuberculeux renferment, au moins dans les faits examinés par Babes, des masses énormes de bacilles de la tuberculose en même temps que les organes tuberculeux et non tuberculeux présentent aussi d'autres microbes ; ainsi on obtint une culture pure du streptococcus du pus en inoculant le suc des organes d'un diabétique et d'un individu atteint de pellagre; dans un autre fait de pellagre, il y avait un bacille court, épais de 0μ,6 avec des spores terminales formant à la surface de l'agar-agar des couches minces, grenues, ridées, un peu rougeâtres. Inoculé au lapin, ce bacille produisit un abcès.

Dans un autre cas de pellagre chez un enfant, il y avait un œdème hémorrhagique des médiastins et du tissu cellulaire rétropéritonéal. Les ganglions rétropéritonéaux et médiastinaux sont très hypertrophiés, caséeux, mais plus consistants qu'à l'ordinaire, avec une zone périphérique gris jaunâtre, transparente et hémorrhagique. En même temps existaient des ulcères tuberculeux circulaires chroniques des intestins, comme cela a souvent lieu dans cette maladie. Tous les tissus tuberculeux renfermaient, avec le bacille de la tuberculose, dans certains espaces lymphatiques, des bacilles fins, courts, presque ovales, souvent doubles, d'une épaisseur de 0μ,2 à 0μ,3, bien colorés par les couleurs simples d'aniline. A leurs extrémités, on voit souvent de petites vésicules pâles. Ordinairement on trouve à la périphérie des masses caséeuses quelques amas des mêmes microbes en destruction, pâles, mêlés avec des grains libres ou bien des grains colorés dans l'intérieur des bâtonnets. Ces microbes se développent assez bien sur gélose sous forme de plaques rondes comme de la colle de farine, entourées d'une zone plus transparente ; ils sont saprogènes; inoculés en petites qualités au lapin et à la souris, ces microbes ne sont pas pathogènes.

D'autres colonies semblables se distinguent après plusieurs jours, parce que leur centre devient grenu et mat à cause de la formation des spores. Ces derniers microbes, plus grands, de 0 μ, 8 à 1 μ, liquéfient la gélatine en donnant au liquide une couleur jaune foncé. En même temps que ces microbes, quelques ganglions médiastinaux hémorrhagiques renferment le staphylococcus aureus; les ulcères intestinaux montrent un streptococcus analogue à celui du pus.

Enfin, dans deux observations de lèpre, le poumon présentait des lésions tuberculeuses avec le bacille de la tuberculose, tandis que les organes contenaient, avec les bacilles de la lèpre, différentes espèces de bactéries parmi lesquelles l'une ressemblait au microbe de la diphthérie de Löffler. Le même microbe existait dans un troisième cas de lèpre, sans lésions pulmonaires, dans les organes internes. (Voyez le chapitre *Lèpre*.)

Concurrence vitale du bacille de la tuberculose. — Pour étudier les effets de la concurrence vitale entre les bacilles de Koch et les bactéries qui peuvent lui être associées, l'un de nous[1] et Puscariu ont ensemencé des bacilles de Koch dans des milieux propres à leur développement, mais qui étaient modifiés déjà par la culture d'autres bactéries.

Le bacille de Koch se développait peu sur l'agar-agar glycériné de Nocard et Roux occupé pendant un mois par le bacille de la diphthérie, de la pseudo-diphthérie, du choléra des poules, des bacilles de la putréfaction (*bacterium coli-communis*) et du staphylococcus albus.

Dans certains tubes, le bacille ne se développait pas du tout sur les substances modifiées par la culture de ces microbes ou du staphylococcus aureus.

Au contraire, le bacille de Koch végète bien sur l'agar glycériné, qui a déjà servi à la culture du streptococcus du pus ou du microbe lancéolé de la pneumonie. En stérilisant la gélose modifiée par différents microbes, l'ensemencement ultérieur du bacille de la tuberculose réussit un peu mieux. Sur la gélose modifiée par le microbe de Friedländer, par le microbe du choléra

1. Babes, *Congrès de la tuberculose*, 1888.

des poules, par le bacille pyogène fétide ou par le staphylococcus aureus, le bacille croît faiblement.

Une culture stérilisée du bacille de la pomme de terre empêchait absolument le développement des bacilles de la tuberculose.

La gélose glycérinée qui a servi à la culture du streptococcus du pus, de l'érysipèle, du microbe lancéolé et d'un autre microbe mince lancéolé produisant des ulcères gangreneux de la peau est, après stérilisation, un bon terrain de culture pour le bacille de Koch.

Une autre série d'expériences a été tentée dans le but de savoir si le terrain modifié par la culture du microbe de Koch peut servir à cultiver d'autres microbes. Les résultats obtenus jusqu'à ce jour montrent que le staphylococcus aureus, le bacillus pyogenes fœtidus, le bacille virgule de Koch et celui de Finkler, le bacille du charbon, du pus bleu, le tetragenus, le microbe de Friedländer se développent bien, non seulement près du bacille de la tuberculose, mais aussi dans le terrain couvert déjà par sa culture. Certains microbes, comme par exemple celui de Finkler, se développent sous la couche de la colonie tuberculeuse, la soulèvent et lui donnent une couleur brunâtre. D'autres, comme par exemple celui du charbon, poussent mal à la surface occupée par la culture de la tuberculose, mais sous le microscope on ne constate pas une dégénérescence appréciable des deux bacilles.

Le bacille du choléra des poules, le streptococcus du pus et le microbe lancéolé s'accroissent à peine auprès de la culture de la tuberculose; on observe, à la limite des deux cultures, des touffes de cristaux fins radiés. Ces microbes ne se développent pas au milieu de la culture de la tuberculose.

Il paraît donc d'après ces recherches, qui ne sont pas encore achevées, que ces expériences sont d'accord avec les données de l'analyse bactériologique des lésions de la tuberculose. Le streptococcus du pus et le microbe lancéolé sont en effet le plus souvent associés aux bacilles de Koch et ils ne gênent pas le bacille de la tuberculose dans son développement, tandis que les bacilles de la putréfaction, du pus bleu, les staphylococci du pus, le tetragenus, etc., sont ceux qui peuvent le mieux s'établir auprès du bacille de la tuberculose.

Tuberculose zooglœique de Malassez et Vignal. — C'est à la suite de l'inoculation d'un tubercule de la peau que Malassez et Vignal ont donné, à plusieurs séries de cobayes, des granulations tuberculeuses dans lesquelles ils ont constaté l'existence des masses zooglœiques très difficiles à colorer (Voy. la Technique de la coloration de ces microcoques à la page 89, tome I). Ces microbes[1] se présentent tantôt comme des cellules un peu allongées, de 0 µ,6 à 1 µ de longueur sur 0 µ,3 d'épaisseur, tantôt isolés, tantôt réunis par deux ou en courts chapelets de 4 à 5 qui ressemblent un peu à des bacilles. Ces chapelets sont tantôt isolés, tantôt en groupes, et ils sont parfois tellement longs qu'ils forment des anses, des sinuosités, des boucles, entre les éléments. Ils se disposent en petites zooglœes formées d'un ou de plusieurs chapelets semblables aux précédents, mais lâchement contournés sur eux-mêmes, à la façon d'un écheveau mêlé ou d'un peloton peu serré. Enfin ils se réunissent en zooglœes d'un volume considérable dans lesquelles les chapelets forment un pelotonnement plus serré et constituent une masse plus homogène. Dans les faits de Malassez et Vignal, ces zooglœes existaient au milieu de la plupart des tubercules d'inoculation, par masses rayonnant d'un point central et s'étendant excentriquement. Dans la quatrième série de leurs inoculations successives, ils ont obtenu des bacilles de la tuberculose.

Castro-Soffia[2], dans sa thèse sur la tuberculose des os, rapporte une observation d'abcès ossifluent (obs. II, p. 75) du cou-de-pied opéré par Lannelongue, dans la paroi duquel il a trouvé quelques microcoques et pas de bacilles. L'inoculation successive à trois séries de cobayes a toujours donné la tuberculose généralisée. Chez ces animaux, il a trouvé tantôt des zooglœes, tantôt des bacilles.

Sur le nombre assez grand d'abcès ossifluents dont il a examiné le contenu et la paroi, Castro-Soffia a rencontré très rarement des bacilles dans le pus et la membrane de l'abcès, mais il a toujours vu se développer des tuberculoses généralisées avec des bacilles dans les inoculations en séries faites chez les animaux. L'observation que nous venons de citer est la seule dans laquelle il y eut une tuberculose zooglœique.

Les faits de Malassez et Vignal et celui de Castro-Soffia sont des observations d'attente qui ne permettent pas de rattacher les microcoques de Malassez et Vignal aux bacilles de Koch.

Dans le cas de Castro-Soffia il s'agit d'un streptococcus pathogène. Il est probable que ces microbes ont été inoculés, soit isolément, soit avec des bacilles de la tuberculose.

Cette hypothèse est d'autant plus justifiée, que d'après nos recherches relatées plus haut nous nous sommes convaincus que, dans un grand nombre de cas, le bacille de la tuberculose est accompagné d'autres microbes pathogènes; nous avons relaté des cas où il s'agit du bacterium tetragenus, du streptococcus du pus, d'un bacille pathogène, des bactéries de la pneumonie, etc.

1. *Archives de physiologie*, 15 août 1884.
2. Thèse de Paris, 1884.

Eberth[1] a aussi observé chez les cobayes un processus pathologique spontané qui ressemble à la tuberculose et qui se caractérise par des granulations du foie, de la rate, des ganglions, du poumon et des reins. Ces nodosités miliaires présentent à leur centre une dégénérescence caséeuse ou puriforme. Comme c'est surtout dans la cavité abdominale, et en particulier dans les ganglions, que les lésions sont le plus prononcées, il est probable que l'infection se produit par absorption dans le tube digestif.

Les coupes des nodules du foie montrent qu'il s'agit d'une nécrose de coagulation ; leur centre présente des amas de microbes en partie mortifiés entourés de leucocytes. Il semble que ces microbes siègent primitivement dans les vaisseaux. Dans les plus grands nodules, les micro-organismes existent aussi çà et là à la périphérie. Ces microcoques en amas se colorent en général assez mal par les couleurs d'aniline, même avec le procédé de Gram. On les colore mieux au bleu de méthylène par le procédé de Gaffky. Les nodules hépatiques suppurés présentent des dilatations des conduits biliaires. Le pus contient de petits microcoques qui se colorent par le violet de méthyle. Dans les petits nodules devenus fibreux, on trouve des cellules géantes qui résultent, dans le foie, d'après Eberth, de la confluence des cellules des voies biliaires. Les lésions du poumon sont analogues.

La description des microbes en amas dans des granulations caséeuses et fibreuses donnée par Eberth ressemble à celle de la tuberculose zoogloeique de Malassez et Vignal. Il nous paraît très vraisemblable que les microbes qui ont déterminé des granulations dans les expériences de Malassez et Vignal sont analogues ou identiques à ceux d'Eberth.

Nocard a publié (*Recueil vétérinaire*, 1885) l'observation d'une épidémie de tuberculose zooglœique chez les poules.

Chantemesse (*Annales de l'institut Pasteur*, 1887) a donné la tuberculose zooglœique à des cobayes à l'aide de fragments de ouate sur lesquels Terrier avait fait passer l'air d'une salle d'inhalation où se trouvaient de nombreux phtisiques. Ces fragments de ouate, introduits dans le péritoine de cobayes, donnèrent des tubercules caséeux ou contenant un pus jaune et épais dans le mésentère, des granulations du foie et de la rate, et des nodules plus discrets dans le poumon, le tout était semblable aux tubercules bacillaires. Dans ces nodules, il n'y avait que des accumulations de microcoques de 0µ,5 à 0µ,6, plongés dans une gangue unissante; les cellules lymphatiques, accumulées en même temps, étaient en dégénérescence vitreuse.

Nous rapprochons du chapitre relatif à la tuberculose une pseudo-tuberculose décrite par Charrin et Roger[2].

Ces auteurs ont étudié un nouveau micro-organisme qui détermine une

1. *Fortschritte der Medicin*, 1er mars 1885.

2. Première note sur une pseudo-tuberculose bacillaire, par MM. Charrin et Roger (*Société de biologie*, 17 mars 1888).

affection semblable à la tuberculose produite par le bacille de Koch. Ils nomment cette affection : pseudo-tuberculose bacillaire. Cette dénomination ne nous paraît pas très bien choisie, car si l'on appelle pseudo-tuberculoses des lésions caractérisées par des nodules analogues, comme aspect extérieur, aux tubercules dont le parasite est le bacille de Koch, on devrait ranger, dans les pseudo-tuberculoses, l'actinomycose, la morve, les nodules fibreux qui se forment autour d'un certain nombre d'helminthes, etc.

Dans une autopsie d'un cobaye mort spontanément au laboratoire de Bouchard, ils trouvèrent le foie et la rate remplis de nombreuses granulations miliaires tout à fait semblables à celles de la tuberculose. Les animaux qui se trouvaient avec lui n'avaient pas été mis en expérience et aucun ne succomba à la même maladie. L'origine de l'affection est donc impossible à connaître.

L'examen microscopique ne leur ayant pas montré de bacilles de Koch, ils ensemencèrent des tubes contenant de la gélatine. Ceux-ci présentèrent, au bout de quarante-huit heures, de petites cultures blanchâtres qui, les jours suivants, augmentèrent un peu sans liquéfier la gélatine.

Avec les premiers tubes ils pratiquèrent d'autres ensemencements et reconnurent que le micro-organisme se développait très facilement sur la gélatine, l'agar, la pomme de terre et le bouillon.

L'examen microscopique leur montra que les cultures contenaient un petit bacille très mobile, qui, dans les cultures sur gélatine, atteignait 1 μ. Dans le bouillon et surtout sur la pomme de terre, il devient plus grand et peut atteindre 2 μ de longueur.

Parmi tous les animaux auxquels ils inoculèrent ce micro-organisme, le lapin est celui chez lequel l'affection qu'il provoque évolue avec le plus de netteté.

L'inoculation sous-cutanée donne naissance à une tumeur locale renfermant une masse caséeuse ; elle est suivie d'un engorgement des ganglions correspondants. L'animal maigrit et il succombe vers le treizième jour.

A l'autopsie, on trouve une rate volumineuse dont le parenchyme est rempli de granulations miliaires. Quelquefois les nodules sont plus volumineux ; ils offrent les dimensions d'une lentille, faisant des saillies à la surface de la rate et lui donnant un aspect bosselé. Les granulations du foie sont toujours petites ; dans quelques cas elles sont si nombreuses que l'organe en est farci. Le foie et la rate sont toujours atteints ; le poumon n'a été altéré que dans un cinquième des cas. La lésion se présente sous forme de nodules miliaires entourés quelquefois d'une zone de broncho-pneumonie. Le rein est frappé dans une proportion semblable, mais la lésion n'est jamais étendue ; il n'y a pas plus de deux ou trois petits nodules.

Si l'inoculation est faite dans le péritoine, les lésions sont identiques ; jamais les auteurs n'ont observé de lésions de cette séreuse.

Si l'inoculation est faite dans la plèvre, on voit souvent apparaître une pleurésie séro-fibrineuse qu'on peut reconnaître pendant la vie à la dyspnée violente que présente l'animal et à la matité que donne la percussion du côté malade du thorax.

Sur neuf inoculations ainsi faites, on a noté quatre fois un épanchement pleurétique qui, dans deux cas, s'est accompagné de péricardite.

On obtient des lésions semblables si l'inoculation est faite dans la chambre antérieure de l'œil ou dans les centres nerveux.

Dans ce dernier cas, Charrin et Roger ont noté des phénomènes très nets de paraplégie. Il n'y avait pas de lésions appréciables à l'œil dans les centres nerveux, mais le microbe y avait pullulé, car l'ensemencement de la moelle donna une culture.

Si l'inoculation est faite dans l'œil, au bout de vingt-quatre heures, la cavité de la chambre antérieure est remplie d'abondants exsudats. L'œil devient volumineux; il se fait des productions nodulaires qui apparaissent au dehors. Il n'y a jamais de pus et la mort survient entre le septième et le quinzième jour.

Si l'on injecte dans les veines de un à cinq centimètres cubes de bouillon de culture, l'animal succombe en deux ou trois jours. A l'autopsie, on ne trouve aucune lésion, mais l'ensemencement des divers viscères montre que le bacille s'y trouvait. Si l'on n'en a injecté qu'une ou deux gouttes, le lapin succombe en six à sept jours; le foie et la rate contiennent les nodules caractéristiques.

Chez le cobaye, l'évolution est à peu près semblable; de plus, si l'inoculation est faite dans le péritoine, on trouve d'abondants dépôts fibrineux autour du foie ou de la rate.

Il semble que chez le cobaye la maladie ait une certaine tendance à donner des lésions locales. Quatre fois sur sept ils virent l'inoculation intrapleurale être suivie de la production d'un épanchement séreux.

La mort survenait au bout de huit jours, et à l'autopsie on ne trouvait aucune lésion des viscères.

Deux fois l'inoculation sous-cutanée n'a pas entraîné la mort. L'animal a guéri après avoir eu un tubercule d'inoculation et de l'adénopathie.

Ce bacille peut s'inoculer aux souris; le foie et la rate sont criblés de granulations très petites. Le chien, le chat et l'âne ont résisté.

Les cas de ces pseudo-tuberculoses se multiplient peu à peu. Ainsi Pfeiffer (*Bacilläre Pseudotuberculose*, etc., Leipzig, 1889) qui qualifie les travaux de Charrin et Roger et de Dor comme très superficiels, semble avoir trouvé les bacilles déjà décrits par Eberth[1]. Malgré les photographies jointes au travail de Pfeiffer, la description de son bacille laisse beaucoup à désirer.

Les photographies des cultures montrent de petits bacilles ou des formes ovales d'une grosseur très différente. Ordinairement ils ont l'aspect de diplobactéries ou de petits bâtonnets dont l'auteur n'indique pas les dimensions.

Il semble que ce microbe se développe sur toutes les substances nutritives sans avoir des caractères bien particuliers. Sur plaques, il montre à un faible grossissement les mêmes arabesques que certaines espèces des microbes saprogènes, et autour de la culture on observe la formation de petits cristaux comme autour de plusieurs autres colonies saprogènes.

1. Comme la maladie de Charrin et Roger nous semble bien établie et décrite, nous ne pouvons que désapprouver la tendance de certains auteurs à vouloir garder leur priorité et à grandir leur mérite en diminuant celui des autres.

Mais Pfeiffer ne se prononce pas sur l'odeur de ses cultures. La température de 60° tue le microbe en deux heures. Il se colore bien avec le bleu de Löffler. Les cobayes inoculés meurent ordinairement après 20 jours avec des tuméfactions médullaires des ganglions voisins, tandis que les organes internes, surtout l'épiploon, le foie, la rate sont parsemés de tubercules caséeux souvent suppurés. Les souris inoculées gagnent la maladie plus vite et elles montrent une espèce de paralysie des extrémités postérieures qui serait liée à une tuméfaction des ganglions au voisinage de la plaie d'inoculation. Pfeiffer constate que la maladie existe seulement chez les petits rongeurs et qu'elle peut se transmettre aussi par l'alimentation. Dans ce cas, comme dans une épidémie survenue chez les animaux non inoculés, les lésions les plus prononcées se trouvaient dans l'intestin. Pfeiffer suppose que tous les faits de pseudo-tuberculose décrits jusqu'à présent sont causés par le même bacille.

Sans vouloir qualifier les deux cas suivants comme pseudo-tuberculose, l'un de nous relate ici deux cas de granulie mortelle avec bronchite aiguë observés à Bucarest sans trace de tuberculose dans d'autres organes, et sans qu'on ait pu trouver dans les granulations le microbe de la tuberculose. Dans le premier cas, un jeune homme atteint de fièvre palustre dans le service de Fl. Teodorescu présentait tous les symptômes d'une bronchite et d'une granulie aiguë du poumon. A l'autopsie on trouva, avec les lésions du paludisme chronique, les poumons congestionnés, gonflés, atteints d'une bronchite capillaire diffuse et autour des bronches des tubercules miliaires grisâtres un peu plus diffus qu'à l'ordinaire et souvent entourés de petits foyers pneumoniques grisâtres, grenus, du diamètre d'une lentille. En examinant sous le microscope le pus des petites bronches, on trouvait des masses énormes de longues chaînettes en pelotons composées de microbes ovales ou fusiformes plus ou moins colorés de 0 μ,8 grosseur.

Les tubercules sont formés de tissu interstitiel proliféré et embryonnaire, de petits vaisseaux et d'alvéoles remplis de leucocytes, de fibrine et des mêmes microbes. Au milieu des tubercules, on constate une nécrobiose uniforme de tous ces tissus. En ensemençant le pus des bronches et les petits tubercules, on obtient facilement des cultures qui se présentent sur la gélose comme des plaques plates, rondes, assez étendues, blanchâtres, transparentes, avec l'odeur désagréable de l'ozène. Ce microbe se développe aussi bien sur la pomme de terre sous forme de plaques abondantes, blanchâtres, humides. Les cultures sont formées de bacilles courts de 0 μ,6 de grosseur, souvent avec des vésicules à leurs extrémités, formant de petits groupes parallèles. Ils se colorent bien par les couleurs d'aniline.

Auprès de ces colonies, il existe dans les mêmes cultures de petites colonies comme des gouttes de rosée isolées, transparentes, à la surface de la gélose et du sérum, constituées par les mêmes microbes en chaînettes que ceux décrits plus haut. Ils ne se développent ni sur la gélatine ni sur la pomme de terre. Le même microbe se trouvait en même temps que le streptococcus du pus dans les ganglions bronchiques hypertrophiés, bruns et presque médullaires. Dans les poumons il y avait encore quelques petits abcès renfermant le staphylococcus aureus. Les cobayes et les lapins inoculés dans la trachée, dans les vaisseaux et dans le bulbe oculaire, mouraient de huit à douze jours après, avec de la pleuro-pneumonie, une tuméfaction brune de la rate et avec des ecchymoses péritonéales. Leurs organes renfermaient tantôt le microbe fusiforme, tantôt les saprogènes qui viennent d'être décrites.

Dans le deuxième cas de même nature provenant du même service, quelques jours après le premier, on trouvait les mêmes lésions, mais sans malaria, avec les mêmes microbes fusiformes en longues chaînettes, mais dont la culture ne réussit pas.

§ 2. — **Tuberculose spontanée des animaux.**

La tuberculose spontanée est très commune dans certaines espèces animales domestiques comme les bêtes bovines; elle survient aussi assez fréquemment chez les singes, moins communément toutefois qu'on ne le croit, suivant l'observation de Krishaber et Dieulafoy, car elle est rare si l'on a soin de veiller à l'hygiène de ces animaux. Elle est assez rare chez le lapin et très rare chez le cobaye. Elle n'existe pour ainsi dire jamais chez le chien. Koch a observé la tuberculose avec des bacilles chez le cheval, et Nocard en a rapporté également un fait. On l'observe souvent chez les gallinacés.

Tuberculose des bovidés. — La tuberculose des vaches est très importante à étudier au point de vue de l'alimentation et de la contagion possible à l'espèce humaine par les viandes et par le lait.

La phtisie tuberculeuse des vaches (phtisie calcaire de Delafond, pommelière, Perlsucht) est très commune. Elle se manifeste le plus souvent, sinon toujours, par l'amaigrissement et par la toux, mais les qualités lactifères de la vache peuvent n'avoir subi aucune atteinte et des vaches peuvent rester en bon état pendant six mois ou davantage malgré la présence de tubercules en quantité dans les poumons. La marche de cette phtisie est généralement lente, de telle sorte que des vaches peuvent rester bonnes laitières pendant un an malgré la phtisie. Les lésions anatomiques consistent dans des îlots tuberculeux du poumon de volume variable, des masses de pneumonie caséeuse, des dilatations bronchiques, un catarrhe purulent des bronches, parfois des cavernes, comme chez l'homme. Les plèvres présentent aussi des granulations tuberculeuses parfois très volumineuses, ressemblant à des tumeurs sarcomateuses, souvent infiltrées de sels calcaires; la totalité de ces tumeurs pleurales tuberculeuses, beaucoup plus développées que ne le sont jamais les lésions du même ordre chez l'homme, peut atteindre le poids de 5 à 6 kilogrammes[1]. L'infiltration calcaire de ces tubercules leur a fait donner le nom de tumeurs perlées (Perlsucht). Les ganglions lymphatiques sont toujours infiltrés de tubercules et extrêmement hypertrophiés à la racine des bronches, si bien que leur masse arrive au poids de 3 kilog. 500. Le foie et la rate sont souvent farcis de granulations tuberculeuses.

Les lésions histologiques des granulations tuberculeuses de la vache, qui ont été bien étudiées par Virchow, sont les mêmes que celles de l'homme. Koch a démontré la présence de bacilles dans ces productions pathologiques et leur identité avec ceux de la phtisie humaine[2]. D'après ses recherches, les bacilles sont souvent très rares dans les lésions de la pommelière.

L'importance alimentaire du lait a naturellement incité les expérimentateurs à savoir si le lait de vache atteinte de la pommelière pouvait donner la tuberculose. Gerlach[3] a nourri des veaux, des porcs, des lapins et un mouton avec du lait pris dans de semblables conditions et il a produit la tuberculose. Klebs[4] a également obtenu un certain nombre de résultats positifs; mais comme il y avait aussi des expériences négatives, en particulier celles de Schreiber[5], on pouvait encore conserver un certain doute au sujet de cette infection.

Le danger qu'offre le lait a attiré l'attention sur les lésions tuberculeuses de la mamelle de la vache. Bollinger[6] a trouvé, dans les tubercules de la mamelle et dans la sécrétion lactée, de nombreux bacilles de la tuberculose. Par l'inoculation du lait chez les animaux, il a obtenu, au bout de onze jours, une tuberculose miliaire généralisée.

La mamelle de la vache paraît être assez souvent affectée

1. Voyez, pour la pathologie de cette affection, la *Police sanitaire* de Reynal p. 710. — Gurlt, *Handbuch*, t. I. — Virchow, *Wurtzburger Verhandlungen*, t. VII, p. 143 et *Pathologie des tumeurs*, traduction fr. de Aronssohn, t. II, p. 253.
2. *Berl. Klin. Wochenschr.*, 10 avril 1882.
3. *Virchow's Archiv*, t. XLI, 1878.
4. *Archiv fur exp. Path.*, 1871.
5. *Dissertation inaugurale*, Kœnigsberg, 1875.
6. *Tuberkelbacillen im Euter tuberc. Kuhe. Baier. ärztl. Int. Bl.*, 1883, 16.

de tuberculose. Ainsi, pendant sept mois, le docteur Bang[1], professeur à l'école vétérinaire de Copenhague, en a vu, dans cette institution, sept cas, et divers vétérinaires danois lui ont communiqué vingt-sept autres faits de mammite tuberculeuse. Sans que les vaches paraissent malades, il se développe une tuméfaction et une induration d'une portion de la glande dont le lait semble tout à fait normal. Malgré cette excellente apparence, le lait contient parfois alors des quantités colossales de bacilles. Ainsi, sur des préparations de lait recueilli dans ces conditions, Bang a montré aux membres du congrès de Copenhague des points où il y avait plus de 200 bacilles dans un champ du microscope. Au bout d'un mois environ, le lait prend l'aspect d'un sérum jaunâtre contenant de petits flocons fibrineux. Il n'est jamais purulent. La mammite tuberculeuse peut s'associer à une phtisie déjà existante ou être la première manifestation d'une phtisie aiguë ou subaiguë qui dure de deux à quatre mois. L'inoculation de ce lait lui a donné des résultats positifs; l'ingestion du lait provenant des parties saines de glandes partiellement tuberculeuses a produit aussi la tuberculose intestinale chez le lapin et le porc. Dans une ferme où l'on se servait du lait d'une vache atteinte de cette mammite, le veau devint tuberculeux ainsi qu'une femme enceinte et un enfant de six mois qui avait été nourri avec ce lait.

Koch[2] a émis l'opinion que le lait de la vache tuberculeuse ne devient virulent que lorsque la mamelle est elle-même atteinte. Bang pense au contraire que le lait des vaches tuberculeuses contient parfois, sinon toujours, des bacilles, même quand la mamelle est saine. Il a chauffé à 72° le lait contenant des bacilles et il a injecté un centimètre cube de ce liquide à deux lapins qui n'ont eu aucune apparence de tuberculose. Pour chercher les bacilles du lait, il le place dans un appareil à force centrifuge usité pour la séparation du beurre. La partie périphérique du vase présente un sédiment sale qui contient diverses espèces de bactéries parmi lesquelles se trouvent celles de la tuberculose.

H. Martin[3] a inoculé, dans le péritoine de cobayes et de

1. *Nordiskt med. Archiv*, t. XVI et *Congrès méd. int. de Copenhague*, août 1884
2. *Mittheil. a. d. Kais. Gesundheitsamte*, t. II, 1884.
3. H. Martin, *Recherches ayant pour but de démontrer la fréquence de la tuberculose consécutive à l'inoculation du lait vendu à Paris, sous les portes cochères* (*Revue de médecine*, 10 fév. 1884).

lapins, du lait pris au hasard aux laitières qui s'installent de grand matin à Paris pour le vendre sous les portes cochères, et il a obtenu un bon nombre d'inoculations positives; encore faut-il remarquer que ce lait provient de fermes éloignés où les animaux sont dans de meilleures conditions que ceux des vacheries situées à Paris ou dans la banlieue. Strein[1], en injectant du lait de vaches atteintes de la pommelière dans le péritoine, a produit la tuberculose miliaire au bout de trente-cinq jours; sur les quatre faits qu'il a examinés au microscope, il n'a trouvé que deux fois des bacilles.

De toutes ces expériences découle la conclusion qu'il faut toujours faire bouillir le lait dont on se sert comme aliment, si l'on n'est pas sûr de sa provenance.

Une autre question est celle de savoir si les viandes provenant de vaches phtisiques peuvent donner la phtisie. Il est très rare qu'il y ait des tubercules dans les muscles et dans le tissu cellulaire du dos et des membres qui constituent les parties les plus essentielles de la viande consommée; aussi l'inoculation aux animaux de la viande de boucherie a-t-elle donné des résultats inconstants, rarement positifs; mais il n'en est pas de même de la consommation des organes tels que le foie, le rein ou des parties des membres qui renferment des ganglions lymphatiques. D'où le précepte de manger bouillie la viande des bovidés suspects.

Tuberculose des gallinacés. — La tuberculose spontanée des gallinacés a été longtemps confondue en France avec la diphthérie; on regardait comme des lésions diphthéritiques les îlots superficiels ou profonds, semi-transparents ou caséeux qu'on trouve chez les poules, dans le foie, la rate, le péritoine, etc. Arloing et Tripier, Larcher avaient vu, il est vrai, des lésions qui ressemblaient à des tubercules, mais leur nature n'avait pas été définie rigoureusement. Koch a découvert les bacilles de la tuberculose des poules; Ribbert[2] a constaté que les nodules tuberculeux de la poule, dans le foie et dans la rate, renferment un nombre considérable de bacilles, surtout dans leur partie périphérique. Ils pénètrent aussi dans les artères et dans les

1. *Dissertation inaugurale*, Berlin, 1884.
2. *Tuberkelbacillen bei Hühnern; deutsche med. Wochenschrift*, p. 413, 1883.

veines. Ces bacilles existent dans de grandes cellules, mais très rarement dans de véritables cellules géantes. Ribbert a reproduit des tubercules du péritoine par inoculation chez une poule saine. L'un de nous a fait des examens qui lui ont donné des résultats analogues, où il a constaté que ces bacilles se coloraient plus facilement que ceux de l'homme[1]. Nous avons examiné avec Mégnin[2] une série de poules et de faisans atteints de tubercules du foie, de la rate et du péritoine à divers degrés d'évolution. Lorsqu'ils sont récents, ces tubercules ont tout à fait l'apparence, à l'œil nu, de granulations semi-transparentes miliaires pouvant atteindre la grosseur d'un grain de chènevis; ils sont transparents dans toute leur masse ou présentent une zone opaque à leur centre. Le foie en était criblé ainsi que la rate. Sur les préparations faites en étalant un très petit fragment d'un tubercule sur la lamelle où il se desséchait, puis était coloré pendant dix minutes avec le violet 6 B, on voyait une grande quantité de bacilles après la décoloration par la solution de sublimé, l'alcool et l'essence de girofle. La couleur des bacilles résistait aussi à l'action de l'acide azotique au tiers et de l'acide acétique. Sur les coupes colorées au violet d'Ehrlich, décolorées avec l'acide azotique au tiers, les îlots tuberculeux montrent une très grande quantité de bacilles très bien colorés, libres ou siégeant dans de grandes cellules. Celles-ci, mesurant 12 à 20 μ, ne possèdent généralement qu'un noyau, et se distinguent ainsi des cellules géantes de la tuberculose humaine. Elles s'en distinguent aussi par le nombre incroyable de bacilles qui existent dans certaines de ces cellules (voy. fig. 367). Les micro-organismes forment en effet des touffes et sont au contact les uns des autres; ils ont souvent une forme rayonnée et partent du centre de la cellule pour se diriger vers sa surface. Ils sont infléchis, contournés, souvent formés de petits grains colorés les uns au bout des autres. Leur extrémité excentrique paraît souvent libre. Il est très facile de voir, sur les

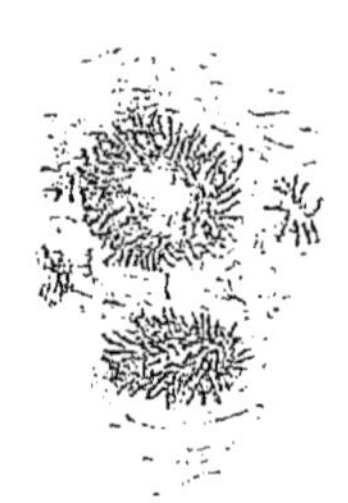
Fig. 367. — Trois cellules d'un tubercule du foie. Ces cellules ne présentent qu'un noyau ; elles sont remplies complètement de touffes de bactéries (600 diamètres).

1. Babes, *Journal des connaissances médicales*, 1883.
2. Cornil et Mégnin, *Société de biologie* (octobre 1884). *Journal de Robin*, 1885.

coupes du foie, les bacilles siégeant dans les vaisseaux de tout ordre de cet organe. Dans les veines portes et sus-hépatiques, par exemple, on voit que les bacilles siègent généralement dans des cellules rondes qui ne sont autres que des globules blancs du sang. Les bacilles de la tuberculose ne se rencontrent pas seulement dans les vaisseaux compris dans les granulations et dont la circulation est arrêtée par suite d'une coagulation de la fibrine, mais on les trouve aussi dans quelques capillaires du foie, par exemple, où les globules rouges sont normaux et où le sang circule. On rencontre aussi quelquefois les bacilles dans des cellules géantes (voy. fig. 369).

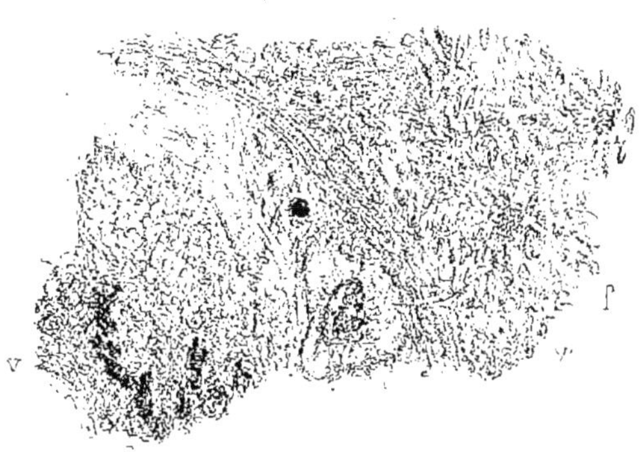

Fig. 368. — Coupe du foie tuberculeux d'une poule.

V, veine centrale autour de laquelle il s'est développé un tubercule; C, dégénérescence calcaire autour de la veine; V', vaisseau dont la paroi est caséeuse et qui est remplie de bactéries de la tuberculose; f, tissu du foie dont les vaisseaux sont pleins de sang.

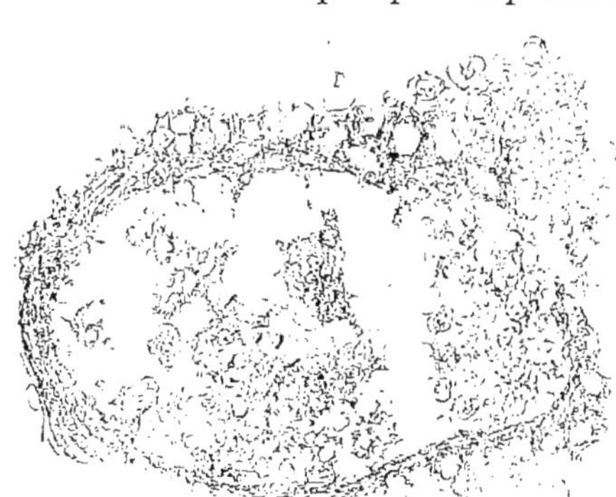

Fig. 369. — Coupe d'un petit tubercule du foie du faisan.

cg, cellule géante avec des bacilles; r, réseau hyalin du tissu tuberculeux; f, cellules du foie.

Dans les ganglions lymphatiques on observe aussi des îlots caséeux avec une quantité considérable de bactéries qui siègent parfois dans les vaisseaux (voyez fig. 370).

La tuberculose chronique est caractérisée par des granulations jaunâtres opaques, souvent de consistance calcaire, qui siègent dans le foie, la rate, le péritoine, les ganglions, les sacs aériens, et à la surface péritonéale des intestins. Ces petites tumeurs du péritoine intestinal, de la grosseur d'un petit pois ou même plus, sont saillantes, bosselées, sèches sur une surface de section, avec des grains ou des stries tout à fait calcifiés. Les coupes des gros tubercules caséeux et calcifiés, colorées au violet d'Ehrlich, puis décolorées par l'action de l'acide azotique au tiers, de l'alcool absolu et de l'essence de girofle, de façon à ce que les bacilles seuls restent colorés, montrent des îlots qu'on peut déjà reconnaître à l'œil nu et qui restent de couleur violet-bleu. Avec un faible grossissement, de 10 à 100 diamètres, on voit que des taches violettes arrondies siègent, soit à la partie centrale du tubercule, soit à la fois au centre et dans la périphérie des tubercules, en même temps que des stries sinueuses de la même couleur (voy. fig. 371). On constate à un fort grossissement que ces îlots ou stries sont formés par une accumulation de bacilles pressés les uns contre les autres, siégeant soit dans l'intérieur de vaisseaux dont les parois sont altérées (fig. 371), soit dans des interstices du tissu caséeux et calcifié. Lorsqu'on a coloré doublement ces coupes par le violet d'Ehrlich pour montrer les bacilles, puis par la safranine, cette dernière substance donne à toutes les parties calcifiées une couleur brun foncé tirant sur le violet ou l'acajou bruni. On reconnaît alors que les îlots de bacilles sont souvent entourés par une zone de tissu calcifié, coloré en brun violacé. Cette zone calcifiée est constituée par des travées anhistes, sans structure, entrecroisées et anastomosées, limitant des aréoles comme un tissu réticulé. Il n'y a pas de cellules vivantes ni de noyaux dans ce réticulum ; des îlots de bacilles existent souvent dans ses mailles ; on y trouve aussi des boules hyalines. Parfois la masse centrale du tubercule, ayant la grosseur d'un grain de chènevis ou davantage, est mortifiée, ne se colore plus par le carmin ni par la safra-

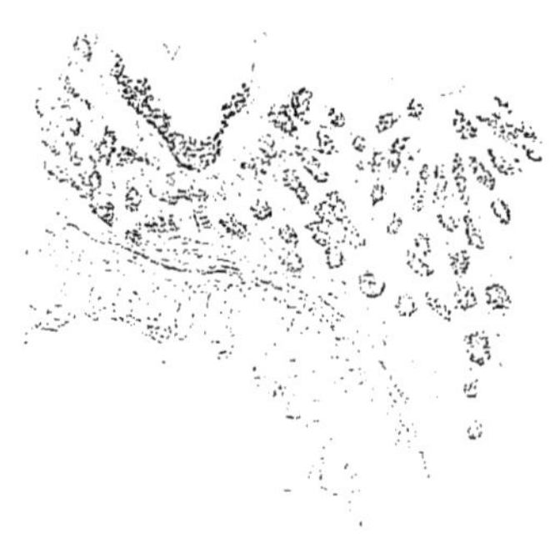

FIG. 370. — Ganglion lymphatique d'une poule tuberculeuse.

v, vaisseau contenant des bacilles : *c*, grandes cellules contenant une masse de bacilles (Grossissement de 150 diamètres).

nine et tient à peine au tissu périphérique. Ce dernier montre des îlots ou des stries de couleur bleu violet dus à des bacilles. Tout autour des portions calcifiées, on trouve un tissu inflammatoire, formé de petites cellules vivantes et bien colorées en rouge par la safranine.

Les grosses masses tuberculeuses sont entourées elles-mêmes de tubercules plus petits, tantôt récents, tantôt bordés eux-mêmes d'une zone calcifiée. Ces petits tubercules sont très réguliers;

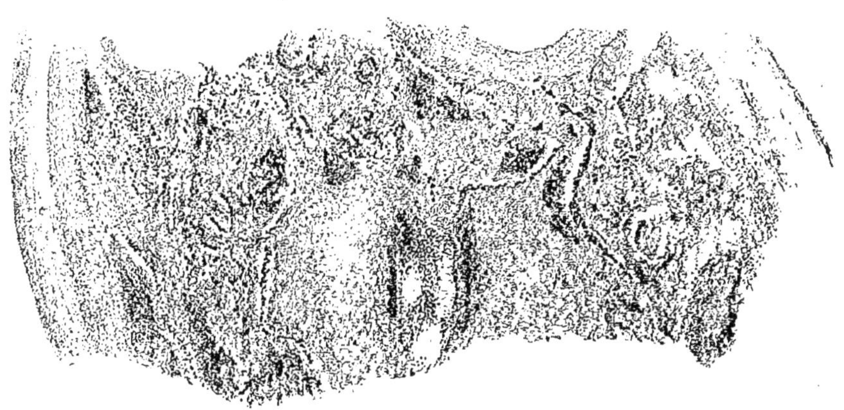

Fig. 371. — Gros tubercule caséeux et calcaire situé à la surface du péritoine intestinal et dessiné à un faible grossissement (20 diamètres). Toutes les parties qui offrent une couleur bleue, *b*, sont des amas de bactéries de la tuberculose. Elles siègent dans des fentes dont quelques-unes représentent probablement des vaisseaux *v*, et elles sont entourées de parties qui ont une couleur acajou par le mode de préparation employé ici (violet d'Ehrlich, décoloration à l'acide nitrique et safranine pour colorer le fond de la préparation).

leur centre, composé de bacilles, nous a souvent paru occuper la cavité d'un vaisseau dont les parois auraient été modifiées.

Étudiés avec de forts grossissements, les bacilles sont accumulés en amas réguliers au milieu des tubercules calcaires comme dans une culture pure, au contact les uns des autres, en si grand nombre que, sur les coupes, ils se sont échappés en partie des fentes ou scissures qui les contenaient, sous l'influence de la section et des manipulations, de façon à devenir libres sur les bords de la coupe, dans le liquide où elle est montée. Ils existent dans ce liquide, isolés ou accolés en touffes, sans qu'il y ait de cellules à côté d'eux. Leurs amas affectent des figures ovoïdes, ou circulaires, ou irrégulières ou la forme de bandes, rarement celle d'une S, comme cela a lieu dans les cultures où ils se développent en liberté sur le sérum sanguin gélatinisé d'après le procédé de Koch. Les bacilles des tubercules calcaires ne sont pas compris dans les cellules. Il est probable qu'ils se sont primitivement développés dans des cellules, mais que celles-ci ont été détruites ultérieurement sans qu'il en soit resté trace. Ils sont agglomérés en nombre tellement considérable qu'il est difficile de les voir isolément au milieu des masses colorées qu'ils forment. Le violet d'Ehrlich, le violet 6 B en solution aqueuse ou en solution dans l'eau d'aniline, les colorent bien. Ils sont plus longs d'habitude que les bacilles qu'on trouve ordinairement dans les crachats de l'homme, de telle sorte qu'ils ressemblent parfois à des filaments. Ils présentent souvent des grains colorés.

Nous avons reproduit très facilement, avec Mégnin, la tuberculose de la poule en l'inoculant à des poules. Nous avons inoculé deux cobayes qui ont présenté, lorsque nous les avons tués, deux mois après l'inoculation, de gros abcès caséeux de la paroi abdominale et du grand épiploon. Dans ces abcès ayant le volume d'une cerise et remplis de pus caséeux, nous avons trouvé une très grande quantité de bacilles de la tuberculose. Les animaux avaient été tués avant la généralisation de la maladie, mais il est probable qu'ils en auraient été atteints plus tard.

Nocard a constaté (Société de médecine vétérinaire, janvier 1885) la contagion de la tuberculose de l'homme à la poule parmi tous les animaux d'une basse-cour. Le valet chargé de cette basse-cour était phtisique, et les poules picoraient avec voracité ses crachats; la plupart d'entre elles ont succombé avec de la tuberculose des organes abdominaux. Nocard a depuis cité d'autres faits de contagion non moins démonstratifs (Soc. de biologie, 17 août 1885); il a cultivé les bacilles sur du sérum de cheval additionné de 1 p. 100 de peptone, 0,25 p. 100 de sucre de canne et 0,25 p. 100 de sel marin, et il a donné, avec ces cultures, la tuberculose au lapin, au cobaye et au chevreau.

Sans infirmer la possibilité d'épidémies de tuberculose des poules dans certaines basse-cours à la suite de l'ingestion des crachats de phtisiques, Straus et Wurtz[1] ont montré que la

1. Congrès de la tuberculose, 1888, p. 328.

poule pouvait aussi résister énergiquement à ce mode de contagion. Ils ont fait avaler à 7 poules et à un coq une quantité considérable de crachats de phtisiques, un crachoir chaque jour à chacun des animaux. L'expérience ayant duré de six mois à un an, les animaux qui avaient engraissé et étaient en excellent état furent sacrifiés : aucun d'eux n'était tuberculeux.

INSTRUCTIONS RELATIVES A LA DÉFENSE CONTRE LA PROPAGATION DE LA TUBERCULOSE. — Des instructions émanant des congrès et des sociétés savantes ont été publiées pour mettre en garde le public contre une maladie infectieuse qui détermine du quart au septième du total des décès dans les grandes villes. Le danger de la contagion et de la propagation de la tuberculose vient surtout des crachats, qui, lorsqu'ils séjournent sur des linges, draps, mouchoirs de poche, lorsqu'ils sont projetés à terre, sur les planchers, etc. se dessèchent, se réduisent en poussière et sont suspendus en l'air à la suite du balayage et de l'époussetage. Les bacilles encore virulents en cet état peuvent être inspirés, s'arrêter sur les muqueuses ou souiller les aliments. On doit donc exiger des malades qu'ils crachent toujours dans un crachoir contenant de l'eau et qui sera désinfecté à l'eau bouillante chaque jour après qu'on aura vidé son contenu sur des charbons ardents. Les déjections des malades qui ont de la diarrhée doivent être également désinfectées avant d'être vidées dans les cabinets. Des crachoirs contenant de l'eau et non des substances pulvérulentes doivent être placés dans tous les endroits publics, gares de chemin de fer, administrations, etc. Il est dangereux de coucher avec un malade qui ne prendrait pas toutes ces précautions. Le baiser sur la bouche et les relations sexuelles doivent être interdits. Une mère tuberculeuse ne doit pas allaiter son enfant. Les nourrices et les domestiques tuberculeux sont également des agents de contagion dans les familles où ils servent.

Il serait nécessaire aussi que les phtisiques fussent isolés dans les hôpitaux.

Ces instructions seraient insuffisantes si l'on voulait prendre des mesures pour arrêter absolument la marche de la tuberculose. Celle-ci fait en effet des progrès alarmants, non seulement dans les villes, mais aussi dans les campagnes, grâce à la facilité des voyages, et au séjour de tous les hommes valides dans l'armée. Si les gouvernements voulaient protéger la vie humaine, s'opposer à l'abâtardissement progressif de notre race d'une façon aussi efficace que celle qui est mise en œuvre pour maintenir la bonne santé des animaux et les garantir contre les épizooties, il faudrait arriver à isoler les tuberculeux, à leur interdire le mariage avec des personnes saines, à défendre le séjour des enfants dans les familles où il existe des tuberculeux, etc. De pareilles mesures devraient même être internationales. Il faudrait faire intervenir des lois draconiennes limitant la liberté individuelle, portant une inquisition constante dans l'intérieur des familles, et dont la gravité est bien de nature à faire réfléchir les législateurs.

Application a la thérapeutique de la doctrine bactériologique de la phtisie. — Les agents qui ont une influence marquée sur l'arrêt du développement des bacilles de la tuberculose et qui en stérilisent les cultures ne peuvent généralement pas être inhalés parce que ce sont des poisons. Fräntzel[1] a choisi, parmi ces substances, celles qui sont les plus inoffensives, mais qui en même temps sont actives : l'essence de menthe, de camphre, la naphtaline, la créosote, l'acide phénique et l'aniline ; il n'a pas obtenu de résultats thérapeutiques manifestes par les inhalations auxquelles il a soumis ses malades. Albrecht[2] a obtenu quelques bons résultats des inhalations d'oxygène chez les phtisiques et chez les lapins inoculés. Hiller[3] a essayé les antiparasiticides, le sublimé, l'iodoforme, le brome, l'alcool, l'hydrogène sulfuré, l'acide arsénieux, l'acide borique, le salicylate de soude, à l'intérieur, en inhalations, en injections dans le poumon ou en injections sous-cutanées, sans résultats bien nets. Le sublimé employé en injections sous-cutanées a paru diminuer le nombre des bacilles de l'expectoration, mais les malades le supportaient mal. R. Lépine[4] a employé l'iodure de potassium à la dose de 2 à 6 grammes par jour et il a obtenu des effets utiles. Sormani[5] recommande, pour détruire les bacilles, les vapeurs d'acide sulfureux et nitreux, et de l'iodoforme ; mais il faut prendre garde de faire plus de mal aux malades qu'aux microbes. En somme, la meilleure indication est de soutenir les forces des malades et de les mettre dans les meilleures conditions de résistance à la maladie bactérienne. Il parait résulter, par exemple, des expériences d'inhalation de crachats faites par Wargunin[6] sur des chiens, que ces animaux peuvent guérir s'ils sont bien nourris et placés dans de très bonnes conditions d'hygiène. Tel a été le but de Debove lorsqu'il soumettait ses malades à une alimentation forcée par le gavage à l'aide de la sonde œsophagienne.

Dernièrement L. Weigert[7] a conseillé l'inhalation de l'air surchauffé pour détruire les bacilles dans le poumon même. Cet auteur croit avoir constaté qu'on peut, sans inconvénients, chauffer les poumons presque à la température suffisante pour empêcher la multiplication des bacilles. Malgré les résultats encourageants obtenus par L. Weigert et d'autres avec ces inhalations, on ne doit pas oublier que la plupart des microbes qui existent dans les foyers pneumoniques, dans les tubercules fibreux, dans les ganglions et dans les autres organes échapperont toujours à ce traitement. Mono et Rondelli (*D. Med. Wochenschr.*, 1889, 27) loin d'admettre l'exactitude du raisonnement de Weigert ont montré que l'air chauffé, en produisant des vapeurs, perd sa chaleur et que la température du poumon des animaux soumis à ces inhalations ne dépasse pas 39°.

1. *Verhandlungen des IIe Congresses zu Wiesbaden*, 1883.
2. *Deutsche med. Wochensch.*, 1883, n° 29.
3. *Verhandlungen der IIe Congresses zu Wiesbaden*, 1883.
4. *Revue de médecine*, 10 nov. 1884 et *Thèse de Vesons*, Lyon, 1883.
5. *Etiologia della tuberculosi polm.*, *Ann. univ. di medicina*, 1883.
6. *Virchow's Archiv*, t. XCVI, p. 366.
7. *Die Heissluftbehandlung der Lungen tuberculose*, Berlin, 1889.

CHAPITRE IV

LÈPRE OU ÉLÉPHANTIASIS DES GRECS

Définition et symptômes. — La lèpre est une maladie infectieuse chronique qui se manifeste surtout par des lésions de la peau, des muqueuses de la bouche et du larynx et de certains tissus profonds, et qui est causée par un bacille spécial.

C'est là une des maladies qui ont été autrefois le plus répandues sur la surface du globe et qui ont causé le plus de ravages. Grâce aux mesures rigoureuses prises dès le moyen âge et à la séquestration des lépreux, on a pu s'en débarrasser presque partout en Europe, si ce n'est dans les contrées du littoral de l'Espagne, de la Grèce, de la Norvège, et dans la péninsule des Balcans.

On en distingue trois variétés : la lèpre tuberculeuse, la lèpre anesthésique et des formes mixtes [1].

La lèpre *tuberculeuse* est caractérisée, à son début, par des taches arrondies, irrégulières, brunes ou de couleur sépia, ou ecchymotiques, au niveau desquelles la peau s'épaissit progressivement, de façon à former des tubercules étalés, bien limités, séparés les uns des autres ou étendus en plaques plus ou moins larges, occupant parfois même la presque totalité de la surface des membres. La face est tout particulièrement atteinte : le front est sillonné de rides ou de dépressions séparées par des bourrelets irréguliers, dus à l'épaississement de la peau entre les

1. Nous renvoyons pour l'étude clinique de ces formes au rapport de M. Leloir sur la lèpre en Norvège, — *Mémoires de la Soc. de biologie*, 1885, p. 101, — et au Traité théorique et pratique de la lèpre, du même auteur, 1886.

plis transversaux; les paupières sont bouffies, les lèvres épaisses; la lèvre inférieure est pendante (*leontasis*, tête de lion). La face est colorée ou terne, terreuse; elle revêt une expression de stupeur. Au niveau des tubérosités lépreuses, la sensibilité est tantôt conservée, tantôt diminuée, tantôt abolie d'une façon absolue. Les muqueuses de la bouche, de la langue, du voile du palais et de la paroi postérieure du pharynx, ne tardent pas à montrer des plaques ou tubercules saillants; la muqueuse de la conjonctive est aussi le siège de petites nodosités aplaties.

Plus tard des fissures, des érosions sanguinolentes, de véritables ulcérations plus ou moins profondes, se montrent au niveau de quelques-unes de ces tubérosités ou entre elles; la muqueuse laryngienne se prend à son tour, ainsi que l'épiglotte, et les malades ont la voix éteinte comme dans une laryngite tuberculeuse. La trachéotomie est parfois nécessaire.

Des ulcérations de la face, des pertes de substance des narines et l'affaissement des os du nez s'observent quelquefois.

Les doigts sont aussi altérés; il s'y produit un épaississement de la peau, des tubérosités, des fissures profondes et qui donnent lieu à un écoulement sanguin. A un moment donné, il se fait des sillons inflammatoires autour d'une extrémité digitale; une ou plusieurs phalanges sont séparées des parties vivantes et tombent après s'être mortifiées ou momifiées.

Les tubercules peuvent disparaître dans certains cas exceptionnels, mais l'aspect des malades n'en est pas moins horrible et la lèpre tuberculeuse passe alors à l'état de lèpre anesthésique à sa seconde ou troisième période. La mort est la règle au bout d'un temps parfois assez long. Le testicule, le foie et la rate sont le plus souvent altérés.

La lèpre *anesthésique* débute par des taches ou macules érythémateuses de coloration rouge ou brune, luisantes ou pigmentées. La pigmentation de la peau lui donne une apparence ponctiforme, tachetée, plus ou moins foncée. Ces taches ressemblent à celles du vitiligo; quelquefois leur centre pâlit. Ces macules sont le plus souvent anesthésiques. Érythémateuses d'abord, elles blanchissent et peuvent s'infiltrer ou présenter une atrophie de la peau avec chute des poils, et alors elles sont insensibles. On voit aussi apparaître des plaques d'anesthésie plus ou moins étendues.

La lèpre anesthésique doit son nom à ce qu'elle débute par des plaques au niveau desquelles la peau n'offre pas de modification appréciable de sa structure. Quelquefois cependant on observe, sur les parties anesthésiées, des bulles de pemphigus ou diverses éruptions. Plus tard la peau, au niveau des plaques insensibles, s'atrophie et se ride. La face prend un aspect tout particulier de décrépitude précoce et de stupeur. On observe des accidents du côté des doigts et des extrémités, dus à des troubles trophiques et qui lui ont fait donner le nom de lèpre *mutilante*. Telles sont les ulcérations profondes qui surviennent, par exemple, au niveau des plis digito-articulaires et qui déterminent la chute, précédée de l'atrophie fibreuse, d'une phalangette ou d'un segment très étendu du doigt. Les extrémités, les mains, les pieds, sont souvent déformés au plus haut point; plusieurs doigts ou orteils sont remplacés, par exemple, par des moignons.

La lèpre anesthésique peut s'observer à l'état isolé et se terminer par des mutilations des extrémités, sans qu'il y ait de tubercules lépreux.

Les formes *mixtes* sont tantôt une transformation de la lèpre tuberculeuse en lèpre anesthésique, tantôt une transformation de celle-ci en lèpre tuberculeuse. Dans le premier cas, les tubercules s'affaissent et disparaissent; il se produit une anesthésie des extrémités, des mains en griffes, des déformations et des mutilations. Dans le second cas, la lèpre anesthésique se complique, à un moment donné, de tubercules; elle se transforme ainsi en lèpre tuberculeuse.

Étiologie. — Toutes les productions de la lèpre tuberculeuse renferment une quantité colossale de bacilles qui ont été découverts par Armauer Hansen.

Les bacilles de la lèpre ressemblent beaucoup à ceux de la tuberculose (voy. pl. I), ils possèdent une capsule qui est bien visible en colorant les bacilles desséchés sur une lamelle par des couleurs simples d'aniline. Ils semblent être mobiles et ils paraissent posséder des spores. Leur grandeur est la même que celle du bacille de la tuberculose, seulement ils sont plus uniformes et plus rectilignes que ces derniers. Ils offrent souvent à leurs extrémités des grains ou des gonflements qui se colorent mieux que le reste avec le bleu de méthylène[1]. Pour arriver à colorer les bacilles avec cette couleur on colore les coupes pendant 24 heures, on chauffe la préparation dans le bain colorant et on traite avec l'alcool et l'essence. Ensuite on dissocie la coupe pour isoler les bacilles, après quoi on monte dans le baume épais. Le bleu de méthylène de Poirier et surtout le violet 5B sont des substances propres à leur étude. Ils se colorent plus facilement par la méthode d'Ehrlich ainsi que l'a constaté de nouveau Baumgarten sans avoir eu connaissance de notre communication antérieure (Babes, *Ac. des sc.*, 30 avril 1883). Ils se colorent, par exemple, avec la fuchsine de Poirier qui, en simple solution, ne teint pas les bacilles de la tuberculose. Ils résistent ordinairement plus longtemps, pendant une heure, à la décoloration par l'acide azotique. Cependant il ne faut pas perdre de vue que les bacilles de la lèpre se colorent d'une manière très différente suivant les cas.

Pour distinguer les bacilles de la lèpre de ceux de la tuberculose, s'ils siègent ensemble dans un poumon, on colorera les coupes par la fuchsine simple de Poirier pendant une demi-heure, puis on les décolorera à l'aide d'un acide. Les bacilles de la lèpre restent ordinairement seuls colorés par ce procédé.

Baumgarten a obtenu à peu près les mêmes résultats, mais comme il employait une autre fuchsine que celle que nous avons indiquée, il a coloré aussi les bacilles de la tuberculose. Il a vraisemblablement opéré sur des préparations desséchées, tandis que nous opérions sur des coupes[2]. Il ne s'est pas non plus préoccupé de la différence de forme de ces deux variétés de bacilles .

Dernièrement Unna (*Rosaniline u. Pararosan.*) et Neisser (*D. dermat. Ges. Prag.*, 1889), se sont occupés de la coloration des bacilles sans tenir compte de nos recherches antérieures. Unna croyait que les grains colorés par certaines couleurs sont les vrais

1. Unna, Bordoni et d'autres ont décrit ces corpuscules plus tard que l'un de nous (Babes, *Acad. des sciences*, avril 1883 et *Arch. de phys.* 1883).

2. Les différences d'action des fuchsines de diverses provenances expliquent les résultats contradictoires obtenus par les histologistes. Ainsi les caractères différentiels donnés par Baumgarten ne réussissent qu'avec certains spécimens de fuchsine. Nous avons vu plus haut que certaines fuchsines, même dans une solution d'Ehrlich, ne colorent pas les bacilles de la tuberculose.

3. On peut remarquer ici que les différences de forme des bacilles, même lorsqu'elles sont difficiles à voir et lorsqu'elles exigent l'emploi de forts grossissements, n'en constituent pas moins des données positives et doivent être soigneusement notées.

microbes; dans un travail en commun avec Lutz il a proposé de ranger dans les crénothrix les bacilles de la lèpre en raison des grains colorés qu'ils renferment et que nous avions décrits depuis longtemps. Unna s'est aussi trompé en prétendant que le groupe des Rosanilines et des Pararosanilines donne toujours des colorations essentiellement différentes, les premières colorant les bacilles et les dernières les cocci[1]. Il avait souvent employé des mélanges de deux groupes de couleurs. Neisser a montré que les fuchsines donnent l'image des bacilles, tandis que les substances dérivées du dimétyle jusqu'à l'hexométyle, de même que certaines couleurs éthylinisées (dahlia) et enfin d'autres substances tout à fait différentes, le victoria, le vert de méthyle, la safranine, etc., donnent l'image des cocci. On voit ces grains (ou cocci) en traitant les bacilles par exemple d'après la méthode indiquée par Babes, par la safranine anilinisée et la liqueur de Lugol, ou bien par les acides forts.

La distinction la plus nette entre le tissu tuberculeux et le tissu lépreux nous est donnée, sur les coupes colorées, par ce fait que les nodules lépreux contiennent toujours, presque dans chaque cellule, une grande quantité de bacilles, tandis que les productions tuberculeuses n'en renferment souvent qu'un tout petit nombre. Ils peuvent même manquer dans les tubercules fibreux et dans les scléroses anciennes d'origine tuberculeuse, tandis qu'il y en a toujours des myriades dans toute altération lépreuse. Il semble que tous les bacilles de la lèpre restent indéfiniment dans les tissus où ils se sont développés, et n'aient aucune tendance à être éliminés ni détruits ultérieurement. Leur résistance est des plus remarquables. Ainsi on a trouvé des milliers de bacilles dans un petit fragment de nodule lépreux qui s'était desséché dans une enveloppe de papier où il avait été oublié depuis une dizaine d'années. On a coloré les bacilles dans des préparations histologiques teintes déjà au picrocarminate et conservées pendant des années entre deux lames de verre dans la glycérine. On retrouve les bacilles dans les fragments insérés sous la peau des animaux en vue de les inoculer, ainsi que nous le verrons bientôt.

Par l'extrême abondance des bacilles infiltrés partout égale-

1. Comme la plupart des bacilles renferment des grains chromatiques, cette dénomination de cocci ou de crénothrie n'est pas justifiée.

ment dans les productions pathologiques de la lèpre, par leur persistance à toutes ses périodes, cette maladie nous donne la démonstration histologique la plus caractéristique du rôle des bacilles.

Lorsque les tubercules lépreux s'ulcèrent, le sang, le liquide transparent ou un peu opaque qui est sécrété à la surface des fissures et ulcérations, contient une grande quantité de bacilles.

Les tubercules, les infiltrations, les érosions et ulcérations des muqueuses buccale, linguale, pharyngienne, présentent exactement les mêmes lésions que la peau : infiltration du chorion des muqueuses par de petites et de grandes cellules, quantité colossale de bacilles dans les cellules et en dehors d'elles.

La lèpre étant essentiellement causée par des parasites, il était naturel de penser qu'elle est contagieuse et inoculable dans l'espèce humaine. Armauer Hansen en a tenté la preuve en inoculant la lèpre tuberculeuse dans la conjonctive d'un homme atteint de la lèpre anesthésique. Cette démonstration n'est pas absolue, car la lèpre anesthésique peut se terminer par la lèpre tuberculeuse.

Un médecin très distingué de la Norvège, après s'être inoculé plusieurs fois lui-même de la lèpre tuberculeuse, a inoculé une vingtaine d'individus sains. Le professeur Profeta avait aussi tenté un assez grand nombre d'inoculations chez l'homme, dont aucune n'a été suivie de la lèpre. Ces expériences qui sont déjà très anciennes n'avaient donné aucun résultat positif (Leloir, *loc. cit.*).

Il résulte cependant de l'extension très manifeste et réellement inquiétante de la lèpre dans certaines contrées et en particulier dans les îles Sandwich, de la formation et de l'accroissement de foyers épidémiques faciles à observer de nos jours, que cette maladie est en réalité contagieuse. Dernièrement M. Kalindero et l'un de nous, avons observé un cas probant de transmission de lèpre en Roumanie où cette maladie est assez fréquente. Il s'agissait d'une mère lépreuse qui allaitait son enfant. Chez l'enfant, il se développa des lépromes seulement aux lèvres et aux joues qui étaient en contact intime et fréquent avec le sein lépreux de la mère. Mais l'origine et le mode de contagion ne sont pas exactement connus. La discussion qui eut lieu à l'Académie de médecine en 1887 et 1888 à la suite du savant rapport de Besnier sur le traité de Leloir[1] a mis en opposition les contagionnistes et les anti-contagionnistes, sans révéler de faits nouveaux relatifs au mode de contagion. Plus récemment Arning a réussi à inoculer la lèpre sur un individu condamné à mort.

On a essayé de communiquer cette maladie aux animaux, mais sans trouver jusqu'ici d'espèce animale qui soit propre à ces expériences. Hillairet et Gaucher[2] avaient essayé sur le porc, mais le résultat n'a pas été concluant; Neisser a inoculé des chiens; Kobner[3] s'est servi de grenouilles, de poissons, d'anguilles; il a retrouvé chez ces animaux, aussi bien que chez le chien, les fragments de tubercules lépreux qu'il y avait insérés, et qui contenaient toujours beaucoup de bacilles; mais sa conclusion est que les bacilles ne se sont pas reproduits et que ces inoculations n'ont rien démontré. Otto Damsch[4] n'a pas été plus heureux. Vidal nous a donné à examiner la peau d'un porc au point où il avait inséré un fragment de tubercule lépreux. La greffe remontait à plus d'une année. Dans les coupes qui comprenaient à la fois le morceau du tissu greffé et le tissu sous-cutané périphérique, nous avons vu une quantité de bacilles caractéristiques dans le premier, mais rien dans le second. Vossius[5] ayant inoculé une particule de tissu lépreux dans la chambre antérieure de l'œil du lapin, a vu, longtemps après, des bacilles de la lèpre dans la cornée et dans l'iris, où il se développa des petits nodules. L'un de nous a inoculé à Bucarest des produits lépreux aux singes, et notamment aux parties de prédilection de la lèpre, à la face, aux orifices des muqueuses, à la conjonctive, à la cornée et aux mains. Les lépromes inoculés résistaient en effet pendant deux mois, et on trouvait même autour des parties inoculées un tissu embryonnaire dont quelques grandes cellules renfermaient des bacilles isolés. Mais plus tard les parties inoculées étaient résorbées sans que les animaux devinssent lépreux. Aussi pouvons-nous dire que jusqu'ici les inoculations de cette maladie tentées chez les animaux n'ont pas donné de résultats absolument concluants.

1. *Traité de la lèpre* accompagné d'un atlas de XXII planches en chromolithographie et de 43 fig. dans le texte. Paris, 1886.
2. *Société de biologie*, 1881.
3. *Virchow's Archiv*, 1882.
4. *Virchow's Archiv*, t. XCII, 1re livraison.
5. Congrès des ophthalmologistes à Heidelberg, 1884.

Neisser croit avoir obtenu des cultures sur le sérum à 37-38° ; il a constaté au bout de plusieurs semaines de petites pellicules développées autour des fragments des tissus introduits dans ce milieu nutritif.

Bordoni Uffreduzzi (*Zeitschr. f. Hygiene*, 1887, III) a essayé de cultiver le bacille de la lèpre sur du sérum de bœuf et de l'agar-agar glycériné. Le sang et les tissus des différents organes n'ont pas donné de cultures, quoiqu'ils fussent farcis de bacilles ; seulement la moelle des os, le seul organe dans lequel les bacilles fussent libres, lui a fourni un résultat positif.

Il a obtenu à 37°, sur le sérum glycériné, des cultures qui revêtent l'aspect de la cire, un peu jaunâtres, à bords irréguliers. La partie liquide du sérum reste claire. Sur l'agar glycériné il se développa des points isolés grisâtres, arrondis, plus saillants au centre qu'à la périphérie. Leur développement avait lieu au bout d'une à deux semaines, mais les cultures successives s'accroissaient plus rapidement, au bout de 48 heures. Après plusieurs passages successifs, les cultures qui primitivement échouaient sur la gélatine, l'agar et le sérum non glycérinés, réussirent à y végéter, bien que lentement.

L'examen des cultures de Bordoni Uffreduzzi, sous le microscope, lui a montré des bacilles de la lèpre caractérisés par leur mode de coloration, par leur morphologie, par leurs grains plus colorés et par les parties incolores qui d'après lui ne sont pas des spores. Il y a vu des renflements terminaux semblables à ceux que nous avons décrits et qu'il regarde comme des arthrospores.

Des essais de culture ont été tentés, suivant le même procédé, par divers auteurs, Roux, Cornil et Chantemesse, Beaven Rake[1], sans résultat probant, en prenant comme matériel d'inoculation les divers tissus et organes des lépreux sur le vivant et après la mort.

Dans trois cas de lèpre, l'un de nous a fait, à Bucarest, des cultures qui lui ont donné des résultats positifs et constants. En laissant de côté les bactéries de la suppuration, les ensemencements faits avec le suc des organes, surtout avec la rate, les ganglions, la moelle des os, un nerf hypertrophié, les reins, les parties profondes de la peau, ont toujours donné sur le sérum du bœuf

1. *Report on the trinitad leper asylum for the year* 1888.

glycériné, sur la gélose glycérinée et quelquefois sur la gélose simple à la température du corps, des colonies identiques apparaissant environ huit jours après. La gélatine et les pommes de terre sont restées infertiles. Les colonies obtenues rappellent la forme des cultures des bacilles de la diphthérie humaine, mais les plaques sont ordinairement plus abondantes. Sur le sérum glycériné, on a des plaques blanches, jaunâtres, élevées, luisantes, cireuses, entourées d'une zone mince, dentelée, transparente, qui répandent une légère odeur aromatique. Elles se développent aussi bien à la surface que dans la profondeur et même elles siègent surtout dans la couche profonde de la gélose glycérinée. Des colonies plus petites et plus transparentes apparaissent au microscope comme étant les mêmes que les précédentes.

Les microbes de ces colonies ont un aspect varié, comparable

Fig. 372. — Bacilles cultivées dans les cas de lèpre examinés à Bucarest.
a, sur sérum glycérinisé, grande colonie de petits bacilles capsulés et d'autres avec de grandes crosses colorées ; *b*, sur gélose glycérinisée, bacilles un peu ondulés avec des grains chromatiques.

à ceux de la diphthérie ; ils sont allongés en bâtonnets un peu courbés, souvent renflés à leurs extrémités ; leur épaisseur est de 0μ,2 à 0μ,3, leur longueur variable est de 1μ environ dans les cultures fraîches. Ils ressemblent un peu à des haltères. Ils se colorent plus mal que ceux de la diphthérie. Souvent on trouve dans leur intérieur des grains chromatiques. Ils sont entourés d'une zone ovalaire comme une capsule. Dans les colonies plus anciennes, il en est de pâles et d'autres colorés avec des crosses fortement teintées dont l'épaisseur est de 0μ,5 à 1μ. Ces individus volumineux ont de la tendance à se segmenter en disques transversaux (voyez fig. 372).

Ces microbes ne se colorent pas par la méthode d'Ehrlich qui ne laisse un peu colorés que les grains et les crosses.

Ils ne sont pas pathogènes pour les animaux de laboratoire (souris, lapins, cobayes, poules, chèvres, singes). Leur culture en série sur la gélose réussit mieux que la première faite avec le tissu lépreux.

Quoique ces bâtonnets ressemblent beaucoup à ceux de la lèpre et à ceux qu'a isolés Bordoni Uffreduzzi, nous ne pouvons cependant pas les leur assimiler complètement, parce qu'ils se décolorent presque complètement par le procédé d'Ehrlich. Nous devons toutefois insister sur ce point, que trois faits de lèpre ont fourni des cultures identiques et même à l'état de pureté pour plusieurs organes.

On peut se demander s'il ne s'agit pas là en réalité de bacilles de la lèpre qui auraient perdu, à la suite de cultures artificielles, certaines de leurs propriétés, et en particulier la faculté de se colorer par la méthode d'Ehrlich.

Anatomie pathologique de la lèpre. — L'anatomie pathologique de la lèpre a été très bien exposée par Daniellsen et Boeck[1], Simon, Virchow[2], Bergmann[3], A. Hansen[4], Neisser[5], Leloir, etc. Nous étudierons successivement les lésions des tubercules de la peau et des muqueuses, des organes, des nerfs, des os, etc. Dans toutes les infiltrations du derme et des muqueuses, dans les ganglions lymphatiques, dans les testicules, etc., des sujets atteints de lèpre tuberculeuse, on trouve toujours une quantité considérable des bacilles spéciaux qui ont été découverts par Armauer Hansen. On rencontre même les bacilles de la lèpre, en plus ou moins grande quantité, dans le derme, dans le poumon, et d'autres organes qui paraissent sains à l'œil nu (Babes). Les nerfs sont altérés dans tous les faits de lèpre tuberculeuse, maculeuse et anesthésique, dans lesquels la peau est anesthésiée. On ne trouve pas toujours des bacilles dans la lèpre anesthésique pure, et ils y sont rares, tandis qu'au contraire tous les produits de la lèpre tuberculeuse en sont farcis dans une proportion qui dépasse tout ce que l'imagination peut inventer. Ainsi nous n'avons vu de bacilles de la lèpre anesthésique que dans un seul fait sur trois examens[6]. Ces bacilles existaient dans le tendon d'un doigt mortifié, dans le tissu épaissi du névrilemme

1. *Traité de la spedalsked,* avec un atlas de 24 pl. color., Paris, 1848.
2. *Pathologie des tumeurs,* trad. franç., t. II.
3. *Die Lepra in Livland,* Petersbourg, 1870.
4. *Archives de physiologie belges,* 1877.
5. *Breslauer ärztl. Zeitschr.*, 1879. *Virchow's Archiv,* t. LXXXIV.
6. Babes, *Observations sur les bacilles de la lèpre, Archives de physiologie,* nº du 1er juillet 1883, p. 42.

du nerf malade examiné sur des coupes et dans son voisinage. F. Müller[1] a décrit depuis, dans un fait de lèpre anesthésique qui est devenue tubéreuse, des bacilles dans la sérosité des bulles du pemphigus observé sur les plaques anesthésiques. Arning[2] a trouvé aussi des bacilles dans le tissu des nerfs de la lèpre anesthésique.

Les coupes de la peau, au niveau des tubercules lépreux récents, offrent les couches de l'épiderme parfaitement conservées et normales; les papilles sont un peu hypertrophiées et remplies de petites cellules rondes. Lorsque les tubercules sont anciens, le relief des papilles n'est plus visible et les saillies papillaires sont remplacées par une couche uniforme remplie de petites cellules. Tout le tissu du derme est infiltré de cellules rondes ou ovoïdes qui sont souvent disposées en forme d'îlots mal limités et qui existent dans toute l'épaisseur du derme, depuis la base des papilles jusqu'à sa limite inférieure et jusque dans le tissu cellulo-adipeux. Les vaisseaux sanguins présentent un épaississement de leur tunique adventice, et généralement aussi un certain degré d'épaississement de leur tunique interne qui rétrécit leur calibre. Les glandes sudoripares et sébacées, les follicules pileux, sont compromis presque dès le début des tubercules lépreux et étouffés par la production de petites cellules qui se fait à leur périphérie. Les glandes et les follicules pileux finissent par s'atrophier et par disparaître complètement. Cependant, on trouve quelquefois une accumulation de cellules volumineuses à plusieurs noyaux et de véritables cellules géantes dans des tubercules anciens; ces cellules nous ont paru résulter de la multiplication des noyaux et de l'hypertrophie des cellules des glandes sudoripares.

Lorsqu'on colore, avec les couleurs d'aniline, avec le violet 5 B de Poirier les coupes de tubercules récemment développés, et qu'on les décolore à l'alcool après avoir fait agir sur elles une solution de carbonate de soude, on obtient des préparations dans lesquelles les bactéries sont colorées en bleu violet, tandis que les cellules sont à peine teintées (Cornil et Suchard, Soc. méd. des hôpitaux, séance du 10 juin 1881). Sur ces coupes, presque toutes les cellules rondes ou fusiformes qui infiltrent le derme sont

1. *Arch. f. klin. Med.*, XXXIV.
2. *Virchow's Archiv*, t. XCVII.

remplies d'un nombre variable de bâtonnets droits ou à peine incurvés, rigides, fortement colorés en violet bleu, tantôt isolés, se croisant en broussaille dans la même cellule, tantôt accolés les uns aux autres en un petit faisceau allongé, aux bouts duquel on voit les extrémités isolées de chacun d'eux. La figure 373 représente ces bacilles situés dans les cellules, tels que nous les avons dessinés à cette époque. Ces bacilles siègent aussi quelquefois en dehors des cellules, dans les espaces lymphatiques du derme. On les observe dans les cellules aplaties et concentriques de la tunique adventice des vaisseaux aussi bien que dans les

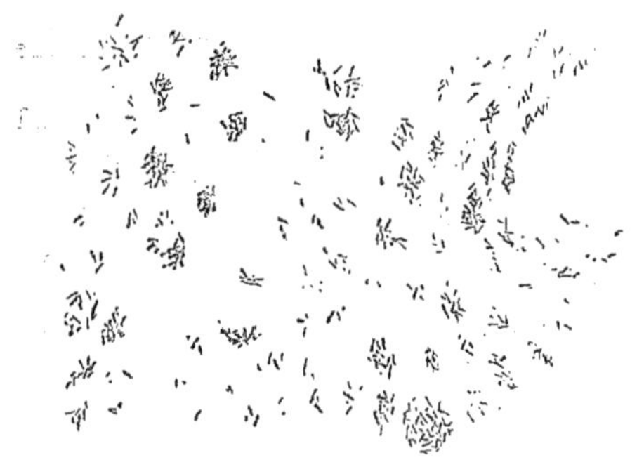

Fig. 373. — Coupe du derme coloré au violet 5 B (300 diamètres, oc. 2, obj. 8 de Verick).

v, lumière d'un vaisseau; *a*, cellule endothéliale vasculaire avec des bacilles; *b*, cellule de la paroi du vaisseau contenant aussi des bacilles; *c*, *f*, *d*, cellules de nouvelle formation avec des bacilles dans leur intérieur.

cellules de leur tunique interne, et il est probable que c'est là qu'ils se déposent en premier lieu (voyez *a*, fig. 373).

Unna, dans sa monographie sur la lèpre (Leprastudien, *Mon. f. p. Dermat.*, 1885), prétend que les bacilles ne siègent pas dans les cellules, mais seulement dans les espaces lymphatiques, ce qui n'est pas exact. Son erreur s'explique par son procédé de coloration. Il colore d'abord par le liquide d'Ehrlich, il décolore par l'huile d'aniline, il lave à l'eau et ensuite, au lieu de traiter par l'alcool et par l'éther, il dessèche la coupe et il la renferme dans le baume. Il est vrai que par ce procédé les bacilles sont bien conservés, mais les tissus sont altérés.

On obtient de très bonnes préparations en les colorant par le liquide d'Ehrlich, en décolorant par l'acide nitrique, et en colorant le fond par le bleu de méthylène, procédé employé pour les bacilles de la tuberculose. Pour bien voir les bacilles dans les cellules, Neisser recommande de durcir les pièces dans la liqueur de Flemming. En colorant ensuite les pièces par le bleu de méthylène on voit bien les bacilles colorés en noir dans les cellules à grands noyaux.

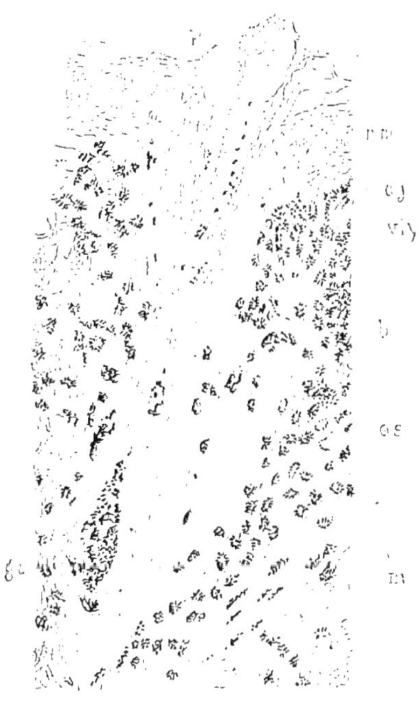

FIG. 374. — Bacilles de la lèpre dans une glande sébacée.

p, poil; *c j*, couche granuleuse de la gaine interne; *r m*, réseau de Malpighi; *g s*, glande sébacée *v l g*, voies lymphatiques superficielles dilatées avec des cellules endothéliales tuméfiées renfermant de bacilles *b*; *o s*, vaisseaux oblitérés et à parois épaissies; *m*, muscle lisse du derme (Grossissement de 150 diamètres).

Sur les coupes ainsi obtenues, on peut étudier très facilement la disposition des bacilles dans les couches épithéliales et dans les follicules pileux. Monastirsky et Neisser avaient remarqué que les couches épidermiques ne renferment pas de bacilles. Dans la première communication faite par l'un de nous avec Suchard, nous n'en avions pas rencontré non plus. Il y a peu de bacilles dans la couche superficielle du derme; mais nous en avons vu depuis[1] dans les follicules pileux et les glandes sébacées. On trouve quelquefois, par exemple, un canalicule étroit rempli de bacilles qui traverse la couche superficielle du derme et qui pénètre entre les cellules profondes du corps muqueux de Malpighi; c'est là probablement un petit vaisseau lymphatique. Les bacilles se rencontrent aussi dans la papille du poil. Ils existent ordinairement dans la gaine interne des racines des poils, dans l'espace qui sépare le poil de cette gaine et entre les cellules voisines de la gaine interne. La figure 374 représente cette disposition. On voit des bacilles autour du poil *p* au niveau de son émergence, dans la glande sébacée *gs*, et dans l'étroit conduit qui fait communiquer cette glande avec le follicule pileux. Il résulte de cette disposition que les bacilles venus de la papille du poil, siégeant dans la gaine interne et à pourtour, peuvent pénétrer dans l'épiderme et arriver ainsi à la surface de la peau. Bien qu'il y en ait un grand nombre dans le tissu conjonctif qui entoure le follicule pileux, ils ne paraissent pas traverser les couches épithéliales latérales du follicule. Ajoutons que les bacilles ne sont pas constants dans les follicules pileux ni dans les glandes sébacées; on ne les y rencontre que rarement. Les glandes sudoripares n'ont jamais de bacilles dans leur intérieur. Tous les auteurs ont depuis confirmé ces données, mais quelques-uns comme Touton, Unna et d'autres ne semblent pas avoir eu connaissance de notre constatation antérieure.

Dans le derme, les productions lépreuses affectent souvent la forme d'amas de cellules contenant des bacilles plus ou moins bien limités autour d'un follicule pilo-sébacé, par exemple, ou autour d'un groupe de vaisseaux; d'autres fois l'infiltration est diffuse, sans qu'on remarque de disposition nodulaire.

Lorsqu'on a affaire à des tubercules plus anciens, on trouve, dans les îlots lépreux du derme, des cellules volumineuses possédant plusieurs noyaux, qui ont été désignées par Virchow sous le nom de cellules lépreuses. Ces grandes cellules ovoïdes, sphériques ou irrégulières, possédant des noyaux ovoïdes, sont quelquefois aussi grandes que les cellules géantes de la tuberculose, et elles pourraient être confondues avec elles[2]; mais leurs

1. Babes, *Soc. de biologie,* mars 1883, et *Arch. d. physiol.*, juillet 1883.
2. E. Boinet et Borrel ont vu des cellules géantes dans un cas de lèpre (*Soc. de biologie*, 18 janvier 1890).

noyaux ne sont jamais aussi nombreux. Elles ne renferment habituellement en effet qu'un seul ou deux noyaux (voyez *a*, fig. 375 et planche I). Elles offrent aussi une quantité colossale de bâtonnets.

Il résulte de la présence des bactéries de la lèpre dans l'appareil pilo-sébacé et dans l'épiderme, que les parasites de la lèpre peuvent être éliminés à la surface du derme ; peut-être peuvent-ils aussi pénétrer dans la peau par cette même voie.

Dans les tubercules anciens, on ne rencontre plus aucune trace des glandes ni des follicules pileux. L'épiderme est aminci, et le réseau papillaire effacé. Le derme est souvent mortifié. On

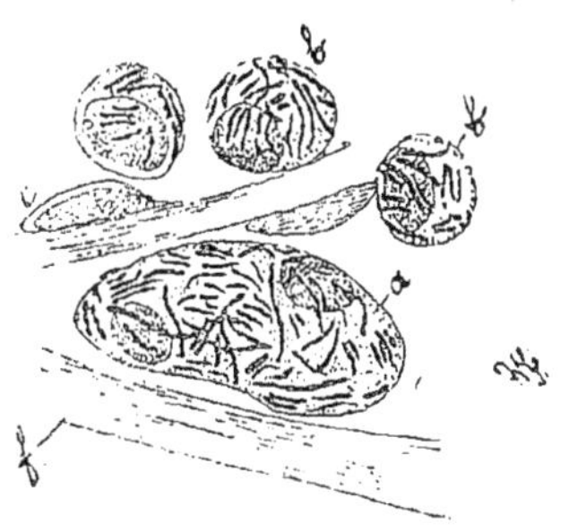

Fig. 375. — Cellules et bacilles de la lèpre.

a, grande cellule ovoïde contenant un nombre considérable de bacilles ; *b*, *b*, cellules rondes plus petites, du diamètre des cellules lymphatiques, contenant un noyau ovoïde ; *f*, fibres du tissu conjonctif (Grossissement de 800 diamètres).

trouve ordinairement une couche assez épaisse de bactéries qui couvre la surface de la peau. S'il se produit des ulcères, ce qui a lieu souvent aux orifices des muqueuses, le pus qui les couvre est constitué presque exclusivement par des bacilles de la lèpre (Babes).

Dans le sang que l'on obtient en piquant avec une épingle un tubercule lépreux, on constate l'existence de bâtonnets libres ou contenus dans des cellules lymphatiques. Ces bacilles nous ont paru posséder des mouvements propres.

Pendant les jours qui précèdent la mort par la lèpre, surtout durant les accès de fièvre, on trouve souvent le bacille dans le sang en circulation pris dans n'importe quelle région du corps.

Dans des fragments de peau de cinq lépreux, pris sur le vivant et bien conservés, que Zambaco avait envoyés en 1885 de

Constantinople au laboratoire d'anatomie pathologique de la Faculté de Paris, l'un de nous a constaté la présence des bacilles en nombre colossal dans les plaques et tubercules pigmentés de la lèpre. Le pigment siégeait uniquement dans la couche de cellules cylindriques du corps muqueux de Malpighi. Dans une autre de ces pièces, l'épiderme était très aminci et formé seulement de cellules aplaties séparées par des cellules migratrices. Il y avait par places des amas de bactéries dans les cellules qui remplaçaient l'épiderme et entre elles.

La conjonctive, la cornée et l'iris sont souvent atteints consécutivement à l'apparition des tubercules lépreux cutanés. La conjonctive scléroticale présente alors une injection et des tuméfactions blanchâtres ou grisâtres, en forme de nodules, siégeant à l'angle interne de l'œil, ou à la région externe ou supéro-externe du limbe conjonctival. La cornée perd bientôt sa transparence et prend un aspect analogue à celui du pannus. On y reconnaît la présence de vaisseaux très fins provenant de ceux de la conjonctive et du tissu sous-conjonctival.

Chez une malade observée par E. Meyer et E. Berger[1], la lèpre avait commencé par la cornée et présentait comme lésion initiale une tumeur cornéenne qui, enlevée, avait été prise d'abord pour un sarcome. Une récidive survenue un an plus tard sur la cornée de l'autre œil fut accompagnée de l'apparition de tubercules lépreux disséminés dans la peau. L'examen bactériologique fait par l'un de nous sur la première tumeur cornéenne enlevée a donné les résultats suivants :

Les coupes de la cornée colorées simplement au picro-carmin montraient la couche épithéliale intacte et au-dessous d'elle un tissu analogue au sarcome formé de cellules allongées ou rondes pourvues de noyaux ovoïdes ou ronds assez volumineux. Après la coloration par les méthodes de Weigert et d'Ehrlich, les cellules du tissu cornéen montraient une quantité de bacilles lépreux caractéristiques. Dans la couche épithéliale, il y avait aussi une migration de bacilles, en petit nombre relativement à ce qui existait dans la cornée elle-même. Cependant, dans chaque coupe, le revêtement épithélial offrait trois ou quatre nids de bacilles au minimum. Ces bacilles siégeaient les uns dans les

1. *Revue générale d'ophthalmologie,* 1889. Examen histologique et planche par Cornil.

cellules épithéliales, les autres dans les interstices situés entre elles, aussi bien dans les parties superficielles et à la surface même de la cornée que dans la partie profonde de la couche épithéliale. Les cellules d'épithélium étaient souvent séparées les unes des autres par des interstices clairs, où l'on trouvait, soit des cellules rondes migratrices remplies de bacilles, soit des bacilles isolés ou par groupes de deux ou trois. Il y avait aussi, parmi ces cellules épithéliales, des cellules vésiculeuses. Le tissu cornéen était infiltré, de la même façon que le tissu du derme, par des cellules lépreuses.

Dans les lésions de la langue qu'il a examinées, Leloir a vu

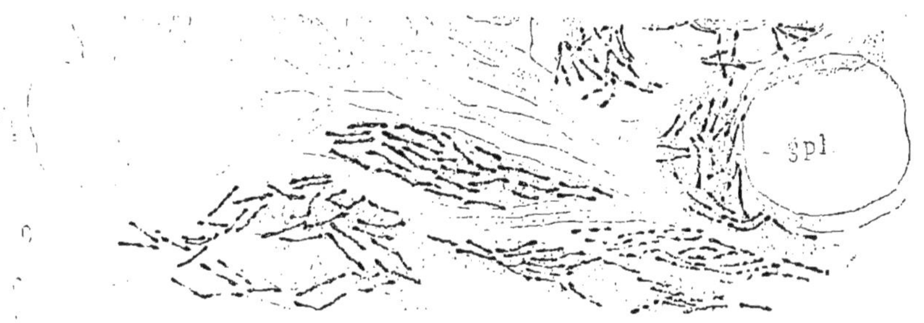

Fig. 376. — Coupe de la peau de la lèpre prise sur le vivant et montrant de grandes cellules fixes du tissu conjonctif, remplies de bacilles. Le noyau de l'une d'elles semble être en voie de division indirecte.

g p l, cellule plasmatique granuleuse située à côté d'un vaisseau (Grossissement de 1 000 diamètres).

des glossites scléreuses contenant peu de bacilles, tandis qu'il y en avait, surtout du côté des papilles, dans des tubercules superficiels rappelant les plaques muqueuses végétantes linguales.

Les ganglions lymphatiques du cou et des régions voisines des parties malades sont hypertrophiés et infiltrés de micro-organismes. Nous avons examiné un ganglion envoyé de Grenade par le Dr Hernando qui présentait une sclérose très accusée, avec formation nouvelle de tissu fibreux, et en même temps des points caséeux. Sur les coupes de ce ganglion, le tissu adénoïde avait disparu et était remplacé par des faisceaux épais de tissu conjonctif. La lumière des vaisseaux était souvent oblitérée par des masses rondes *l, v,* qui se coloraient avec les couleurs d'aniline (voyez la figure 377). Avec un fort grossissement, on y trouvait des groupes de bacilles très courts, de 1μ environ de longueur, agglomérés au milieu d'une substance homogène faiblement colorée. La paroi vasculaire présentait encore des cellules endothéliales reconnaissables, mais il est probable que tous les îlots de bacilles observés sur les coupes n'avaient pas une origine vasculaire et constituaient simplement de petits kystes contenant des cellules en voie de destruction pleines de

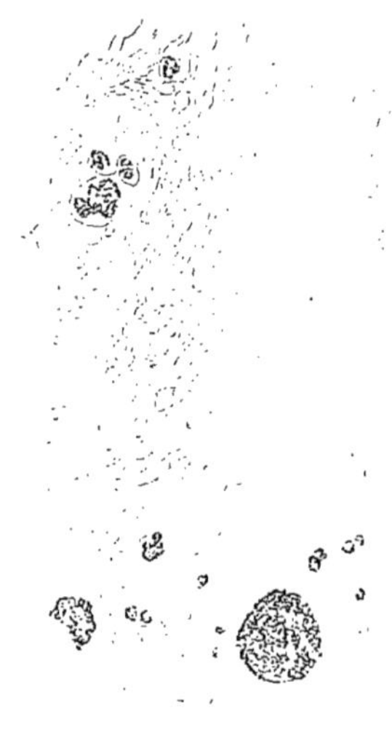

FIG. 377. — Ganglion lymphatique lépreux sclérosé.

v, vaisseau oblitéré par une masse hyaline et par des bacilles. La paroi du vaisseau est sclérosée et montre un revêtement endothélial; *a*, îlot scléreux avec de petites vacuoles renfermant des bacilles.

bacilles. Des lésions analogues peuvent se rencontrer dans les tubercules cutanés très anciens.

La fonction des testicules est quelquefois déjà compromise dès la première ou la seconde année de l'éruption des tubercules cutanés. Les lésions des testicules portent sur le tissu conjonctif de la glande, qui est épaissi, et sur le contenu des tubes séminifères. Le tissu conjonctif est rempli, comme dans les tubercules de la peau et des muqueuses, de cellules plasmatiques ou de cellules rondes qui contiennent un grand nombre de bacilles. Les tubes séminifères renferment aussi des cellules tuméfiées avec des bacilles dans leur intérieur; parfois, dans un testicule sain en apparence, on ne trouve de bacilles que dans les canalicules séminifères, sous forme de masses arrondies. Dans les lésions anciennes, on observe des masses formées par des cellules confluentes, fragmentées, mortifiées, remplies des mêmes microorganismes.

Les organes parenchymateux sont eux-mêmes dégénérés lorsque la maladie a duré longtemps, surtout à la suite des ulcérations de la peau et des muqueuses; ils présentent une dégénérescence graisseuse et amyloïde et de la pyémie chronique, qui est la conséquence de la suppuration cutanée. C'est ainsi que nous avons vu le foie amyloïde et qu'on peut observer une né-

Fig. 378. — Coupe du rein dans la lèpre chez un enfant mort de la scarlatine.

b, bacilles siégeant dans un glomérule; *t*, tubes urinifères.

phrite albumineuse. Beaven Rake[1] a donné une statistique des affections rénales observées par lui à l'asile de la Trinitad; il analyse 29 autopsies avec des lésions du rein consistant surtout dans les formes chroniques de la malade de Bright, le gros rein blanc, et plus souvent le rein contracté avec des formes mixtes. Il a constaté rarement la présence des bacilles dans les reins.

Dans un fait de lèpre tuberculeuse survenue chez un enfant et examiné par l'un de nous dans le laboratoire de Virchow, il

1. *Uber Nierenaffectionen bei Lepra und deren Beziehung zu den path. Störungen an der Haut, Monatshefte f. prakt. Dermatologie.* VII Bd, 1889, n° 12.

y avait des bacilles caractéristiques dans tous les tissus, même dans ceux qui paraissaient tout à fait sains. Ainsi, il existait des bacilles dans quelques cellules endothéliales des vaisseaux du poumon, dans l'endothélium tuméfié des vaisseaux du rein, surtout dans les glomérules (fig. 378), dans les follicules tuméfiés de la rate, etc.

Dans ce fait, comme dans un autre cas examiné dans le laboratoire de l'office sanitaire de Berlin, l'un de nous a trouvé des amas de bacilles dans toute la peau, même au niveau des parties qui semblaient être normales.

Nous pouvons donc ajouter aux signes distinctifs qui existent

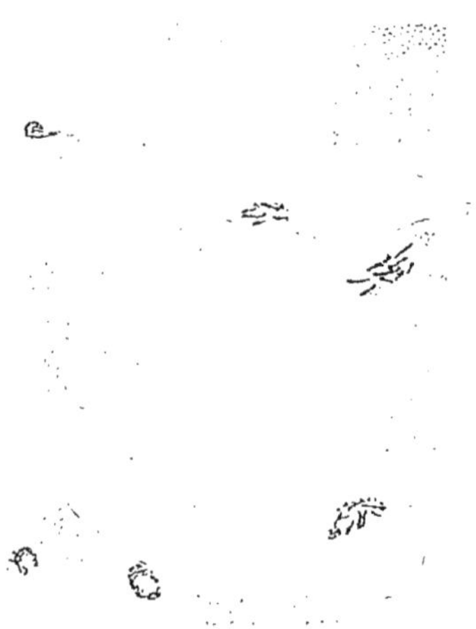

FIG. 379. — Foie d'un lépreux, mort de pyémie.

ma, masses amyloïdes à la place des cellules hépatiques; *cpl*, cellules plasmatiques limitant les vaisseaux intralobulaires. Plusieurs d'entre elles renferment des bacilles de la lèpre; *lmp*, microbes de la pyémie oblitérant et dilatant les vaisseaux intralobulaires (Grossissement de 600 diamètres).

entre la lèpre et la tuberculose, que les bacilles de la lèpre ne déterminent pas toujours des lésions anatomiques visibles à l'œil nu, et qu'à un moment donné ils envahissent tous les tissus du corps.

La figure 379 représente une coupe du foie d'un lépreux. Ce foie hypertrophié, atteint en même temps d'un certain degré de cirrhose, présentait toutes les réactions de la dégénérescence amyloïde. De plus, beaucoup de vaisseaux capillaires contenaient des microcoques ronds de la pyémie, qui sont représentés par de petits grains *mp*. Les bacilles de la lèpre, qui sont colorés en rouge dans ce dessin, siégeaient dans les cellules migratrices *cpl* voisines des vaisseaux; nous avons obtenu des préparations doublement colorées de ce foie, les bacilles de la lèpre en rouge par la fuchsine d'Ehrlich, les microcoques de la pyémie en bleu. Il y avait aussi beaucoup de ces bacilles dans le tissu conjonctif épaissi des travées périlobulaires du foie. L'un de nous a vu à Bucarest des bacilles lépreux dans les tissus et liquides suivants : Dans la salive, le mucus nasal, et conjonctival, à la surface de la peau, même dans les parties qui n'étaient pas le siège de lépromes. Une fois sur deux dans le lait et une fois dans le suc de la glande mammaire, de même qu'une fois à la surface d'un petit léprome de la mamelle ; une fois dans le mucus vaginal, quoique les organes génitaux fussent intacts, et une fois dans le suc des ovaires. Les bacilles existaient une fois dans le sperme des vésicules spermatiques et une fois sur trois on trouvait quelques bacilles dans l'urine de la vessie et dans le mucus rectal. Ces constatations nous montrent à l'évidence comment le lépreux dissémine continuellement autour de lui les bacilles de la lèpre. Deux fois le sang ne contenait pas de bacilles; dans deux faits il y en avait dans le cerveau et dans la moelle, dans quelques cellules ganglionnaires peu modifiées, dans les liquides péritonéal, pleural et péricardique[1].

La plupart des tissus peuvent être atteints par la lèpre. Telles sont les lésions des os, que le docteur Hernando a bien étudiées. Les plus importantes sont celles qui atteignent les nerfs, et que Virchow a découvertes. Les nerfs qui se rendent aux parties malades sont épaissis et transformés en cordons fibreux. Cette transformation est accompagnée ou précédée d'une dégénérescence des tubes nerveux qui a été analysée par Tschiryew, Leloir, Georges et Frances-Elisabeth Hoggan[2], etc.

Associations bactériennes de la lèpre. — Nous avons déjà vu et dessiné dans le foie d'un lépreux des microbes du pus siégeant dans les vaisseaux (page 503). L'un de nous a étudié ces infections mixtes dans trois autopsies de lépreux qu'il a pratiquées à Bucarest.

Dans un fait de lèpre tuberculeuse avec pneumonie catar-

1. Kalindero et Babes, *Congrès intern. de dermatol.* à Paris, 1889.
2. *Archives de physiologie*, 1882.

rhale, il y avait dans le poumon des microbes capsulés lancéolés de la pneumonie constatés par les cultures.

Dans un autre fait, le poumon présentait des cavernes, avec des bacilles de la tuberculose, des microbes capsulés lancéolés de la pneumonie et un bacille très fin, de 0μ,2 d'épaisseur. Ce dernier possédait des grains plus colorés en son milieu et des extrémités amincies. Il se colorait très mal par les couleurs simples d'aniline et ne se colorait point par le procédé de Gram ni par celui d'Ehrlich. Sa culture sur gélose donnait des plaques larges, humides, transparentes étendues sur toute la surface de la substance nutritive. Il n'était pas pathogène.

Dans ces trois autopsies, la rate, la moelle des os, les reins, etc., ont montré le microbe dont les cultures ressemblent à celles de la diphthérie et que nous avons décrit précédemment. Quoiqu'il ne se colore pas, à l'exception des grains, par le procédé d'Ehrlich, il est probable qu'il joue un rôle dans les lésions de la lèpre.

Dans deux cas où il y avait des ulcérations cutanées, la moelle des os et la rate renfermaient en outre le staphylococcus aureus. Chez l'un de ces sujets, le microbe du pus bleu existait dans les ganglions lépreux.

Les ganglions en voie de ramollissement puriforme du troisième cadavre contenaient des streptocoques qui, inoculés dans la chambre antérieure de l'œil de deux lapins, ont déterminé une panophtalmie et une septicémie mortelle.

Il y avait ensuite des staphylocoques du pus dans le cerveau d'un de ces malades et dans les reins d'un autre ; les reins de celui qui avait succombé avec de la pneumonie contenaient le microbe lancéolé.

La fréquence des associations bactériennes chez les lépreux n'a rien d'étonnant, car les ulcères et nécroses de la peau et les cavernes pulmonaires servent de portes d'entrée aux microbes et particulièrement à ceux du pus.

Chez les lépreux qui deviennent phtisiques et dont les poumons sont envahis par des cavernes, on peut distinguer les parties détruites par le bacille de Koch de celles qui sont occupées par les bacilles de la lèpre. Ces derniers sont caractérisés par leur agglomération en nombre considérable dans les cellules, soit dans les ganglions bronchiques lépreux, soit dans certaines portions du poumon relativement saines en apparence. Les bacilles de la tuberculose existent seulement dans les cavernes et les nodules tuberculeux visibles à l'œil nu. Ils y sont assez rares, et leur distribution à la limite des nodules caséeux ou dans quelques cellules géantes, leur forme ondulée, contrastent absolument avec la disposition des bacilles de la lèpre.

Cette destruction du poumon par la tuberculose est en rapport avec un petit nombre de bacilles, tandis que si l'on avait affaire à des ulcérations et nécroses causées par la lèpre, on y trouverait des myriades de bacilles lépreux dans toutes les cellules.

Ces caractères comparatifs des lésions de la tuberculose et de la lèpre observées concurremment dans un même poumon, doivent être complétés par le mode de coloration des bacilles en tenant compte des particularités indiquées plus haut et par les cultures qui montreront les colonies caractéristiques de la tuberculose à la suite de l'inoculation des produits tuberculeux.

D'après la répartition des lésions de la lèpre, on peut voir qu'elles diffèrent absolument de celles de la tuberculose, bien que les bacilles qui causent l'une et l'autre de ces maladies soient très voisins au point de vue de leur forme et de leurs réactions à l'égard des matières colorantes. La lèpre, en effet, affecte avant tout la peau et les nerfs, tandis qu'elle épargne ordinairement le poumon et les grandes séreuses. La tuberculose, au contraire, siège dans le poumon et dans les séreuses, et elle ne se manifeste que très rarement à la peau.

Bien que le contrôle de l'expérimentation nous fasse défaut, les bacilles sont tellement nombreux dans toutes les cellules lépreuses et dans toutes les lésions de la lèpre, dès le début des tubercules et pendant toute leur durée, les lésions sont tellement inséparables des bacilles, qu'il est évident que la lèpre est un type très net de maladie bactérienne.

CHAPITRE V

SYPHILIS

Historique. — Nous n'avons nullement l'intention de faire l'histoire complète de la syphilis, ni au point de vue de ses symptômes et de ses causes, ni au point de vue de son anatomie pathologique. On la trouvera exposée dans les publications de Ricord[1], Virchow[2], Fournier[3], Jullien[4], Lancereaux[5], de l'un de nous[6], de Neisser[7], de Rollet[8], Mauriac[9], Diday[10], etc. Il est peu de maladies qui aient donné lieu à un aussi grand nombre de monographies. Nous n'avons ici pour but que d'exposer brièvement ce qui concerne le virus de la syphilis dans ses rapports avec les bactéries.

Donné[11], en 1837, a trouvé le vibrion lineola dans la sécrétion du chancre sans lui attribuer de valeur. Hallier avait cru voir beaucoup de micrococues, dans les globules de sang des syphilitiques qui deviennent irréguliers. En 1872, Lostorfor[12] a vu se développer, dans le sang des syphilitiques enfermés dans

1. Ricord, *Leçons sur le chancre* recueillies par Fournier, 2e édit. 1860.
2. Virchow, *La syphilis constitutionnelle*, trad. fr., 1860.
3. *Leçons sur la syphilis*, 1873. — *Leçons sur la syphilis tertiaire*, 1875.
4. Jullien, *Traité pratique des maladies vénériennes*, 1879.
5. Lancereaux, *Traité historique et pratique sur la syphilis*, 1873.
6. Cornil, *Leçons sur la syphilis*, 1879.
7. Neisser, *Ziemssen's Handbuch*, 1883.
8. Rollet, *Recherches cliniques et expérimentales sur la syphilis*, 1861. Article syphilis du *Dict. encycl. des sc. méd.* 1884.
9. *Traité des maladies vénériennes*, Paris, 1882, in-8.
10. Diday, *Exposition critique et pratique des nouvelles doctrines sur la syphilis*, 1858 et *Histoire naturelle de la syphilis*, 1863.
11. *Cours de microscopie*, 1844.
12. *Archiv. f. Dermat. u. Syphilis*, 1872.

une chambre humide, au troisième jour, de petits corpuscules brillants munis de petits prolongements. Plus tard ils devenaient plus grands et mûriformes. Il les avait nommés corpuscules syphilitiques. On a montré depuis que le développement de ces corpuscules a lieu dans le sang normal, surtout chez les personnes atteintes d'une maladie cachectisante.

Klebs (*De l'inoculation de la syphilis aux animaux* [*Prag. med. Wochenschr.*, II, p. 41, 1878]) a trouvé, dans le liquide qui s'écoule d'une portion de chancre excisé, des bâtonnets animés de mouvements très lents. Il a cultivé ce liquide sur de la gélatine dans un vase d'Erlenmeyer fermé par de la ouate, et il a vu se développer des bâtonnets serrés les uns contre les autres et des éléments particuliers ayant la forme de grandes masses spirales formées par des agglomérations de petits bâtonnets et qu'il appelle hélicomonades. Il a inoculé le liquide de culture à des singes et il s'est développé des ulcérations buccales circonscrites comparables aux érosions syphilitiques des plaques muqueuses. A l'autopsie de l'un de ces singes, on trouva des dépôts caséeux, étendus entre la dure-mère et la voûte cranienne et ressemblant à des gommes. Il y avait en même temps des foyers caséeux dans les poumons, sur les plèvres, dans les reins, etc.

D'autres singes furent inoculés par Klebs avec des fragments de chancre infectant placés sous la peau. On trouva à leur autopsie des foyers caséeux analogues, et leur sang cultivé donna aussi des bâtonnets et des hélicomonades. On peut néanmoins se demander si les nodules caséeux observés chez ces singes n'appartiennent pas à la tuberculose, maladie que contractent si facilement les singes transplantés dans nos climats.

Dans un autre travail (*Sur l'agent contagieux de la syphilis, Achiv für experimentelle Pathologie*, t. X, 1879, p. 161), accompagné de planches, Klebs a développé et multiplié ses premières expériences. Il décrit dans le liquide du chancre de petits grains et des bâtonnets. Les grains ont de 0μ,5 à 1 μ. Les bâtonnets ont en longueur jusqu'à 2 μ et en épaisseur jusqu'à 1 μ. Ils sont animés de mouvements. Il n'avait pas réussi à colorer ces bactéries.

Des divers animaux qu'il a inoculés, le singe est le seul chez qui il ait obtenu des résultats positifs.

Aufrecht (*Centralblatt für die wissenschaftl. Medicin,* 1881, p. 28) a trouvé des microbes dans le suc des condylomes; mais il est possible que ces éléments n'eussent rien de spécifique et qu'ils se fussent introduits de l'extérieur à la surface des plaques muqueuses.

Birsch-Hirschfeld (*Centralblatt für die wissenchaftl. Medicin,* 19 août 1882, n° 33) a donné toute une description de bactéries qu'il a observés dans le chancre, dans les condylomes et dans les gommes des viscères. Ce sont, d'après lui, des éléments en bâtonnets très courts ayant 1 μ de longueur et relativement gros. Ils siègent dans les cellules où ils se disposent en amas. Il existe aussi des bâtonnets plus longs ayant de 3 à 5 millièmes de millimètre en longueur, siégeant également dans les cellules ou dans le tissu intercellulaire. Pour les voir, il faut examiner les coupes très minces, faites avec le microtome de Thoma, sur des pièces durcies dans l'alcool ou sur des pièces congelées, après les avoir traitées par l'acide acétique et la glycérine. Birch-Hirschfeld a réussi à colorer ces bactéries avec de la fuchsine. On doit se demander s'il ne s'agissait pas de cellules granuleuses d'Ehrlich.

A la fin de l'année 1882 (Acad. de méd., p. 1007), Martineau et Hamonic ont placé dans des liquides de culture des fragments de chancres et ils ont constaté une multiplication de bâtonnets. Ils ont obtenu, avec ces liquides, des inoculations positives chez le singe et des éruptions comparables à celles de la syphilis. L'inoculation ayant lieu par trois piqûres sur le prépuce, il s'est développé, 28 jours après, deux boutons semblables à des chancres indurés, suivis ensuite d'accidents secondaires (Soc. des hôpitaux, 12 et 26 janvier 1883). Letnick (*Wien. med. Wochenschrift,* 1883, n° 35) n'a obtenu que des résultats négatifs par l'inoculation au porc et au lapin, bien qu'il croie avoir cultivé des microcoques provenant du chancre et des plaques muqueuses. Köbner, Neumann, Bayer, Horand et Cornevin[1] ont expérimenté sur une série d'animaux. Ces deux derniers expérimentateurs pensent qu'on n'a pas encore trouvé l'animal propre à recevoir le virus syphilitique. Cognard (*Lyon médical,* juin 1884) croit avoir inoculé la syphilis au singe à l'aide de la sécrétion cultivée d'une plaque muqueuse. Il a obtenu, comme Martineau, une induration au lieu d'inoculation et une éruption géné-

1. La bibliographie de ces recherches est exposée complètement dans une *Revue critique* de Bricon, dans le *Progrès médical,* nos 37, 38 et 41, 1884.

rale. Mais il est problable qu'il s'agissait d'une espèce de septicémie, d'après la discussion à laquelle ont pris part Dron et Horand.

Morison (*Prager med. Wochenschr.*, n° 13, 1883) a trouvé des bactéries dans les sécrétions du chancre et des plaques muqueuses. Tornery et Marcus (Soc. de biologie, 12 juillet 1884) ont cultivé des microcoques. Königer (*Deutsche med. Wochenschrift,* 1884, p. 816) a rencontré des bacilles plus minces et plus longs que ceux de la tuberculose, dans un cas de syphilis du poumon. Ils ne se coloraient pas par la méthode d'Ehrlich. Mais on peut dire en somme que ces recherches n'ont donné de résultats probants, ni en ce qui concerne la forme et le siège de micro-organismes, dans les tissus syphilitiques, ni en ce qui concerne leurs cultures et leurs inoculations.

Cette question des parasites de la syphilis a été étudiée avec persévérance, pendant longtemps, au laboratoire de l'office sanitaire à Berlin; Schutz a observé parfois, dans les produits syphilitiques, des bacilles qui ressemblent à ceux de la tuberculose, mais qui se colorent encore plus difficilement. Il a réussi à les colorer avec le violet de méthyle. Mais les résultats ne lui ont pas paru suffisamment probants pour les publier.

Définition et symptômes. — La syphilis est une maladie virulente, contagieuse, inoculable, à évolution lente, se manifestant toujours, à son début, lorsqu'elle est acquise, par un chancre induré ou infectant, puis par des adénopathies, des éruptions de la peau et des muqueuses, plus tard par des inflammations chroniques du tissu cellulo-vasculaire et des os, et enfin par des productions spéciales qui ont reçu le nom de gommes syphilitiques (syphilomes). Dans la syphilis héréditaire, l'accident initial, le chancre, fait défaut,

On divise la maladie en plusieurs phases qui sont : 1° la période d'incubation; 2° la période des accidents primitifs (chancre et adénites); 3° la période des accidents secondaires (syphilides, plaques muqueuses, roséoles, papules, pustules, etc.); 4° la période des accidents tertiaires (syphilides viscérales, lésions des os, etc.). La durée de cette dernière période est illimitée.

Il n'est pas d'affection plus virulente que la syphilis, car il suffit, pour la communiquer, d'un simple contact, de l'imprégnation d'un épithélium stratifié à couches épaisses comme celui des grandes et des petites lèvres, du gland et du prépuce, ou de la muqueuse buccale. A plus forte raison est-il facile de la transmettre par vaccination ou par inoculation. La virulence des lésions se conserve pendant toute la période des accidents secondaires, si bien que les plaques muqueuses peuvent être les agents de la contagion.

Qui dit virus fait supposer un parasitisme, des bactéries pathogènes. Aussi a-t-on cherché avec persévérance, comme nous l'avons vu dans l'historique, dans tous les points du monde scientifique, les microbes de la syphilis.

La syphilis se conduit comme une maladie bactérienne et rien ne serait plus simple que d'en expliquer la marche et les effets si l'on connaissait son parasite. En se plaçant dans l'hypothèse d'un micro-organisme comme cause de la maladie, la période d'incubation serait consacrée à sa multiplication dans le sang et dans la lymphe; il se fixerait spécialement dans les ganglions lymphatiques les plus voisins de sa porte d'entrée. La culture en grande quantité des microbes, dans le lieu primitivement affecté, se traduirait à un moment donné par le chancre induré. Leur généralisation en masse dans le sang et les plasmas déterminerait plus tard les éruptions généralisées de la période secondaire. Les récidives auraient pour cause une recrudescence de la formation des microbes, et enfin les accidents tardifs révéleraient la culture isolée d'un certain nombre de colonies en quelque sorte oubliées dans les tissus ou respectées par le traitement. Neisser a développé cette évolution du microbe supposé de la syphilis. Tout en effet s'expliquerait au mieux, et le mercure agirait comme antiparasiticide.

Mais la première condition consiste à connaître d'abord ce micro-organisme, à le voir avec une certaine constance dans les productions syphilitiques, à l'isoler et à l'inoculer ensuite à des espèces animales susceptibles de l'acclimater dans leurs tissus.

Étiologie. — Lustgarten (voyez t. I, page 189) a rencontré, dans le chancre induré et dans les gommes, des bacilles isolés ou groupés qui ressemblent à ceux de la tuberculose (Société impériale de méd. de Vienne, 12 novembre 1884). Ils sont quelquefois un peu recourbés, isolés ou en groupes, renfermés dans des cellules lymphoïdes tuméfiées.

Babes a réussi à colorer de petits bacilles, plus courts et plus minces que ceux de la tuberculose, possédant une partie claire au milieu du bâtonnet. Ils se rencontrent dans les chancres indurés qui commencent à dégénérer. On voit sur les coupes, entre les cellules, de petits îlots atteints de nécrose de coagulation, formés d'un réseau de fibres pâles et de débris de noyaux. A la périphérie de ces îlots microscopiques, il existe des cellules pâles. Dans ces cellules et entre elles, on observe quelques bacilles isolés. Ils se disposent quelquefois en petits groupes dans certaines de ces grandes cellules pâles. Il les avait obtenus par le séjour pendant vingt-quatre heures dans un bain de violet de méthyle alcalin et par décoloration complète après l'action d'une solution concentrée de brome dans l'eau.

Plus récemment, Lustgarten (*Wiener med. Jahrbücher*, I, 1885; *Wiener Ges. d. Aerzte*, 27 mars 1885) a communiqué les détails relatifs à sa découverte. D'après lui, ces bâtonnets se rapprochent beaucoup des bacilles de la lèpre et de la tubercu-

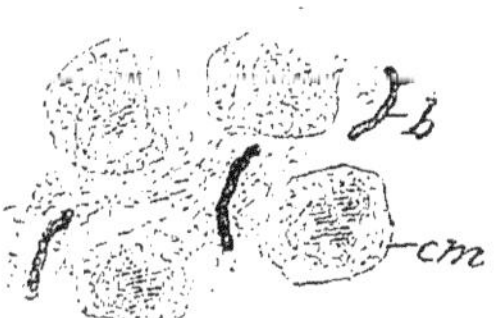

FIG. 380. — Bacilles de Lustgarten dans la sécrétion d'un ulcère syphilitique.

lose. Leur longueur est de 3 à 4 μ, leur épaisseur de 0μ,8 environ. Ils paraissent lisses avec un faible grossissement, tandis qu'avec une forte lentille, leurs bords sont irréguliers, parfois avec un renflement à leur extrémité. On distingue dans leur intérieur de 2 à 4 point ovoïdes, incolores, qui sont vraisemblablement des spores. Les bacilles sont toujours placés dans des cellules dont le diamètre est double de celui des leucocytes et qui sont pourvues de noyaux ovoïdes. Ces cellules existent le plus souvent au bord de l'infiltration cellulaire ou dans le tissu voisin qui paraît normal. On trouve aussi ces bacilles entre les cellules épithéliales du corps muqueux au niveau des papules syphilitiques. Dans le chancre induré, ils se rencontrent dans la lumière des voies lymphatiques et dans les cellules migratrices et parfois dans les vaisseaux sanguins.

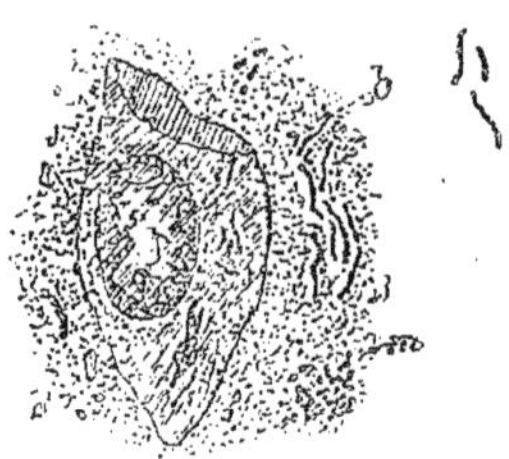

FIG. 381. — Bacilles dans le liquide de sécrétion du chancre induré de la verge.

Les bacilles de Lustgarten sont colorés en bleu de même qu'une cellule épithéliale renfermant aussi des bacilles. Il existe aussi des microbes ronds colorés en rouge par la safranine, dans le liquide qui entoure la cellule épithéliale.

Lustgarten donne des détails sur dix cas où il a examiné des coupes. Dans un chancre non ulcéré du prépuce, il y avait des groupes de bacilles surtout au voisinage de la partie saine, et ils siégeaient aussi dans les vaisseaux lymphatiques. Dans un autre cas où il s'agissait d'un ganglion lymphatique inguinal enlevé pendant la vie, il y avait peu de bacilles, mais cependant, sur trois coupes, on en trouvait quelques-uns dans deux coupes. Ils siégeaient aussi dans de grandes cellules de la peau de l'épaule qui montraient des bacilles dans chaque coupe. Une induration syphilitique gommeuse sans suppuration siégeant au niveau du deltoïde présentait des bacilles dans chaque coupe. Une gomme périostale du crâne examinée avec Weigert lui offrit des masses de bacilles dans chaque coupe. Il en fut de même dans une infiltration gommeuse de la dure-mère et dans un cas de gomme du foie.

Pour colorer ces bacilles, Lustgarten emploie la méthode suivante : il colore d'abord les coupes pendant douze à vingt-quatre heures dans un bain formé de 11 parties de solution de violet de gentiane alcoolique concentrée dans 100 parties d'une solution d'huile d'aniline à la température ordinaire, puis dans le même bain coloré pendant 2 heures à la température de 60° environ. Les coupes sont placées pendant quelques minutes dans l'alcool absolu; puis, pendant dix secondes, dans une solution d'hypermanganate de potasse à 1 et demi pour 100; après quoi on les plonge un instant dans une solution concentrée et pure d'acide sulfureux. Si la coupe n'est pas entièrement décolorée, on répète trois ou quatre fois cette double décoloration, après quoi on déshydrate par l'alcool et l'essence de girofle, et on monte dans le baume.

On peut colorer par le même procédé les bacilles de la lèpre et ceux de la tuberculose, tandis que toutes les autres bactéries restent incolores. On peut facilement distinguer les bacilles de Lustgarten de ceux de la tuberculose parce qu'ils ne se colorent pas d'après la méthode d'Ehrlich.

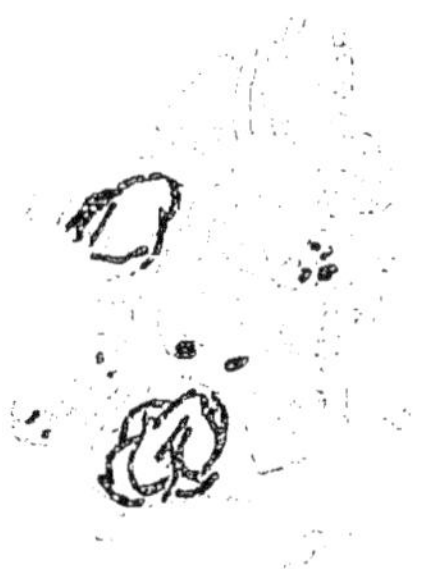

FIG. 382. — Bacilles dans une gomme du scrotum.

c, cellules rondes lymphatiques; c', cellule contenant des bacilles b (1 000 diamètres).

Lustgarten a examiné par ce procédé seize cas de chancre induré, de plaques muqueuses et de sécrétions de productions syphilitiques tertiaires, et même des gommes de la syphilis héréditaire chez un nouveau-né. Il a trouvé les mêmes bacilles en plus ou moins grande quantité dans tous les faits examinés.

Ces bacilles se rencontrent assez fréquemment dans la sécrétion des chancres indurés et des plaques muqueuses. Mais cependant on ne les y observe pas toujours. Il est très essentiel d'employer une solution fraîche d'acide sulfureux pour chaque examen.

Sur une centaine de coupes examinées, Babes les a trouvés deux fois seulement dans des cellules plus grandes que des cellules migratrices qui se trouvaient près de l'épithélium, mais qui ne dépendaient pas des vaisseaux.

Doutrelepont (*Sitzungsberichte der niederrheinischen Ge-*

sellschaft fur Natur und Heilkunde in Bonn, 20 juillet 1885) a vu le bacille de Lustgarten dans huit chancres du prépuce, dans un condylome des grandes lèvres et dans cinq papules, parmi lesquelles une à la tête, une au menton et une à la mamelle, dans la sécrétion du voile du palais et dans un chancre de la lèvre supérieure. Il a réussi surtout à observer le plus grand nombre de bacilles dans les cas non traités. Un chancre induré du prépuce qui était sec, sans sécrétion, ne lui a pas montré de bacilles. Il les a trouvés aussi dans les coupes, mais certaines coupes n'en présentaient point ou n'en offraient qu'un petit nombre, tandis qu'ils étaient nombreux dans d'autres coupes. Il y en avait aussi parfois entre les cellules épithéliales.

Alvarez et Tavel, dans un travail publié dans les *Archives de physiologie* (3e série, t. IV, 1885, p. 303), ont trouvé dans le smegma et la desquamation de la partie humide de la région gé-

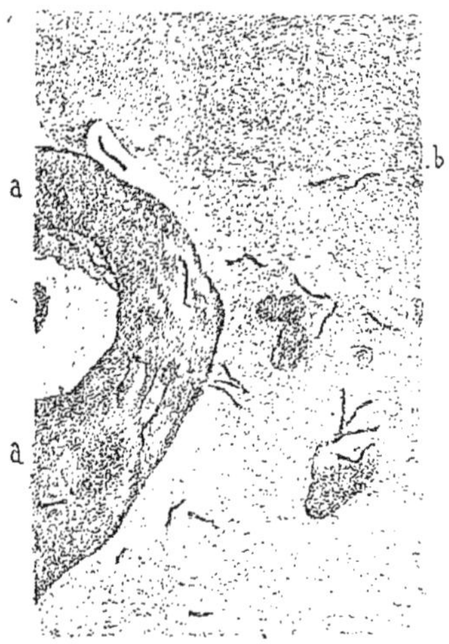

FIG. 383. — Bacilles du smegma preputialis.

a, grande cellule épithéliale; *b*, bacilles.

nitale un bacille qui se comporte comme celui de Lustgarten au point de vue des réactions colorantes. Ils ont vu ces bacilles à la surface des ulcérations syphilitiques et autres des organes génitaux, de même que dans le smegma normal.

Alvarez et Tavel ont remarqué que ces bacilles se colorent

par la fuchsine et que la coloration résiste à l'action de l'acide chlorhydrique comme celle des bacilles de la tuberculose, mais qu'ils se décolorent ensuite par l'alcool. Leur coloration est moins résistante que celle de ces derniers (voyez fig. 383).

Le procédé employé par Alvarez et Tavel pour les bacilles du smegma, ne correspond pas absolument à ce que dit Lustgarten de son bacille. Le bacille décrit pas Lustgarten ne se colore pas par des couleurs simples ni par le procédé d'Ehrlich,

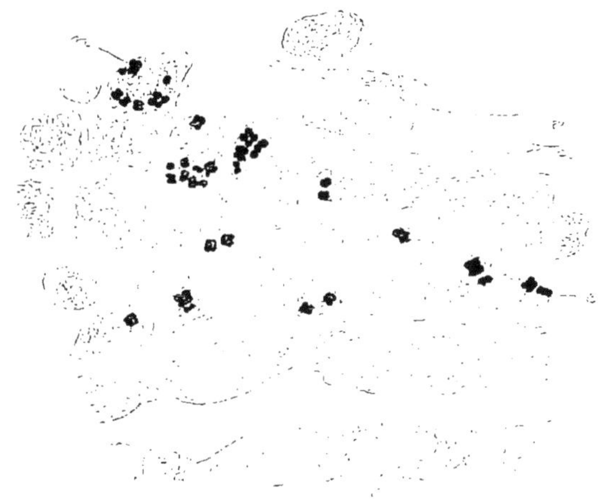

Fig. 384. — Coupe du rein dans un cas de syphilis terminé par septicémie.

c, grandes cellules remplies de microcoques groupés quatre par quatre et situées dans le tissu conjonctif interlobulaire; v, petit vaisseau dont les cellules endothéliales d sont détachées : t, tube collecteur dont les cellules épithéliales sont en voie de dégénérescence granulo-graisseuse.

tandis que le bacille d'Alvarez et Tavel se colore, comme nous l'avons aussi vérifié, par le procédé d'Ehrlich. Ces derniers n'ont pas non plus trouvé leur bacille dans les coupes, tandis que Lustgarten a rencontré le sien sur les coupes et dans les sécrétions de lésions qui ne peuvent présenter de smegma, comme la bouche, les lèvres, etc.

Il est certain qu'il existe dans le smegma un bacille qui se colore par la méthode de Lustgarten et que ce bacille se trouve à la surface des syphilides siégeant dans les parties où il y a du smegma. Le travail d'Alvarez et Tavel[1] dont nous avons vérifié

1. Communication faite à l'Académie par M. Cornil, séance du 4 août 1885 et *Archives de physiologie*, 30 septembre 1885.

l'exactitude, car il a été fait dans le laboratoire de la Faculté de Paris, a été contrôlé depuis par Klemperer, assistant de Leyden, et par Matterstoch[1]. Ces deux auteurs ont constaté l'existence du bacille d'Alvarez et Tavel dans le smegma et dans les syphilides des organes génitaux, et ils n'ont pas trouvé le bacille de Lustgarten dans les syphilides des autres régions non plus que sur les coupes des tissus syphilitiques.

Alvarez[2] en conclut que le bacille décrit par Lustgarten n'est autre que le bacille du smegma. Nous ne serons pas encore aussi affirmatifs, car il paraît rester acquis au bacille de Lustgarten qu'il a été rencontré sur la coupe de gommes syphilitiques situées dans des organes internes. Il faudrait supposer, pour expliquer cette constatation, qu'on a pris des tubercules caséeux pour des gommes. Lustgarten n'a pas réussi à cultiver son bacille Alvarez et Tavel n'ont pas réussi davantage à cultiver le leur.

Quoi qu'il en soit, la découverte de Lustgarten nous paraît aujourd'hui assez ébranlée. Celle d'Alvarez et Tavel doit inspirer la plus grande précaution aux histologistes dans l'analyse des sécrétions des organes génitaux, car on peut aussi confondre les bacilles du smegma avec ceux de la tuberculose. Les premiers toutefois, nous le répétons, ne résistent pas à la décoloration par l'alcool.

Dans la syphilis, aussi bien que dans la lèpre et la tuberculose, il existe quelquefois des complications septiques et pyémiques qui ont pour origine les ulcérations sinueuses profondes, parfois gangreneuses des téguments.

Dans un de ces faits de syphilis compliquée de septicémie observé à Budapest, il y avait des foyers ramollis, pulpeux dans les reins, en même temps qu'une néphrite parenchymateuse qui avait déterminé la mort.

Le fond des ulcères syphilitiques de la peau présentait un grand nombre de gros microcoques de 0μ,8 environ réunis en groupes de quatre entourés de capsules et situés dans de grandes cellules. Les mêmes microbes se rencontraient dans les parties ramollies du rein, au milieu de grandes cellules rondes accumulées dans le tissu conjonctif interstitiel (voyez fig. 384).

Ces micro-organismes ressemblent au micrococcus tetragenus

1. *Société de médecine interne* de Berlin, séance du 2 novembre 1885.
2. *Journal des connaissances médicales*, 31 décembre 1885.

(voyez tome I, page 150). Les vaisseaux sanguins présentaient une multiplication des cellules endothéliales *d*, et les tubes collecteurs un état trouble avec dégénérescence graisseuse de leurs cellules *c*.

Des inoculations faites avec des parties de ce rein ont donné aux souris une pyémie qui les tuait en huit jours. Dans les abcès du rein et de la rate consécutifs à cette pyémie expérimentale de la souris, on trouva les mêmes microcoques disposés de la même façon. Kassowitz et Hochsinger (*Wiener Med. Bl.* 1886, IV) ont trouvé dans les organes des enfants morts de syphilis héréditaire, surtout dans les vaisseaux des organes affectés, des masses de streptococci. Il est certain que ces streptococci entrent dans l'organisme par les pertes de substance de la peau et des muqueuses qui s'observent souvent chez les enfants syphilitiques (Kolisko).

CHAPITRE VI

RAGE

Nous n'avons point l'intention de donner ici une histoire complète de la rage, mais seulement de rapporter ce qu'on connaît sur la nature du virus de cette terrible maladie et les résultats merveilleux obtenus par M. Pasteur dans son traitement après morsure.

Définition. — La rage est une maladie virulente qui ne naît pas spontanément chez l'homme ; elle lui est inoculée par la morsure d'animaux enragés (loup, chien, chat, rarement par les herbivores). On a cru longtemps qu'elle pouvait se développer spontanément chez le loup et le chien, mais en réalité on ne connaît pas toujours le mode de transmission de la maladie à ces animaux, et tout porte à croire qu'elle n'est jamais spontanée, mais bien le résultat d'une morsure. Presque tous les mammifères peuvent contracter la rage, mais non les animaux à sang froid. En effet, contrairement à ce que prétend Högyes, l'un de nous a constaté l'immunité de la grenouille contre la rage, même si elle est tenue à la température des mammifères.

Après une incubation dont la durée est très variable, car elle peut se prolonger de vingt jours à plusieurs mois et même, dit-on, à une ou plusieurs années chez l'homme dans des cas tout à fait exceptionnels, les symptômes propres à la rage éclatent. Ils consistent chez l'homme en des troubles du système nerveux, hyperesthésie des sens, hallucinations, spasmes toniques et cloniques occupant surtout les muscles de la déglutition et de la respiration, délire bruyant avec sécrétion très abondante de salive mousseuse, impossibilité de la déglutition des liquides, etc. Ces phénomènes se terminent fatalement par la mort en un, deux, trois ou quatre jours; dans des cas très rares la maladie se prolonge jusqu'au cinquième ou sixième jour.

A l'autopsie des individus enragés on ne trouve rien de caractéristique à l'œil nu. Chez le chien, on conclut souvent à l'existence de la rage lorsqu'on a trouvé dans l'estomac des corps étrangers comme de la paille, des morceaux de bois, etc., que les chiens ont mordus et avalés. Mais cela n'est pas absolument démonstratif, car les chiens peuvent avaler des corps étrangers de petit volume avec leurs aliments, et d'ailleurs la présence de ces corps est un effet de la rage et non une lésion anatomique liée à la cause de la maladie.

Les organes nerveux ont été examinés avec le plus de soin, les symptômes répondant à des troubles fonctionnels de ces parties. Chez l'homme, on observe généralement une congestion très marquée du cerveau et des méninges et souvent des hémorrhagies méningées ou bien de petites ecchymoses dans la paroi des ventricules, surtout à la base du quatrième ventricule. Ainsi, sur onze autopsies d'individus morts de la rage à Bucarest, nous avons constaté trois fois des hémorrhagies méningées et deux fois des ecchymoses de la fosse rhomboïdale du quatrième ventricule. Dans une autopsie, nous avons vu une large ecchymose de la pie-mère au niveau de l'un des lobes frontaux. A l'examen histologique de la protubérance et du bulbe, Meynert et Gombault ont trouvé une infiltration de la paroi externe des vaisseaux par des cellules migratrices. On trouve encore, surtout chez les enfants, des tuméfactions simples des ganglions du côté de la morsure et une hyperplasie évidente des follicules du pharynx et des amygdales, lésions peu caractéristiques. Le nerf qui fait communiquer la partie mordue et les centres nerveux, est à peu près sain, quoique parfois un peu injecté et œdématié. A l'hypersécrétion des glandes salivaires correspond aussi une lésion qui est la même que celle qu'on observe après une galvanisation prolongée de la corde du tympan dans la glande sous-maxillaire du chien, c'est-à-dire une migration de cellules lymphatiques autour des vaisseaux, un œdème du tissu conjonctif des glandes et un état trouble, granuleux, des cellules épithéliales des culs-de-sac glandulaires. Mais ces lésions appartiennent moins à la rage elle-même qu'à l'excitation fonctionnelle des centres nerveux et des glandes. Gamaleia (*Ann. de l'Inst. Pasteur*, 1887), nous-mêmes (*Virchow's Arch.* 1888) et Schäffer (*Ann. de l'inst. Pasteur*, 1889) ont décrit avec ces lésions de petits foyers non systématiques de myélite aiguë dans le cerveau et dans la moelle, et des corps hyalins siégeant près de la paroi du canal central. L'anatomie pathologique nous apprend, on le voit, très peu de chose sur cette maladie.

Nous nous bornons ici à l'étiologie de la rage humaine et à son histoire au point de vue de la préservation par inoculation préventive. Nous renvoyons le lecteur, pour tout ce qui concerne la rage des animaux, à l'excellent article RAGE publié par Bouley dans le *Dictionnaire encyclopédique des sciences médicales* (t. II de la 3e série, 1874) et aux publications de M. Pasteur et de ses collaborateurs.

Étiologie. — La rage de l'homme se développe toujours après une inoculation de la rage du chien ou du loup, très rarement d'un herbivore, par une morsure de ces animaux ; mais on comprend qu'une inoculation puisse se faire sans morsure si la salive ou tout autre liquide ou tissu virulent est mis en contact avec une plaie, une excoriation, une surface absorbante. Les diverses parties du corps ne sont pas toutes également propres à cette inoculation. Lorsqu'un chien, par exemple, mord une partie couverte par les vêtements, le pied, la jambe ou la cuisse qui sont protégés par la chaussure, le pantalon, les bas, etc., les dents de l'animal sont essuyées par ces vêtements ; elles ont plus de peine à entamer la peau, et comme, dans la morsure, c'est la salive qui est virulente, il en résulte que la morsure peut ne présenter aucun danger.

Lorsque la dent de l'animal enragé pénètre, au contraire, dans des parties découvertes, comme les mains, la tête, la face et le cou, qu'elle les déchire, qu'elle détermine des plaies irrégulières, anfractueuses, contuses, les parties virulentes contenues dans la salive pénètrent très facilement dans le tissu conjonctif. Si l'on ajoute que les régions découvertes, comme les mains, les lèvres, les joues, etc., sont très riches en vaisseaux lymphatiques, on aura l'explication de la gravité beaucoup plus considérable des morsures dont elles sont le siège. Aussi, d'après l'enquête du Comité d'hygiène de 1850 à 1872 et les documents statistiques publiés par les médecins[1], la rage se développe-t-elle très souvent après une morsure du visage, et elle donne la mort 88 fois sur 100 ; après la morsure des mains, 67,25 p. 100 ; après la morsure des membres supérieurs, 30 fois sur 100 ; après la morsure des membres inférieurs, 21,21 p. 100 ; après la morsure du corps, 31,81 sur 100. Sur un total de 270 morsures, 152 ont été mortelles, dont 120 consécutives à la morsure du visage et des mains.

On comprend la difficulté qu'on éprouve à établir une statistique exacte, car il est des séries d'individus mordus par un même chien enragé qui meurent tous, tandis qu'au contraire, dans telle autre série, toutes les personnes mordues guérissent. De plus, il faut se rendre compte du fait que beaucoup de personnes mordues par un chien suspect et même enragé ne se font pas connaître, tandis qu'on connaît beaucoup mieux le nombre des personnes ayant succombé avec les symptômes caractéristiques de cette maladie. Il faut aussi faire intervenir comme un facteur important les cautérisations pratiquées par une main exercée et suivant à bref délai la morsure.

Pasteur a donné, dans sa communication du 1er mars 1886 à l'Académie des sciences, la statistique de Leblanc qui doit à tous les points de vue inspirer toute confiance. Leblanc, qui a longtemps dirigé le service sanitaire de la préfecture de police, a recueilli le relevé officiel des cas de rage observés dans le département de la Seine d'après les rapports des commissaires de police et des vétérinaires directeurs d'hôpitaux de chiens. De 1878 à 1883, en six années, il y eut 515 personnes mordues sur lesquelles 81 ont succombé, soit un mort sur six mordus environ.

Il est certain que les morsures les plus dangereuses sont celles de la face et de la tête et celles qui en sont le plus rapprochées. Chez les enfants, la rage se développe généralement plus vite que chez les adultes.

S'il en est ainsi pour les accidents rabiques qui suivent la morsure du chien, la statistique donne des chiffres beaucoup plus élevés pour ceux qui succèdent à la morsure du loup.

Les plaies faites par cet animal siègent en effet plus souvent

1. BROUARDEL, article RAGE du *Dict. encyclop. des sc. méd.*, 1874.

à la face, au cou, aux parties découvertes ; elles sont plus profondes, plus dilacérées, de beaucoup plus étendues que les morsures du chien. Ces blessures arrivent souvent jusqu'aux os, qui peuvent être brisés ou broyés comme les petits os de la main et des phalanges. Les articulations peuvent même être ouvertes. L'un de nous a observé à Bucarest deux cas où la dent du loup avait pénétré dans la cavité cranienne. Bien que le virus du loup enragé paraisse être exactement le même que celui du chien, la mortalité qui en résulte est beaucoup plus considérable. Ainsi Brouardel (art. RAGE) cite l'histoire de la morsure de 58 personnes par le même loup dans un village de Russie, sur lesquelles 39 succombèrent.

La statistique donne, dans certaines séries d'individus mordus, 100 p. 100 de cas de rage. Dans sa communication du 12 avril 1886 à l'Académie des sciences, M. Pasteur a fourni des documents nouveaux très précis sur la statistique de la mortalité après la blessure du loup. Il en résulte que la mort arrive 82 fois sur 100. Mais il entre assurément, dans le nombre total, des individus qui ont été mordus à travers les vêtements, car, dans six de ces séries, il y a eu autant de morts que de mordus. En Russie, dit M. Pasteur, on s'accorde généralement à dire que toute personne mordue par un loup enragé est vouée à la mort par rage. L'un de nous a relevé en Roumanie 46 cas de morsures de loup, la plupart à la tête, dont 42 ont été mortels. La durée d'incubation est souvent très courte. Mais le virus des individus qui succombent à la rage du loup est sensiblement le même que celui de la rage canine, ce dont on s'assure en l'inoculant aux cobayes et aux lapins (Pasteur). De toute façon les morsures du loup laissent en général après elles une quantité de virus plus grande que les morsures du chien, et il est probable que cette quantité même est un élément de gravité.

La durée de l'incubation de la rage, c'est-à-dire la période qui s'écoule entre la morsure et l'apparition des accidents est variable. Il est très rare que la rage éclate avant le quinzième jour, très rare aussi du quinzième au vingtième jour. Le plus communément elle débute après le vingtième jour, et d'ordinaire dans le cours du second mois. Elle est rare après le troisième mois et tout à fait exceptionnelle après six mois. D'après Bauer (*Münch. med. Wochenschr.* 1886, 37 et 39) sur 537 cas de rage chez l'homme, chez 17 individus la période latente dura plus d'un an, pour 510 la moyenne d'incubation fut de 72 jours, la moitié des décès se produisant entre le vingtième et le soixantième jour.

Nous supposons que, pendant cette période d'incubation, le virus se répand sourdement sans aucun symptôme appréciable dans l'économie; qu'il a pu échapper aux causes de destruction et remonter lentement le long des nerfs depuis le point de la morsure jusqu'aux centres nerveux. Lorsqu'il a acquis sa maturité ou plutôt qu'il s'est multiplié et qu'il a envahi le système nerveux central, le cerveau, la protubérance, le bulbe et la moelle, les glandes, etc., il détermine les symptômes terribles du délire, des spasmes, des hallucinations propres à la rage.

L'un de nous (Babes, *Virch. Arch.,* 1887, t. CX et *Ann. de l'inst. Pasteur*, 1888, 7) a constaté que chez le lapin inoculé avec le virus de la rage des rues, il existe souvent une fièvre du quatrième au dixième jour après l'inoculation. Cette fièvre, qu'on constate aussi après l'inoculation du virus atténué de la rage, est sans doute l'expression de l'action du virus dans la période latente d'incubation. Peut-être trouverait-on aussi chez d'autres animaux et chez l'homme cette élévation de température.

Cette période assez longue et variable de l'incubation, la transmission de la maladie par inoculation et par morsure, ont fait penser à l'existence d'un micro-organisme propre à la rage. Les accidents, qui ne sont autres que des troubles fonctionnels du système nerveux central, les lésions du tissu nerveux, sclérose vasculaire (Meynert), diapédèse de globules blancs autour des vaisseaux (Gombault), cette localisation ultime de la maladie dans le système nerveux, ont conduit les expérimentateurs à chercher les microbes de la rage dans les centres nerveux. Duboué (de Pau) pense même que la virulence siège uniquement dans les nerfs et le système nerveux et que le virus se transmet au système nerveux central par l'intermédiaire des nerfs. Cette hypothèse n'est pas absolument justifiée, car les glandes salivaires, la glande lacrymale, parfois aussi les ganglions lymphatiques et même le pancréas contiennent le virus (Pasteur). Pasteur, Chamberland et Roux ont montré aussi que le virus introduit dans les veines détermine rapidement chez les animaux la rage mue ou la rage furieuse. De plus, lorsqu'on a injecté le virus à un lapin dans une veine de l'oreille, puis coupé l'oreille au thermo-cautère, l'animal n'en devient pas moins enragé, ce qui parle contre l'hypothèse du transport du virus par les nerfs. Toutefois, les nerfs d'un animal enragé sont virulents, car Pasteur a produit la rage en inoculant des fragments du nerf pneumogastrique. Dans son travail inséré dans les *Archives de Virchow*, Babes suppose que le virus se transmet principalement par les nerfs ou plutôt par les voies lymphatiques des nerfs. En effet ce sont surtout les nerfs qui sont virulents tandis que les autres organes le sont seulement par exception. Même en inoculant le virus rabique dans le sang, par exemple dans la veine de l'oreille, et coupant ensuite l'oreille, le virus ne se multiplie pas dans le sang, le sang n'est pas virulent tandis que les nerfs le sont devenus. Mais ce sont seulement les grands nerfs qu'on trouve toujours virulents et, en inoculant le virus dans la plaie d'un grand nerf, on produit la rage plus sûrement et plus vite que par l'inoculation sous-cutanée. Zagari et Vestea, s'appuyant sur des expériences analogues, ont plaidé aussi pour la propagation du virus par les nerfs.

Pasteur, dans une série de remarquables expériences faites en commun avec Chamberland et Roux, a montré que le principe virulent de la rage siégeait en réalité dans le cerveau et la moelle, et que le moyen infaillible de transmettre cette maladie consistait à insérer un fragment de substance cérébrale virulente diluée dans un bouillon stérilisé à la surface du cerveau des animaux, après la trépanation du crâne. Le procédé de trépanation employé par Pasteur consiste, pour le chien, à faire une incision médiane au niveau du lobe frontal, à enlever une couronne de l'os au trépan, puis à injecter, à l'aide d'une seringue de Pravaz à aiguille courbée introduite sous la dure-mère, un fragment de substance cérébrale broyée dans de l'eau ou du bouillon stérilisés. Les chiens doivent être attachés et chloroformisés. Gibier[1] a employé, pour la même opération sur le chien, un petit foret à l'aide duquel il pratique sur la ligne médiane du crâne un petit orifice pouvant admettre une aiguille mousse qui s'ajuste à la seringue de Pravaz. On a soin de ne pas blesser le sinus longitudinal supérieur; l'aiguille doit s'arrêter aussitôt après avoir traversé les os; on endort le chien muselé en lui faisant une

1. Thèse de doctorat, 26 juillet 1884.

piqûre de morphine. H. Fol, au lieu de trépaner le crâne, inocule avec un trocart introduit dans l'orbite et qu'il fait pénétrer dans le crâne par la lamelle osseuse très mince qui sépare la cavité cranienne de l'orbite.

Pour inoculer les lapins, Pasteur les anesthésie avec le chloroforme[1]; la section de la peau est faite au milieu du crâne : les deux lambeaux sont écartés avec des écarteurs usités dans l'ophtalmologie; la plaie cutanée a 2 centimètres de longueur environ; la rondelle de trépan, qu'on enlève, a un demi-centimètre de diamètre. On pénètre avec une canule courbée au-dessous de la dure-mère et on injecte la substance cérébrale ou médullaire rabique, broyée dans de l'eau stérilisée ou dans un bouillon. C'est presque toujours par trépanation et inoculation à la surface du cerveau que Pasteur a procédé dans l'inoculation des chiens, singes, lapins, cobayes sur lesquels il a expérimenté; c'est par cette méthode de la trépanation pratiquée pendant plusieurs années de lapin à lapin, qu'il est arrivé à fixer le virus rabique à son maximum d'intensité et à obtenir sur les animaux une période d'incubation constante pour les mêmes espèces, ainsi que nous le verrons bientôt.

Recherche des bactéries de la rage. — Pasteur et ses collaborateurs, Chamberland et Roux, ont cherché longtemps à voir et à isoler les microbes de la rage, sans y parvenir d'une façon certaine. Pasteur a cru d'abord reconnaître, dans la substance cérébrale, de petits grains ronds qui ne se coloraient pas par les substances colorantes tirées de l'aniline; mais il a ensuite regardé cette constatation comme douteuse, et finalement il a abandonné la recherche des bactéries pour se consacrer avec une persévérance admirable et avec un succès encore plus étonnant, à la recherche d'un mode de vaccination.

Gibier a publié, dans sa thèse citée plus haut, des figures qui se rapportent à un micro-organisme observé dans le bulbe des animaux rendus enragés. Il broie un fragment de substance cérébrale dans l'eau distillée stérilisée; il ajoute un volume d'eau

1. Nous trouvons inutile d'anesthésier le lapin pour une opération qui dure à peine quelques minutes, car, en fixant la tête par une faible pression sur le nez, l'animal devient immobile pendant la trépanation. Nous avons ainsi pratiqué la trépanation à Bucarest sur des milliers de lapins sans le moindre inconvénient.

supérieur de deux ou trois fois à la bouillie cérébrale obtenue d'abord, et il trouve des granulations réfringentes, arrondies, ressemblant à des microcoques, réunies en petits amas, immobiles lorsqu'elles sont emprisonnées dans la substance nerveuse, mobiles quand elles sont libres dans le liquide. Ces granulations n'existent pas dans les préparations obtenues de la même façon sur des animaux sains; elles ne se colorent complètement par aucune des couleurs tirées de l'aniline, et Gibier n'a pas réussi à les cultiver sur un milieu nutritif.

Hermann Fol (Académie des sciences, 14 décembre 1885) a examiné des coupes de moelles rabiques préparées par le procédé de Weigert. Ces moelles sont durcies dans le bichromate de potasse et le sulfate de cuivre, colorées avec une solution d'hématoxyline à 1 pour 90 d'eau additionnée de 10 parties d'alcool, puis décolorées par une solution de 2,5 de ferrocyanure de potassium dans 100 gr. d'eau additionnée de 2 gr. de borax. Sur ces coupes montées dans le baume, il a trouvé des groupes de petites granulations qui ont tout l'aspect de microcoques logés soit dans les lacunes de la névroglie, soit entre les cylindres d'axe et leur gaine.

D'autres fois il les a rencontrées dans des cavités qui ont à peu près le diamètre d'une fibre à myéline. Ces grains, très nets. sont colorés en violet foncé. Ils sont disposés sans ordre défini et ne forment pas de chapelets, bien qu'on les voie assez fréquemment sous la forme d'un 8. Ils ont en moyenne 0μ,2.

L'ensemencement, fait avec la moelle rabique, sur un milieu de culture approprié, donne à l'étuve un léger nuage qui tombe au fond le quatrième jour. Ce dépôt inoculé à des animaux sains, leur transmet quelquefois une rage bien caractérisée, seulement la durée de l'incubation a été plus longue que celle du virus initial. Ce dépôt de culture, desséché sur une lamelle, traité avec la solution de bichromate, puis coloré au violet de méthyle et décoloré, donne les mêmes groupes de microcoques colorés en violet que sur les coupes.

Nous n'avons pas réussi à voir des microcoques par le procédé de Fol, car dans ces préparations du système nerveux faites suivant la méthode de Weigert, il y a un grand nombre de grains colorés qui ressemblent à des microbes et gênent l'observation.

L'un de nous (Babes) s'est convaincu qu'il existe, dans un certain nombre de cas, dans le cerveau et dans la moelle rabiques des microbes ronds de 0μ,5 à 0μ,8, en groupes, prenant une teinte légèrement rougeâtre par le bleu de Löffler (fig. 385, II). On peut les cultiver sur le sérum sanguin à 37°, sur la gélose et sur la gélatine additionnée de bouillon du cerveau de lapin. Les cultures se développent lentement. Elles se présentent sous la forme d'une tache mince, grise au bout de quelques jours. Elles poussent mieux dans la profondeur de la gélose. La culture pure, en deuxième et même en troisième génération, inoculée aux animaux, leur donne parfois la rage. Comme dans la plupart des cas, les cultures ne sont pas pathogènes, il faut supposer que le microbe a perdu sa virulence ou bien qu'il n'est pas la cause de la rage. Peut être existe-t-il auprès de lui un élément caché capable de produire la maladie. Dans les préparations du cerveau et de la moelle, on rencontre aussi parfois un microbe. Ce microbe se colore très mal par n'importe quel procédé, excepté par la méthode de Gram, à condition de laisser les lamelles plus longtemps que d'ordinaire dans le bain colorant. Les microbes siègent surtout à la surface du cerveau, dans les cellules qui renferment souvent aussi des granulations graisseuses et protéiques. Il est probable que Gibier a vu ces granulations parmi celles qu'il a dessinées; mais les microbes qui se colorent par le procédé de Gram sont beaucoup moins nombreux que ceux dessinés par Gibier. Ce microbe est très brillant et forme ordinairement des colonies denses et plates. Il résiste aux acides et aux bases. Il se présente sous la forme de diplococci ou de corps ovoïdes, souvent avec une strie transversale en leur milieu.

Voici la description des microbes trouvés dans la moelle des animaux morts de rage et cultivés dans un millier d'essais de culture sur le sérum, la substance cérébrale, la gélose avec diverses additions de substances nutritives (Babes, *Connaiss. médic.*, avril 1887).

Dans environ 200 essais de culture, il se développa de 1 à 4 jours après l'inoculation, surtout sur l'agar-agar à 36°, le long de la piqûre, dans la profondeur, de petits points grisâtres comme de la poussière ; le même microbe se développe aussi dans le vide. Si l'on ensemence cette substance sur de la gélatine peptonisée, la culture se développe aussi parfois, même à la température de la chambre. La colonie se compose de microbes ronds de 0µ,6 environ, formant des groupes assez denses au centre, mais rares à la périphérie et qui se colorent mal avec les couleurs d'aniline. En les traitant par le bleu de Löffler, ils se colorent en grande partie en bleu rougeâtre. On voit souvent des cocci dont la moitié seulement ou un segment se colore en rouge tandis que le reste est pâle ou bleuâtre (fig. 385, I). Dans d'autres cas, il se développe sur l'agar-agar des stries semblables, mais la surface est aussi couverte d'une couche mince de poussière gris jaunâtre, sèche, qui plus tard devient plus épaisse et donne l'aspect du mortier. Les microbes ressemblent alors aux bactéries

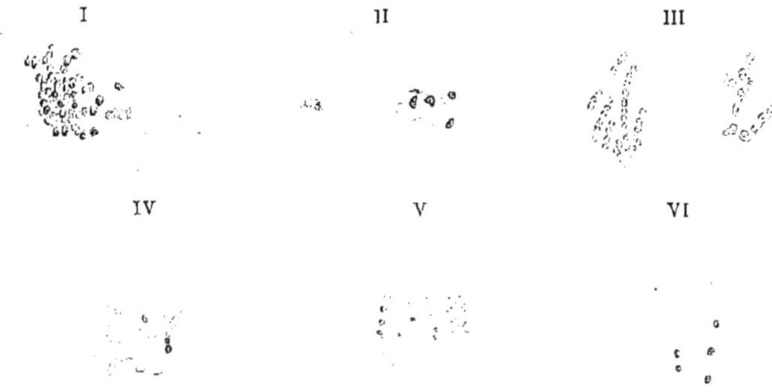

Fig. 385. — Microbes trouvés dans la rage expérimentale. (Colorés avec le bleu de Löffler. Gross. 1500 environ.)

I. microbes développés dans la profondeur de la gélose dans 200 cas environ; II, microbe développé sur le sérum de bœuf; III, microbe en chaînette sur gélose; IV, le même sur gélatine; V, bacille courbe sur gélose; VI, microbes trouvés dans le sang des lapins pendant la fièvre précédant les symptômes nerveux

précédentes, mais ils paraissent un peu plus gros; ils sont ordinairement disposés en chaînettes assez rigides avec une substance intermédiaire et disposées parallèlement (fig. 385, III). Ils se colorent aussi en rouge violacé par le bleu de méthylène. Ils croissent parfois sur la gélatine, mais la substance intermédiaire aux grains colorés devient plus visible, de sorte qu'on peut les regarder comme des bacilles (fig. 385, IV); la gélatine se liquéfie lentement. Ces cultures développées sur gélose donnent parfois la rage lorsqu'on les inocule par trépanation. Souvent le cerveau des cobayes et des lapins morts de la rage fixe renferme des bacilles courbes. Ainsi trouve-t-on souvent sur gélose de petits disques blancs, luisants, qu'on peut enlever facilement et qui sont constitués par des bacilles ressemblant beaucoup à ceux du choléra ; seulement ils sont un peu plus courbés et plus longs, avec des extrémités pointues (fig. 385, V). Dans leur intérieur il existe des grains chromatiques. Dans d'autres cas, on trouve des bacilles semblables, mais sous forme d'haltères avec des extrémités renflées et des grains chromatiques dans les renflements (fig. 385, V). A côté des bacilles, on voit des éléments ovalaires avec des parties centrales chromatiques. Mentionnons enfin que dans le sang des lapins atteints de la fièvre qui précède les symptômes nerveux, on trouve souvent des bacilles courbes, mobiles, plus épais que les précédents (fig. 385, VI). Toutefois ce sang, inoculé par trépanation, ne donne pas la rage.

Ni les recherches de Rivolta ni celles de Dowsdewell, relatives aux microbes de la rage, ne sont concluantes.

Résultats obtenus par Pasteur dans la vaccination contre la rage. — Pasteur a entrepris la recherche du vaccin propre à combattre cette maladie. Les premiers résultats de sa méthode, communiqués à l'Académie des sciences en 1883 et 1884, ont été magistralement exposés au Congrès international de Copenhague dans la séance du 11 août 1884. L'inoculation par trépanation de la moelle rabique à différentes espèces animales, avait mis dans ses mains un instrument précis et sûr pour déterminer le degré de virulence comparative de la rage dans les diverses espèces animales. La période d'incubation, plus ou moins longue suivant les espèces animales, lui servait à apprécier l'intensité plus ou moins grande du virus.

La durée de l'incubation varie aussi suivant la quantité du virus efficace, c'est-à-dire de celui qui arrive au système nerveux sans diminution ni modification. Les expériences suivantes le démontrent : le 10 mai 1882, Pasteur inocule dans la veine du jarret d'un chien dix gouttes d'un liquide obtenu en broyant un fragment du bulbe d'un chien enragé par virus de la rage des rues, dans trois ou quatre fois son volume de bouillon stérilisé. A un second chien on inocule 1 p. 100 de cette quantité, et à un troisième 1 p. 200. Le premier chien a été pris de rage après dix-huit jours d'incubation, le second après trente-cinq jours et le troisième a survécu. Ce dernier n'était pas vacciné, car il a succombé à la rage après une nouvelle inoculation faite avec une quantité suffisante de virus. Si l'on se sert de la trépanation comme porte d'entrée du virus, le résultat est le même.

Ainsi, on inocule par trépanation, à un premier lapin, 2 gouttes d'un bouillon stérilisé dans lequel on a broyé le bulbe d'un lapin mort de la rage, à un autre lapin un quart de cette quantité, puis successivement à d'autres lapins 1/16, 1/64, 1/128, 1/152 de cette quantité. Tous ces lapins sont morts de rage successivement après huit jours, neuf jours, dix jours, douze jours et seize jours. Ces changements dans la durée de l'incubation n'étaient pas amenés par un affaiblissement de la virulence intrinsèque du virus, car on retomba sur les périodes d'incubation de huit jours en inoculant les moelles de tous ces lapins, après leur mort, à d'autres lapins.

La rage du chien est sensiblement la même au point de vue de sa virulence. Ainsi, si l'on délaye une partie du bulbe d'un chien rabique dans deux ou trois fois son volume d'un liquide stérilisé et qu'on l'inocule par trépanation à un lapin, on aura, avec une série de bulbes de chiens enragés inoculés à une série de lapins, une durée d'incubation de la rage à peu près la même. Les lapins mourront toujours du douzième au quinzième jour.

Mais il n'en est pas de même lorsqu'on inocule la rage du lapin à un second lapin, puis la rage de celui-ci à un troisième et ainsi de suite. La durée de l'incubation de la rage dans ce passage à travers plusieurs lapins tendra à diminuer jusqu'à une période minimale.

Ainsi, dans les derniers mois de l'année 1882, Pasteur a inoculé à deux lapins la substance nerveuse d'une vache enragée provenant des environs de Melun. Le premier de ces lapins était pris de la rage le quinzième jour, l'autre le vingt-troisième jour. La moelle de ces deux animaux servit à en inoculer deux autres qui furent pris de rage, l'un après dix jours, l'autre après quatorze jours ; on continua la série et, au bout de cinq passages par le lapin, la rage se développait en onze jours. Cette série d'expériences fut continuée, si bien que, commencée le 15 novembre 1882, elle durait encore le jour où Pasteur faisait sa communication à Copenhague en août 1884, et la rage du lapin se développait alors constamment en huit jours. Aujourd'hui le virus fort ou *fixé* du lapin obtenu par la continuation de la même série, détermine la rage du sixième au septième jour après l'inoculation. L'un de nous (Babes, *l. c.*) a obtenu le virus fixé dans un délai de temps plus court, en opérant sur de petits animaux et en inoculant plusieurs d'entre eux à la fois, en choisissant toujours celui qui meurt le plus tôt pour continuer la série des inoculations. Par une sélection dans le sens contraire, il a pu produire le virus des rues en commençant par le virus fixé.

Les cochons d'Inde conduisent plus vite au maximum de la virulence qui leur est propre. On arrive assez rapidement à une durée minimum d'incubation de cinq jours. Babes a obtenu très vite le virus fixe en faisant passer le virus des rues plusieurs fois par le corps du cobaye et en inoculant ensuite le lapin.

Si l'on reporte au chien ces rages de virulence maximum des lapins et des cobayes, on lui donne une maladie plus virulente que la rage canine.

Si l'on augmente ainsi l'intensité du virus rabique en le faisant passer par une série de lapins, l'effet inverse se produira en l'inoculant successivement à plusieurs singes. Chez ces animaux, la période d'incubation, qui débute par onze jours, augmente bientôt du double et du triple. Les lapins à qui on inocule cette rage de singe à longue incubation, présentent aussi une longue durée de cette période, de telle sorte que la rage du lapin provenant du singe est moins virulente que celle qui provient du passage de lapin à lapin.

La moindre virulence de la rage développée chez le singe a servi d'abord à Pasteur pour faire des inoculations préventives aux chiens. Il prenait pour cela le bulbe d'un lapin inoculé avec le virus d'un singe rabique, virus assez modifié pour que l'inoculation hypodermique ou intraveineuse de ce bulbe du lapin n'entraînât pas la mort du chien. Il faisait successivement des inoculations préventives à ce même chien avec des bulbes de lapin provenant, par passages successifs aux lapins, du bulbe qui avait servi à la première inoculation du chien. Par cette méthode, Pasteur put rendre un grand nombre de chiens réfractaires à la rage. Une commission nommée par le ministre de l'instruction publique et composée de Béclard, P. Bert, Bouley, Vulpian, Villemin, examina en premier lieu les expériences comparatives faites avec dix-neuf chiens rendus réfractaires et avec dix-neuf chiens témoins et bien portants. Aucun des chiens vaccinés ne succomba aux morsures par chien enragé ni aux autres modes d'inoculation de la rage, tandis que les chiens témoins furent atteints de la maladie. Vingt-trois autres chiens réfractaires échappèrent tous également à la rage par morsure, tandis que les témoins mordus en même temps étaient devenus enragés, dans la proportion de 66 p. 100, deux mois après la morsure, à la date de la communication faite par Pasteur au Congrès de Copenhague.

Il était donc démontré, en août 1884, que notre illustre compatriote pouvait vacciner les chiens de façon à les rendre inaptes à contracter la maladie par n'importe quel mode d'inoculation.

Méthode de Pasteur pour prévenir la rage après morsure. — Depuis sa communication de Copenhague, Pasteur, en collaboration avec Chamberland et Roux, a perfectionné sa méthode et il a pu l'appliquer à la prévention de la rage canine après la morsure.

Il a continué sans interruption la série des inoculations successives aux lapins qui lui donne un virus rabique très intense dont la durée d'incubation est de six à sept jours. Ce virus contenu dans la moelle épinière est toujours identique à lui-même ou à très peu près. C'est là le matériel des inoculations vaccinales qu'il a faites d'abord sur le chien après morsure ou après l'inoculation de la rage par trépanation.

« Si l'on détache de ces moelles de lapins des longueurs de quelques centimètres avec des précautions de pureté aussi grandes qu'il est possible de les réaliser, et qu'on les suspende dans un air sec, la virulence disparaît lentement dans ces moelles jusqu'à s'éteindre tout à fait. La durée de l'extinction de la virulence varie quelque peu avec l'épaisseur des bouts de moelle, mais surtout avec la température extérieure. Plus la température est basse et plus durable est la conservation de la virulence.

« Ces faits étant établis, voici le moyen de rendre un chien réfractaire à la rage en un temps relativement très court.

« Dans une série de flacons, dont l'air est entretenu à l'état sec par des fragments de potasse déposés sur le fond du vase, on suspend, chaque jour, un bout de moelle rabique fraîche de lapin mort de rage, rage développée après sept jours d'incubation. Chaque jour également, on inocule dans la peau du chien une pleine seringue de Pravaz de bouillon stérilisé dans lequel on a délayé un petit fragment d'une de ces moelles en dessiccation, en commençant par une moelle d'un numéro d'ordre assez éloigné du jour où l'on opère pour être bien sûr que cette moelle n'est pas du tout virulente. Des expériences préalables ont éclairé à cet égard. Les jours suivants, on opère de même avec des moelles plus récentes, séparées par un intervalle de deux jours, jusqu'à ce qu'on arrive à une moelle très virulente, placée depuis un jour ou deux seulement en flacon (Communication de M. Pasteur à l'Académie des sciences le 26 octobre 1885). »

Par cette méthode beaucoup plus simple que celle qu'il avait employée jusque-là, Pasteur avait rendu réfractaires à la rage cinquante chiens. Il put leur inoculer la rage sous la peau et même par trépanation sans que la maladie se déclarât.

C'est là l'expérience fondamentale, absolue pour ce qui est de la préservation de la rage canine chez le chien, soit avant, soit après la morsure.

En se basant sur cette expérience, Pasteur put un jour inoculer un homme mordu par un chien enragé. Il le fit d'abord sur le jeune Joseph Meister, âgé de neuf ans, mordu le 4 juillet 1885, à 8 heures du matin, par un chien enragé. « Cet enfant, terrassé par le chien, portait de nombreuses morsures à la main et aux cuisses, quelques-unes profondes, qui rendaient sa marche difficile. Les principales de ces morsures avaient été cautérisées douze heures seulement après l'accident, à l'acide phénique, le 4 juillet à 8 heures du soir par le docteur Weber, de Villé. »

Après avoir pris l'avis des professeurs Vulpian et Grancher qui partageaient sa responsabilité, après avoir constaté que le nombre et la profondeur des blessures du jeune Meister le vouaient presque fatalement à prendre la rage, Pasteur se décida à tenter sur Joseph Meister le traitement qui lui avait constamment réussi chez les chiens. En conséquence, il fit pratiquer aux hypocondres, pendant dix jours, treize injections; les deux premières furent faites le premier jour avec de la moelle de lapin ayant séjourné quatorze et douze jours à l'air dans un flacon, le second jour avec de la moelle de onze et de neuf jours, le troisième jour avec de la moelle de huit jours, le quatrième jour avec de la moelle de sept jours, et ainsi de suite jusqu'au dixième jour, où il inocula la moelle d'un lapin mort de rage le jour même. Ce jour-là le patient avait reçu la moelle d'un lapin mort de la rage fixée, c'est-à-dire la plus virulente. Cette inoculation finale de moelle très virulente est sans danger après la série des inoculations avec des moelles dont les premières ne donnent pas la rage aux lapins et qui sont faites successivement avec des virus de plus en plus forts. Il est même nécessaire d'employer à la fin un virus assez fort pour consolider l'état réfractaire à la rage.

Pasteur a démontré ainsi qu'on peut inoculer sans danger à l'homme comme au chien le virus rabique le plus virulent, lorsqu'on a commencé par des inoculations de virus inoffensif et affaibli. Le jeune Meister, qui est inoculé aujourd'hui depuis cinq ans, a été préservé de la rage et n'a éprouvé aucun inconvénient de ses inoculations préventives.

Notre illustre maître M. Pasteur était en possession de la méthode de préservation de la rage après morsure. Depuis sa communication du mois d'octobre 1885, les individus mordus en tous pays par des chiens et des loups enragés ont afflué au laboratoire de la rue d'Ulm et ont été vaccinés par lui. Leur nombre dépasse aujourd'hui huit mille.

Il a donné à l'Académie des sciences et à l'Académie de médecine le 1er et le 2 mars 1886 les résultats des inoculations pratiquées sur les trois cent cinquante personnes qu'il avait traitées jusqu'à ce jour. Il a expliqué le grand nombre de personnes mordues et inoculées par ce fait qu'on cachait autrefois aux individus atteints la gravité de leur morsure, qu'on s'efforçait d'éloigner de leur esprit le nom même de la rage, tandis qu'aujourd'hui ces mêmes gens viennent avec confiance à son institut. Cependant Pasteur n'a jamais voulu traiter que les personnes mordues dont les vêtements avaient été visiblement déchirés, troués ou lacérés par les crocs de l'animal. Il a recueilli, pour le plus grand nombre d'entre eux, les certificats de vétérinaires et de docteurs affirmant que les animaux étaient bien réellement enragés, et il a pu constater plusieurs fois l'état rabique de ces animaux dans son laboratoire. Pour donner une idée exacte de la nature des morsures et de la physionomie du traitement, il a cité dans leur ordre chronologique des séries d'observations prises parmi les cent premières personnes mordues et traitées, du 1er novembre au 15 décembre.

Des trois cent cinquante premières cures, une seule a été marquée par un insuccès; la jeune Louise Lepelletier a succombé à la rage après avoir subi le traitement. Voici son observation que nous empruntons à la communication de Pasteur :

Cette enfant, âgée de 10 ans, mordue le 3 octobre 1885, à la Varenne-Saint-Hilaire, par un gros chien de montagne, m'a été amenée le 9 novembre suivant, le trente-septième jour seulement après ses blessures, blessures profondes au creux de l'aisselle et à la tête. La morsure à la tête avait été si grave et d'une si grande étendue, que, malgré des soins médicaux continus, elle était très purulente et sanguinolente le 9 novembre. Elle avait une étendue de 12 à 15 centimètres, et le cuir chevelu se soulevait encore en un endroit. Cette plaie m'inspira de cruelles inquiétudes. Je priai le docteur Vulpian de venir en constater l'état. J'aurais dû, dans l'intérêt scientifique de la méthode, refuser cette enfant arrivée si tard, dans des conditions exceptionnellement graves; mais, par un sentiment d'humanité et en face des angoisses des parents, je me serais reproché de ne pas tout tenter.

Des symptômes avant-coureurs de l'hydrophobie se manifestèrent le 27 novembre, onze jours seulement après la fin du traitement. Ils devinrent plus manifestes le 1er décembre au matin. La mort survint avec les symptômes rabiques les plus accusés dans la soirée du 3 décembre.

Une grave question se présentait. Quel virus rabique avait amené la mort ? celui de la morsure du chien ou celui des inoculations préventives ? Il me fut facile de le déterminer. Vingt-quatre heures après la mort de Louise Lepelletier, avec l'autorisation de ses parents et du préfet de police, le crâne fut trépané dans la région de la blessure, et une petite quantité de la matière cérébrale fut aspirée, puis inoculée par la méthode de la trépanation à deux lapins. Ces deux lapins furent pris de rage paralytique dix-huit jours après, et tous deux au même moment. Après la mort de ces lapins, leur moelle allongée fut inoculée à de nouveaux lapins, qui prirent la rage après une durée d'incubation de quinze jours. Ces résultats expérimentaux suffisent pour démontrer que le virus qui a fait mourir la jeune Lepelletier était le virus du chien par lequel elle avait été mordue. Si la mort avait été due aux effets du virus des inoculations préventives, la durée de l'incubation de la rage à la suite de cette inoculation à des lapins aurait été de sept jours au plus. Cela résulte des explications de ma précédente note à l'Académie.

Il faut bien remarquer que sur les trois cent cinquante inoculations, une seule a été inefficace, et cela dans un cas presque désespéré, faite trop tardivement, chez une enfant mordue à la face. On sait que les morsures sont plus graves à la face et que la rage se développe plus vite chez les enfants que chez les adultes. La valeur de ces trois cent cinquante inoculations préservatrices s'est accrue naturellement depuis le 1er mars, où M. Pasteur les publiait, car il n'y a pas eu d'accidents depuis cette époque parmi ses inoculés.

De plus, le traitement n'a jamais amené de résultats fâcheux; pas de phlegmon, pas d'abcès, un peu de rougeur seulement à la suite des dernières inoculations.

Depuis le premier mars jusqu'au 12 avril 1886, il est venu au laboratoire de M. Pasteur trois cent soixante-seize personnes pour se faire inoculer. Parmi elles il y avait une première série de dix-neuf Russes mordus à Smolensk par un loup dans des conditions tout particulièrement dangereuses. Plusieurs présentaient des morsures profondes, déchiquetées, anfractueuses, qui avaient été incomplètement visitées, qui siégeaient à la tête, à la face, aux lèvres, au cou, aux mains. Dix-neuf autres personnes mordues par des loups ont été également vaccinées.

Parmi ces malheureux Russes, trois ont succombé avec les symptômes de la rage. Le premier, mordu le 1er mars, a succombé le 22 mars à l'Hôtel-Dieu, dans le service de M. le professeur Richet. Les symptômes de la rage se sont développés un vingtaine de jours après la morsure, avant la fin du traitement préventif. Les morsures de la face étaient très étendues. Deux d'entre elles avaient emporté la plus grande partie de la lèvre supérieure. Les deux commissures laissaient à nu les gencives de la plus grande partie des incisives, les deux canines et les premières molaires. Ces pertes de substance remontaient jusqu'à l'aile du nez. Une autre plaie siégeait en dehors de l'arcade sourcilière, au-dessus de l'apophyse zygomatique. En incisant la peau à ce niveau, on découvrit un fragment de dent canine du loup qui s'était cassée sur l'arcade zygomatique et qui présentait une longueur de près d'un centimètre. Cette partie de la dent était restée incluse sous les téguments comme pour attester la férocité de l'attaque et de la force de l'animal enragé, aussi bien que la longue durée de l'inoculation; car la dent avait certainement apporté avec elle de la bave, et le tout était resté inclus sous la peau jusqu'à la mort. Cet homme était mort de la rage canine et non de la rage fixée du lapin, car les lapins inoculés avec son bulbe ont présenté une durée d'incubation supérieure à celle de la rage fixée du lapin.

Le second de ces Russes, qui recevait aussi à l'Hôtel-Dieu les soins chirurgicaux de M. le professeur Richet, a succombé le 2 avril avec tous les symptômes de la rage. L'autopsie a montré que la plaie qu'il portait au cou et qui était étendue, depuis l'angle du maxillaire inférieur à droite jusqu'à l'apophyse mastoïde à gauche, était complètement cicatrisée; la surface du derme était cependant encore recouverte de croûtes par places. La partie profonde du derme et le tissu cellulaire sous-cutané n'avaient pas été intéressés. Cependant les ganglions lymphatiques sous-maxillaires, les ganglions parotidiens et ceux de la chaîne carotidienne étaient très tuméfiés, rouges ou rosés sur une surface de section. Les glandes salivaires étaient tuméfiées. Les amygdales étaient grosses, la gauche était de la grosseur d'une amande recouverte de sa coque, et son tissu était pulpeux, riche en suc, gris rosé, friable, comme le tissu enflammé d'un ganglion lymphatique; la droite montrait ses cryptes distendues par du pus blanchâtre, opaque et bien lié. Les centres nerveux étaient congestionnés, la pie-mère présentait quelques ecchymoses ainsi que le péricrâne, et les os du crâne offraient un remplissage très évident des vaisseaux du diploé. Un lobule de l'amygdale d'un côté du cervelet était anormalement développé, saillant, presque comme s'il s'agissait d'une tumeur (névrome central vrai).

Le troisième Russe mort à l'Hôtel-Dieu était un jeune homme dont les morsures présentaient aussi un degré tout à fait exceptionnel de gravité. Il n'en avait pas moins d'une vingtaine sur tout le corps, Deux plaies, l'une à la jambe, l'autre à la cuisse, étaient encore à vif, couvertes de bourgeons charnus; l'une d'elles n'avait pas moins de 12 centimètres de longueur. Une plaie de tête, siégeant au niveau de la partie moyenne du frontal, n'était pas encore cicatrisée. A l'autopsie, faite avec M. Richet, nous avons vu que la table externe du frontal manquait dans une étendue circulaire de deux centimètres environ, et cette érosion était comblée par du tissu de bourgeons charnus. Il n'y avait pas eu de fracture de la table interne à ce niveau, mais à partir de cette perte de substance, on observait, se dirigeant obliquement en avant et à droite, une rainure creusée à la surface du frontal, rainure qui se terminait par un enfoncement arrondi de 2 millimètres de profondeur. Cette dernière perte de substance, comblée aussi par le tissu médullaire enflammé, était bordée par une petite exostose circulaire. Il y avait, en outre, deux cicatrices profondes au niveau de l'arcade orbitaire supérieure du côté droit. D'après l'aspect de cette blessure, M. le professeur Richet a conclu que le loup avait mordu en implantant les dents du maxillaire inférieur sur l'arcade orbitaire, et celles du maxillaire supérieur sur le frontal. Là, l'un de ses crocs avait glissé suivant la rainure signalée plus haut et s'était enfoncé dans l'os dans la perte de substance qui terminait cette rainure.

Ces conditions de gravité de la rage du loup, plus grandes que celles de la rage canine, surtout lorsqu'il s'agit de morsures profondes et très étendues, nécessitent des modifications dans le mode de traitement préventif. Pasteur essaye de pratiquer des inoculations en plus grande quantité et dans un temps plus court. Il conseille de commencer les inoculations aussitôt que cela est possible. Si l'on n'observe, dans cette première série des dix-neuf Russes, que trois insuccès, on pourra dire aussi que l'inoculation par le procédé de Pasteur a sauvé de la mort un grand nombre d'entre eux. Ces insuccès n'infirment nullement les résultats obtenus et réellement admirables dans la vaccination contre la rage après morsure.

Voici maintenant quelques détails relatifs aux procédés d'inoculation de l'homme après morsure, employés par Pasteur.

Les fragments de moelles de lapin inoculés avec le virus fixé et qui servent à préparer les vaccins, sont suspendus par un fil aux bouchons de bocaux remplis d'air stérilisé et communiquant avec l'air ambiant par une tubulure latérale bouchée à la ouate. Le fond de ces flacons est rempli de fragments de potasse pour que l'air y reste sec. La moelle ainsi conservée se dessèche mais ne se putréfie pas. Les fragments de ces moelles sont broyés avec deux fois leur volume de bouillon stérilisé pour servir aux inoculations. Les liquides sont préparés chaque jour avec une moelle de deux semaines (14 jours) pour la première inoculation, de deux ou trois jours[1] pour la dernière, et de moelles intercalaires

1. Nous avons vu, page 534, que Pasteur avait inoculé la moelle d'un lapin mort le jour même à Meister. Depuis cette époque, Pasteur inocule en dernier lieu la moelle de deux ou trois jours dont la virulence est sensiblement la même.

pour les dix jours que dure l'inoculation. Ces liquides sont placés dans de petits verres à expériences couverts simplement avec du papier. Pour pratiquer l'injection, on remplit une seringue de Pravaz avec l'un de ces liquides, on rejette la première seringue ainsi remplie dans le liquide pour bien mêler les particules en suspension. On remplit de nouveau la seringue et on injecte les deux tiers ou la totalité de la seringue dans le tissu sous-cutané de la région des hypocondres. On injecte ainsi successivement les personnes mordues en observant toutes les conditions de propreté. Sur les six cents premières personnes qui ont été traitées de la sorte, il n'y eut qu'une fois un petit phlegmon. Pendant les deux derniers jours ou le dernier jour, la piqûre est le siège d'une plaque rouge érythémateuse, pointillée, et de démangeaisons. Le traitement durait au commencement dix jours. Chaque jour le patient recevait une seringue de Pravaz contenant un liquide de plus en plus virulent, et, le dernier jour, le liquide dans lequel on avait broyé la moelle d'un lapin mort la veille ou l'avant-veille de la rage fixée à son maximum.

Comme Pasteur ne réussit pas à préserver toutes les personnes mordues, comme surtout les morsures à la tête chez les enfants furent souvent suivies de la rage malgré l'inoculation préventive, Pasteur, Bujvïd et Gamaleia ont à plusieurs reprises varié leur procédé, surtout lorsque Gamaleia eut perdu, au commencement de l'installation du traitement anti-rabique à Odessa, plus de 5 p. 100 des personnes inoculées. Pasteur lui conseilla un traitement plus fort. Les personnes mordues par des loups et les enfants mordus à la tête, reçurent alors toute la série des moelles en deux ou trois jours et les séries des inoculations furent répétées plusieurs fois.

Dernièrement l'un de nous (*Connaiss. méd.*, avr. 1887 ; *Centralblatt f. med. Wiss.*, 1887), a constaté que cette méthode de Pasteur (en donnant pendant deux ou trois jours, deux fois toute la série des moelles desséchées) était insuffisante à préserver les chiens inoculés par trépanation avec le virus fixe. On réussit, par contre, constamment de la manière suivante : immédiatement ou au plus tard une demi-heure après la trépanation, on inocule 3 grammes d'un mélange de moelles desséchées de 12, 11, 10, 9 et 8 jours, une heure après la moelle de 9, 8, 7, 6, et 5 jours, une heure après la moelle de 6, 5, 4, 3 et 2 jours, puis un mélange de moelles de 3, 2, 1 et 0 jours. Le jour suivant ou l'après-midi on répète la même série; le lendemain on inocule une troisième série, mais en mélangeant seulement deux ou trois moelles voisines, ensuite on répète encore le même procédé deux ou trois fois.

Ce procédé est basé sur l'expérience que les moelles desséchées ne possèdent pas toujours le degré d'atténuation voulu. En mêlant des moelles de différents degrés de virulence et en répétant l'inoculation, on obtient une série plus régulière et plus complète.

Il semble aussi, d'après les constatations de Pasteur, que la préservation soit plus efficace avec une plus grande quantité de vaccin. En inoculant une beaucoup plus grande masse de vaccins différents, en répétant ensuite les vaccinations, on a beaucoup de chance d'introduire le plus possible de substances vaccinales. En appliquant ces principes, tirés de l'expérimentation sur les animaux, aux inoculations préventives chez l'homme, on procède, à Bucarest, de la façon suivante :

Des individus porteurs de morsures graves reçoivent toute la série des moelles, avec répétition de chacune pendant trois jours ; chaque jour on injecte 9 grammes d'émulsion. L'inoculation avec répétition des moelles est faite deux fois par jour pendant 14 jours au moins.

Pasteur a modifié dernièrement son procédé d'après les mêmes principes. Voici deux tableaux présentant le traitement de deux personnes.

1. Un enfant mordu à la tête, qui est venu 14 jours après avoir été mordu par un chien reconnu enragé, reçut :

Le 1er	jour,	2 grammes	des moelles de	13, 12, 11, 10	jours
2e	—	—	—	10, 9, 8, 7	—
3e	—	—	—	7, 6, 5, 4	—
4e	—	1 gramme 1/2	des moelles de. . .	4 et 3	jours
5e	—	—	—	3 — 2	—
6e	—	2 grammes	—	8 — 7	—
7e	—	—	—	7 — 6	—
8e	—	—	—	6 — 5	—
9e	—	—	—	5 — 4	—
10e	—	1 gramme 1/2	—	4 — 3	—
11e	—	repos.			

Le 12e	jour	2 grammes	des moelles de	8 et 7	jours
13e	—	—	—	7 — 6	—
14e	—	—	—	6 — 5	—
15e	—	—	—	5 — 4	—
16e	—	1 gramme 1/2	—	4 — 3	—
17e	—	repos.			
18e	—	2 grammes de la moelle de		8	—
19e	—	—	—	7	—
20e	—	—	—	6	—
21e	—	—	—	5	—
22e	—	—	—	5	—
23e	—	—	—	4	—
24e	—	—	—	4	—
25e	—	—	—	3	—
26e	—	—	—	3	—

2. Un homme mordu aux doigts par un chien reconnu enragé, qui se présentait 3 jours après la morsure, reçut :

Le 1er	jour,	3 grammes	des moelles de	14 et de 13	jours
2e	—	—	—	13 et 12	—
3e	—	—	—	12 — 11	—
4e	—	—	—	11 — 10	—
5e	—	—	—	10 — 9	—
6e	—	—	—	9 — 8	—
7e	—	—	—	8 — 7	—
8e	—	—	—	7 — 6	—
9e	—	—	—	6 5	
10e	—	5,1 gramme 1/2 de la moelle de 4 jours			
11e	—	1 gramme 1/2	—	4 — 3	jours
12e	repos				
13e	—	—	—	7	—
14e	—	—	—	6	—
15e	—	—	—	6	—
16e	—	—	—	5	—
17e	—	—	—	5	—
18e	—	—	—	4	—
19e	—	—	—	4	—
20e	—	—	—	3	—

Le procédé employé à Bucarest est très varié selon la gravité des cas. Les moelles des petits lapins de Roumanie sont plus minces que celles des gros lapins de France ; on dessèche ces moelles à la température de 17° à 18° ; les moelles du septième ou du huitième jour sont à la limite de la virulence.

Pour les morsures sans gravité, nous donnons une série analogue à celle de Pasteur ; pour des morsures graves et multiples, même aux extrémités, nous employons une série forte de Pasteur, mais pour les morsures les plus graves à la tête, nous allons souvent jusqu'aux moelles d'un jour. D'après cette méthode, nous avons obtenu, dans la première année d'inoculations, un succès absolu chez 150 personnes mordues par des chiens enragés dont la rage avait été démontrée dans plus de 100 cas par l'expérimentation. Les morsures des loups qui offrent une gravité exceptionnelle ont donné, même pour des personnes venues à temps, une mortalité de 10 p. 100. Dernièrement, en employant pour les morsures par les loups un traitement très énergique, sur 10 personnes mordues, on n'a pas observé de décès. Nous donnons ici un exemple de notre procédé pour les morsures de loups les plus graves.

Un loup, dont la rage a été confirmée à l'Institut de Bucarest, avait mordu deux enfants à la tête et un homme au bras. Ce dernier, qui ne s'est pas soumis au traitement, est mort enragé. Les enfants étaient venus 5 jours après la morsure ; leur tête était littéralement déchirée, l'un avait une plaie du cuir chevelu de 18 centimètres de longueur, et d'autres morsures étendues jusqu'à l'os frontal et à la figure, etc. Ils reçurent :

Le 1er jour,	4	grammes des moelles de		13 + 12 + 11	jours
—	4	—	—	12 + 11 + 10	—
—	3	—	—	11 + 10 + 9	—
—	2	—	—	10 + 9 + 8	—
2e jour,	3	—	—	10 + 9 + 8	—
—	3	—	—	9 + 8 + 7	—
—	2	—	—	8 + 7 + 6	—
—	2	—	—	7 + 6 + 5	—
—	2	—	—	6 + 5 + 4	—
3e jour,	4	—	—	10 + 9 + 8	—
—	3	—	—	9 + 8 + 7	—
—	2	—	—	7 + 6 + 5	—
—	2	—	—	5 + 4 + 3	—
—	1	—	—	3 + 2 + 1	—
4e jour,	1	gramme 1/2	—	2 et 1	—
—	1	gramme	—	1 + 0	—
5e jour,	4	grammes	—	12 + 11	—
—	4	—	—	11 + 10	—
—	4	—	—	11 + 10	—
—	4	—	—	10 + 9	—

5e jour,	3 grammes des moelles de. .			9 et 8 jours.
6e jour,	4	—	—	10 — 9 —
—	4	—	—	9 — 8 —
—	3	—	—	8 — 7 —
—	3	—	—	7 — 6 —
7e jour,	3	—	—	7 — 6 —
—	3	—	—	6 — 5 —
8e jour,	3	—	—	6 — 5 —
—	2	—	—	5 — 4 —
9e jour,	3	—	—	5 — 4 —
—	2	—	—	4 — 3 —
10e jour,	2	—	—	4 — 3 —
—	2	—	—	3 — 2 —
11e jour,	1 gramme 1/2		—	2 — 1 —
12e —	repos.			
13e —	4 grammes		—	11 — 10 —
— —	4	—	—	10 — 9 —

14e —	9 et 8 jours.	Le 22e jour,	2 jours.
15e —	8 — 7 —	23e —	1 —
16e —	7 — 6 —	24e —	repos.
17e —	6 — 5 —	25e —	6 et 5 jours.
18e —	5 —	26e —	5 — 4 —
19e —	4 —	27e —	4 —
20e —	4 —	28e —	5 —
21e —	3 —	29e —	3 —
22e —	3 —	30e —	2 —

(La moelle de 6 jours est à la limite de la virulence.)
Les enfants sont bien portants 6 mois après le traitement.

Bujorid obtient d'excellents résultats avec un traitement qui repose sur un principe un peu différent de celui de Pasteur et du nôtre. Il ne se préoccupe pas de la progression insensible de la virulence, mais il arrive plus vite que nous aux moelles actives.

Il ne fait pas non plus de distinction entre les cas graves et les cas légers.

Voici la série de ses inoculations :

Le 1er jour,	2 grammes de la moelle de			12 et 10 jours.
2e —	2	—	—	8 — 7 —
3e —	2	—	—	6 — 5 —
4e —	2	—	—	4 — 3 —
5e —	2	—	—	12 — 10 —

La même série est répétée encore deux fois sans repos. Les lapins sont de 1 000 à 1 200 grammes et les moelles sont tenues.

à une température de 16-18°C. Pendant l'été, Bujwid commence avec la moelle de 10 jours et finit avec la moelle de 2 jours.

La statistique de la mortalité de l'Institut Pasteur montre qu'en 1886, sur 2682 mordus, il y eut une mortalité de 1,34 p. 100 ; en 1887, sur 1778, 1,12 p. 100 ; en 1888, 0,77 p. 100. En 1889 0,54 p. 100. Si l'on compte seulement la mortalité des personnes dont la rage a éclaté plus de 15 jours après la fin du traitement, la mortalité reste toujours au-dessous de 1 p. 100. En 1889, cette dernière mortalité ne s'est élevée qu'à 0,30 p. 100. A Pétersbourg la mortalité, sur 484 personnes traitées, est de 2,68 p. 100 ; à Odessa, parmi 1135 personnes traitées, 1,71 p. 100 ; à Moscou, sur 107 traités 3,40 p. 100; sur les 500 personnes inoculées avec une méthode plus forte, 1,30 p. 100 environ. A Varsovie, sur 297 personnes traitées d'après la méthode faible, il y eut une mortalité de 8 p. 100, tandis que sur 370 personnes inoculées d'après la méthode intensive, aucune n'a succombé à la rage. A Charkow, sur 233 traités, 3,80 p. 100 ; à Turin, sur 502 traités mordus par des chiens dont la rage était prouvée, la mortalité fut de 2,50 p. 100. A Bucarest, sur 310 personnes mordues par des chiens enragés, 0,29 p. 100 ; à Naples, parmi plusieurs centaines d'individus traités 1,50 p. 100 ; à la Havane, sur 170 personnes, 0,60 p. 100. Nous ne mentionnons pas ici les stations où le nombre des personnes mordues était moindre. Aux stations où la mortalité était plus grande, il s'agissait de morsures de loups, qui sont, comme nous l'avons vu, d'une gravité extraordinaire.

Le traitement trop faible donne toujours des résultats moins favorables, ce qui prouve bien l'efficacité de la méthode. A l'Institut de Bucarest, nous avons constaté que parmi les personnes mordues par des loups enragés, celles qui n'ont pas subi de traitement sont toutes mortes de la rage, tandis que les personnes qui s'y sont soumises à temps ont été sauvées. Comme il existait en Roumanie un certain préjugé contre l'inoculation préventive, souvent les personnes mordues venues à l'Institut se sauvaient immédiatement ou deux ou trois jours après le commencement du traitement. Nous avons suivi ces personnes et nous avons pu nous assurer que, sur quinze d'entre elles, cinq sont mortes de la rage, tandis que les autres, mordues plus gravement par les mêmes chiens, et qui s'étaient soumises au traitement, ont toutes été sauvées. Une preuve absolue de l'efficacité du traitement nous est fournie par ce fait que les animaux mordus, en même temps que les hommes traités, par des loups enragés, ont tous succombé à la rage. Ainsi dans le cas remarquable de Budesti, où 13 hommes et 30 animaux (bœufs, chevaux, porcs, chiens) avaient été mordus, des 13 hommes, 12 sont venus à Bucarest pour se faire traiter. Le seul qui n'était pas venu, de même que les 30 animaux mordus, ont succombé à la rage, tandis que les 12 traités, à l'exception d'une personne dont la tête était littéralement déchirée par le loup, ont été sauvées. Ces personnes, presque toutes avec de graves morsures multiples à la tête (chez plusieurs le loup avait enlevé de grandes masses des parties molles et dénudé l'os) ont reçu le traitement suivant :

Pendant la nuit de leur arrivée, ils ont reçu 4 grammes d'un mélange de moelles de 12 et 10 jours ; le 2e jour, inoculation d'un mélange de moelles de 11, 10, 9, 8, 8, 7 et 6 jours ; le 3e jour de 10, 9, 8, 7, 5, 3 jours ; le 4e jour de 10, 9, 8, 7, 6, 5, 4, 3 et 2 jours ; le 5e jour de 11, 10, 9, 8, 7, 6, 5, 4, 2 jours ; le 6e jour de 9, 7, 5, 3, 2 et 1 jour ; le 7e jour de 10, 9, 8, 7 jours ; le 8e jour de 8, 7, 6 ; le 9e jour de 7, 6, 5 jours ; le 10e jour de 6, 5, 4 jours ; le 11e jour de 4 et 3 jours. Après un jour de repos, le 13e jour, on donna les moelles de 13, 12, 11, 10 jours ; le 14e jour les moelles de 7, 6 ; le 15e jour de 6, 5 ; le 16e jour de 4, 3 ; le 16e jour de 2 jours ; le 17e jour de 10, 10, 9, 9, 9, 8 jours ; le 18e jour de 11, 10, 9, 8 ; le 19e jour de 9, 8, 8, 8, 7, 7 ; le 20e jour de 8, 7, 7, 7, 6 ; le 21e jour de 7, 6, 6, 6, 5 ; le 22e jour de 6, 5, 5 ; le 23e jour de 5, 5, 4 ; le 24e jour de 5, 5, 4 ; le 25e jour de 4, 4, 3 ; le 26e jour de 4, 3, 3 ; le 27e jour de 6 ; le 28e jour de 5 ; le 29e jour de 5 ; le 30e jour de 4 ; le 31e jour de 3 ; le 32e jour la moelle de 2 jours. Le 1er jour ces personnes avaient reçu 4 grammes d'émulsion, le jour suivant 14 grammes, le 3e jour 18 grammes, le 4e jour 18 grammes, le 5e jour 14 grammes, le 6e jour 14 grammes, le 7e jour 14 grammes, les deux jours suivants 12 grammes d'une émulsion de 1 millimètre de moelle pour 1 gramme de liquide. A cette époque, notre moelle de 6 jours était à la limite de la virulence.

Comme une de ces personnes est morte de la rage 10 jours après la fin du traitement, les autres sont venues de nouveau et ont reçu encore pendant 6 jours deux séries de moelles en allant jusqu'aux moelles d'un jour. Voici une autre série de vaccinations faites à une femme mordue très gravement à la face par un chien enragé. Cette femme fut guérie, tandis qu'une jeune fille mordue par le même chien d'une manière moins grave, et qui n'avait pas été traitée, mourut de la rage.

Le 1er jour,	12 grammes	des moelles de	13, 12, 11, 10 jours		
2e —	12	—	—	9, 8, 7, 6	—
3e —	8	—	—	6, 5, 3, 2	—
4e —	10	—	—	10, 8, 7	—
5e —	6	—	—	7, 5, 3	—
6e —	5	—	—	4, 2, 1	—
7e —	8	—	—	8 et 7	—
8e —	7	—	—	7 — 6	—
9e —	6	—	—	6 — 5	—
10e —	5	—	—	5 — 4	—
11e —	5	—	—	4 — 3	—
12e —	4	—	—	3 — 2	—
13e —	repos.				

Et enfin encore deux autres séries en allant jusqu'aux moelles de deux jours durant 14 jours.

C'est seulement dans les morsures les plus graves par les loups enragés que nous employons un traitement plus fort que ce dernier. Nous avons trouvé en effet, par l'expérimentation sur les chiens, que l'inoculation de très grandes masses de nos émulsions, même faites avec des moelles peu virulentes ou même inefficaces, peut produire la mort des chiens (Babes et Lepp, *Ann. de l'Inst. Pasteur*, 1889). Seulement il faut inoculer pour cela de 50 à 100 grammes d'émulsion par jour, ce qu'on ne fait jamais chez l'homme. Nous avons aussi prouvé, par de nombreuses expériences, que les chiens inoculés d'une manière intensive, en recevant toute la série des inoculations en un jour, gagnent parfois la rage, ce qui dépend surtout de la grande susceptibilité du chien pour l'infection rabique. Chez l'homme même, les inoculations très intensives paraissent inoffensives, témoin l'expérience de Gamaleia et Bardach à Odessa, qui, dans des cas désespérés de morsures de loup, ont donné trois jours de suite, chaque jour, la série entière des virus jusqu'aux moelles d'un jour et jusqu'à 20 grammes d'émulsion par jour. Nous n'avons nous-mêmes jamais employé d'inoculations aussi fortes ; mais Ferran rapporte qu'il s'est servi avec succès du virus non atténué. Helman (*Ann.*

de l'Inst. Pasteur, 1888) croit à l'innocuité du virus rabique inoculé dans le tissu cellulaire sans nerfs, comme cela a lieu dans les inoculations antirabiques de l'homme; mais les suites fatales des inoculations de virus fort, faites d'emblée, sans être précédées de l'inoculation de virus faible prouvent le contraire. A Milan, Bareggi a perdu en effet 5 personnes traitées d'après la méthode de Ferran.

Cet insuccès résout en même temps la question de la rage mue ou paralytique du laboratoire. En effet, personne parmi les individus inoculés dans les différents instituts vaccinaux n'est mort avec les symptômes signalés par le docteur Bareggi chez ses cinq malades. Ces derniers montrèrent, quelques jours après les inoculations, un léger mal de tête, des vomissements, puis une paralysie progressive des extrémités inférieures avec de la fièvre, mais sans aucun caractère de la rage humaine consécutive à la morsure du chien; les vomissements, les maux de tête ont cessé, il n'y avait ni salivation, ni hydrophobie, ni photophobie, ni délire, ni exaltation sensorielle, ni convulsions.

On voit donc que les inoculations antirabiques, faites avec les précautions indiquées par Pasteur, ne peuvent jamais donner la rage; mais on ne saurait prendre trop de précautions. C'est pourquoi nous avons entrepris des recherches pour trouver des méthodes encore plus efficaces et tenté l'essai de substances tout à fait inoffensives (Babes, *Virch. Arch.,* 1887). Nous avons en effet constaté qu'on peut atténuer le virus en se servant de moelles portées à une température élevée. Ainsi un lapin inoculé avec la moelle chauffée :

Pendant	2	minutes	à 58°	succomba le	9e	jour
—	4	—	58	—	11e	—
—	8	—	58	—	12e	—
—	16	—	58	—	13e	—
—	24	—	56	—	10e	—
—	24	—	58	—	16e	—
—	32	—	56	—	17e	—
—	60	—	58	resta vivant		

Les lapins inoculés par trépanation avec la moelle chauffée pendant 60 minutes à 58° montrent souvent une fièvre prémonitoire, mais sans que la rage se développe. Sur trois chiens inoculés avec trois séries de ces virus, chauffés pendant 20 jours, deux d'entre eux résistèrent ensuite à l'inoculation par trépanation du virus des rues. De même le virus dilué présente, 2 fois sur 5, un effet vaccinatoire sur le chien; on avait inoculé : le premier jour, 1 gramme des dilutions suivantes 1 : 3000, 1 : 1520, 1 : 1280; le second jour 1 : 1280, 1 : 640 et 1 : 190; le troisième jour 1 : 640, et 1 : 160; le quatrième jour 1 : 10. Un chien, inoculé immédiatement après avec le virus des rues, succomba à la rage, tandis qu'un autre chien, vacciné de la même façon et inoculé par trépanation quatorze jours après, ne gagna pas la maladie. Dans une nouvelle série d'expériences, cette méthode donna des résultats moins favorables, et un chien inoculé mourut de la rage. Hoegyes (*Ann. de l'Inst. Pasteur,* 1889) semble avoir obtenu de meilleurs résultats par la vaccination avec des virus dilués, surtout en ce qui touche les vaccinations après morsure. Pasteur et Viala ont constaté qu'on peut vacciner avec une émulsion de moelle qui a perdu sa virulence par un séjour de 48 heures à une température de 35°. L'un de nous a observé (Babes et Lepp, *Ann. de l'Inst. Pasteur*, 1889) qu'on peut vacciner, même contre l'infection par trépanation, avec des substances qui ne donnent plus la rage, mais seulement parfois la fièvre prémonitoire, par exemple avec une injection répétée de moelles desséchées pendant 6 à 8 jours ou bien avec de plus grandes masses d'émulsion, chauffées à 80°. En injectant aux chiens du sang de chiens réfractaires, on obtient souvent l'immunité contre la rage. Nous donnons ici le résumé de ces dernières recherches.

1° Elles confirment d'abord l'efficacité et l'inoffensivité du traitement antirabique d'après le système de Pasteur, employé surtout suivant les dernières modifications qu'il y a apportées; nous pouvons ajouter que nous nous sommes convaincus plusieurs fois que les chiens mordus à la tête par des chiens enragés ont été sauvés par l'application de notre traitement, tandis que les autres méthodes — par exemple, la vaccination avec la substance atténuée par la chaleur ou avec une dilution de la substance rabique fixe — donnent des résultats peu constants. Cette dernière méthode, recommandée de nouveau dans ces derniers temps, a échoué une fois entre nos mains.

2° Nos expériences tendent encore à montrer qu'on peut vacciner avec des substances qui sont à la limite de leur action pathogène, qui ne produisent par inoculation méningée qu'une fièvre passagère, mais jamais la mort des animaux. Il est même possible qu'on puisse vacciner avec des substances qui ne renferment plus de virus vivant; seulement il ne faut pas oublier que dans les expériences de Pasteur, de même que dans les nôtres, on ne peut pas exclure une certaine action vitale du virus rabique. Aussi les substances, dont l'action vitale n'est pas prouvée, ont-elles une action vaccinante très peu stable, et il nous semble qu'il en faut toujours employer de grandes doses pour produire l'immunité contre l'inoculation intracranienne.

3° D'autres liquides, comme la substance rabique filtrée par le filtre Pasteur ou chauffée à 100°, ou pendant longtemps à 80°, ou son extrait alcoolique ne donnent ni la rage ni l'immunité.

4° La substance rabique, même après stérilisation, est toxique en grande quantité, et il faut se garder d'en employer trop pour vacciner. Cependant on peut accoutumer l'organisme à de grandes doses de vaccin en commençant par des doses plus petites.

5° On doit admettre la possibilité de vacciner avec les liquides et les cellules des animaux rendus réfractaires.

6° Nous avons réussi, dans des recherches en commun avec Puscariu, à vacciner contre la rage avec des masses considérables de moelles chauffées à 120°.

On peut ajouter à ces résultats ceux obtenus par Galtier (*Comptes rendus,* 1881, Nocard et Roux, *Ann. de l'Inst. Pasteur,* 1888), Vestea et Zagari, qui ont prouvé que l'injection du virus rabique dans le sang ne produit pas toujours la rage, et que chez les ruminants, comme le mouton et la chèvre, l'injection intra-sanguine du virus rabique, ne produit pas la rage et préserve, au contraire, ces animaux contre l'infection rabique.

Jusqu'ici Pasteur n'a éprouvé que très peu d'échecs en employant le traitement fort et répété; les personnes mordues par des chiens enragés, traitées par l'un de nous à Bucarest, sont en pleine santé. Il semble donc que ces modifications présentent un vrai progrès dans le traitement de la rage.

Les mesures de police appliquées très sévèrement, c'est-à-dire la surveillance des chiens, leur tenue en laisse et muselés dans les rues, l'abatage des chiens mordus, etc., garantiraient cependant beaucoup mieux de la rage que les vaccinations après morsure, car on enregistre malheureusement encore un certain nombre de cas mortels malgré le traitement de Pasteur.

Il faut espérer aussi qu'on trouvera un jour le moyen de vacciner contre la rage, après morsure, avec des substances tout à fait inoffensives.

Pour ce qui est de la guérison de la rage déclarée, bien qu'on en puisse citer quelques cas chez le chien (Pasteur, Babes, Hoegyes) et chez l'homme, nous devons dire que les différents traitements employés (tanacetum, agave, bains de vapeur) n'ont eu aucune influence sur la marche et l'issue fatale de la maladie.

CHAPITRE VII

BÉRIBÉRI OU KAKE

Le béribéri est endémique au bord de la mer, à Malabar, Ceylan, etc., entre le 3e et le 20e degré de latitude, et il pénètre jusqu'à 60 milles anglais dans l'intérieur des terres. Il est connu au Japon sous le nom de kake. Des cas isolés s'observent sur les navires dans ces mêmes régions, dans le golfe du Bengale, la mer de Perse, la mer Rouge, etc. Une maladie analogue existe sur le littoral de l'Afrique occidentale, dans l'archipel de Polynésie et le long de la côte de l'Amérique du Sud.

La maladie, aiguë ou chronique, est caractérisée par la faiblesse, l'oppression et l'anxiété précordiale, des œdèmes, des hydropisies et par des troubles de la sensibilité et de la motilité.

L'étiologie de cette maladie est encore obscure. On a accusé l'influence de a chaleur et du climat, les fatigues, l'insuffisance de la nutrition et surtout l'alimentation par le riz; on a rapproché les causes de cette affection de celles des fièvres intermittentes, et il est de fait que les personnes qui ont souffert de ces fièvres présentent une certaine prédisposition au béribéri.

On s'est efforcé aussi de trouver un parasite du béribéri et on a décrit diverses espèces de champignons et de bactéries.

Lacerda avait pensé que les porcs et les chevaux de l'île de Marajo présentaient une maladie analogue au béribéri par ses symptômes. On pouvait, d'après lui, cultiver dans les organes et dans le sang de ces animaux et de l'homme, après leur mort, les mêmes parasites appartenant aux ascomycètes. Il avait rencontré aussi ces champignons dans l'eau du lac Arary situé dans cette île. En inoculant, avec les cultures de ces végétaux, les lapins, porcs, oiseaux et singes, on pouvait, selon Lacerda, reproduire tous les symptômes de la maladie. D'un autre côté, Ogata (*Étiologie de la kake*, 1883) au Japon, et Lacerda (Rio-de-Janeiro, 1883) décrivirent dans le sang des individus morts de béribéri, des bacilles ressemblant à ceux du charbon, mais un peu plus petits, possédant des extrémités arrondies et capables de produire, suivant ces auteurs, des symptômes caractéristiques chez les rats, les souris, les lapins et les singes.

D'après Ogata, le bacille se colore par la méthode d'Ehrlich comme celui de la tuberculose, et il est susceptible ensuite de se colorer par la méthode de Gram, ce que cet auteur considère comme caractéristique de son bacille. Les cultures obtenues par lui dans la gélatine à 37° sous forme de flocons se déposent ensuite au fond du tube. La gélatine ainsi fertilisée reste liquide lorsqu'on la place à la température de sa solidification. Sur la gélose, la culture apparaît comme une pellicule qui se ride bientôt. Les colonies anciennes montrent des filaments et des spores rondes. Le sang des individus malades deviendrait acide.

Kitasato a soumis les recherches précédentes à une critique rigoureuse (*Centralblatt für Bacteriol.*, 1888, p. 75). Il montre que la coloration des microbes donnée par Ogata n'est pas caractéristique. Il relève l'oubli de cet auteur d'avoir fait des expériences sur les animaux avec le sang des malades. Nous pouvons ajouter que la coloration par le procédé d'Ehrlich ne rend pas tous les microbes incapables de se colorer ensuite par la méthode de Gram, et que la description des cultures peut se rapporter à un grand nombre de microbes saprophytes.

Pekeharing et Winkler (*Deutsche med. Wochenschr.*, 1887, n° 39) ont obtenu des cultures avec le sang des malades. Il s'est développé différents microbes parmi lesquels il y avait des cocci étranglés à leur milieu ou réunis en groupes. Ceux-ci se développent sur la gélose sous forme de colonies blanchâtres un peu transparentes; ils liquéfient lentement la gélatine. On obtient aussi leur pullulation dans le bouillon. En injectant à plusieurs reprises chez les chiens et les lapins de grandes quantités de cultures, ces auteurs ont vu se produire chez les animaux une sorte de parésie avec une dégénérescence des nerfs. Il suffisait même de mouiller la cage des lapins avec ces cultures pour réaliser les mêmes effets. Pareil résultat a été obtenu avec les microbes de l'air d'une caserne où il y avait des soldats atteints de béribéri. Ces auteurs ont expérimenté directement avec le sang et les organes des malades sans pouvoir produire la maladie. Les microbes qu'ils ont isolés n'ont d'ailleurs rien de spécial. Il semble qu'ils ont fait germer des impuretés recueillies en même temps que le sang. Il est d'autant plus probable que ces micro-organismes provenaient de l'air ou des vases employés et non du sang, que ce dernier liquide, provenant de malades atteints de béribéri, était inoffensif pour les animaux et qu'il a été impossible de trouver des microbes dans le sang des cadavres aussitôt après la mort. Pour ce qui est des dégénérescences des nerfs constatées chez les animaux d'expérience comme à l'autopsie des malades, il est possible que l'injection de grandes quantités de bactéries saprogènes arrive à les déterminer.

Il résulte de cette analyse que la cause parasitaire du béribéri n'est pas encore élucidée.

APPENDICE

CHAPITRE PREMIER

RECHERCHES RÉCENTES SUR LES ANAÉROBIES ET EN PARTICULIER SUR LE MICROBE DU TÉTANOS

(Voyez l'art. TÉTANOS, t. I, p. 567 à 576.)

Les connaissances relatives aux propriétés des microbes anaérobies se sont étendues grâce aux perfectionnements de leur culture sur les substances gélatineuses.

Kitasato a déterminé, à l'Institut d'hygiène de Berlin, les conditions de la culture du charbon symptomatique, de l'œdème malin et du tétanos, soit dans le vide et dans des milieux gazeux privés d'oxygène, soit en ajoutant aux gélatines des substances réductives qu'il a déterminées en collaboration avec Weyl. Parmi ces substances réductives, il a expérimenté avec succès la glycose à 2 p. 100, la pyrocatechine à 1 p. 100, l'acide pyrogallique à 1 p. 100, le formiate de soude de 0,5 à 1 p. 100 et le sulfo-indigotate de soude à 3 p. 100. Ces additions permettent de se passer d'appareils spéciaux. Liborius et Spina avaient déjà fait des tentatives dans ce sens, mais Kitasato[1] est arrivé, par une étude plus approfondie, à des résultats pratiques importants.

Nous avons vu déjà (t. I, page 568) que Chantemesse avait isolé, en les cultivant dans le vide, les bacilles du tétanos; mais ceux-ci avaient perdu leur virulence tandis que ces mêmes microbes la conservent dans les cultures de Kitasato. Babes et Puscariu, en modifiant un peu les procédés de cet auteur, sont arrivés à produire des cultures pures et virulentes du tétanos du cheval.

1. *Zeitschr. f. Hygiene*, 1889, VII.

Voici le procédé de Kitasato : Le pus tétanique, porté sur la gélose ou le sérum du bœuf, donne une culture impure, qui, chauffée pendant quarante minutes ou une heure, ne laisse presque plus subsister que les spores du bacille tétanique. On ensemence alors de la gélatine sur des plaques ou des vases plats dans une atmosphère d'hydrogène. Au bout de huit jours, il s'y développe des colonies rondes, foncées, présentant des rayons fins et denses, qui liquéfient la gélatine. On n'obtiendrait rien dans une atmosphère d'acide carbonique. Les microbes obtenus ainsi sur gélatine, dans une atmosphère d'hydrogène, sont reportés sur de la gélose modifiée par l'addition des substances réductives citées plus haut (glycose ou sulfo-indigotate de soude ou formiate de soude).

Leur développement s'y effectue bien, pourvu que la hauteur de la gélose dans le tube soit de 10 centimètres, et qu'elle soit ensemencée jusqu'au fond du tube par piqûre. On ferme ensuite le tube.

Babes et Puscariu ensemencent directement le pus tétanique dans la profondeur de la gélose additionnée de glycose et chauffée à 80°. Les tubes ensemencés sont placés sous une cloche dont le fond est couvert d'une couche d'acide pyrogallique et de potasse. Le tout est placé dans le thermostat à 37°. Les cultures se développent au bout de huit jours. Elles sont caractérisées dans la profondeur du tube par leur disposition rayonnée. On casse le fond de l'éprouvette et on plonge le fil de platine stérilisé dans la zone nuageuse rayonnante des colonies tétaniques. On porte ensuite l'aiguille dans des tubes de gélose additionnée de glycose. On place de nouveau ces tubes dans un vase contenant de l'acide pyrogallique et dans le thermostat. Au bout de quelques jours on a des cultures pures et très virulentes du bacille tétanique. Au lieu de mettre de l'acide pyrogallique dans le vase qui contient les tubes, on peut pousser la couche de ouate jusqu'auprès de la surface de la gélose et remplir l'espace libre du haut du tube avec de la paraffine. Quelques jours après, il existe des cultures pures du bacille tétanique. Si l'on veut déboucher le tube, on le chauffe un peu au niveau de la paraffine qui se fond autour du verre et on la retire ainsi que le bouchon de ouate avec un petit tire-bouchon.

Les bacilles obtenus suivant le procédé de Kitasato, ne se développent qu'à 2 centimètres au-dessous de la surface de la gélose ; on constate une coloration verte dans la gélose colorée d'abord par le sulfo-indigotate de soude ; plus tard le terrain où ils ont germé se décolore. A la température de 36 à 38°, ils possèdent déjà des spores au bout de 30 heures. (Voyez la photographie, pl. XI, fig. 16). Les bacilles, un peu mobiles, se colorent facilement par toutes les méthodes et même par celle de Gram. Les spores se colorent suivant le procédé de Ziehl (voyez t. I, page 86). Des fils de soie imprégnés de bacilles pourvus de spores résistent pendant quinze heures à l'action d'une solution d'acide phénique à 5 p. 100; mais, si l'on ajoute 0,5 p. 100 d'acide chlorhydrique, les spores sont détruites en deux heures. La solution de sublimé à 1/1000 additionnée de 0,5 p. 100 d'acide chlorhydrique tue les spores en trente secondes. La vapeur d'eau à 100° les tue en cinq minutes. Le chloroforme n'a point d'action.

Les microbes cultivés suivant les méthodes précédentes conservent leur virulence. A la suite de leur inoculation sous-cutanée, les souris contractent constamment le tétanos au bout de 24 heures. Pour les rats, les cobayes et les lapins, il est nécessaire d'employer de plus hautes doses du virus et ces animaux ne deviennent tétaniques qu'au bout de 2 à 3 jours. D'après Kitasato, les pigeons sont réfractaires. Babes et Puscariu ont obtenu, chez un chien, six jours après une injection sous-cutanée d'un gramme de culture, un tétanos typique, tandis que d'autres chiens inoculés dans les mêmes conditions sont restés bien portants. Quelques pigeons ont pris le tétanos, mais ces oiseaux y sont bien moins sensibles que les corbeaux. Les grenouilles inoculées n'ont rien présenté d'anormal. Le tétanos ne se gagne pas par la voie stomacale.

Kitasato a pu arrêter le développement du tétanos en incisant la partie inoculée moins d'une heure après l'inoculation. Dix heures après l'inoculation, on ne retrouve plus les bacilles dans la plaie. Les organes des animaux morts du tétanos n'en contiennent point non plus.

Cependant ces mêmes organes sont toxiques. Babes et Puscariu, en inoculant sous la peau de la souris 1 décigramme de substance cérébrale d'une souris morte de tétanos, ou en injectant sous la peau d'un lapin 3 décigrammes de la même substance, ont déterminé la mort des animaux en moins de vingt-quatre heures.

Mais ces animaux ne présentaient pas les symptômes du tétanos. Si l'on commençait les inoculations par une faible dose, les animaux n'en mouraient pas moins, pourvu qu'on leur injectât la quantité de matière virulente que nous venons d'indiquer. En d'autres termes, des doses inoffensives de virus, introduites sous la peau, ne préservent pas contre l'action d'une quantité plus grande. La virulence des bacilles s'est conservée pendant plusieurs mois. Ces résultats ont été publiés dans une thèse de Boldescu faite à l'institut bactériologique de Bucarest. Plus tard, Kitt, de Munich, est arrivé à peu près aux mêmes résultats; il a simplifié aussi la méthode de culture en ensemençant directement la gélose avec le pus tétanique, sans toutefois la chauffer à 80°, ce qui est le meilleur moyen d'obtenir des cultures pures. Il a produit le tétanos expérimental chez le cheval, le chien et le pigeon, mais il n'a pu constater l'identité du microbe du tétanos du cheval avec celui de l'homme, faute de matériel du tétanos du cheval. Ces recherches sont continuées maintenant à Bucarest grâce à la conservation de la virulence des cultures *in vitro*.

En suivant la même méthode, on obtient très facilement aujourd'hui des cultures pures et actives du *bacille du charbon symptomatique* et de l'*œdème malin*. Les bacilles de cette dernière maladie ne présentent pas de spores dans l'organisme vivant ; les parties gonflées et plus colorées qu'on observe à l'extrémité des bâtonnets ne sont pas des spores. Ces dernières se développent au niveau des renflements colorés et parfois aussi au milieu des bâtonnets. Certaines tuméfactions de ces derniers qu'on rencontre dans les cultures sont des formes d'involution. Les colonies du microbe de charbon symptomatique, poussées sur la gélose dans une atmosphère d'hydrogène sont élevées, un peu mamelonnées, entourées d'une large zone de rayons. Elles se développent profondément, à 1 ou 2 centimètres au-dessous de la surface du milieu nutritif. Dans la gélatine, elles se développent lentement en donnant lieu à la production de gaz. Ces cultures possèdent une odeur acide et pénétrante.

Brieger et Fränkel, dans un travail remarquable sur les matières toxiques des microbes (*B. med. Wochenchr.*, 1890) constatent la présence d'une substance albumineuse (toxalbumine) soluble dans l'eau, dans la culture pure du bacille tétanique sur bouillon additionnée de glycose. Cette substance produit la mort des animaux inoculés avec des crampes et des paralysies, mais sans les symptômes typiques du étanos. (Voyez plus bas, p. 577.)

CHAPITRE II

GRIPPE ÉPIDÉMIQUE (INFLUENZA). — FIÈVRE DENGUE

Cette maladie a été bien étudiée lors de sa dernière apparition en Europe à la fin de l'année 1889 et au commencement de 1890. Comme les précédentes épidémies, elle nous est venue de l'est de l'Europe, par la Russie. Elle a été remarquable par la rapidité de sa propagation à tout le continent, qu'elle avait envahi tout entier dans l'espace d'un mois. On a pu préciser sa marche. Elle débute ordinairement par des cas isolés et bénins, puis elle se répand partout, frappant toutes les classes de la société, sans distinction d'âge ou de profession. Les femmes cependant et les enfants ont été moins atteints que les adultes et les vieillards. On peut dire que dans les grandes villes, le tiers ou la moitié de la population en a été frappé à un degré variable. Les personnes exposées au froid et à l'air en ont souffert dans une plus grande proportion que celles qui pouvaient rester dans des appartements bien chauffés. Cette action de l'air froid et humide était surtout bien évidente dans les récidives si fréquentes de la maladie qui s'observaient après une sortie trop hâtive, avant la guérison définitive. La grippe affectait à la fois toutes les personnes vivant ensemble dans un espace confiné, comme dans les usines, fabriques, ateliers, lycées, salles d'hôpitaux, etc., lorsque l'une d'elles avait apporté l'agent du contage. L'épidémie a duré de 1 à 3 mois dans les grandes villes. Il s'agit évidemment d'une maladie infectieuse différente du coryza simple et des catarrhes bronchiques que nous observons communément chaque année; elle se transmet avec une très grande rapidité, comparable à ce qui se passe dans la rougeole et la scarlatine.

Cette contagion si facile fait supposer que l'agent virulent se trouve suspendu dans l'air et qu'il se propage de la même façon que le coyza simple; mais pour qu'un foyer épidémique se produise, il paraît nécessaire qu'un individu déjà malade, venant d'une localité déjà atteinte, vienne s'établir au milieu d'une agglomération d'hommes préservés jusque-là (Bouchard, *Semaine méd.* 1890, n° 5). Il est probable que ce sont les matières des sécrétions nasales et bronchiques qui portent la contagion.

La grippe, assez bénigne par elle-même, devient grave, souvent mortelle, par suite de ses complications ou lorsqu'elle atteint des individus affaiblis, comme les phtisiques, les emphysémateux, les diabétiques, les cardiaques, les paralytiques, les vieillards, etc.

Symptômes. — On distingue les formes nerveuse ou névralgique, catarrhale et gastrique.

Elle débute brusquement, en général sans avoir été précédée d'une période d'incubation, par de légers frissons et de la fièvre, parfois avec des vomissements, et par une céphalalgie sus-orbitaire.

Dans la *forme catarrhale*, on observe de la conjonctivite, du coryza, une angine avec une rougeur intense, limitée au pharynx, et de la laryngo-trachéo-bronchite. L'inflammation de ces muqueuses appartient bien réellement à la grippe, mais il est moins certain que les broncho-pneumonies et pneumonies lobaires consécutives soient causées par le même virus que la grippe elle-même. Ces inflammations profondes du poumon peuvent être considérées comme des complications au même titre que les exanthèmes scarlatiniformes ou morbilliformes et que les hémorrhagies qui se manifestent aussi dès le début de la maladie. Dans la forme catarrhale, comme dans les formes névralgique et gastrique, on observe très souvent des récidives accompagnées de fièvre qui sont habituellement plus graves que le premier accès. Il en résulte que la maladie se prolonge alors pendant plusieurs semaines. Les malades sont abattus, prostrés, et ils ont perdu le plus ordinairement l'appétit.

La *forme gastrique* est caractérisée par les vomissements, l'anorexie, la diarrhée alternant avec la constipation, et par le même état de dépression des forces.

La forme *névralgique* détermine des douleurs intenses à la tête, aux lombes, dans les muscles et dans les articulations. De même que la forme catarrhale, elle se complique souvent d'inflammations graves des séreuses, de pleurésie, de méningite, de pneumonie catarrhale ou fibrineuse; ces dernières paraissent plus graves que la pneumonie aiguë primitive. On doit remarquer aussi que la grippe présente assez souvent des formes mixtes. Elle laisse quelquefois à sa suite des bronchites plus ou moins chroniques, parfois avec fétidité des crachats et de l'haleine, des otites, des néphrites albumineuses et des pleurésies qui peuvent se terminer par suppuration.

La convalescence en est lente et les malades éprouvent une grande faiblesse longtemps après leur guérison.

Anatomie pathologique. — Il est rare qu'on ait occasion de faire l'autopsie de personnes ayant succombé à la grippe purement catarrhale sans complications. Babes a pratiqué deux nécropsies dans ces conditions et constaté, avec l'inflammation catarrhale des fosses nasales et de l'arbre trachéo-bronchique, une tuméfaction de la rate et une légère dégénérescence parenchymateuse du cœur, du foie et des reins. Dans le plus grand nombre des cas mortels, on trouve, en outre du catarrhe bronchique, des lobules de pneumonie mal limités, de couleur rougeâtre ou grisâtre, lardacés, ayant de la tendance à la nécrose ou à la suppuration, ou bien une pneumonie fibrineuse lobaire accompagnée de pleurésie pseudo-membraneuse. Cette pneumonie présente souvent les lésions de la péripneumonie, comme dans les plus graves des maladies infectieuses, ou une hépatisation grise avec ramollissement puriforme. Il existe aussi, dans ces inflammations du poumon, des infarctus en voie de ramollissement gangreneux. Ceux-ci s'accompagnent alors d'une pleurésie rapidement purulente et fétide, et d'une mortification superficielle ulcéreuse de la plèvre pariétale. A l'ouverture des individus qui ont succombé longtemps après la cessation de l'épidémie, on rencontre des poches de pleurésie purulente enkystée suivie à un moment donné d'une infection générale ou d'une péricardite mortelle. Dans plusieurs méningites mortelles consécutives à la grippe, Babes a vu une inflammation purulente et hémorrhagique des sinus ethmoïdaux et frontaux.

La muqueuse nasale enflammée, examinée au microscope, montre des lésions remarquables. La couche épithéliale superficielle est tantôt dans un état de kératinisation incomplète, même dans la région où elle est formée de cellules à cils vibratiles ; tantôt elle présente de petites exulcérations couvertes de microbes variés. Parmi ceux-ci, des bacilles minces et pâles, possédant des points plus colorés, ressemblant au bacille transparent (bacille *b*) que nous décrirons bientôt, sont parfois disposés en couches épaisses. Ces mêmes microbes se trouvent parfois dans la profondeur de la couche kératinisée où ils forment par places des agglomérations aplaties. Ils pénètrent aussi quelquefois dans l'intérieur des cellules épithéliales et dans les espaces lymphatiques superficiels. L'épithélium est altéré et dissocié sous l'influence du liquide et des cellules migratrices sortis des vaisseaux.

Le chorion muqueux est infiltré de cellules à noyau rond réunies en petits groupes ; certaines fentes lymphatiques sont remplies de globes hyalins ou de grains brillants, de grandeur inégale, de couleur rouge foncé brunâtre.

La muqueuse du pharynx, des amygdales, et des bronches offre les lésions bien connues de l'inflammation catarrhale.

Le poumon atteint de pneumonie présente une péribronchite et une inflammation périvasculaire très intenses avec épaississement embryonnaire des cloisons alvéolaires voisines. Les alvéoles sont remplis de fibrine et de leucocytes. On rencontre habituellement une infiltration cellulaire des cloisons alvéolaires plus marquée que dans la pneumonie aiguë primitive, et un plus grand nombre de cellules épanchées dans les alvéoles. Les microbes colorés par le procédé de Gram sont rares dans l'intérieur de ces derniers.

L'inflammation du poumon et de la plèvre peuvent se propager au tissu conjonctif du médiastin.

ÉTIOLOGIE. — D'après ses manifestations, le virus de la grippe agit d'une façon comparable à celui du coryza et de la rougeole ; sa relation avec d'autres microbes qui produisent les pneumonies graves dont nous venons de parler n'est pas moins évidente.

On s'est livré pendant la dernière épidémie, dans tous les laboratoires de bactériologie, à des recherches relatives au parasite de l'influenza, recherches d'autant plus difficiles que les muqueuses des fosses nasales et du pharynx, atteintes en premier lieu, renferment à l'état normal des microbes pathogènes, le streptococcus pyogenes ou un streptocoque analogue, le staphylococcus aureus, le microbe lancéolé de la pneumonie, etc. Les mêmes microbes se trouvent souvent dans les crachats des malades atteints de catarrhe bronchique. Nous avons vu que la virulence du streptocoque et du microbe lancéolé pris dans la salive des personnes bien portantes est variable.

Seifert avait déjà décrit en 1889 (*Volkmann's Klin. Vortr.* n° 240) des masses de microbes dans les sécrétions nasales et bronchiques des malades : c'étaient des streptococci, des diplococci, et des cocci isolés, ovalaires, de 1μ d'épaisseur. Ces organismes diminuaient de nombre lorsque la sécrétion devenait purulente. Ils n'existaient pas d'après lui dans le coryza ni dans la rougeole. Nous avons vu au contraire que la sécrétion du coryza et de la rougeole contenait des espèces qu'on ne pouvait différencier, par l'examen microscopique seul, de celles décrites et figurées par Seifert. Mais cet examen fournit seulement la donnée de la forme et du grand nombre des micro-organismes. Les bactéries des sécrétions de l'influenza sont d'ailleurs souvent différentes de celles qu'a décrites Seifert : on y trouve non seulement des streptocoques de différentes grosseurs et des diplocoques aplatis, mais aussi des diplocoques lancéolés, parfois capsulés et de petits bâtonnets plus gros terminés par des extrémités pointues.

Seifert et d'autres auteurs n'ont rien trouvé dans le sang des personnes atteintes par l'influenza. Klebs affirme au contraire (*Ctrlbl. f. Bact. u. Paras.* 1890) qu'il existe des flagellates dans le sang des malades. Ces flagellates sont très mobiles, ovales, brillants, contractiles, mais sans flagelles visibles. Ils sont libres ou situés dans l'intérieur des globules rouges. Un grand nombre d'entre eux peut être contenu dans un seul globule gonflé. Dans une communication ultérieure, le même auteur regarde ces organismes comme des bactéries qui, tout en ressemblant au microbe lancéolé de Pasteur, en diffèrent par leur mobilité et par leur décoloration par le procédé de Gram.

L'un de nous, en étudiant à Bucarest (*Bull. du serv. sanit.*, 1889, 15 janv. et *Ctralbl. f. Bacteriol,* 1889, n° 8) les malades au début de la grippe, a constaté que les sécrétions nasales et bronchiques contiennent plusieurs espèces parmi lesquelles les plus fréquentes sont les microbes de l'air qui donnent sur gélatine des plaques blanchâtres ou jaunâtres porcelainées et qui ne sont pas pathogènes. Le staphylococcus aureus s'y rencontre presque toujours.

a.—Il en est de même d'un autre microbe qui se cultive seulement sur la gélose à 37° sous la forme de petites plaques rondes, plates, transparentes d'un millimètre de diamètre, surmontées à leur centre d'une petite saillie blanchâtre. Ces colonies sont composées de petits bâtonnets courts, un peu courbés, amincis en pointe à leurs extrémités, disposés souvent deux par deux, placés parallèlement l'un à l'autre; ils mesurent en épaisseur 0μ, 5 à 0μ, 6. On les colore facilement avec des couleurs simples ou par le procédé de Gram; ils sont immobiles. Ils sont ordinairement mortels pour la souris inoculée sous la peau.

b. —Lorsqu'on a inoculé à des souris et à des lapins les sécrétions des muqueuses prises à des malades atteints depuis peu de l'influenza, et que les animaux ont succombé à cette infection septicémique souvent accompagnée de pleurésie, de pneumonie ou de péritonite, on trouve fréquemment, même en culture pure, un autre microbe qui paraît jouer un grand rôle dans l'étiologie de la maladie. Il serait impossible de l'isoler directement des sécrétions.

Ce microbe dont la photographie est représentée dans la figure 6 de la planche IX se développe sur gélose, de préférence dans la profondeur du tube, comme un voile grisâtre uniforme, et à la surface du milieu nutritif, comme des gouttes confluentes incolores, transparentes, de 2 à 4 millimètres de diamètre.

Sur la gélatine, on obtient aussi de petites gouttes transparentes plus grandes à la surface que dans la profondeur du tube.

Les cultures inoculées sous la peau, à la surface des muqueuses, dans la séreuse péritonéale et le poumon du lapin, donnent à cet animal une maladie mortelle en quelques jours, caractérisée anatomiquement par une tuméfaction de la rate et souvent par des inflammations des séreuses et de la pneumonie. Les tissus des animaux inoculés présentent, après leur mort, les mêmes microbes dans l'œdème voisin du point inoculé, et surtout dans le tissu conjonctif œdématié autour des vaisseaux pulmonaires.

La virulence des cultures se perd au bout de huit ou quinze jours; elles meurent aussi bientôt après la cessation de leurs propriétés virulentes.

Ces microbes examinés au microscope sont constitués par des diplobactéries ou de petits bâtonnets de 0 μ,2 à 0 μ,4 de diamètre, très pâles, transparents avec des points un peu plus brillants; ils se réunissent ordinairement en zooglœe mal limitée. Dans les colonies sur gélatine les formes rondes et ovalaires, un peu plus grandes, prédominent. Ils ne se colorent pas par la méthode de Gram.

Ces bactéries, se développant mal sur la gélatine et surtout dans la profondeur de la gélose, difficiles à colorer, d'une vitalité restreinte, ont échappé aux observateurs. Cependant Kovalski a décrit à Vienne, après Babes, une bactérie qui s'en rapproche beaucoup, à cette particularité près qu'elle donne sur la pomme de terre des masses transparentes tandis que la bactérie observée à Bucarest était à peine visible sur cette substance. Le mélange de cette bactérie avec les streptocoques ou avec le microbe lancéolé de la pneumonie, sa pâleur et son polymorphisme la rendent très difficile à reconnaître dans les sécrétions nasale ou bronchique.

c. — En outre de cette dernière bactérie, et des streptocoques, Babes a isolé, dans les bronchites de l'influenza et dans les diverses variétés de la pneumonie, une série de microbes différents ne se cultivant pas à la température de la chambre et mortels pour le lapin. Il est arrivé à distinguer plusieurs espèces de streptococci et aussi plusieurs variétés dans le groupe des bactéries septiques de la salive (voyez les photographies des figures 4, 5 et 7 de la planche IX). Celles-ci diffèrent entre elles par leur forme, tantôt ronde, tantôt oblongue, tantôt lancéolée; par leur groupement en chaînettes, en diplocoques, en zooglœes; par la présence ou l'absence de capsules; par leur mode de coloration; par leur vitalité et leur action pathogène sur les diverses espèces animales; par leur culture. Il en est en effet qui se développent tardivement sur la gélatine, d'autres qui ne poussent qu'à quelques millimètres au-dessous de la surface de ce milieu; d'autres au contraire montrent à la surface de petites gouttes ou des plaques rondes ou dentelées, avec des points saillants au milieu des cultures; certaines cultures présentent à un faible grossissement des granulations, tandis que d'autres offrent une figure ondulée ou radiée à la périphérie.

Ces recherches laissent à penser qu'au lieu d'un seul microbe lancéolé et capsulé appartenant à la salive normale et à la pneumonie, il existe en réalité toute une série de variétés de ce même type plus ou moins virulentes et stables, souvent mélangées. Des recherches analogues doivent être entreprises concernant les pneumocoques de la pneumonie.

Weichselbaum est arrivé à un résultat analogue. Il a trouvé dans l'influenza des micro-organismes si rapprochés du pneumocoque de Fränkel qu'il incline à les identifier ; le parasite de la grippe lui semble cependant moins virulent. Neuhauss (*D. med. Wochenschr.* 1890) et Hayem (*Semaine méd.* n° 6, 1890) ont décrit de leur côté des corpuscules semblables dans le sang normal ou anémique, de telle sorte que certains des « pseudo-parasites » de Hayem et que les corpuscules de Neuhauss correspondent assez bien aux formes regardées comme des flagellates par Klebs.

Ribbert et Finkler ont constaté, dans l'influenza, le streptococcus pyogenes et parfois le staphylococcus aureus ; mais leurs recherches nous paraissent superficielles, car ils n'ont pas rencontré le microbe lancéolé dans les pneumonies grippales. Tous les autres observateurs, Germain Sée (*Ac. de méd.* décembre 1889), Bouchard (*Ac. de méd.* 28 janvier 1890), Jaccoud (*Ac. de méd.* février 1890) ont parlé aussi des microbes lancéolés de la pneumonie. Les mêmes constatations ont été faites à Berlin par Leyden. Kirchner (*Ctrlbl. f. Bacteriol.*, 1890) a trouvé dans l'influenza des microbes qui ressemblent aux précédents, décrits par Babes, mais qui sont plus grands et ne se développent pas sur gélatine.

En ce qui concerne les complications plus ou moins éloignées de la grippe, il est difficile de se prononcer sur la question de savoir si elles sont causées par les mêmes microbes que la maladie primitive. Il est certain que les complications qui durent longtemps après que l'épidémie a cessé ne sont plus contagieuses et ne sont plus capables de reproduire l'épidémie. Peut-être les germes se sont-ils atténués au point de ne plus déterminer les symptômes généraux de l'infection.

Si nous connaissions à n'en pas douter le microbe spécifique de l'influenza, si c'était par exemple la bactérie pâle que nous avons décrite en *b* à la page 563, il nous serait facile de nous prononcer sur la nature des complications ; mais nous ne sommes pas en mesure de donner une solution définitive.

On est réduit encore à des hypothèses. Si l'on suppose que la grippe est causée par des microbes septiques de la salive, on arrivera à l'une ou l'autre des deux hypothèses suivantes : ces microbes ou l'un d'eux ont acquis une virulence plus grande sous l'influence de conditions météorologiques ou telluriques insolites qui se font sentir successivement dans tous les pays envahis par l'épidémie, ou bien ces mêmes modifications atmosphériques ont affaibli l'économie au point de la laisser envahir par des microbes jusque-là inoffensifs.

Le meilleur moyen de résoudre ces difficultés consisterait à comparer, par une étude systématique complète, les variétés de microbes de la pneumonie avec celles qui ont été trouvées et décrites (Babes, *Centralbl. f. Bact.*, 1890, n°s 8, 15, 16, 17 et 18) dans la bouche et dans les organes pendant l'épidémie de grippe.

FIÈVRE DENGUE

Au début de la dernière épidémie de grippe on s'est demandé si ce n'était pas la fièvre dengue qui envahissait l'Europe, ou tout au moins la dengue modifiée. Les études des hygiénistes et tout particulièrement les communications de Proust et Brouardel à l'Académie de médecine ont montré qu'il s'agissait bien réellement de la grippe. En effet, tandis que l'influenza nous vient ordinairement du nord et de l'est de l'Europe, la fièvre dengue est originaire des régions tropicales dont elle ne s'éloigne que très peu. Cette dernière se manifeste par son début brusque, par les douleurs articulaires fixées principalement au genou, par une éruption cutanée erythémateuse à répétition qui débute par les extrémités et envahit ensuite le tronc, et qui se termine par une desquamation ; on observe très rarement le catarrhe des voies respiratoires. La fièvre est assez intense et la convalescence longue, suivie d'une grande faiblesse. Elle ne se complique pas de bronchites graves, de pleurésies ou de pneumonies comme cela a lieu pour l'influenza.

On a décrit dans la fièvre dengue différents microbes, mais comme ces recherches ont été tentées dans des conditions beaucoup moins favorables que celles relatives à l'influenza, elles ont donné des résultats encore moins concluants.

CHAPITRE III

HÉMOGLOBINURIE BACTÉRIENNE DU BŒUF

(Voy. t. I, p. 350.)

Nous donnons ici le texte des communications récentes de Babes sur cette maladie (Ac. des sc., 14 avril et 5 mai 1890).

J'ai eu l'honneur de communiquer à l'Académie, le 29 novembre 1888, mes premières recherches sur l'hémoglobinurie bactérienne du bœuf.

Cette maladie aiguë, fébrile, endémique dans certaines contrées marécageuses de la Roumanie, ne s'est pas étendue, malgré l'exportation de ces animaux. Elle se caractérise par l'état des urines colorées en rouge ou en noir par l'hémoglobine, sans qu'il y ait habituellement de globules rouges dans leur intérieur, et par le siège de microbes spéciaux dans l'intérieur des globules rouges, en particulier dans le sang du rein. Dans notre première note, nous avions étudié la pathologie, l'anatomie et l'histologie pathologiques de cette maladie, mais il nous restait à déterminer plusieurs points relatifs aux cultures de ce microbe et à la reproduction expérimentale de cette affection chez le lapin et chez le bœuf.

Caractères des microbes. — Les microbes de l'hémoglobinurie se montrent sous des formes variables,

A l'état vivant, sans être colorés, ce sont des taches rondes, pâles, de 1µ environ, siégeant dans les globules rouges.

Lorsqu'on les colore vivants avec une solution faible de violet B, ils se présentent tantôt comme des globules colorés du diamètre de 0µ,5 à 1µ,5, souvent avec une ligne de division à leur centre, tantôt en 8.

Le bord des microbes n'est pas nettement arrêté, de telle sorte qu'on peut supposer qu'ils possèdent une sorte de capsule mal limitée.

Dans les préparations de microbes desséchés sur une lamelle, et colorés au bleu de Löffler, ils sont plus petits, de 0µ,5 à 0µ,7; ils montrent alors une couche périphérique nettement limitée, bien colorée, tandis que leur corps est pâle, réfringent et présente plutôt l'aspect d'une spore.

Les microbes se colorent bien en jaune foncé par le bichromate de potasse ou d'ammoniaque, et, après cette coloration, ils sont devenus insensibles aux couleurs d'aniline. Il est généralement très difficile de colorer ces microbes en conservant en même temps les globules rouges.

Voici la méthode que j'ai employée avec succès dans ce but : les lamelles, couvertes d'une couche mince du sang du rein pris aussitôt après la mort, sont desséchées rapidement par la chaleur. On les place sur du papier Joseph et on les conserve dans un mélange à parties égales d'alcool absolu et d'éther. Quelques jours après, on les colore avec le bleu de méthylène alcalinisé, légèrement chauffé. On les met ensuite dans une solution d'acide osmique à $\frac{1}{100}$ et, enfin, on les place avec l'acide osmique et une trace de glycérine sur la lame, qu'on borde avec de la laque.

Pour les coupes, on procède de la façon suivante :

On fait durcir dans l'alcool absolu des tranches peu épaisses de la périphérie des organes (rein, rate); on en fait ensuite des coupes au microtome, que l'on colore avec la fuchsine anilinisée et alcaline, ou bien avec le bleu de Löffler. On obtient aussi de bonnes préparations en durcissant des tranches d'organes dans la liqueur de Müller. On en fait des coupes qu'on colore par une couleur tirée de l'aniline. Sur ces préparations, les microbes sont colorés en jaune brun, les globules sanguins en jaune pâle et le tissu par la couleur d'aniline employée. Dans les bonnes préparations, on peut apprécier les modifications des globules rouges produites par les microbes.

Sur les préparations de la rate et de la moelle des os, on voit les microbes dans l'intérieur des globules rouges de la pulpe, près de la paroi des veines sinueuses, c'est-à-dire dans des globules plus petits, plus irréguliers et plus colorés que les autres par l'aniline. Il semble que les microbes siègent là dans des globules en voie de formation. Dans les autres organes, on constate la présence de microbes dans des globules à peu près intacts.

Dans les reins, surtout à la suite d'une reproduction expérimentale de la maladie, la plupart des globules rouges, qui sont devenus souvent pâles, un peu irréguliers et granuleux, renferment des parasites. Dans les reins, on constate aussi des globules rouges en voie de destruction, pâles, ne présentant plus leur couleur jaune verdâtre caractéristique qu'à leur périphérie.

L'ensemencement du suc des reins sur le sérum gélatinisé du bœuf détermine parfois, mais non constamment, à la température de 37°, de petites colonies en plaques, transparentes, un peu granuleuses à leur bord; le liquide de condensation situé au fond du tube présente un précipité jaunâtre; on observe une strie assez accentuée dans la profondeur du sérum.

Ces microbes se développent difficilement sur la pomme de terre; leurs colonies sont alors transparentes, minces, brunâtres, à peine visibles.

Sur la gélose, on obtient parfois de petites plaques tout à fait transparentes.

La culture réussit rarement sur la gélatine; elle se présente comme une strie blanche le long de la piqûre.

Sur ces substances nutritives, les microbes perdent facilement leur vitalité et leurs propriétés pathogènes.

L'examen microscopique des cultures montre des cocci et diplococci aplatis entourés d'une zone qui se colore moins que les individus, et tout à fait semblables à l'aspect qu'ils offrent dans le sang.

De l'ensemble de ces propriétés, il résulte qu'il s'agit là d'un organisme spécial dont la place n'est pas bien établie dans la classification des microbes, et dont les conditions de culture en dehors de l'organisme animal ne sont pas encore bien déterminées. Mais ses réactions spéciales, sa localisation dans les globules rouges et sa transmissibilité aux animaux ne laissent aucun doute sur son rôle pathogène.

Expériences relatives à la transmissibilité de l'hémoglobinurie aux animaux. — Dans la communication du 29 octobre 1888 à l'Académie des sciences, Babes n'était pas en mesure de se prononcer sur la transmissibilité de cette maladie au bœuf; les résultats obtenus depuis, avec le concours de la commission[1] instituée par le gouvernement roumain, ont comblé cette lacune.

Expériences sur les lapins. — Les lapins inoculés sous la peau ou dans les veines avec des cultures ou avec le sang de bœufs morts d'hémoglobinurie, ou nourris soit avec des cultures, soit avec le suc des organes du bœuf, deviennent souvent malades. Huit à onze jours après, ils présentent une fièvre assez élevée et ils meurent en un ou deux jours avec une prostration générale. A l'autopsie, les organes internes sont hypérémiés; des ecchymoses existent sur le péritoine,

1. Cette commission était composée de MM. Gavrilescu, Starcovici et Mihailescu.

dans les reins, et sur la muqueuse des bassinets. La cavité péritonéale renferme un liquide transparent, rougeâtre qui se coagule quelques secondes après l'ouverture de la séreuse. Le péritoine intestinal est toujours congestionné, souvent ecchymosé; la muqueuse de l'intestin est couverte de mucosités et son contenu souvent liquide. L'urine ne renferme pas d'hémoglobine. Dans le sang de ces animaux, surtout dans le sang des reins, on trouve les mêmes microbes que dans le sang du bœuf, moins souvent situés toutefois dans les globules rouges.

Les organes des bœufs morts de l'hémoglobinurie spontanée présentent, en même temps que les microbes propres à cette maladie, d'autres espèces microbiennes parmi lesquelles la plus fréquente consiste en de petits bâtonnets de 0μ,4 à 0μ, 6, plus colorés à leurs extrémités qu'à leur partie centrale. Ils se développent sur les substances nutritives (agar-agar, gélatine, sérum, pommes de terre), sous la forme de colonies rondes, plates, blanchâtres, transparentes, un peu saprogènes. L'inoculation de ces bacilles sous la peau, ou dans les veines du lapin, détermine une fièvre passagère ou la mort en une ou trois semaines, avec des inflammations fibrineuses de la plèvre, du péricarde et du péritoine. Aussi doit-on supposer que la mort des lapins inoculés avec le sang des bœufs est parfois le résultat d'une infection mixte en rapport avec ces bacilles unis au microcoque de l'hémoglobinurie ou *hematococcus*.

Les lapins, inoculés avec une dose plus considérable de cultures d'hématocoques ou du sang de reins de bœufs, succombent souvent un jour après l'inoculation et ils présentent alors des ecchymoses très abondantes et même de l'entérite hémorrhagique. Le sang des lapins contient une quantité considérable de micrococques, mais ceux-ci siègent rarement dans les globules rouges. Cinq grammes d'urine rouge noirâtre d'un bœuf malade injectés sous la peau de lapins déterminèrent la mort de ces animaux en trois jours, avec des ecchymoses et une hypérémie des organes marquée surtout sur la muqueuse intestinale.

Expériences sur les bœufs. — Les expériences tentées sur le bœuf ont été tout aussi démonstratives.

1° Deux bœufs alimentés avec du sang de bœufs morts d'hémoglobinurie ont gagné, huit jours après, une fièvre passagère qui dura deux jours. Un bœuf à qui l'on avait injecté dans la veine jugulaire un gramme de sang de bœuf malade présenta, douze jours après l'opération, une fièvre qui dura trois jours, mais sans hémoglobinurie.

2° Comme les hematococci sont surtout nombreux dans le sang des reins, on injecta de 6 à 15 grammes de ce sang dans la veine jugulaire d'un bœuf. Cet animal resta bien portant les quatorze premiers jours. Le quinzième jour, il eut une fièvre continue au-dessus de 40°; il cessa de manger, resta couché, avec une sensibilité exagérée de la région des reins et une remarquable faiblesse du train postérieur. L'urine, de couleur jaune rougeâtre, renfermait de l'hémoglobine. Le lendemain, les symptômes étaient encore plus prononcés; l'animal ne pouvait marcher, tombait aussitôt qu'on essayait de le lever et présentait des convulsions toniques, du trismus, comme dans la maladie spontanée. L'urine, peu abondante, devenue rouge noirâtre, contenait beaucoup d'hémoglobine, de l'albumine, du pigment jaune, sans globules rouges ni cylindres. Les matières fécales dures, noirâtres, étaient évacuées avec douleur. Après une légère amélioration apparente qui dura vingt-quatre heures, l'animal retomba, cessa tout à fait de manger, les urines devinrent de plus en plus foncées, et la mort survint le huitième jour de la maladie, vingt-deux jours après l'inoculation, précédée de quelques mouvements convulsifs. A l'autopsie, on trouva les lésions classiques de la maladie, les ecchymoses péritonéales, l'œdème hémorrhagique péristomacal et périrénal, la tuméfaction hypérémique de la rate et des reins, le rein presque noir. Il existait sur la muqueuse de la caillette des ecchymoses et de petites érosions, sur celle des intestins une congestion accompagnée d'ecchymoses. Le sang, surtout celui du rein, renfermait des masses d'hematococci caractéristiques logés surtout dans les globules rouges.

3° Deux bœufs furent inoculés, le premier avec 5 grammes de sang d'un bœuf malade, le second avec une même dose de suc des reins. Tous les deux montrèrent un fièvre passagère quatorze jours après l'inoculation.

4° Deux bœufs reçurent 10 grammes du sang d'un bœuf en convalescence; ils n'éprouvèrent qu'un peu de fièvre, l'un au bout de huit jours, l'autre au bout de quatorze jours.

5° Dans une dernière série de trois bœufs, l'un fut inoculé avec 10 grammes du sang d'un bœuf malade, les deux autres avec la même quantité de suc des reins. Le premier de ces animaux et l'un des deux autres furent atteints de la maladie classique, treize jours après l'inoculation. Ils présentèrent de la fièvre à 41°, l'anorexie, la faiblesse extrême, les symptômes nerveux et l'hémoglobinurie caractéristiques. Le bœuf inoculé avec le suc des reins se remit six jours après le début de la maladie, tandis que l'autre succomba le septième jour après une amélioration apparente.

L'un des deux animaux qui avait été inoculé avec le suc des reins, atteint deux jours après l'inoculation d'une maladie assez grave, avec faiblesse, perte d'appétit et fièvre, mais sans hémoglobinurie, se remit au troisième jour et guérit.

Un autre bœuf inoculé avec pareille dose du suc des reins d'un bœuf mort d'hémoglobinurie expérimentale, fut pris au douzième jour d'une fièvre passagère dont il guérit.

Ces expériences montrent donc que le virus (cultures ou sang d'animaux malades) introduit sous la peau, dans les veines ou dans le tube digestif, donne au lapin une maladie expérimentale spéciale et reproduit chez le bœuf l'hémoglobinurie classique. Pour atteindre ce résultat, il faut injecter une dose assez considérable du sang ou du suc des reins dans les veines ou dans le tissu conjonctif profond.

Chez le bœuf, la maladie expérimentale éclate une quinzaine de jours après l'inoculation, elle dure de six à huit jours, se guérit du cinquième au sixième jour, ou bien se termine par la mort au huitième jour après une fausse amélioration, de même que cela s'observe dans l'hémoglobinurie spontanée.

Ces recherches, en nous faisant connaître la difficulté de la reproduction expérimentale de la maladie chez le bœuf, expliquent le faible degré de contagion de la maladie, qui semble liée surtout à des conditions inhérentes au climat, à la saison, causes qui en font une maladie endémique localisée dans des contrées déterminées.

Telle est l'étiologie de cette maladie, aussi importante au point de vue économique qu'au point de vue bactériologique.

CHAPITRE IV

BRONCHITES

Lorsqu'on soumet à une analyse bactériologique systématique les sécrétions bronchiques trouvées à l'autopsie des malades ayant succombé avec de la bronchite aiguë ou chronique, on est étonné de la multiplicité des espèces qu'on y rencontre et de la gravité de leur action pathogène. Dans presque tous les faits examinés par l'un de nous à Bucarest, on a trouvé le streptococcus pyogenes ou le staphylococcus aureus, ou un microbe répondant au pneumococcus de Fränkel ou aux microbes mycogènes de cet auteur. Ces différentes espèces étaient ordinairement associées. D'un autre côté, Besser (*Beitr. z. path. Anatomie de* Ziegler, 1889, 4) examinant, vingt-quatre heures après la mort, le mucus bronchique d'individus n'ayant pas souffert de maladies de poumons ni des bronches, a rencontré deux fois le streptococcus pyogenes, trois fois le staphylococcus aureus et trois fois le microbe de la pneumonie de Fränkel; jamais il n'a vu de protei ni de microbes mycogènes. Les microbes pathogènes, rares dans la sécrétion normale des bronches, deviennent, par conséquent très nombreux dans le mucus des bronchites. Il apparaît en outre, dans ces dernières, de nouvelles espèces qui possèdent la propriété de produire du mucus et qui ont une valeur évidente dans leur pathogénie.

Nous donnons, dans le tableau suivant, les caractères des protées et des microbes mycogènes isolés dans huit cas sur vingt autopsies de bronchites simples ou grippales accompagnées de sécrétion muqueuse abondante. Plusieurs de ces espèces n'étaient pas encore décrites, en particulier celle que nous avons représentée dans les photographies 10 et 11 de la planche X. Parmi ces microbes, que l'on pourrait faire rentrer dans le groupe des protei en raison de la diversité des formes qu'ils présentent, il en est qui sont pathogènes et même pyo-

Caractères des bacilles mycogènes (protei ?) isolés dans neuf observations de bronchites.

OBSERVATIONS.	FORME ET DIMENSIONS.	MOBILITÉ.	COLORABILITÉ.	GROUPEMENT.	CULTURES DANS LA GÉLATINE.	CULTURE SUR LA GÉLOSE.	CULTURE SUR LES pommes de terre.	EXPÉRIMENTATION et propriétés pathogènes.
Bacille I trouvé dans les cavités nasales de la 1re obs. dans les bronches de la 2e obs. et dans les fausses membranes diphthéritiques de l'obs. 3.	Souvent courbé, a extrémités arrondies, possédant de petits corpuscules chromatiques, de longueur variable, de 1 μ. à 1 μ.,2 de largeur, entouré d'une substance granuleuse ou réticulée.	Immobile.	Coloré faiblement par le procédé de Gram.	Disposé en zooglœe. Les individus sont agglutinés par une substance qui se colore un peu par le violet de méthyle B.	Grandes gouttes presque complètement transparentes qui deviennent plus tard semi-liquides sans liquéfier la gélatine dans la profondeur, grandes colonies isolées, jaunâtres, lenticulaires, ne liquéfiant pas la gélatine.	Couche épaisse, tout à fait transparente qui se liquéfie après quelques jours et dépose au fond du tube une abondante masse jaunâtre, gélatineuse.	Couche jaunâtre épaisse, transparente, gélatineuse.	Inoffensif pour la souris, même après l'inoculation d'un gramme d'émulsion de la culture.
Bacille II, trouvé dans les cavités nasales de la 4e obs. et dans les bronches de la 5e obs.	Longueur variable, arrondi à ses extrémités, souvent gonflé et pâle, présentant un noyau oblong en son milieu. On voit à sa périphérie des prolongements radiés qui relient les microbes voisins les uns aux autres. Son épaisseur est de 1 μ.,2 à 1 μ.,6. Il est entouré d'une zone réticulée. Dans les vieilles cultures, il offre les formes variées du proteus.	Immobile.	Les petits individus sont plus colorés que les microbes gonflés, d'après le procédé de Gram. Les prolongements radiés ne se colorent pas par le procédé de Gram. Ils se colorent à l'état vivant par les couleurs simples.	Zooglœe ressemblant au tissu muqueux de Virchow. Des individus plus petits se trouvent souvent à la périphérie d'amas formés de plusieurs individ. radiés.	Grandes gouttes blanchâtres uniformes à un faible grossissement, avec des gouttelettes luisantes au milieu des colonies. La gélatine ne se liquéfie pas. Sa partie supérieure se dessèche en montrant au milieu de la zone muqueuse un cylindre mince et sec. Mêmes cultures que le précédent dans la profondeur du tube.	Couche transparente semi-liquide, muqueuse à la surface; colonies ponctiformes dans la profondeur. La gélose se contracte, se dessèche, tandis qu'il s'accumule une substance transparente semi-liquide renfermant de la mucine au fond du tube.	Couche gélatineuse très épaisse et transparente.	Pathogène pour les souris et les lapins par l'inoculation de doses considérables d'émulsion des cultures. Les organes des animaux ne contiennent pas de microbes.
Bacille III, isolé dans le sang, les bronches, le foie, le poumon, la rate et le rein de l'obs. 6, et dans un cas de diphthérie du pigeon.	Très court, presque cubique ou arrondi, quelquefois étranglé, mesurant 0 μ.,6 à 0 μ., 8 en épaisseur. Les microbes pris dans des cultures sur gélose, sont entourés d'une zone pâle d'où partent des rayons reliés à des rayons analogues venus des microbes voisins. Les éléments provenant de culture sur pommes de terre offrent des filaments pâles et plus gros, contenant des grains ronds pâles, ressemblant à des spores. On y trouve souvent des formes rondes, groupées, se colorant bien. Dans les vieilles cultures, il existe des individus de formes bizarres, en croissant, de protées, quelques-uns présentant un noyau perpendiculaire à l'axe du bâtonnet qui est alors capsulé.	Immobile.	Se colorent par la méthode de Gram. Ce procédé ne colore pas les prolongements rayonnés.	Disposé en zooglœe ou en un tissu ressemblant à celui du cordon ombilical. Les filaments rayonnés apparaissent sur les microbes colorés à l'état vivant.	Grandes gouttes confluentes, semi-liquides, un peu grenues à un faible grossissement. Dans la profondeur du tube, grandes colonies rondes ou lenticulaires, transparentes, blanchâtres. La gélatine se liquéfie plus tard.	Plaques tout à fait transparentes, confluentes, semi-liquides, muqueuses. Au fond du tube, beaucoup de substance gélatineuse jaunâtre. La gélose se dessèche à mesure que la substance gélatineuse s'accumule au fond du tube.	Couche épaisse muqueuse. Précipité trouble, muqueux au fond du tube.	Par inoculation sous-cutanée à la souris, on obtient souvent un abcès au point inoculé, et la mort de l'animal. Le pus présente alors le microbe, souvent en culture pure, mais les organes internes en sont indemnes. Chez le cobaye, après l'injection d'une assez grande quantité d'émulsion de la culture la mort arrive après plusieurs jours, sans qu'il y ait de microbes dans les organes.

Bacille IV trouvé dans les bronches de l'obs. 8	Bacilles courts, un peu courbés ou effilés, de 0µ,6 d'épaisseur, entourés d'une masse muqueuse diffuse et peu colorée.	Immobile.	Se colorant bien par le procédé de Gram.	Bâtonnets disposés parallèlement dans une zooglœe.	Couche humide, transparente, luisante, dentelée à la surface ; grandes colonies lenticulaires jaunâtres avec des bulles de gaz dans la profondeur. La gélatine reste solide.	Masses muqueuses transparentes et confluentes; beaucoup de substance muqueuse au fond du tube.	Pas de développement.	Non pathogènes.
Bacille V trouvé dans le sang de l'artère pulmonaire, dans le poumon et les bronches de l'obs. 2. (photographies, fig. 10 et 11 de la pl. X).	Court, arrondi, souvent étranglé en son milieu, mesurant de 1µ. à 1µ,6 en épaisseur, entouré d'une capsule pâle et diffuse. Certains individus sont plus gros, munis d'un noyau central ovoïde, se colorant bien et présentant à leur périphérie de nombreux prolongements dentelés, pointillés, qui s'arrêtent à la capsule du microbe. Cette grande capsule ovoïde présente, en raison de ces prolongements, une structure spéciale. Les vieilles cultures offrent des formes très variées, en croissant, avec des noyaux centraux, en bouteille, en tire-bouchon, etc. (Voyez fig. 11, photographiée dans la pl. X.)	Immobile.	Se colore bien par le procédé de Gram. La substance fondamentale se colore en rouge avec le violet B.	Les microbes non capsulés sont entourés d'une masse homogène muqueuse. Cette substance muqueuse est réticulée autour des microbes capsulés.	Colonies gélatineuses, diffluentes et semi-liquides. La gélatine se contracte en forme de cylindre entouré des masses muqueuses de la culture. Colonies lenticulaires, transparentes dans la profondeur du tube.	Sur la surface oblique de l'agar, on voit des colonies qui deviennent semi-liquides et qui coulent en grande abondance au fond du tube, tandis que la gélose se dessèche.	Masses gélatineuses transparentes, incolores.	L'injection d'une grande quantité de culture détermine parfois la mort des animaux sans lésions appréciables. Les microbes ne se retrouvent pas dans les organes des cadavres.
Bacille VI isolé dans les cavités nasales et bronchiques de l'obs. 9.	Court, arrondi, épaissi à ses extrémités, mesurant 0µ,8 en épaisseur, entouré d'une substance gélatineuse réticulée à filaments pâles.	Immobile.	Se colore par le procédé de Gram. La substance gélatineuse prend une couleur rougeâtre avec le violet B.	Disposé en chapelets ou plus ordinairement en zooglœe dans laquelle les individus sont distants les uns des autres.	Masses transparentes, abondantes, muqueuses, blanchâtres à leur centre. Grandes colonies lenticulaires jaunâtres dans la profondeur du tube.	Masses abondantes transparentes, muqueuses, un peu opaques à leur centre. Beaucoup de liquide muqueux au fond du tube.	Couche muqueuse épaisse.	N'a pas été expérimenté.

gènes. On les observe non seulement dans les voies respiratoires, mais aussi parfois dans d'autres organes. L'un d'eux existait dans une pseudo-membrane diphthérique de l'homme, et un autre dans une diphthérie du pigeon. Remarquons aussi qu'on n'arrive pas toujours à déceler les microbes mycogènes par l'examen microscopique, ce qui tient à la variabilité de leur forme et à l'intensité de la coloration du mucus qui les entoure.

Dans les neuf observations précédentes analysées au point de vue bactériologique, il existait, en outre des microbes mycogènes, une fois le bacille de la diphthérie, cinq fois des microbes analogues au pneumococcus de Fränkel, quatre fois le streptococcus pyogenes, trois fois le staphylococcus aureus, et trois fois des saprogènes, une fois le bacille de la diphthérie du pigeon observé sur cet animal.

L'analyse bactériologique faite à Bucarest de la sécrétion bronchique dans 29 cas de bronchites simples ou compliquées d'emphysème (2 cas), de néphrite (3 cas), d'influenza (10 cas), de broncho-pneumonie (4), de pneumonie lobaire (3), de tuberculose (1), de polyarthrite (1), de scarlatine (1), a donné les résultats suivants :

Protei ou mycogènes.	19 fois.
Pneumococcus de Fränkel ou microbes analogues. . .	7 fois.
Staphylococcus aureus	5 fois.
Un saprogène analogue à celui qui existe dans la vessie des cadavres.	5 fois.

Ce dernier, qui présente une certaine analogie de forme avec celui de la fièvre typhoïde, s'en distingue parce qu'il croît plus abondamment sur la pomme de terre, parce qu'il donne des plaques larges, d'aspect graisseux sur la gélatine et parcequ'il donne lieu à de grands globes dans la profondeur de cette substance. Dans deux de ces faits terminés par une urémie, il y avait des saprogènes dont la culture répandait une odeur semblable à celle de l'urine en décomposition. Enfin, ces diverses espèces étaient souvent associées.

D'après les résultats de ces deux séries de recherches on voit que le muco-pus des bronchites renferme, dans plus de la moitié des observations, des protei ou des bactéries mycogènes qui entrent vraisemblablement pour une grande part dans la production du mucus sécrété par les bronches. De plus, d'autres microbes en partie pathogènes, qui existent parfois en petit nombre à la surface des bronches normales, s'y développent en grande quantité dans le cours des bronchites. Les streptocoques, les staphylocoques, les pneumocoques de Pasteur-Fränkel, ou, pour mieux dire, les diverses variété des microbes septiques de la salive se rencontrent très fréquemment dans les bronchites de la grippe, dans celles qui compliquent la pneumonie, les néphrites, l'emphysème et la tuberculose pulmonaire.

L'examen histologique de la bronchite aiguë révèle, comme on le sait, la chute de l'épithélium et la nécrobiose des couches les plus superficielles du tissu conjonctif accompagnée d'une infiltration leucocytique de ce tissu qui se prolonge autour des bronchioles jusque dans la paroi des alvéoles pulmonaires. Les streptocoques pénètrent aussi par places dans la profondeur de ce tissu conjonctif altéré.

Dans les bronchites chroniques, si souvent compliquées de dilatation des bronches, l'épithélium est souvent conservé, mais modifié; la couche conjonctive superficielle de la muqueuse, souvent nécrosée, est remplacée par du tissu cicatriciel fibreux ou embryonnaire. Dans cet épaississement des couches fibreuses des bronches, on trouve habituellement des cellules plasmatiques pigmentées et de grandes cellules renfermant des grains hyalins. Ces grains ou gouttelettes hyalins se colorent très bien par les couleurs d'aniline. Les alvéoles situés au voisinage des bronches sont parfois remplis de ces cellules à grains hyalins ou de masses hyalines homogènes. Comme ces lésions se rencontraient dans des observations où il existait une grande abondance de microbes mycogènes et de mucus, il est probable que la matière hyaline contenue dans les cellules et les alvéoles est en relation de cause à effet avec les microbes mycogènes.

CHAPITRE V

LES ALBUMINES TOXIQUES

L'action toxique des microbes pathogènes n'est pas seulement due à des ptomaïnes, c'est-à-dire à des alcaloïdes analogues à ceux de la putréfaction. Ces alcaloïdes, en effet, ne reproduisent pas les types des maladies d'où ils proviennent, et ne peuvent pas être utilisés pour les vaccinations.

Roux et Yersin, en découvrant dans les cultures pures des bacilles de la diphthérie des substances toxiques qui ne sont pas des ptomaïnes, mais bien une sorte de diastase reproduisant les symptômes généraux de la maladie, ont ouvert une voie nouvelle. Il est vrai qu'ils n'ont pas identifié cette substance à l'albumine.

Christmas (*Annales de l'institut Pasteur*, 1889) a eu le mérite de constater que la culture du staphylococcus aureus produit une substance albumineuse pyogène, précipitable par l'alcool, et qui détermine la suppuration lorsqu'on l'inocule dans la chambre antérieure de l'œil du lapin.

Hankin (*British. med.*, 1889, p. 810), dans une série de recherches faites à l'institut de Koch, a reconnu la nature albumineuse des substances toxiques isolées dans les cultures du bacille du charbon. Cet auteur obtint son albumose toxique en précipitant le liquide d'anciennes cultures à l'aide du sulfate d'ammoniaque ou de l'alcool. Le précipité était ensuite dyalisé, desséché dans le vide, dissous dans l'eau distillée, puis filtré par le filtre Chamberland. La substance ainsi obtenue, extrêmement toxique, tue les souris et les cobayes avec des symptômes analogues à ceux du charbon. De petites quantités de cette substance injectées aux mêmes animaux deviennent des vaccins très sûrs et les préservent contre l'infection par inoculation des bacilles ou de l'albumose du charbon.

Ces recherches ont été étendues et complétées par Brieger et C.

Fränkel (*Berliner klin. Wochenschr.*, 1890, nos 11 et 12). Après avoir vérifié l'exactitude des expériences de Roux et Yersin et de Löffler sur la substance toxique des cultures des bacilles de la diphthérie, Brieger et Fränkel ont montré que cette substance ne peut être obtenue par les méthodes employées dans la recherche des ptomaïnes, car elle se précipite dans l'alcool et se détruit à une température supérieure à 60°. Löffler, de même que Roux et Yersin, croyait pouvoir classer cette substance dans le groupe des enzymes; par l'injection de 0gr,1 à 0gr,2 de cette matière desséchée dans le tissu cellulaire, on produit un foyer œdémateux contenant de la fibrine.

Nous ne revenons pas ici sur la variabilité des formes et de la virulence des bacilles de la diphthérie, ni sur la perte de cette virulence sur lesquelles l'un de nous a insisté (*Bacteriologia*, 1886 et *Virchow's Archiv*, 1890). Cette différence dans la forme des bacilles et dans leur développement sur divers milieux, fait supposer qu'il en existe des variétés possédant des propriétés plus ou moins pathogènes pouvant déterminer des épidémies de gravité variable. Brieger et Fränkel ont confirmé ces observations relatives à l'extrême virulence de certaines cultures qui donnent la mort aux lapins inoculés avec de très faibles doses. Ces cultures, filtrées au filtre Chamberland, ont donné à Brieger et Fränkel et à A. Babes la même substance obtenue déjà par Roux et Yersin. Cette substance évaporée dans le vide augmente encore de virulence. Elle produit chez les animaux les mêmes lésions locales que les bacilles, à l'exception des pseudo-membranes (Babes, *Arch. de Virchow*, mars 1890). Les altérations des organes internes des animaux expérimentés ressemblent beaucoup, à l'œil nu, à celles de la diphthérie de l'homme; mais l'examen histologique ne montre pas des lésions intimes aussi caractéristiques. Brieger et Fränkel ont obtenu cette substance toxique à l'état de pureté en la précipitant, par le sulfate d'ammoniaque, à la température de 30° et en éliminant ensuite ce sel par la dialyse, ou bien par l'alcool légèrement acidulé. Après avoir laissé refroidir et reposer le liquide, on le filtre; on dissout de nouveau le précipité dans l'eau, on le précipite une seconde fois, on le soumet ensuite à la dialyse et à la dessiccation dans le vide à 40°. On obtient ainsi une substance amorphe, tout à fait blanche, très légère, qui possède toutes les réactions des albumines solubles. Elle se précipite par l'acide carbonique à saturation, par certains acides minéraux concentrés, par l'acide acétique, le phénol, le sulfate de cuivre, le nitrate d'argent, le chlorite de mercure; les réactifs spécifiques de l'albumine, la réaction de Biuret, de Millon, la réaction xanthoprotéique, la polarisation, montrent qu'il s'agit d'un dérivé de l'albumine. On lui a donné le nom de *toxalbumine*. Il vaudrait peut-être mieux lui donner celui de *toxalbumose*.

Sa composition moléculaire est :

C 45,55
H 7,13
Az 16,34
S 1,39
O 29,80

Ce corps toxique conserve très longtemps ses propriétés même après qu'il a été chauffé à sec à 70°.

Dans les cultures anciennes et atténuées par le temps, la toxalbumose a diminué; on trouve en même temps un autre corps de nature analogue, mais inoffensif, qui se précipite seulement par l'alcool fort et qui possède une couleur brune.

Brieger et Fränkel ont entrepris des recherches sur les substances analogues provenant d'autres microbes pathogènes. Ils distinguent deux groupes de toxalbumines.

A. — Les bacilles de la fièvre typhoïde, du choléra et le staphylococcus aureus donnent lieu à des albumines insolubles ou peu solubles dans l'eau. Elles ressemblent aux globulines dont elles diffèrent par leur peu de solubilité dans le chlorure de sodium. Elles se précipitent par les sels neutres à la température de 30°.

Ces corps se présentent comme des masses amorphes, brun jaunâtre, rigides.

La substance tirée des cultures du bacille du choléra tue les lapins en deux ou trois jours avec une tuméfaction et une congestion autour du point inoculé, avec une légère dégénérescence graisseuse du foie, sans lésions intestinales.

La substance albumineuse provenant du bacille typhique est pathogène pour le lapin qui meurt huit ou dix jours après l'injection sans lésions appréciables.

La toxalbumine du staphylococcus aureus tue en quelques jours les lapins et les cobayes. Autour du point inoculé on observe une inflammation intense avec infiltration et ramollissement puriformes, sans que le pus renferme de microbes.

B. — Les toxalbumoses du tétanos, du charbon et de la diphthérie constituent le groupe de ces produits solubles dans l'eau. Nous en avons déjà donné les caractères. Ajoutons que l'albumose toxique du bacille tétanique, cultivé dans un bouillon additionné de glycose, est soluble dans l'eau. Elle produisit, quatre jours après l'inoculation, la mort d'un cobaye avec des crampes et des paraly-

PLANCHE VIII

CULTURES DE QUELQUES MICROBES

Fig. 1. — Culture du staphylococcus pyogenes citreus de Passet. (Voyez t. I, p. 406.)

Fig. 2. — Culture sur gélatine du pneumococcus de Friedländer. (Voyez t. II, p. 4.)

Fig. 3. — Culture sur gélatine du bacille du rouget du porc. (Voyez t. I, p. 364.)

Pl. VIII.

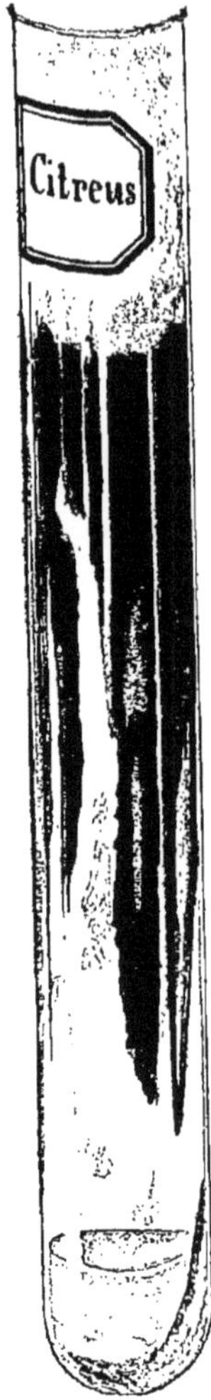

1

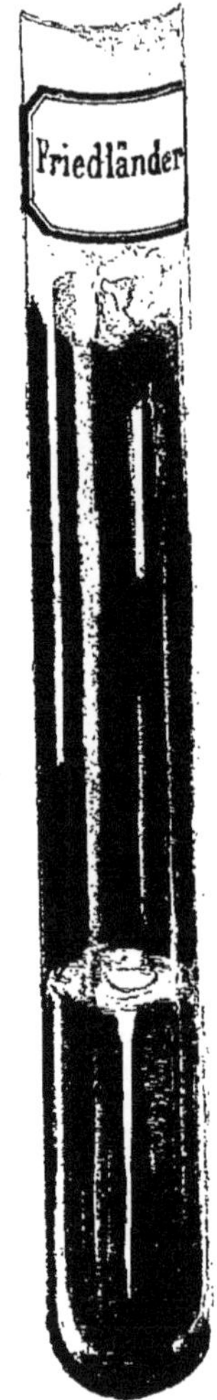

2

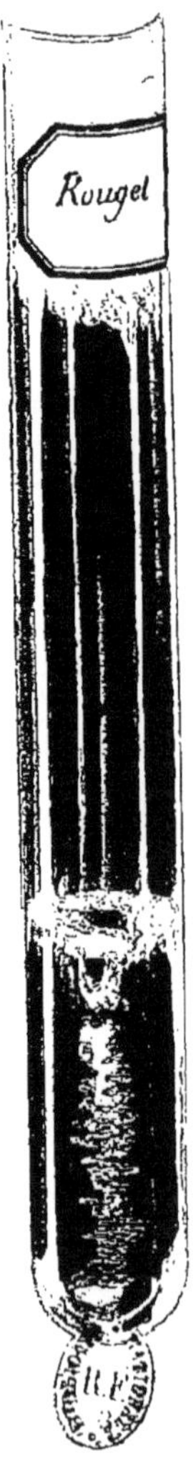

PLANCHE IX

BACTÉRIES PATHOGÈNES REPRODUITES PAR LA PHOTOGRAPHIE : STAPHYLOCOCCI, STREPTOCOCCI ET DIPLOCOCCI

Cette planche et les trois suivantes montrent des photographies de microbes généralement reproduits au quatrième jour de leur culture, à 1 000 diamètres, après coloration au violet B. On s'est servi de l'appareil de Zeiss, de l'objectif apochromatique de Zeiss de $2^{mm},0$, de 1,30 d'ouverture et de l'oculaire à projection nº 4. On a employé la lumière solaire projetée par l'objectif apochromatique de $16^{mm},0$ et de 0,30 d'ouverture.

Fig. 1. — Staphylococcus aureus provenant d'une culture sur gélatine, présentant, à côté des microbes colorés, des individus plus grands, clairs, brillants, ressemblant aux spores.

Fig. 2. — Le même microbe cultivé sur gélose. Les individus sont bien colorés et plus petits que les précédents.

Fig. 3. — Streptococcus de l'érysipèle sur gélose.

Fig. 4. — Streptococcus pris dans la profondeur d'une muqueuse atteinte de diphthérie et cultivé sur gélose.

Fig. 5. — Streptococcus isolé dans le mucus bronchique dans le cours de la grippe et cultivé sur gélose. Ce streptocoque ne se développe pas sur la gélatine et il est pathogène pour le lapin.

Fig. 6. — Diplococcus un peu allongé provenant du mucus bronchique dans l'influenza. Il se développe dans la gélatine et il est pathogène pour le lapin.

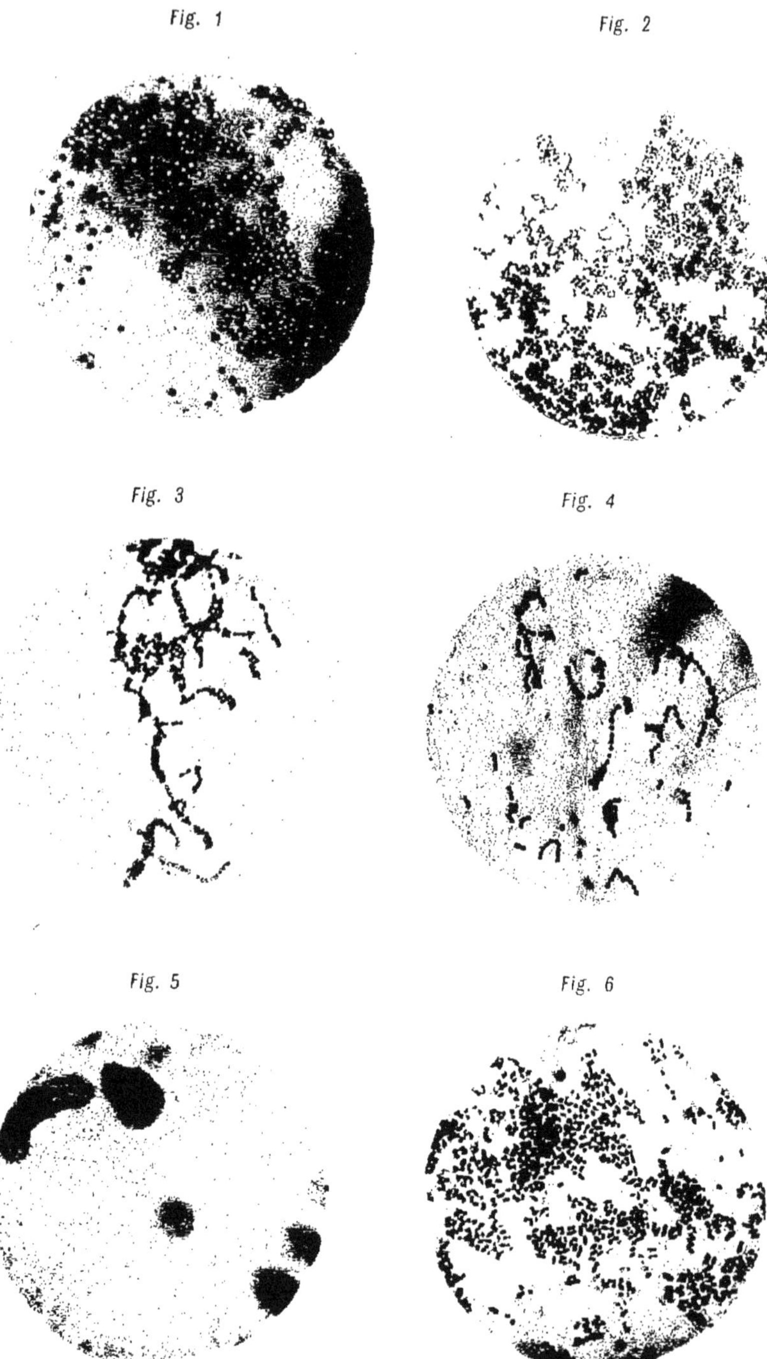

FÉLIX ALCAN, ÉDITEUR

PHOTOTYPIE BERTHAUD

TYPES DES PRINCIPALES FORMES DE BACTÉRIES

PLANCHE X

COCCI ET BACILLES PATHOGÈNES REPRODUITS PAR LA PHOTOGRAPHIE

Fig. 7. — Microbe lancéolé isolé dans le mucus bronchique dans une bronchite compliquant une pneumonie.

Fig. 8. — Microbe transparent septique trouvé dans les sécrétions des muqueuses dans l'influenza. — Culture âgée de quatre jours sur gélose.

Fig. 9. — Microbe de l'hémoglobinurie du bœuf. Les diplobactéries sont situées dans l'intérieur des globules rouges.

Fig. 10. — Bacille mycogène provenant du mucus bronchique dans la bronchite. Culture de cinq jours sur la gélose. Grossissement de 600 diamètres.

Fig. 11. — Le même bacille mycogène observé dans une vieille culture sur gélatine et présentant des filaments gonflés, avec des noyaux, et des formes rondes, courbées, spiralées, possédant des parties chromatiques. Grossissement de 600 diamètres.

Fig. 12. — Bacilles de la fièvre typhoïde cultivés sur gélose, dessinés au sixième jour à 1 000 diamètres.

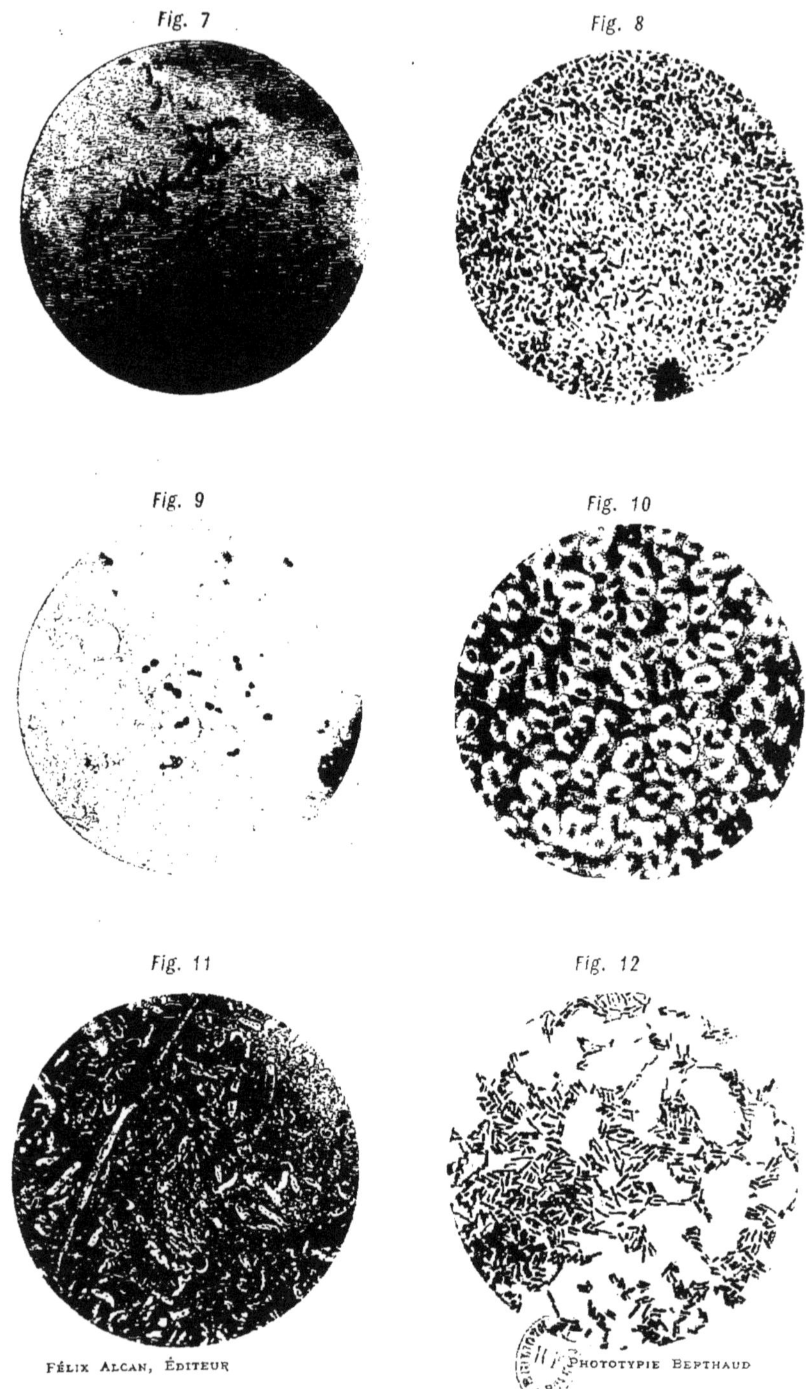

FÉLIX ALCAN, ÉDITEUR

PHOTOTYPIE BERTHAUD

TYPES DES PRINCIPALES FORMES DE BACTÉRIES

PLANCHE XI

BACILLES PATHOGÈNES REPRODUITS PAR LA PHOTOGRAPHIE

FIG. 13. — Variété du bacille de la fièvre typhoïde trouvée dans les organes d'un individu mort de cette maladie.

FIG. 14. — Microbes du choléra. Culture sur plaques au troisième jour.

FIG. 15. — Bacilles de la diphthérie du pigeon.

FIG. 16. — Bacilles de la diphthérie humaine.

FIG. 17. — Bacille pseudo-diphthéritique pris dans une gangrène du pharynx suivie de septicémie hémorrhagique.

FIG. 18. — Bacille pseudo-diphthéritique.

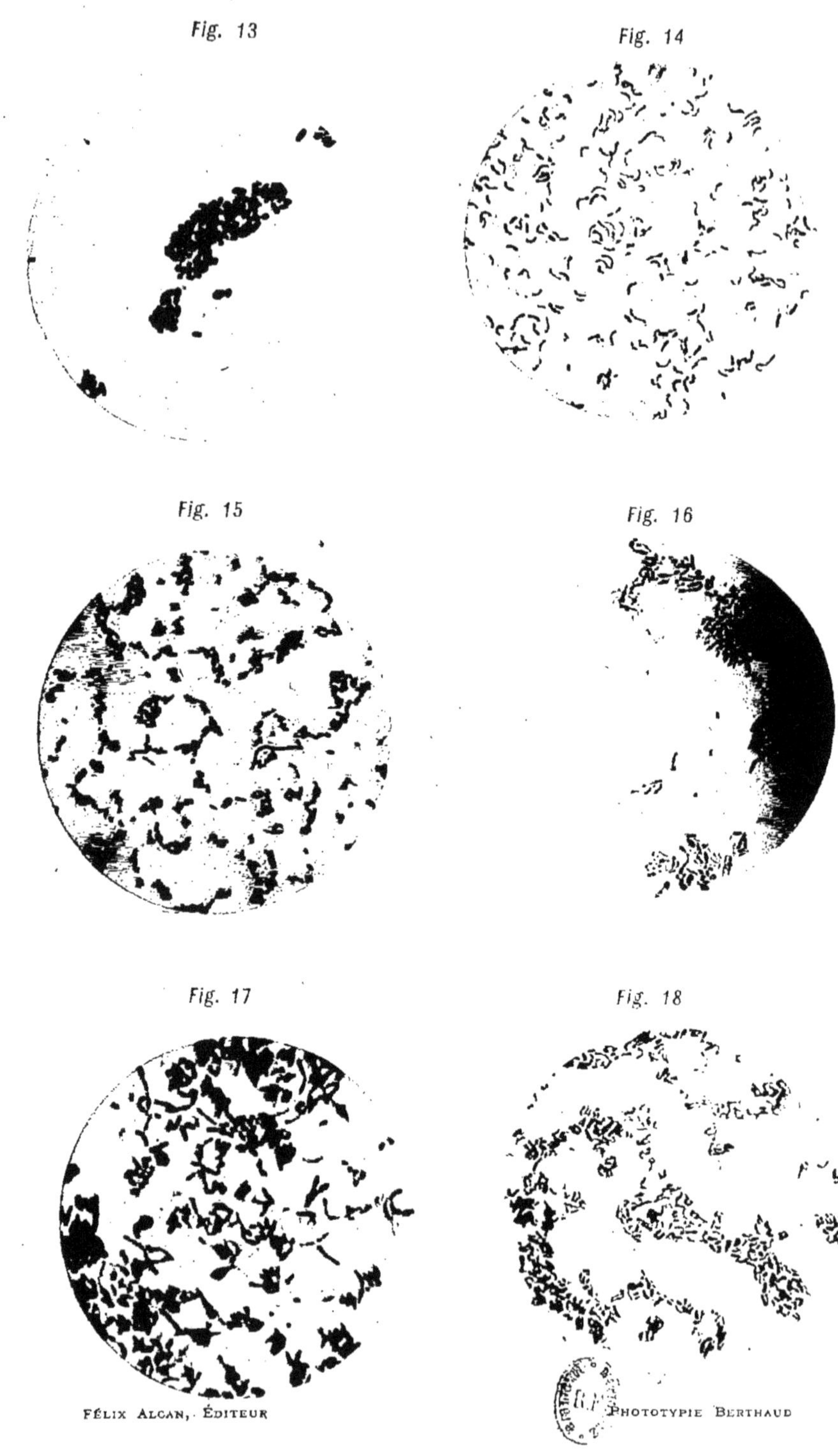

TYPES DES PRINCIPALES FORMES DE BACTÉRIES

PLANCHE XII

BACILLES DE LA MORVE, DU TÉTANOS, DE LA TUBERCULOSE ET DE LA LÈPRE, REPRODUITS PAR LA PHOTOGRAPHIE

Fig. 19. — Bacilles de la morve. Culture de cinq jours sur pomme de terre, colorée avec le violet B.

Fig. 20. — Bacille du tétanos. Culture dans le vide âgée de huit jours, colorée au violet B.

Fig. 21. — Bacilles de la tuberculose isolés des crachats, colorés suivant le procédé d'Ehrlich.

Fig. 22. — Bacilles de la tuberculose montrant des grains chromatiques, colorés d'après le procédé d'Ehrlich.

Fig. 23. — Bacilles de la lèpre dans les cellules lépreuses, colorés suivant la méthode d'Ehrlich.

Fig. 24. — Bacille saprogène de l'urine ressemblant au bacille typhique, cultivé sur gélose.

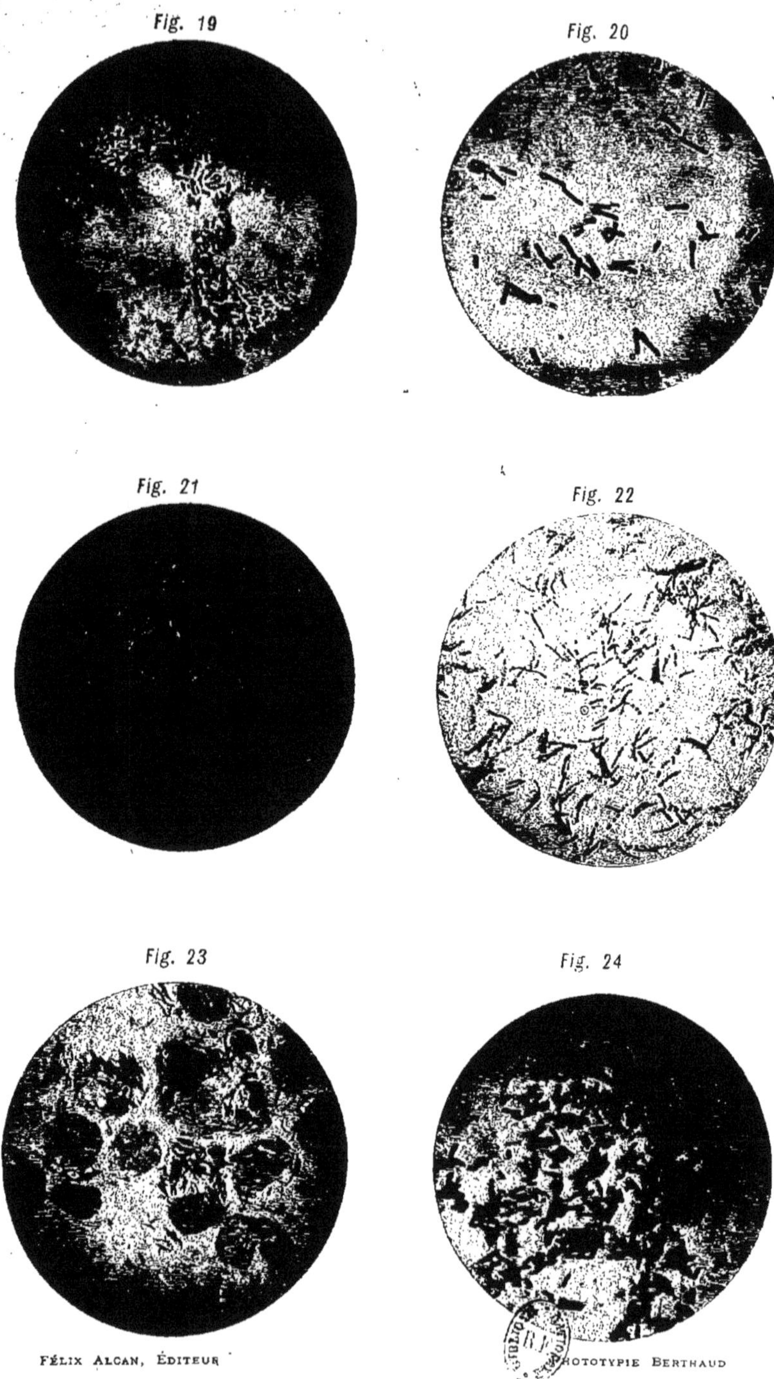

FÉLIX ALCAN, ÉDITEUR

PHOTOTYPIE BERTHAUD

TYPES DES PRINCIPALES FORMES DE BACTÉRIES

sies. Nous avons déjà rapporté (voyez t. I, page 567) l'action des ptomaïnes isolées du virus tétanique, de la tétanine et de la tétanotoxine. L'un de nous a aussi constaté à Bucarest que l'injection de substance nerveuse d'un animal ayant succombé au tétanos fait mourir en quelques heures les animaux, mais sans qu'ils présentent de symptômes appartenant à cette maladie. La substance nerveuse des tétaniques ne contient pas de bacilles, comme nous l'avons déjà vu. L'injection d'une quantité minime de la substance nerveuse des tétaniques ne tue pas les animaux et ne les préserve pas non plus contre le virus de cette affection. Le virus atténué, non plus que l'albumose du tétanos, n'ont pas paru posséder de propriété vaccinale.

On connaît aussi, d'après les expériences de Roux et Yersin et de l'un de nous, l'échec des tentatives de la vaccination contre la diphthérie; mais on pourrait expérimenter dans un but vaccinal la substance albumineuse non toxique qui se développe dans les cultures anciennes du bacille diphthérique qui ont perdu leur virulence.

Ces substances albumineuses toxiques, dont la découverte a révélé des faits nouveaux et très intéressants, ne possèdent pas d'habitude une action pathogène aussi complète que les microbes dont elles dérivent.

Variétés de microbes de la fièvre typhoide. — Dans les différentes observations de fièvre typhoïde analysées par l'un de nous, on trouve, dans les organes, à côté du bacille typique de la fièvre typhoïde, une série de variétés constantes et qui correspondent à la description du bacille typhique donnée par différents auteurs. Une de ces variétés a été aussi trouvée par Babes dans l'eau de la Dimbovitza (V. et A. Babes, *Études sur les filtres de sable*, 1889). Il faut, dans le diagnostic entre le microbe typique et ces variétés, tenir compte de tous les détails des cultures, odeur, couleur, aspect des colonies sur plaques des vieilles cultures, formation de cristaux, rapidité du développement, vitalité et action pathogénétique des microbes. Dans un article sous presse (*Zeitschr. f. Hygiene*, 1890) Babes décrit vingt de ces variétés qui accompagnent le bacille de la fièvre typhoïde.

BIBLIOGRAPHIE GÉNÉRALE DES SCHIZOMYCÈTES

Nous donnons ici une bibliographie qui se rapporte surtout aux généralités exposées dans la première partie de cet ouvrage et aux principaux travaux de la bactériologie spéciale[1].

ALMQUIST, C. *Tiphoïd febern-bacterien.* Stockholm, 1882.

ALVAREZ. *Recherches sur l'anatomie pathologique du rhinosclérome.* Archives de physiologie, 3e série, t. VII, 1886, p. 196. — TAVEL. *Recherches sur le bacille de Lustgarten.* Archives de physiologie, 3e série, t. VI, 1885, p. 303.

— *Microbe déterm. la ferment. indigotique.* Compt. rend., 1887.

ARLOING. *Action solaire sur les bactéries.* Inst. Past., 1887.

— CORNEVIN ET THOMAS. *Bactéries du charbon symptomatique.* Bullet. de l'Acad. de méd., 1881. — Revue de médecine, janvier 1881, septembre 1883 et janvier 1884.

ARLOING ET CHAUVEAU. *Recherches sur les septicémies.* Lyon, 1884.

ARNDT. *Beobacht. an Spirochæte denticola.* Arch. f. path. Anat. u. Phys. u. d. klin. Med. 1880, t. LXXIX.

ARTAUD. *Étiologie de la fièvre typhoïde (bacille de la fièvre typhoïde),* thèse, 1885.

ARTIGALAS. *Les microbes pathogènes,* 1er fascicule. Bordeaux, 1885.

BABES. (V.) *betegségokozö bacteriumok, Term. t. közl.* 1881, mars.

— *Etude comparative des bactéries de la lèpre et de la tuberculose.* Compt. rend. 1883, t. XCXI.

— *Vom rothen Schweiss. Biol. Centralblatt,* t. II, 1882, no 8.

— *Contribution à l'étude des lésions aiguës des reins liées à la présence des microbes; le rein et le foie dans la fièvre jaune.* Arch. de phys. norm. et path. 15 novembre 1883.

— *Observations sur la topographie des bacilles de la lèpre dans les tissus.* Arch. de physiol. norm. et path. Juillet 1883.

— *Observations sur quelques lésions infectieuses des muqueuses et de la peau.* Journal de l'anat. et de la physiol. Janvier 1884.

— *Untersuchungen über Koch's Komma-Bacillus. Virch. Arch.* 1885.

— *Associat. bact. du bac. de la tuberc.* Cong. de la tub., 1888.

— *Incubation de la rage.* Inst. Past., 1888.

— *Untersuchungen üb. Hundswutch.* Virch. Arch., 1888.

— *Hémoglobinurie bact. du bœuf.* Compt. rend., 1888.

— *Bacteriol. Untersuchungen üb. sept. Proz. d. Kindesalters.* Leipzig, 1888.

— *Isolirt färbb. Anth. v. Bacterien.* Zeitschr. f. hyg., 1888.

— *Bacterien bei Influenza-Ctralbl. f. Bact.* 1890.

BABES et LEPP. *Vaccin. antirabique.* Inst. Past., 1889.

BANTI (GUIDO). *Manuele di tecnica batteriologica.* Firenze, 1885.

BARDACH. *Recherches sur la rage.* Inst. Past., 1887 et 1888.

— *La rate dans les malad. infect.* Inst. Past., 1887.

BARTHÉLEMY. *Incubation des œufs d'une poule atteinte du choléra des poules.* Comptes rendus, 1883, t. XCVI, no 18, p. 1322-1323.

BARY (DE). *Vergleich. Morph. u. Biol. der Pilze,* etc. Leipzig, 1884.

— *Vorlesungen über Bacterien.* Leipzig. W. Engelmann, 1885, trad. fr. Masson, 1886.

1. Nous ne répétons pas ici toutes les indications bibliographiques qui se trouvent dans le texte et au bas des pages de ce volume.

BAUMGARTEN. P. *Ueber pathogene Pflanzl. Org. II.* Berlin, 1884.
— *Beiträge zur Darstellungs Methode der Tuberkelbacillen.* Zeischrift f. Wissensch. Mikroskopie. Bd. 1, 1884.
— *Pathol. Mycologie,* 1888 et 1889.
BÉCHAMP. *Micrococ. bombycis.* Comptes rendus, t. LXIV, 1867. — *Les microzymes et les zymases.* Archives de physiologie, 2e série, t. X, p. 28, 1882.
— *La salive, la sialozymase et les organismes buccaux chez l'homme.* Archives de physiologie, 3e série, t. I, 1883, p. 47.
BECKER. *Infectiöse Osteomyelitis. D. med. Wochenschr.* Novembre 1883.
BERNHEIM. *Bactéries parasit. des céréales.* Münchn. Med. Wochenschr., 1888.
BERT (Paul). *Contribution à l'étude de la rage.* Comptes rendus, 1882, n° 25.
BEUMER U. PEIPER. *Ætiol. Bedeut. d. Typhusbacillen.* Zeitschr. f. Hyg. 1886, I et 1887, II.
BIEDERT. *Uber den Tuberkelbacillus.* Virchow's Archiv. t. XCVIII.
— *Beiträge zur Frage nach der Constanz der Spaltpilze (Kocco-Bacillus zymogenus und Bacterium Termo).* Virchow's Archiv. t. C, Heft. 3, 1885.
BIENSTOCK. *Uber die Bacterien der Fœces.* Zeitschr. f. klin. Med. Jahrgang 8, Heft 1. Fortschritte der Medicin, I, n° 19.
BIONDI. *Pathog. Microorg. d. Speichels.* Ztschr. f. Hyg., 1887, II.
BILLING. *Hog cholera, Nebrasca,* Farmer, 1887.
— *Texasfever, Cattleplague,* Lincoln, Nebr., 1888.
BILLROTH. *Untersuch. über die Vegetationsformen der Coccobacteria septica,* Berlin, 1874.
BIRCH-HIRSCHFELD. *Ueber die Recurrens Spirochæten. Med. Jahrb.,* t. CLXXVI, Heft 2, p. 211. — *Lehrbuch. d. Path. Anatomie,* 2e, éd. 1884.
— *Untersuchungen über Pyœmie.* Centralblatt f. d. med. Wissenschaft, 1873, n° 36.
— *Bacterien in syphilitischer Neubildungen.* Centralblatt f. d. med. Wissenschaft, 1882, n° 32 et 34.
— ET GERBER. *Ueber ein Fall von Endocarditis ulcerosa.* Archiv. de Heilkunde, 1872, p. 208.
— *Pathol. Anatomie,* 1888.
BOCHEFONTAINE. *Expériences pour servir à l'étude des propriétés physiologiques des déjections alvines de la dysenterie et du choléra.* Archives de physiologie, 3e série, t. VII, 1886, p. 1.
BOCKHART. *Beiträge zur Ætiol. u. Pathol. d. Harnröhren-Trippers.* Würzb. phys. med. Ges. 1882.
BŒNS. *La fièvre typhoïde, ses causes, son traitement et sa prophylaxie,* Ac. roy de Belgique. Bulletin, 1883, 3e série, t. XVII, p. 176-221.
BOKAI ET FINKELSTEIN. *Ueber den Gonorrhœpilz.* — Prager med. Presse, 1880.
BOLLINGER. *Ueber Milzbrand. Centralblatt. f. d. med. Wiss.* 1872. — *Z. Ætiol. d. Infectionskrt.* Munich, 1881.
— *Uber Tuberkelbacillen in Euter einer tuberkulösen Kuh und über die Virulenz, einer derartig erkrankten Milchdrüse.* Munich. aerztl. Intelligenzbl. 1883, n° 6.
— *Eine neue Pilzkrankheit beim Rinde* (Ctrlbl. f. med. Wiss., 1877).
BOLTON MEADE. *Bacterien im Trinkwasser.* Ztschr. f. Hyg., 1886, I.
BONTROUX. *Oxyd. du glycose par les microbes.* Inst. Past., 1888.
BORDONI UFFREDUZZI. *Cultur d. Leprabacillen.* Ztschr. f. Hyg., 1888, III.
— *Proteus homin. capsulatus.* Ztschr. f. Hyg., 1888, II.
— *Bactéries de la glace.* Ctrlbl. f. Bact., 1887, II.
BOUCHARD. *Des néphrites infectieuses.* Congrès de Londres, 1881, t. I. — Revue de médecine, août 1881.
— *De l'origine intestinale de certains alcaloïdes normaux ou pathologiques.* Soc. de biologie, 5 août 1882. — Revue de médecine, 10 oct. 1882.
— *Sur les maladies infectieuses.* Revue de médecine, 1881.
BOUCHARD, CAPITAN ET CHARRIN. *Note sur le microbe de la morve et sa transmission par les liquides de culture.* Séance du 24 déc. 1882. Bullet. Acad. de médecine, n° 44, p. 1239, 1883. Rapport de Bouley. *Recueil de méd. vétér.,* p. 624, 1883.
BRAUEL. *Ueber Milzbrand. Virchow's Archiv.* XI, XIV, XXXIV.

BREFELD. *Untersuch. über die Spaltpilze.* Bacillus subtilis. Gesell. nat. Freunde in Berlin, 1878. — Schimmelpilze, Heft IV.

BRIEGER. *Zur Kenninss der Fäulnissalcaloïde.* Zeitschr. f. physiol. Chemie. Bd. VII, 1883.

— *Uber Spaltungsproducte der Bacterien.* Zeitsch. f. physiol. Chemie 1884, Bd. VIII, Heft 4, 1884.

— *Uber giftige Producte der Faulnissbacterien.* Berl. klin. Wochensch. 1884, n° 16.

— *Ueber Ptomaine.* Berlin, Hirschwald, 1885. — *Weitere Untersuchungen über Ptomaine.* Berlin, 1885.

— ET C. FRANKEL. *Bacteriengifte.* Berl. klin. Wochenschr., 1890.

BROUARDEL. *Rapport sur les essais de vaccination cholérique du Dr Ferran*, 1885.

BUCHNER. *Ueber d. Bedingungen d. Uebergangs von Pilzen in die Luft und ü berd. Einathmung desselben.* Zur Ætiol. der Infectionskrank. München, 1881.

— *Ueber d. experiment. Erzeugung d. Milzbrand Contagiums aus d. Heupilzen.* In Nageli's Untersuch. über nied. Pilze.

— *Eine neue Theorie über Erziel. d. Immunität gegen Infectionskrankheiten.* München, 1883.

— *Absorpt. der Bacterien durch. die Lungen.* Münchn. Med. Wochenschr., 1888.

— *Typhussporen.* Ctrlbl. f. Bacteriol., 1888.

BUJWID. *Choleraroth.* Zeitschr. f. Hyg. et *Réact. chim. des bacilles du choléra.* Inst. Past., 1888.

— *Bactéries dans la grêle.* Inst. Past., 1887.

— *Rage. Ann. Inst. Past.*, 1888.

BUMM (Ernest). *Der Mikro-Organismus der Gonorrhoischen Schleimhaut Erkrankungen,* avec cinq planches. Wiesbaden, 1885.

CABADÉ. *Leçons sur les maladies microbiennes.* Paris, Masson, 1890.

CARMONA Y VALLE. Leçons sur l'étiologie et la prophylaxie de la fièvre jaune. Mexico, 1885.

CECI. *Ueber die in den malarischen u. gewönhlichen Bodenarten enthalt. Keime u. nied. Organism.* Arch. f. Experim. Path., t. XV, n° 16.

CHABERT ET FROMAGE. *D'une altération du lait de vache désignée sous le nom de lait bleu.* Paris, 1850.

CHAMBERLAND ET ROUX. *Sur l'atténuation de la virulence de la bactéridie charbonneuse sous l'influence des subst. antisept.* Compt. rend. 1883.

CHAMBERLAND. *Les essences comme antiseptiques.* Inst. Past., 1887.

CHANTEMESSE. *Tuberculose zoogleique* (*Ann. de l'Inst. Pasteur*, 1887).

CHANTEMESSE et VIDAL. *Fièvre typhoïde.* Archives de physiol., 1887. *Immunité contre la fièvre typh.*, Inst. Past. 1888.

CHAUVEAU. *Nature du virus vaccin.* Comptes rendus, 10 fév. 1868. — *Nature des virus,* 24 fév. 1868.

— *De la prédisposition et de l'immunité pathologique.* Revue mensuelle, nov. 1879.

— *Des causes qui font varier les résultats de l'inoculation charbonneuse sur les moutons algériens. Influence de la quantité des agents infectants.* Comptes rendus, 28 juin 1880 et 5 juillet 1880.

— *Du renforcement de l'immunité des moutons algériens à l'égard du sang de rate par les inoculations préventives. Influence de l'inoculation de la mère sur la réceptivité du fœtus.* Comptes rendus, 19 juillet 1880.

— *Sur la résistance des animaux de l'espèce bovine au sang de rate et sur la préservation de ces animaux par les inoculations préventives.* Comptes rendus, 18 oct. 1880.

— *Étude expérimentale de l'action exercée sur l'agent infectieux par l'organisme des moutons plus ou moins réfractaires au sang de rate,* etc. Comptes rendus, 26 oct. 1880.

— *De l'atténuation des effets des inoculations virulentes par l'emploi de très petites quantités de virus.* Comptes rendus, 4 avril 1881.

— *Étude expérimentale des conditions qui permettent de rendre usuel l'emploi de la méthode de Toussaint pour atténuer le virus du charbon.* Comptes rendus, 26 juin 1882.

CHAUVEAU. *De l'atténuation directe et rapide des cultures virulentes par l'action de la chaleur*. Compt. rend., 1883, 5 et 12 mars.
— *Du rôle respectif de l'oxygène et de la chaleur dans l'atténuation du virus charbonneux par la méthode de Pasteur*. Comptes rendus, 21 mai 1883.
— *De l'inoculation préventive avec les cultures charbonneuses atténuées par la méthode des chauffages rapides*. Comptes rendus, 3 décembre 1883.
— *Préparation et mode d'emploi des cultures atténuées par le chauffage*. Comptes rendus, 17 décembre 1883, 14 janvier et 21 janvier 1884.
— *Atténuation des cultures virulentes par l'oxygène comprimé*. Comptes rendus, 19 mai 1884, 6 juillet et 13 juillet 1885.
— *Mécanisme de l'immunité*. Inst. Past., 1888.
CHEYNE (WATSON). *Antisept. surgery*, etc. London, 1882. — *Beziehungen d. Microorg. z. Tuberculose. Fortschr. d. Med.* 1883.
— *Report on the cholera-bacillen*. British med. avril et mai 1885. Report on micrococci in the relation to wounds, British. med. sep. oct. 1884.
CHEYNE ET CHESHIRE. *Pathologie, pathogénie et culture d'un nouveau bacille (bacillus alvei) dans la maladie des abeilles connue sous le nom de foul-brood*. Journ. royal microscopical Society, 1885, p. 582-601.
CHIARI ET RIEHL. *Das Rhinosclerom der Schleimhaut*. Zeitsch. f. heilkunde, t. VI, Prag. 1886.
CIENKOWSKI. *Zur Morphologie d. Bacterien*. Petersburg, 1876.
CLEMENTI ET THIN. *Untersuchungen üb. putr. Infection. Wien. med. Jahrb.* 1873.
COHN. *Unters. üb. d. Entwickelungsgesch. d. microscop. Algen u. Pilze* (Nov. Act. Leop.), 1853, vol. XXIV.
— *Ueber die Entstehung d. Travertins in d. Wasserfällen v. Tivoli*. Leonhard's Jarhb. f. Miner, 1864.
— *Zur Physiol. d. Phycochromaceen*. Max Schulze's Arch. Bd. 3.
— *Untersuchungen über Bacterien* (Beiträge zur Biologie der Pflanzen. Bd. I, Helft 2 et Bd. I, Helft 3, Bd. 2, Helft 2-5).
— *Zur weiteren Kenntniss d. Febris recurrens u. d. Spirochæten*. Deutsch. med. Wochenschrift, 1879.
— *Ueber beggiatoa mirabilis in Hedwigia,* 1865.
— *Microc. vaccinæ*. Virchow's Arch. 1872.
— et plusieurs autres articles parus dans ses *Beiträge zur Biologie der Pflanzen*.
COHN ET MENDELSOHN. *Ueber Einwirk. d. electr. Stromes auf d. Vermehrung d. Bacterien*. Beitr. zur biol. Bd. III, Helft I.
CORNET. *Tuberkelbacillen im thier. Organ.* et *Verbreit d. Tuberkelbac. aussert. d. Körp.* Ztschr. f. Hyg., 1889, V.
CORNEVIN. *Première étude sur le rouget du porc*. Paris, Asselin et Houzeau, 1885.
CORNIL. *Observations histologiques sur les lésions des muscles déterminées par l'injection du microbe du choléra des poules, sur le séquestre et sur la poche qui le contient*. Archives de physiologie, 2e série, t. X, 1882, p. 615.
— *Note sur les microbes du phlegmon cutané et sur leur siège*. Soc. de biologie, Arch. de phys. norm. et path. 3e série, t. III, 1884, p. 317.
— *Observations histologiques sur l'inflammation diphthéritique des amygdales*. Arch. de physiol. norm. et path., 2e série, t. VIII, p. 372, 1881.
— *Passage des bacilles de la tubercul. par les muqueuses intactes*. Congr. de la tuberc., 1888.
CORNIL ET ALVAREZ. *Mémoire pour servir à l'histoire du rhinosclérome*. Archives de physiologie, no du 30 juin 1885.
CORNIL ET BABES. *Sur la topographie et le rôle des bacilles dans l'anatomie pathologique de la tuberculose*. Acad. de méd. 1er mai 1883. Journal de l'anatomie, 1884.
— *Note sur le siège des bactéries dans la variole, la vaccine et l'érysipèle*. Société méd. des hôpitaux, 18 août 1883.
— *Contribution à l'étude des inflammations liées à la présence des microbes. Péripneumonie contagieuse, pneumonie rubéolique; érythème cutané du rouget des porcs* Arch. de physiologie norm. et path., 15 août 1883.

CORNIL ET BERLIOZ. *Sur l'empoisonnement par le jéquirity.* Acad. des sciences, 17 septembre et 8 octobre 1883.

CORNIL ET CHANTEMESSE. *Pneumo-entérite des porcs.* (Comptes rendus, 1888).

CORNIL ET LELOIR. *Recherches expérimentales et histologiques sur la nature du lupus.* Ibid., 1884.

CORNIL ET MÉGNIN. *Tuberculose et diphthérie des gallinacés.* Soc. de biologie, nov. 1884. Journal de l'anatomie, t. XXI, p. 268, 1885.

CORNIL ET TOUPET. *Choléra des canards* (*Bull. de la Soc. d'acclim.*, 1888, juin).

COZE et FELTZ. *Recherches expériment. sur la prés. des infusoires dans les malad. infect.* Strasbourg, 1866.

CROIX (JEAN DE LA). *Das Verhalten d. Bacterien d. Fleischwassers gegen einige Antiseptica. Arch. f. exp. Path.*, t. XIII, 1881.

CROOKSHANK. *An introduction to practical bacteriology based upon the methode of Koch.* London, Lewis, 1886.

CUBONI ET MARCHIAFAVA. *Neue Studien über d. Natur. d. Malaria.* Arch. f. exper. Pathol. Bd. 13.

DALLINGER ET DRYSDALE. *On the existence of flagella in bacterium termo.* The montly microsc. Journal, 1875.

DAMSCH. *Uebertragungsversuche von Lepra auf Thiere.* Virchow's Arch. Bd. 92.

DAVAINE. *Observations sur la maladie charbonneuse.* Compt. rend. 1850, 1863, 1864, 1877. — *Recherches sur les vibrioniens.* Compt. rend., 1863, t. LXXXIV, p. 1322, t. LVII et LIX.

DAVAINE ET LABOULBÈNE. *Article « Parasites »* du Dict. encyclop. des sc. méd.

DOLÉRIS. *La fièvre puerpérale et les organismes inférieurs.* Paris, J.-B. Baillière, 1880.

DOYEN. *Recherches anatomiques et expérimentales sur le choléra épidémique.* Archives de physiologie, 1885. — Thèse de Paris, 1885.

DUCLAUX. *Ferments et maladies.* Paris, 1882. — *Chimie biologique,* dans l'*Encyclopédie chimique* de Frémy, 1883. — *Mémoire sur le lait.* Annal. de l'Institut agronom., 1882. — *Le microbe et la maladie,* in-8°, 1886.

— *Phénomènes généraux de la vie des microbes.* Inst. Past., 1887.

— *Nutrition intracellulaire.* Inst. Past., 1889.

DUJARDIN. *Histoire naturelle des zoophytes.* Paris, 1841.

DUPRÉ ET BENCE-JONES. *Zeitschr. f. Ch. u. Pharm.*, 1866.

EBERTH. *Untersuchung. uber Bacterien, Virchow's Archiv,* t. LXII. — *Zur Kenntniss d. bacteritischen Mykos.* Leipzig, 1872. *Die Organismen in d. Organen bei Typhus abdom.* Virchow's Archiv, t. LXXXI, 1880, et t. LXXXIII, 1881. — *Ueber Sarcina Ventr.* in Virchow's Arch. 1858, t. XIII.

— *Bacillus der Pseudo-tuberculosis.* Virchow's Arch. CII, 1886.

— *Methoden d. Bacterien. Forschüng,* Wiesbaden, 1885.

EHRENBERG. *Die Infusionsthierchen als vollkommene Organismen.* Leipzig, 1838. — *Ueber Micrococcus prodigiosus.* Verhandlungen d. Berl. Acad. 1839. — *Ueber d. Pilz. d. gelben Milch.* Dasselbst, 1840.

EHRLICH. *Ueber Erysipelas.* Langenbeck, Arch. Bd. 20. — *Technik d. Bakterien-untersuchung.* Zeitschr. f. kl. M. I, 3, II, 3. *Verhandl. d. phys. Ges. z.* Berlin, 1879.

EIDAM. *Einwirk. verschiedener Temperaturen auf d. Entwickel. von Bacterium Termo in Cohn's Beitr. z. Biologie,* t. I, Helf. 3. — *Ueber d. Entw. v. Sphærotilus natans. Schies. Ges. f. vat. Cultur.* 1876.

EISENBERG (JAMES). *Bacteriologische Diagnostik.* Hambourg et Leipsig, 1886 et 1888.

EMMERICH. *Ueber Urs. d. Diphth. D. med. Wochenschr.*, 1880, p. 614.

ENGEL. *Ueber Recurrens spirillen.* Berl. klin. Wochenschrift. 1873, p. 409.

ENGELMANN. *Zur Biolog. d. Schizomyc.* Bot. Zeit., 1882. — *Ueber Sauerstoffausscheidung v. Pflanzenzellen im Microspectrum.* Bot. Zeit., 1882.

EPPINGER. *Beiträge zur Lehre von der mycotischen Bedeutung des Abdominaltyphus.* Beiträge z. path. Anat. aus d. Patholog. Institut zu Prag. Heft II, 1880.

ERNST. *Bacill. pyocyaneus β.* Ztschr. f. Hyg., 1887, II.

— *Kern und Sporenbildung in Bacterien.* Ztschr. f. Hyg., 1889, V.

ESMARCH. *Keimgehalt d. Wände.* Ztschr. f. Hyg., 1887, II.

ERDMANN. *Bildung v. Anilinfarben aus Proteinkörpern.* Journal f. pr. Chem. Leipzig, 1866.

ERMENGEN (VAN). *Recherche sur le microbe du choléra asiatique,* rapport présenté à M. le ministre de l'intérieur, in-8° avec 12 planches phototypiques, Bruxelles.

— *Rapport sur le système d'inoculation anti-cholérique du docteur Ferran* Moniteur belge, 25 juillet 1885.

ESCHERICH. *Darmbacterien d. Säuglinge,* 1886, Stuttgart.

EWART, J. COSSAR. *The life-history of bacterium termo and microococcus with further observation on bacillus.* (Proceedings of the Royal Society of London), 1878, p. 474).

— Quaterly Journ. of. microsc. science. april 1878 (*upon the bacillus anthracis*).

FALK. *Verhalten von Infectionsstoffen im Verdaungskanale.* Virchow's Archiv. t. XCXIII, 1883.

FEHLEISEN. *Die Ætiologie d. Erysipels.* Mit. 1 lith. Tafel. Berlin. Fischer.

FELTZ. *Sur le rôle des vers de terre dans la propagation du charbon et sur l'atténuation du virus charbonneux.* Compt. rend. 1882, t. XCV.

FERRÉ. *Séméiologie et pathogénie de la rage. Ann. de l'Inst. Pasteur,* 1888.

FINKLER ET PRIOR. *Uber den Bacillus der Cholera nostras und seine Cultur* Naturforscherversammlung, 1884. *Forchun, on über Cholerabakterien,* avec 7 pl. et 8 grav. Bonn. 1885.

FIRKET ET BIZZOZERO. *Manuel de microscopie clinique,* 2e édit. française, 1885.

FISCHER. *Bacteriol. Unters auf. einer Reise n. Westindien.* Ztschr. f. Hyg., 1886, I et 1887, II.

FITZ. *Ueber Schizomyceten-Gährungen.* Bdg 1876, III Ber. deutsch. Chem. Gesell., t. IX, 1878.

FLUGGE. *Fermente und Mikroparasiten.* Mit 65 Abbildungen, in Handbuch der Hygiene von Pettenkofer und Ziemssen. Leipzig, 1883 et 1886.

FLÜGGE, SMIRNOW, SIROTININ, BITTER ET NUTTAL. *Abschwachung virul. Bact. und erworbene Imm.* Ztsch. f. Hyg., 1888, II.

FOA ET BONOME. *Septicémie, Schutzimpfungen.* Ztschr. f. Hyg., V, 1889.

FOL (HERMANN). *Les microbes.* Résumé de deux conférences données à l'*aula* de l'Université de Genève en 1885.

— Acad. des sc., 14 décembre 1885.

FÖRSTER. *Pilzm. im unt. Thränenkanälchen.* Arch. f. Ophth. XV, 1.

FRANKEL (C.). *Microorgan. in verschied, Bodenschichten.* Ztschr. f. Hyg., 1887, II.

FRANKEL. *Pneumonie-micrococcen.* Ztschr. f. klin. med., 1886. X et XI. D. med-Wochenschr., 1886, 16.

FRANKEL ET PFEIFFER. *Microphotogr. Atlas.* Berlin, 1889.

FREIRE (DOMINGOS). *Doctrine microbienne de la fièvre jaune.* Rio de Janeiro, 1885. in-8. *Le vaccin de la fièvre jaune,* Rio de Janeiro, 1886.

FREUDENREICH. *De l'emploi des milieux nutritifs solides pour le dosage des bactéries de l'air.* Archives des sc. phys. et nat., février 1886. Genève.

FRIEDLÆNDER. *Mikrosc. Technik.* 1882, 2e édit. 1884, avec une planche.

— *Die Identität v. Bacillus subtilis u. B. Anthracis.* Centr. f. med. Wiss. 1880.

— *Die Mikrokokken der Pneumonie.* Fortschritte der Medicin, 1883.

— *Weitere Bemerkungen über Pneumonie-Coccen,* ibid., 1885.

FRISCH. *Ueber d. Einfluss nied. Temperat. auf d. Lebensfähigkeit d. Bacterien.* Sitzungsber d. Wiener. Akad. t. LXV, u. 80. Med. Jahrb. 1879. — *Die Milzbrandbact. u. ihre Veget. in der Hornhaut.* Acad. de Vienne, 1876. — *Aetiol. d. Rhinoscleroms,* Wien. med. W. 12 août 1882.

FUCHS. *Beiträge zur Kenntniss der ges. und fehlerhaften Milch d. Hausthiere* in Gurlt's u. Hertwig's Mag. f. d. Ges. Thierheiklunde, t. VII, 2.

GAFFKY. *Beiträg. z. Verhalten d. Tuberkelbacillen im Sputum.* Mitth. d. k. Gesundheitsamte, 1884.

— *Zur Ætiologie des Abdominaltyphus.* Même recueil, 1884.

GAFFKY ET LÖFFLER. *Exper. Studien u. d. künstliche Abschwächung des Milzbrand. bacillen u. Milzbrandinfection bei Fütterung.* Même recueil, 1884.

GALTIER. *Inocul. antirabique.* Compt. rend., 1888.

GAMALEIA. *Destruct. des microbes dans la fièvre.* Inst. Past., 1888.
— *Pneumonie fibrineuse.* Inst. Past., 1888.
— *Vibrio Metschnikovi,* 1888, 1889.
— *Rage paralytique, lésions rabiques.* Inst. Past., 1887.
— *Ætiologie der Hühnercholera.* Ctrlbl. f. Bact. 1888.
GAUTIER ET ÉTARD. Comptes rend. 94, p. 1601.
GAUTIER. *Ptomaïnes et leucomaïnes.* Bulletin de l'Académie de médecine 12 et 19 janvier 1886.
GEDDES, PATR. AND EWART. *On the life-history of Spirillum* (Proceedings of the Royal Society of London, 1878, p. 381).
GESSARD. *De la pyocyanine et de son microbe.* Th. Paris, 1882.
GIARD. *Étude sur une bactérie chromogène des eaux de rouissage du lin.* Rec., des sc. nat., t. V, 1880.
GIRARD. *Untersuch. über sogen. blauen Eiter.* Chir. Centralbl. II, 50, 1875.
GRÆFE. *Ueber Leptothrix in d. Tränenröhrchen.* Arch. f. Ophth., t. XVI.
GRAM (C.). *Färbung d. Schizomyceten. Fortsch. d. Med.* 1884.
GRAWITZ. *Theorie d. Schutzimpfung. Virch. Arch.* t. XXCIV, 1881.
GUARESCHI ET MOSSO. *Arch. ital. de biol.* 1883.
HALLIER. *Die pflanzl. Parasiten,* etc. Leipzig, 1886.
HALLOPEAU. *Traité élémentaire de pathologie générale,* 1884, 3e édit., 1890.
— *Sur le mycosis fongoïde.* Revue d'Hayem, 1885.
HANSEN (E.). *Contribution à la connaissance des organismes qui peuvent se trouver dans la bière et le moût de bière et y vivre.* Meddelser fra Carlsberg Laboratoriet. Heft 2, 1879.
HANSEN (ARMAUER). *Bacillus Lepræ, Archives de physiologie belges,* 1877. — Virchow's Arch., t. LXXIX.
HAUSER (GUSTAVE). *Ueber Fäulnissbacterien und deren Beziehung zur Septicemie,* avec 15 pl. Leipzig, 1885.
HAUSER. *Ueber Vorkommen von Microorganismen im lebenden Gewebe,*etc. Arch. f.. exp. Pathol. w. Pharm., 1885-86, t. XX, p. 162.
— *Sarcine des poumons.* Münchn. Med. Wochenschr. 1887.
HELMAN. *Action du virus rabique introduit dans le tissu cellulaire,* etc. Inst. Past. 1889.
HENLE. *Pathologische Untersuchungen,* 1840. — *Handbuch der rationnellen Pathologie,* 2e vol., 2e partie, 1853.
HÉRARD, CORNIL ET HANOT. *Tuberculose pulmonaire,* Paris, 1888.
HERMBSTADT. *Ueber d. blaue u. rothe Milch.* Leipzig, 1833.
HESSE. *Ueber quantitative Bestimmung d. in d. Luftenthaltenen Microorganismen* Mittheil. d. k. Gesundheitsamte, 1884.
HEYDENREICH. *Klinisch. u. mickr. Untersuch. über d. Parasiten des Rückfallstyphus.*
— *Sur la stérilisation des liquides au moyen de la marmite de Papin.* Comptes rendus, 1884, t. XCVIII, p. 998-1000.
HÖGYES. *Rage.* Inst. Past., 1888 et 1889.
HOPPE-SEYLER. *Ein fl. v. Sauerstoff auf d. Lebenthät. d. n. Org.* 1884. *Zt. f. Ph. Chemie, Methoden d. Bacterienforsch.,* 1884.
HUPPE. *Zersetzungen d. Milch. Mitth. a. d. k. Gesundheitsamt,* II, 1884.
— *Formen der Bacterien.* Wiesbaden, 1886.
HUTER. *Ætiol. u. Ther. d. Pyaemie. d. Ztschrf. Chir.* 1872. — *Ueber Diphtheritis.* Abl. d. med. W. 1868, 12, 34, 35. — *Erysipel.* Abl. 1868.
ISRAEL. *Ueber d. Bacill. d. Rotzkrankheit.* Berl. klin. Wochenschrift, 1883, no 11.
ISRAEL (J.). *Actinomyc. d. Menschen,* Berlin, 1885.
JACKSCH. *Studien über d. Harnstoffpilze. Zeitschr. f. Phys. Chemie.* Bd. V, Heft 6, 1881.
JOHNE. *Ætiol. d. Hühnertuberculose d. Zeitschr. f. Th. med.* X, et *Bericht üb. d. Vet. Wesen in Sachsen, über die Koch'schen Reinhkult. u. Komma-Bacillen.* Leipzig, 1885.
JOLY. *Nature de la glairine ou barégine.* Comptes rendus, 1882, t. XCV, no 24.
KELSCH ET VAILLARD. *Contribution à l'anatomie path. du choléra.* Archives de physiologie, 15 mai 1885.
KERN. *Dispora caucasica. Biolog. Centralblatt,* t. II, p. 137.

KIRCHERUS (Athan.). *Ars magna lucis et umbræ*. Romæ, 1646.

KITASATO. *Rauschbrandbacillus und seine Cultur*. Ztschr. f. Hyg., 1889, V.

— *Tetanusbacillus und seine Cultur*. Ztschr. f. Hyg., 1889, VI.

KITT. *Bacteriologische Ubungen f. Thierärzte*. Wien, 1889.

KLEBS. *Ueber fractionirte Cultur* in Arch. f. experim. Pathol. t. I.

— *Z. Kenntniss der Micrococcen*. Arch. f. exp. Path. u. Pharmac., 1874.

— *Der Micrococ. d. Variola u. Vaccine*. Arch. f. exper. Pathol., t. X.

— *Tuberculose. Prager med. Wochenschr*. 1877, n°s 29, 42, 43.

— *Der Bacillus d. Abdominaltyphus und der typhöse Prozess*. Arch. f. exp. path., t. XIII, 1881, p. 381.

— *Allgem. Pathologie*, 1887, Iéna.

KLEBS ET TOMMASI CRUDELI. *Studien über die Ursachen des Wechselfiebers und über d. Natur d. Malaria*. Arch. f. exper. Pathol., t. XI, 1879.

— et plusieurs autres articles dans les *Archiv f. exp. Pathologie und Pharmacologie* de Klebs et Schmiederberg. — *Path. anat. d. Schusswunden*. Leipzig, 1872.

KLEIN. *Report on infectious pneumoenteritis of the pig*. Rep. of the med. Office of the Privy Council, 1877-1878.

— *Pathologie des Abdominaltyphus*. Med. Centralblatt, t. XII, n° 44, 45, 1874.

— *Micro-organism and disease; an introduction into the study of specific micro-organisms*. With 108 engravings. London, in-12, 1884.

— *Microbes et maladies*. Traduct. fr. de Fabre-Domergue, 1885.

KNAPP. *Einwirkung von Bacterien auf Augenoperationswunden*. Archiv. f. Augenheilkunde, t. XVI.

KOCH (R.). *Die Ætiologie d. Milzbrandkrank*. Beiträge zur Biol. der Pflanzen, t. II.

— *Verfahren zur Untersuch. z. Conserviren und Photogr*. (Id.)

— *Ueber Ætiol. d. Wundinfectionskrankheiten*. Leipzig, 1878.

— *Zur Ætiolog. d. Milzbrandes*. Mittheil. der k. Gesundheitsamte, t. I.

— *L'inoculation préventive du charbon*. Réplique au discours prononcé à Genève par M. Pasteur.

— *Bacillus d. malignen Œdems*. — *Bacillus d. Sept. bei Mäusen. Mittheilungen der k. Gesundheitsamte*, t. I et II.

— *Die Ætiol. d. Tuberkulose*. Berl. Klinik Wochenschrift, 1882, et *Mittheil. d. k. Gesundheitsamte*, t. II.

— *Sur l'étiologie du choléra. D. med. Wochenschrift*, 1883, et *Gazette méd. de Paris*, août 1884.

— *Conferenz zur Erörterung der Cholerafrage*. Berliner kl. Woch. n° 37, 1885 et 1886, Berlin.

KUHNE. *Färbetechnik*. Ztschr. f. Hyg., 1886, I.

KURTH. *Bacterium Zopfii*. Botanische Zeitung. 1883.

KUSCHBERT ET NEISSER. *Path. u. Ætiol. d. Xerosis, epith. Conjunct*. Bresl. ärzl. Zeitschr. 1883, 4.

KUTZING. *Sphærotilus natans, Linnæa*. VIII, 1833.

LANKASTER. *On a peach coloured bacterium. Quart. Journ. of micr. sc.*, t. XIII, 1873.

— *Further observations on a peach or red coloured bacterium*. Même recueil, t. XVI, 1876.

LAVERAN. *Des parasites du sang dans l'impaludisme*. Compt. rendus, 1882.

— *Traité des fièvres palustres*. Paris, 1884.

— *Hématozoaires du paludisme*. Inst. Past., 1887.

LEBEDEFF (A.). *Action de la chaleur, de la dessiccation, sur la virulence et sur les organismes inf*. Arch. de phys., 1882, 6.

LEBER ET ROTTENSTEIN. *Untersuch. über Caries der Zähne*. Berlin, 1867.

LEMAIRE (J.). *De l'acide phénique, de son action sur les végétaux*, 1865 et comptes rend. 1860.

LETZERICH. *Experiment. Untersuch. über die Ætiol. des Typhus abdominalis*. Leipzig, 1883. — *Ueber Diphtheritis, Virch. Arch.*, 47, 52, 55, 61.

LEUBE. *Bactéries de l'urine*. Virchow's Archiv, t. C, 3e liv., 1855.

LEUDET. *La tuberculose dans les familles*. Acad. de méd. 14 avril 1885.

LEWIS. *Les microphytes du sang.* Trad. fr. Paris, Doin, 1880.

LIBORIUS. *Luftbedurfniss der Bacterien.* Ztschr. f. Hyg., 1886.

LICHTHEIM. *Diagn. Verwerth. d. Tuberkelbacillen, Fortschr. d. Med.* I, 1883.

LIEBIG. *Die Chemie in ihrer Anved. auf Agricult. u. Physiologie.* Braunschw, 1846

LITTEN. *Mycotische Nierenerkrankung, Ztschr. f. klin. Med.* IV. Uber renitis septica. Berliner klin. Wochenschr., 1878, p. 93.

LOENWENHOEK. *Arcana naturæ detecta.* Delphis, 1695.

LÖFFLER. *Unters u. d. Bedentung d. Micro-Organismen f. d. Enstehung der Diphtheritis b. Menschen, b. d. Taube. u. b. Kalbe.* Mitth. d. k. Gesundheitsamte, 1884.

— *Experimentelle Untersuchungen uber Schweine-Rothlauf.* Arbeiten aus den k. Gesundheitsamte, 1885.

— *Vorlesungen üb die geschichtl. Entwicklung d. Lehre v. d. Bacterien*, Leipzig, 1887.

LÖFFLER ET SCHUTZ. *Ueber den Rotzpilz.* Med. Wochenschrift, déc. 1882.

LOSDORFER. *Ueber Sarcina Ventr.* Med. Jahrb. 1871. Heft 3. — *Ueber die specif. Untersuch. d. Blutes Syphilit. Arch. f. Derm. u. Syphil.,* 1872.

LÖWENBERG. *Le furoncle de l'oreille et la furonculose.* Paris, 1881.

— *Sur l'ozène.* Congrès des otologistes, 1884, et Union médicale, 1884.

LUBIMOFF. *Ueber die path. anat. Veränderungen bei Typhus biliosus.* Virchow's Archiv. t. XCVIII.

MACÉ. *Traité pratique de bactériologie,* J.-B. Baillière, 1889.

MAGNIN. *Les bactéries.* Thèse d'agrégation. Paris, 1878. — Traduction anglaise, voyez Sternberg.

MALASSEZ ET VIGNAL. *Sur le micro-organisme de la tuberculose zoogloœique.* Arch. de physiol. norm. et pathol. 3e série, t. IV, 1884.

MANFREDI. *Microcoques de tumeurs infectieuses.* Fortschr. d. med. 1887.

— *Matières grasses dans l'alimentation des microbes.* Acad. de Lincei, 1887.

MARCHAND. *Ueber Malaria-Pilz.* Virchow's Archiv, t. XCVIII.

MARCHAND (LÉON). *Botanique cryptogamique pharmaco-médicale.* In-8°, Doin, 1883.

MARCHIAFAVA ET CELLI. *Atti della regia Accademia dei Lincei.*, vol. XVIII, 1884. Annali di agricoltura, n° 96.

— *Studi ulteriori della infezione malarica.* Annali di agricoltura, n° 105, 1886.

MARPMANN. *Die Spalt-Pilze. Halle,* 1884.

MASSEI ET MELLE. *Contribuziome alla studio del rhinoscleroma.* Arch. it. di laryngologia, 1884.

MAYER. *Die Lehre v. d. chem. Fermenten.* Heidelb. 1882.

MÉGNIN. Voyez CORNIL.

MELLE. *Sul valore diagnostico dei bacilli tubercolari di Koch.* Giornale internazionale delle scienze mediche, 1884.

METSCHNIKOFF. *Über eine sprosspilzkrt. d. Daphneen,* Virch. Arch. 1884, 96. — *Digestion intracellulaire.* Inst. Past., 1889. *Pasteuria ramosa.* Inst. Past., 1888. *Immunité.* — *Pléomorphisme des bactéries.* Inst. Past., 1889.

MIFLET. *Untersuch. ü die in der Luft suspend. Bacterien.* Beit. z. Biol. Bd III.

MILLER. *Der Einfluss der Microorganismen auf die Caries der menschlichen Zähne. Archiv f. exp. Pathologie,* XVI, 1882. — *Ueber einen Zahnspaltpilz Leptotrix gigantea.* Ber. d. deut. bot. Gesellsch., 1883. Heft 5.

MIQUEL. *Études générales des bactéries de l'atmosphère.* Annuaire de l'observatoire de Montsouris pour 1882 et thèse de doctorat. Paris, 1883.

MORI. *Pathog. Bacterien in Canalwasser.* Ztschr. f. Hyg., 1888, IV.

MORREN. *Recherches sur la rubéfaction des eaux.* Nouv. mém. de l'Acad. roy. de Bruxelles, t. XV, 1881.

MOSLER. *Ueber blaue Mich.* Virchow's Archiv, t. XLIII, 1868.

MULLER (Otto Fr.). *Animalcula infusoria.* Hauniæ, 1786.

NÆGELI. *Ueber Nosema Bombycis.* Bot. Zeit. 1857.

— *Die Niederen Pilze in ihren Beziehungen z. den Infectionskrankeiten.* München, 1876. — *Untersuchungen über Nied. Pilze.* München, 1877.

— *Theorie der Gährung.* München, 1879.

NAEGELI. *Beiträge z. wissenschaftlich. Botanik.* Heft II, 1860.
— *Gattungen einzell. Algen,* Zürich, 1849.
NEELSEN. *Studien über die blaue Milch.* Cohn's Beitr. z. Biolog., t. III. Heft II.
NEISSER. *Ueber den Pilz der Gonorrhœa.* Med. Centralbl. 1879.
— *Étiologie de la lèpre,* Virchow's Archiv, t. LXXXIV, 1881.
NENCKI. *Beitr. z. Biol. d. Spaltpilze.* Journ. f. pract. Chem. Neue Folge, t. XIX, nº 20. — *Beitr. z. Biol. d. Bact.,* Virch. Arch., 1879. — *Zur Gesch. d. bas. Fäulnissprodukte.* Journ. f. pr. Chemie, 26, 1882.
NETTER. *Microbe de la pneumonie dans la salive. Soc. de biol.,* 1887. — *Otites moyennes aiguës.* Annal. des malad. de l'oreille, 1888.
NICAISE, POULET ET VAILLARD. *Nature tuberculeuse des hygromas et des synovites tendineuses.* Revue de chirurgie, août 1885.
NICATI ET RIETSCH (de Marseille). *Expériences sur la vitalité du bacille virgule.* Revue d'hygiène, 1885. — *Recherches sur le choléra.* Revue de médecine, juin 1885, et Archives de physiologie, juin 1885.
NICATI ET RIETSCH. *Recherches sur le choléra, expériences d'inoculation.* Revue de médecine, 15 juin 1885, et Revue d'hygiène, 1885. — *Recherches sur le choléra.* Archives de physiologie, 30 juin 1885.
NOCARD. *Malad. des bœufs de la Guadeloupe.* Inst. Past., 1888.
— *Mammite des vaches.* Inst. Past., 1888.
— *Mammite des brebis.* Inst. Past., 1887.
NOCARD ET ROUX. *Vaccin. des ruminants contre la rage.* Inst. Past., 1888.
OBERMEIER. *Vorkommen feinster, eigene Bewegung zeigender Fäden im Blut v. Recurrenskranken.* Med. Centralb., t. XI, 10, 1873.
ORESTE ET ARMANNI. *Barbone des buffles. Atti d. r. instit. d'incorrag.,* 1887.
ŒRSTED. *De regionibus marinis,* 1844.
ŒRTEL. *Experim. Untersuch. über Diphtherie.* Deut. Arch. f. Klinik med. VII, 1871.
— *Pathogenese der epid. Diphtherie,* Leipzig, 1887.
OGSTON. *Micrococcus poisoning.* Journal of anatomie u. physiol. normal and path., t. XVI and XVII, 1882.
ORTH. *Path. Anatomie,* I, Berlin, 1883.
— *Puerperalfieber,* Virch. Arch., 1873.
OTTO. *Anleit. zur Ermitl. v. Giften,* 5e édit. Braunschweig, 1875.
PAMPOUKIS. *Les bacilles du rouget.* Archives de physiologie, 1er janvier 1886.
— *Erysipel Arch. f. exp.* Path., etc., 1873.
PANUM. *Das putride Gift,* etc. Bibliot. for Läger, 1856, et Virch. Arch., 1874.
PASSET. *Microorganismen d. eitr. Zellgewebsentz, Fortschr. d. Med.* 1885, 2.
PASTEUR. *Mém. sur les corpuscules organisés qui existent dans l'atmosphère.* Ann. de chimie et phys., 1862.
— *Mémoire sur la ferment. de l'acide tartrique.* Comptes rend., 1858.
— *Mém. sur la ferment. dite lactique.* C. r., 1859.
— *Origine des ferments.* Compt. rend., 1860.
— *Animalcules infus. vivant sans oxygène et détermin. des fermentations.* C. r., t. 1861 et 1863.
— *Recherches sur la putréfaction.*
— *Etude sur les mycodermes,* 1862.
— *Sur la vaccination charbonneuse.* Compt. rend. 1883, t. XCXVI.
— *La vaccination charbonneuse.* Réponse au Dr Koch. Revue scientifique. 20 janvier 1883.
— *Études sur la bière,* 1876.
— *Études sur le vin,* 1866, 2e édit. 1875.
— *Études sur la maladie des vers à soie.* 2 vol. in-8º, 1870 (*Vibrion septique*).
— Bull. de l'Acad. de méd. 1877.
— *Sur le choléra des poules.* Compt. rend., t. XC, 1880, pp. 239, 952, 1030.
— *Sur le rouget du porc.* Compt. rend., 1882, p. 1120.
— *Sur le microbe du furoncle.* Bull. de l'Acad. de méd., II, 9, 1880.
— *Maladies virulentes et vaccins. Rage.* Congrès de Copenhague, 11 août 1884.
— *Lettre sur la rage.* Inst. Past., 1887.

PASTEUR ET CHAMBERLAND. ROUX ET THUILLIER. *Nouveaux faits pour servir à la connaissance de la rage.* Compt. rend. 1882, t. XCV, nº 24.

PASTEUR, CHAMBERLAND ET ROUX. *Méthode pour prévenir la rage après morsure.* Académie des sciences, séance du 26 octobre 1885.

— *Résultats de l'application de la méthode pour prévenir la rage après morsure.* Ac. des sc. 1er mars 1886 et avril 1886.

PASTEUR ET JOUBERT. *Étude sur la maladie charbonneuse.* Compt. rend. 1877, t. LXXXIV, page 90.

PERRONCITO. *Ueber das epizoot. Typhoid. d. Hühner.* Arch. f. Wissensch. u. pract. Thierheilkunde, 1879, p. 22.

PERTY. *Zur Kenntniss d. keinst. Lebensformen.* Bern., 1852.

PETRI. *Bacterien u. Pilzsporen d. Luft,* 1888, III.

PETTENKOFER. *Verbreitungsart d. Chol.'in Indien,* 1871.

PFEIFFER (A.). *Bodencapillarität und Transport der Bacterien.* Ztschr. f. Hyg., 1886, 1.

— *Pseudo-tuberculose.* Leipzig, 1889.

PFEIFFER (L.). *Pathog. Gregarinen.* Ztschr. f. Hyg., 1888, III et IV.

PLAGGE ET PROSKAUER. *Berliner Leitungswasser.* Ztschr. f. Hyg., 1887, II.

PLENCIZ (M. Ant.). *Opera medico-physica.* Vindob., 1762.

POLLENDER. *Microscopische u. chem. Untersuch. d. Milzbrandblutes. Casper Vierteljahrschrift f. ger. Medicin,* t. XIII.

PRAZMOWSKI. *Untersuchungen über die Entwickelungsgeschichte u. Fermentwirkung einiger Bacteriumarten.* Leipzig, 1880.

PRUDDEN. *Bactéries de la glace.* N. York med. Record, 1887.

PUTZ. *Ueber d. Beziehungen d. Tuberkulose d. Munschen z. Tuberk. d. Thiere.* Stuttgart, 1883.

RAPPIN. *Les bactéries de la bouche à l'état normal et dans la fièvre typhoïde.* Paris, 1881.

RASMUSSEN. *Ueber die Cultur. v. Microorg. v. Speichel gesunder Menschen.* Om. Dryckning af Microorganismen fra spyt of sunde mennesker. Copenhagen, 1883.

RASPAIL. *Nouveau système de physiologie générale et de botanique,* 1836, 2 vol. avec atlas.

— *Histoire naturelle de la santé et de la maladie chez les végétaux et les animaux et en particulier chez l'homme.* 1884, 3 vol. avec fig. et planches, 3e édit., 1860.

RECKLINGHAUSEN. *Micrococcencolonien in metast. Herden, phys. med. Ges.* Würzburg, t. II. — LUKOMSKI. *Ueber Erysipelas.* Virch., t. LX.

RIBBERT. *Tuberkelbacillen bei Hühnern. D. med. Wochenschr.,* 1883, nº 28. — *Schicksale d. Osteomyelitiscoccen. D. med. Wochenschr.,* 1884.

RICHARD. *Sur les micro-organismes de la fièvre palustre.* Comptes rendus, 1882, nº 8.

RINDFLEISCH. *Die Elemente der Pathologie,* 1883.

ROBIN. *Histoire des végétaux parasites,* Paris, 1847.

— *Sur la nature des fermentations en tant que phénomènes nutritifs désassimilateurs des plantes.* Journal de l'anat., 1875, p. 379.

— *Des végétaux qui croissent sur les animaux vivants,* Paris, 1847.

ROLL. *Die Thierseuchen.* Wien, 1881.

ROSENBACH. *Mikro-Organismen bei d. Wundinfectionskrankheiten des Menschen,* Wiesbaden, 1884.

— *L'érysipéloïde,* Ctrlbl. f. Chirurgie, 1887.

ROSENBERGER. *Ueber Septicæmie.* Phys. med. Gesellsch. z. Wurzb. 1882.

ROTH (O.). *Durchlässigkeit. d. Schleimhäute u. d. äuss. Haut f. Bacterien.* Ztschr. f. Hyg., 1888, IV.

ROUX. *Photographie des microbes.* Inst. Past., 1887.

— *Culture des anaérobies.* Inst. Past., 1887.

— *Virus rabique.* Inst. Past., 1888.

— *Immunité contre la septicémie.* Inst. Past., 1887. — *Contre le charb. symptom.* Inst. Past., 1888.

ROUX ET YERSIN. *Diphthérie.* Inst. Past., 1888 et 1889.

SALOMONSEN. *Fäulniss. d. Blutes.* Copenhague, 1877.

SALOMONSEN ET LEVISON. *Desinfections Apparate*. Ztschr. f. Hyg., 1888, IV.
SANDERSON (BURDON). *Report on recent researches on the pathology of the infective processes*. Rep. of the med. officer of the Privy Council u. local govern. Board. Ser. II, nº 3.
SCHÖTER. *Ueber einige von Bacterien gebildete Pigmente* in Cohn Beitr. z. Biol. Bd I, Heft 2.
SCHOTTÉLIUS. *Biologie d. microc. prodigiosus*. Festsch. f. Kölliker. Leipz., 1887.
SCHÜTZ. *Rouget du porc*. Arbeiten aus d. kaiserl. Gesundheitsamte, 1885.
— *D. Streptoc. d. Druse d. Pferde*. Zeitschr. f. Hyg., 1888, III.
— *Ætiol. d. Influenza d. Pferde*. Virch. Arch., 1887.
— *Schweinseuche*. Arb. aus d. Gesundheitsamte, Berlin, 1886.
SCHWANN. *Vers. über Weingähr. u. Fäulniss*. Gilberts. Ann. d. Phys., 1837.
SELMI. *Sulle ptomaine*, etc. Bologna, 1878.
SEMMER. *Hühnerpest*. Deutsch. Zeitschr. f. Thier. u. verg. Path. 1878.
— et ARCHANGELSKY. *Rinderpest Contagium*. Centralbl. f. med. W. 1883.
SENN. *Bacteriologie chirurgicale*. Traduction fr. de Broca.
SOUBBOTINE. *Méthode pour apprécier la qualité infectieuse des microbes et leur propagation dans l'organisme*. Archives de phys. 2e série, t. VIII, 1881, p. 447.
SPALLANZANI. *Opuscules de physique*. Sennebier, 1777. *Physical. u. math. Abhandl.* Leipz. 1769.
STEINHOFF. *Ueber das Blauwerden der Milch*. Neue Annal. d. Mecklenburger landw.. Ges. 1838.
STERNBERG. *Bacteria, including one hundred and filtz-two pages from the work of* Dr A. Magnin, *translated from the french* in 1880, 2e édition avec planches photographiques et 39 gravures inteacalées. New-York, William Wood and Co, 1885.
STRAUS, *Microbes de l'air*. Inst. Past., 1888.
STRAUS ET CHAMBERLAND. *Passage de la bactéridie charbonneuse de la mère au fœtus*, Compt. rend., 1882, t. XCV.
STRUCK. *Mittheilungen aus dem Kais. Gesundheitsamte*, t. I, 1881 et t. II, 1884.
SURIGAR. *Die Sarcina Ventriculi*. Bot. Zeit. 1866.
TAXIN. *Recherches sur l'origine des micro-organismes*. Marseille, 1885.
TIEGHEM (VAN). *Développement du Spirillum amyliferum*, in Bull. de la Soc. bot. de France, 1879.
— *Sur la gomme de sucrerie*. Anal. sc. nat., sér. 6, 4, 7.
— *Sur les prétendus cils des bactéries*. Bullet. de la Soc. bot. de France, 1880.
— *Sur le ferment butyrique à l'époque de la houille*. C. rend. 1879, 29 déc.
— *Leuconostoc mesenterioïdes*. Annales des sc. nat., t. VII.
— *Sur le bacille amylobacter et son rôle dans la putréfaction de la cellulose*. Comptes rendus, 1879, t. LXXXVIII.
— *Identité du bacille amylobacter avec le vibrion butyrique de Pasteur*. Compt. rend., t. XCIX.
TIZZONI ET CATTANI. *Choléra*, Ctlblt. f. med. Wiss. 1886 et 1887.
THOINOT. *Précis de microbie*, 1889.
THOMA (P. DE). *Alcune ricerche sperimentali sub bacillo delle tubercolosi*. Milano, 1886.
TOUSSAINT. *Sur les bactéridies charbonneuses*. Compt. rend. 1877, t. LXXXIV.
TRÉCUL. Comptes rendus, 1865, t. LXI et 1867.
TROUESSART. *Les microbes et les ferments*. Paris, Alcan, 1886.
TSISTOVITCH. *Phagocythose dans les poumons*. Inst. Past., 1889.
TYNDALL. *De la fermentation et sur ses rapports avec les maladies*. Disc. Glascow, octobre 1876.
UFFREDUZZI (GUIDO BORDONI). *Microparasiti nelle malattie da infezione*, con prefazione del prof. Bizzozero. Torino, 1885.
VANDEVELDE. *Les ptomaïnes*. Arch. de biol. 1884.
VERNEUIL. *Études exp. et clin. sur la tubercul.*, 1887 et 1888, Paris.
VESTEA ET ZAGARI. *Recherches sur la rage*. Giorn. internat. d. sc. mediche, 1887, IX.
VIRCHOW ET COHNHEIM. *Ueber sarcina vent*. Virchow's Archiv, t. X et XXXIII.
WAKKER. *Ueber die gelbe Kt. d. Hyacinten*. *Bot. Centralbl.*, nº 14.

WALDEYER. *Path. Anat. d. Wundinfectionkrankheiten.* Virch. Arch., 40.
— *Ueber das Vorkommen von Bacterien bei der diphtherihschen Form der puerperalfiebers.* Arch. f. Gynäcologie, 1872, III, p. 293.
WARMING. *Om nogle ved Danmarks Kyster levende Bacteries;* 1876.
WASSERZUG. *Variation de formes chez les bactéries.* Inst. Past., 1888.
WASSILIEFF. *Die Bacillen des Rotzes und ihre Bedeutung für die Diagnose.* Deutsche med. Wochenschrift, 1883, nº 11. — *Beitr. z. Frage über die Bed. f. Entwicke. v. Micrococcencol. in d. Blutgef.* Ctbl. f. med. W. 1881, nº 52.
WATSON-CHEYNE. *On suppuration and septic diseases* (British med. Journ. 1888, t. I, p. 452). — *Certaines conditions de l'infection.* Crlbl. f. med. Wiss., 1871.
WEICHSELBAUM. *Ætiologie d. Rotzkrankheit wiener med. Wochenschr.*, 1885.
— *Ætiologie d. Lungenentzeindung,* etc. *Wien. med.* Jahrbücher, 1886.
WEIGERT. *Z. Technik d. mikrosc. bacter. Unters.* Virch. Arch. Bd. 84.
— *Bemerkungen über die Obermeierschen Recurrensfäden.* Deutsche med. Wochenschrift, 1876. — *Unters. üb. d. Pocken.*
— *Zur Theorie der tuberculösen Riesenzellen.* Deutschen med. Wochen., nº35, 1885.
WERNICH. *Micrococcus prodigiosus,* in Cohn Beitr., III, Heft I.
— *Studien über den Typhus abdominalis.* Zeitschr. f. Klin. Med. t. IX, Heft 1.
— *Die aromatischen Faulnissproducte in ihrer Einwirkung auf Spaltund, Sprosspilze.* Virchow's Archiv, t. LXXVIII, 1879.
WILLIAMS. *On the relations of the tubercul. bacillus to Phthisis.* Lancet, 1883, nº 3127.
WINOGRADSKY. *Les sulfobactéries.* Inst. Past., 1889.
WINTER. *Die Pilze.* Rabenborst's Kryptogamenflora.
WISSOKOWITSCH. *Die Schicksale der ins Blut injiz. Microorg.* Ztschr. f. Hyg. 1886, I.
WOLF (M.). *Eine weitverbreitete thier. Myc. Virch. Arch.* t. XCII. — *Bacterienlehre bei accid. Wundkrankheiten,* t. LXXXI.
WOODHEAD (G. SIMS) ET HARE (ARTHUR W.). *Pathological mycology, an enquiry into the etiology of infective diseases.* Section 1. Methods. Edinburg, 1885.
ZAHN. *Entzundung u. Eiterung. Heidelb.* 1872.
ZIEGLER. *Lehrbuch der allg. path. Anatomie,* 4e édition, 1885.
ZIEHL. *Einige Beobachtungen über den Bacillus Malariæ.* Deut. medic. Wochenschrift, nº 48.
ZOPF. *Zur Morphologie d. Spaltpflanzen.* Leipzig, 1882.
— *Ueber Bacterium merismopedioides, Sitzungsber. d. Bot. V. d. Prov. Brandenb.* Juin, 1882.
— *Die Spaltpilze.* 3e édit., 1885, Breslau.
— *Entwickelungs geschichtl. Untersuchungen über. Crenothrix Polyspora, die Ursache d. Berliner Wasser-Calamität.* Berlin, 1879.
ZURN. *Die Krankheiten des Hausgeflügels.* Weimar, 1882.
— *Parasiten in u. auf dem. Körper der Haussäugethiere,* 1874.

TABLE DES MATIÈRES

DU TOME II

DEUXIÈME PARTIE

MALADIES INFECTIEUSES PRISES EN PARTICULIER

(Suite)

TROISIÈME SECTION. — MALADIES CHRONIQUES BACTÉRIENNES.

APPENDICE

TABLE DES PLANCHES HORS TEXTE

DU TOME II

TABLE ALPHABÉTIQUE DES MATIÈRES

DES TOMES I ET II

C

D

E

F

G

M

N

R

S

T

U

V

W

X

Z

Paris. — Typ. G. Chamerot, 19, rue des Saints-Pères. — 22820

ANCIENNE LIBRAIRIE GERMER BAILLIÈRE ET Cie

FÉLIX ALCAN, ÉDITEUR

CATALOGUE

DES

LIVRES DE FONDS

(MÉDECINE — SCIENCES)

TABLE DES MATIÈRES

On peut se procurer tous les ouvrages qui se trouvent dans ce Catalogue par l'intermédiaire des libraires de France et de l'Étranger.

On peut également les recevoir *franco* par la poste, sans augmentation des prix désignés, en joignant à la demande des TIMBRES-POSTE FRANÇAIS ou un MANDAT sur Paris.

PARIS

108, BOULEVARD SAINT-GERMAIN, 108

Au coin de la rue Hautefeuille.

OCTOBRE 1888

BIBLIOTHÈQUE
SCIENTIFIQUE INTERNATIONALE

Publiée sous la direction de M. Émile ALGLAVE

La *Bibliothèque scientifique internationale* est une œuvre dirigée par les auteurs mêmes, en vue des intérêts de la science, pour la populariser sous toutes ses formes, et faire connaître immédiatement dans le monde entier les idées originales, les directions nouvelles, les découvertes importantes qui se font chaque jour dans tous les pays. Chaque savant expose les idées qu'il a introduites dans la science et condense pour ainsi dire ses doctrines les plus originales.

On peut ainsi, sans quitter la France, assister et participer au mouvement des esprits en Angleterre, en Allemagne, en Amérique, en Italie, tout aussi bien que les savants mêmes de chacun de ces pays.

La *Bibliothèque scientifique internationale* ne comprend pas seulement des ouvrages consacrés aux sciences physiques et naturelles, elle aborde aussi les sciences morales, comme la philosophie, l'histoire, la politique et l'économie sociale, la haute législation, etc.; mais les livres traitant des sujets de ce genre se rattachent encore aux sciences naturelles, en leur empruntant les méthodes d'observation et d'expérience qui les ont rendues si fécondes depuis deux siècles.

Cette collection paraît à la fois en français, en anglais, en allemand et en italien : à Paris, chez Félix Alcan ; à Londres, chez C. Kegan, Paul et Cie ; à New-York, chez Appleton ; à Leipzig, chez Brockhaus ; et à Milan, chez Dumolard frères.

LISTE DES OUVRAGES PAR ORDRE D'APPARITION (1)

VOLUMES IN-8, CARTONNÉS A L'ANGLAISE, A 6 FRANCS.

* 1. J. TYNDALL. **Les Glaciers et les Transformations de l'eau**, avec figures. 1 vol. in-8. 5e édition. 6 fr.

* 2. BAGEHOT. **Lois scientifiques du développement des nations** dans leurs rapports avec les principes de la sélection naturelle et de l'hérédité. 1 vol. in-8. 5e édition. 6 fr.

* 3. MAREY. **La Machine animale**, locomotion terrestre et aérienne, avec de nombreuses fig. 1 vol. in-8. 4e édit. augmentée. 6 fr.

4. BAIN. **L'Esprit et le Corps.** 1 vol. in-8. 4e édition. 6 fr.

* 5. PETTIGREW. **La Locomotion chez les animaux**, marche, natation. 1 vol. in-8, avec figures. 2e édit. 6 fr.

* 6. HERBERT SPENCER. **La Science sociale.** 1 v. in-8. 9e édit. 6 fr.

* 7. SCHMIDT (O.). **La Descendance de l'homme et le Darwinisme.** 1 vol. in-8, avec fig. 5e édition. 6 fr.

(1) Les titres marqués d'un astérisque ont été adoptés par le *Ministère de l'Instruction publique* pour les Bibliothèques et les distributions des prix des Lycées et Collèges.

8. MAUDSLEY. **Le Crime et la Folie.** 1 vol. in-8. 4e édit. 6 fr.

* 9. VAN BENEDEN. **Les Commensaux et les Parasites dans le règne animal.** 1 vol. in-8, avec figures. 3e édit. 6 fr.

* 10. BALFOUR STEWART. **La Conservation de l'énergie**, suivi d'une Étude sur la *nature de la force*, par M. P. DE SAINT-ROBERT, avec figures. 1 vol. in-8. 4e édition. 6 fr.

11. DRAPER. **Les Conflits de la science et de la religion.** 1 vol. in-8. 8e édition. 6 fr.

12. L. DUMONT. **Théorie scientifique de la sensibilité.** 1 vol. in-8. 3e édition. 6 fr.

* 13. SCHUTZENBERGER. **Les Fermentations.** 1 vol. in-8, avec fig. 5e édition. 6 fr.

* 14. WHITNEY. **La Vie du langage.** 1 vol. in-8. 3e édit. 6 fr.

15. COOKE et BERKELEY. **Les Champignons.** 1 vol. in-8, avec figures. 4e édition. 6 fr.

16. BERNSTEIN. **Les Sens.** 1 vol. in-8, avec 91 fig. 4e édit. 6 fr.

* 17. BERTHELOT. **La Synthèse chimique.** 1 vol. in-8. 6e édit. 6 fr.

* 18. VOGEL. **La Photographie et la Chimie de la lumière**, avec 95 figures. 1 vol. in-8. 4e édition. 6 fr.

* 19. LUYS. **Le Cerveau et ses fonctions**, avec figures. 1 vol. in-8. 6e édition. 6 fr.

* 20. STANLEY JEVONS. **La Monnaie et le Mécanisme de l'échange.** 1 vol. in-8. 4e édition. 6 fr.

21. FUCHS. **Les Volcans et les Tremblements de terre.** 1 vol. in-8, avec figures et une carte en couleur. 4e édition. 6 fr.

* 22. GÉNÉRAL BRIALMONT. **Les Camps retranchés et leur rôle dans la défense des États**, avec fig. dans le texte et 2 planches hors texte. 3e édit. 6 fr.

23. DE QUATREFAGES. **L'Espèce humaine.** 1 vol. in-8. 9e édit. 6 fr.

* 24. BLASERNA et HELMHOLTZ. **Le Son et la Musique.** 1 vol. in-8, avec figures. 4e édition. 6 fr.

* 25. ROSENTHAL. **Les Nerfs et les Muscles.** 1 vol. in-8, avec 75 figures. 3e édition. 6 fr.

* 26. BRUCKE et HELMHOLTZ. **Principes scientifiques des beaux-arts.** 1 vol. in-8, avec 39 figures. 2e édition. 6 fr.

* 27. WURTZ. **La Théorie atomique.** 1 vol. in-8. 5e édition. 6 fr.

* 28-29. SECCHI (le père). **Les Étoiles.** 2 vol. in-8, avec 63 figures dans le texte et 17 planches en noir et en couleur hors texte. 2e édit. 12 fr.

30. JOLY. **L'Homme avant les métaux.** 1 vol. in-8, avec figures. 4e édition. 6 fr.

* 31. A. BAIN. **La Science de l'éducation.** 1 vol. in-8. 6e édition. 6 fr.

* 32-33. THURSTON (R.). **Histoire de la machine à vapeur**, précédée d'une Introduction par M. HIRSCH. 2 vol. in-8, avec 140 figures dans le texte et 16 planches hors texte. 3e édition. 12 fr.

34. HARTMANN (R.). **Les Peuples de l'Afrique.** 1 vol. in-8, avec figures. 2e édition. 6 fr.

* 35. HERBERT SPENCER. **Les Bases de la morale évolutionniste.** 1 vol. in-8. 4e édition. 6 fr.

36. HUXLEY. **L'Écrevisse**, introduction à l'étude de la zoologie. 1 vol. in-8, avec figures. 6 fr.

37. DE ROBERTY. **De la Sociologie.** 1 vol. in-8. 2e édition. 6 fr.

* 38. ROOD. **Théorie scientifique des couleurs.** 1 vol. in-8, avec figures et une planche en couleur hors texte. 6 fr.

39. DE SAPORTA et MARION. **L'Évolution du règne végétal** (les Cryptogames). 1 vol. in-8 avec figures. 6 fr.

40-41. CHARLTON BASTIAN. **Le Cerveau, organe de la pensée chez l'homme et chez les animaux.** 2 vol. in-8, avec figures. 2ᵉ éd. 12 fr.

42. JAMES SULLY. **Les Illusions des sens et de l'esprit.** 1 vol. in-8, avec figures. 2ᵉ édit. 6 fr.

43. YOUNG. **Le Soleil.** 1 vol. in-8, avec figures. 6 fr.

44. DE CANDOLLE. **L'Origine des plantes cultivées.** 3ᵉ édition. 1 vol. in-8. 6 fr.

45-46. SIR JOHN LUBBOCK. **Fourmis, abeilles et guêpes.** Études expérimentales sur l'organisation et les mœurs des sociétés d'insectes hyménoptères. 2 vol. in-8, avec 65 figures dans le texte et 13 planches hors texte, dont 5 coloriées. 12 fr.

47. PERRIER (Edm.). **La Philosophie zoologique avant Darwin.** 1 vol. in-8. 2ᵉ édition. 6 fr.

48. STALLO. **La Matière et la Physique moderne.** 1 vol. in-8, précédé d'une Introduction par FRIEDEL. 6 fr.

49. MANTEGAZZA. **La Physionomie et l'Expression des sentiments.** 1 vol. in-8 avec huit planches hors texte. 6 fr.

50. DE MEYER. **Les Organes de la parole et leur emploi pour la formation des sons du langage.** 1 vol. in-8 avec 51 figures, traduit de l'allemand et précédé d'une Introduction par M. O. CLAVEAU. 6 fr.

51. DE LANESSAN. **Introduction à l'Étude de la botanique** (le Sapin). 1 vol. in-8, avec 143 figures dans le texte. 6 fr.

52-53. DE SAPORTA et MARION. **L'évolution du règne végétal** (les Phanérogames). 2 vol. in-8, avec 136 figures. 12 fr.

54. TROUESSART. **Les Microbes, les Ferments et les Moisissures.** 1 vol. in-8, avec 107 figures dans le texte. 6 fr.

55. HARTMANN (R.). **Les Singes anthropoïdes, et leur organisation comparée à celle de l'homme.** 1 vol. in-8, avec 63 figures dans le texte. 6 fr.

56. SCHMIDT (O.). **Les Mammifères dans leurs rapports avec leurs ancêtres géologiques.** 1 vol. in-8 avec 51 figures. 6 fr.

57. BINET et FÉRÉ. **Le Magnétisme animal.** 1 vol. in-8 avec figures. 2ᵉ édit. 6 fr.

58-59. ROMANES. **L'Intelligence des animaux.** 2 vol. in-8. 12 fr.

60. DREYFUS (Camille). **L'évolution des mondes et des sociétés.** 1 vol. in-8. 6 fr.

61. F. LAGRANGE. **Physiologie des exercices du corps.** 1 vol. in-8. 6 fr.

62. DAUBRÉE. **Les régions invisibles du globe et des espaces célestes.** 1 vol. in-8 avec 78 gravures dans le texte. 6 fr.

63-64. SIR JOHN LUBBOCK. **L'homme préhistorique** étudié d'après les monuments et les costumes retrouvés dans les différents pays de l'Europe, suivi d'une étude sur les mœurs et les coutumes des sauvages modernes. 1 vol. in-8 avec 228 gravures, 3ᵉ édition. 12 fr.

65. RICHET (CH.). **La chaleur animale.** 1 vol. in-8 avec figures. 6 fr.

OUVRAGES SUR LE POINT DE PARAITRE :

FALSAN. **Les périodes glaciaires en France.** 1 vol. avec figures.
BERTHELOT. **La Philosophie chimique.** 1 vol.
BEAUNIS. **Les Sensations internes.** 1 vol. avec figures.
MORTILLET (de). **L'Origine de l'homme.** 1 vol. avec figures.
PERRIER (E.). **L'Embryogénie générale.** 1 vol. avec figures.
LACASSAGNE. **Les Criminels.** 1 vol. avec figures.
CARTAILHAC. **La France préhistorique.** 1 vol. avec figures.
POUCHET (G.). **La forme et la vie.** 1 vol. avec figures.

LISTE PAR ORDRE DE MATIÈRES DES VOLUMES

COMPOSANT LA

BIBLIOTHÈQUE
SCIENTIFIQUE INTERNATIONALE

(65 volumes parus)

PHYSIOLOGIE

BINET et FÉRÉ. Le Magnétisme animal, *illustré.*
BERNSTEIN. Les Sens, *illustré.*
MAREY. La Machine animale, *illustré.*
PETTIGREW. La Locomotion chez les animaux, *ill.*
ROSENTHAL. Les Nerfs et les Muscles, *illustré.*
JAMES SULLY. Les Illusions des Sens et de l'Esprit, *illustré.*
DE MEYER. Les Organes de la parole, *illustré.*
LAGRANGE. Physiologie des exercices du corps.
RICHET (Ch.). La chaleur animale, *illustré.*

PHILOSOPHIE SCIENTIFIQUE

ROMANES. L'Intelligence des animaux. 2 vol. *illust.*
LUYS. Le Cerveau et ses fonctions, *illustré.*
CHARLTON BASTIAN. Le Cerveau et la Pensée chez l'homme et les animaux. 2 vol. *illustrés.*
BAIN. L'Esprit et le Corps.
MAUDSLEY. Le Crime et la Folie.
LÉON DUMONT. Théorie scientifique de la sensibilité.
PERRIER. La Philosophie zoologique avant Darwin.
STALLO. La Matière et la Physique moderne.
MANTEGAZZA. La Physionomie et l'expression des sentiments, *illustré.*
DREYFUS. L'Évolution des mondes et des sociétés.

ANTHROPOLOGIE

DE QUATREFAGES. L'Espèce humaine.
JOLY. L'Homme avant les métaux, *illustré.*
LUBBOCK. L'Homme préhistorique, 2 vol. *illustrés.*
HARTMANN. Les Peuples de l'Afrique, *illustré.*

ZOOLOGIE

SCHMIDT. Descendance et Darwinisme, *illustré.*
HUXLEY. L'Écrevisse (introduction à la zoologie), *ill.*
VAN BENEDEN. Les Commensaux et les Parasites du règne animal, *illustré.*
LUBBOCK. Fourmis, Abeilles et Guêpes. 2 vol. *illustrés.*
TROUESSART. Les Microbes, les Ferments et les Moisissures, *illustrés.*
HARTMANN. Les Singes anthropoïdes et leur organisation comparée à celle de l'homme, *illustré.*
SCHMIDT. Les Mammifères dans leurs rapports avec leurs ancêtres géologiques, *illustré.*

BOTANIQUE — GÉOLOGIE

DE SAPORTA et MARION. L'Évolution du règne végétal (les Cryptogames), *illustré.*
DE SAPORTA et MARION. L'Évolution du règne végétal (les Phanérogames). 2 vol. *illustrés.*
COOKE et BERKELEY. Les Champignons, *illustré.*
DE CANDOLLE. Origine des Plantes cultivées.
DE LANESSAN. Le Sapin (introduction à la botanique), *illustré.*
FUCHS. Volcans et Tremblements de terre, *illustré.*
DAUBRÉE. Les Régions invisibles du globe et des Espaces célestes.

CHIMIE

WURTZ. La Théorie atomique.
BERTHELOT. La Synthèse chimique.
SCHUTZENBERGER. Les Fermentations, *illustré.*

ASTRONOMIE — MÉCANIQUE

SECCHI (le Père). Les Étoiles. 2 vol. *illustrés.*
YOUNG. Le Soleil, *illustré.*
THURSTON. Histoire de la Machine à vapeur. 2 vol. *illustrés.*

PHYSIQUE

BALFOUR STEWART. La Conservation de l'énergie, *illustré.*
TYNDALL. Les Glaciers et les Transformations de l'eau, *illustré.*
VOGEL. Photographie et Chimie de la lumière, *illust.*

THÉORIE DES BEAUX-ARTS

BRUCKE et HELMHOLTZ. Principes scientifiques des Beaux-Arts, *illustré.*
ROOD. Théorie scientifique des couleurs, *illustré.*
P. BLASERNA et HELMHOLTZ. Le Son et la Musique, *illustré.*

SCIENCES SOCIALES

HERBERT SPENCER. Introduction à la science sociale.
HERBERT SPENCER. Les Bases de la Morale évolutionniste.
A. BAIN. La Science de l'éducation.
BAGEHOT. Lois scientifiques du développement des nations.
DE ROBERTY. La Sociologie.
DRAPER. Les Conflits de la science et de la religion.
STANLEY JEVONS. La Monnaie et le Mécanisme de l'échange.
BRIALMONT (le général). La Défense des États et les Camps retranchés, *illustré.*
WHITNEY. La Vie du langage.

Prix de chaque volume, cartonné à l'anglaise...... 6 francs.

RÉCENTES PUBLICATIONS MÉDICALES ET SCIENTIFIQUES

Pathologie médicale.

AXENFELD et HUCHARD. **Traité des névroses.** 2e édition, augmentée de 700 pages par HENRI HUCHARD, médecin des hôpitaux. 1 fort vol. in-8. 1882. 20 fr.

AZAM. **Le caractère dans la santé et dans la maladie.** 1 vol. in-8. 1887. 4 fr.

BARTELS. **Les maladies des reins,** traduit de l'allemand par M. le docteur EDELMANN; avec Préface et Notes de M. le professeur LÉPINE. 1 vol. in-8 avec fig. 1884. 15 fr.

BIGOT (V.). **Des périodes raisonnantes de l'aliénation mentale.** 1 vol. in-8. 10 fr.

BOTKIN. **Des maladies du cœur.** Leçons de clinique médicale faites à l'Université de Saint-Pétersbourg. In-8. 3 fr. 50

BOTKIN. **De la fièvre.** Leçons de clinique médicale faites à l'Université de Saint-Pétersbourg. In-8. 4 fr. 50

BOUCHUT. **Diagnostic des maladies du système nerveux par l'ophthalmoscopie.** 1 vol. in-8 avec atlas colorié. 9 fr.

BOUCHUT ET DESPRÉS. **Dictionnaire de médecine et de thérapeutique médicale et chirurgicale,** comprenant le résumé de la médecine et de la chirurgie, les indications thérapeutiques de chaque maladie, la médecine opératoire, les accouchements, l'oculistique, l'odontotechnie, les maladies d'oreille, l'électrisation, la matière médicale, les eaux minérales et un formulaire spécial pour chaque maladie. 5e édit. 1888, très augmentée. 1 vol. in-4 avec 950 figures dans le texte et 3 cartes.

Prix: broché. 25 fr. — Cartonné. 27 fr. 50. — Relié. 29 fr.

CORNIL et BABES. **Les bactéries,** et leur rôle dans l'histologie pathologique des maladies infectieuses. 1 vol. gr. in-8, contenant la description des méthodes de bactériologie. 3e édit. 1889, avec 400 figures en noir et en couleurs dans le texte, et planches en chromolithographie hors texte. *Sous presse.*

CORNIL et BRAULT. **Études sur la pathologie du rein.** 1 vol. in-8, avec 16 planches hors texte. 1884. 12 fr.

DAMASCHINO. **Leçons sur les maladies des voies digestives.** 1 vol. in-8. 3e tirage. 1888. 14 fr.

DEMANGE. **Etude clinique et anatomo-pathologique sur la vieillesse.** 1 vol. in-8 avec 5 planches hors texte. 1886. 4 fr.

DESPRÉS. **Traité théorique et pratique de la syphilis,** ou infection purulente syphilitique. 1 vol. in-8. 7 fr.

DURAND-FARDEL. **Traité pratique des maladies chroniques.** 2 vol. gr. in-8. 20 fr.

DURAND-FARDEL. **Traité des eaux minérales** de la France et de l'étranger, et de leur emploi dans les maladies chroniques. 3e édition. 1883. 1 vol. in-8. 10 fr.

DURAND-FARDEL. **Les eaux minérales et les maladies chroniques.** Leçons professées à l'École pratique. 2e édit. 1885. 3 fr. 50

DURAND-FARDEL. **Traité pratique des maladies des vieillards.** 2e édition. 1 fort vol. gr. in-8. 14 fr.

FÉRÉ (Ch.). **Dégénérescence et criminalité.** 1 vol. in-18. 1888. 2 fr. 50

FERRIER. **De la localisation des maladies cérébrales,** traduit de l'anglais par M. H.-C. DE VARIGNY, suivi d'un mémoire de MM. CHARCOT et PITRES sur *les Localisations motrices dans les hémisphères de l'écorce du cerveau.* 1 vol. in-8 avec 67 fig. dans le texte. 6 fr.

HÉRARD, CORNIL et HANOT. **De la phthisie pulmonaire,** étude anatomo-pathologique et clinique. 1 vol. in-8 avec 65 fig. en noir et en couleurs dans le texte et 2 planches coloriées. 2e édit. entièrement remaniée. 1888. 20 fr.

KUNZE. **Manuel de médecine pratique**, traduit de l'allemand par M. Knoeri. 1883. 1 vol. in-18. 4 fr. 50

LANCEREAUX. **Traité historique et pratique de la syphilis.** 2e édition. 1 vol. gr. in-8 avec fig. et planches coloriées. 17 fr.

LANDOUZY et DÉJERINE. **De la myopathie atrophique progressive** (myopathie héréditaire sans névropathie, débutant d'ordinaire dans l'enfance par la face). 1 vol. in-8. 1885. 3 fr. 50

LOMBROSO. **L'homme criminel** (criminel-né, fou-moral, épileptique), étude anthropologique et médico-légale. 1 vol. in-8. 1887. 10 fr.

Atlas de 32 planches, accompagnant cet ouvrage, séparément 12 fr.

MARTINEAU. **Traité clinique des affections de l'utérus.** 1 fort vol. gr. in-8. 14 fr.

MARTINEAU. **Leçons sur la thérapeutique de la métrite.** 1 vol. in-8. 3 fr.

MAUDSLEY. **Le crime et la folie.** 1 vol. in-8. 4e édit. 6 fr.

MAUDSLEY. **La pathologie de l'esprit**, traduit de l'anglais par M. Germont. 1 vol. in-8. 10 fr.

MURCHISON. **De la fièvre typhoïde**, avec Notes et Introduction du docteur H. Gueneau de Mussy. 1 vol. in-8 avec figures dans le texte et planches hors texte. 10 fr.

NIEMEYER. **Éléments de pathologie interne et de thérapeutique**, traduit de l'allemand, annoté par M. Cornil. 3e édition française, augmentée de notes nouvelles. 2 vol. gr. in-8. 14 fr.

ONIMUS et LEGROS. **Traité d'électricité médicale.** 1 fort vol. in-8, avec 275 fig. dans le texte. 2e éd. par le Dr Onimus. 1887. 17 fr.

RIBOT (Th.). **Les maladies de la mémoire.** 1 vol. in-18. 5e édition. 2 fr. 50

RIBOT (Th.). **Les maladies de la volonté.** 1 vol. in-18. 5e édition. 2 fr. 50

RIBOT (Th.). **Les maladies de la personnalité.** 1 vol. in-18. 2e édition. 2 fr. 50

RILLIET et BARTHEZ. **Traité clinique et pratique des maladies des enfants.** 3e édition, refondue et augmentée par E. Barthez et A. Sanné. Tome Ier. *Maladies du système nerveux, maladies de l'appareil respiratoire.* 1 fort vol. gr. in-8. 1884. 16 fr.

Tome II. *Maladies de l'appareil circulatoire, de l'appareil digestif et de ses annexes, de l'appareil génito-urinaire, de l'appareil de l'ouïe, maladies de la peau.* 1 fort vol. gr. in-8. 1887. 14 fr.

Tome III (sous presse). *Maladies spécifiques, maladies générales constitutionnelles.*

TARTENSON. **Traité clinique des fièvres larvées.** 1 vol. in-8. 1887. 6 fr.

TAYLOR. **Traité de médecine légale**, traduit sur la 7e édition anglaise, par M. le docteur Henri Coutagne. 1 vol. gr. in-8. 15 fr.

Pathologie chirurgicale.

ANGER (Benjamin). **Traité iconographique des fractures et luxations**, précédé d'une Introduction par M. le professeur Velpeau. 1 fort vol. in-4, avec 100 pl. hors texte coloriées, contenant 254 fig. et 127 bois intercalés dans le texte. 2e tirage, 1886. Relié. 150 fr.

BILLROTH et WINIWARTER. **Traité de pathologie et de clinique chirurgicales générales**, traduit de l'allemand par M. le docteur Delbastaille, d'après la 10e édition allemande. 2e édition française, 1886. 1 fort vol. gr. in-8°, avec 180 fig. dans le texte. 20 fr.

De ARLT. **Des blessures de l'œil**, considérées au point de vue pratique et médico-légal. 1 vol. in-18. 3 fr. 50

DELORME. **Traité de chirurgie de guerre.** Tome I. *Histoire de la chirurgie militaire française, plaies par armes à feu des parties molles.* 1 fort vol. gr. in-8, avec 95 figures dans le texte et une planche en chromolithographie. 16 fr.

Tome II complétant l'ouvrage. (*Sous presse.*)

GALEZOWSKI. **Des cataractes** et de leur traitement. 1er fascicule. 1885. 1 vol. in-8. 3 fr. 50

Le 2e fascicule terminant l'ouvrage paraîtra dans le courant de l'année 1889.

JAMAIN et TERRIER. **Manuel de petite chirurgie.** 1885, 6e édit., refondue. 1 vol. gr. in-18 de 1000 pages avec 450 figures. 9 fr.

JAMAIN et TERRIER. **Manuel de pathologie et de clinique chirurgicale.** 3e édition. Tome I. 1 fort vol. in-18. 8 fr.

Tome II. 1 vol. in-18. 8 fr.

Tome III, par MM. Terrier, Broca et Hartmann. 1 vol. in-18. 8 fr.

Tome IV. (*Sous presse.*)

LE FORT. **La chirurgie militaire** et les Sociétés de secours en France et à l'étranger. 1 vol. gr. in-8 avec fig. 10 fr.

MAC CORMAC. **Manuel de chirurgie antiseptique**, traduit de l'anglais par le docteur Lutaud. 1 fort vol. in-8. 6 fr.

MALGAIGNE et LE FORT. **Manuel de médecine opératoire.** 9e édit. 2 vol. gr. in-18 avec 800 fig. dans le texte. (1887-1888.) 16 fr.

MAUNOURY et SALMON. **Manuel de l'art des accouchements,** à l'usage des élèves en médecine et des élèves sages-femmes. 3e édit. 1 vol. in-18 avec 115 grav. 7 fr.

NÉLATON. **Éléments de pathologie chirurgicale**, par M. A. Nélaton, membre de l'Institut, professeur de clinique à la Faculté de médecine, etc.

Seconde édition complètement remaniée par MM. les docteurs Jamain, Péan, Després, Gillette et Horteloup, chirurgiens des hôpitaux. Ouvrage complet en 6 vol. gr. in-8, avec 795 fig. dans le texte. 82 fr.

On vend séparément les volumes :

Tome premier, revu par le docteur Jamain. *Considérations générales sur les opérations. — Affections pouvant se montrer dans toutes les parties du corps et dans les divers tissus.* 1 fort vol. gr. in-8. 9 fr.

Tome deuxième, revu par le docteur Péan. *Affections des os et des articulations.* 1 fort vol. gr. in-8, avec 288 fig. dans le texte. 13 fr.

Tome troisième, revu par le docteur Péan. *Affections des articulations* (suite), *affections de la tête, des organes de l'olfaction.* 1 vol. gr. in-8, avec 148 figures. 14 fr.

Tome quatrième, revu par le docteur Péan. *Affections des appareils de l'ouïe et de la vision, de la bouche, du cou, du corps thyroïde, du larynx, de la trachée et de l'œsophage.* 1 vol. gr. in-8, avec 208 figures dans le texte. 14 fr.

Tome cinquième, revu par les docteurs Péan et Després. *Affections de la poitrine, de l'abdomen, de l'anus, du rectum et de la région sacro-coccygienne.* 1 vol. gr. in-8, avec 61 fig. dans le texte. 14 fr.

Tome sixième, par les docteurs Després, Gillette et Horteloup. *Affections des organes génito-urinaires de l'homme. — Affections des organes génito-urinaires de la femme. — Affections des membres.* 1 vol. gr. in-8, avec 90 figures. 1885. 18 fr.

PAGET (Sir James). **Leçons de clinique chirurgicale**, traduites de l'anglais par M. le docteur L. H. Petit, et précédées d'une Introduction de M. le professeur Verneuil. 1 vol. gr. in-8. 8 fr.

PÉAN. **Leçons de clinique chirurgicale** :

Tome I. Leçons professées à l'hôpital Saint-Louis pendant l'année 1874 et le premier semestre de 1875. 1 fort vol. in-8, avec 40 figures intercalées dans le texte et 4 planches coloriées hors texte. 20 fr.

TOME II. Leçons professées pendant le deuxième semestre de l'année 1875 et l'année 1876. 1 fort vol. in-8, avec figures dans le texte. 20 fr.

TOME III. Leçons professées pendant l'année 1877. 1 fort vol. avec figures dans le texte. 20 fr.

TOME IV. Leçons professées pendant les années 1879 et 1880. 1 fort vol. in-8, avec 40 figures dans le texte et 7 planches coloriées hors texte. 1886. 20 fr.

TOME V. Leçons professées pendant les années 1881 et 1882. 1 vol. in-8, avec fig. dans le texte. 1887. 25 fr.

RICHARD. **Pratique journalière de la chirurgie**. 1 vol. gr. in-8 avec 215 figures dans le texte. 2e édit., 1880, augmentée de chapitres inédits de l'auteur, et revue par M. le docteur J. CRAUK. 16 fr.

ROTTENSTEIN. **Traité d'anesthésie chirurgicale**, contenant la description et les applications de la méthode anesthésique de M. PAUL BERT. 1880. 1 vol. in-8 avec figures. 10 fr.

SŒLBERG-WELLS. **Traité pratique des maladies des yeux**. 1 fort vol. gr. in-8, avec figures. Traduit de l'anglais. 15 fr.

TERRIER (F.). **Éléments de pathologie chirurgicale générale**.

1er fascicule : *Lésions traumatiques et leurs complications*. 1 vol. in-8. 1884. 7 fr.

2e fascicule : *Complications des lésions traumatiques. Lésions inflammatoires*. 1 vol. in-8. 1886. 6 fr.

Le 3e et dernier fascicule paraîtra au commencement de l'année 1889.

VIRCHOW. **Pathologie des tumeurs**, cours professé à l'Université de Berlin, traduit de l'allemand par M. le docteur ARONSSOHN.

Tome I. 1 vol. gr. in-8 avec 106 fig. 12 fr.
Tome II. 1 vol. gr. in-8 avec 74 fig. 12 fr.
Tome III. 1 vol. gr. in-8 avec 49 fig. 12 fr.
Tome IV (1er fascicule). 1 vol. gr. in-8 avec figures. 4 fr. 50

YVERT. **Traité pratique et clinique des blessures du globe de l'œil**, avec Introduction de M. le docteur GALEZOWSKI. 1 vol. gr. in-8. 1880. 12 fr.

Congrès français de Chirurgie. 1re session. Paris, avril 1885. *Procès-verbaux, mémoires et discussions*, publiés sous la direction de M. le docteur S. POZZI, secrétaire général. 1 fort vol. in-8 avec figures. 14 fr.

2e session. Paris, octobre 1886. 1 vol. in-8 avec figures. 14 fr.
3e session. Paris, avril 1888. 1 vol. in-8 avec figures. 14 fr.

Thérapeutique. — Pharmacie. — Hygiène.

BINZ. **Abrégé de matière médicale et de thérapeutique**, trad. de l'allemand par MM. ALQUIER et COURBON. In-12 de 335 pages. 2 fr. 50

BOUCHARDAT (A. et G.). **Nouveau Formulaire magistral**, précédé d'une Notice sur les hôpitaux de Paris, de Généralités sur l'art de formuler, suivi d'un Précis sur les eaux minérales naturelles et artificielles, d'un Mémorial thérapeutique, de Notions sur l'emploi des contrepoisons, et sur les secours à donner aux empoisonnés et aux asphyxiés. 1888, 27e édition, revue et augmentée de formules nouvelles et d'une *Note sur l'alimentation dans le diabète sucré*. 1 vol. in-18. 3 fr. 50.—Cartonné à l'anglaise, 4 fr. — Relié, 4 fr. 50

BOUCHARDAT et VIGNARDOU. **Nouveau formulaire vétérinaire**, précédé de notions de pharmacie vétérinaire, de généralités sur l'art de formuler; suivi de la technique des injections hypodermiques, des inoculations et vaccinations; de la loi sur la police sanitaire, de la pratique de la désinfection des étables et des règlements de pharmacie vétérinaire militaire, terminé par un mémoire de M. Bouchardat sur l'*atténuation des virus*. 3e édit. conforme au nouveau Codex, revue et augmentée. 1886. 1 vol. in-18. Broché, 3 fr. 50. — Cartonné à l'anglaise, 4 fr. — Relié, 4 fr. 50

BOUCHARDAT. **Manuel de matière médicale, de thérapeutique comparée et de pharmacie.** 5e éd. 2 vol. gr. in-18. 16 fr.

BOUCHARDAT. **De la glycosurie ou diabète sucré**, son traitement hygiénique. 1883, 2e édition, 1 vol. grand in-8, suivi de Notes et documents sur la nature et le traitement de la goutte, la gravelle urique, sur l'oligurie, le diabète insipide avec excès d'urée, l'hippurie, la pimélorrhée, etc. 15 fr.

BOUCHARDAT. **Traité d'hygiène publique et privée** basée sur l'étiologie. 1 fort vol. gr. in-8. 3e édition, 1887. 18 fr.

CORNIL et MARTIN (A.-J.). **Leçons élémentaires d'hygiène privée.** 1 vol. in-18 avec figures. (*Sous presse.*)

DESCHAMPS (d'Avallon). **Compendium de pharmacie pratique.** Guide du pharmacien établi et de l'élève en cours d'études. 20 fr.

LAGRANGE (F.). **L'hygiène par l'exercice.** 1 vol. in-18. (*Sous presse.*)

WEBER. **Climatothérapie**, traduit de l'allemand par MM. les docteurs DOYON et SPIELMANN. 1 vol. in-8. 1886. 6 fr.

Anatomie. — Physiologie. — Histologie.

ALAVOINE. **Tableaux du système nerveux**, deux grands tableaux avec figures. 5 fr.

BAIN (Al.). **Les sens et l'intelligence**, traduit de l'anglais par M. CAZELLES. 1 fort vol. in-8 avec figures, 2e édit. 10 fr.

BALLET (Gilbert). **La parole intérieure et les diverses formes de l'aphasie.** 1888. 1 vol. in-18. 2e édit. 2 fr. 50

BASTIAN (Charlton). **Le cerveau, organe de la pensée**, chez l'homme et chez les animaux. 2 vol. in-8, avec 184 figures dans le texte. 2e éd., 1888. 12 fr.

BÉRAUD (B.-J.). **Atlas complet d'anatomie chirurgicale topographique**, pouvant servir de complément à tous les ouvrages d'anatomie chirurgicale, composé de 109 planches gravées sur acier, représentant plus de 200 gravures dessinées d'après nature par M. Bion, et avec texte explicatif. 1 fort vol. in-4. Nouveau tirage, 1886.

Prix : fig. noires, relié. 60 fr. — Fig. coloriées, relié. 120 fr.

BERNARD (Claude). **Leçons sur les propriétés des tissus vivants**, avec 94 fig. dans le texte. 1 vol. in-8. 8 fr.

BERNSTEIN. **Les sens.** 1 vol. in-8 avec figures, 4e édit. Cart. 6 fr.

BURDON-SANDERSON, FOSTER et LAUDER-BRUNTON. **Manuel du laboratoire de physiologie**, traduit de l'anglais par M. MOQUIN-TANDON. 1 vol. in-8, avec 184 figures dans le texte. 1884. 14 fr.

CORNIL. **Leçons d'anatomie pathologique**, professées pendant le premier semestre de l'année 1883-1884. 1 vol. in-8. 4 fr.

CORNIL et RANVIER. **Manuel d'histologie pathologique.** 2e édition. 2 vol. gr. in-8, avec 577 figures dans le texte. 30 fr.

CORNIL et BABES. **Les bactéries** et leur rôle dans l'histologie pathologique des maladies infectieuses. 1 vol. gr. in-8, contenant la description des méthodes de bactériologie; 3e édit. 1888, avec 400 figures en noir, et en couleurs dans le texte, et planches en chromolithographie hors texte. (*Sous presse.*)

DEBIERRE. **Manuel d'anatomie descriptive.** 2 vol. in-18 avec fig. coloriées dans le texte. (*Sous presse.*)

DUMONT (Léon). **Théorie scientifique de la sensibilité** (le plaisir et la peine). 1 vol. in-8. 3e édit. 6 fr.

FAU. **Anatomie des formes du corps humain**, à l'usage des peintres et des sculpteurs. 1 atlas in-folio de 25 planches avec texte explicatif. Prix : fig. noires. 15 fr. — Figures coloriées. 30 fr.

FÉRÉ (Charles). **Sensation et mouvement**. Étude de psycho-mécanique. 1 vol. in-18, avec figures. 2 fr. 50

FERRIER. **Les fonctions du cerveau.** 1 vol. in-8, traduit de l'anglais par M. H.-C. de VARIGNY, avec 68 fig. dans le texte. 1878. 10 fr.

GIRAUD-TEULON. **L'œil.** Notions élémentaires sur la fonction de la vue et ses anomalies. 2e édition. 1 vol. in-12. 3 fr.

JAMAIN. **Nouveau Traité élémentaire d'anatomie descriptive et de préparations anatomiques.** 3e édition. 1 vol. grand in-18 de 900 pages, avec 223 fig. intercalées dans le texte. 12 fr.
Avec figures coloriées. 40 fr.

LAGRANGE (F.). **Physiologie des exercices du corps.** 1 vol. in-8. 1888. Cart. 6 fr.

LEYDIG. **Traité d'histologie comparée de l'homme et des animaux**, traduit de l'allemand par M. le docteur LAHILLONNE. 1 fort vol. in-8 avec 200 figures dans le texte. 15 fr.

LIEBREICH (R.). **Atlas d'ophthalmoscopie**, représentant l'état normal et les modifications pathologiques du fond de l'œil, visibles à l'ophthalmoscope. 1 atlas in-4 avec 12 planches en chromolithographie, avec texte explicatif. 3e édition. 1885. 40 fr.

LONGET. **Traité de physiologie.** 3e édition. 3 vol. gr. in-8 avec figures. 36 fr.

LUYS. **Le cerveau, ses fonctions.** 1 vol. in-8. 6e édit., 1888, avec figures. Cart. 6 fr.

MAREY. **Du mouvement dans les fonctions de la vie.** 1 vol. in-8 avec 200 figures dans le texte. 10 fr.

MAREY. **La machine animale.** 4e édit. 1886. 1 vol. in-8. Cart. 6 fr.

MEYER (H. de). **Les organes de la parole**, et leur emploi pour la formation des sons, du langage. 1 vol. in-8. 1884. 6 fr.

MOSSO. **La peur**, étude psycho-physiologique, traduit de l'italien par M. F. HÉMENT. 1886. 1 vol. in-18, avec fig. dans le texte. 2 fr. 50

PREYER. **Éléments de physiologie générale**, traduit de l'allemand par M. Jules SOURY. 1 vol. in-8, 1884. 5 fr.

PREYER. **Physiologie spéciale de l'embryon**, traduit de l'allemand par M. le docteur WIET. 1887. 1 vol. in-8, avec fig. et 9 pl. hors texte. 16 fr.

RICHET (Charles). **Physiologie des muscles et des nerfs.** 1 fort vol. in-8. 1882. 15 fr.

RICHET (Charles). **Essai de psychologie générale.** 1 v. in-18. 2 fr. 50

RICHET (Charles). **La chaleur animale.** 1 vol. in-8 avec figures. 1888. 6 fr.

ROSENTHAL. **Les nerfs et les muscles.** 1 vol. in-8 avec 75 figures. 3e édit. Cart. 6 fr.

SABOURIN (Ch.). **Recherches sur l'anatomie normale et pathologique de la glande biliaire de l'homme.** 1 vol. in-8 avec 233 figures dans le texte 1888. 8 fr.

SCHIFF. **Leçons sur la physiologie de la digestion**, faites au Muséum d'histoire naturelle de Florence. 2 vol. gr. in-8. 20 fr.

SERGI (G.). **La psychologie physiologique.** 1 vol. in-8, avec 40 fig. dans le texte. 1887. 7 fr. 50

SULLY (James). **Les illusions des sens et de l'esprit.** 1 vol. in-8 avec figures. 2e édit. 1888. Cart. 6 fr.

VULPIAN. **Leçons sur l'appareil vaso-moteur** (physiologie et pathologie), recueillies par M. le docteur H. CARVILLE. 2 vol. in-8. 18 fr.

WUNDT. **Éléments de psychologie physiologique**, traduits de l'allemand par le M. docteur ROUVIER. 1886. 2 forts vol. in-8, avec nombreuses figures dans le texte. 20 fr.

Physique. — Chimie.

BERTHELOT. **La synthèse chimique.** In-8. 6e édit. 1887. Cart. 6 fr.

BLASERNA. **Le son et la musique**, suivi des *Causes physiologiques de l'harmonie musicale*, par H. Helmholtz. 4e édit. 1 vol. in-8, avec fig. Cart. 6 fr.

DUFET. **Cours élémentaire de physique.** 1 vol. in-12, avec 643 figures dans le texte et une planche en couleurs. Cart. 10 fr.

GRÉHANT. **Manuel de physique médicale.** 1 vol. in-18, avec 469 figures dans le texte. 7 fr.

GRIMAUX. **Chimie organique élémentaire.** 1 vol. in-18 avec figures. 5e édit. augmentée. 1889. 5 fr.

GRIMAUX. **Chimie inorganique élémentaire.** 5e édit. augmentée. 1889. 1 vol. in-18, avec fig. 5 fr.

LE NOIR. **Physique élémentaire.** 1 vol. in-12. 2e édit. 1887, avec 455 figures dans le texte. 6 fr.

LE NOIR. **Chimie élémentaire.** 1 vol. in-12. 2e édit. 1887, avec 72 figures. 3 fr. 50

PISANI. **Traité pratique d'analyse chimique qualitative et quantitative**, suivi d'un traité d'*Analyse au chalumeau*, à l'usage des laboratoires de chimie. 3e édit. 1889. 1 vol. in-12. 3 fr. 50

PISANI et DIRVELL. **La chimie du laboratoire.** 1 v. in-12. 1882. 4 fr.

RICHE. **Manuel de chimie médicale.** 1 vol. in-18, avec 200 fig. dans le texte. 3e édition. 1881. 8 fr.

ROOD. **Théorie scientifique des couleurs.** 1 vol. in-8, avec figures et une planche en couleurs hors texte. Cart. 6 fr.

SAIGEY. **La physique moderne.** 1 vol. in-18. 2e édit. 2 fr. 50

SCHUTZENBERGER. **Les fermentations**, avec figures dans le texte. 1 vol. in-8. 5e édit. 1889. Cart. 6 fr.

SECCHI (le Père). **Les étoiles.** 2 vol. in-8, avec 63 fig. dans le texte et 17 planches en noir et en couleurs hors texte. 2e édit. Cart. 12 fr.

STALLO. **La matière et la physique moderne.** 1 vol. in-8. 1884. Cartonné. 6 fr.

THURSTON. **Histoire de la machine à vapeur.** 2 vol. in-8, avec 140 figures dans le texte et 16 planches hors texte. 3e édit. 12 fr.

TYNDALL (J.). **Les glaciers et les transformations de l'eau**, avec figures. 1 vol. in-8. 5e édit. Cart. 6 fr.

VOGEL. **La photographie et la chimie de la lumière.** 1 vol. in-8, avec fig. 4e édit. Cart. 6 fr.

WURTZ. **La théorie atomique.** 1 vol. in-8. 5e édit. Cart. 6 fr.

YOUNG. **Le Soleil.** 1 vol. in-8, avec figures. Cart. 6 fr.

Histoire naturelle. — Anthropologie.

AGASSIZ. **De l'espèce et des classifications en zoologie.** 1 vol. in-8. 5 fr.

BELZUNG. **Anatomie et physiologie animales.** 1 vol. in-8 avec figures. (*Sous presse.*)

BOCQUILLON. **Manuel d'histoire naturelle médicale.** 2 vol. in-18 avec 415 fig. dans le texte. 14 fr.

CANDOLLE (de). **L'origine des plantes cultivées.** 1 vol. in-8. 3e édition. Cart. 6 fr.

COOKE et BERKELEY. **Les champignons**, avec 110 figures dans le texte. 1 vol. in-8. 3e édit. Cart. 6 fr.

DARWIN. **Les récifs de corail**, leur structure et leur distribution. 1 vol. in-8, avec 3 planches hors texte, traduit de l'anglais par M. Cosserat. 8 fr.

DAUBRÉE. **Les régions invisibles du globe et des espaces célestes.** 1 vol. in-8 avec 78 figures. 1888. 6 fr.

EVANS (John). **Les âges de la pierre.** 1 beau vol. gr. in-8, avec 467 figures dans le texte. 15 fr. — En demi-reliure. 18 fr.

EVANS (John). **L'âge du bronze.** 1 fort vol. in-8, avec 540 figures dans le texte. 15 fr. — En demi-reliure. 18 fr.

FUCHS. **Les volcans et les tremblements de terre.** 1 vol. in-8. 4e édit. Cart. 6 fr.

HARTMANN (R.). **Les peuples de l'Afrique.** 1 vol. in-8, avec figures. 2e édit. Cart. 6 fr.

HARTMANN (R.). **Les singes anthropoïdes et leur organisation comparée à celle de l'homme.** 1886. 1 vol. in-8, avec 63 fig. Cart. 6 fr.

HERBERT SPENCER. **Principes de biologie**, traduit de l'anglais par M. B. Cazelles. 2 vol. in-8. 20 fr.

HUXLEY (Th.). **L'écrevisse**, introduction à l'étude de la zoologie. 1 vol. in-8, avec 89 figures dans le texte. Cart. 6 fr.

HUXLEY. **La physiographie**, introduction à l'étude de la nature. 1 vol. in-8, avec 128 figures dans le texte et 2 planches hors texte. 1882. 8 fr. — Relié. 11 fr.

JOLY. **L'homme avant les métaux.** 1 vol. in-8. 4e édit., avec figures. Cart. 6 fr.

DE LANESSAN. **Introduction à la botanique** (*le Sapin*). 1 vol. in-8 avec fig. 2e édit. Cart. 6 fr.

LE MONNIER. **Anatomie et physiologie végétales.** 1 vol. in-8, avec 103 figures dans le texte. 2e édit. augmentée. 1888. 3 fr.

LE NOIR. **Histoire naturelle élémentaire.** 1 vol. in-12, 3e édit., avec 251 figures dans le texte. 5 fr.

LUBBOCK. **L'homme préhistorique,** étudié d'après les monuments et les costumes retrouvés dans les différents pays de l'Europe, suivi d'une Description comparée des mœurs des sauvages modernes, avec 256 fig. 3e édit. 1888. 2 vol. in-8. Cart. 12 fr.

LUBBOCK. **Origines de la civilisation**, état primitif de l'homme et mœurs des sauvages modernes, traduit de l'anglais. 3e édition. 1 vol. in-8 avec fig. Broché. 15 fr. —Relié. 18 fr.

LUBBOCK. **Les fourmis, les guêpes et les abeilles.** 2 vol. in-8, avec figures et planches en couleurs. Cart. 12 fr.

PERRIER. **La philosophie zoologique avant Darwin.** 1 vol. in-8, 2e édit. Cart. 6 fr.

PIÉTREMENT. **Les chevaux dans les temps historiques et préhistoriques.** 1 vol. gr. in-8. Broché, 15 fr. — Demi-rel., tranches dorées. 18 fr.

QUATREFAGES (de). **L'espèce humaine.** 1 vol. in-8. 9e édit. 6 fr.

QUATREFAGES (de). **Charles Darwin et ses précurseurs français.** Étude sur le transformisme. 1 vol. in-8. 5 fr.

ROMANES. **L'intelligence des animaux**, avec préface de M. Edm. Perrier. 2 vol. in-8. 1888. Cart. 12 fr.

DE SAPORTA et MARION. **L'évolution du règne végétal.**

Tome I : *Les Cryptogames*. 1 vol. in-8, avec 85 figures dans le texte. Cart. à l'anglaise. 6 fr.

Tomes II et III : *Les Phanérogames*. 2 vol. in-8, avec 136 figures dans le texte. 1885. Cart. 12 fr.

SCHMIDT (O.). **La descendance de l'homme et le darwinisme.** 1 vol. in-8, avec figures. 5e édition. Cart. 6 fr.

SCHMIDT (O.). **Les mammifères dans leurs rapports avec leurs ancêtres géologiques.** 1887. 1 vol. in-8, avec 51 fig. Cart. 6 fr.

SMÉE (A.). **Mon jardin**, géologie, botanique, histoire naturelle. 1 magnifique vol. gr. in-8, orné de 1300 figures. Broché. 15 fr.

TROUESSART. **Les microbes, les ferments et les moisissures.** 1 vol. in-8 avec 107 fig. 1886. Cart. 6 fr.

VAN BENEDEN. **Les commensaux et les parasites dans e règne animal.** 1 vol. in-8, avec figures. 3e édit. Cart. 6 r.

VIANNA DE LIMA. **L'homme selon le transformisme.** 1 vol. in-18. 1887. 2 fr. 50

Magnétisme. — Maladies mentales et nerveuses. Sciences occultes.

AUBER (Éd.). **Hygiène des femmes nerveuses,** ou Conseils aux femmes pour les époques critiques de leur vie. 1 vol. gr. in-18. 3 fr. 50

BERGERET. **Philosophie des sciences cosmologiques,** critique des sciences et de la pratique médicale. In-8 de 310 pages. 4 fr.

BERTRAND. **Traité du somnambulisme.** 1 vol. in-8. 7 fr.

BINET. **La psychologie du raisonnement,** étude expérimentale par l'hypnotisme. 1886. 1 vol. in-18. 2 fr. 50

BINET et FÉRÉ. **Le magnétisme animal.** 2e éd., 1887. 1 vol. in-8, avec fig. Cartonné. 6 fr.

BRIERRE DE BOISMONT. **Des maladies mentales** (extrait de la Pathologie médicale du professeur REQUIN). In-8 de 90 pages. 2 fr.

BRIERRE DE BOISMONT. **Des hallucinations,** ou Histoire raisonnée des apparitions, des visions, des songes, de l'extase, du magnétisme et du somnambulisme. 3e édition très augmentée. 1 vol. in-8. 7 fr.

BRIERRE DE BOISMONT. **Du suicide et de la folie-suicide.** 2e édition. 1 vol. in-8 de 680 pages. 7 fr.

BRIERRE DE BOISMONT. **Joseph Guislain,** sa vie et ses écrits, esquisses de médecine mentale. 1 vol. in-8. 5 fr.

CAHAGNET. **Abrégé des merveilles du ciel et de l'enfer,** de Swedenborg. 1 vol. gr. in-18. 3 fr. 50

CAHAGNET. **Encyclopédie magnétique spiritualiste.** 1854 à 1862. 7 vol. gr. in-18. 28 fr.

CAHAGNET. **Lettres odiques-magnétiques** du chevalier Reichenbach, traduites de l'allemand. 1 vol. in-18. 1 fr. 50

CAHAGNET. **Magie magnétique,** ou Traité historique et pratique de fascinations, de miroirs cabalistiques, d'apports, de suspensions, de pactes, de charmes des vents, de convulsions, de possession, d'envoûtement, de sortilèges, de magie de la parole, de correspondances sympathiques et de nécromancie. 2e édit. 1 vol. gr. in-18. 7 fr.

CAHAGNET. **Sanctuaire du spiritualisme,** ou Étude de l'âme humaine et de ses rapports avec l'univers, d'après le somnambulisme et l'extase. 1 vol. in-18. 5 fr.

CAHAGNET. **Méditations d'un penseur,** ou Mélanges de philosophie et de spiritualisme, d'appréciations, d'aspirations et de déceptions. 2 vol. in-18. 10 fr.

CHARBONNIER. **Maladies et facultés diverses des mystiques.** 1 vol. in-8. 5 fr.

CHARDEL. **Esquisse de la nature humaine.** 1 vol. in-8. 5 fr.

CHARPIGNON. **Physiologie, médecine et métaphysique du magnétisme.** 1 vol. in-8 de 480 pages. 6 fr.

CHEVALLIER (Paul). **De la paralysie des nerfs vaso-moteurs dans l'hémiplégie.** In-8 de 50 pages. 1 fr. 50

CHRISTIAN (P.). **Histoire de la magie, du monde surnaturel** et de la fatalité à travers les temps et les peuples. 1 vol. gr. in-8 de 669 pages, avec un grand nombre de fig. et 16 pl. hors texte. 10 fr.

DELEUZE. **Histoire critique du magnétisme animal.** 2e édition. 2 vol. in-8. 9 fr.

DU POTET. **Traité complet de magnétisme**, cours en douze leçons. 4e édition. 1 vol. in-8. 8 fr.

DU POTET. **Manuel de l'étudiant magnétiseur**, ou Nouvelle instruction pratique sur le magnétisme, fondée sur *trente années* d'expériences et d'observations. 4e édit. 1 vol. gr. in-18. 3 fr. 50

DU POTET. **Le magnétisme opposé à la médecine**. In-8. 6 fr.

DU POTET. **La magie dévoilée, ou principes de science occulte.** (*Il ne reste que quelques exemplaires de cet ouvrage.*) 1 vol. in-4, papier fort, relié, avec gravures dans le texte et portrait de l'auteur. 100 fr.

ELIPHAS LEVI. **Histoire de la magie**, avec une exposition de ses procédés, de ses rites et de ses mystères. 1 vol. in-8 avec 90 fig. 12 fr.

ELIPHAS LEVI. **La clef des grands mystères**, suivant Hénoch, Abraham, Hermès Trismégiste et Salomon. 1 vol. in-8. 12 fr. 20 pl. 12 fr.

ELIPHAS LEVI. **Dogme et rituel de la haute magie**. 2e édit. 2 vol. in-8, avec 24 fig. 18 fr.

ELIPHAS LEVI. **La science des esprits**, révélation du dogme secret des cabalistes, esprit occulte des Évangiles, appréciations des doctrines et des phénomènes spirites. 1 vol. in-8. 7 fr.

GARCIN. **Le magnétisme expliqué par lui-même**, ou Nouvelle théorie des phénomènes de l'état magnétique, comparés aux phénomènes de l'état ordinaire. 1 vol. in-8. 4 fr.

GAUTHIER. **Histoire du somnambulisme connu chez tous les peuples** sous les noms divers d'extases, songes, oracles, visions. Examen des doctrines de l'antiquité et des temps modernes, sur ses causes, ses effets, ses abus, ses avantages et l'utilité de son concours avec la médecine. 2 vol. in-8. 10 fr.

GAUTHIER (Aubin). **Revue magnétique**, journal des cures et des faits magnétiques et somnambuliques. Décembre 1844 à octobre 1846. 2 vol. in-8. 8 fr.

Les numéros de mai, juin, juillet, août et septembre 1846 n'ont jamais été publiés ; ils forment, dans le tome II, une lacune des pages 241 à 432.

GINTRAC. **Traité théorique et pratique des maladies de l'appareil nerveux**. 4 vol. in-8. 28 fr.

LAFONTAINE. **L'art de magnétiser**, ou le magnétisme vital considéré au point de vue théorique, pratique et thérapeutique. 5e édit. 1886. 1 vol. in-8. 5 fr.

LAFONTAINE. **Mémoires d'un magnétiseur**. 2 vol. in-18. 7 fr.

LÉVI (Eliphas). — Voy. ELIPHAS LÉVI, ci-dessus.

MACARIO. **Des paralysies dynamiques ou nerveuses**. In-8. 2 fr. 50

MANDON. **Histoire critique de la folie instantanée**, temporaire, instinctive. 1 vol. in-8. 3 fr. 50

MESMER. **Mémoires et aphorismes**, suivis des procédés de d'Eslon. Nouv. édit. avec des notes par J. J. A. Ricard. In-18. 2 fr. 50

MOREAU (de Tours). **Traité pratique de la folie névropathique.** 1 vol. in-18. 3 fr. 50

MORIN. **Du magnétisme et des sciences occultes**. 1 volume in-8. 6 fr.

PADIOLEAU (de Nantes). **De la médecine morale** dans le traitement des maladies nerveuses. 1 vol. in-8. 4 fr. 50

PHILIPS (J. P.). **Cours théorique et pratique de braidisme**, ou hypnotisme nerveux, considéré dans ses rapports avec la psychologie, la physiologie et la pathologie, et dans ses applications à la médecine, à la chirurgie, à la physiologie expérimentale, à la médecine légale et à l'éducation. 1 vol. in-8. 3 fr. 50

THULIÉ. **La folie et la loi.** 2^{e}édit. 1 vol. in-8. 3 fr. 50

THULIÉ. **De la manie raisonnante du docteur Campagne.** In-8. 2 fr.

Histoire des Sciences.

AUBER (Éd.). **Institutions d'Hippocrate,** ou Exposé dogmatique des vrais principes de la médecine, extraits de ses œuvres. 1 volume gr. in-8. 10 fr.

BOUCHARDAT. **Annuaires de thérapeutique, de matière médicale et de toxicologie,** de 1841 à 1886. 49 vol. (Voir détails page 20.)

BOUCHUT. **Histoire de la médecine et des doctrines médicales.** 2 vol. in-8. 16 fr.

GARNIER. **Dictionnaire annuel des progrès des sciences et institutions médicales,** suite et complément de tous les dictionnaires, précédé d'une Introduction par M. le docteur Amédée LATOUR. 23 vol. in-12 de 500 pages chacun.

Prix de la 1re année 1864. 5 fr.
— des 2e, 3e, 4e, 5e et 6e années, 1865 à 1869, chacune 6 fr.
— de la 7e année 1870 et 1871. 7 fr.
— des 8e, 9e, 10e, 11e, 12e, 13e, 14e, 15e, 16e, 17e, 18e, 19e, 20e, 21e, 22e et 23e années, 1872 à 1887, chacune. 7 fr.

Conférences historiques de la Faculté de médecine faites pendant l'année 1865. (*Les Chirurgiens érudits*, par M. Verneuil. — *Guide Chauliac*, par M. Follin. — *Celse*, par M. Broca. — *Wurtzius*, par M. Trélat. — *Bioland*, par M. Le Fort. — *Leuret*, par M. Tarnier. — *Harvey*, par M. Béclard. — *Stahl*, par M. Lasègue. — *Jenner*, par M. Lorain. — *Jean de Vier*, par M. Axenfeld. — *Laennec*, par M. Chauffard. — *Sylvius*, par M. Gubler. — *Stoll*, par M. Parrot.) 1 vol. in-8. 3 fr.

GRIMAUX (Ed.). **Lavoisier (1743-1794),** d'après sa correspondance, ses manuscrits, ses papiers de famille et d'autres documents inédits. 1 beau vol. grand in-8 avec 10 gravures hors texte, en taille-douce et en typographie, 1888. 15 fr.

MAINDRON (E.). **L'Académie des sciences,** histoire de l'Académie, fondation de l'Institut national, Bonaparte membre de l'Institut. 1 beau vol. grand in-8 avec 53 gravures dans le texte, portraits, plans, etc., 8 planches hors texte et 2 autographes, d'après des documents originaux. 1888. 12 fr.

PETIT (L.-H.). **Œuvres complètes de Jean Méry, 1645-1722** (anatomie, physiologie, chirurgie), avec une préface de M. le professeur VERNEUIL. 1 vol. grand in-8 avec 3 planches et le portrait de Méry, tirés hors texte, 1887. 16 fr.

POUCHET (G.). **Charles Robin, sa vie et son œuvre.** 1 vol. in-8 avec un beau portrait sur acier de Ch. Robin. 3 fr. 50

POUCHET (G.). **La biologie aristotélique.** 1 vol. in-8. 1885. 3 fr. 50

TANNERY. **Pour la science hellène,** de Thalès à Empédocle. 1 vol. in-8. 7 fr. 50

BIBLIOTHÈQUE DE L'ÉTUDIANT EN MÉDECINE

COLLECTION D'OUVRAGES POUR LA PRÉPARATION
AUX EXAMENS DU DOCTORAT, DU GRADE D'OFFICIER DE SANTÉ
ET AU CONCOURS DE L'EXTERNAT ET DE L'INTERNAT.

1er EXAMEN

(Physique, chimie, histoire naturelle.)

BOCQUILLON. — MANUEL D'HISTOIRE NATURELLE MÉDICALE. 1 vol. grand in-18, avec 415 figures. 14 fr.

LE NOIR. — HISTOIRE NATURELLE, avec 255 fig. dans le texte. 3e édit. 5 fr.

GREHANT. — MANUEL DE PHYSIQUE MÉDICALE. 1 vol. gr. in-18, avec 469 figures dans le texte. 7 fr.

LE NOIR. — PHYSIQUE ÉLÉMENTAIRE, avec 455 fig. dans le texte. 2e édit. 6 fr.

RICHE. — MANUEL DE CHIMIE MÉDICALE. 3e édit. 1881. 1 vol. in-18, avec 200 figures dans le texte. 8 fr.

GRIMAUX. — CHIMIE ORGANIQUE ÉLÉMENTAIRE. Leçons professées à la Faculté de médecine. 1 vol. in-18. 5e édition augmentée. 1889. 5 fr.

GRIMAUX. — CHIMIE INORGANIQUE ÉLÉMENTAIRE. 5e édition augmentée. 1889. 1 vol. in-18. 5 fr.

LE NOIR. — CHIMIE ÉLÉMENTAIRE. 1 vol. in-12, avec 69 fig. 2e édit. 3 fr. 50

PISANI. — TRAITÉ D'ANALYSE CHIMIQUE. 1 vol. in-18. 3e édit. 3 fr. 50

PISANI et DIRVELL. — LA CHIMIE DU LABORATOIRE. 1 vol. in-18. 4 fr. 50

2e EXAMEN

1re PARTIE *(Anatomie, histologie).*

ALAVOINE. — TABLEAUX DU SYSTÈME NERVEUX, 2 gr. tableaux avec fig. 5 fr.

DEBIERRE. — MANUEL D'ANATOMIE. 2 vol. in-18 avec figures en couleurs, correspondant aux deux examens d'anatomie. *(Sous presse.)*

JAMAIN. — NOUVEAU TRAITÉ ÉLÉMENTAIRE D'ANATOMIE DESCRIPTIVE ET DE PRÉPARATIONS ANATOMIQUES. 3e édit. 1 vol. gr. in-18, avec 223 figures dans le texte. 12 fr.

2e PARTIE *(Physiologie).*

LONGET. — TRAITÉ DE PHYSIOLOGIE. 2e édit. 3 vol. gr. in-8. 36 fr.

BURDON-SANDERSON, FOSTER et LAUDER-BRUNTON. — MANUEL DU LABORATOIRE DE PHYSIOLOGIE, 1 vol. in-8, avec 184 fig. dans le texte. 1884. 14 fr.

3e EXAMEN

1re PARTIE *(Médecine opératoire, pathologie externe, accouchements).*

MALGAIGNE et LE FORT. — MANUEL DE MÉDECINE OPÉRATOIRE. 9e édition, avec 744 fig. dans le texte. 2 vol. gr. in-18. 16 fr.

NÉLATON. — ÉLÉMENTS DE PATHOLOGIE CHIRURGICALE. 2e édition, revue par MM. les docteurs *Jamain, Péan, Desprès, Horteloup* et *Gillette*. 6 vol. gr. in-8, avec 795 fig. 82 fr.

MAUNOURY et SALMON. — MANUEL DE L'ART DES ACCOUCHEMENTS. 3e édit. 1 vol. gr. in-18, avec 115 fig. 7 fr.

TERRIER. — ÉLÉMENTS DE PATHOLOGIE CHIRURGICALE GÉNÉRALE. Fasc. I. *Lésions traumatiques et leurs complications.* 1 vol. in-8. 7 fr.

Fasc. II. *Complications des lésions traumatiques. — Lésions inflammatoires.* 1 vol. in-8. 6 fr.

Fasc. III terminant l'ouvrage. *(Sous presse.)*

JAMAIN et TERRIER. — MANUEL DE PETITE CHIRURGIE. 6e édit. refondue. 1 vol. gr. in-18, avec 455 fig. 9 fr.

JAMAIN et TERRIER. — MANUEL DE PATHOLOGIE ET DE CLINIQUE CHIRURGICALES. 3e édition :

Tome I. 1 vol. gr. in-18. 8 fr.
Tome II. 1 vol. in-18. 8 fr.
Tome III. 1 vol. in-18. 8 fr.
Tome IV. *(Sous presse.)*

BILLROTH et WINIWARTER. — TRAITÉ DE PATHOLOGIE ET DE CLINIQUE CHIRURGICALES GÉNÉRALES. 2e édition française d'après la 10e édition allemande. 1 fort vol. gr. in-8, avec 180 fig. dans le texte. 1880. 20 fr.

2e PARTIE *(Pathologie interne, pathologie générale).*

GINTRAC. — COURS THÉORIQUE ET PRATIQUE DE PATHOLOGIE INTERNE ET DE THÉRAPIE MÉDICALE. 9 vol. in-8. 63 fr.

NIEMEYER. — ÉLÉMENTS DE PATHOLOGIE INTERNE, traduits de l'allemand, annotés par M. *Cornil*. 3e édit. française. 2 vol. gr. in-8. 14 fr.

TARDIEU. — MANUEL DE PATHOLOGIE ET DE CLINIQUE MÉDICALES. 1 fort vol. in-18. 4e édit. 8 fr.

4e EXAMEN

(Hygiène, médecine légale, thérapeutique, matière médicale, pharmacologie).

BINZ. — ABRÉGÉ DE MATIÈRE MÉDICALE ET DE THÉRAPEUTIQUE, 1 vol. in-12 de 335 pages. 2 fr. 50

BOUCHARDAT. — MANUEL DE MATIÈRE MÉDICALE, DE THÉRAPEUTIQUE ET DE PHARMACIE. 5e édit. 2 vol. in-12. 16 fr.

CORNIL et A.-J. MARTIN. — LEÇONS ÉLÉMENTAIRES D'HYGIÈNE PRIVÉE. 1 vol. in-18. 2e éd. (*Sous presse.*)

BOUCHARDAT. — TRAITÉ D'HYGIÈNE PUBLIQUE ET PRIVÉE BASÉE SUR L'ÉTIOLOGIE. 1 v. gr. in-8. 2e édit. 18 fr.

KUNZE. — MANUEL DE MÉDECINE PRATIQUE. 1 vol. in-18. 4 fr. 50

TAYLOR. — TRAITÉ DE MÉDECINE LÉGALE, traduit de l'anglais par M. *H. Coutagne*. 1 vol. gr. in-8. 15 fr.

A. et G. BOUCHARDAT. — NOUVEAU FORMULAIRE MAGISTRAL. 27e édit., revue, collationnée avec le nouveau *Codex*, augmentée de formules nouvelles et d'une Note sur l'alimentation dans le diabète sucré. 1 vol. in-18. 3 fr. 50
Cartonné. 4 fr. — Relié. 4 fr. 50

5e EXAMEN

1re PARTIE (*Cliniques externe, obstétricale, etc.*).

JAMAIN et TERRIER. — MANUEL DE PATHOLOGIE ET DE CLINIQUE CHIRURGICALES. 3e édition : 3 vol. in-18. 24 fr.

BOUCHUT et DESPRÉS. — DICTIONNAIRE DE MÉDECINE ET DE THÉRAPEUTIQUE MÉDICALE ET CHIRURGICALE, comprenant le résumé de la médecine et de la chirurgie, les indications thérapeutiques de chaque maladie, la médecine opératoire, les accouchements, l'oculistique, l'odontotechnie, les maladies d'oreille, l'électrisation, la matière médicale, les eaux minérales, et un formulaire spécial pour chaque maladie. 5e édit. 1888. 1 vol. in-4, avec 950 figures dans le texte, et 3 cartes. — Prix : br. 25 fr. — Cart., 27 fr. 50. — Relié, 29 fr.

MAUNOURY et SALMON. — MANUEL DE L'ART DES ACCOUCHEMENTS, à l'usage des élèves en médecine et des élèves sages-femmes. 3e édit., avec 415 figures dans le texte. 7 fr.

2e PARTIE (*Clinique interne, anatomie pathologique.*)

AXENFELD et HUCHARD. — DES NÉVROSES. 1 fort vol. in-8. 20 fr.

DAMASCHINO. — LEÇONS SUR LES MALADIES DES VOIES DIGESTIVES. 1 vol. in-8. 14 fr.

DURAND-FARDEL. — TRAITÉ DES MALADIES CHRONIQUES. 2 vol. in-8. 20 fr.

MARTINEAU. — TRAITÉ CLINIQUE DES AFFECTIONS DE L'UTÉRUS. 1 vol. in-8. 14 fr.

GINTRAC (E.). — COURS THÉORIQUE ET CLINIQUE DE PATHOLOGIE INTERNE ET DE THÉRAPIE MÉDICALE. Tomes I à IX. 9 vol. gr. in-8. 63 fr.
Les tomes IV et V se vendent séparément. 14 fr.
Les tomes VI et VII (*Maladies du système nerveux*) se vendent séparément. 14 fr.
Les tomes VIII et IX (*Maladies du système nerveux*) se vendent séparément. 14 fr.

HOUEL. — MANUEL D'ANATOMIE PATHOLOGIQUE GÉNÉRALE ET APPLIQUÉE, contenant : la *description* et le *catalogue* du musée Dupuytren. 2e édit. 1 vol. gr. in-18. 7 fr.

CORNIL et RANVIER. — MANUEL D'HISTOLOGIE PATHOLOGIQUE. 2 vol. gr. in-8, avec 577 figures dans le texte. 2e édit. 30 fr.

CORNIL et BABES. — LES BACTÉRIES ET LEUR ROLE DANS L'HISTOLOGIE PATHOLOGIQUE DES MALADIES INFECTIEUSES. 3e édition, avec fig. et pl. hors texte. 1 vol. gr. in-8. (*Sous presse.*)

GOUBERT. — MANUEL DE L'ART DES AUTOPSIES CADAVÉRIQUES, surtout dans ses applications à l'anatomie pathologique, 1 vol. in-8 de 500 pages avec 145 gravures dans le texte. 6 fr.

HERARD, CORNIL et HANOT. — DE LA PHTISIE PULMONAIRE. 1 vol. in-8, 2e édit. 1888. 20 fr.

MURCHISON. — DE LA FIÈVRE TYPHOÏDE. 1 vol. in-8. 10 fr.

BERTON. **Guide et Questionnaire de tous les examens de médecine**, avec les réponses des examinateurs eux-mêmes aux questions les plus difficiles; suivi des Programmes des conférences pour l'*internat* et l'*externat*, avec de grands Tableaux synoptiques inédits d'anatomie et de pathologie. 1 vol. in-18. 2e édit. 3 fr. 50

LIVRES SCIENTIFIQUES

NON CLASSÉS DANS LES SÉRIES PRÉCÉDENTES

(MÉDECINE — SCIENCES)

par ordre alphabétique de noms d'auteurs.

AMUSSAT (Alph.). **De l'emploi de l'eau en chirurgie.** In-4. 2 fr.

AMUSSAT (Alph.). **Mémoires sur la galvanocaustique thermique.** 1 vol. in-8, avec 44 fig. intercalées dans le texte. 1876. 3 fr. 50

AMUSSAT (Alph.). **Des sondes à demeure et du conducteur en baleine.** 1 brochure in-8, avec fig. dans le texte. 1876. 2 fr.

ARTIGUES. **Amélie-les-Bains, son climat et ses thermes.** 1 vol. in-8 de 267 pages. 3 fr. 50

AUBER (Edouard). **Traité de la science médicale** (histoire et dogme). 1 fort vol. in-8. 8 fr.

AUBER (Éd.). **De la fièvre puerpérale devant l'Académie de médecine,** et des principes du vitalisme hippocratique appliqués à la solution de cette question. In-8. 3 fr. 50

AUBER (Éd.). **Philosophie de la médecine.** 1 vol. in-18. 2 fr. 50

AUBRY. **La contagion du meurtre.** 1 vol. in-8, 1887. 3 fr. 50

AUZIAS-TURENNE. **La syphilisation,** syphilis, vaccine, sur les maladies virulentes, variétés. 1 fort vol. in-8. 16 fr.

BAUDON. **L'ovariotomie abdominale.** In-8. 4 fr.

BAUDRIMONT. **Formation du globe terrestre** pendant la période qui a précédé l'apparition des êtres vivants. 1 vol. in-18. 2 fr. 50

BECQUEREL. **Traité des applications de l'électricité à la thérapeutique médicale et chirurgicale.** 2e édit. 1 vol. in-8. 2 fr. 50

BECQUEREL et RODIER. **Traité de chimie pathologique appliquée à la médecine pratique.** 1 vol. in-8. 3 fr. 50

BERGERET. **Philosophie des sciences cosmologiques,** critique des sciences et de la pratique médicale. In-8 de 310 pages. 4 fr.

BERGERET. **Petit manuel de la santé.** 1 vol. in-18. 7 fr.

BERNARD. **Champignons observés à la Rochelle** et dans les environs. 1 vol. in-8, avec 1 atlas, figures noires, 15 fr. — Coloriées. 25 fr.

BERTET. **Pathologie et chirurgie du col utérin.** In-8. 2 fr. 50

BERTON. **Guide et Questionnaire** de tous les examens de médecine, avec les réponses des examinateurs eux-mêmes aux questions les plus difficiles, suivi de Programmes de conférences pour l'externat et l'internat, avec de grands Tableaux synoptiques inédits d'anatomie et de pathologie. 1 vol. in-18. 2e édit. 3 fr. 50

BLACKWELL (le Dr Élisabeth). **Conseils aux parents sur l'éducation de leurs enfants.** 1 vol. in-18. 2 fr.

BLATIN. **Recherches physiologiques et cliniques sur la nicotine et le tabac.** Gr. in-8. 4 fr.

BOCQUILLON. **Revue du groupe des Verbénacées.** 1 vol. gr. in-8 de 186 pages, avec 20 planches gravées sur acier. 15 fr.

BOCQUILLON. **Anatomie et physiologie des organes reproducteurs des Champignons et des Lichens.** In-4. 2 fr. 50

BOCQUILLON. **Mémoire sur le groupe des Tiliacées.** Gr. in-8 de 48 pages. 2 fr.

BOECKEL (Jules). **Sur les kystes hydatiques du rein au point de vue chirurgical.** Gr. in-8, 1887. 2 fr.

BONJEAN. **Monographie de la rage.** 1 vol. in-18, 1879. 3 fr. 50

BOSSU (Antonin). **Nouveau compendium médical à l'usage des médecins-praticiens.** 5e édition. 1 vol. gr. in-18. 7 fr.

BOSSU. **Botanique et plantes médicinales.** 1 vol. in-12 de 600 pages, avec 1029 gravures. 7 fr. 50

BOSSU. **Petit compendium médical.** Quintessence de médecine pratique. Dictionnaire bijou de pathologie, thérapeutique et hygiène domestique. 1886. 1 vol. petit in-18. 1 fr. 25

BOUCHARDAT. **Annuaire de thérapeutique, de matière médicale, de pharmacie et de toxicologie,** de 1841 à 1886, contenant le résumé des travaux thérapeutiques et toxicologiques publiés de 1840 à 1885, et les formules des médicaments nouveaux, suivi de Mémoires divers de M. le professeur Bouchardat.

La collection complète se compose de 46 années et 3 suppléments. 49 vol. gr. in-32.

Prix des années 1841 à 1873, et des suppléments, chacune 1 fr. 25
— — 1874 à 1886, 1 fr. 50

Les années 1875, 1884, 1885 sont épuisées.

1841. — Monographie du diabète sucré.
1842. — Observations sur le diabète sucré et mémoire sur une maladie nouvelle, *l'hippurie.*
1843. — Mémoire sur la digestion.
1844. — Recherches et expériences sur les contrepoisons du sublimé corrosif, du plomb, du cuivre et de l'arsenic.
1845. — Mémoire sur la digestion des corps gras.
1846. — Recherches sur des cas rares de chimie pathologique, et mémoire sur l'action des poisons et de substances diverses sur les plantes et les poissons.
1846. Supplément. — 1° Trois mémoires sur les fermentations.
2° Un mémoire sur la digestion des substances sucrées et féculentes, et des recherches sur les fonctions du pancréas.
3° Un mémoire sur le diabète sucré ou glycosurie.
4° Note sur les moyens de déterminer la présence et la quantité de sucre dans les urines.
5° Notice sur le pain de gluten.
6° Note sur la nature et le traitement physiologique de la phthisie.
1847. — Mémoire sur les principaux contrepoisons et sur la thérapeutique des empoisonnements, et diverses notices scientifiques.
1848. — Nouvelles observations sur la glycosurie, notice sur la thérapeutique des affections syphilitiques, et mémoire sur l'influence des nerfs pneumogastriques dans la digestion.
1849. — Mémoire sur la thérapeutique du choléra.
1850. — Mémoire sur la thérapeutique des affections syphilitiques et observations sur l'affaiblissement de la vue coïncidant avec les maladies dans lesquelles la nature de l'urine est modifiée.
1851. — Mémoire sur la pathogénie et la thérapeutique du rhumatisme articulaire aigu.
1852. — Mémoire sur le traitement de la phthisie et du rachitisme par l'huile de foie de morue.
1856. — Mémoires : 1° sur les amidonneries insalubres; 2° sur le rôle des matières albumineuses dans la nutrition.
1856. Supplément. — 1° Histoire physiologique et thérapeutique de la cinchonine;
2° Rapports sur les remèdes proposés contre la rage;
3° Recherches sur les alcaloïdes dans les veines;
4° Solution alumineuse benzinée;
5° La table alphabétique des matières contenues dans les Annuaires de 1841 à 1855, rédigée par M. le docteur Ramon.
1857. — Mémoire sur l'oligosurie, avec des considérations sur la polyurie.
1858. — Mémoire sur la genèse et le développement de la fièvre jaune.
1859. — Rapports sur les farines falsifiées, le pain bis et le vin plâtré.
1860. — Mémoire sur l'infection déterminée dans le corps de l'homme par la fermentation putride des produits morbides ou excrémentitiels. Des désinfectants qui peuvent être employés pour prévenir cette infection.
1861. — Mémoire sur l'emploi thérapeutique externe du sulfate simple d'alumine et de zinc, par M. le docteur Homolle.
1861. — Supplément (*épuisé*).
1862. — Deux conférences faites aux ouvriers sur l'usage et l'abus des liqueurs fortes et des boissons fermentées.
1863. — Mémoire sur les eaux potables.
1864. — Trois notes sur l'origine et la nature de la vaccine; sur l'inoculation et sur le traitement de la syphilis.
1865. — Mémoire sur l'exercice forcé dans le traitement de la glycosurie.
1866. — Mémoire sur les poisons, les venins, les virus, les miasmes spécifiques dans leurs rapports avec les ferments.
1867. — Mémoire sur la gravelle.
1868. — Mémoire sur le café.
1869. — Mémoire sur la production de l'urée. — Mémoire sur l'étiologie de la glycosurie.
1870. — Mémoire sur la goutte.
1871-72. — Mémoire sur l'état sanitaire de Paris et de Metz pendant le siège.
1873. — Mémoire sur l'étiologie du typhus.
1874. — Mémoire sur l'hygiène du soldat.

1875. — Mémoire sur l'hygiène thérapeutique des maladies.
1876. — Mémoire sur le traitement hygiénique des maladies chroniques et des convalescences.
1877. — Mémoire sur l'étiologie thérapeutique.
1878. — Nouveaux moyens dans la glycosurie.
1879. — Des vignes phylloxérées.
1880. — Mémoire sur le traitement hygiénique des dyspepsies.
1881. — Hygiène et thérapeutique du scorbut.
1882. — Sur la préservation des maladies contagieuses.
1883. — Sur le traitement hygiénique de la fièvre typhoïde, et sur les parasiticides.
1884. — Sur les maladies contagieuses et la genèse de leurs parasites.
1885. — Notice sur le choléra asiatique, sa nature, son parasite; hygiène, traitement. — Mémoire sur l'atténuation des virus.
1886. — Notices sur le traitement hygiénique du mal de Bright; sur les difficultés de l'hygiène, etc.

BOUCHARDAT. **Supplément à l'Annuaire de thérapeutique**, etc., pour 1846, contenant des mémoires : 1° sur les fermentations; 2° sur la digestion des substances sucrées et féculentes et sur les fonctions du pancréas, par MM. BOUCHARDAT et SANDRAS ; 3° sur le diabète sucré ou glycosurie ; 4° sur les moyens de déterminer la présence et la quantité de sucre dans les urines ; 5° sur le pain de gluten ; 6° sur la nature et le traitement physiologique de la phthisie. 1 vol. gr. in-32. 1 fr. 25

BOUCHARDAT. **Supplément à l'Annuaire de thérapeutique**, etc., pour 1856, contenant : 1° l'histoire physiologique et thérapeutique de la cinchonine ; 2° rapport sur les remèdes proposés contre la rage ; 3° recherches sur les alcaloïdes dans les urines ; 4° solution alumineuse benzinée ; 5° la table alphabétique des matières contenues dans les Annuaires de 1841 à 1855, rédigée par M. RAMON. 1 vol. in-32. 1 fr. 25

BOUCHARDAT. **Opuscules d'économie rurale**, contenant les engrais, la betterave, les tubercules de dahlia, les vignes et les vins, le lait, le pain, les boissons, l'alucite, la digestion et les maladies des vers à soie, les sucres, etc. 1 vol. in-8. 3 fr. 50

BOUCHARDAT. **Traité des maladies de la vigne.** 1 vol. in-8. 3 fr. 50

BOUCHARDAT. **Le travail**, son influence sur la santé (conférences faites aux ouvriers). 1 vol. in-18. 2 fr. 50

BOUCHARDAT. **Histoire naturelle.** Zoologie, botanique, minéralogie, géologie. 2 vol. gr. in-18 avec 308 figures. 2 fr.

BOUCHARDAT. **Physique avec ses principales applications.** 1 vol. gr. in-18 avec 230 figures. 3e édition. 2 fr.

BOUCHARDAT et QUEVENNE. **Instruction sur l'essai et l'analyse du lait.** 1 br. gr. in-8. 3e édit., 1879. 1 fr. 50

BOUCHARDAT ET QUEVENNE. **Du lait.** 1er fascicule : Instruction sur l'essai et l'analyse du lait; 2e fascicule : Des laits de femme, d'ânesse, de chèvre, de brebis, de vache. 1 vol. in-8. 6 fr.

BOUCHARDAT (Gustave). **Histoire générale des matières albuminoïdes.** Thèse d'agrégation. 1 vol. in-8. 2 fr. 50

BOURDEAU (Louis). **Théorie des sciences.** Plan de science intégrale. 2 vol. in-8. 20 fr.

BOURDEAU (Louis). **Les forces de l'industrie.** Progrès de la puissance humaine. 1 vol. in-8. 5 fr.

BOURDEAU (Louis). **La conquête du monde animal.** In-8. 5 fr.

BOURDET (Eug.). **Des maladies du caractère** au point de vue de l'hygiène morale et de la philosophie positive. In-8. 5 fr.

BOURDET. **Principes d'éducation positive.** In-18. 3 fr. 50

BOURDET (Eug.). **Vocabulaire des principaux termes de la philosophie positive.** 1 vol. in-18. 3 fr. 50

BOUTIGNY (M. H. P.) d'Évreux. **Études sur les corps à l'état sphéroïdal.** 1 vol. in-8. 4e édition. 10 fr.

BOUYER (Achille). **Étude médicale sur la station hivernale d'Amélie-les-Bains.** 1 vol. in-18. 1 fr. 50

BRAULT. **Contribution à l'étude des néphrites.** 1881. In-8 avec 3 planches. 2 fr.

BRÉMOND (E.). **De l'hygiène de l'aliéné.** In-8. 2 fr.

BRIGHAM. **Quelques observations chirurgicales.** 1872. Gr. in-8 sur papier de Hollande avec 4 photographies. 5 fr.

BYASSON (H.) ET FOLLET (A.). **Étude sur l'hydrate de chloral et le trichloracétate de soude.** 1871. In-8 de 64 pages. 2 fr.

CABADE. **Essai sur la physiologie des épithéliums.** In-8 de 88 pages, avec 2 planches gravées. 2 fr. 50

CASTORANI. **Mémoire sur le traitement des taches de la cornée,** *néphélion, albugo.* In-8. 1 fr.

CASTORANI. **Mémoire sur l'extraction linéaire externe de la cataracte.** In-8. 3 fr. 50

CAZENEUVE. **Des densités des vapeurs au point de vue chimique** (Thèse d'agrégation). In-8. 1878. 3 fr. 50

CHARCOT ET CORNIL. **Contributions à l'étude des altérations anatomiques de la goutte,** et spécialement du rein et des articulations chez les goutteux. In-8 de 30 pages, avec pl. 1 fr. 50

CHARCOT et PITRES. **Etude critique et clinique de la doctrine des localisations motrices dans l'écorce des hémisphères cérébraux de l'homme.** Gr. in-8. 2 fr. 50

CHARPIGNON. **Considérations sur les maladies de la moelle épinière.** In-8. 1 fr.

CHARPIGNON. **Études sur la médecine animique et vitaliste.** 1 vol. gr. in-8 de 192 pages. 4 fr.

CHASERAY (Alexandre). **Conférences sur l'âme.** In-18. 75 c.

CHAUFFARD. **De la spontanéité et de la spécificité dans les maladies.** 1 vol. in-18 de 232 pages. 3 fr.

CHÉRUBIN. **De l'extinction des espèces,** études biologiques sur quelques-unes des lois qui régissent la vie. In-18. 2 fr. 50

CHIPAULT (Antony). **De la résection sous-périostée dans la fracture de l'omoplate par armes à feu.** In-8. 3 fr. 50

CHIPAULT. **Fractures par armes à feu.** In-8 avec 37 pl. 25 fr.

CHUFFART. **Les affections rhumatismales du tissu cellulaire sous-cutané.** (Thèse d'agrégation, 1886.) 1 vol. in-8. 4 fr.

CLÉMENCEAU. **De la génération des éléments anatomiques,** précédé d'une Introd. par M. le professeur ROBIN. In-8. 5 fr.

CORNIL. **Des différentes espèces de néphrites.** In-8. 3 fr. 50

CORNIL. — Voy. LAENNEC et voy. CHARCOT.

DAMASCHINO. **Des différentes formes de pneumonie aiguë chez les enfants.** In-8 de 154 pages. 3 fr. 50

DAMASCHINO. **La pleurésie purulente.** In-8. 3 fr. 50

DAMASCHINO. **Étiologie de la tuberculose.** In-8 de 204 p. 2 fr. 50

D'ARDONNE. **La philosophie de l'expression**, étude psychologique. 1 vol. in-8 de 352 pages. 8 fr.

D'ASSIER. **Physiologie du langage phonétique.** In-18. 2 fr. 50

D'ASSIER. **Physiologie du langage graphique.** In-18. 2 fr. 50

D'ASSIER. **Essai de philosophie positive au XIXe siècle.** Première partie : le Ciel. 1 vol. in-18. 2 fr. 50

D'ASSIER. **Essai de philosophie naturelle chez l'homme.** 1 vol. in-12, 1882. 3 fr. 50

DEGRAUX-LAURENT. **Études ornithologiques.** La puissance de l'aile, ou l'oiseau pris au vol. 1 vol. in-8. 5 fr.

DELATTRE (G.-A.). **Traité de dystocie pratique.** 1886. 1 vol. in-8, avec 9 planches hors texte. 10 fr.

DELBŒUF. **Psychophysique,** mesure des sensations de lumière et de fatigue ; théorie générale de la sensibilité. In-18, 1883. 3 fr. 50

DELBŒUF. **Examen critique de la loi psychophysique.** 1 vol. in-18. 3 fr. 50

DELBŒUF. **Le sommeil et les rêves.** 1 vol. in-18, 1885. 3 fr. 50

DELBŒUF. **De l'origine des effets curatifs de l'hypnotisme.** In-8, 1887. 1 fr. 50

DELBŒUF. **La matière brute et la matière vivante.** 1 vol. in-18, 1887. 2 fr. 50

DELVAILLE (Camille). **Études sur l'histoire naturelle.** 1 vol. in-18. 3 fr. 50

DELVAILLE (Camille). **De la fièvre de lait.** In-8. 2 fr. 50

DELVAILLE (Camille). **De l'exercice de la médecine**, nécessité de reviser les lois qui la régissent en France. In-8. 2 fr.

DELVAILLE (Camille). **Lettres médicales sur l'Angleterre.** In-8. 1 fr. 50

DESPAGNET. **Compte rendu de la Clinique de M. le Dr Galezowski.** Du 1er juillet 1880 au 1er juillet 1881. In-8. 3 fr. 50

DESPAGNET. **De l'irido-choroïdite suppurative dans le leucome adhérent de la cornée.** In-8, 1887. 2 fr.

DEVERGIE (Alphonse). **Médecine légale théorique et pratique,** avec le texte et l'interprétation des lois relatives à la médecine légale, revus et annotés par M. DEHAUSSY DE ROBÉCOURT, conseiller à la Cour de cassation. 3e édit. 3 vol. in-8. 23 fr.

DONDERS. **L'astigmatisme** et les verres cylindriques. In-8. 4 fr. 50

DROGNAT-LANDRÉ. **De l'extraction de la cataracte.** Grand in-8. 1 fr.

DROGNAT-LANDRÉ. **De la contagion seule cause de la propagation de la lèpre.** In-8. 2 fr. 50

DUBOUCHET. **Maladies des voies urinaires et des organes de la génération.** 10e édit. 1 vol. in-8. 5 fr.

DUJARDIN-BEAUMETZ. **Myélite aiguë.** In-8. 2 fr. 50

DURAND (de Gros). **Essais de physiologie philosophique.** 1 vol. in-8. 8 fr.

DURAND (de Gros). **De l'influence des milieux sur les caractères de races, de l'homme et des animaux.** In-8. 1 fr. 50

DURAND (de Gros). **Ontologie et psychologie physiologique.** 1 vol. in-18. 3 fr. 50

DURAND (de Gros). **De l'hérédité dans l'épilepsie.** 50 c.

DURAND (de Gros). **Les origines animales de l'homme**, éclairées par la physiologie et l'anatomie comparatives. 1 vol. in-8. 5 fr.

DURAND (de Gros). **Genèse naturelle des formes animales.** In-8 avec figures, 1888. 1 fr. 25

DURAND-FARDEL. **Lettres médicales sur Vichy.** 4e éd. 1877. 2 fr. 50

Éléments de science sociale, ou Religion physique sexuelle et naturelle, par un Dr en médecine. 4e édit. 1884. 1 vol. in-18. 3 fr. 50

FAIVRE (Ernest). **De la variabilité des espèces.** 1 vol. in-18. 2 fr. 50

FERMOND. **Études comparées des feuilles** dans les trois grands embranchements végétaux. 1 vol. in-8, avec 13 pl. 10 fr.

FERMOND. **Phytogénie**, ou Théorie mécanique de la végétation. 1 vol. gr. in-8 de 708 pages, avec 5 planches. 12 fr.

FERMOND. **Essai de phytomorphie**, ou Étude des causes qui déterminent les principales formes végétales. 2 vol. gr. in-8. 30 fr.

FERMOND. **Faits pour servir à l'histoire générale de la fécondation chez les végétaux.** In-8 de 45 pages. 2 fr.

FIAUX. **L'enseignement de la médecine en Allemagne.** 1 vol. in-8. 1877. 5 fr.

FERRIÈRE. **L'âme est la fonction du cerveau.** 2 vol. in-12. 1883. 7 fr.

FERRIÈRE. **La matière et l'énergie.** 1 vol. in-12. 1887. 4 fr. 50

FERRIÈRE. **La vie et l'âme.** 1 vol. in-12. 1888. 4 fr. 50

FRANCO (de Lausanne). **Petit Traité sur les hernies.** Réimpression de l'édition de 1556. 1 vol. in-8 sur papier de Hollande, 1884. 3 fr.

FREDERIQ (Dr). **Hygiène populaire.** 1 vol. in-12, 1875. 4 fr.

FUMOUZE (A.). **De la cantharide officinale** (thèse de pharmacie. In-4 de 58 pages et 5 planches. 3 fr. 50

FUMOUZE (V.). **Les spectres d'absorption du sang** (thèse de doctorat). In-4 de 141 pages et 3 pl. 4 fr. 50

GALEZOWSKI. **Desmarres**, sa vie et ses œuvres. In-8. 2 fr.

GALEZOWSKI. **Les troubles oculaires dans l'ataxie locomotrice**. In-8, 1884. 1 fr. 50

GALEZOWSKI. **Sur l'emploi de l'aimant pour l'extraction des corps étrangers métalliques de l'œil**. In-8. 2 fr.

GELY. **Études sur le cathétérisme curviligne et sur l'emploi d'une nouvelle sonde dans le cathétérisme évacuatif**. 1 vol. in-4 avec 97 planches. 7 fr.

GEOFFROY SAINT-HILAIRE (Étienne). **Vie, travaux et doctrine scientifique**, par Isid. Geoffroy SAINT-HILAIRE. 1 vol. in-12. 3 fr. 50

— Le même. 1 vol. in-8. 5 fr.

GERVAIS (Paul). **Zoologie**. Reptiles vivants et fossiles. Gr. in-8 avec 19 planches gravées. 7 fr.

GILLE. **Le traitement des malades à domicile**. 1 vol. in-8. 6 fr.

GINTRAC (E.). **Cours théorique et clinique de pathologie interne et de thérapie médicale**. 1853-1859. 9 vol. gr. in-8. 63 fr.

Les tomes VI à IX (*Maladies du système nerveux*) se vendent ensemble, 4 vol. 28 fr.

GIRAUD-TEULON. **Œil schématique**, dimensions décuples. 1 tableau. 2 fr. 50

GOLDSCHMIDT (D.). **De la vaccine animale**. In-8, 1885. 1 fr.

GOUBERT. **Manuel de l'art des autopsies cadavériques**, surtout dans ses applications à l'anatomie pathologique, accompagné d'une lettre de M. le prof. BOUILLAUD. 1867. 1 vol. in-18 avec 145 fig. 6 fr.

GOUJON. **Étude d'un cas d'hermaphrodisme bisexuel imparfait chez l'homme**. In-8 avec 2 planches, 1872. 1 fr.

GREHANT. **Recherches physiques sur la respiration de l'homme**. In-8 de 46 pages, avec 1 planche. 1 fr. 50

GROSS. **Manuel du brancardier**, avec 92 dessins dans le texte. 1 vol. in-18, 1884. 3 fr. 50

GROVE (W. R.). **Corrélation des forces physiques**, traduit de l'anglais par M. Séguin aîné. 2e édit. In-8. 7 fr. 50

GUINIER. **Essai de pathologie et de clinique médicales**, contenant des recherches spéciales sur la forme pernicieuse de la maladie des marais, la fièvre typhoïde, la diphthérie, la pneumonie, la thoracocentèse chez les enfants, le carreau, etc. 1 fort vol. in-8. 8 fr.

HACHE (M.). **Étude clinique sur les cystites**. 1 vol. in-8. 3 fr. 50

HANRIOT (M.). **Hypothèses sur la constitution de la matière** (Thèse d'agrégation, 1880). 1 vol. in-8. 3 fr.

HÉMEY (Lucien). **De la péritonite tuberculeuse**. In-8. 2 fr.

HIRIGOYEN. **De l'influence des déviations de la colonne vertébrale sur la conformation du bassin** (Thèse d'agrégation, 1880). 1 vol. in-8. 4 fr.

Hommage à M. Chevreul à l'occasion de son centenaire (**31 août 1886**). 1 beau vol. in-4 de 95 pages, imprimé sur papier de Hollande, contenant sept mémoires originaux par MM. BERTHELOT, DEMARÇAY, DUJARDIN-BEAUMETZ, A. GAUTIER, GRIMAUX, Georges POUCHET et Ch. RICHET. 5 fr.

HOUEL. **Manuel d'anatomie pathologique générale et appliquée**, contenant le Catalogue et la description des pièces déposées au musée Dupuytren. 2e édition. 1 vol. in-18 de 930 pages. 7 fr.

HUCHARD (H.). **Étude critique sur la pathogénie de la mort subite dans la fièvre typhoïde**. 1 br. in-8, 1878. 1 fr. 25

HUXLEY. **La physiographie**, introduction à l'étude de la nature, traduit et adapté par M. G. LAMY. 1 vol. in-8 avec figures dans le texte et 2 planches en couleurs, broché. 8 fr.
En demi-reliure, tranches dorées. 11 fr.

ISAMBERT (E.). **Études sur l'emploi thérapeutique du chlorate de potasse**, spécialement dans les affections diphthéritiques (croup, angine couenneuse, etc.). 1 vol. in-8. 2 fr. 50

ISAMBERT (E.). **Parallèle des maladies générales et des maladies locales.** In-8. 3 fr.

JACQUES. **L'intubation du larynx.** In-8. 1888. 2 fr. 50

JAMAIN. **Archives d'ophthalmologie.** 1853-1856. 6 vol. in-8 avec figures. 12 fr.

JOSAT. **De la mort et de ses caractères.** 1 vol. in-8. 7 fr.

JOSAT. **Recherches historiques sur l'épilepsie.** In-8. 2 fr.

JOUSSET DE BELLESME. **Recherches expérimentales sur la digestion des insectes**, et de la Blatte en particulier. In-8. 3 fr.

JOUSSET DE BELLESME. **Phénomènes physiologiques de la métamorphose chez la Libellule déprimée.** In-8. 2 fr. 50

JOUSSET DE BELLESME. **Recherches expérim. sur les fonctions du balancier chez les insectes diptères.** In-8. 3 fr.

LABORDE. **Les hommes et les actes de l'insurrection de Paris devant la psychologie morbide.** 1871. In-18 de 150 p. 2 fr. 50

LAENNEC. **Traité inédit sur l'anatomie pathologique.** Introduction et Ier chapitre, précédés d'une Préface par M. V. CORNIL, ornés de 2 portraits de Laennec. 1884. 1 fr. 50; sur papier de Hollande. 3 fr.

LAHILONNE. **Essai de critique médicale.** Pau et ses environs au point de vue des affections paludéennes. Gr. in-8. 2 fr.

LAHILONNE. **Étude de météorologie médicale au point de vue des voies respiratoires.** 2 fr. 50

LAHILONNE. **Histoire des fontaines de Cauterets** et des variations de leur emploi au traitement des maladies chroniques; précédé d'une Préface de M. le professeur HIRTZ. 1 vol. in-18, 1877. 3 fr.

LAHILONNE. **Étude de posologie hydro-minérale rationnelle dans les troubles de la respiration et de la circulation.** In-8, 1887. 1 fr.

LANDAU. **Théorie et traitement de la glycosurie.** In-8. 1 fr. 50

LAUSSEDAT. **La Suisse.** Etudes médicales et sociales. 2e édition. 1 vol. in-18, 1875. 10 fr.

LE FORT. **La chirurgie militaire** et les Sociétés de secours en France et à l'étranger. In-8 avec gravures. 10 fr.

LE FORT. **Étude sur l'organisation de la médecine** en France et à l'étranger. In-8, 1874. 3 fr.

LEMOINE (G.). **De l'antisepsie médicale.** (Thèse d'agrégation, 1886.) 1 vol. in-8. 3 fr. 50

LIARD. **Des définitions géométriques et des définitions empiriques.** 1 vol. in-18. 2e édition. 1887. 2 fr. 50

LIEBREICH (Oscar). **L'hydrate de chloral**, traduit de l'allemand sur la 2e édition par Is. Levaillant. In-8 de 70 pages. 2 fr. 50

LIEBREICH (Richard). **Nouveau procédé d'extraction de la cataracte.** In-8 de 16 pages, 1872. 75 c.

LIOUVILLE (H.). **De la généralisation des anévrysmes miliaires.** 1 vol. in-8 de 230 pages, et 3 pl. comprenant 19 fig. 6 fr.

LOUET. **Guide administratif du médecin-accoucheur et de la sage-femme.** 1 vol. in-18, 1878. 3 fr. 50

LUBANSKI. **Guide du poitrinaire** et de celui qui ne veut pas le devenir. 1 vol. in-18. 3 fr.

MACARIO. **Entretiens populaires sur la formation des mondes et les lois qui les régissent.** 1 vol. in-18. 2 fr. 25

MACARIO. **Lettres sur l'hygiène.** 1 vol. in-18. 2 fr.

MACARIO. **De l'influence médicatrice du climat de Nice.** 4e édition. 1886. In-18. 1 fr.

MACÉ. **Traité pratique et raisonné de pharmacie galénique.** 1 vol. in-8. 6 fr.

MAIRET. **Formes cliniques de la tuberculose miliaire du poumon** (thèse d'agrégation). 1 vol. in-8, 1878. 3 fr. 50

MANDON. **De la fièvre typhoïde,** nouvelles considérations sur sa nature, ses causes et son traitement. 1 vol. in-8. 6 fr.

MANDON. **Essai de dynamique médicale.** 1886. 1 vol. in-8. 3 fr.

MANDON. **Van Helmont,** sa biographie, histoire critique de ses œuvres. In-4. 6 fr.

MARTIN. **Du traitement des fractures du maxiliaire inférieur par un nouvel appareil.** 1 vol. in-8 avec 61 fig. 1887. 3 fr.

MARX (Edmond). **De la fièvre typhoïde.** In-8. 3 fr.

MAURIN (A.-S.). **Dictionnaire du foyer et d'infirmerie.** 1 vol. in-18, 2e édition. 1886. 3 fr. 50

MAURIN (A.-S.). **Nouveau formulaire magistral des maladies des enfants.** 1 vol. in-18, 2e édit. 1886. 3 fr. 50

MAURIN (A. S.). **Formulaire de l'herboristerie.** 1 vol. in-18. 1888. 4 fr.

MELLEZ. **Genèse de la terre et de l'homme.** 1 vol. in-8. 5 fr.

MENIÈRE. **Cicéron médecin.** Étude médico-littéraire. In-18. 4 fr. 50

MENIÈRE. **Les consultations de madame de Sévigné.** Étude médico-littéraire. 1 vol. in-8. 3 fr.

MENIÈRE. **Les moyens thérapeutiques employés dans les maladies de l'oreille.** Thèse. Gr. in-8. 2 fr.

MENIÈRE. **Du traitement de l'otorrhée purulente chronique,** considérations sur la maladie de Menière. In-18. 1 fr. 25

MEUNIER (Stanislas). **Lithologie terrestre et comparée** (roches, météorites). 1 vol. in-8, 108 pages. 4 fr. 50

MOREL. **Traité des champignons.** 1 vol. gr. in-18, avec figures coloriées. 8 fr.

MOUGEOT (de l'Aube). **Itinéraire d'un ubiétiste à travers les sciences et la religion.** In-18. 3 fr. 50

NICAISE. **Des lésions de l'intestin dans les hernies.** In-8 de 120 pages. 3 fr.

NICATI (W.) et M. RIETSCH. **Recherches sur le choléra.** 1886. 1 vol. in-8, avec 2 pl. hors texte. 5 fr.

ODIER ET BLACHE. **Quelques considérations sur les causes de la mortalité des nouveau-nés,** et sur les moyens d'y remédier. Gr. in-8 de 30 pages et XI tableaux. 1 fr. 50

OLLIVIER (Clément). **Histoire physique et morale de la femme.** 1 vol. in-8. 5 fr.

OLLIVIER (Clément). **Influence des affections organiques sur la raison,** ou Pathologie morale. In-8 de 244 pages. 4 fr.

ONIMUS. **De la théorie dynamique de la chaleur** dans les sciences biologiques. In-8. 3 fr.

ONIMUS ET VIRY. **Étude critique des tracés** obtenus avec le cardiographe et le sphygmographe. In-8 de 75 pages. 2 fr.

ONIMUS ET VIRY. **Études critiques et expérim.** sur l'occlusion des orifices auriculo-ventriculaires. In-18 de 60 pages. 1 fr. 25

PAQUET (F.). **La gutta-percha ferrée** appliquée à la chirurgie sur les champs de bataille et dans les hôpitaux. In-8. 1 fr. 50

PARENT (A.). **Compte rendu de la Clinique de M. le Dr Galezowski.** Du 1er novembre 1878 au 1er novembre 1879. In-8. 1 fr. 25

PARISOT. **Pathogénie des atrophies musculaires.** (Thèse d'agrégation, 1886.) 1 vol. in-8. 3 fr.

PÉAN. **Splénotomie,** observation d'ablation complète de la rate pratiquée avec succès. 1 fr.

PÉAN. **De la forcipressure,** ou de l'application des pinces à l'hémostasie chirurgicale, leçons recueillies par MM. G. Deny et Exchaquet, internes des hôpitaux. In-8, 1875. 2 fr. 50

PÉAN. **Du pincement des vaisseaux comme moyen d'hémostase.** 1 vol. in-8, 1877. 4 fr.

PÉROCHE. **Les causes des phénomènes glaciaires et torrides,** justification. In-8. 2 fr.

PÉROCHE. **Les oscillations polaires et les températures géologiques.** In-8, 1880. 2 fr.

PÉROCHE. **L'homme et les temps quaternaires** au point de vue des glissements polaires et des influences processionnelles. In-8. 2 fr.

PÉROCHE. **Les végétations fossiles** dans leurs rapports avec les révolutions polaires et avec les influences thermiques de la précession des équinoxes. 1886. 1 vol. in-8. 3 fr.

PHILIPS (J. P.). **Influence réciproque de la pensée,** de la sensation et des mouvements végétatifs. In-8. 1 fr.

PICOT. **De l'état de la science dans la question des maladies infectieuses.** In-8, 1872. 2 fr.

PICOT. **Recherches expérimentales sur l'inflammation suppurative** et le passage des leucocytes à travers les parois vasculaires. In-8 de 40 pages avec 4 planches. 2 fr.

PIGEON (Ch.). **Du rôle de l'électricité dans l'économie animale.** In-8, 1880. 1 fr. 50

PITRES. **Des hypertrophies et des dilatations cardiaques indépendantes des lésions valvulaires** (Thèse d'agrégation). 1878. 1 vol. in-8. 3 fr. 50

POEY. **Le positivisme.** 1 vol. in-12. 4 fr. 50

POEY. **M. Littré et Aug. Comte.** 1 vol. in-12. 3 fr. 50

PONCET. **De l'hématocèle péri-utérine** (Thèse d'agrégation). 1878. 1 vol. in-8. 4 fr.

PORAK (Ch.). **Considérations sur l'ictère des nouveau-nés** sur le moment où il faut pratiquer la ligature du cordon ombilical. In-8, 1878. 2 fr.

PORAK (Ch.). **De l'influence réciproque de la grossesse et des maladies de cœur** (Thèse d'agrégation, 1880). 1 vol. in-8. 4 fr.

POUCHET (Georges). **Des changements de coloration sous l'influence des nerfs,** mémoire couronné par l'Académie des sciences. 1 vol. in-8 avec 5 planches en couleur. 10 fr.

QUEVENNE et BOUCHARDAT. — Voy. BOUCHARDAT et QUEVENNE.

RABBINOWICZ. **La médecine du thalmud.** 1 vol. in-8. 10 fr.

RABUTEAU. **Étude expérimentale sur les effets physiologiques des fluorures et des composés métalliques.** In-8. 2 fr. 50

RABUTEAU. **Phénomènes physiques de la vision.** In-4. 2 fr. 50

REGAMEY (G^me^). **Anatomie des formes du cheval** à l'usage des peintres et des sculpteurs, publié sous la direction de M. Félix REGAMEY, avec texte par M. le docteur KUHFF. 6 pl. en chromolithographie. 8 fr.

RETTERER (Ed.). **Développement du squelette des extrémités et des productions cornées chez les mammifères.** 1 vol. in-8, avec 4 pl. hors texte, 1885. 4 fr.

REY. **Dégénération de l'espèce humaine** et sa régénération. 1 vol. in-8 de 226 pages. 3 fr.

RICHET (Ch.). **Du suc gastrique** chez l'homme et chez les animaux. 1 vol. in-8, 1878, avec une planche hors texte. 4 fr. 50

RICHET (Ch.). **Structure des circonvolutions cérébrales** (Thèse d'agrégation, 1878). In-8. 5 fr.

RIETSCH. **Reproduction des cryptogames.** 1 vol. gr. in-8, avec figures. 5 fr.

ROBIN (Ch.). **Des tissus et des sécrétions.** Anatomie et physiologie comparées. Gr. in-18 à 2 colonnes. 4 fr. 50

ROBIN. **Des éléments anatomiques.** 1 vol. in-8. 4 fr. 50

ROMIÉE. **De l'amblyopie alcoolique.** In-8, 1881. 2 fr.

ROISEL. **Les Atlantes.** Études antéhistoriques. In-8, 1874. 7 fr.

SANNÉ. **Étude sur le croup après la trachéotomie,** évolution normale, soins consécutifs, complications. In-8. 4 fr.

SAUVAGE. **Zoologie. Des poissons fossiles.** In-8. 3 fr. 50

SCHWEIGGER. **Leçons d'ophthalmoscopie,** avec 3 planches lith. et figures dans le texte. 1885, 1 vol. in-8. 3 fr. 50

SIMON (P.). **Des fractures spontanées** (Thèse d'agrégation, 1886). 1 vol. in-8. 4 fr.

SNELLEN. **Échelle typographique** pour mesurer l'acuité de la vision, par M. le docteur Snellen, médecin de l'hôpital néerlandais pour les maladies des yeux, à Utrecht. 4 fr.

SOUS. **Manuel d'ophthalmoscopie.** 1 vol. in-8. 4 fr.

TALAMON. **Recherches anatomo-pathologiques et cliniques sur le foie cardiaque.** Gr. in-8. 2 fr.

TARDIEU. **Manuel de pathologie et de clinique médicales.** 4e édition, corrigée et augmentée. 1873. 1 vol. gr. in-18. 8 fr.

TAULE. **Notions sur la nature et les propriétés de la matière organisée.** In-8. 3 fr. 50

TERRIER (Félix). **De l'œsophagotomie externe.** In-8. 3 fr. 50

TERRIER (Félix). **Des anévrysmes cirsoïdes** (Thèse d'agrégation). In-8 de 158 pages. 3 fr.

THÉRY (de Langon). **Traité de l'asthme.** 1 vol. in-8. 5 fr.

TRUC. **Essai sur la chirurgie du poumon.** 1885. 1 volume in-8. 2 fr. 50

TRUC. **Traitement chirurgical de la péritonite** (Thèse d'agrégation, 1886). 1 vol. in-8. 4 fr.

UFFELMANN. **Des maisons hospitalières** destinées aux enfants faibles et scrofuleux des classes pauvres, etc. In-8, 1884. 1 fr. 50

VALCOURT (de). **Climatologie des stations hivernales du midi de la France** (Pau, Amélie-les-Bains, Hyères, Cannes, Nice, Menton). 1 vol. in-8. 3 fr.

VAN ENDE (U.). **Histoire naturelle de la croyance.** 1re partie : *l'animal.* 1 vol. in-8. 1887. 5 fr.

VARIGNY (H. C. de). **Recherches expérimentales sur l'excitabilité électrique des circonvolutions cérébrales et sur la période d'excitation latente du cerveau.** In-8, 1884. 2 fr.

VASLIN (L.). **Études sur les plaies par armes à feu.** 1 vol. gr. in-8 de 225 pages, accompagné de 22 pl. en lithogr. 6 fr.

VERNIAL. **Origine de l'homme,** d'après les lois de l'évolution naturelle. 1 vol. in-8, 1882. 3 fr.

VILLENEUVE. **De l'opération césarienne** après la mort de la mère, réponse à M. le docteur Depaul. Br. in-8 de 160 pages. 2 fr. 50

VIRCHOW. **Des trichines,** à l'usage des médecins et des gens du monde, traduit de l'allemand avec l'autorisation de l'auteur par M. E. Onimus. In-8 de 55 pages et planche coloriée. 1 fr.

VULPIAN (Paul). **Excursions de la Société géologique de France dans la Suisse, la Savoie et la Haute-Savoie.** In-8. 1 fr. 50

WIET. **Contribution à l'étude de l'élongation des nerfs.** 1882. In-8 avec figures. 4 fr.

WILLEMIN. **Des coliques hépatiques et de leur traitement par les eaux de Vichy.** 4e édit. 1886. 1 vol. in-18. 3 fr. 50

PUBLICATIONS PÉRIODIQUES

REVUE DE MÉDECINE

DIRECTEURS : MM.

BOUCHARD
Prof. à la Faculté de méd. de Paris, Médecin de Lariboisière, Membre de l'Académie des sciences.

CHARCOT
Prof. à la Faculté de méd. de Paris, Médecin de la Salpêtrière, Membre de l'Académie des sciences.

CHAUVEAU
Inspecteur général des écoles vétérinaires, Membre de l'Académie des sciences.

RÉDACTEURS EN CHEF : MM.

LANDOUZY
Professeur agrégé à la Faculté de médecine de Paris, Médecin de l'hôpital Tenon.

LÉPINE
Prof. de clinique médicale à la Faculté de méd. de Lyon, Correspondant de l'Institut.

REVUE DE CHIRURGIE

DIRECTEURS : MM.

OLLIER
Prof. de clinique chirurgicale à la Faculté de méd. de Lyon, Correspondant de l'Institut.

VERNEUIL
Prof. de clinique chirurgicale à la Faculté de méd. de Paris, Membre de l'Académie des sciences.

RÉDACTEURS EN CHEF : MM.

NICAISE
Professeur agrégé à la Faculté de médecine de Paris, Chirurgien de l'hôpital Laennec.

F. TERRIER
Professeur agrégé à la Faculté de médecine de Paris, Chirurgien de l'hôpital Bichat.

Ces deux Revues paraissent depuis le commencement de 1881, le 10 de chaque mois, chacune formant une livraison de 5 ou 6 feuilles d'impression.

Elles continuent la *Revue mensuelle de médecine et de chirurgie*, fondée en 1877. Le cadre de cette dernière ne permettait pas de donner à chacune des divisions de l'art de guérir les développements reconnus nécessaires; de là la séparation en *Revue de médecine* et *Revue de chirurgie*.

La *Revue de médecine* a surtout pour objet : la Clinique interne, la Pathologie générale, la Pathologie interne, la Pédiatrique, la Pathologie expérimentale, la Médecine comparée, la Thérapeutique générale et la Chimie biologique, ces diverses branches gagnant à être réunies en un seul faisceau pour la complète intelligence des questions doctrinales et pratiques.

La *Revue de chirurgie* est le seul journal français traitant exclusivement de chirurgie. Elle s'attache à poursuivre l'étude des grandes questions de doctrine et de thérapeutique : développement de la pathologie expérimentale, généralisation du traitement antiseptique des plaies, transformation de la chirurgie militaire, etc.

La *Revue de médecine* et la *Revue de chirurgie* publient, outre les travaux originaux, des analyses des principales publications, des traductions d'œuvres étrangères, des revues générales ou critiques sur les questions d'actualité, des revues bibliographiques, des revues des sociétés savantes, etc.

PRIX D'ABONNEMENT :

Pour chaque revue séparée.		Pour les deux revues réunies.	
Un an, Paris	**20** fr.	Un an, Paris	**35** fr.
— Départements et étranger	**23** fr.	— Départements et étranger	**40** r.

PRIX DE LA LIVRAISON : 2 fr.

Chaque année de la *Revue mensuelle de médecine et de chirurgie*, de la *Revue de médecine* et de la *Revue de chirurgie* se vend séparément. 20 fr. — Chaque livraison. 2 fr.

COURS
DE
MATHÉMATIQUES ÉLÉMENTAIRES

A L'USAGE DES CANDIDATS

AU BACCALAURÉAT ÈS SCIENCES
ET AUX ÉCOLES DU GOUVERNEMENT

PAR MM.

EUG. COMBETTE
ancien élève de l'École normale supérieure, professeur au lycée Saint-Louis.

J. CARON	P. PORCHON	CH. REBIÈRE
ancien élève de l'École normale supérieure, professeur au lycée Saint-Louis.	ancien élève de l'École normale supérieure, professeur au lycée de Versailles.	ancien élève de l'École normale supérieure, professeur au lycée Saint-Louis.

1° **Cours de géométrie élémentaire**, par M. Eug. COMBETTE. 2ᵉ édit. 1 vol. in-8°, avec figures dans le texte, broché.......................... 10 fr.

2° **Cours d'arithmétique**, par M. Eug. COMBETTE. 2ᵉ édit. 1 vol. in-8, br. 6 fr.

3° **Cours d'algèbre élémentaire**, par M. Eug. COMBETTE. 2ᵉ édit. 1 vol. in-8, broché.. 10 fr.

Cours abrégé d'algèbre élémentaire (mathématiques préparatoires et mathématiques élémentaires, 1ʳᵉ année). 1 vol. in-8................. 4 fr. 50

5° **Cours de mécanique**, par M. Eug. COMBETTE. 1 vol. in-8. 2ᵉ édit..... 5 fr.

6° **Cours de géométrie descriptive**, par M. CARON. 1 vol. in-8, avec un atlas de 16 planches gravées sur cuivre (droite et plan)................. 5 fr.

Supplément à l'usage des candidats à l'École de Saint-Cyr. 1 vol. in-8, avec atlas de 16 planches................................. 6 fr.

7° **Cours de cosmographie**, par M. P. PORCHON. 1 vol. in-8, avec figures dans le texte et planches hors texte. 2ᵉ édit...................... 5 fr.

8° **Cours de trigonométrie**, par M. Ch. REBIÈRE. 2ᵉ édit. 1 vol. in-8, avec figures dans le texte. 2ᵉ édit.............................. 3 fr. 50

MANUEL
DU
BACCALAURÉAT ÈS LETTRES, 2ᵐᵉ PARTIE
ET DU
BACCALAURÉAT ÈS SCIENCES RESTREINT

Par le Dʳ LE NOIR
Ancien professeur de l'Université.

Histoire naturelle élémentaire. 3ᵉ édit. 1 vol. in-18, avec 251 figures dans le texte.. 5 fr.

Physique élémentaire. 2ᵉ édit. 1 vol. in-18, avec 455 figures dans le texte. 6 fr.

Chimie élémentaire. 2ᵉ édit. 1 vol. in-18, avec 76 figures dans le texte..... 3 fr. 50

Mathématiques élémentaires (*Arithmétique, Géométrie, Algèbre, Cosmographie*). 2ᵉ édit. 1 vol. in-18.. 5 fr.

15711. — Imprimeries réunies, A, rue Mignon, 2, Paris.

www.ingramcontent.com/pod-product-compliance
Ingram Content Group UK Ltd.
Pitfield, Milton Keynes, MK11 3LW, UK
UKHW021924210726
13857UKWH00008B/64